临床营养支持治疗

Clinical Nutrition Support & Therapy

（第3版）

于 康 主 编

中国协和医科大学出版社
北 京

图书在版编目（CIP）数据

临床营养支持治疗 / 于康主编. —3版. —北京：中国协和医科大学出版社，2021.2
ISBN 978-7-5679-1624-1

Ⅰ.①临…　Ⅱ.①于…　Ⅲ.①临床营养－食物疗法　Ⅳ.①R459.3

中国版本图书馆CIP数据核字（2021）第007308号

临床营养支持治疗（第3版）

主　　编：于　康
责任编辑：田　奇

出版发行　**中国协和医科大学出版社**
（北京市东城区东单三条9号　邮编100730　电话010-65260431）
网　　　址：www.pumcp.com
经　　　销：新华书店总店北京发行所
印　　　刷：三河市龙大印装有限公司

开　　本：787×1092　　1/16
印　　张：37
字　　数：850千字
版　　次：2021年2月第3版
印　　次：2022年1月第2次印刷
定　　价：128.00元

ISBN 978-7-5679-1624-1

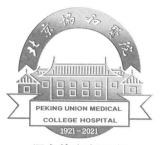

迈向协和新百年

谨以此书向协和百年临床营养致敬

北京协和医院
临床营养科
全体同仁
2020 年 9 月 16 日

编者名单

编　者（按编写章节排序）

于　康（中国医学科学院北京协和医院临床营养科）

康军仁（中国医学科学院北京协和医院临床营养科）

何书励（中国医学科学院北京协和医院临床营养科）

何桂珍（中国医学科学院北京协和医院临床营养科）

朱明炜（北京医院普外科、国家老年医学中心）

王　方（中国医学科学院北京协和医院临床营养科）

李　宁（中国医学科学院北京协和医院临床营养科）

刘鹏举（中国医学科学院北京协和医院临床营养科）

李海龙（中国医学科学院北京协和医院临床营养科）

李景南（中国医学科学院北京协和医院消化内科）

刘燕萍（中国医学科学院北京协和医院临床营养科）

王晓纯（北京新世纪儿童医院营养科）

刘遂谦（北京和睦家医院全科医疗中心康复医学科）

杨　剑（重庆医科大学附属第三医院临床营养科）

李　卓（中国医学科学院北京协和医院临床营养科）

付　极（中国医学科学院北京协和医院临床营养科）

谢海雁（中国医学科学院北京协和医院保健医疗部）

马　方（中国医学科学院北京协和医院临床营养科）

李珊珊（中国医学科学院北京协和医院临床营养科）

包媛媛（中国医学科学院北京协和医院临床营养科）

孙文彦（中国医学科学院北京协和医院临床营养科）

葛瑞彬（中国医学科学院北京协和医院临床营养科）

张静彦（中国医学科学院北京协和医院临床营养科）

李佳倩（中国医学科学院北京协和医院临床营养科）

刘　月（中国医学科学院北京协和医院临床营养科）

王　凯（中国医学科学院北京协和医院临床营养科）

刘　兵（中国医学科学院北京协和医院临床营养科）

时小东（中国医学科学院北京协和医院临床营养科）

余张萍（中国医学科学院北京协和医院临床营养科）

李融融（中国医学科学院北京协和医院临床营养科）

沈珠军（中国医学科学院北京协和医院心内科）

肖　河（中国医学科学院北京协和医院泌尿外科）

丛明华（中国医学科学院肿瘤医院综合科、国家癌症中心）

方　玉（北京大学肿瘤医院）

李春微（中国医学科学院北京协和医院临床营养科）

聂小栋（中国医学科学院北京协和医院临床营养科）

崔　敏（中国医学科学院北京协和医院临床营养科）

李齐菲（中国医学科学院北京协和医院临床营养科）

王　雪（中国医学科学院北京协和医院临床营养科）

李　梅（中国医学科学院北京协和医院内分泌科）

胡　静（中国医学科学院北京协和医院内分泌科）

滕　越（北京市海淀区妇幼保健院产前筛查中心营养门诊）

李　蕊（中国医学科学院北京协和医院临床营养科）

朱惠娟（中国医学科学院北京协和医院内分泌科）

朱翠凤（南方医科大学深圳医院临床营养科）

康维明（中国医学科学院北京协和医院基本外科）

刘亚静（南方医科大学深圳医院临床营养科）

主编助理

李　宁（中国医学科学院北京协和医院临床营养科）

李融融（中国医学科学院北京协和医院临床营养科）

第 3 版前言

本书自2004年5月问世至今，已经整整16年了。

本书一直作为北京协和医学院（原中国协和医科大学）和其他一些医科大学研究生、护理本科和成人继续教育学院的临床营养学教学用书，受到了广大教师和同学们的充分认可。同时，她也一直作为临床营养界的专业参考书，受到了全国同行们的充分肯定。2005年，她还参照我国台湾地区的教学需求和特点，在中国台湾地区编修出版了本书的繁体中文版，受到了海峡两岸营养专家的充分关注。

在健康中国国家战略的引领下，在迎接协和百年的历史进程中，《临床营养治疗学》第3版终于在2020年问世了，并更名为《临床营养支持治疗》。这是本书问世16年以来最大和最全面的一次更新和扩展，充分反映了临床营养学近10年来的研究进展和学术成果，也是我们临床营养应用研究和临床实践的阶段性总结，更是对百年协和临床营养发展历程的致敬和献礼。

本书可供高等医药院校医疗、护理和营养专业研究生和本科教学，以及"专升本"教学和成人本科继续教育使用，也可作为临床营养的专业参考用书。相信本书将秉承一贯的严谨、求精、科学、实用的编写理念，继续在全国范围的临床营养教学、医疗和科研工作中发挥其独特的作用，作出其应有的贡献，并努力成为协和临床营养教学的经典教材。

衷心感谢临床营养界前辈及同道的指导和帮助；衷心感谢中国协和医科大学出版社田奇老师及有关编辑的辛苦工作；衷心感谢所有作者的大力支持和无私赐稿；衷心感谢我科李宁老师、李融融医师和部分研究生同学协助进行的编委联络、文字校对和格式修正等工作。没有大家的共同努力，本书是难以如期面世的。

恳请广大读者朋友们继续提出宝贵的意见和建议，一如既往地给予我们支持和鼓励，以利于本书下一版的更新与出版。

于　康

2020年9月

于北京协和医院临床营养科

第 2 版前言

《临床营养治疗学》（第1版）自2004年5月由中国协和医科大学出版社出版以来，受到广大临床营养医师、临床医生和护士的欢迎。我们在中国协和医科大学成教学院的临床营养学教学工作中使用本书，收到了较好的教学效果。2005年12月，台湾新文京开发出版股份有限公司还购买了本书第一版的版权，依据台湾教学的课程安排需求，重新编修出版了本书的繁体中文版。自2004年至今的三年多时间内，很多老师和同道，给予我们诸多的鼓励与支持，并对第一版提出了很好的建议和意见。所有这些，均使我们感到欣慰和鼓舞。

承蒙广大读者的厚爱和鼓励，并根据中国协和医科大学出版社的要求和计划，我们在广泛收集和整理最新的临床营养进展的基础上，于2007年编写出版《临床营养治疗学》（第2版）。考虑到临床营养实践和教学工作的连续性，本书第二版维持第一版的基本框架不变，即仍包括"基础营养"和"临床营养"两部分，共计31章。在此基础上，更新了约40%的内容，主要包括增添部分新的进展，如欧洲肠外肠内营养学会（ESPEN）推荐的营养风险评定（NSR2002）、胃肠动力障碍与肠内营养、常见临床营养名词的中英文对照等；将"早产儿的喂养"由"各类健康群体的营养需要"一章移至"儿科疾病的营养治疗"一章；取消了第一版"烧伤病人的营养支持和治疗"一章；修订了新的标准，如新版的健康成人膳食摄入量标准（DRIs）、最新的高血压诊断标准等；全面修订了各章的文字表述，使其更趋科学、准确、简洁和通顺；修订和补充了参考文献等。

再次感谢临床营养的前辈及同道的指导和帮助，感谢中国协和医科大学出版社吴桂梅老师及有关编辑们的工作，感谢我科进修医生胡洁勇大夫和胡桂华大夫对部分章节进行的文字校对。最后，恳请广大读者继续提出宝贵的意见和建议，以利本书进一步的完善和下一版的更新与出版。

于 康

2007年9月

于北京协和医院临床营养科

第1版前言

临床营养是一门科学，她已成为医学和生命科学的重要组成部分；临床营养治疗也成为众多疾病综合治疗的基础。

临床营养学得以传承和发展的基础是临床营养教学。我国自20世纪80年代在部分医学院校建立医学营养专业以来，近20年时间，已培养出一定数量的临床营养本科、硕士和博士毕业生。目前，一些高等医药学院的医疗和护理专业也相继开设临床营养课。但不可否认的是，我国临床营养的整体教学水平与发达国家相比、与社会的实际需求相比，仍有相当大的差距。

编写并完善临床营养学教材是缩小和弥补这一差距的重要一环。

作为毕业于高等院校临床营养专业，同时又在中国协和医科大学北京协和医院营养科进行十多年临床实践和教学的医生，我们深切体会到编写一本好的临床营养教材的重要性、紧迫性和艰巨性。我们进行了大胆的尝试：在强调基本理论和基础知识的同时，努力将我们的临床体会和教学经验与营养学基本理论和最新发展相结合，使本教材的科学性、先进性和实用性得到保证。

这本教材包括"基础营养"和"临床营养治疗"两大部分，共32章，使用者可根据实际需要进行增减并安排相应学时。我们鼓励在使用本教材的同时，参阅书后所附的参考文献及有关的临床营养专著。

这本教材可供高等医药院校医疗、护理和营养专业本科和专科教学、"专升本"教学和成人大专继续教育用，也可作为研究生营养教学的参考教材。

因时间紧迫，加之水平有限，不当和不妥之处在所难免，还望广大读者指正。

于　康

2003年11月

于中国协和医科大学北京协和医院营养科

目　　录

第一章

临床营养绪论

机体摄取、消化、吸收、代谢和利用食物（food）或营养素（nutrients）以维持生命活动的整个过程，称为营养（nutrition）。

食物是维持人体生命和机体活动的最基本物质条件之一。平衡膳食（balanced diet）是维持人体健康的最基本物质条件之一。

营养学可分为基础营养、妇幼营养、临床营养/肠内与肠外营养、老年营养、公共营养、营养资源与营养分析、特殊人群营养、微量元素营养等多个分支或领域。各分支或领域间相互交叉。

一、临床营养概述

临床营养（clinical nutrition）是现代营养学和现代医学的重要组成部分。它是根据疾病的病理、病人的心理及生理基本特点，给予恰当的能量及营养素，以增强机体抵抗力，促进组织修复，减低器官负担，纠正因代谢失常而产生的矛盾，达到防治慢性疾病，改善临床结局，提高生活质量，增进身心健康的目的。

现代医学已明确，采取包括医疗、护理、营养和心理等多方面密切结合的综合治疗才能获得更好的疗效。许多疾病需要医学营养支持治疗（medical nutritional support therapy，MNST），有些疾病或疾病的某些阶段，医学营养支持治疗成为主要的治疗手段。

医学营养支持治疗的核心目标是通过规范的营养支持（nutritional support）、营养补充（nutritional supplement）和营养治疗（nutritional therapy）来改善患者的临床结局，提高其生活质量和成本-效果比，使患者受益。

（一）饮食疗法

饮食疗法是疾病营养管理的基础。饮食疗法与药物、手术、运动疗法、心理治疗及其他专门疗法等具有同等重要性。

1. 饮食疗法的基本原则病人住院时，为设计和制定医用饮食，应考虑以下几个原则。

（1）了解环境因素在配制医用饮食中的意义：包括了解病人的家庭情况、经济条件、职业特点、既往病史、药物过敏情况及饮食习惯（每天食物摄入量及其营养价值）等。

（2）实施饮食疗法过程中宣教工作的重要性：凡刺激较强的食物及需要限制的食物，事先要把食物对病情影响的基本原理向患者及其家属解释清楚，使其主动配合接受饮食控制。

在进行饮食疗法时，应按照相关原则和程序设计食谱，选择食物，确定餐次及食物分配，进食后监测，并听取病人及其家属的意见反馈。

应注意不同饮食的餐次不同，如流质和半流质一般每日5～6次，鼻饲每日6～8次，普食每日3次，软饭每日5次等。此外，部分治疗膳食，如糖尿病膳食和消化道疾病膳食等也往往采用少量多餐的原则。

（3）出院后病人需要继续治疗者，在制定饮食方案时，要有利于家庭、亲戚及护士的护理。在病人需要特别护理时，需要家庭成员、营养师及访视护士共同商讨计划，制定并调整饮食方案。

（4）具体执行计划时的注意事项：①医用饮食配制应常改变花样或烹调方法，注意色、香、味和形的搭配，合乎卫生学要求，并保证其能量和营养素合理。②医用饮食既要减轻患者器官负担，又要对整个机体所产生营养作用。③注意病人总能量和蛋白质的消耗，为患者提供适宜的能量和蛋白。④需对病人及其家属详细解释营养管理的目的，使病人相信为其配制的饮食的合理性和必要性，充分了解遵守这种饮食原则的重要性，绝不可为满足一种嗜好而破坏营养管理的相关原则。

2. 食谱编制　为保证饮食治疗的顺利完成，应注意做好食谱编制工作。食谱编制首先要满足人体对能量和营养素的需要量，并按能量和营养素的供给量标准及疾病相关营养原则来选择和搭配食物。要充分考虑患者的经济条件和饮食习惯，以及食物的季节变化等，并采用适当的烹调方法。注意变换花样以促进食欲，并能充分利用各种食物在营养上的特点，发挥互补作用，使食物的质和量均符合医用饮食原则。

（二）肠内营养与肠外营养

1. 基本概念　近代概念的临床营养还包括肠内营养（enteral nutrition，EN）和肠外营养（parenteral nutrition，PN）。所谓肠内营养，是指在胃肠道功能允许时，经消化道给予能量和营养素，满足患者的营养需要。根据组成不同分为整蛋白型肠内营养和氨基酸型肠内营养；根据给予途径不同，分为口服和管饲。所谓肠外营养，是经静脉为无法经胃肠道摄取和利用营养物质的患者提供能量，以及包括氨基酸、脂肪、碳水化合物、维生素及矿物质在内的营养素，以满足患者对能量和营养素的需要。肠内营养与肠外都是适应现代治疗学的需要而发展起来的。目前，人们在新的基础上重新认识到肠道（gut）的重要性，并提出"如果胃肠道功能允许，应首选肠内营养"的基本原则。

2. 历史发展

（1）肠外营养：国际肠外营养的重要的发展历史包括1952年，法国外科医师Robert Aubaniac首先采用锁骨下静脉插管至上腔静脉内进行输液，解决了用高渗糖的胃肠外营养的途径问题；1959年，美国哈佛医学院布里根妇女医院的Francis Moore首先提出能量与氮的合适比值为628kJ（150kcal）：1的理论；1961年，瑞典卡罗林斯卡医学院附属医院内科的Arvid Wretlind首先制造并在临床安全应用静脉脂肪乳剂；1967～1968年，在美国费城医学院附属医院外科代谢实验室做研究工作的青年医师Dudrick与Wilmore在Vars与Rhoads的指导下，用动物研究证明肠外营养与经口进食自然食物同样可使小狗生长发育；1968年，Wilmore与Dudrick报告婴儿临床应用的成功经验，证实了肠外营养的临床安全性和有效性，引起了全世界的重视；1970～1974年，美国外科医师Scribner及法国外科医师Solassol提出了"人工胃肠"（artificial gut）的概念；1970年后，由美国向欧洲、大洋洲及中国、日本等地发展。

然而，随着时间推移，人们也开始观察到不恰当应用营养支持可能导致不良后果。1991年《新英格兰医学杂志》发表的随机对照研究发现，对营养评定为正常或轻度营养不良的患者使用完全肠外营养，其术后感染率增加。由此提示，肠外营养对无营养不良的患者非但无益，反而可能有害。对比之下，对有严重营养不良的病人给予肠外营养，其非感染性并发症比对照组显著减少，却并无感染性并发症的增加。研究结论是：肠外营养只限于对有严重营养不良的病人使用。该研究第一次对营养支持的有效性提出了挑战，同时，该研究的重要性在于明确地把营养支持适应证与营养筛查和营养评定联系起来。

国内，曾宪九等在1962年开始对外科患者的总体液、细胞外液、血浆容量红细胞容量、氮平衡和锁骨下静脉插管技术进行了研究；曾宪九和吴肇光在1965年对肠梗阻及肠瘘重症患者试探应用国产水解蛋白和葡萄糖的静脉营养；1971年，北京协和医院在引进氨基酸、维生素等营养基质的基础上，参考了Dudrick和Wilmore的文献，将较为正规的静脉营养技术用于临床，成功治疗一位子宫穿孔、肠瘘合并腹膜炎的危重病人。经手术引流及六周有氮平衡监测的静脉营养支持，肠瘘愈合，患者康复。这是我国最早的较正规的肠外营养支持的成功经验之一。1974年，国内引进了以复合氨基酸为氮源的要素营养，观察到良好效果，为国内以后的肠内营养发展奠定了基础。同年，北京协和医院已有比较详细介绍静脉营养的文章（蒋朱明，曾宪九，朱预.中心静脉插管、静脉高营养.见：首都医院主编.水与电解质平衡.第2版，北京：人民卫生出版社，1974：469-489）；1978年，在第九届全国外科年会上，有了肠外营养为主题的大会报告（蒋朱明，朱预，张思源，等.中华医学会第九届全国外科年会论文集，北京，1978）；1979年，有了第一篇被PubMed收录的以肠外营养和肠内要素营养为主题的论文（蒋朱明，朱预，张思源，等.静脉营养与要素饮食应用于肠瘘治疗.中华外科杂志，1979，17：40-43.［PubMed］ID：121800）；1979年起，上海、南京、天津、武汉等先后有了肠外营养应用和研究报告。1980年起，认识到营养支持应与胃肠道功能及黏膜屏障保持联系；1986年后，国内有了对生长激素、长链脂肪酸、中长链脂肪酸、谷氨酰胺双肽、肠黏膜屏障的保护、肠功能衰竭的诊断与治疗等方面的研究，逐步与国际有关领域接轨。1990年后，国内开展了经外周静脉的中心静脉插管（peripherally inserted central catheters，PICC）的研究和应用。

（2）肠内营养：国际上肠内营养重要的发展历史包括1790年，Hunter经鼻胃途径喂养吞咽肌麻痹的病人获得成功；1901年，Einhorn设计的带金属小囊的十二指肠橡皮管，实施十二指肠内喂养；1957年Greenstein等为开发宇航员食品，研制一种化学成分明确膳食（chemically defined diet）或称要素膳（elemental diet，ED）。因其成为不需消化即可吸收的单体物质，包括氨基酸、单糖、必需脂肪酸、矿物质及维生素等。这种肠内营养可维持大鼠的正常生长、生殖与哺乳。1965年，Winitz等将要素膳应用于正常人，可维持19周的正常体重和身体组成。1973年，Delany等对腹部术后患者行导管针空肠造口术（needle-catheter jejunostomy，NCJ）获得成功。1980年，Hoover等证实了术后早期空肠喂养的营养作用。至目前为止，肠内营养无论在基础研究与临床应用方面，仍在不断发展与完善中，使不能或不愿正常摄食的病人可以得到适当的营养支持。

国内，在肠内营养支持方面，北京协和医院从1973年引进和应用要素型肠内营养制剂后，各种不同用途的肠内营养制剂先后进入我国市场。到1990年前后，营养支持的标准制剂国内已经能能够制造。

（三）临床营养的主要应用和研究领域

1. 营养风险筛查（nutritional risk screening，NRS）、营养状况评定（nutritional assessment）等。

2. 各类疾病的营养支持治疗。

3. 疾病状态下能量及各类营养素的代谢特点及对疾病的可能影响。

4. 应激状态下的营养支持及代谢调理。

5. 营养代谢与感染、免疫等关系。

6. 特殊营养因子的应用与研究（如谷氨酰胺、精氨酸、η-3多不饱和脂肪酸、核苷酸、膳食纤维、维生素D、植物化合物等）。

7. 肠屏障功能研究及肠黏膜屏障损害的诊断与营养支持治疗。

8. 各类器官移植的营养支持治疗。

9. 营养素与药物的关系研究。

10. 循证医学（evidence-based medicine，EBM）在临床营养中的应用。

11. 合理营养在防治各类慢性疾病方面的作用。

12. 先进的营养支持途径的建立与现代输液系统的应用等。

二、营养支持小组

应建立基于多学科的营养管理小组（nutritional support team，NST），为患者提供综合的营养干预。其包括临床专科医师、营养医师、营养专科护士、健康管理师和临床药剂师等。

NST的工作目标和内容包括：①识别病人是否存在营养风险或/和营养不良；②为病人制订合理的营养支持计划；③为病人提供安全规范、合理有效的营养支持治疗；④对有需要的社区病人开展家庭营养支持（home nutritional support，HNS）；⑤开设营养门诊，提供营养咨询，并对病人进行随访；⑥开展营养相关研究及培训，推动学科发展和知识普及。

国际多项研究提示，NST的作用在于降低营养支持治疗中的中心静脉导管相关败血症以及机械性和代谢性并发症的发生率；利于选择正确的营养支持方式并决定何时结束营养支持或改变支持的方式，实施合理有效的营养支持；降低住院病人的医疗费用，为医院节省开支，改善患者的成本/效果比；在单病种核算医疗费用支付系统中发挥作用，并降低了医疗保险费用的支出。我们的多项临床研究提示，建立由护士及临床营养师主导和多学科组成的NST，开展规范化营养支持治疗，有助于改善老年慢病患者的营养状况、临床结局和生活质量。

三、营养支持治疗的流程（图1-1）

1. 在患者入院24h内进行营养风险筛查，判断是否存在营养支持治疗的适应证。对筛查结果为阳性（即存在营养风险，有营养支持适应证）的患者进行营养状况评定，对筛查阴性的患者在1周后重复进行营养筛查。

2. 对有营养风险和/或营养不良患者，基于营养评定结果，制定个体化营养干预方案，确定患者的能量和各类营养素需求，确定营养支持的方式等。

3. 根据营养干预方案，开展规范的营养支持治疗。

4. 对营养支持治疗全过程进行质量控制和疗效监测，并依据监测结果调整营养支持治疗的方案。

5. 对出院患者进行营养宣教和跟踪随访。对有需要的出院患者开展家庭营养支持（home nutritional support，HNS）。

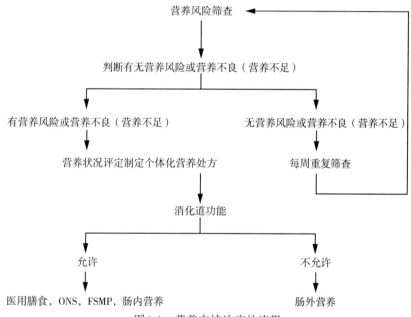

图1-1　营养支持治疗的流程

四、营养支持治疗的方式

营养支持治疗方式通常根据疾病的性质、病人的营养状态及主管医生和临床营养师的判断而确定。一般按下述程序进行选择。

1. 病人可经口摄取自然食物，则可根据具体情况选择如下膳食。

（1）普食（general diets）。

（2）软饭（soft diets）。

（3）半流食（semi-liquid diets）。

（4）流食（liquid diets）。

（5）治疗膳食（therapeutic diets）。

（6）代谢膳食（metabolic diets）。

（7）试验膳食（experimental diets）。

（8）如需要，可在自然膳食基础上添加混合奶（mixed formula）、匀浆膳食（homogenized diets）、口服营养补充（oral nutritional supplements，ONS）、特殊医学用途配方食品（food for special medical purpose，FSMP）和/或肠内营养（enteral nutrition，EN）。

2. 病人不能或不愿摄取自然食物，但病人胃肠道功能允许，则可选择下述肠内营养制剂。

（1）整蛋白型肠内营养制剂。

（2）水解蛋白/短肽型肠内营养制剂。

（3）氨基酸型肠内营养制剂。

（4）特殊治疗用肠内营养制剂。

3. 如有明确的缺乏，可在通用型制剂应用的基础上，选择有关组件型肠内营养制剂。

（1）氨基酸（蛋白质）组件制剂。

（2）维生素组件制剂。

（3）微量元素组件制剂。

（4）糖类组件制剂。

4. 肠内营养的支持方式可根据需要选择。

（1）口服。

（2）管饲。

（3）造瘘。

（4）如需要，可在肠内营养支持的基础上联合使用肠外营养。

5. 在病人的胃肠道功能不允许时，可选择肠外营养。

（1）中心静脉插管。

（2）周围静脉插管。

（3）经周围静脉的中心静脉插管（peripherally inserted central catheters，PICC）。

6. 当胃肠道功能恢复后，应尽早过渡到肠内营养或经口摄食。

五、营养支持治疗方式的过渡

1. 由肠外营养到肠内营养的过渡　在过渡初期，为确保患者在逐渐耐受管饲肠内营养阶段仍维持适宜的营养，应保持肠外营养所提供的液量及营养量。这时管饲通常从 40～60ml/h 的速度开始，持续滴注或重力注入，随着患者肠道耐受性的增加，每隔 8～24h 可以每小时增加 25ml。同时监测水、电解质平衡及营养素摄入量（包括肠内与肠外途径）。在逐渐增加管饲量的同时，减少 PN 的补给量。这一过程一般需要 2～3 天，但对于未接受过任何肠内营养支持的患者，适应这一过程可能需要更长时间。对于这类患者和一些吸收不良综合征的患者，应首先稀释一半浓度，滴速控制在 30ml/h，同时观察患者的耐受情况。若出现恶心、呕吐、腹胀、腹泻、肠痉挛或大量营养液潴留等胃肠道不耐受症状，应采取以下措施：①暂时按现有速率水平持续滴注；②稀释输入速度；③更换管饲液内容；④上述方法无效时，可停止管饲，恢复采用肠外途径提供营养，至肠道功能改善后再行过渡。

2. 从肠外营养到口服自然食物的过渡　当开始经口摄入并逐渐增加摄入量时，仍应维持肠外营养补给，一定要监测病人的耐受程度，并坚持少量多次摄入。随着每次摄入的增加，进食间隔可不断拉长。开始时可将配方饮食稀释到1/4或1/2浓度，当患者能够耐受所需入液量是再升至正常浓度。

由肠外营养过渡至口服配方饮食比过渡至管饲更加困难，主要因为患者可能无法接受配方饮食的味道，以及每日必须经口饮入很大容量（有时甚至超过3L）。过渡期应更加注意少量多次，并加强营养监测。

Moore（1986）称由于肠外营养能产生"早饱"综合征（satiety syndrome）而使胃蠕动抑制，主张先使之轻度的饥饿数日，静脉仅输注可保持水、电解质平衡的液体，以便刺激胃肠活动，同时利用条件反射，借助菜肴的色、香、味以引起食欲，或与家人共餐以得到愉快。通过管饲与经口摄食的适当配合，有助于从肠外过渡到肠内营养。从长期管饲过渡到经口摄食正常膳食，也应遵循这个原则。随着肠外营养向经口喂养过渡技术的迅速发展，自然食物将逐渐将逐渐取代要素饮食。可以用简单的流食，如清流食，作为经口的首选饮食。从少量开始（30～60ml/h），维持2天后逐步加量，并更换饮食内容，少量多餐，每日6～8次，每次30～60ml，每餐2～3种食品。在此期间，给予营养价值较高的食品，保证优质蛋白；限制饱和脂肪酸摄入；满足维生素、常量元素、微量元素和可溶性膳食纤维摄入，直到患者经口摄食完全达到所需营养标准，维持3～4天，如无不良反应，可以撤除肠外营养。应注意过快增加食物的种类和容量可能会导致胃肠道不耐受。此外，对于胃肠功能基本正常的神经性厌食症患者，营养支持的同时需要亲属、医务人员的热情鼓励及关心，创造良好的进餐环境。

3. 从肠内营养支持到口服自然食物的过渡　过渡期间遇到的普遍困难是食欲不振及有饱腹感。晚间用管饲给予周期性的肠道营养，白天正常进餐，可以补充摄入营养及液量的不足，并能为经口入食创造机会，增加患者的进食兴趣及主观能动性。对于准备经口进食或进行家庭肠内管饲的病人，每日管饲应滴注8～20h而不是持续滴注，周期的长短取决于患者对营养液体容量和经口进食量的耐受程度。

（于　康）

参　考　文　献

［1］中华医学会. 临床诊疗指南肠外肠内营养学分册. 北京：人民卫生出版社，2008.

［2］蒋朱明，于康，蔡威. 临床肠外与肠内营养. 第2版，北京：科学技术文献出版社，2010.

［3］杨月欣，葛可佑. 中国营养科学全书. 第2版，北京：人民卫生出版社，2019.

［4］于康. 临床营养治疗学. 第2版，北京：中国协和医科大学出版社，2008.

［5］Jie B，Jiang ZM，Nolan MT，et al. Impact of nutritional support on clinical outcome in patients at nutritional risk：a multicenter，prospective cohort study in Baltimore and Beijing teaching hospitals. Nutrition，2010，26（11～12）：1088-1093.

［6］Zhang H，Wang Y，Jiang ZM，et al. Impact of nutrition support on clinical outcome and cost-effectiveness analysis in patients at nutritional risk：A prospective cohort study with propensity score matching. Nutrition，2017，37：53-59.

［7］Kondrup J，Rasmussen HH，Hamberg O，et al. Nutritional risk screening（NRS 2002）：a new method based on an analysis of controlled clinical trials. Clin Nutr，2003，22（3）：321-336.

［8］于康. 营养风险筛查是临床营养管理的基础. 中华健康管理学杂志，2014，8（6）：361-363.

［9］于康，孙文彦. 护理人员在营养风险筛查中的作用. 中国护理管理杂志，2020，20（3）：324-327.

［10］刘晓萱，杜红娣，霍晓鹏，等. 强化营养干预对阿尔茨海默病住院患者营养风险、营养不足和生活质量影响的随机对照研究. 中华临床营养杂志，2018，26（4）：197-201.

第二章

能　量

能量可被定义为"做功的能力"，是维持人体生命活动及内环境稳态最根本的需要，也是营养学最基本的问题。能量代谢是人体生命活动中最基本的生理活动，是生物体内碳水化合物、蛋白质和脂肪在代谢过程中所伴随的能量释放、转移和利用等。能量的消耗和需求，尤其在疾病状态下，比如危重症，临床上越来越引起人们的重视。

能量单位，现国际上通用焦耳（joule，J），营养学使用的是其1000倍单位，即千焦耳（kilojoule，kJ）。有些国家如美国和加拿大仍继用卡（calorie，cal）和千卡（kilocalories，kcal）。其换算关系如下：1cal ＝ 4.184J；1J ＝ 0.239cal。我国以前规定用千焦耳，或千焦耳、千卡同时用；目前可以用千卡单独表示。

一、机体能量消耗组成

健康个体的总能量消耗（total energy expenditure，TEE）主要包括：①基础能量消耗（basic energy expenditure，BEE）或静息能量消耗（resting energy expenditure，REE）；②体力活动的生热效应；③食物的生热效应，占TEE的10%。

（一）基础能量消耗

基础代谢是指维持生命的最低能量消耗。人体在安静和恒温条件下，为18 ～ 25℃时，禁食12h后，静卧、放松且清醒时的能量消耗。

基础能量消耗（BEE），又叫基础代谢率（basic metablic rate，BMR）是维持生命的最低能量消耗。个体的BEE反映的是在防止产热（如发抖等消耗能量）的热中性环境里，在体力和心理活动均处于休息状态下24h内所用的能量。BEE应在未从事任何体力活动（最好是在睡醒后），并在12h内未进食任何食物的情况下，静卧、放松且清醒时测量，此时能量仅用于维持体温和呼吸、血液循环及其他器官生理需要。基础代谢率是指人处于基础代谢状态下，每小时每平方米体表面积（或每千克体重）能量消耗。

按下法可计算每天BEE。

1. **按体表面积计算** 我国1984年提出相对适合国人体表面积计算公式：

体表面积（m²）＝ 0.00659× 身高（cm）＋ 0.0126× 体重（kg）－0.1603

按此公式先计算体表面积，再按年龄、性别，可在相关的表中查出对应的BMR，计算24h基础代谢水平。熟睡时能耗比基础代谢约少10%，故计算应扣除睡眠时少消耗的能量。

2. 直接用公式计算 Harris 和 Benedict 提出根据年龄、身高和体重直接计算基础代谢能量消耗。

男性：BEE = 66 + 13.7 × 体重（kg）+ 5.0 × 身长（cm）- 6.8 × 年龄（y）

女性：BEE = 65.5 + 9.5 × 体重（kg）+ 1.8 × 身长（cm）- 4.7 × 年龄（y）

更简单方法是成人按每千克体重每小时男性 1kcal（4.18kJ），女性 0.95kcal（3.97kJ），与体重相乘，直接计算，结果相对粗略。

3. WHO建议计算法 WHO于1985年推荐下列公式，计算BEE。

表2-1　WHO建议的计算基础代谢公式

年龄（Yr）	男性	女性
0～3	（60.9×W）-54	（61.0×W）-51
3～10	（22.7×W）+495	（22.5×W）+499
10～18	（17.5×W）+651	（12.2×W）+746
18～30	（15.3×W）+679	（14.7×W）+496
30～60	（11.6×W）+879	（8.7×W）+829
>60	（13.5×W）+487	（10.5×W）+596

因BMR测定较困难，实际上很少测量BEE而以测量REE来代替。WHO 1985年提出用静息代谢率（RMR）代替BMR。测定时，全身处于休息状态，禁食仅需 2～4h，故RMR值常略高于BMR，在大多数情况下REE比BEE高出 10%～20%。

REE与RMR和BEE与BMR可交换使用。

（二）静息能量消耗

静息能量消耗（REE），也叫静息的代谢率（RMR）是维持身体的正常功能活动和动态平衡所必要的能量。这些活动包括呼吸和循环、合成有机化合物、泵送离子跨膜转运。它还包括中枢神经系统的能量需要和维持体温。静息能量消耗主要用于维持细胞膜内外离子梯度以及代谢底物的循环，如蛋白质、糖原及脂肪等组织持续的合成和降解。这种循环的目的是为了维持活跃的机体代谢状态，从而使机体对外界环境保持快速应激。

静息能量消耗主要是瘦体质代谢所产生的，与体重、身高、性别、年龄有关。受伤或感染时儿茶酚胺和神经递质分泌发生变化，导致静息能量消耗升高。体力活动引起的能量消耗变化很大，取决于体力活动的强度以及个体体力活动的能力。如一位截瘫患者做一个相同的动作可能要比健康者消耗多几倍的能量。影响静息能量消耗的因素如下。

1. 年龄由于REE受瘦体重的比例的影响较大，在机体快速增长过程中的REE最高，特别是在出生后的第一至第二年。用于合成和沉积每克体组织增长所需的额外能量大约为5kcal。正在生长中的婴儿可能将食物中 12%～15% 的能量存储以形成新组织。当婴儿长大，用于生长所需的能量降至约为TEE的1%。青春期早期过后，每千克去脂体重（FFM）的

REE每10年下降1%～2%。运动可以帮助保持较高的LBM和较高的REE。随着年龄增加而REE下降可能部分与年龄相关的LBM组分的变化有关。

2. 体成分去脂体重（FFM）或LBM，包括体内大部分新陈代谢活跃的组织，是预测REE的主要指标。REE的变化80%由FFM起作用。肌肉发达的运动员由于有较多的FFM，比非运动员的静息代谢率高出大约5%。体内的器官促使产热。大约60%的REE可用高代谢率器官，即肝、脑、心脏、脾和肾所产的热来解释。

3. 身材大小体型大的人比体型小的人的代谢率更高，但是，高瘦的人比矮胖的人有更高的代谢率。例如，两个人的体重相同，但有一人较高，高个者的体表面积较大和代谢率更高。LBM的数量与总的身材大小有高度相关。

4. 气候REE受极端环境温度影响。生活在热带的人比那些生活在温带地区者的REE高出5%～20%。在高温的环境中运动，由于汗腺活动增加使代谢负荷额外增加约5%。在极其寒冷的环境中能量代谢增加的程度取决于体内脂肪量和防护服装的隔离。

5. 性别代谢率的性别差异主要是由于身材大小和体成分的差异。与男性相比，女性的脂肪与肌肉之比一般更高，因此代谢率比相同体重和身高的男性低约5%～10%。

6. 激素状态激素影响代谢率。内分泌失调，如甲状腺功能亢进和甲状腺功能减退，分别使能量消耗增加或减少。情绪激动或应激时刺激交感神经系统引起肾上腺素的释放，从而促进肝糖原分解和细胞活性增加。胃促生长素和肽YY是参与调节食欲和能量动态平衡的胃肠激素。妇女的代谢率随月经周期而有波动。在黄体期（即在排卵期与月经期之间）代谢率略有增加。在怀孕期间，随着子宫、胎盘及胎儿组织的生长，母亲的心脏负荷增加，促使BEE逐渐升高。

7. 温度研究表明发热使REE升高，体温超过37℃时，每升高1℃使REE增加13%。对住院患者进行的研究证明，发热时以及冷却时能量消耗的增加根据患者的病情而有不同。

8. 其他因素咖啡因、尼古丁和酒精可刺激代谢率。在应激和疾病的情况下，能量消耗可能根据临床情况而有增加或减少。肥胖者的能量消耗可能高一些，但饥饿或长期节食和神经性厌食症患者的能量消耗会降低。

（三）体力活动的生热效应

除睡眠外，人总要进行各种活动或劳动，在活动中会消耗能量，无论是与锻炼相关的活动还是日常工作和移动的活动。通常各种体力活动所耗能量占人体总能耗15%～30%。体力活动是TEE中变化最大的部分，久坐的人会低至100kcal/d；而运动员可高达3000kcal/d。这是人体能量消耗变化最大，也是人体控制能量消耗、保持能量平衡维持健康最重要部分。

体力活动可以被分成两类，其中包括活动产热和非运动性活动产热。活动产热是在体育运动或健身运动时消耗的能量，非运动性活动产热适用于日常生活活动中消耗的能量。活动产热的个体变化相当大，取决于身材和个体动作习惯的效率。健康水平也影响自主活动的能量消耗，这是由于肌肉量的不同。随着年龄的增长活动产热趋于减少，与FFM下降和脂肪量增加的趋势相关。一般来说，男性比女性的骨骼肌更多，因此男性的活动产热也较高。

过多的运动后氧耗量影响能量消耗。体力活动的持续时间和强度增加EPOC，甚至活动已停止还导致代谢率升高。惯常的运动不会引起单位活跃组织的代谢率显著延长增加，但已证明中度和高度活动的男性的代谢率分别高8%～14%，因为他们的瘦体重多。这些差异似乎与个体有关而与活动无关。

体力活动消耗能量与3个因素有关。①肌肉越发达者，活动时消耗能量越多；②体重超重者，做相同运动所消耗能量越多；③活动时间越长、强度越大、消耗能量越多。

1. 极轻体力活动这类活动以坐姿或站立为主的活动，如开会、打字、打牌、听音乐、绘画及实验室工作等。

2. 轻体力活动指在水平面上走动，速度在4～5km/h，打扫卫生、看护小孩、打高尔夫球、饭店服务等。

3. 中等体力活动这类活动包括行走（速度在5.5～6.5km/h），除草、负重行走、打网球、跳舞、滑雪、骑自行车等。

4. 重体力活动包括负重爬山、伐木、手工挖掘、打篮球、登山、踢足球等。

5. 极重体力活动随着科技和生产力发展，是指运动员等高强度职业训练或世界级比赛等。

（四）食物的生热效应

食物的产热效应（TEF）是指与食物的摄入、消化和吸收相关的能量消耗增加。TEF约占TEE的10%。

TEF也被称为饮食诱导的产热、食物特殊动力作用（specific dynamic action，SDA）或食物的特殊影响。人体在摄食时，因要对食物中营养素进行消化，吸收、代谢转化等，需要额外消耗能量，同时致体温升高和能量散发，这种因摄食而致的能量额外消耗称食物热效应。

TEF可分为强制性产热和兼性（或适应性）产热。强制性产热是指消化、吸收和代谢营养素所需的能量，包括蛋白质、脂肪和碳水化合物的合成和储存。适应性或兼产热作用是强制性产热消耗以外的额外能量消耗，被认为是归因于交感神经活动刺激的代谢效率低下。

不同成分的食物热效应不等。脂肪食物热效应消耗本身产生效能4%～5%，碳水化合物为5%～6%，蛋白质特别高达30%。这种差异主要是因为：各营养素消化吸收后转变成ATP贮存量不同，蛋白质为32%～34%，低于脂肪和碳水化合物38%～40%，而其余的则变成能量。食物脂肪经消化吸收后，变成脂肪组织的脂类，其消耗能量要低于由消化吸收葡萄糖转变成糖原或脂肪，而由食物蛋白质消化吸收后的氨基酸合成人体蛋白质，或代谢转化为脂肪，其消耗能量更多。由此可知，食物热效应与食物成分、进食量和进食频率有关。通常含蛋白质丰富的食物最高，其次是富含碳水化合物食物，最后才是富含脂肪食物。混合性食物其食物热效应占其总能量10%；吃得越多，能量消耗也越多；吃得快比吃得慢者食物热效应高，吃得快时，其中枢神经系统更活跃，激素和酶分泌速度快、量更多，吸收和贮存速率更高，其能量消耗也相对更多。

对TEF的实际测量仅适用于研究目的。于是，为了测量TEF，必须测定BEE和在餐后至少5h内每30分钟测定BEE以外的能量消耗。出于实用的目的，按REE的10%计算TEF并加入REE和活动产热的总和中。

二、能量消耗的物质来源

（一）正常能量消耗的物质来源

1. 碳水化合物　是普通膳食（尤其是有氧运动时）的主要能量来源，占能量需要量的40%～55%。经常静坐者的每天能量需要量为2500kcal，其中碳水化合物的需要量为300～400g。而经常活动者碳水化合物的需要量占60%或更多。摄入足量的碳水化合物对维持组织中的蛋白质含量很重要。同时CHO也是大脑的主要能量来源，每天大脑动用130～140g葡萄糖。另外，充足的碳水化合物摄入量还可减少酮体的生成，有利于三酰甘油在脂肪组织中的储存，并有助于减少氨基酸的糖异生从而保证机体的蛋白质含量。

20世纪以来，与淀粉和纤维的摄入量相比，糖类（单糖和双糖）占碳水化合物所提供能量的百分比上升了20%。大量摄食糖类可引起血脂异常，导致动脉硬化，表现为三酰甘油和LDL-胆固醇浓度升高，而HDL-胆固醇浓度下降。大量摄食糖类还可引起能量摄入过多，导致肥胖，并增加了发生心血管疾病的危险性。同时还可引起餐后反应性低血糖和低血压，这在老年人中尤其明显。膳食添加糖类的最高摄入量应限制在总能量摄入量的25%以内。

有人指出碳水化合物的代谢和长期健康效应取决于血糖指数（GI），而不是生化结构。GI是指摄入一定量食物来源的碳水化合物与等量葡萄糖后血糖曲线（AUG）下的血糖面积的比值：GI＝（受试食物的AUC/参考食物的AUC）×100。食物的血糖指数取决于所摄入碳水化合物的总量和种类、食物中所含的膳食纤维、脂类和蛋白质以及食物的加工程度。

2. 脂肪　膳食中的脂类有三酰甘油、磷脂和固醇。三酰甘油由甘油和脂肪酸组成。脂类是能量的重要来源，也是脂溶性维生素（维生素A、维生素D、维生素E和维生素K）的载体。脂肪酸也是合成二十烷类的前体物质，调节免疫功能，有助于增加进食后的饱腹感，同时脂肪酸还是皮下脂肪组织中生成脂肪的底物，以及禁食状态下的能量储备。

为保证充足的脂溶性维生素（尤其是维生素A和维生素E）摄入量，脂肪的最低推荐摄入量应占到总能量的10%～15%。另一方面，脂肪的摄入量不应超出总能量的30%～35%。

饱和脂肪酸主要存在于动物性食品中，大量摄入后可增加血浆LDL-胆固醇的浓度，并可增加2型糖尿病和冠心病的发病危险性。目前饱和脂肪的推荐摄入量是低于总能量的10%。

单不饱和脂肪酸，如油酸，对健康有益。单不饱和脂肪酸是地中海膳食的主要组成成分，可降低LDL-胆固醇的浓度和心血管疾病的发病率。同时也可通过促进胆汁分泌和胆囊收缩来预防某些消化系统疾病，并有利于糖尿病患者的血糖控制。

多不饱和脂肪酸，尤其常见于红花油、葵花籽油、大豆油和玉米油中，可分为ω-3（η-3）和ω-6（η-6）脂肪酸，多不饱和脂肪酸中包括被称为必需脂肪酸的亚油酸（ω-6）和亚麻酸（ω-3），这两种脂肪酸只能通过膳食获得，人体自身不能合成。对于必需脂肪酸的需要量国际上还没有达成共识。例如，法国规定，亚油酸的每日推荐容许量为2g/d，ω-6/ω-3的比值为5。同时，鱼油也备受关注，鱼油中富含ω-3多不饱和脂肪酸，可降低血浆三酰甘油、血糖和血液凝集度，降低心脏病和COPD的发病危险性。有趣的是，如果PUFAs的摄入量降到总能量的5%这一阈值，某些饱和脂肪酸的升胆固醇作用大大加强。

3. 蛋白质　蛋白质参与组织的合成，也是头发、皮肤、指甲、肌腱、骨骼、韧带和重要器官的主要成分，其中在数量上最具重要性的是肌肉组织。蛋白质的构成原料（氨基酸）也是神经递质（如儿茶酚胺）的前体物质。蛋白质还构成了抗体、酶、血液铁的转运体和底物（如血红蛋白），酸碱缓冲体以及肌肉收缩抑制剂（肌动蛋白，肌球蛋白）。

健康成人蛋白质的每日最低推荐摄入量为0.8g/（kg·bw）。在特定疾病状态下，蛋白质的需求可能发生变化，如慢性肾脏疾病可能需要限制蛋白质；而透析状态、危重症或老年患者可能需要增加蛋白质摄入。但过量摄入蛋白质和氨基酸可导致尿素和其他化合物的生成量超出肝脏和肾脏的清除能力。

（二）饥饿状态下机体能量消耗的物质来源

在机体从饱腹到饥饿的转变过程中，能量的供给主要依靠糖原分解，这时血浆中胰岛素浓度降低使糖原的合成受到抑制，胰高血糖素升高从而刺激糖原分解。如果机体维持饥饿状态2～4d，体内糖原储存会减少，而糖原异生作用会增强，即肝脏利用来源于肌肉组织的氨基酸来合成糖原。糖原异生作用仍然受到胰岛素降低和胰高血糖素升高的调控，伴随着糖皮质激素和生长激素的增高，它们会刺激糖原异生和蛋白质分解。

如果机体维持饥饿状态超过72h，血中酮体升高，原先主要依靠葡萄糖供能的脑组织会调整为从酮体获得60%的能量，同时静息能量消耗开始降低。这些变化是由激素水平变化以及三碘甲腺原氨酸T3浓度降低所引起的。此时机体的活动明显减少，肌肉功能降低，对周围反应冷淡。在神经肌肉功能测试中发现肌肉舒张时间延长，这是线粒体中电子传递和氧化磷酸化速度降低的结果。

（三）应激时机体能量消耗的物质来源

重症疾病如脓毒症、外伤等急性应激时，分解代谢激素分泌，增加促进了内源性葡萄糖的产生，同时胰岛素对胰岛素敏感组织的活性降低。这些反应会因为疾病过程的持续而延长，使氢化可的松有足够的时间来发挥作用。血浆肾上腺素和胰高血糖素急剧升高，促进糖原分解，增加肝脏葡萄糖输出。高氢化可的松水平刺激肌肉和内脏蛋白质分解，增加肝脏糖原分解，减少肌肉对葡萄糖的摄取。从而出现高血糖，胰岛素抵抗和高血浆胰岛素的症状。

重症疾病常与一定程度的组织损伤和/或感染有关。在这种情况下，免疫细胞和巨噬细胞分泌炎性介质，如TNF-α和白细胞介素（IL）。TNF-α对葡萄糖代谢有多方面重要作用，高水平的TNF-α增加了禁食状态下葡萄糖的转换，但是在高血浆胰岛素状况下也产生了胰岛素抵抗作用。IL-1、IL-2和IL-6对于降低炎症时的胰岛素敏感性也有作用。

这些分解代谢激素和炎症细胞因子分泌时间延长可导致重症病人空腹血糖和胰岛素水平升高，这是由于肝脏葡萄糖生成量增加和胰岛素抵抗引起的。此外，进食碳水化合物时葡萄糖生成不受抑制，而葡萄糖摄取受损，导致了餐后高血糖。与葡萄糖代谢变化相一致的是，内源性蛋白质分解增加，为肝脏糖异生提供了底物。尽管这些代谢反应在短期内起到有利作用，使内源性葡萄糖转移至大脑和炎症组织，但长期如此会导致蛋白质分解增多，去脂体重减少和器官功能紊乱。

三、能量消耗的测定方法

对体重恒定的成年人而言，能量需要量必须与能量消耗量相平衡。总的能量消耗量

（TEE）是维持生命活动、食物特殊动力作用和体力活动所需的最低能量水平。确定各类人群或每个人的能量需要量，对于指导人们改善自身饮食结构、饮食规律、维持能量平衡非常重要。能量需要量是指维持机体正常生理功能所需要的能量，低于此值将会对机体产生不利影响。在儿童、孕妇和哺乳妇女，能量需要量还应包括满足组织生长和分泌乳汁的能量贮备的需要。

机体能量消耗的测定方法有间接测热法、双标水法、直接测热法等。临床上，间接测热法是目前欧洲、美国和我国现行指南推荐的能量消耗测定的方法。

（一）间接测热法

间接测热法（indirect calorimetry，IC）原理是生热营养素在体内氧化产生CO_2和H_2O，并释放能量满足机体需要，故需测氧气消耗量或水产生量的多少。

测定氧气消耗是用特殊设备，可准确记录人体吸入空气和呼出气体的量，并根据2种气体中含氧量差，计算出氧气消耗量。按每消耗1L氧气可产生能量20.3kJ（4.85kcal），即可计算出能量消耗。

IC的测量通过代谢测量车或监控设备完成。医院中往往使用代谢车，以评估病人的能量需求，最典型的应用就是在重症监护病房，ESPEN危重症指南推荐对于危重患者采用IC测定能量需求。对生病或受伤的人也可以测量能量消耗。用于依赖呼吸机的病人使用的设备和与用于门诊能走动的个体的设备测量的设备不同。目前，也有较小的"手持式"设计，专门用于测量氧气的消耗量的间接量热计，同时而二氧化碳的产生使用一个静态固定值测量二氧化碳产生。这些仪器有便携性和设备成本相对较低的设备成本。

IC测量前应当有一个10～20分钟的休息时间期。间接量热法的测量持续时间为10分钟，去除第1个5分钟，如剩下的5分钟的有一个变异系数小于10%持续时间的IC测量则表示的是一个稳态的测量。当测量时的情况出现符合上列出的条件测量条件时，并达到稳态时得到实现，能量消耗可以在1天的任何时间时候测量能量消耗。

呼吸商

当测量出氧气消耗量和二氧化碳产生量被测量出来时，呼吸商（RQ）就可用下列公式方程计算得出呼吸商（RQ）。RQ说明指示的是被代谢的混合燃料混合物。碳水化合物的RQ是1，因为产生的二氧化碳分子的数量等于被消耗的氧分子的数量。

RQ＝释放呼出的CO_2的体积／消耗的O_2的体积＝$V CO_2／VO_2$

RQ值

1＝碳水化合物

0.85＝混合食物

0.82＝蛋白质

0.7＝脂肪

≤0.65＝酮体产物

净合成脂肪合成时的RQSRQs大于1；见于碳水化合物（葡萄糖）的摄入量或总能量的摄入过多；而RQ非常低，可能提示见于营养素摄入不足的情况。虽然RQ已被用来确定住院病人的营养支持的疗效，有研究发现RQ的变化不能用于修正所提供的或需要的能量百分比能量的百分数，表明RQ的低灵敏度低和特异性低，限制了对RQ作为一种过度喂养或喂养不足时的疗效显示指标。RQ适于作为测试有效性的标志和作为营养支持疗法的呼吸耐受性的标志是适当的。

临床上IC主要用于以下患者：如存在严重影响REE的病理状态的患者，预测公式无法正确估算，见于多发创伤、多器官功能衰竭、系统性炎性反应综合征、腹水等；在临床营养支持中原有方案难以达到预期目标的患者需要准确评估能量消耗；危重症，如机械通气过程中代谢变化的个体化监测。

（二）双标水法

1982年最初应用于人类，是一种最适用的研究工具，但稳定放射性核素价格昂贵，需要有专业知识的人来操作高度精密和昂贵的质谱仪以分析放射性核素的富集。通常单位难以具备这种条件，因使用的是稳定放射性核素，故十分安全。

双标水法所根据的原则是氢和氧从身体的清除率之差可以估计CO_2的产生。饮用一定剂量的用重水（$2H_2O$）和氧-18（$H_2^{18}O$）标记的水（被称作双标水）进行负荷。重水以水的形态从机体排出而$H_2^{18}O$以水和二氧化碳的形态从机体排出。在10～14天内定期抽样测量尿液、唾液或血浆中这两种放射性核素的排出率。用这两个排出率之差可测量二氧化碳的产生。CO_2的产生相当于用标准的IC技术计算的TEE的能量消耗。

双标水法的许多特点使其成为测量不同人群TEE的一种有效方法。首先，它提供了一种能结合TEE、REE和TEF等组分的测定能量消耗的方法。容易管理，在整个测量期间受试者可以从事典型的日常生活活动。因此，该技术可以衡量受试者的日常TEE，这有利于那些不容易承受因测定各种活动的耗氧量而进行严格试验的婴幼儿、老年人和残疾人等。双标水法也提供一种能客观估计能量摄入（如饮食回顾、记录）和能量消耗（例如，身体活动日志）的有效方法。

（三）直接测热法（direct calorimetry）

原理是人体释放能量多少，可反映机体能量代谢，进而可计算出机体能量需要。测定时，将受试者放入四周被水包围小室，人体释放能量可全部被水吸收而使水温升高，根据水温变化和水量，即可计算出释放的总能量。此法实用价值不大，很少采用。

（四）其他方法

如心率监测法，用心率监测器和气体代谢法同时测量各种活动的心率和能量消耗量，推算出心率-能量消耗多元回归方程式，这种方法误差较大，因为心理活动也可以影响心率。如热稀释肺动脉导管测定法，用于插有热稀释肺动脉导管的危重患者，临床上并未常规普及应用。

四、能量消耗的计算公式

虽然间接测热法是目前指南推荐的能量消耗测定的方法，而在临床实践中，并非所有医院或机构具有代谢车等设备或相应的测定条件，利用经验公式或计算方程在临床工作中更为常见。

1. Harris-Benedict公式

临床上使用的最普遍的预测个人REE的方法是用Harris-Benedict公式：

男性：REE＝66.5＋（13.8×体重）＋（5.0×身高）－（6.8×年龄）

女性：REE＝655.1＋（9.6×体重）＋（1.8×身高）－（4.7×年龄）

这些公式是根据性别、年龄、身高和体脂进行计算的，但没有考虑身体组成成分。这就有可能高估了体重偏低病人的代谢，因为能量消耗和体重之间（y和x）间的截距明显不为零。Harris-Benedict公式对正常体重或肥胖个体的REE会高估7%～27%。

2．Mifflin-St.Jeor公式

Mifflin-St.Jeor方程是通过用IC法测量251名男性和247名女性的REE得来的：

男性：kcal/d＝10（wt）＋6.25（ht）－5（年龄）＋5

女性：kcal/d＝10（wt）＋6.25（ht）－5（年龄）－161

wt＝实际体重，（kg），ht＝身高，（cm）

3．其他，如Owen公式、WHO公式等，在研究中也表现出一定的准确性，临床上相对应用较少。

此外，饮食调查健康人在食物供应充足、体重不发生明显变化时，其能量摄入量基本上可反映出其能量需要量，故要详细记录某段时间摄入食物种类和数量，计算出平均每天食物总能量含量，就可以认为是其1天的需要量。不过这种饮食调查通常至少进行5～7天，如确定一类人群能量需要，还应注意调查对象应有一定数量，才相对地可信和可靠。研究中普遍认为这些方法不能提供1个人能量摄入的准确或无偏差的估计值。低估或少报其食物摄入量者的百分比在10%～45%，这取决于该人的年龄、性别和身体组成成分。低估的趋势随儿童的年龄而增加，女性比男性更差，这一现象在肥胖人群中更为普遍。

五、机体能量需要量的计算

人体能量代谢最佳状态是达到能量消耗与能量摄入平衡。这种能量平衡能使机体保持健康，并能胜任必要的社会、生产和经济活动。能量平衡与否，与健康关系极大。因饥饿或疾病等原因，致能量摄入不足，可致体力下降、工作效率低下。而能量摄入不足造成脂肪贮存太少，身体对环境适应能力和抗病能力下降。女性体重太低，性成熟延迟，易生产低体重婴儿。年老时能量摄入不足，会增加营养不良危险。此外，过多能量摄入容易造成严重健康问题。如肥胖症、原发性高血压、心脏病、糖尿病和某些癌症发病率。体重是衡量能量充足或不足的一项指标。机体具有独特的能力将碳水化合物、蛋白质和脂肪混合燃料转变以适应能量的需求。然而，长期消耗能量过多或过少会导致体重的变化。因此，体重反映能量摄入是否适当，但它不是反映宏量营养素或微量营养素是否适当的可靠指标。

临床上需要评估患者能量需求时，原则上首选的策略是间接能量测定，采用代谢车进行测算，尤其对于危重症患者、机械通气患者或常规计算需求后难以达到营养支持目标等情况。

不能IC测定时候，可以采用Harris-Benedict公式等估算，但需要注意的是，对于创伤或应激的患者，临床上也采用应激系数乘以Harris-Benedict公式估算能量。常见的应激系数，单纯饥饿0.85，择期手术1.05～1.15，感染1.20～1.40，闭合性颅脑损伤1.30，多发性创伤1.40，系统性炎性反应综合征1.50，大面积烧伤2.0。但应激系数有一定主观性，而且未考虑到危重患者能量消耗的动态变化和患者的个体差异，所以应用起来也会存在一定的问题。

可以采用学会或指南等给予的能量供给量推荐意见。例如，中国营养学会在中国居民膳食营养素参考摄入量推荐中，不仅对各年龄组人群的能量提供有具体的推荐量，而且也根据不同的活动强度，按轻体力劳动、中等体力劳动和重体力劳动分为3级推荐能量摄入量。而对于肠外或肠内营养等，ASPEN，ESPEN和CSPEN针对不同疾病、不同代谢特点均给予能量摄入推荐，基本上在25～35kcal/（kg·d）。需要强调的是，此处的体重多指理想体重，而对于实际体重远低于理想体重，如重度营养不良的患者，此时的能量需求可以用理想体重乘以能量系数的下限，如25kcal/（kg·d），以免因能量摄入过多引起代谢异常并发症，尤其是肠外营养。对于常规能量计算存疑者，可以采用采用代谢车进行间接能量测定评估和验证。

总之，临床实践中，不同疾病或疾病的不同阶段，患者对于能量平衡的反应可能不同。应该根据患者的具体情况，评估其能量需求，以此为基础，制定合理的肠外或肠内营养支持方案，使患者受益。

（康军仁）

参 考 文 献

［1］Burgos R，Bretón I，Cereda E，et al．ESPEN guideline clinical nutrition in neurology．Clin Nutr，2018，Feb；37（1）：354-396．

［2］Plauth M，Bernal W，Dasarathy S，et al．ESPEN guideline on clinical nutrition in liver disease．Clin Nutr，2019，Apr；38（2）：485-521．

［3］Singer P，Blaser AR，Berger MM，et al．ESPEN guideline on clinical nutrition in the intensive care unit．Clin Nutr，2019，Feb；38（1）：48-79．

［4］Volkert D，Beck AM，Cederholm T，et al．ESPEN guideline on clinical nutrition and hydration in geriatrics．Clin Nutr，2019，Feb；38（1）：10-47．

［5］McClave SA，Taylor BE，Martindale RG，et al．Guidelines for the Provision and Assessment of Nutrition Support Therapy in the Adult Critically Ill Patient：Society of Critical Care Medicine（SCCM）and American Society for Parenteral and Enteral Nutrition（A．S．P．E．N．）．JPEN J Parenter Enteral Nutr，2016，Feb；40（2）：159-211．

第三章

蛋 白 质

蛋白质既是构造组织和细胞的基本材料，又与各种形式的生命活动紧密联系。人体内蛋白质含量约占体重的16%。人体细胞中除水分外，蛋白质约占细胞内物质的80%。

第一节　蛋白质及氨基酸的生化和生理

一、蛋白质及氨基酸的化学结构

（一）氨基酸和蛋白质的化学结构

蛋白质分子是生物大分子，其基本单位是氨基酸，结构式为（图3-1）：

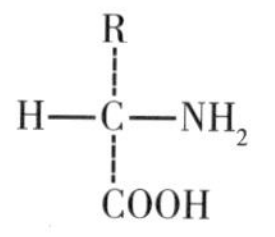

$$H—\underset{\underset{COOH}{|}}{\overset{\overset{R}{|}}{C}}—NH_2$$

图3-1　氨基酸的结构式

由多个氨基酸按一定的排列顺序由肽键联结成的长链（图3-2）称为肽，相连氨基酸的数目为2～10个的称寡肽（低聚肽），10个以上的称多肽。蛋白质含的氨基酸数量大于100个，且具有稳定的高级构象。

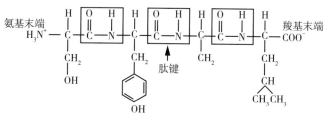

图3-2　氨基酸肽键结构式

由于氨基和羧基都在α-C上，故称为α-氨基酸。式中R表示侧链。侧链不同，氨基酸的种类就不同。传统认为组成蛋白质的氨基酸一共有20种，各氨基酸按一定的排列顺序由肽键

（酰胺键）联结成长链。硒代半胱氨酸也可以直接参加细胞内个别蛋白质多肽链合成，因此被认为是第21种组成蛋白质的氨基酸。

（二）氨基酸的分类

氨基酸按其R侧链（基团）的极性和酸碱性、碳链构成可以作以下分类。

1. 非极性氨基酸

脂肪族氨基酸：丙氨酸、缬氨酸、亮氨酸、异亮氨酸。

芳香族氨基酸：苯丙氨酸和色氨酸。

含硫氨基酸：甲硫氨酸。

亚氨基酸：脯氨酸。

2. 极性氨基酸

中性氨基酸：不带电荷。包括带羟基的氨基酸（丝氨酸、苏氨酸和酪氨酸），两种具有酰胺基的氨基酸（天冬酰胺、谷氨酰胺），1个含有巯基的氨基酸（半胱氨酸），甘氨酸。

酸性氨基酸：在生理条件下带负电荷，包括天冬氨酸、谷氨酸。

碱性氨基酸：在生理条件下带正电荷，包括组氨酸、赖氨酸、精氨酸。

氨基酸酸碱性及侧链与蛋白质的性质密切相关，例如人体中有多种消化酶，但这些消化酶只有对食物蛋白质的特定氨基酸位点才能起作用（详见第二节）。

二、必需氨基酸和非必需氨基酸

各类氨基酸均在体内参与蛋白质合成，都是人体所不可缺少的。其中异亮氨酸、亮氨酸、赖氨酸、苯丙氨酸、苏氨酸、色氨酸、甲硫氨酸（蛋氨酸）和缬氨酸等8种氨基酸，在体内不能自行合成，或合成速率不能满足机体需要，必须由外源性途径（自然膳食或营养制剂）供给，这些氨基酸被称为必需氨基酸（esstential amino acid，EAA）。另外组氨酸是婴幼儿必需氨基酸，婴儿缺乏组氨酸时易患湿疹。

除EAA之外的氨基酸在体内能自行合成，称为非必需氨基酸（non-essential amino acid，NEAA）（表3-1）。

由于婴儿体内的酶功能尚不完善，所以婴儿必需氨基酸的种类也多于成人，即对于成人来说是非必需氨基酸，而对于婴儿来说是必需氨基酸，如组氨酸、精氨酸、半胱氨酸和酪氨酸。

半胱氨酸和酪氨酸在体内能分别由蛋氨酸和苯丙氨酸合成，这两种氨基酸如果在膳食中含量丰富，则有节省蛋氨酸与苯丙氨酸两种必需氨基酸的作用，因此有时称为半必需氨基酸。

人体在创伤、感染及某些消耗性疾病状态下，一些本可自身合成的但不能满足机体需要，必须从食物中获得的氨基酸称为条件必需氨基酸。如急性肾衰竭时酪、精、半胱、丝氨酸成为必需氨基酸。牛磺酸在早产儿和新生儿为必需氨基酸。

表3-1 必需氨基酸和非必需氨基酸

必需氨基酸	非必需氨基酸
异亮氨酸（isoleucine，Ile）	丙氨酸（alanine，Ala）
亮氨酸（leucine，Leu）	精氨酸（arginine，Arg）
赖氨酸（lysine，Lys）	天冬氨酸（aspartic acid，Asp）
蛋氨酸（methionine，Met）	天冬酰胺（asparagine，Asn）
苯丙氨酸（phenylalanine，Phe）	脯氨酸（proline，Pro）
苏氨酸（threonine，Thr）	半胱氨酸（cysteine，Cys）
色氨酸（tryptophan，Trp）	谷氨酸（glutamic acid，Glu）
缬氨酸（valine，Val）	谷氨酰胺（glutamine，Gln）
	甘氨酸（glycine，Gly）
	丝氨酸（serine，Ser）
	酪氨酸（threonine，Tyr）
	组氨酸*（histidine，His）

*组氨酸对婴幼儿来说是必需氨基酸

所谓必需与非必需不是从营养价值来说，而是指体内能否合成而言，就体内代谢而论，所有的氨基酸都是必需的。非必需氨基酸对机体的重要性并不亚于必需氨基酸，人体摄入非必需氨基酸就可以不必通过必需氨基酸转化获得，减轻必需氨基酸的需要量。

三、谷氨酰胺

谷氨酰胺（glutamine，Gln）是人体内最丰富的游离氨基酸，占血浆游离氨基酸总量的20%。谷氨酰胺的重要代谢功能如下。

1. 为肠道供能正常进食时，Gln 为肠道供能比例占总量的70%以上，而葡萄糖供能不足20%。
2. 为免疫细胞供能。
3. 为蛋白质和核酸的合成提供氮源。
4. 肾脏氨形成的底物。
5. 蛋白质合成的刺激物/蛋白质分解的抑制物。
6. 糖原合成的刺激物。

四、支链氨基酸（branched chain amino acid，BCAA）

BCAA包括缬氨酸（Val）、亮氨酸（Leu）和异亮氨酸（Ile），其主要代谢场所为外周组织（骨骼肌）而非肝脏。BCAA为丙氨酸循环和肌肉合成谷氨酰胺提供能量和氮源，可见BCAA的代谢与谷氨酰胺有内在的联系。

创伤/感染后BCAA在肌肉中分解加速，在为肌肉提供能量的同时，其分解的氨基大量用于谷胺酰胺的合成。值得注意的是，严重创伤病人若处于失代偿期，出现多器官衰竭，肌肉对BCAA的代谢能力受到严重影响，血中BCAA浓度并不降低，反而可以显著升高，这反映出创伤的程度不同及是否出现多器官衰竭或感染等并发症，对BCAA等氨基酸代谢的影响不同。

近年体内实验认为在骨骼肌中，亮氨酸通过抑制蛋白质降解和促进蛋白质合成而起到蛋白质周转率的调节器作用。

五、氨基酸的体内代谢

（一）氨基酸的一般代谢

氨基酸在体内代谢途径可以归纳为3种：①合成蛋白质，掺入组织蛋白。经过一段时间后，随着组织蛋白的分解，又重入游离氨基酸库；②进行分解代谢。其碳架形成CO_2呼出或转化为糖原和脂肪蓄积，其氨基形成尿素排出；③形成其他含氮生理活性物质，如嘌呤碱、肌酸、肾上腺素。这些物质继续降解不再返回游离氨基酸库（表3-2）；④形成其他非必需氨基酸。

表3-2 氨基酸代谢产物和特定功能

氨基酸	产物	生理功能
谷氨酸	–	谷胱甘肽前体
		代谢燃料
		递质
	谷氨酰胺	氮传输
	γ-氨基丁酸（GABA）	细胞成分（尤其是在脑组织）
		递质
天冬氨酸	嘧啶氨基	核酸和核苷酸组成部分
甘氨酸	–	递质
	卟啉	血红蛋白和细胞色素组成成分
	肌氨酸	磷酸肌酸前体
	马尿酸	解毒
	结合胆汁酸	消化脂肪
组氨酸	组胺	递质、促进胃酸生成、介导过敏反应
赖氨酸	羟基赖氨酸	形成胶原
	肉碱	转运脂肪酸
半胱氨酸	–	谷胱甘肽前体
	牛磺酸	胆酸组分
		抗氧化剂

氨基酸	产 物	生理功能
酪氨酸	肾上腺素	激素
	去甲肾上腺素	激素、递质
	甲状腺激素	激素
	多巴胺	递质
	黑色素	头发和皮肤色素
色氨酸	5-羟色胺	递质
		辅酶，即烟酰胺腺嘌呤二核苷（NAD）和烟酰胺腺嘌呤二核苷磷酸（NADP）
精氨酸	-	一氧化氮前体
	肌氨酸	磷酸肌酸前体
	聚胺（多胺）	基因表达

例如，肉碱在脂肪代谢中发挥重要作用。合成1分子的肉碱需1分子赖氨酸和3分子蛋氨酸，赖氨酸提供碳链和氮原子，蛋氨酸提供甲基。在此过程中，还需烟酸、维生素C、维生素B_6、Fe^{2+}的参与。

不同的氨基酸根据其代谢规律，概括起来主要有3个方面：①氨基酸的氨基通过转氨基或脱氨基作用方式而代谢，脱下的氨基通过鸟氨酸循环生成尿素排出体外；②氨基酸碳链的氧化分解。一部分氧化形成乙酰辅酶A或经丙酮酸形成乙酰辅酶A，进入三羧酸循环；一部分形成三羧酸循环内的中间产物，然后进入三羧酸循环，最终氧化分解；③氨基酸通过脱羧基作用而释放出二氧化碳。不同的代谢各自有专一的酶参与，其中大多数代谢反应的酶常以维生素B_6生成的磷酸吡哆醛作为辅酶来完成。

（二）血浆游离氨基酸

血浆中存在的游离氨基酸是氨基酸在各组织之间运转的主要形式，正常人血浆游离氨基酸浓度是非常恒定的，总浓度为2～3mmol/L。维持这稳定状态的浓度取决于内源性蛋白质贮存的释放和各组织间利用的净平衡，异常的血浆氨基酸图谱可能是蛋白质代谢异常的信号。

血浆中游离氨基酸含量约占总氨基酸的10%，但更新（turnover）迅速，组织中的蛋白质分解成游离氨基酸进入血浆，而血浆中的氨基酸又很快被组织摄取。组织代谢池的氨基酸可来自血液，经细胞膜主动转运而进入细胞，各种细胞膜上主动转运氨基酸的机制也可能存在着不同的载体。在不同的生理条件下随各组织氨基酸代谢的改变，血浆氨基酸在各组织之间的转运也会改变。

血浆氨基酸浓度呈昼夜节律性变化，黎明前最低，傍晚时最高。正常人在进餐1h后血浆总氨基酸上升，餐后4h恢复到餐前水平。

（三）组织游离氨基酸

组织中的游离氨基酸远远大于血浆的游离氨基酸。对一位体重为70kg的正常人，假定体重40%为肌肉，肌肉组织中细胞内的总游离氨基酸是86.5g，8种必需氨基酸（EAA）仅占8.4%，而谷氨酰胺（Gln）占61%，谷氨酸（Glu）占13.5%，丙氨酸（Ala）占4.4%。

谷氨酰胺（glutamine，Gln）是人体血浆和组织中含量最丰富的游离氨基酸，约占总游离氨基酸的50%。机体内谷氨酰胺的75%储存于骨骼肌中，其余在肝脏中。谷氨酰胺转运机体内几乎1/3的氨基酸和氮。它也是将氮源从骨骼肌转运到内脏器官的主要载体。

不同组织对各种氨基酸代谢的差别很大。一般说来，肝脏是体内分解及转变各种氨基酸最强的器官，几乎大多数氨基酸都要在肝脏中进行氧化分解。

在正常人吸收后（夜间）状态中，经过对肌肉、肝、胃肠道、肾和脑的氨基酸净平衡观察，证明丙氨酸和谷氨酰胺在组织间整个氨基酸流动中起关键作用。游离氨基酸从肌肉和肠道释放被肝吸收，丙氨酸、谷氨酰胺由肌肉释放约占整个α-氨基酸的50%以上，丙氨酸吸收的主要场所是肝脏，在那里它的吸收超过所有的氨基酸，占肝总吸收的50%以上，除了丙氨酸以外，通过肝吸收的有丝氨酸、苏氨酸、甘氨酸及所有的生糖氨基酸，肠道和肾脏是谷氨酰胺吸收的主要场所。肠摄取的谷氨酰胺是合成丙氨酸的氮源，在肾脏生成氨（NH_3）。通过谷氨酰胺的静脉输液观察到肠道丙氨酸的释放增加。

根据丙氨酸在组成细胞蛋白质中的可利用性，不能解释丙氨酸在氨基酸从肌肉输出中占优势这一点。肌肉蛋白质中丙氨酸含量不超过10%，而从肌肉到内脏组织的α-氨基酸的净输出中丙氨酸占30%或更多，这差异提出，丙氨酸在肌肉中通过丙酮酸的转氨基作用再被合成，即葡萄糖——丙氨酸循环。丙氨酸在肌肉中通过由葡萄糖来的丙酮酸合成，释放入血流由肝吸收，在肝中丙氨酸碳架被转换成葡萄糖释放入血液，在那里被肌肉摄取和用于丙氨酸再合成。

（四）尿中游离氨基酸

正常成人尿中排泄的游离氨基酸约为1g/d，还有一些结合氨基酸如3-甲基组氨酸（肌肉蛋白质分解产生），精氨酸代琥珀酸，丙氨酸-丁氨酸硫醚等，在肾小管中重吸收很差，故每天尿中结合氨基酸的排泄量可达2g左右。

当体内某种氨基酸代谢异常，血中这种氨基酸浓度升高，经肾排泄时，超过肾小管的最大重吸收率，尿中也可出现个别氨基酸排出异常，此外，各种原因引起的肾小管损伤或肾小管重吸收功能障碍和手术、创伤，感染等分解代谢增加时，尿中可见多种氨基酸排出增加。

3-甲基组氨酸（3-MHis）是肌动蛋白和肌球蛋白中的组氨酸在蛋白质合成后再甲基化而形成的，当肌肉蛋白质降解后，3-甲基组氨酸不能重新利用，定量地在尿中排出，这样尿中3-甲基组氨酸的排出，结合尿肌酐的排泄，也可以作为肌纤蛋白降解的指标。

六、蛋白质的分类

人类基因组的研究结果提示，人类有3万～4万种蛋白质。

（一）按照蛋白质中必需氨基酸的含量分类

1. 完全蛋白　蛋白质组成中含有全部的人体必需氨基酸，如酪蛋白、卵蛋白。
2. 不完全蛋白　蛋白质组成中缺乏一种或几种人体必需氨基酸，如白明胶。

（二）按照蛋白质的结构和溶解度分类

1. 简单蛋白　包括动、植物组织中的白蛋白、球蛋白和植物组织中的谷蛋白和麦醇溶蛋白，还有动物组织中含碱性氨基酸比较多的鱼精蛋白和组蛋白。

2. 硬蛋白　包括溶解度最低、不易消化的毛发、指甲、蹄、角中的角蛋白和皮肤、骨骼中的胶原蛋白和弹性蛋白。

3. 结合蛋白　包括在蛋黄中与磷酸组成的磷蛋白、与脂肪或类脂组成的脂蛋白和在肌腱、消化液中与糖结合的黏蛋白、糖蛋白，与核酸、血红素、金属结合的核蛋白、血红蛋白、金属蛋白等。

（三）按照蛋白质的功能分类

1. 活性蛋白　包括在生命活动过程中一切有活性的蛋白质，如酶、激素蛋白、输送和储存蛋白、肌动蛋白、受体蛋白等。

2. 非活性蛋白　包括不具活性的、担任生物保护和支持作用的蛋白质，如胶原、角蛋白、弹性蛋白等。

（四）按照食物来源分类

可将蛋白质分为动物性的纤维蛋白、球蛋白，植物性的谷蛋白和醇溶谷蛋白。

以上各种分类方法都有一定的局限性，随着科学研究的发展，将不断补充修正。

七、蛋白质的生理作用

蛋白质是构成人体组织的主要成分，其含量约占人体总固体量的45%，总体重的15%～20%。人体的一切细胞组织都由蛋白质参与组成。如有催化作用的酶；调节各种代谢过程的蛋白激素；输送各种小分子、离子、电子的运输蛋白；肌肉收缩的肌动蛋白；有防御功能的免疫球蛋白；构成机体支架的胶原蛋白等。

生物体内还有众多活性肽，谷胱甘肽（3肽）、促甲状腺激素释放激素（3肽），脑啡肽（5肽）、缩宫素（9肽）、加压素（9肽）、促肾上腺皮质激素（39肽）、促甲状腺激素释放激素（3肽）、β内啡肽（31肽）。

在一般情况下供给能量不是蛋白质的主要功能。但是在组织细胞不断更新过程中，蛋白质分解成氨基酸后，有一小部分不再利用而分解产热；也有一部分吸收的氨基酸，由于摄食过多或不符合体蛋白合成的需要，则氧化产热。人体每天所需能量的10%～15%来自膳食中的蛋白质。在特殊情况下，当糖和脂肪摄入不足时，蛋白质用于产生能量。

机体储存蛋白质的量很少，在营养充足时，也不过只有体蛋白总量的1%左右。这种蛋白质称为易动蛋白，主要储于肝脏、肠黏膜和胰腺，丢失后器官功能没有改变。当膳食蛋白缺乏时，组织蛋白分解快、合成慢，导致如下一系列生化、病理改变和临床表现：肠黏膜和消化腺较早累及，临床表现为消化吸收不良、腹泻；肝脏不能维持正常结构与功能，出现脂肪浸润；血浆蛋白合成发生障碍；酶的活性降低，主要是黄嘌呤氧化酶和谷氨酸脱氢酶降低；由于肌肉蛋白合成不足而逐渐出现肌肉萎缩；因抗体合成减少，对感染性疾病的抵抗力下降；由于肾上腺皮质功能减退，很难克服应激状态；胶原合成也会发生障碍，使伤口不易愈合；儿童时期可见骨骼生长缓慢、智力发育障碍。蛋白质长期摄入不足，可逐渐形成营养性水肿，严重时导致死亡。

机体的蛋白质中骨骼肌占60%，蛋白质的丢失会导致肌肉功能的丧失，呼吸功能与机体蛋白质营养状况密切相关，如果机体蛋白质减少20%，呼吸功能会急剧下降，生命活动就会被迫停止。

第二节　膳食蛋白质的消化、吸收和利用

食物蛋白在胃液消化酶的作用下，初步水解，在小肠中完成整个消化吸收过程。胃蛋白酶原从胃底部和幽门部的主细胞分泌，在胃酸和已存在的胃蛋白酶作用下，释出一部分多肽，形成具有活性的胃蛋白酶。胃蛋白酶的作用较弱、专一性较差，除黏液蛋白外，只能促进各种水溶性蛋白质水解成为多肽，主要水解苯丙氨酸、酪氨酸和亮氨酸组成的肽键。与其他蛋白水解酶不同，胃蛋白酶可以消化胶原蛋白（构成结缔组织的重要蛋白质）。

胰液中有胰蛋白酶、胰凝乳蛋白酶（糜蛋白酶）、弹性蛋白酶（弹力蛋白酶）等内肽酶和羧基肽酶A与B等外肽酶。胰酶催化蛋白质水解的作用和专一性都较强。作过胃切除术的人，食物蛋白未经胃蛋白酶的作用，其消化率并不受到严重的影响。胰蛋白酶作用于由碱性氨基酸残基的羧基组成的肽键；胰凝乳蛋白酶主要作用于由芳香族氨基酸残基的羧基组成的肽键；弹性蛋白酶作用于由脂肪族氨基酸残基的羧基组成的肽键；羧基肽酶A作用于除赖氨酸、精氨酸和脯氨酸以外的多种氨基酸残基为C端的肽键；羧基肽酶B作用于碱基氨基酸残基为C端的肽键。

初分泌的各种胰酶都是无活性酶原，排至十二指肠后才被激活发挥作用。胰蛋白酶原被小肠上皮细胞刷状缘表面的肠激酶（由胆汁激活，需钙）激活，失N端六肽变成胰蛋白酶。胰蛋白酶再激活胰凝乳蛋白酶原、弹性蛋白酶原和羧基肽酶原，使之变成相应的酶。胰蛋白酶原的分泌受肠内食物蛋白的影响，当胰蛋白酶与食物蛋白结合完毕后，多余的胰蛋白酶能抑制胰腺再分泌。

胰酶水解蛋白的产物，仅1/3为氨基酸，其余为寡肽（10个氨基酸以下的肽链）。肠液中肽酶极少，而在肠黏膜细胞的刷状缘和胞液中，分别含有多种寡肽酶，能从肽链的N端逐步水解肽链，称之为氨基肽酶。刷状缘含有的酶能水解2～6个氨基酸组成的肽；胞液中的酶主要水解二肽、三肽。一般认为正常情况下，四肽以上的肽链遇到刷状缘，先水解为三肽或二肽，吸收入细胞后再进一步分解为氨基酸。

L-氨基酸和二、三肽主要通过耗能需钠主动转运从肠壁吸收。在肠黏膜细胞膜上，具有吸收不同种类氨基酸和二、三肽的高度专一性的转运体系。氨基酸转运可通过载体及γ-谷氨酰循环进行。氨基酸转运载体至少有7种，依据转运氨基酸的性质不同，可分为单氨基单羧基的氨基酸载体转运系统、二氨基氨基酸载体转运系统、二羧基氨基酸载体转运系统、脯氨酸及其他氨基酸转运系统等四类。二、三肽吸收通过H^+依赖的小肽载体。

被吸收的氨基酸和被水解产生的氨基酸经基膜侧载体的介导进入细胞间质或血液循环。只有一些非常稳定的二肽如甘氨酰脯氨酸会逃脱细胞内水解，并以完整形式进入门静脉系统。

D-氨基酸可能与相应的L-氨基酸利用同一转运系统，但它和该系统的亲和力远不及L-氨基酸。在蛋白质代谢产物的吸收中，二、三肽的吸收速率比氨基酸快，中性和较为亲水

的氨基酸的吸收速率又比碱性和较为疏水的氨基酸为快。

肠道中的蛋白质并非全部来自膳食，还有来自脱落黏膜的上皮细胞和消化酶等内源性蛋白质。据估计成人每天有内源性蛋白35～130g（蛋白质摄入量低时少些）参与体内蛋白质代谢。内源性蛋白不受烹煮和胃酸的作用，故较难消化。大部分内源性蛋白质需进入回肠才能充分消化吸收。在回肠末段和大肠中，细菌的酶也能分解蛋白质，但人的结肠不能吸收氨基酸，只能随粪便排出。

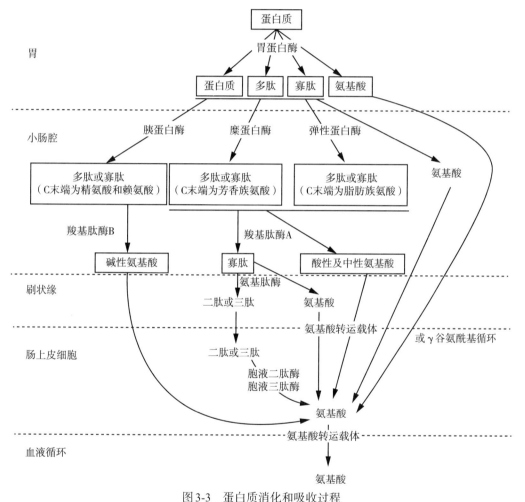

图3-3 蛋白质消化和吸收过程

注：只有一些非常稳定的二肽如甘氨酰丙氨酸会逃脱细胞内水解，并以完整形式进入门静脉细胞。

近年来，对生物活性肽的研究逐渐增多。生物活性肽被定义为："蛋白质在酶解过程中产生的一些具有特殊生理调节功能的介于蛋白质和氨基酸之间的低分子聚合物，由20种天然氨基酸以不同组成和排列方式构成的从二肽到复杂的线形、环形结构的肽类的总称"。生物活性肽作为一种功能性生物活性物质，通过调节消化、内分泌、心血管、免疫和神经系统等功能发挥其特定的生物调节作用。近年来认识到，蛋白质中潜在的某些生物活性肽片段是发挥非氨基酸营养作用的重要形式。这些生物活性肽都以非活性状态存在于蛋白质的长链之中，当用适当的蛋白酶水解时，它们的活性就被释放出来。这些生物活性肽能以完整的形式被吸收进入血液循环。

正常情况下，蛋白质被分解为氨基酸而吸收，不会引起过敏。但有的小分子蛋白没被消化，或分解为一部分多肽通过黏膜细胞进入体内，产生过敏、毒性反应。如有的食用鱼、虾甚至猪肉后会发生哮喘、荨麻疹等。致敏原多为分子量14000～40000Da的糖蛋白和小分子多肽，呈水溶性，多数具有对热和酸稳定、生物活性高、抗蛋白水解酶、皮试反应阳性等特点。它们只是食物蛋白质中极小的一部分，如牛奶含20多种蛋白，主要是β乳球蛋白具有致敏作用。

健康人体血液循环中有针对多种食物蛋白质的抗体，这表明有大量具有免疫原性的未被水解的完整大分子多肽进入了门静脉循环。某个食物变成致敏原的确切机制尚未完全清楚，但已知的是，这些食物的蛋白质含量高，对完全消化有抗性，能产生免疫应答。

婴儿的肠上皮细胞可通过入胞和出胞方式吸收适量未经消化的蛋白质。例如，母体初乳中的免疫球蛋白A（IgA）可以这种方式进入婴儿的血液循环，产生被动免疫。但随着年龄的增大，小肠吸收完整蛋白质的能力减小。外来蛋白质被吸收后，不但无营养价值，而且可引起过敏反应。

第三节　膳食蛋白质的质量评价和参考摄入量

食物蛋白质营养价值应从食物蛋白质含量、消化率和被机体利用率三方面进行综合评价。

一、食物蛋白质的含量

食物蛋白质含量是评价食物蛋白质营养价值的基础。对同类食物而言，蛋白质含量越高，其营养价值相对越高，如大米的蛋白质含量为7%～9%，面粉的蛋白质含量为10%～12%，燕麦的蛋白质含量可达到13%～15%。显然，面粉的营养价值比大米要好，燕麦更好。

二、蛋白质消化率（digestibility）

蛋白质消化率用吸收的氮量与摄入总氮量的比值表示。粪氮除未消化的食物氮外，还有一部分来自脱落肠黏膜细胞、消化酶和肠道微生物，这部分氮称粪代谢氮，可在受试者摄食无蛋白膳食测得，为0.9～1.2g/d。如果不计粪代谢氮，测得的消化率称表观消化率（apparent digestibility），如果考虑粪代谢氮，测得的消化率称真消化率（true digestibility）。

$$蛋白质表观消化率（\%）= \frac{摄入氮 - 粪氮}{摄入氮} \times 100\%$$

$$蛋白质真消化率（\%）= \frac{摄入氮 - （粪氮 - 粪代谢氮）}{摄入氮} \times 100\%$$

食物蛋白质消化率受蛋白质性质、构成、食物加工程度、烹调方法、膳食纤维以及机体蛋白质营养状况等影响。例如赖氨酸的侧链 $-NH_2$ 因易发生美拉德反应，可使赖氨酸残基及其毗邻的氨基酸肽键难以断裂，从而影响蛋白质的消化率。

三、蛋白质的利用率

（一）蛋白质的生物价值（biological value，BV）和互补作用

蛋白质的生物价值指食物蛋白质被吸收后在体内储留的氮与被吸收氮的比值。它反映食物蛋白质吸收后在体内真正被利用的程度。常见食物蛋白质生物价，鸡蛋为 94，牛奶 85，鱼 83，牛肉 76，猪肉 74，大米 74，小麦 67。

$$BV = \frac{氮储留量}{氮吸收量} = \frac{摄入氮 -（粪氮 - 粪代谢氮）-（尿氮 - 内源尿氮）}{摄入氮 -（粪氮 - 粪代谢氮）} \times 100\%$$

几种食物混食，由于必需氨基酸的种类和数量互相补充，而能更接近人体需要量的比值，使生物价值得到相应的提高，这种现象称为蛋白质的互补作用。将限制氨基酸补充到相应的食物中，如用赖氨酸补充谷类蛋白，也可起到互补作用。

因为组成蛋白质的氨基酸必须同时存在才能合成蛋白质，而且机体内的氨基酸储存量很少，因此膳食中不同蛋白质必须在同一餐摄入才能起到互补作用。如每 3h 单独以一种必需氨基酸饲养大鼠，氨基酸的利用不佳，大鼠不能生长。

（二）蛋白质功效比值（protein efficiency ratio，PER）

该比值是指处于生长阶段的幼年动物（断乳大鼠喂 28d），在实验期内体重增加的克数和摄入受试蛋白质的克数之比，计算平均每摄入 1g 受试蛋白质时所增加的体重克数。试验常以酪蛋白作为对照组，其功效比值为 2.5 作为参考标准来校正被测蛋白的 PER。由于所测蛋白质主要被用来提供生长需要，所以该指标被广泛用作婴幼儿食品中蛋白质的营养评价。

$$PER = \frac{动物增加的体重（g）}{摄入食物蛋白质（g）}$$

四、化学评价

（一）氨基酸评分（amino acid score，AAS）

氨基酸评分也称为氨基酸化学评分（chemicalscore），是反映被测食物蛋白质氨基酸构成和利用率的指标。通常是将被测食物蛋白质的某种必需氨基酸含量与推荐的参考蛋白质该必需氨基酸含量进行比较，一般常用赖氨酸、含硫氨基酸、苏氨酸和色氨酸。

$$AAS = \frac{每克待测蛋白质中氨基酸含量（mg）}{每克参考蛋白质中氨基酸含量（mg）} \times 100\%$$

（二）蛋白质消化率校正的氨基酸评分（protein digestibility corrected amino acid score，PDCAAS）

氨基酸化学评分的缺点是没有考虑食物蛋白质的消化率。1991 年，FAO/WHO 专家们提出用蛋白质真消化率乘以 AAS 得到的 PDCAAS 校正氨基酸评分。此法被认为优于 PER 法，可对除孕妇和 1 岁以下婴儿外的所有人群摄入的食物蛋白质进行评价。WHO/FAO/UNU 提出

在计算PDCAAS时，AAS的评分模式应采用不同年龄人群必需氨基酸的平均需要量（2007），其评分模式详见表3-4。PDCAAS可为肾病或肝病需要使用优质蛋白时提供参考。

五、膳食蛋白质和氨基酸参考摄入量

人体每日更新体内蛋白质总量的1%～2%，70%～80%释放的氨基酸被重新利用、合成蛋白质，剩下的20%～25%被降解。如一位60kg体重的成年男子，在膳食中完全不含蛋白质时，每日仍然会从尿、粪、皮肤及分泌物等途径排除约3.2g氮，相当于20g蛋白质。然而摄入20g食物蛋白质却不能补充体内分解的蛋白质。由于食物蛋白质与人体蛋白质中氨基酸的差异，人体需要摄入更多的食物蛋白质才能获得足够的营养必需氨基酸。

中国营养学会于2013年制订了我国各年龄段膳食蛋白质参考摄入量。由于国内对必需氨基酸的平均需要量的研究资料较少，可参考WHO/FAO/UNU的资料。

表3-3　中国居民膳食蛋白质参考摄入量（RNI，g/d）

人 群	男 性		女 性	
	EAR	RNI	EAR	RNI
0岁～	－	9（AI）	－	9（AI）
0.5岁～	15	20	15	20
1岁～	20	25	20	25
2岁～	20	25	20	25
3岁～	25	30	25	30
4岁～	25	30	25	30
5岁～	25	30	25	30
6岁～	25	35	25	35
7岁～	30	40	30	40
8岁～	30	40	30	40
9岁～	40	45	40	45
10岁～	40	50	40	50
11岁～	50	60	45	55
14岁～	60	75	50	60
18岁～	60	65	50	55
孕妇（早）	－	－	＋0	＋0
孕妇（中）	－	－	＋10	＋15
孕妇（晚）	－	－	＋25	＋30
乳母	－	－	＋20	＋25

注：EAR，平均需要量，RNI，推荐摄入量，AI（适宜摄入量）。

表3-4　2007年WHO/FAO/UNU各人群必需氨基酸的平均需要量［mg/（kg·d）］

年龄/岁	组氨酸	异亮氨酸	亮氨酸	赖氨酸	含硫氨基酸	芳香族氨基酸	苏氨酸	色氨酸	缬氨酸
0.5	22	36	73	64	31	59	34	9.5	49
1～	15	27	54	45	22	40	23	6.4	36
3～	12	23	44	35	18	30	18	4.8	29
11～	12	22	44	35	17	30	18	4.8	29
15～	11	21	42	33	16	28	17	4.5	28
18～	10	20	39	30	15	25	15	4.0	26

第四节　疾病和氨基酸代谢的相互作用

一、氮平衡

氮平衡是指氮的摄入量和排出量的关系，常用于描述体内蛋白质的营养状况。所要强调的是这种平衡是处于一种动态之中，即进入的氮参与组织合成，同时组织的蛋白质也进行分解代谢。这种不断合成和不断分解是生命的最基本特征之一，这种分解和合成作用一旦停止，生命活动就要停止。

氮平衡是衡量一个人体内代谢情况的重要指标，如果机体处于正氮平衡的状态，此时合成代谢大于分解带代谢，那就能获得体重增加，伤口愈合；而负氮平衡时，分解代谢加强，则体重下降，病情加重，严重时甚至危可危及生命。

天然的蛋白质中，各元素的组成碳约占53%，氢约7%，氧约22%，大多数的蛋白质含氮量近于15%～18%，平均为16%，故在蛋白质中，每含氮1g表示为6.25g蛋白质。

1. 摄入氮　在正常情况下，由食物提供入氮。食物中含有大量的蛋白质，平均每100g蛋白质约含16g氮。蛋白质通过消化，变成氨基酸被人体所吸收、利用，氨基酸是人体可以真正利用的氮源。在肠外营养支持的病人中，消化道功能障碍不能摄取蛋白质时，此时，从胃肠外途径给以氨基酸和其他基质，如糖、脂肪、维生素等，能避免由于缺少氨基酸或其量不足造成的低蛋白恶性循环。

2. 排出氮　尿中排出的氮主要是非蛋白氮，其中包括尿素、尿酸、肌酐、氨基酸、铵盐及其他含氮化合物。这些主要为蛋白质分解代谢的产物，还有一些是没有被完全利用的物质，如氨基酸等。大便中排氮较少，在PN的病人中，基本无大便，因此可忽略。另外，皮肤也损失一定的含氮物质，平均0.3g/d，在临床中，可作常数来考虑。正常情况下，汗中失去的氮极微，可忽略。

人体氮平衡有以下3种类型。

（1）摄入氮＝排出氮，称为零氮平衡。

即I＝U＋F＋S，式中I为摄入氮，U为尿氮，F为粪氮，S为通过皮肤及其他途径排出氮。

表示体内蛋白质的分解与合成处于平衡状态，多指正常成人。

（2）摄入氮＞排出氮。

即 I＞U＋F＋S，称为正氮平衡。表示体内蛋白质合成大于分解。多指生长发育的儿童、青少年、孕妇、乳母，以及疾病、创伤恢复期患者。机体进食的氮量大于排出的氮量。也就是说有一部分氮被保留在体内使蛋白质合成，细胞再生，组织修补和伤口愈合，这种情况称为正氮平衡。

（3）摄入氮＜排出氮。

即 I＜U＋F＋S，称为正氮平衡。表示体内蛋白质分解大于合成。常见于蛋白质摄入不足、吸收不良及消耗性疾病患者。

氮平衡受能量摄入量的影响，能量有节省蛋白质的作用。氮平衡还受生长激素、睾酮、皮质激素和甲状腺素等激素的影响。这些激素对蛋白质的分成和分解有影响。

在计算氮平衡时需要注意以下问题。

（1）氮摄入量的计算：除全肠内或全肠外营养支持的患者可进行较精确的计算外，其余只能进行近似的计算氮的摄入值（一般认为1g蛋白质含160mg氮）。

（2）氮排出量的测定：尿氮排出量只近似代表总氮丢失的85%。总氮丢失是尿中丢失量加上 8mg/kg 的其他丢失。在某些情况下（烧伤患者经皮肤丢失、吸收不良患者经粪便丢失），额外的丢失可能增加。

计算尿氮丢失的公式：

$$尿氮丢失量（g/d）= \frac{尿素（g/d）}{2.14} + 4（g/L）$$

注：2.14-尿素分子量（60）和氮分子量（14×2＝28）的比率（1g＝2.14g尿素）；

4（g/L）-尿中丢失的非尿素氮含量。

注意：此公式不适用于分解代谢患者，因为他们氮的排泄增加，而以尿素形式排泄的氮减少，导致总尿氮排泄量被低估，此时应测定尿中尿素和氨估计尿氮量。

（3）由于氮的排泄每日都有变化，所以氮平衡必须每日测定，其结果以3天作为1个阶段。高代谢患者如果7～10天尚不能纠正负氮平衡，应给予更积极的营养支持（如增加氮摄入、降低热氮比）。

二、创伤和烧伤与氨基酸代谢的相互作用

蛋白质不足可影响毛细血管生成、成纤维细胞增生、蛋白多糖和胶原合成，因此，一定量的蛋白质摄入是创伤愈合所必需的。创伤的急性期机体丢失大量蛋白，但是关于摄入高蛋白的可行性有不同意见，在疾病恢复期要补充急性期丢失的蛋白质，这一点是达成共识的。

创伤患者需要更多的脯氨酸、甲硫氨酸、半胱氨酸来合成胶原蛋白，精氨酸能促进胶原的增生，促进伤口愈合，促进肠上皮细胞和成纤维细胞的增生。精氨酸也能通过促进淋巴细胞增生改善免疫功能。

烧伤初期谷氨酰胺会快速耗竭，成为条件必需氨基酸，因此需及时补充。谷胺酰胺可转

化为脯氨酸和谷胱甘肽，对组织修复和氧化应激屏障产生积极作用。谷氨酰胺还能增加核苷酸的合成，增加淋巴细胞和巨噬细胞的活化与增生。刺激肠上皮细胞增生和蛋白合成，保护胃肠道黏膜，减少胃肠道细菌移位。

有研究显示，添加半胱氨酸-苏氨酸-丝氨酸-天冬氨酸的肠内营养制剂使创伤患者的肌肉蛋白合成增加。

三、饥饿与氨基酸代谢的相互作用

当饥饿时间超过72h，机体所必需的葡萄糖均来自糖异生，需要由肌肉不断提供氨基酸前体，每日丢失的蛋白质累积达50g（约相当于200g肌肉）。肝脏酮体生成的增多可减少大脑对葡萄糖的需求，从而使肌肉蛋白质的分解减少。

四、重症疾病

在重症疾病中，抗氧化剂如谷胱甘肽通常是耗竭的。

精氨酸在重症疾病中的应用尚有矛盾，因精氨酸所引起的NO既可促进免疫细胞增生，又可使胃肠道通透性增加。因谷氨酰胺可支持从瓜氨酸合成精氨酸，故已补充谷胺酰胺的ICU患者通常不必补充精氨酸。常规使用谷氨酰胺和精氨酸等免疫营养素仍有争议。

五、肺部疾病

肺部疾病：补充氨基酸有助于增加代谢率和呼吸动力，并可增加呼吸中枢对二氧化碳的敏感性。

六、心血管疾病

通过MRI测定心室质量，已经证实补充支链氨基酸可以防止心肌萎缩。

七、感染

败血症时蛋白质大量分解，每日160～240g，相当于每日损失700～1000g肌肉组织。

感染的情况下，机体需要芳香族氨基酸来合成抗体。需要谷氨酰胺来使免疫细胞分化加速。有研究证实谷氨酰胺可以减少急性胰腺炎患者的感染发生率。

在严重败血症时补充精氨酸可能导致患者病情恶化，因为这种情况下NO水平的增加使得血管通透性增加，加重炎症。

败血症时支链氨基酸的降解尤为明显，其氨基可转化为谷氨酸（在肝脏、脂肪和大脑中生成谷胺酰胺，被免疫细胞所利用）和丙氨酸（在肝脏异生为糖），其碳链骨架可转化为乙酰乙酸或乙酰辅酶A，继而氧化或用于脂肪酸合成。

八、肝脏疾病

肝功能受损时，蛋氨酸转变为半胱氨酸的过程受到限制，半胱氨酸由非必需氨基酸变为条件必需氨基酸。因支链氨基酸主要在骨骼肌代谢（而非肝脏），肝病专用配方营养制剂含有较高比例的支链氨基酸和较低比例的芳香族氨基酸和蛋氨酸。支链氨基酸加上精氨酸、谷氨酸及天冬氨酸，可以加强去氨作用，有利于肝组织的修复和肝细胞的再生。发生肝性脑病时氨基酸应限量。

九、肾脏疾病

慢性肾衰竭患者：透析前需要低蛋白饮食并以优质蛋白为主，透析后需要增加蛋白质摄入量。酪氨酸是条件必需氨基酸。牛磺酸是尿毒症期有效的抗氧化剂，也是条件必需氨基酸。当肾衰竭时，组氨酸合成也减少。

十、神经系统疾病

去神经支配后肌肉不活动，导致蛋白质合成抑制。

十一、妇幼人群

妊娠期需要增加蛋白质的摄入。

组氨酸、牛磺酸、胱氨酸/半胱氨酸、酪氨酸、脯氨酸和甘氨酸对新生儿（包括早产儿和足月儿）是必需氨基酸。

婴幼儿体内苯丙氨酸羟化酶的活性低，易产生高苯丙氨酸血症；胱硫醚酶的活性低，易产生高蛋氨酸血症；组氨酸合成速度慢，易产生低组氨酸血症。因此，婴幼儿用氨基酸输液应降低苯丙氨酸、甲硫氨酸、甘氨酸的用量，增加半胱氨酸、酪氨酸、组氨酸用量。在生长发育期，组氨酸是必需氨基酸。

十二、食物过敏

可选用剔除相关过敏蛋白质的营养制剂。

十三、胃肠疾病

蛋白质能量营养不良可导致消化道屏障功能受损，细菌和毒素较易从肠腔进入血流。克罗恩病、溃疡性结肠炎、短肠综合征、慢性腹泻可导致蛋白从肠道丢失增加。肺心病因体循环淤血可出现肠源性蛋白丢失，甚至形成恶病质。

因肠淋巴管阻塞而致蛋白质从肠道丢失者，可同时有淋巴细胞从肠道丢失而致淋巴细胞减少。

蛋白丢失性肠病患者可以通过增加蛋白质的摄入量改善机体的消瘦状况和低蛋白血症。

十四、氨基酸注射液的应用

（一）手术后用氨基酸输液

有关手术与外伤等外科性的损伤时氨基酸输液的组成，目前尚未得到结论。现在主要使用的是通用型氨基酸输液。近几年，根据抑制损伤时的肌肉蛋白分解、促进合成的观点，BCAA引起重视。

（二）小儿用氨基酸输液

小儿的氨基酸代谢与大人相异且未成熟，由苯丙氨酸转化为酪氨酸的苯丙氨酸羟化酶的活性较低，不能充分生成酪氨酸，此外由蛋氨酸转化成胱氨酸的硫醚酶活性也较低。因此对小儿而言，酪氨酸和胱氨酸为必需氨基酸。而牛磺酸能生成胱氨酸，并对神经系统的发育发挥重要的作用。此外，母乳的氨基酸组成不同于一般的氨基酸溶液。有关小儿的氨基酸输液，需要考虑这种与成人的差异。

（三）癌症患者用氨基酸

在癌症时，显示特有的血浆氨基酸图谱。癌症患者用输液时，主要从两个方面：第一是改良癌症患者的营养状态，从而易于进行治疗（手术，放射线，化学疗法）；第二是打破氨基酸的组成平衡，不使癌细胞增生，并使其死亡。目前研究提示，补充谷氨酰胺可能对某些癌症病人是有益的。

（四）二肽输液的应用

肾脏病患者用含有酪氨酸的氨基酸输液为好，这是由于肾脏病患者体内苯丙氨酸羟化酶活性较低之故。而在小儿，酪氨酸和胱氨酸一般被认为是必需氨基酸，但是这两种氨基酸的溶解度较低，不能放入溶液之中。同样在外伤时肌肉内的谷氨酰胺会减少，所以一般认为最好将其添加于输液之中。但谷氨酰胺在灭菌时进行分解，现已研究将合成二肽用于输液之中，通过将这些氨基酸形成肽之后，溶解度有很大的改善。双肽除了溶解度与稳定性较好之外，还能降低渗透压。有关肽在机体内的可利用性，Stegink 等报告，给大白鼠输注丙氨酸-酪氨酸，血浆酪氨酸就会上升，Furst 则报告将丙氨酰-谷氨酰胺投给外伤的大白鼠，能使肌肉内谷氨酰胺恢复到正常）。北京协和医院研究证明输入谷氨酰胺双肽和谷氨酰胺同样有保护肠黏膜的作用。

（何书励　何桂珍）

参 考 文 献

［1］石汉平、王昆华，李增宁主编. 蛋白质临床应用，人民卫生出版社，2015.

［2］蔡威译，索博特卡主编. 临床营养基础. 第4版，上海交通大学出版社，2013.

［3］杜寿玢，陈伟主译. Krause 营养诊疗学，人民卫生出版社，2017，13.

［4］于康主编. 临床营养治疗学. 第2版，中国协和医科大学出版社，2008.

［5］中国营养学会编著. 中国居民膳食营养素参考摄入量（2013版），科学出版社，2014.

［6］贾弘禔. 冯作化主编. 生物化学与分子生物学. 第2版，人民卫生出版社，2011.

［7］李刚，马文丽主编. 生物化学. 第3版，北京大学医学出版社，2013.

［8］郭长江，顾景范主编. 现代临床营养学. 第2版，科学出版社，2009.

［9］马文领、秦铁军、孙永华. 生物活性肽功能分类及研究进展［J］. 中华损伤与修复杂志：电子版，2019，14（2）：149-152.

［10］黎观红，乐国伟，施用晖. 动物蛋白质营养中小肽的吸收及其生理作用［J］. 生物学通报，2004，39（1）：20-22.

第四章

脂　类

脂类是脂肪和类脂以及它们的衍生物的总称，广泛存在人体中。在营养上，脂类提供能量和必需脂肪酸，同时脂溶性维生素经消化道吸收也必须随之一起。脂类不溶于水，必须在小肠经胆汁中胆汁酸盐的作用，乳化并分散成细小的微团后才能被消化酶消化。十二指肠下段和空肠上段是其主要的吸收部位，以脂肪酸形式通过肠黏膜后，经淋巴或门静脉途径进入，并在肝脏线粒体内代谢。

脂肪又称真脂或中性脂肪，由一分子甘油与三分子脂肪酸合构成，即三酰甘油，化学名称为三脂酰基甘油。三酰甘油是遍布全身脂肪组织的主要组成形式，贮存于脂肪细胞的胞浆内，是机体的主要能量来源。在被利用时先被脂解为脂肪酸及甘油，游离脂肪酸释放入血，与血中白蛋白结合，到达能利用脂肪酸的器官或组织，如肝、心、肾、肌肉、肺、睾丸及脂肪组织；脑组织也能氧化长链脂肪酸，但不能从血中提取。甘油的分解需要有甘油激酶，这种酶存在于肝、肾、小肠、哺乳期乳腺及棕色脂肪组织中。

脂肪主要的生理功能是氧化供能，氧化1g脂肪所释放的能量约为37.62kJ（9kcal）。脂肪在体内的储存量比糖原多，通常成人全身糖原的贮存量仅数百克而贮存的脂肪可高达数千克至10多千克。体内实验表明，空腹时在体内贮存着的脂肪可氧化供给50%以上的机体能量需要，如禁食1～3天，能量的85%则来自脂肪，因此脂肪是机体能量的主要来源。除为机体提供能量外，脂肪还可供给必需脂肪酸，参与机体细胞膜的构成和合成前列腺素的原料，具有广泛的生理作用。人体内的脂肪组织分布于皮下、大网膜、内脏周围，具有缓冲机械冲击，保护和固定内脏的作用；脂肪不易导热，也有防止能量散失而保持体温的作用。此外，脂肪尚可协助脂溶性维生素A、维生素D、维生素E、维生素K、胡萝卜素等在肠道的吸收。食物中如缺乏脂肪或脂类消化吸收障碍时，可导致必需脂肪酸的缺乏和脂溶性维生素不足。

类脂的性质与脂肪类似，体内的类脂有磷脂、糖脂及固醇类等，类脂是细胞的构成原料，与蛋白质合成成为细胞膜以及各种细胞器膜的脂蛋白。

第一节　脂肪酸的分类

脂肪酸是脂肪的主要成分，天然脂肪酸分子是由不同碳链（4-24C）所组成的直链脂肪酸，除个别外碳原子均为双数。脂肪酸有3种分类方法，其一是根据碳原子数将其分为短链（4-6 C）、中链（8-12 C）和长链（14-26 C）脂肪酸；食物中的短链和中链脂肪酸进入消化道后，经胆汁酸盐乳化后，可直接通过肠黏膜细胞，并在肠黏膜细胞内脂肪酶的作用下，水解为脂肪酸和甘油，通过门静脉进入循环；长链脂肪酸需在肠黏膜细胞内与磷脂、胆固醇和载脂蛋白结合形成乳糜颗粒，经淋巴管和胸导管进入体循环。其二是分为饱和及不饱和脂肪酸，不饱和脂肪酸如果只有1个双键称为单不饱和脂肪酸，如油酸；有两个以上双键称为多不饱和脂肪酸，如亚油酸、亚麻酸等；再根据不饱和脂肪酸的第1个不饱和键的位置，国际上通用从甲基端碳位算起（用ω表达），分为ω-3、ω-6和ω-9系脂肪酸，如鱼油中主要为ω-3脂肪酸，大豆油中主要为ω-6脂肪酸，橄榄油中主要为ω-9脂肪酸。其三是根据体内是否可以合成分为必需脂肪酸和非必需脂肪酸；必需脂肪酸因机体自身不能合成，或合成量太少不够本身需要，必须依靠外部供应，比较重要的有亚油酸、亚麻酸和花生四烯酸等。花生四烯酸可由亚油酸与醋酸盐作用后转变而来，亚麻酸的价值尚未肯定，它可使大鼠维持正常生长发育，但不能治愈由于亚油酸和二十碳四烯酸缺乏所致的皮肤损害。因此，真正的必需脂肪酸可能是亚油酸。实验证明，缺乏必需脂肪酸的动物生长迟缓、出现皮炎、生殖力下降、脂类转运异常和皮肤容易感染。正常情况下食物含有丰富的必需脂肪酸，不易缺乏。长期肠外营养或婴儿食谱中缺乏这种成分则可出现必需脂肪酸缺乏。

血浆中游离脂肪酸与白蛋白结合在一起，浓度为$0.1 \sim 2.0 \mu g/ml$。它们主要是脂肪组织中的长链脂肪酸，包括棕榈酸、硬脂酸、油酸、棕榈油酸、亚麻酸及其他不饱和脂肪酸。摄食充分时血浆游离脂肪酸浓度最低，未控制的糖尿病患者游离脂肪酸浓度可达$2 \mu g/ml$。因此血浆游离脂肪酸与进食有关，餐后浓度降低，下餐前再升高。游离脂肪酸从血中清除非常快，游离脂肪酸可提供禁食者所需能量的$25\% \sim 50\%$。

第二节 脂肪的消化和利用

食物中的脂肪来源于动物和植物，动物性脂肪可分为两大类：一类来源于鱼虾等海产品，其中脂肪酸大部分为不饱和脂肪酸；另一类动物脂肪来源于猪鸡鸭等，其中的脂肪酸多为饱和脂肪酸，不饱和脂肪酸较少。植物性脂肪来源于大豆油、棉籽油、花生油、橄榄油等，多为不饱和脂肪酸，其中橄榄油为多不饱和脂肪酸，椰子油则为饱和脂肪酸（中链脂肪酸）。

由于唾液中无消化脂肪的酶，胃液含有少量的脂肪酶，它的最适pH值为$6.3 \sim 7.0$，而成人胃液pH值为$1 \sim 2$，因此脂肪在口腔和胃内几乎不发生消化作用。脂肪的消化大部分是在小肠内进行，碱性的胆汁及胰液使十二指肠腔中呈中性，有利于脂肪在肠内被乳化，蛋白质的存在及肠蠕动也有利于乳化过程。胆盐对脂肪消化具有重要作用，脂肪可被胆盐乳化，分散成细小的脂肪微粒，有利于与胰液中的脂肪酶充分接触，脂肪部分水解产生的某些单酰基甘油可增强胆盐的作用。食糜进入十二指肠刺激胰腺分泌脂肪酶，包括胰脂酶、辅脂酶、磷脂酶A_2、胆固醇脂酶等。脂质和消化产物主要在十二指肠下段和空肠上段吸收，三酰甘油被脂肪酶分解成甘油和脂肪酸，以及1,2-二酰甘油酯，钙离子因能结合释放的脂肪酸对脂解也有促进作用。此外，胰液中的酯酶必须有胆盐存在才能发挥作用。它们可催化短链脂肪酸酯（例如三丁酸甘油酯、胆固醇酯）的水解。胰腺分泌的磷脂酶在肠道内被胰蛋白酶激活，磷脂酶的作用也需要有胆盐及钙的参与。

正常情况下，食物中被消化吸收的脂肪约占95%，剩余的部分被肠道微生物分解利用。脂肪的消化产物游离脂肪酸和甘油一酯能与胆盐形成乳化微粒（其中还含有胆固醇），在小肠的绒毛膜上，乳化微粒中的脂肪酸和甘油一酯被吸收，胆盐不吸收，在小肠下段可从门静脉重新吸收进入肝脏，再与胆汁一起重新分泌进入消化道，这就是胆汁的肠肝循环，但少量乳化的脂肪在小肠黏膜也可直接被吸收。短链和中链脂肪酸经胆汁酸盐乳化后可直接被肠黏膜细胞摄取，继而在细胞内脂肪酶的作用下，水解成脂肪酸和甘油，经门静脉途径进入肝脏，在肝内直接氧化分解或进行碳链的加长合成高级脂肪酸。长链脂肪酸在小肠黏膜细胞被转化成脂酰辅酶A，再在酶的催化下，被转移至2-单酰甘油的羟基上，重新合成三酰甘油，继而与载脂蛋白、磷脂、胆固醇等共同形成乳微粒，经淋巴系统进入血循环，完成脂质的吸收过程。

胆固醇的吸收受多种因素影响，食物含胆固醇高，吸收也多，但两者不呈直线关系。食物中的脂肪和脂肪酸有提高胆固醇吸收的作用，而植物固醇可抑制其吸收。胆盐可与胆固醇形成混合微胶粒而有助于后者吸收，食物中不能利用的纤维素、果胶、琼脂等，易于胆盐结合形成复合体，影响微胶粒的形成，从而降低胆固醇的吸收；抑制肠黏膜中细胞载脂蛋白合成的物质，也可影响乳糜微粒的形成，进而减少胆固醇的吸收。

吸收的脂肪形成乳糜微粒流经各组织时，在毛细血管内皮细胞所释放的脂蛋白脂酶作用下，其中三酰甘油水解成甘油和脂肪酸，一部分为组织利用，或在脂库中再重新合成脂肪而储存；另有一部分先进入肝脏，由肝细胞膜上的脂酶使其中的三酰甘油水解出脂肪酸，此脂肪酸在肝细胞内经过适当的转化，改变其碳链长度及双键数目，使食物脂肪酸改造成与体脂相近的脂肪酸，然后再合成三酰甘油，形成极低密度脂蛋白而释放入血。极低密度脂蛋白在各组织中经脂蛋白脂酶作用而释出脂肪酸，再合成脂肪储存于脂库。并非全部脂肪都能在脂库中储存，至少有一部分在肝及肌肉等组织中直接被氧化利用。

第三节　脂肪的代谢

脂肪的分解代谢是机体提供能量的重要手段，在脂肪分子中氢原子所占的比例比糖分子要高得多，而氧原子相对地很少，所以同样重量的脂肪和糖在完全氧化生成二氧化碳和水时，脂肪所释放的能量也较多。脂肪的氧化分解必须有充分的氧供应才能进行，这和糖可以在无氧下进行分解（酵解）不同。体内各组织细胞除成熟的红细胞外，几乎都有氧化脂肪及其分解产物的能力。一般情况下，脂肪在体内氧化时，先在脂肪酶的催化下，水解成为脂肪酸和甘油。脂肪组织中储存脂肪的动员，是由许多激素（如肾上腺素等）调节的，激素先与靶细胞膜受体作用，激活腺苷酸环化酶，使细胞内cAMP增加，激活蛋白激酶，后者再激活脂肪酶使脂肪水解成甘油和脂肪酸，这两种水解产物再分别进行氧化分解。

脂肪的合成有两种途径：一种是利用食物中的脂肪转化成为人体的脂肪，因为一般食物中摄入的脂肪量不多，故这种来源的脂肪亦较少；另一种是将糖类等转化成脂肪，这是体内脂肪的主要来源。脂肪组织和肝脏是体内合成脂肪的主要部位，其他许多组织如肾、脑、肺、乳腺等组织也都能合成脂肪。脂肪酸的合成代谢是在细胞质中进行的，而其氧化分解作用只能在线粒体中进行。合成脂肪的原料是磷酸甘油和脂肪酸。

脂肪酸的氧化过程，包括活化和β氧化。中短链脂肪酸可以自由进入线粒体，长链脂肪酸则逐步降解生成乙酰辅酶A，然后进入三羧酸循环彻底氧化生成H_2O、CO_2和能量。脂肪酸在分解氧化之前，必须先经过活化，由线粒体外的脂酰-SCoA合成酶催化，与辅酶A结合生成活性较强的脂酰-ScoA，但脂酰-SCoA不易透过线粒体内，需要肉毒碱的转运，然后逐步氧化降解，经过脱氢、加水，再脱氢、硫解4个连续反应的过程来完成β氧化。

脂肪酸大量氧化时肝脏产生大量乙酰乙酸及β羟丁酸，可经弥散入血，乙酰乙酸脱羧后生成丙酮，这3种物质总称酮体。酮体是肝内正常的中间代谢产物，是肝输出能源的一种形式。酮体溶于水，分子小，能通过血-脑屏障及肌肉毛细血管壁，是肌肉，尤其是脑组织的重要能源，脑组织不能氧化脂肪酸，却能利用酮体。长期饥饿、糖供应不足时酮体可以代替葡萄糖，成为脑组织及肌肉的主要能源。正常人血中酮体浓度不超过1mg/dl，24h尿酮体排泄量不超过1mg。在饥饿、高脂低糖膳食及糖尿病时，脂肪动员加强，酮体生成增加。尤其在未控制的糖尿病患者，酮体生成为正常情况的数十倍，这时丙酮约占酮体总量的一半。酮体生成超过肝外组织利用的能力，引起血中酮体升高，可导致酮症酸中毒，并随尿排出，引起酮尿。乙酰乙酸及β羟丁酸是强酸，需要被缓冲。未控制的糖尿病不断产生酮体，大量消耗体内的碱储备，常导致酸中毒，大量经尿排出时使体液丢失增加，可导致严重脱水。

临床上将空腹血脂持续超出正常上限（血浆胆固醇＞5.70mmol/L或三酰甘油＞1.70mmol/L）称为高脂血症，可高胆固醇、高三酰甘油或两者兼高。在正常情况下，血中脂类如胆固醇、三酰甘油、磷脂与血浆球蛋白结合成水溶性的脂蛋白，不易沉积，当摄入胆固醇含量过多，或体内（主要在肝脏）合成的胆固醇过多，血浆中的各种脂蛋白含量都会增加。在此情况下，如果体内磷脂含量相对不足，就会影响脂蛋白的稳定性，因而易沉积于动脉壁内膜，附着在血管内皮细胞表面，进而进入细胞质内，最后在动脉内膜下层沉积，并分解释出胆固醇、脂肪、磷脂和蛋白质。局部胆固醇的沉积，如不能较快地被吸收、消散，就可能进而发展成为动脉粥样硬化。脂蛋白增加对动脉粥样硬化的形成关系最为密切，因为血浆中大多数的胆固醇是存在于脂蛋白中，放射性核素示踪实验也证明动脉粥样硬化斑块中的胆固醇基本上是直接来自脂蛋白。动脉粥样硬化的血管有以下一些变化：内膜增生、变性、管壁出现粥样斑块，使血管壁硬化，失去弹性及收缩力，管腔狭小或闭塞等病变，可引起一时性或持续性心肌缺血，供氧不足，产生心绞痛，以及心肌梗死等一系列的严重症状。此外，高脂血症也是脂肪肝、胆系结石、胰腺炎的重要病因之一。

产生高脂血症的原因不仅仅是由于摄入过多所引起的，也有机体内在因素。脂类的代谢受激素的调节，因此激素失调也可引起脂类代谢的紊乱，从而产生高脂血症，如肾上腺素和肾上腺皮质激素增加，可使脂肪的动员增加，血中脂类的含量明显升高；甲状腺素能促进胆固醇在肝脏中转变成胆酸，又能增加胆固醇从胆汁中排出，虽然甲状腺素也增加HMGCoA还原酶的活性能增加胆固醇的合成，但这一效应较小，因而使血浆胆固醇总量降低，故甲状腺素缺乏时，反可使血中胆固醇升高。又如胰岛素缺乏所引起的糖尿病患者不能有效利用糖，就需动员脂肪氧化分解，结果产生大量乙酰辅酶A，在肝脏合成的胆固醇因而增多，使血浆胆固醇含量增加。

碳水化合物是脂肪酸合成的主要碳源，脂肪酸供给过剩时将主要以三酰甘油的形式贮存。糖转成糖原在细胞水平由胰岛素控制，但糖原的贮备能力有限。柠檬酸盐及异柠檬酸盐是碳水化合物的代谢产物，它们可激活肝及脂肪组织的乙酰CoA羧化酶，参与脂肪合成。在饥饿、寒冷、运动、生育、生长时脂肪组织的三酰甘油提供机体代谢所需能量的50%。促进脂肪动员的激素包括肾上腺素、去甲肾上腺素、皮质素、高血糖素、垂体激素（加压素、促甲状腺素、促皮质素和促生长激素）和β及α成脂激素。应激时，血中激素的增加对脂肪分解也有促进作用，胰岛素具有很强的抗脂解作用，脂肪水解对胰岛素的改变特别敏感，比葡萄糖的利用更为敏感。交感神经通过释放去甲肾上腺素在游离脂肪酸的动员中占有重要作用。

第四节　植物固醇和磷脂

植物固醇和磷脂属于类脂，其代谢过程较为复杂。机体如果吸收过量的类脂就会产生不利影响。

一、植物固醇

植物固醇又称植物甾醇，属于植物性甾体化合物。植物固醇的主要成分包括谷固醇、菜油固醇、豆固醇、菜籽固醇和相应的烷醇等，均以环戊烷全氢菲为主架结构，并含有醇基。它们与胆固醇结构上的区别是在C_{24}上多了一些侧链，如谷固醇在C_{24}上有1个乙基，菜油固醇在C_{24}上有1个甲基，而豆固醇的结构与谷固醇一样，只是C_{22}上是1个双键。植物固醇含量较高的植物食物包括植物油类、坚果种子类、豆类等。

植物固醇的相对分子质量为386～456Da，是植物中的一种活性成分，对人体健康有很多益处。研究发现，植物固醇有降低血液胆固醇、防治前列腺肥大、抑制肿瘤、抑制乳腺增生和调节免疫等作用。植物固醇可以降低血液中低密度脂蛋白胆固醇，而对高密度脂蛋白胆固醇没有影响；可能的机制是肠道内的胆固醇是先溶解在胆汁酸微团中，再经肠细胞吸收入血，植物固醇与微团的亲和力大于胆固醇，替代部分胆固醇溶解于微团，降低微团胆固醇的溶解性和经肠细胞吸收入血的量，促进胆固醇从粪便排除。植物固醇的抗癌机制可能是对细胞膜的作用、对细胞信号转导途径、细胞凋亡以及免疫反应的影响。

摄入过多植物固醇对肝脏是不利的。肝脏处理植物固醇的能力非常差，因为植物固醇的溶解性比胆固醇更小，所以更容易沉积到肝脏，引起淤胆并引起与肠外营养有关的肝脏并发症。高浓度的植物固醇还可以引起血小板减少，引起凝血异常。在正常情况下，人体几乎不吸收食物中的植物固醇，但脂肪乳是从静脉输入的，如果所输入的脂肪乳中含有较多植物固醇就会引起高植物固醇血症，所以脂肪乳中植物固醇的含量应尽量减少。Clayton等对接受肠外营养的儿科患儿进行了研究，发现肝功能损害的程度与病儿血中植物固醇的含量呈正比。因此，在选择脂肪乳时应充分考虑到脂肪乳中植物固醇对机体的影响，目前在成人关于脂肪乳中植物固醇的临床研究还很少。

二、磷脂

磷脂（phospholipid），也称磷脂类、磷脂质，是指含有磷酸的脂类，属于复合脂。磷脂组成生物膜的主要成分，分为甘油磷脂与鞘磷脂两大类，分别由甘油和鞘氨醇构成。磷脂为两性分子，一端为亲水的含氮或磷的头，另一端为疏水（亲油）的长烃基链。基于此原因，磷脂分子亲水端相互靠近，疏水端相互靠近，常与蛋白质、糖脂、胆固醇等其他分子共同构成脂双分子层，即细胞膜的结构。细胞膜就由40%左右蛋白质和50%左右的脂质（磷脂为主）构成磷脂，对活化细胞，维持新陈代谢，基础代谢及荷尔蒙的均衡分泌，增强人体的免疫力和再生力等都能发挥重大的作用。磷脂还具有促进脂肪代谢，防止脂肪肝，降低血清胆固醇、改善血液循环、预防心血管疾病的作用。磷脂可把大豆油乳化成一个个很小的颗粒（约0.3μm），以便能够从静脉输注，即磷脂起乳化剂的作用。如果过度减少磷脂会影响脂肪乳的稳定性，但过多的磷脂也将对人体产生一些不利的影响。

过多的磷脂将形成磷脂脂质体，后者与血中的脂蛋白结合形成非生理性脂蛋白X（LPX）。LPX不参与脂蛋白的循环，与三酰甘油竞争脂蛋白脂酶，使其水解受到影响，导致血中的三酰甘油水平升高。同时LPX将会竞争LDL，使巨噬细胞不能有效地吞噬和清除LDL，从而加重高脂血症。高浓度的三酰甘油、胆固醇和LDL将沉积到机体的实质性脏器，加重淤胆和肝功能的损害。此外，磷脂脂质体本身与胆固醇有高度亲和力，这种高度的亲和力使磷脂脂质体将细胞膜（主要是红细胞膜）上的胆固醇结合走，使细胞膜结构受损，加重血液系统异常和促使胆红素升高。内源性乳糜微粒中的"PL/TG"（磷脂/三酰甘油）的比值是0.04～0.06，也就是说每100g三酰甘油中只含有4～6g的磷脂。目前，国内应用的20%的脂肪乳中的"PL/TG"均为0.06，比较适合机体生理代谢。

（朱明炜）

参 考 文 献

［1］吴国豪. 临床营养治疗：理论与实践. 上海：上海科学技术出版社，2015.

［2］韦军民. 老年临床营养学. 北京：人民卫生出版社，第1版，2011.

［3］蒋朱明，蔡威. 临床肠外与肠内营养. 北京：科学技术文献出版社，2000.

［4］Koretz RL，Lipman TO，Klein S1 AGA technical review on parenteral nutrition. Gastroenterology，2001，121：9702-10011.

［5］Garcia-de-Lorenzo A，Lopez-Martinez J，Planas M，et al. Safety and metabolic tolerance of a concentrated long-chain triglyceride lipid emulsion in critically ill septic and trauma patients. JPEN，2003，27：2082-2151.

［6］Jiang ZM，Zhang SY，Wang XR，et al. A comparison of medium-chain and long-chain triglycerides in surgical patients. Ann Surg，1993，217：1752-1841.

第 五 章

碳水化合物

碳水化合物（carbohydrate，CHO）是由碳、氢、氧3种元素组成的重要的能源物质。大部分碳水化合物中的氢、氧之比与水相同，低分子量的碳水化合物有甜味，故而又名糖类。一些糖的衍生物，如糖醛酸、氨基糖和由它们组成的膳食纤维，以及糖和脂质及蛋白质的结合物，如糖脂、糖蛋白、蛋白多糖等，亦具有广泛生理作用。

一、碳水化合物的分类

碳水化合物分为单糖、双糖、低聚糖、多糖四类。糖的结合物有糖脂、糖蛋白、蛋白多糖3种类型。

（一）单糖（monosaccharides）及其衍生物

单糖不能水解，每分子含3～7个碳原子，自然界存在的最多的是戊糖（含5个碳原子）和己糖（含6个碳原子），它们也是最具营养学意义的单糖。戊糖包括核糖、木糖和阿拉伯糖，核糖是构成遗传物质核酸的基本成分。己糖包括葡萄糖、果糖、半乳糖、甘露糖和山梨糖等，其中葡萄糖最为重要，而果糖甜度最高。

单糖是具有渗透性的小分子物质，溶解性好，它也是碳水化合物吸收和参与机体代谢的形式。

单糖的衍生物有糖醇、糖醛酸、氨基糖等，由他们聚合而成的多糖为膳食纤维。单糖具有醛基或酮基。有醛基者称为醛醣，有酮基者称为酮糖。

（二）双糖和低聚糖（又名寡糖，iligosaccharide）

低聚糖由2～6个单糖分子组成，分别为双糖、三糖、四糖等。

天然食物中的双糖含量，蔗糖多于麦芽糖，多于乳糖。蔗糖是由一分子葡萄糖和一分子过糖组成的，而麦芽糖是由两分子葡萄糖失水缩合而成，乳糖则由一个半乳糖分子和一个葡萄糖分子结合而成。

常见的三糖主要是蜜三糖，又名棉籽糖。每分子蜜三糖包含葡萄糖、果糖和半乳糖3个单糖分子。

水苏四糖存在于豆类中，人类小肠缺乏消化它的酶，经结肠细菌发酵能够使人胀气。

（三）多糖（polysaccharide）

多糖主要有淀粉、糊精和糖原，以及不能被人体消化吸收的部分膳食纤维。

1. 淀粉　天然食物中直链淀粉（amylose）占淀粉总量的15%～20%，支链淀粉

（amylopectin）占淀粉总量的80%～85%。膳食中大部分淀粉是支链淀粉，其结构式由许多葡萄糖分在α-1、α-4点上连接成长直链，又在α-1、α-6点上形成支链。加水、加能量够使淀粉膨胀，使包裹淀粉的细胞膜破裂。经过加水加热处理的淀粉在消化道暴露于消化液中有利于消化。

抗性淀粉（resistant starch，RS）是指在健康者小肠中不吸收的淀粉及其降解产物。研究发现，食物淀粉在小肠不能100%地被消化吸收，在进入结肠后被细菌生理性发酵产生短链脂肪酸（SCFA），为结肠和肠菌提供营养。RS与膳食纤维的区别在于RS在结肠能够完全发酵，而膳食纤维的发酵率为20%～90%。RS是近来碳水化合物及膳食纤维研发的焦点，RS可望在控制餐后血糖和防治结肠疾病方面发挥特殊作用。

2. 糊精　糊精可以说是经过初步消化的淀粉，它有较少的葡萄糖单位。糊精具有特殊的营养学意义，它比淀粉容易消化，而甜度和渗透压低于低聚糖和单糖，在当前的营养制剂中通常被用做糖类物质。

3. 糖原　糖原是动物储存能量的多糖，也是动物体内葡萄糖代谢的环节，在维持血糖的过程中发挥重要作用。

4. 膳食纤维　膳食纤维中的纤维素、半纤维素、果胶、树胶和海藻胶等均为具有不同结构的多糖成分。它们的特点是能够在结肠被细菌部分发酵，提供细菌所需的能量，同时产生氢、二氧化碳、甲酸、乙酸、丙酸和丁酸等。几种为多糖成分的膳食纤维在结肠的消化利用率分别为果胶90%、纤维素30%～80%、半纤维素55%～85%、麦麸30%，由此可见，可溶性膳食纤维（如果胶等）在结肠的利用较为充分。

二、碳水化合物的物理性质

（一）溶解度

单糖、双糖、低聚糖、糊精都溶于水。淀粉不溶于水，与水加热后可吸水膨胀，变成糊状。淀粉经酸处理生成可溶淀粉。糖原能分解在水中的乳白色胶态"溶液"。纤维素不溶于水。果胶能溶于水。其余膳食纤维可吸水膨胀，吸水量依来源、周围液体的pH值和离子浓度等而不同。吸水后膳食纤维呈海绵状，细菌和一些分子能穿插进去。糖脂糖的一端亲水，脂质的一端疏水。糖蛋白和蛋白多糖的糖也均亲水。

（二）甜度

如以蔗糖的甜度作为100，一些糖和糖醇的甜度见表5-1，其中转化糖是蔗糖的水解产物，含葡萄糖和果糖各50%。

表5-1　各类糖的甜度

类型	甜度
果糖	173
转化糖	130
蔗糖	100

续 表

类型	甜度
葡萄糖	74
山梨醇	60
甘露醇	50
半乳糖	32
麦芽糖	32
乳糖	16

三、碳水化合物的消化、吸收与升糖指数

（一）碳水化合物的消化

碳水化合物要消化成为单糖才能被吸收。消化的过程即水解。麦芽糖、乳糖、蔗糖、麦芽低聚糖都能被消化。人能消化的多糖仅淀粉一种，糖原在制成食品时已不存在了。

消化从口腔开始，被口腔里的唾液淀粉酶初步水解糖苷键，称为糊精、麦芽低聚糖和麦芽糖。唾液淀粉酶的最适 pH 值是 6.6 ~ 6.8，在食糜没有被胃酸中和以前，能持续作用一段时间，使淀粉和低聚糖能再消化一部分。

胃内没有消化淀粉的酶。小肠内有胰液中的 α- 淀粉酶，其作用和唾液淀粉酶相同，把直链淀粉消化成麦芽糖和麦芽三糖，把支链淀粉消化成麦芽糖、麦芽三糖及麦芽低聚糖（由 4 ~ 9 个葡萄糖分子组成）。

肠黏膜上皮细胞中有吸收细胞，每一细胞约有 3000 条微绒毛，微绒毛间的有效半径约 0.4nm。只有上述消化产物能够通过，与微绒毛膜上的酶接触、反应。小肠内消化分两步进行：①肠腔内的消化，产物是双糖和麦芽低聚糖；②微绒毛膜上的消化，产物是单糖。

运输蛋白在结合葡萄糖以前，先结合肠腔内的 Na^+ 排入肠腔，将肠腔内的 Na^+ 带入细胞内，释放于胞质中。而肠腔内 Na^+ 浓度比细胞内高，自低浓度排入高浓度要消耗能量，所需能量由 ATP 供应。糖进入细胞后，约有 15% 流回肠腔，25% 扩散入血，60% 与靠近基膜一端的质膜上的另一载体蛋白结合而离开细胞。这一结合不需 Na^+，而且运输葡萄糖的速度比葡萄糖从肠腔进入吸收细胞的速度快，所以葡萄糖不会在吸收细胞中蓄积，从而提高了吸收效率。当食糜到达空肠下部时，95% 的碳水化合物都被吸收了。

小肠吸收的糖类主要是葡萄糖、果糖、半乳糖 3 种，经肝门静脉送到肝脏。葡萄糖进入肝细胞后与磷酸反应生成葡萄糖 -6- 磷酸，这样细胞内的葡萄糖浓度可维持在低水平，使葡萄糖不断进入肝细胞。在吸收的葡萄糖中，60% 以上在肝内代谢，其余入大循环。果糖和半乳糖在肝脏中转变成为葡萄糖。

葡萄糖在肝脏内分解代谢提供机体所需要的能量，多余的合成糖原保留在肝内，或转变成脂肪运送到脂肪组织储存起来。

食物的升糖指数（glycemic index，GI）通过与参照食物对比，根据其升高血糖水平的能

力对碳水化合物进行排序。Riccardi等（2008）总结认为，升糖指数低的食物对糖尿病患者有短期和长期改善血糖水平的效果。根据膳食的升糖指数能预测进餐后的血糖水平。某个食物的血糖负荷（glycemic load，GL）是指可利用的碳水化合物（碳水化合物减去纤维）含量（g）/100。血糖负荷和膳食纤维对有代谢综合征表现的个体均有重要影响。

（二）碳水化合物的吸收

1. 葡萄糖、半乳糖的吸收人类对单糖的吸收能力很强，24h可以摄入9.07kg的糖，这说明单糖的吸收是通过一种主动转运的模式。其吸收的主要部位在十二指肠和空肠上段。

葡萄糖和半乳糖以自由糖的形式存在于黏膜细胞的刷状缘中，它们与载体结合，由载体转运通过细胞并越过基膜而释放出去，是一个耗能的过程。葡萄糖、半乳糖经同一载体转运入黏膜细胞，因而具有竞争性，也有饱和性，半乳糖较易被葡萄糖抑制。

葡萄糖吸收需要钠的辅助。黏膜细胞内外的钠由于钠泵的存在形成一个顺向的电化学梯度（细胞内低，肠腔内高），葡萄糖载体结合钠离子，并可由此利用钠的电化学势能携带葡萄糖进入黏膜细胞。这种耦联转运同样有助于特殊情况下钠的吸收，如霍乱腹泻患者在口服补液时加入葡萄糖可以有效促进钠的吸收。半乳糖可以起到同样的作用。而果糖没有类似的效果。同时葡萄糖能够易化水的吸收，也是口服补液盐的配方原理之一。

在黏膜细胞中，一小部分葡萄糖加入细胞供能，主要通过磷酸葡萄糖酸盐途径氧化释放能量，随后以其代谢产物−乳酸盐的形式被吸收入血。

2. 果糖的吸收在动物实验发现，果糖弥散吸收的速率介于主动吸收的葡萄糖和被动弥散的甘露糖之间（葡萄糖为100，果糖为43，甘露糖为19），这是因为果糖进入黏膜细胞之后可以转变为乳糖或通过葡萄糖-6-磷酸酶的作用转变为葡萄糖，而这两种产物进入静脉血的速度决定了果糖吸收的速度。人体小肠黏膜细胞缺乏葡萄糖-6-磷酸酶，果糖是以原形吸收并转运入血，因而影响它吸收速度可能是由于某种载体的存在。

四、碳水化合物的生理功能

（一）供给能量

碳水化合物的主要生理功能是提供能量，每克碳水化合物可产生4kcal的能量，它的产能有如下特点。

1. 在总能量中所占比例最大。
2. 提供能量迅速而及时。
3. 最终的氧化产为水和二氧化碳，对人体无害。
4. 人体神经系统的活动所需能量由葡萄糖提供。
5. 避免体内脂肪的大量氧化而产生过多酮体，即抗生酮作用。
6. 避免糖异生，节约蛋白质。

每人每天至少需摄入可消化吸收的碳水化合物为50～100g，否则会引起酮症、组织蛋白分解增多，以及阳离子，特别是钠离子和水的丢失。

总能量中约55%可由糖类来供应，其中单、双糖功能不超过14%。摄入多糖（主要是淀粉）的同时，能获得蛋白质、脂类、维生素、矿物质、膳食纤维等。而摄入单、双糖（主要是蔗糖）时，不能取得除糖以外的其他营养素，而且摄入蔗糖过多可能增加发生龋齿和肥胖等风险。

（二）构成细胞和组织

每个细胞的成分中都有碳水化合物，其含量为2%～10%，主要以糖脂、糖蛋白和蛋白多糖的形式存在。分布在细胞膜、细胞器膜、细胞质，以及细胞间基质中。

细胞膜有两层。外层为糖被膜，主要由内层伸出的糖链所组成。内层质膜，由两层脂质（磷脂和糖脂）排列而成。脂质的脂肪链是非极性的。有些蛋白质嵌在脂质双层内，有些则紧挨在膜上。嵌在膜内的有成纤维细胞、神经胶质细胞内皮细胞上的硫酸类肝素；紧贴在膜上的有肝细胞表面的透明质酸受体和硫酸类肝素。在体温下，脂质双层是流动的。脂质分子和蛋白分子都能在质膜内流动。质膜各组分的含量依细胞而不同，肝细胞质膜含蛋白质65%、脂质30%、碳水化合物5%。

除每个细胞都含有碳水化合物外，糖结合物还广泛存在于各组织中。脑和神经组织中含大量糖脂，主要分布在髓鞘上。肾上腺、胃、脾、肝、肺、胸腺、视网膜、红细胞、白细胞等都含糖脂。

（三）传递信息

近30年，大量实验证据表明，碳水化合物能够携带信息，具体表现在：

1. 作为糖蛋白和细胞被识别的标记。
2. 部分低聚糖有抗原作用。
3. 再细胞和细胞的黏着中发挥作用。
4. 细胞的接触抑制培养细胞时，正常细胞增加到一定的密度就不再生长。这种对生长的抑制作用，叫作接触抑制，它和细胞表面的糖链有很大关系。

（四）润滑作用

糖蛋白和蛋白多糖有润滑作用。关节液中有大量透明质酸，是关节活动的润滑剂。消化液中的糖蛋白，使食糜易于移动，且可包裹食糜和粪便，使肠黏膜免受机械和化学损伤。呼吸道的黏蛋白，有防止支气管和肺泡上皮干燥、保护呼吸道免受气体和微生物侵入的作用。生殖系统的糖蛋白和蛋白多糖，有润滑和利于精子运动、保护胚胎等作用。

（五）蛋白保护作用

有些蛋白质，如酶和消化液中的糖蛋白，在分子中的糖链的保护下，才能不被蛋白酶所消化。糖链结构的改变，如颌下腺分泌的糖蛋白去掉末端的唾液酸后，即可被消化到的蛋白酶消化。

（六）控制细胞膜的通透性

伸出在质膜外的糖链和其他极性基团，能控制水分子、无机离子和小分子的有机物的移动和进入细胞内部。如果使糖链不能合成到蛋白上去，葡萄糖就不能进入鸡胚成纤维细胞中去，糖代谢发生障碍。

（七）蛋白节省作用

能量需要量的迫切超过其他营养素，因此食物中碳水化合物不足时，机体不得不从蛋白质获取能量。如果最大限度地把氨基酸用于蛋白质合成，在摄取必需氨基酸的同时，一定要有足够的碳水化合物供应。

（八）保证脂肪充分氧化

如果碳水化合物摄入不足，机体要利用储存的脂肪来供能。但机体对脂肪酸的氧化能力有一定限度。脂肪动员过多，其分解代谢的中间产物——酮体，不能被完全氧化，因而就会引起酮症。膳食中的碳水化合物可防止这种情况的发生。

（九）解毒作用

肝脏中的葡萄糖醛酸能结合一些外来的化合物，以及细菌产生的毒素等，共同排出体外，起到解毒的作用。

（十）合成生物大分子的前体

体内许多物质是利用碳水化合物来合成，如嘌呤、嘧啶、某些氨基酸、卟啉、胆固醇等，再由他们合成核酸、蛋白质及胆固醇的一些衍生物。食物中的戊糖利用的很少，组成核酸的荷塘和脱氧核糖实在体内自行合成的。

五、膳食中碳水化合物的来源

食物中的碳水化合物来源由五大类，即谷物、蔬菜、水果、奶制品和糖。谷物中除淀粉和膳食纤维外，还有蛋白质、矿物质和维生素。薯类、豆类和植物的根茎都是淀粉的来源。所有蔬菜都有纤维素、蛋白质、矿物质和维生素。豆类还含有脂肪。水果中含有葡萄糖和蔗糖、膳食纤维、矿物质、维生素。糖是纯碳水化合物，不含其他营养素，摄入过多会影响食欲，降低其他营养素的摄入量。

动物性食物中只有奶制品能提供一定数量的碳水化合物。乳糖在肠道内停留时间较其他双糖长，有利于细菌的生长，某些细菌能产生维生素B_{12}和其他B族维生素。人成年后乳糖酶逐渐减少，所以奶和奶制品可能会引起部分人腹泻。

（王　方　于　康）

参 考 文 献

［1］顾景范，杜寿玢，查良锭，等. 现代临床营养学. 北京：科学出版社，2003.

［2］于康. 临床营养治疗学. 第2版，北京：中国协和医科大学出版社，2008.

［3］焦广宇，蒋卓勤. 临床营养学. 第3版，北京：人民卫生出版社，2010.

第 六 章

膳 食 纤 维

膳食纤维（dietaryfiber，DF）是指不能被胃肠道的酶消化的植物成分。20世纪70年代证实膳食纤维与诸多慢性疾病有关，包括憩室病、盲肠炎、结肠癌、直肠癌、肥胖症、糖尿病、胆石症、高血压及心脑血管病等。它分为可溶性膳食纤维（soluble dietary fiber，SDF）和不溶性膳食纤维（insoluble dietary fiber，IDF）。近年来，临床医生和营养学家均认为膳食纤维在慢性疾病的防治中扮演重要角色。

一、膳食纤维的定义及分类

美国谷物化学家协会（American Association of Cereal Chemists，AACC）2000年对膳食纤维的定义为：不能被消化的可食碳水化合物及其类似物。这些物质不能被人小肠中消化酶水解，而在大肠中可全部或部分发酵。膳食纤维包括多糖（soluble dietary fiber，SDF）和不溶性膳食纤维（insoluble dietary fiber，IDF）两类。前者包括果胶、树胶和植物多糖等；后者包括纤维素、半纤维素和木质素等。

二、膳食纤维的生理作用

人体虽不能利用膳食纤维，但它们仍有一定的生理功能。在口腔里可增加咀嚼，刺激唾液的分泌。咀嚼时间延长，也增加胃液的分泌，影响小肠的吸收。膳食纤维还可增加胆汁的分泌，吸附胆汁酸，缩短食物残渣通过大肠的时间，增加粪便重量、减少粪便硬度等。

（一）SDF的作用

1. 增加饱腹感、延缓胃排空　可溶性膳食纤维具有很强的吸水溶胀性能，吸水后膨胀，体积和重量增加10～15倍，可以延缓胃排空，增加饱腹感。

2. 延缓葡萄糖在小肠的吸收　可溶性膳食纤维在胃肠道内与淀粉等碳水化合物交织在一起，可推迟可消化性碳水化合物的消化吸收，延迟葡萄糖的吸收，避免进餐后血糖急剧升高。此外，可溶性膳食纤维对胰岛素敏感性增强，还可直接影响胰岛细胞功能，改善血液中胰岛素的调节作用，有利于糖尿病的治疗和康复。

3. 降低血脂　食物中可溶性膳食纤维的加入可降低膳食中脂肪的热比值，相对控制和降低膳食的总能量，避免热能过剩而导致体内脂肪的过度积累。

（二）IDF的作用

1. 增加粪便体积　不可溶性膳食纤维不溶于水，又不能被大肠中微生物酶解，因此不参与人体体液和血液的循环。它的一个重要作用是增加粪便体积。

2. 降低肠道内的过渡时间 通过增加粪便体积，可以促进肠道蠕动；同时还有助于吸收水分软化大便，起到润肠通便的作用。从而减少排泄物在肠道的停留时间。

膳食纤维的各个组成具有不同的生理作用，如古柯豆胶（guar gum）可降低血糖与体重，但对粪便的体积则无影响；又如小麦麸皮与纤维素是较佳的缓泻剂，而果胶则可用于减轻腹泻。

这些生理作用在很大程度上与膳食纤维的各个组成成分的物化性质有关，即使同一成分（如纤维素等），由于分子量大小、颗粒的粗细、细胞壁的厚度、表面积大小及细胞壁完整性的差异，生理作用也各有差别，膳食纤维对胃肠道的影响有以下几方面：

（1）胃排空：将黏性多糖（如古柯豆胶或果胶）加入葡萄糖溶液中，可延缓胃排空、降低糖的吸收，延缓餐后血糖升高。产生这种现象并不是由于胃排空减慢，而是由于小肠内容物的黏度增加，形成黏性溶液，与黏膜接触的不搅动水层（unstirred water layer，UWL）增加而影响吸收。在正常情况下，膳食中的固体物质在大部分液体排空之前，大都积聚于胃底，之后再进入胃窦，再借胃窦的收缩与松弛，通过幽门而进入小肠。如膳食中的黏性多糖，使胃内容物的黏度增加，则固体与液体不能分开，固体不聚焦于胃底，重力也不能使其沉降，固体与液体以大块的形式进入小肠，以致与消化酶的接触面减少而不利于消化。因此，延缓胃排空不利于消化科与可溶性物质的吸收。

（2）小肠吸收：小肠内容物中的水溶性物质无论是主动或被动吸收都要通过两层扩散屏障：①黏膜细胞壁外的UWL；②微绒毛的蛋白质-脂质膜。前者是主要的屏障。黏性多糖可降低消化产物的吸收，黏度越高吸收越低，如绒毛与微绒毛有激烈的收缩，可降低UWL的阻力，体外实验证明搅动速率越大，UWL的厚度越低。通过家兔空肠灌注实验，证实古柯豆胶壳增加胃及小肠内容的黏度，延缓葡萄糖的吸收。人体实验证实可改善葡萄糖耐量。两者均由于UWL的增加。

（3）小肠通过时间：小肠通过时间（transit time）系指食糜离开胃进入结肠的时间。小肠适合于营养素的吸收，食物及胃肠道分泌液消化后的产物，经4～6h，有80%～90%被吸收。通常加入黏性多糖于液体膳中，可延缓小肠的过渡时间。部分原因在于胃排空减慢及小肠推进力减弱。黏性多糖不仅可降低小肠平滑肌的收缩，病减弱肠内容物的混合，使营养素难于与黏膜上皮充分接触而降低吸收。食糜在回肠停留时间延长，过量的营养素滞留而引起"回肠制动"现象，使胃排空减慢而影响食物（或能量）的摄入。

（4）结肠通过时间：结肠过渡时间是指食物残渣从进入回盲瓣起至肛门排出所需要的时间。结肠的主要功能是将小肠不吸收的膳食纤维经厌氧菌发酵产生短链脂肪酸（SCFA）及在肠腔内跨黏膜高渗浓度梯度下将大部分水与盐类吸收。

（5）结肠细菌发酵：结肠内的厌氧菌能分解膳食中的多糖和肠道分泌的黏蛋白，前者包括NSP、抗性淀粉及胃吸收的双糖和多聚糖。多糖能否发酵决定于下列因素：多糖的成分与化学结构；细菌的酶；环境条件（如pH值、胆汁酸及混合是否充分）；通过肠道时间（越长越有利于发酵）。

三、短链脂肪酸及其生理作用

短链脂肪酸（short chain fatty acid，SCFA）是结肠中细菌多糖酶分解膳食纤维的酵解终产物。这些SCFA可被细菌利用来维持生存和繁殖，也可被结肠上皮细胞吸收。

膳食纤维的生理作用主要通过SCFA介导。SCFA的生理作用包括：

1. 促进钠的吸收，并继而增加水的吸收。

2. 增强结肠细胞的增生　SCFA可能通过给结肠细胞提供能量和刺激胃肠激素的释放起到其促进增生的作用。在主要的SCFA中，丁酸盐（butyrate）在结肠细胞增生和结肠黏膜的生长中扮演重要角色。SCFA刺激隐窝细胞增生效力大小的顺序为：丁酸盐＞丙酸盐＞醋酸盐。

3. 代谢产能结肠黏膜细胞所需能量的70%由SCFA提供　因为SCFA不是内源性合成的，结肠黏膜只能通过细菌的酵解获得其代谢底物。因此，当SCFA缺乏，如膳食纤维摄入降低或结肠微生物群减少时，SCFA的氧化减少导致ATP生成减少从而引起结肠细胞功能的严重障碍及黏膜破坏。事实上，这样的能量缺乏的情况可能增加溃疡性结肠炎的危险性。

4. 促进结肠血流　SCFA致结肠黏膜增生的作用可能部分由其促进了结肠系膜的血流的作用介导。肠腔内注入SCFA可使结肠血流增加24%，说明SCFA有直接扩张结肠血管的作用。

5. 刺激自主神经系统。

6. 增加胃肠道激素的产生　SCFA可能通过促进胃肠激素的产生而实现其促进肠黏膜增生的作用。有关SCFA与胃肠激素的关系还需进一步研究阐明。

四、膳食纤维和部分慢性疾病的关系

（一）糖尿病

近年来，诸多证据显示SDF在降低血浆胆固醇、控制餐后血糖及胰岛素水平、改善结肠功能、缓解便秘等方面的作用。在肠内营养支持领域，含SDF的营养液已应用于缓解便秘，减少与肠内营养支持相关的腹泻的发生率，促使炎性肠道疾病（IBD）病人黏膜修复，维持危重病人的消化道屏障和加强短肠综合征（short-bowel syndrome，SBS）病人的肠道适应性。近来，有研究表明，添加SDF的肠内营养液可显著降低糖尿病患者餐后血糖升高幅度，降低餐后和全天胰岛素平均需要量。目前国内外糖尿病营养治疗方案中均明确推荐添加SDF。对于进口摄取自然膳食不能、不足或不愿的患者，亦采用添加SDF的专用型肠内营养制剂。而IDF对血糖影响的研究结果差异较大，其阳性和阴性结果各占50%。

膳食纤维延缓餐后血糖升高的原理尚不明确，但目前认为膳食纤维至少通过以下3种方式的联合作用，以减缓小肠对葡萄糖的被动吸收，从而抑制餐后血糖升高，即：①增加肠液黏度（viscosity），阻碍葡萄糖的扩散。研究表明，不同类型DF对葡萄糖透过速率影响不同，相同时间内，含SDF溶液葡萄糖渗出量要远低于含IDF溶液；②可逆地吸附葡萄糖，降低肠液中葡萄糖的有效浓度。所有类型膳食纤维对葡萄糖均有一定的吸附能力，且吸附量随葡萄

糖浓度的降低而减少。研究显示，对于SDF，因增加了葡萄糖渗析液黏度，故在α-淀粉酶解的初始阶段，葡萄糖的透过速率极低，随着酶解释放出的葡萄糖量的增加，透过速率略有上升，但因SDF的吸附作用而使上升幅度并无统计学意义（$P > 0.05$）；③抑制α-淀粉酶作用于淀粉，延长酶作用于淀粉的时间，降低葡萄糖的释放速率。

（二）便秘和肠激惹综合征

减少膳食纤维摄入，可造成大便量少、硬、成小块。肠激惹综合征的症状有消化不良、食欲减退、胃灼热、恶心、腹胀、饱满感、无痛腹泻、交替的便秘和腹泻、腹痛甚至结肠绞痛等。现在认为发病因素之一是膳食纤维缺乏引起的肠功能改变。增加膳食纤维常有良好的改善效果。如每天增加麦麸30g，6周后腹痛的次数和程度都显著减少。

（三）憩室病

膳食纤维增加粪便体积，吸收水分，可降低粪便的硬度和黏度，对憩室病有一定防治作用。

（四）大肠癌

流行病学调查结果显示，膳食纤维摄入量与结肠癌的发病率或死亡率成反比关系。膳食纤维对大肠癌的防护作用可能源于多种因素：①稀释致癌物；②提供吸附致癌物的面积；③缩短肠道通过时间以减低与致癌物的接触；④DF发酵使pH值降低，细菌代谢减慢及NH_3水平降低；⑤改变胆汁酸代谢。但到目前为止尚不能肯定何者为主要原因。

五、膳食纤维的测定方法（表6-1）

（一）重量法

简单而快速，但仅限于测定总的膳食纤维或可溶性膳食纤维和不可溶性膳食纤维。

（二）化学分析法

可定量测定其中每一种中性糖和总的酸性糖（即糖醛酸）。

表6-1　膳食纤维常见的测定方法

方　法	测定成分	优缺点评论
粗纤维法	木质素、纤维素和半纤维素	与其他方法无可比性
中性洗涤剂纤维法	木质素、纤维素和半纤维素	SDF丢失
酸性洗涤剂纤维法	木质素和纤维素	SDF丢失
总膳食纤维法	非淀粉多糖、木质素等	可分别测定SDF和IDF
Englyst法	非淀粉多糖	可分别测定纤维素和非纤维素多糖

六、关于膳食纤维摄入量标准的确定

鉴于膳食纤维测定方法的不同、各国居民膳食习惯和健康状况的不同，加之膳食纤维的组分较为复杂，且无统一的分类标准，因此，目前国际上尚无统一的膳食纤维摄入量推荐标准。各国在制定各自的膳食纤维摄入量标准时采用各自的方法，故其结果尚难以一并比较。根据20世纪90年代中国健康居民膳食营养调查数据显示，中国居民膳食纤维的实际摄入量见表6-2。

表6-2　中国居民膳食纤维实际摄入量（g/d）

项　　目	全国均值	城市均值	农村均值
DF总量	20.4	17.9	21.6
可溶性DF	5.5	8.3	6.1
不溶性DF	13.3	11.6	14.1

我国的食物成分表自1991年版开始才含有IDF内容，但尚无膳食纤维总量的数据。其后，我国学者根据中国营养学会1999年提出的"中国居民膳食指南及平衡膳食宝塔"为依据，提出不同能量的膳食纤维建议量（表6-3）。

表6-3　中国健康人群膳食纤维推荐摄入量（g/d）

	低能量膳食 1200kcal	中等能量膳食 1600kcal	高能量膳食 1800～2000kcal
总纤维	25.0	30.0	35.0
可溶性纤维	10.0	12.0	14.0
不溶性纤维	15.0	18.0	21.0

（王　方　李　宁　于　康）

参　考　文　献

［1］顾景范，杜寿玢，查良锭，等. 现代临床营养学. 北京：科学出版社，2003.

［2］于康. 临床营养治疗学. 第2版，北京：中国协和医科大学出版社，2008.

［3］焦广宇，蒋卓勤. 临床营养学. 第3版，北京：人民卫生出版社，2010.

［4］中国营养学会. 中国居民膳食营养素参考摄入量（DRIs）. 北京：科学出版社，2014.

第七章

维　生　素

　　维生素是维持机体正常生理功能必需的一类有机化合物。尽管各种维生素的生理功能各不相同，但它们具有共同的特点：①不参与机体组成，也不提供能量；②一般不能在体内合成（维生素D除外），或合成量较少，必须由食物或营养补充剂供给；③虽然机体的需要量很小，但在调节物质代谢过程中有十分重要的作用。

　　根据维生素的溶解性将其分为两大类。

一、脂溶性维生素

　　包括维生素A、维生素D、维生素E、维生素K，它们可溶于脂肪和有机溶剂而不溶于水，其吸收与肠道脂质吸收有关，大部分贮存在脂肪组织中，通过胆汁缓慢排出体外。如摄入过量，可引起中毒；如摄入不足，维生素缺乏症出现缓慢。

二、水溶性维生素

　　包括B族维生素（维生素B_1、维生素B_2、维生素PP（烟酸和烟酰胺的总称）、维生素B_6、叶酸、维生素B_{12}、泛酸、生物素等）和维生素C。它们可溶于水却不溶于脂肪和有机溶剂。当摄入量较多时，均以简单扩散方式吸收，当摄入量较少时，通过载体介导的过程吸收。它们分布在细胞的水相成分中，如细胞质和线粒体基质间隙中，是参与体内多种代谢反应的酶必需的辅因子和协同底物，水溶性维生素的转运需要通过载体来实现，在体内有少量贮存，其原形物或代谢产物可经尿排出体外。一般无毒性，但极大量摄入也可出现中毒；如摄入过少可以较快出现缺乏症状。

第一节　维生素A

　　维生素A是一种脂溶性化合物，称为视黄醇（retinol），由4个类异戊二烯单元以首尾相连的方式组成。维生素A有两种主要形式：维生素A原类胡萝卜素（β-胡萝卜素及其他）和已形成的维生素A。存在于植物中、在体内可以转化成维生素A的类胡萝卜素称为维生素A原，如α-胡萝卜素、β-胡萝卜素、γ-胡萝卜素等。

　　维生素A和胡萝卜素能溶于脂肪和大多数有机溶剂，对碱和热稳定，但易被氧化和被紫外线破坏。在油脂酸败过程中，维生素A和胡萝卜素受到严重的破坏。

维生素A原类胡萝卜素存在于植物中。维生素A原有多种形式，主要包括β-胡萝卜素、α-胡萝卜素和β-隐黄素。这些物质可以不同的转化率被哺乳动物代谢转化为维生素A，已形成的维生素A（视黄醇、视黄醛、视黄酸和视黄酯）是维生素A最活跃的形式；它主要存在于动物性食物中，也是大多数补充剂提供的形式。

不同类型的维生素A，其新陈代谢的起始步骤不同。维生素A原（β-胡萝卜素等）代谢为活性维生素A的过程受到机体的严格调控，因此过量摄入植物源性维生素A基本不可能引起中毒。相比之下，已形成的维生素A（例如，动物肝脏或膳食补充剂中）的吸收和储存非常高效，如果摄入过量则会发生中毒。

一、生理功能

1. 维持正常视觉，维生素A能促进入视网膜杆状细胞内视紫红质的合成。视紫红质对光敏感，当被光线照射时可引起一系列变化，由11-顺式视黄醛转变成为全反式视黄醛，同时释放出视蛋白，引发视神经冲动，此时可看清物体，这一过程称为光适应。人若从明处进入暗处，视紫红质消失，所以无法看清物体，只有在足够的视紫红质再生后才能看清物体，这一过程称为暗适应。暗适应的快慢与体内维生素A营养状况有关。

2. 调节细胞的增生和分化，维生素A在维持上皮细胞正常生长和分化中有重要的作用，尤其是9-顺式视黄酸和全反式视黄酸。

3. 促进胚胎发育，视黄醇和视黄酸是胚胎发育所必需的，视黄酸可维持人体正常生长和健康。

4. 维持正常的免疫功能，体内缺乏维生素A时，机体免疫功能降低，呼吸道和消化道感染的发生率增加。

5. 防癌抗癌作用，动物实验发现维生素A和胡萝卜素具有防癌抗癌作用，其作用机制与其促进上皮正常的增生和分化以及抗氧化有关。

二、吸收与代谢

食物中的维生素A大都以视黄酰酯的形式存在，在胃中经蛋白质消化分解后释放出来。视黄酰酯和类胡萝卜素在小肠中胆盐和胰脂酶的作用下，水解成视黄醇、类胡萝卜素醇和相应的脂肪酸，然后以胶粒的形式穿过小肠绒毛吸收上皮细胞的质膜被吸收。维生素A主要以主动转运的形式被吸收，正常情况下吸收率为70%～90%；胡萝卜素在肠道中主要以被动扩散的形式被吸收，吸收率为20%～50%，在摄入量增加的情况下，胡萝卜素的吸收率明显下降，甚至可达10%以下。被吸收的视黄醇大部分在小肠黏膜细胞内酯化，并与少量未经酯化的视黄醇、胡萝卜素一起参与乳糜微粒进入淋巴系统，经胸导管进入肝脏。

维生素A主要以酯的形式贮存在肝脏的实质细胞和星状细胞中，影响贮存的因素包括维生素A摄入量、体内储存与释放效率、膳食成分、机体生理状况等。高蛋白膳食可以增加维生素A的利用；妊娠期贮存增加；贮存量也随年龄的增加而递增，但老年期相反，贮存量下降。

维生素A的代谢途径是维生素A末端的–CH$_2$OH在体内被氧化成CHO–（视黄醛）后，进一步被氧化成–COOH（视黄酸），然后分解为其他代谢产物，排出体外。在机体多种组织中，视黄醛可以还原成视黄醇，但视黄酸无法还原成视黄醛。维生素A在体内的平均半衰期为128～154天，在无维生素A摄入时，每日肝脏中损失率为其含量的0.5%。

三、缺乏与过量

维生素A缺乏根据原因可分为原发性和继发性。原发性维生素A缺乏是由于维生素A或维生素A元（类胡萝卜素）摄入不足。继发性缺乏可能由于膳食中的脂肪太少，胆汁或胰液分泌不足、肝病、蛋白质能量营养不良或锌缺乏等多种原因引起的维生素A吸收不良。维生素A缺乏的早期迹象是由于视色素缺乏引起的视觉受损，临床表现为夜盲症。这种暗适应的受损是由于视网膜不能合成视紫红质。通过测定血浆视黄醇水平或通过暗适应试验都是检测体内维生素A含量的推荐方法。

维生素A缺乏会导致胚胎发育或精子生成受损、流产、贫血、免疫功能受损（T淋巴细胞数减少及对有丝分裂原的反应降低）等。此外，维生素A缺乏还会导致呼吸道、消化道、泌尿道黏膜、表皮皮肤及眼部上皮细胞角化。眼部的典型表现为干眼症、角膜溃疡等。儿童维生素A缺乏时，常在结膜颞侧1/4处出现灰白色斑块（Bitot spot，毕脱斑），这是角化细胞取代杆状细胞和正常结膜上皮细胞的结果。维生素A缺乏是皮肤结构发生特殊改变，包括滤泡性角化过度症。毛囊角质堵塞使皮肤出现特征性"鸡皮疙瘩"或"蟾蜍皮"，皮肤干燥、鳞状和粗糙。维生素A缺乏使机体感染的风险增加，尤其是呼吸道感染。

长期大剂量补充维生素A（超过需要量的100倍）超过肝脏储备能力时会发生中毒，最终导致肝病。早期症状为恶心、呕吐、眩晕、视物模糊、肌肉活动失调，婴儿可出现囟门突起，继而出现厌食、乏力、嗜睡等症状。慢性中毒比急性中毒更常见，当长期摄入大于7500μgRE的维生素A时，可出现头痛、脱发、肝脾大、长骨末端外周部位疼痛、肌肉僵硬、皮肤瘙痒和干燥。孕妇在怀孕早期若摄入过多的维生素A，可引起流产和婴儿出生缺陷。绝大多数维生素A中毒是由于服用过量的维生素A浓缩剂所致，但也有食用大量动物肝脏而导致中毒的报道。

四、供给量和食物来源

视黄醇当量（retinol equivalent，RE）表示食物中所有具有视黄醇活性物质的总量（μg），其换算关系为：

1μg视黄醇＝1μgRE

1μgβ–胡萝卜素＝0.167μgRE

1μg其他维生素A原＝0.084μgRE

1IU维生素A＝0.3μgRE

食物总视黄醇当量（μgRE）＝视黄醇（μg）＋β–胡萝卜素（μg）

×0.167＋其他维生素A原（μg）×0.084

根据中国营养学会制定的《中国居民膳食营养素参考摄入量》2013修订版，维生素A的推荐摄入量（RNI）及可耐受最高摄入量（UL）可见表7-1。

表7-1　我国维生素A的推荐摄入量（RNI）及可耐受最高摄入量（UL）（μgRE/d）

年龄（岁）	推荐摄入量（RNI）	可耐受最高摄入量（UL）
0～	300（适宜摄入量）	600
0.5～	350（适宜摄入量）	600
1～	310	700
4～	360	900
7～	500	1500
11～		2100
男	670	
女	630	
14～		
男	820	2700
女	620	2700
18～		
男	800	3000
女	700	3000
50～		
男	800	3000
女	700	3000
65～		
男	800	3000
女	700	3000
80～		
男	800	3000
女	700	3000
孕早期	700	3000
孕中、晚期	770	3000
乳母	1300	3000

维生素A最好的食物来源是动物肝脏，如羊肝20972μgRE/100g、鸡肝10414μgRE/100g、猪肝4972μgRE/100g。此外，乳制品、鸡蛋、鱼油等也含有较丰富的维生素A。维生素A的

良好来源是胡萝卜、红薯、深绿色蔬菜（如菠菜、花椰菜）、玉米、芒果和柑橘等。

第二节 维生素D

维生素D是具有钙化醇生物活性的一类物质的总称，基本结构是环戊烷多氢菲，主要形式为维生素D_2（麦角钙化醇）和维生素D_3（胆钙化醇）。与其他维生素不同，机体可以在阳光的帮助下合成维生素D，紫外线照射可以催化皮肤中的7-脱氢胆固醇转化为维生素D_3，而维生素D_2可由植物中的麦角固醇在紫外线作用下转化生成，所以维生素D又被称为"阳光维生素"。维生素D在体内肝脏和肾脏羟化后形成1,25-（OH）$_2D_3$，即骨化三醇，并被运输至小肠、肾、骨等靶器官以实现其生理功能。

维生素D溶于脂肪和有机溶剂，化学性质比较稳定，在中性和碱性溶液中耐热，如在130℃下加热90分钟，仍保持其生理活性，但在酸性溶液中则逐渐分解。过量射线辐射，可以形成无抗佝偻病活性且具有毒性的化合物。

一、生理功能

维生素D对骨骼的正常形成和矿物质的代谢具有非常重要的作用，早在12世纪初，人们就已经认识到了接触阳光或紫外线可以治疗或预防佝偻病。随着研究的深入，目前已知有超过50种基因受维生素D调节。维生素D主要作用是参与细胞膜受体与细胞核维生素D受体蛋白之间的相互作用以影响多种组织中的基因转录。其经典作用是维持体内钙和磷的动态平衡，主要通过3个主要途径：①通过基因表达，小肠中的骨化三醇刺激黏膜刷状缘钙结合蛋白的合成，增强钙的主要运输。同时，磷酸盐的吸收也增加；②通过甲状旁腺激素以及与骨化三醇或雌激素一起，将骨骼中的钙和磷移出以维持正常的血钙水平；③在肾脏，骨化三醇增加肾小管对钙和磷的重吸收。

骨化三醇对在皮肤、肌肉、胰腺、神经、甲状旁腺和免疫系统的细胞分化、细胞生长和增生过程中发挥重要作用。它对多种疾病的发病均有影响。如多发性硬化、心血管疾病、糖尿病、自身免疫性甲状腺疾病等。维生素D还具有旁分泌功能，通过局部1-α-羟化酶的激活作用以维持免疫性、血管功能和心肌健康。此外，维生素D还可减少炎症和胰岛素抵抗。另外，维生素D对孕妇的健康也有着非常重要的作用，尚需进行随机对照试验以明确在妊娠期或在生命早期阶段补充维生素D可否预防这些疾病的发生。

人类从两个途径获得维生素D-消化道吸收和皮肤合成。膳食中的维生素D_3与脂肪一起在空肠吸收，吸收过程需要胆汁参与；皮肤中的7-脱氢胆固醇经光照转变成维生素D_3。随后从两种途径获得的维生素D_3与α-球蛋白结合，并随乳糜微粒中转运到肝脏。在肝脏内经维生素D_3-25-羟化酶催化生成25-OH-D_3；然后在被转运至肾脏，进一步在肾脏羟化产生1,25-（OH）$_2D_3$和24,25-（OH）$_2D_3$。这两种羟基代谢物及其所有代谢产物主要与维生素D结合蛋白及白蛋白结合，在血液中进行转运，到达小肠、肾、骨等靶器官，与相应受体结合，表达各种生理功能。

维生素D在体内主要分布于脂肪组织中，其次为肝脏，大脑、肺、脾、骨和皮肤中也有少量存在。维生素D主要在肝脏代谢，形成极性较强的代谢产物与葡萄糖苷酸结合后，随胆汁排入肠中，尿中也可有少量排出。

二、缺乏与过量

维生素D缺乏可引起肠道钙和磷吸收减少，肾小管对钙和磷的重吸收减少，造成骨骼和牙齿的矿化异常、骨骼畸形等。

1. 佝偻病　在婴幼儿期，维生素D缺乏时，骨骼不能正常钙化，易出现骨骼变软、弯曲、变形，引起佝偻病。佝偻病发病程度各地不一，我国北方较南方高，可能与婴幼儿日照时间长短有关。

2. 骨质软化症　发生于成人，特别是孕妇、乳母和老年人，因缺乏维生素D和钙、磷所致。由于成人骨骼不再生长，故主要表现为骨软化、变形及容易发生骨折，孕妇骨盆变形可引起难产。

3. 手足搐搦症　可由维生素D缺乏引起，但不是唯一原因，钙吸收不足、甲状旁腺功能失调或其他原因造成的血钙降低均可引起。其特点是惊厥、手足搐搦与喉痉挛，出现面神经征、腓反射及Trousseau征阳性。

4. 骨质疏松症　老年人由于肝肾功能减退、胃肠吸收欠佳、户外活动减少，且皮肤合成维生素D$_3$的能力下降，导致体内维生素D水平低，引起骨质疏松及骨折，是威胁老年人健康的主要疾病之一。

5. 维生素D具有潜在的毒性　特别是对年幼儿童。过量摄入维生素D可以引起高钙血症和高钙尿症，导致钙在软组织沉积及不可逆转的肾脏、心肌损害。主要表现为食欲缺乏、体重减轻、恶心、呕吐、腹泻、头痛、多尿、烦渴、发热，严重者可出现软组织转移性钙化和肾结石。虽然维生素D$_3$的中毒剂量尚未确定，但有报道幼童每天摄入45μg（1800IU）维生素D$_3$就可出现维生素D过量症状。

三、检测

血清中25羟维生素D$_3$可作为人体维生素D含量的较好指标。一般情况下，维生素D营养状况依照表7-2进行评估。

表7-2　维生素D营养状态评估

维生素D营养状况	血清25（OH）D$_3$浓度
严重缺乏	＜25nmol/L（10ng/ml）
缺乏	＜50nmol/L（20ng/ml）
不足	52～72nmol/L（21～29ng/ml）
充足	≥75nmol/L（30ng/ml），正常值上限为100ng/ml
中毒	＞374nmol/L（150ng/ml）

四、供给量与食物来源

维生素 D_3 天然存在于动物产品中,其中最丰富的来源是鱼肝油,多脂鱼、鱼卵、黄油、奶油、蛋黄和肝脏中的含量相对较多。瘦肉、坚果、人乳和牛乳中维生素D含量较低,蔬菜、谷物及其制品、水果中含少量或几乎不含维生素D。为预防婴幼儿佝偻病,常在鲜乳和婴儿配方食品中强化维生素D,这两种食品被认为是补充维生素D最适宜的载体。

根据中国营养学会制定的《中国居民膳食营养素参考摄入量》2013修订版,我国居民维生素D的推荐摄入量(RNI)定为:65岁以下为 $10\mu g/d$,65岁以上为 $15\mu g/d$,孕妇及乳母增加为 $10\mu g/d$。同时建议我国4岁以下儿童的可耐受最高摄入量(UL)为 $20\mu g/d$,$4\sim6$ 岁儿童的可耐受最高摄入量(UL)为 $30\mu g/d$,$7\sim10$ 岁儿童的可耐受最高摄入量(UL)为 $45\mu g/d$。11岁以上的可耐受最高摄入量(UL)为 $50\mu g/d$,孕妇及乳母的可耐受最高摄入量(UL)为 $50\mu g/d$。维生素D的数量可以用IU或 μg 表示,它们的换算关系是:

$$1IU 维生素 D_3 = 0.025\mu g 维生素 D_3$$

第三节 维生素E

维生素E又名生育酚,是指具有 α-生育酚活性的生育酚和三烯生育酚的总称。自然界共有8种化合物,即 α-生育酚、β-生育酚、γ-生育酚、δ-生育酚、α-三烯生育酚、β-三烯生育酚、γ-三烯生育酚和 δ-三烯生育酚。其中 α-生育酚的生理活性最高,β-生育酚活性为其 $25\%\sim50\%$,γ-生育酚为 $10\%\sim35\%$,所有三烯生育酚约为 30%。

α-生育酚是黄色油状液体,对热和酸稳定,对氧十分敏感,在油脂酸败时易被破坏。烹调对食物中维生素E破坏一般不大。

一、生理功能

维生素E的基本作用是保护机体免受由体内代谢合成的或在环境中遇到的活性氧的损伤,它是细胞内最重要的脂溶性抗氧化剂,它位于细胞膜的脂质部分,能保护细胞膜的不饱和磷脂免遭高活性氧以及其他自由基氧化降解。动物实验发现维生素E缺乏时,可出现睾丸萎缩和生殖障碍。但在人类尚未发现因维生素E缺乏而出现的不孕症。

二、吸收与代谢

维生素E在小肠上部通过微粒依赖性扩散方式被吸收,其吸收受膳食中脂肪以及胆汁和胰腺功能的影响。补充剂中的酯化形式的维生素E更稳定,在十二指肠黏膜被水解后才能被吸收。维生素E的吸收率变异很大,其范围在 $20\%\sim70\%$。被吸收的维生素E存在于乳糜微粒中,通过淋巴系统运输至血液循环,储存在肝脏、脂肪和肌肉组织。储存在肝脏的维生素E通过转运蛋白掺入到极低密度脂蛋白胆固醇中。在血浆中,维生素E分别被掺入到低密度脂蛋白胆固醇和高密度脂蛋白胆固醇中,从而预防脂蛋白氧化。

维生素E被氧化后生成无生物活性的生育醌，继而还原为生育酚基氢醌，然后与葡萄糖醛酸结合，被分泌到胆汁中通过大便排出，这是维生素E从体内排出的主要途径。部分代谢产物可经尿排泄。

三、缺乏与过量

动物缺乏维生素E时，可出现肌肉营养不良，生殖障碍，心血管系统和中枢神经系统损伤。对于人体而言，维生素E缺乏的临床表现有很大不同。一般情况下，缺乏的靶组织为神经、肌肉、血管和生殖系统。维生素E缺乏的发展可能需要5～10年，主要表现为深腱反射消失、振动及位置感受损、平衡和协调功能发生变化、肌无力和视物障碍。

维生素E是毒性最小的维生素之一。人类和动物似乎都能耐受较高的摄入量。至少为营养需要量的100倍。成人每日口服100～800mg α-生育酚当量未发现有明显的毒性作用。

四、供给量和食物来源

目前，常用α-生育酚当量（α-tocopherol equivalent，α-TE）表示膳食中总的维生素E的活性。

根据中国营养学会制定的《中国居民膳食营养素参考摄入量》2013修订版，我国维生素E的适宜摄入量（AI）为：14岁以上（包括成年人、老年人、孕妇、乳母）为14mg α-TE/d，成人可耐受最高摄入量（UL）为700mg α-TE。

第四节　维生素K

维生素K是指一组含有2-甲基-1,4-萘醌的化合物。维生素K_1（叶绿醌）来源于植物，是人类维生素K的主要来源；以外，人体肠道内细菌还可以形成小部分维生素K_2（甲萘醌）。动物性食物中既含叶绿醌，又含甲萘醌。人工合成的化合物甲萘醌（维生素K_3）没有侧链，但在肝脏中可被烷基化生成甲基萘醌。维生素K_3的活性约为天然维生素K_1和K_2活性的2倍。

一、生理功能

维生素K对翻译后蛋白质中的谷氨酸残基产生羧基化作用以生成羧基谷氨酸，在这个过程中，维生素K被氧化为环氧化物。通过环氧化物还原酶将其还原为氢醌形式。这个过程被称为维生素K循环。维生素K循环可被香豆素类药物阻断，服用这类抗凝药物的患者并不需要从膳食中排除维生素K，但需要维持维生素K的摄入水平恒定。

维生素K作为维生素K依赖羧化酶的辅酶参与凝血因子（Ⅶ、Ⅸ和Ⅹ，蛋白C和蛋白S）的羧化过程。凝血因子中的谷氨酸在蛋白质翻译后必须经过羧化修饰，形成γ-羧基谷氨酸残基，才可以与钙结合，启动凝血机制。

研究发现，老年人骨密度和维生素K水平呈正相关，骨折发生率与维生素K呈负相关，但具体机制尚未完全阐述清楚。维生素K还参与调节大脑中与鞘脂代谢有关的酶以及其他酶系统。

二、吸收与代谢

食物中的叶绿醌和甲萘醌主要通过小肠吸收，再由乳糜微粒经淋巴液转运至肝脏进行浓缩转化。由于肝脏对维生素K的储存能力有限，故人体内维生素K的储存较少，更新较快。肝脏内储存的维生素K，10%为叶绿醌，90%为甲萘醌。维生素K的排泄主要是经胆汁排入粪便，排泄量约占吸收量的40%，另有大约15%的维生素K以水溶性代谢产物的形式经尿排出。

三、缺乏与过量

维生素K缺乏的主要症状是出血，某些严重的病例会出现致命的贫血。维生素K缺乏在人类非常少见，但与脂质吸收障碍、长期接受抗菌药物治疗导致肠道菌群失调和肝脏疾病有关。新生儿，尤其是早产儿或纯母乳喂养的婴儿，在出生后数天内容易发生低凝血酶原血症。维生素K经胎盘转运较少，新生儿在出生时未能建立产生维生素K的肠道菌群，同时母乳中的维生素K浓度较低，不足以满足新生儿的生理需要，故维生素K缺乏被认为是新生儿出血症的可能原因。新生儿出血性疾病通常在出生时用肌内注射甲萘醌进行治疗。

此外，在老年人中，维生素K摄入的减少与髋部骨折的发生率升高存在相关性。

目前尚未发现长期大剂量摄入叶绿醌或甲基萘醌出现中毒症状。然而，大剂量维生素K_3（甲萘醌）的使用可能引起新生儿溶血等不良反应，这主要由于甲萘醌与巯基相互作用所致，但食物来源的甲萘醌不足以造成上述不良反应。

四、供给量与食物来源

由于缺乏中国居民维生素K摄入的相关资料，我国现行维生素K的适宜摄入量（AI）暂定为120μg/d，青少年可按2μg/（kg·d）计算。

每100g绿叶蔬菜可提供50～800μg维生素K，是最好的食物来源。另外，牛乳及其制品、肉类、蛋类、谷类和水果中也有少量的维生素K。

第五节　维生素B_1

维生素B_1也成硫胺素（thiamin），抗神经炎因子、抗脚气病因子，由吡啶环和噻唑环通过亚甲基桥连接而成，在酸性环境中较稳定，碱性环境中不稳定，易被氧化而失去活性，在一般的烹调温度下损失不多，但可被在加工过程中添加的亚硫酸盐破坏，还可以被生鱼、贝类和某些细菌中的硫胺素降解酶（硫胺酶）破坏。它在碳水化合物代谢和正常神经功能方面起重要作用。硫胺素必须经磷酸化作用激活，生成三磷酸硫胺素（辅羧酶），在能量代谢和戊糖合成过程中作为一种辅酶。

成人体内维生素B_1的含量约为30mg，广泛分布于骨骼肌、心脏、肝脏、肾脏和脑组织。维生素B_1在体内主要以二磷酸硫胺素（thiamin diphosphate，ThDP）的形式存在，约占总量的80%，另10%为三磷酸硫胺素，其余为单磷酸硫胺素（thiamin monophosphate，ThMP）和游离维生素B_1。

一、生理功能

硫胺素的主要功能形式为二磷酸硫胺素ThDP，它是丙酮酸和α-酮酸代谢中所必需的几种脱氢酶复合物的辅酶。硫胺素对α-酮酸的氧化脱羧作用是必需的，包括丙酮酸经氧化转变为乙酰辅酶A，后者进入三羧酸循环或Krebs循环以产生能量。蛋氨酸、苏氨酸、亮氨酸、异亮氨酸和缬氨酸转化为α-酮戊二酸和2-酮羧酸的过程中同样需要硫胺素的参与。ThDP还作为转酮醇酶的辅酶，在葡萄糖—磷酸化己糖支路的氧化作用中催化2-碳片段交换反应。

二、吸收与代谢

维生素B_1主要在空肠吸收，浓度高时以被动扩散为主，浓度低时则以主动吸收为主。Na^+、ATP酶及叶酸的缺乏均可以影响维生素B_1的吸收。

维生素B_1在肝脏进行代谢，每天的代谢量为1mg左右，代谢产物主要通过尿排出，不能被肾小管重吸收，汗液中排泄量极少，但在高温环境中，汗液中维生素B_1含量可高达$90 \sim 150\mu g/L$。

三、缺乏与过量

维生素B_1供给不足时，最初$1 \sim 2$周内多无明显症状。若持续时间过长，可出现下肢软弱无力、恶心、食欲不振、淡漠、抑郁、急躁、沮丧等症状，心电图也可出现异常。长期缺乏维生素B_1可出现硫胺素缺乏症，又称脚气病，主要损害神经、血管系统，依据其典型症状，临床上可分为3种类型：

（一）干性脚气病

表现为对称的周围神经病变，以感觉和运动均受损为特征，主要累及肢体远端。

（二）湿性脚气病

表现为神经病变和心脏受累，后者包括心脏扩大、心肌病、心力衰竭、外周性水肿和心动过速。

（三）婴儿脚气病

婴儿脚气病在$2 \sim 3$月龄时有明显的临床表现，常见于膳食中硫胺素缺乏的母亲母乳喂养的婴儿。其临床特征多样，可能包括暴发性心脏综合征伴心脏扩大、心动过速、尖声大哭、发绀、呼吸困难和呕吐。年龄较大的婴儿可能有类似无菌性脑膜炎的神经系统症状，包括躁动、无声哭喊、呕吐、眼球震颤、无目的性运动、意识改变和痫性发作，但脑脊液分析结果无异常。急性病例的治疗方法是胃肠外给予硫胺素，婴儿使用剂量为$100 \sim 150$mg，该措施通常能迅速改善症状。

此外，膳食中硫胺素缺乏还可导致另一种临床表型：Wernicke-Korsakoff综合征，是硫胺素缺乏导致的一种极为严重的神经系统并发症。这一术语是指两种不同的综合征，分别代表该病的不同阶段。这两种综合征并不是独立的，而是同一疾病的两个阶段，有着不同的症状和体征。Wernick脑病（Wernicke's encephalopathy，WE）是一种急性综合征，需要紧急治疗以防止死亡和神经系统并发症。Korsakoff综合征（Korsakoff syndrome，KS）是一种慢性神经系统疾病，通常是WE造成的，其特征为短期记忆受损和虚构症，而其他认知功能基本正常。WE的特征包括眼球震颤、眼肌麻痹、共济失调和意识模糊。从文献报道来看，WE多见于长期酗酒者或者作为减重手术的并发症。由于并非所有硫胺素缺乏患者都会发生WE，所以WE的发生可能具有遗传易感性。红细胞转酮醇酶（戊糖磷酸途径中一种重要酶）的合成受损或许能解释这种易感性。

四、供给量与食物来源

硫胺素在许多食物中分布广泛，酵母和肝脏中富含硫胺素，谷类食物是硫胺酸的最重要来源，虽然五谷杂粮中含有较多的硫胺素，但大部分在碾磨和精制过程中丢失。植物食品中的硫胺素通常以游离形式存在，而动物食品中的硫胺素几乎都是以更有效的ThDP形式存在。

根据中国营养学会制定的《中国居民膳食营养素参考摄入量》2013修订版，我国维生素B$_1$的推荐摄入量（RNI）为成年男性1.4mg/d，女性1.2mg/d，孕妇1.5mg/d，乳母1.5mg/d。

维生素B$_1$在天然食物中广泛存在。动物内脏、肉类及未加工的粮谷类中含量丰富，而蛋类、乳类、水果蔬菜（鲜豆类除外）中含量较低。

第六节 维生素B$_2$

维生素B$_2$又称核黄素（riboflavin），由1个核醇与1个咯嗪环连接而成。结晶为黄褐色、针状，水溶性较差。在酸性环境中稳定，而在碱性条件下较不稳定。植物能合成维生素B$_2$，动物一般不能合成。维生素B$_2$在体内主要以辅酶的形式存在于血液、组织以及体液中，对碳水化合物、氨基酸和脂类的代谢有着非常重要的作用，除此以外，核黄素还支持抗氧化保护功能。它以辅酶黄素腺嘌呤二核苷酸（flavin adenine dinucleotide，FAD）和黄素腺嘌呤单核苷酸（flavin adenine mononucleotide，FMN）的形式发挥作用。由于核黄素在代谢过程中的基本作用，其缺乏的症状首先表现在皮肤和上皮等细胞快速更新的组织。

一、生理功能

维生素B$_2$是体内重要的黄素酶——FMN和FAD的辅基，FMN和FAD在接受成对的氢原子后形成FMNH$_2$和FADH$_2$，参与电子传递过程。另外，还对碳水化合物、氨基酸和脂类的代谢有着非常重要的作用，可逐步释放能量以供细胞利用。

此外，吡哆醇转变为期功能形式磷酸吡哆醛需要FMN的参与。从氨基酸色氨酸合成维生素盐酸的过程需FAD参与。此外，核黄素与铁吸收、贮存和动员有关，在防治缺铁性贫血中起重要作用。近年来发现核黄素具有抗氧化活性，缺乏时脂质过氧化作用可增强，可能与黄素酶-谷胱甘肽还原酶的活性有关。

二、吸收与代谢

食物中的维生素B$_2$主要与黄素蛋白结合生成复合物，该复合物经焦磷酸酶、蛋白酶的作用，在小肠上部吸收，少量也可在大肠内吸收，胃酸是影响其吸收的重要因素。核黄素最终到达肝细胞，在肝内代谢为FMN和FAD。维生素B$_2$主要随尿液排出，即使大量摄入维生素B$_2$也很少在体内贮存。

维生素B$_2$的缺乏症主要为眼、口腔及皮肤的炎症反应。

1. 眼　初期症状为怕光、流泪、视物模糊，进一步发展可出现球结膜充血、角膜周围血管增生等，甚至角膜下部发生溃疡。

2. 口腔　可表现为唇炎、口角炎、舌炎等。唇炎表现为唇肿胀、纵裂纹加深、皲裂、溃疡及色素沉着等；口角炎表现为口角出现湿白斑、裂隙、糜烂、溃疡等；舌炎则表现为疼痛、肿胀、红斑及舌乳头萎缩，严重者出现菌状舌头肥大、地图舌等。

3. 皮肤　常见脂溢性皮炎，多见于皮脂分泌旺盛部位，如鼻翼窝、耳后、眼外眦、乳房下、腋下、腹股沟等处。患处可出现轻度红斑，覆盖黄色脂状鳞片。

4. 血液系统　维生素B$_2$缺乏还可导致缺铁性贫血，影响生长发育，妊娠期缺乏可导致胎儿骨骼畸形。

三、检测

血浆核黄素浓度通常反映了近期膳食摄入情况。红细胞谷胱甘肽还原酶（erythrocyte glutathione reductase，EGR）是测定核黄素摄入不足的较好的功能性指标。检测结果以活性系数表示，系数＞1.4提示核黄素不足。尿液核黄素排泄检测主要用于确定人群的膳食摄入量，而不能用于识别核黄素不足或缺乏的个体，因为其尿液水平只是间接反映了膳食摄入或核黄素分解代谢情况。

四、供给量与食物来源

维生素B$_2$需要量与蛋白质摄入量、能量供给量以及生理状态有关。我国维生素B$_2$推荐摄入量（RNI）为成年男性1.4mg/d，成年女性1.2mg/d，孕妇为1.2～1.5mg/d、乳母1.75mg/d。

维生素B$_2$在食物中广泛存在。动物内脏、蛋类、乳类中含量较高；谷类、水果、蔬菜中也有一定含量。

第七节　烟　酸

烟酸，又称抗癞皮病因子，是吡啶-3-羧酸及其衍生物的总称，包括烟酰胺（nicotinamide，Nam）和尼克酸（nicotinic acid，NA）。色氨酸是烟酸的前体，在体内可转化为烟酸。烟酸结晶为白色，可溶于水和醇，不溶于醚，性质稳定，不易破坏，一般烹调损失极小，是最稳定的维生素。

作为吡啶核苷酸辅酶烟酰胺腺嘌呤二核苷酸（nicotinamide adenine dinucleotide，NAD）和NADPH的组分，对所有细胞的能量产生和代谢非常重要。携带氢离子的NADH和NADPH是NAD和NADP的还原形式。烟酸在研究糙皮病的病因时首次被发现。烟酸缺乏会引起烟酸缺乏症，表现为光敏色素性皮炎（通常出现在日光暴露区域）、腹泻和痴呆，可能发展至死亡。

一、生理功能

烟酸被机体吸收后，在体内转化为辅酶Ⅰ（NAD）和辅酶Ⅱ（NADP），作为氢的受体或供体参与体内生物氧化还原，在蛋白质、脂肪和碳水化合物的能量释放过程中起着重要作用。许多酶促氧化还原反应都依赖于NAD和NADP作为辅因子。烟酸基团的作用是接受电子或贡献氢离子。这些NAD依赖酶大多参与了脂肪酸氧化等反应，以及其他产生含高能键化学结构的反应，包括糖酵解生成NADH和三羧酸循环。辅酶Ⅰ和辅酶Ⅱ还可与维生素B_6、泛酸和生物素共同参与脂肪、蛋白质和DNA的合成。此外，大剂量的烟酸还可降低体内胆固醇、三酰甘油及β-脂蛋白的浓度，并可扩张血管。

二、吸收与代谢

许多食物（尤其是动物来源的食物）中的烟酸主要以NAD和NADPH辅酶形式存在，被吸收时需要被消化释放为Nam和NA形式。食物中的烟酸和烟酰胺可在胃肠道内迅速被吸收，低浓度时通过Na^+依赖性主动吸收，高浓度时通过被动扩散方式吸收。烟酸和烟酰胺被吸收后经门静脉进入肝脏，转化为辅酶Ⅰ和辅酶Ⅱ。肌肉、肝脏及其他组织中辅酶的水平与食物中烟酸的摄入量有关。烟酸除来源于食物外，人体组织细胞还可利用色氨酸合成烟酸，转化比例大约是60∶1。烟酸在肝脏代谢后主要以N-甲基烟酰胺的形式随尿排出体外。正常状态下，尿中N-甲基烟酰胺的排出量大约相当于烟酸摄入量的15%。

三、缺乏与过量

在烟酸资源丰富的国家，烟酸缺乏通常见于酗酒者；同时，也有报道称其是减肥手术、神经性厌食或吸收不良疾病的并发症。但在食物以未经处理的玉米或高粱为主的资源有限的国家（如印度、非洲等），膳食缺乏引起的烟酸缺乏症仍然可见。这些食物中的烟酸生物利用度低而不能被人体吸收，对玉米进行碱处理可改善吸收率。

烟酸缺乏可导致癞皮病，其典型表现为"三D症状"，即皮炎（dermatitis）、腹泻（diarrhea）和痴呆（dementia）。皮炎多对称分布于身体暴露部位及易受摩擦部位。初期如同过度日晒引起的灼伤，皮肤出现红肿、水疱、溃疡等；随后病变部位可转为红棕色、粗糙、脱屑、过度角化、色素沉着等，胃肠道症状表现为食欲减退、恶心、呕吐、腹痛、腹泻等，可出现口腔炎、杨梅舌等；持续严重缺乏可致神经精神症状，如急躁、抑郁、记忆力减退、失眠、嗜睡、昏睡甚至痴呆等。

目前尚未见食物中烟酸过量引起中毒的报道。但大量摄入烟酸可引起中毒，发生血管扩张、皮肤潮红、血压骤降、胃肠道反应、肝功能异常等。

四、供给量与食物来源

膳食中烟酸供给量用烟酸当量（NE）表示：

$$1NE（mg）＝烟酸（mg）＋1/60色氨酸（mg）$$

表7-3　我国烟酸的推荐摄入量（RNI）（mgNE/d）

年龄（岁）	推荐摄入量（RNI）	可耐受最高摄入量（UL）
0～	2（适宜摄入量）	–
0.5～	3（适宜摄入量）	–
1～	6	10
4～	350	15
7～		
男	11	20
女	10	20
11～		
男	14	25
女	12	25
14～		
男	16	30
女	13	30
18～		
男	15	35
女	12	35
50～		
男	14	35
女	12	35
65～		
男	14	35
女	11	35
80～		
男	13	30
女	10	30
孕妇	15	35
乳母	18	35

　　烟酸及其衍生物在食物中广泛存在。瘦肉、肝、肾、鱼及坚果中含量最为丰富；蛋类、乳类中烟酸含量虽不高，但含有较多的色氨酸；玉米和高粱中含有较多的结合型烟酸，不能为人体直接吸收利用，小苏打（碱）可将其转化为游离型烟酸，提高烟酸的生物利用率。

第八节 维生素B$_6$

维生素B$_6$的基本化学结构为3-甲基-3-羟基-5-甲基吡啶，包括吡哆醇、吡哆醛和吡哆胺，这3种化学形式都具有维生素B$_6$的活性，并且易于相互转换，3种化合物均能转变为具有代谢活性的辅酶磷酸吡哆醛。它们易溶于水和酒精，在空气中稳定。对光和碱敏感，高温下可被破坏。市售维生素B$_6$多为盐酸吡哆醇。

一、生理功能

在体内，维生素B$_6$被磷酸化，形成5-磷酸吡哆醇、5-磷酸吡哆醛和5-磷酸吡哆胺，以辅酶形式参与酶系代谢。

血液中维生素B$_6$的主要形式是磷酸吡哆醛，维生素B$_6$主要以此形式参与体内氨基酸、糖原和脂肪的代谢。磷酸吡哆醛还参与一碳单位代谢、内分泌腺功能调节、辅酶A的生物合成等过程。此外，维生素B$_6$对于神经递质如五羟色胺、肾上腺素、去甲肾上腺素和γ-氨基丁酸的生物合成、血管扩张和胃的促分泌剂组胺的生物合成、血红素的卟啉前体的生物合成等都是需要的。维生素B$_6$也是转硫途径中的关键酶辅因子，通过转硫途径，同型半胱氨酸转化为胱硫醚并随后转化为半胱氨酸。

二、吸收与代谢

维生素B$_6$在小肠上部吸收，非磷酸化形式通过非饱和被动扩散，吸收速率较快；以磷酸酯形式存在时吸收速率较慢。除食物来源外，人体肠道内微生物也可以合成一部分维生素B$_6$。在组织中，维生素B$_6$以磷酸吡哆醛形式与多种蛋白质（主要是清蛋白）结合，蓄积在组织中。吡哆酸是维生素B$_6$的主要代谢产物，大部分从尿排出，也可经粪便排出。

三、检测

测量平均血浆吡哆醛-5-磷酸（pyridoxal-5-phosphate，PLP）浓度（通常报告为"吡哆醇"或"维生素B$_6$"）。磷酸吡哆醛浓度为20～30nmol/L（4.9～7.4ng/ml）通常被视为临界范围，＞30nmol/L（＞7.4ng/ml）则视为充足。

红细胞转氨酶活性，无论是否联合磷酸吡哆醛，都可作为吡哆醇状态的一种功能性检测，并且可能更准确地反映危重症患者的维生素B$_6$状态。

尿液4-吡哆酸排泄量大于3.0mmol/d可作为短期维生素B$_6$水平充足的指标（通常报告为"尿吡哆酸"）。

黄尿酸是色氨酸的代谢物，在维生素B$_6$不足时会升高。给予2g色氨酸后，正常情况下黄尿酸的尿排泄量小于65mmol/d。黄尿酸排泄量超过这一水平则提示维生素B$_6$不足导致的色氨酸代谢异常。

四、缺乏与过量

通常维生素B_6缺乏与其他B族维生素缺乏同时存在。人体缺乏维生素B_6可使皮脂分泌旺盛部位出现脂溢性皮炎，初见于眼、鼻、口周，可扩展至面部、前额、耳后、阴囊和会阴等处。并可出现前臂和膝部色素沉着、唇口裂、口舌炎、小细胞性贫血，甚至神经精神症状。

维生素B_6对幼儿有较大的影响，摄入不足时，婴儿可出现烦躁、抽搐、惊厥、腹痛、呕吐及体重下降等。补充维生素B_6后，这些症状可消失。

此外，据报道，哮喘、糖尿病、酗酒、心脏病、妊娠、乳腺癌、霍奇金淋巴瘤和镰状细胞贫血患者的磷酸吡哆醛浓度较低。某些药物与维生素B_6缺乏有关，因为它们可能干扰了吡哆醇的代谢，包括异烟肼、青霉胺、肼屈嗪和左旋多巴/卡比多巴。胱硫醚合酶是一种磷酸吡哆醛依赖酶，可催化丝氨酸和同型半胱氨酸合成胱硫醚。因此，维生素B_6不足会导致血浆同型半胱氨酸浓度升高，这是发生动脉粥样硬化和静脉血栓栓塞的危险因素之一。

目前尚无经食物摄入维生素B_6的毒副作用的报道。大量摄入时，可导致感觉神经疾患和皮肤损伤，但具体机制不明。

五、供给量与食物来源

人体维生素B_6的需要量主要与蛋白质摄入量有关。根据中国营养学会制定的《中国居民膳食营养素参考摄入量》2013修订版，我国居民膳食中维生素B_6的适宜摄入量（AI）为：0到半岁0.2～0.4mg/d，1～3岁0.6mg/d，4～6岁0.7mg/d，7～10岁1.0mg/d，11～49岁1.3～1.4mg/d，50岁以上老人1.6mg/d，孕妇为2.2mg/d、乳母1.7mg/d。

维生素B_6普遍存在于在动植物性食物中，但含量一般不高。含量较丰富的是白色肉类（如鸡肉、鱼肉），其次为肝脏、蛋黄、豆类和坚果等。水果和蔬菜中维生素B_6含量也较高。

因此，肉类、全谷物、蔬菜和坚果等都是维生素B_6的最佳来源。烹煮、食品加工和存储会导致维生素B_6利用度降低10%～50%。

第九节　叶　　酸

叶酸（folic acid，folate）化学名称为喋酰谷氨酸，它是一组与喋酰谷氨酸功能和化学结构相似的化合物的统称，也称维生素B_9。存在于自然界的叶酸有二氢叶酸和四氢叶酸（tetrahydrofolic acid，FH_4）两种形式，人体中只有四氢叶酸才具有生理功能。人体的叶酸储存量为5～20mg。

叶酸为淡黄色结晶，微溶于水，其钠盐易溶于水，但在酸性环境中不稳定，在中性和碱性溶液中耐热，对光照射敏感。食物中叶酸易受阳光、加热等的影响而发生氧化，据报道食物烹调加工后叶酸损失率可达50%～90%。合成的叶酸稳定性好，利用度高。1μg人工合成的叶酸按照1.7μg膳食叶酸当量计算，因此，总膳食叶酸当量（μg）＝膳食叶酸（μg）＋

1.7×合成叶酸（μg）。

一、生理功能

叶酸在体内与许多重要的生化过程密切相关。FH_4是一碳单位转移酶的辅酶，可作为一碳单位的载体，参与合成体内多种物质，如胆碱、丝氨酸、甘氨酸、蛋氨酸、嘌呤等。叶酸还参与嘌呤、嘧啶的合成而影响DNA、RNA的合成，直接影响核酸的合成与氨基酸代谢，对细胞分裂增生、组织生长以及神经递质的合成具有重要的作用。

在同型半胱氨酸合成蛋氨酸过程中需要$FH_4$5-甲基－四氢叶酸）提供不稳定的甲基。这个转化过程同时需要维生素B_{12}将甲基从5-甲基－四氢叶酸转移到同型半胱氨酸。

叶酸为骨髓中红细胞和白细胞的形成和成熟所必需，也是血红素形成中的一碳载体。叶酸在正常细胞分裂中的作用，使其对胚胎的发育尤其重要。在围受孕期补充叶酸能减少严重的出生缺陷，如腭裂和神经管缺陷的风险。

二、吸收与代谢

天然存在的叶酸大都为多谷氨酸形式，它们必须经γ-谷氨酸酰基水解酶水解为单谷氨酸叶酸，才可被小肠吸收，葡萄糖与抗坏血酸可促进其吸收。叶酸在肠道中进一步被叶酸还原酶还原成具有生理作用的FH_4。

叶酸主要以乙酰氨基苯甲酰谷氨酸的形式随尿排出，少量随胆汁排入肠道，部分在小肠可被重吸收。

三、检测

目前在临床上可以检测血清叶酸和红细胞叶酸的水平，红细胞叶酸盐浓度反映了机体叶酸盐的储存，而血清叶酸盐反映了当前循环中的浓度。红细胞叶酸盐浓度是当前对叶酸盐状态最准确的评估指标。

四、缺乏与过量

叶酸缺乏可导致DNA和RNA的生物合成受损，从而减少细胞分裂，首先影响细胞增生速度较快的组织，如红细胞，叶酸缺乏使细胞周期停止在S期，而细胞核变形增大，发生巨幼红细胞性贫血。

孕妇怀孕早期缺乏叶酸可以导致胎儿发生神经管畸形。孕早期及时补充叶酸可以明显降低胎儿神经管畸形的发生率。另外，孕妇缺乏叶酸可使先兆子痫、胎盘早剥的发生率增高。

叶酸缺乏还可引起高同型半胱氨酸血症而导致血管内皮细胞损伤，血小板黏附、聚集，引起心血管疾病。

目前尚无口服大剂量叶酸产生不良反应的动物实验报道，但经肠外给予大鼠比膳食需要量多1000倍的叶酸引起癫痫样发作。

如果膳食中维生素B_{12}不足，大剂量的叶酸补充剂会掩盖维生素B_{12}缺乏的表现，从而导致严重的、不可逆的神经损害。

有研究指出，高的叶酸水平通过在肠道与锌形成不可吸收的复合物使锌不能被利用，但具体机制以及正确性尚待进一步研究。

五、供给量与食物来源

根据中国营养学会制定的《中国居民膳食营养素参考摄入量》2013修订版，目前我国叶酸的推荐摄入量（RNI）为：1 ～ 3岁160μg/d，4 ～ 6岁190μg/d，7 ～ 10岁250μg/d，11 ～ 13岁350μg/d，14岁以上为400μg/d，孕妇为600μg/d、乳母550μg/d，18岁以上成人可耐受最高摄入量（UL）为1000μg/d。

叶酸含量丰富的食物主要有动物肝、肾、鸡蛋、绿叶蔬菜、酵母等，坚果、豆类中含量也较高。

第十节　维生素 B_{12}

维生素 B_{12} 含有金属元素钴，是唯一含有金属元素的维生素，其化学名称称为钴胺素。维生素 B_{12} 是一种必需的辅因子，甲基化过程是DNA和细胞代谢反应过程中非常重要的环节，而维生素 B_{12} 是甲基化过程中的重要组成部分。

一、吸收、运输、存储与代谢

食物中的维生素 B_{12} 以与蛋白质相结合的形式存在，在消化道胃酸、胃蛋白酶及胰蛋白酶的作用下，维生素 B_{12} 被释放，并与胃黏膜细胞分泌的内因子（intrinsic factor，IF）结合，维生素 B_{12}-IF复合物可通过回肠末端细胞特异的内因子受体使其通过肠道吸收，若胃部或回肠末端发生疾病或被切除，将影响维生素 B_{12} 的吸收。大多数维生素 B_{12} 都是以主动运输的方式吸收，即使在高浓度下，大约只有1%可以通过简单扩散被人体吸收。

维生素 B_{12} 在血液循环中与结合咕啉（heptocorrin）及转钴胺素蛋白（transcobalamin）结合，其中与结合咕啉相结合的形式是维生素 B_{12} 在血液中存在的主要形式；然而，只有与转钴胺素蛋白结合的形式才能被转运至细胞表面，通过维生素 B_{12} 特异受体被摄取，肝脏、骨髓、红细胞、肾脏及胎盘等均存在此特异性受体。各种能引起胃酸减少、胰蛋白酶分泌不足、回肠疾病及转运蛋白合成减少等因素均可影响维生素 B_{12} 的吸收和运输。

在营养充足的个体，维生素 B_{12} 主要以腺苷钴胺的形式在肝脏中储存，储存量约为2mg，肝肠循环对其重复利用和保持体内储量的稳定十分重要，其代谢后主要经尿排出，少部分经胆汁排出。

二、生理功能

维生素 B_{12} 以两种辅酶形式发挥功能：腺苷酰钴胺（以甲基丙二酸辅酶A和亮氨酸变位酶）和甲基钴胺（以蛋氨酸合成酶）。维生素 B_{12} 的这些形式分别在丙酸盐、氨基酸和一碳代谢中发挥重要作用。①参与一碳单位的代谢，能提高叶酸的利用率，以影响核酸和蛋白质的生物合成，促进红细胞的发育和成熟；②参与甲基丙二酸与琥珀酸异构化作用、同型半胱氨酸甲基化转变为蛋氨酸的过程；③参与胆碱的合成过程，间接参与脂蛋白形成，有利于肝脏中脂肪的转运。

由于以上这些步骤在胃肠道、骨髓和神经组织细胞的正常代谢是必不可少的，故缺乏该维生素的典型标志是在血浆和尿中的甲基丙二酸、氨基异己酸酯和同型半胱氨酸水平显著增加以及四氢叶酸的损耗。

三、缺乏

维生素B_{12}缺乏可抑制DNA合成而导致细胞分裂受损，特别是骨髓和肠黏膜细胞等快速分裂的细胞。有丝分裂率随后下降，导致以细胞异常增大为特征的具有红细胞性贫血。钴胺缺乏还会产生较贫血出现更晚的神经系统异常，从外周开始向中枢发展的神经脱髓鞘。其症状包括脚的麻木、刺痛和烧灼感，腿部僵硬和无力而导致的行走不稳等，此外还包括记忆力下降、表情呆滞、四肢震颤、精神抑郁等。如果长期缺乏会导致永久性神经损害。最后，维生素B_{12}缺乏的症状还可出现皮肤及巩膜黄染、舌炎及"牛肉舌"样改变。此外，维生素B_{12}的缺乏可使得同型半胱氨酸不能转变为蛋氨酸而在血中浓度升高。

维生素B_{12}的缺乏主要是由于动物性食品摄入的减少和/或各种状态下造成的维生素B_{12}吸收不良。临床上多见于婴幼儿、孕妇与乳母和老年人。维生素B_{12}缺乏的常见原因详见表7-4。除严格素食以外，内因子的产生和分泌不足所致的吸收不良是维生素B_{12}缺乏较为常见的一个原因，如恶性贫血是因胃黏膜萎缩、胃液中缺乏内因子，使得维生素B_{12}吸收出现障碍，目前发病机制尚未阐述清楚，但绝大部分患者血清中有壁细胞抗体及内因子抗体，恶性贫血的治疗为补充维生素B_{12}，需要终生维持治疗。

四、适宜摄入量和食物来源

根据中国营养学会制定的《中国居民膳食营养素参考摄入量》2013修订版，我国维生素B_{12}的适宜摄入量（AI）为1～3岁1.0μg/d，4～6岁1.6μg/d，11～13岁2.1μg/d，＞14岁2.4μg/d，孕妇2.9μg/d，乳母3.2μg/d。

维生素B_{12}主要来源于动物性食品，在动物内脏、肉类、鱼类、禽类、贝类、鸡蛋中含量丰富。植物性食品中基本不含维生素B_{12}。

严格素食者（素食主义者），尤其是在素食5～6年后，除非使用膳食补充剂，否则血液中的维生素B_{12}水平通常较低。而可接受蛋类和奶类的素食者，绝大多数的维生素B_{12}水平可处于正常水平。

由于食物中维生素B_{12}是与蛋白质结合的，在烹调时，其活性在大部分食物中被保留，然而，当牛奶被巴氏杀菌或过度加热时有相当数量的维生素B_{12}则会丢失。

五、营养状况评估

目前对于维生素B_{12}缺乏的诊断尚无金标准。临床上常把血清维生素B_{12}浓度的测定作为一线检查，当血清维生素B_{12}浓度＜150pmol/L（200ng/L）时表明维生素B_{12}缺乏。此外，尿中甲基丙二酸以及血中同型半胱氨酸的测定是间接的方法，而尿中甲基丙二酸的测定可用来区分维生素B$_{12}$缺乏和叶酸缺乏。

如有以下情况时，需考虑检测维生素B$_{12}$缺乏：①贫血；②平均细胞体积＞100 fl；③维生素B$_{12}$缺乏症的临床症状；④已知的与维生素B$_{12}$缺乏相关的胃肠道疾病；⑤纯素饮食。

表7-4　维生素B$_{12}$缺乏的常见原因

胃吸收受损	恶性贫血
	部分或全胃切除
	卓艾综合征（Zollinger-Ellison syndrome）
小肠吸收受损	回肠疾病（如克罗恩病）或回肠切除术
	盲袢综合征
	慢性胰腺炎或胃泌素瘤
	寄生虫：如贾第虫、细菌过度生长和鱼绦虫
摄入不足	营养不良
	动物性产品摄入的减少
	严格素食者
先天性/遗传性	内因子受体缺乏/缺陷——Imerslund-Gräsback综合征
	先天性内因子缺乏——青少年恶性贫血
	转钴胺素缺乏症
需求增加	血液透析
	获得性免疫缺陷
药物	酒精
	氧化亚氮（笑气）
	质子泵抑制剂
	H$_2$受体拮抗剂
	二甲双胍
	秋水仙碱
	考来烯胺

第十一节　维生素C

维生素C，又称抗坏血酸（ascorbic acid），具有较高的还原性。在自然界中存在L-型和D-型两种形式，后者无生物活性。维生素C是白色的片状结晶，有酸味，极易溶于水，微溶于酒精，不溶于有机溶剂。维生素C极不稳定，尤其在中性和碱性环境中易为热和氧化剂所破坏。光、微量重金属和荧光物质也能促进其被氧化。

维生素C缺乏可导致"坏血病",表现为明显的皮肤症状（淤点、毛囊周围出血及淤斑）、牙龈炎、关节痛和伤口愈合不良。

坏血病在历史上有过显著影响,古埃及、希腊和罗马文献中都详细描述了坏血病的临床表现。文艺复兴时期,英国和欧洲其他国家的探险家都遭受过坏血病的折磨。在肆虐欧洲大部分地区的马铃薯大饥荒期间、美国内战期间、北极探险期间以及加州淘金热期间,坏血病都是引起疾病和死亡的主要原因之一。1928～1931年,出生在匈牙利的美国化学家Szent-Gyorgyi从卷心菜、橙子、红辣椒和肾上腺中分离出己糖醛酸。己糖醛酸随后被命名为维生素C,并被发现能预防坏血病的发生。

一、生理功能

1. 参加羟化反应,使脯氨酸、赖氨酸羟化为羟脯氨酸和羟赖氨酸,促进胶原蛋白合成;促进胆固醇的羟化,生成胆酸而降低血胆固醇。此外,维生素C还参与芳香族氨基酸的代谢。

2. 维生素C具有还原性,可保持巯基酶的活性和谷胱甘肽的还原状态,从而发挥解毒作用;还可还原高铁血红蛋白,恢复其携氧能力。

3. 维生素C能增强机体免疫力,促进免疫球蛋白的合成。

4. 神经递质合成的辅因子,合成去甲肾上腺素的过程涉及多巴胺-β-单加氧酶催化的多巴胺羟基化反应,该反应中抗坏血酸是一种必需的辅因子。

5. 一氧化氮合成抗坏血酸,可能促进强效血管扩张剂一氧化氮的合成。

二、吸收与代谢

食物中的维生素C在小肠被吸收,其吸收率随摄入量的增加而降低。当维生素C摄入量低时,肠道吸收的效率为80%～90%,但摄入量高于1g/d时,肠道的吸收率大为降低。

维生素C在血浆中是以还原的形式转运,主要以脱氢抗坏血酸浓集于许多重要器官,特别是肾上腺、大脑和眼。

目前尚无评估维生素C功能状态的可靠指标。但血浆和白细胞维生素C水平是评估的主要依据,并且与维生素C摄入量的相关性很好。

维生素C主要随尿排出体外,汗、粪便中也有少量排出。尿中排出量受摄入量、体内贮存量和肾功能的影响。

三、缺乏与过量

维生素C缺乏的典型症状是坏血病（scurvy）。它是一种以胶原结构受损害、合并毛细血管广泛出血为特征的严重疾患。早期症状为倦怠、疲乏、呼吸急促、牙龈出血、伤口愈合不良、易骨折等。若不及时纠正则可出现牙龈溃烂、牙齿松动、皮下毛细血管破裂出血导致皮下血肿,甚至还可出现贫血、肌肉纤维衰退、心力衰竭、严重内出血等。成年人缺乏维生素C45～80天后可表现出明显体征。

坏血病的治疗方法是补充维生素C和逆转引起维生素C缺乏的因素。应用各种补充剂量都取得了疗效。儿童抗坏血酸的推荐剂量为100mg，一日3次，持续1周；之后一日1次，持续数周，直到患者完全恢复。治疗成人的剂量通常为300～1000mg/d，持续1个月。

大剂量的维生素C在人体的副作用包括胃肠功能紊乱和腹泻。由于维生素C分解代谢产生草酸（还包括其他代谢产物），因此有研究报道大剂量维生素C可能增加肾草酸结石的风险。

四、供给量与食物来源

根据中国营养学会制定的《中国居民膳食营养素参考摄入量》2013修订版，我国居民膳食维生素C的推荐摄入量（RNI）为成人100mg/d，孕妇（孕中、晚期）115mg/d、乳母150mg/d。

维生素C主要来源为水果和深色蔬菜。柑橘、红果、釉子中含量较高，青菜、韭菜、菠菜、柿子椒也含有较多的维生素C。野生的猕猴桃、沙棘、苋菜中维生素C含量尤为丰富。

（刘鹏举）

参 考 文 献

［1］杜寿玢，陈伟主译. Krause营养诊疗学. 北京：人民卫生出版社，2016：52-55.

［2］Wiseman EM，Bar-El Dadon S，Reifen R. The vicious cycle of vitamin a deficiency：A review. Crit Rev Food Sci Nutr，2017，57（17）：3703-3714.

［3］Simon KC. Polymorphisms in vitamin D metabolism related genes and risk of multiple sclerosis. MultScler，2010，16（1）：133-137.

［4］Horak P. Vitamin D deficiency and its health effects. Vnitr Lek，2019，65（11）：724-727.

［5］Sokol RJ. Antioxidant defenses in metal-induced liver damage. Semin Liver Dis，2001，16（1）：39.

［6］Szymanska R，Nowicka B，Kruk J. Vitamin E-Occurrence，Biosynthesis by Plants and Functions in Human Nutrition. Mini Rev Med Chem，2017，17（12）：1039-1052.

［7］Palermo A，Tuccinardi D，D'Onofrio L，et al. Vitamin K and osteoporosis：Myth or reality？ Metabolism，2017，70（1）：57-71.

［8］Hiffler L，Rakotoambinina B，Lafferty N，et al. Thiamine Deficiency in Tropical Pediatrics：New Insights into a Neglected but Vital Metabolic Challenge. Front Nutr，2016，3（1）：16-20.

［9］Thakur K，Tomar SK，Singh AK，et al. Riboflavin and health：A review of recent human research. Crit Rev Food Sci Nutr，2017，57（17）：3650-3660.

［10］Saedisomeolia A，Ashoori M. Riboflavin in Human Health：A Review of Current Evidences. Adv Food Nutr Res，2018，83（1）：57-81.

［11］Kirkland JB，Meyer-Ficca ML. Niacin. Adv Food Nutr Res. 2018，83（1）：83-149.

［12］Jacobson MK，Jacobson EL. Vitamin B$_3$ in Health and Disease：Toward the Second Century of Discovery. Methods Mol Biol. 2018，1813（1）：3-8.

［13］Ueland PM，Ulvik A，Rios-Avila L，et al. Direct and Functional Biomarkers of Vitamin B$_6$ Status. Annu Rev Nutr，2015，35（1）：33-70.

［14］Bird RP. The Emerging Role of Vitamin B$_6$ in Inflammation and Carcinogenesis. Adv Food Nutr Res，2018，83（2）：151-194.

［15］WHO. Guideline：optimal serum and red blood cell folate concentrations in women of reproductive age for prevention of neural tube defects. Geneva：World Health Organization，2015.

［16］围受孕期增补叶酸预防神经管缺陷指南工作组. 中国生育健康杂志，2017，28（5）：401-408.

［17］van Gool JD，Hirche H，Lax H，et al. Folic acid and primary prevention of neural tube defects：A review. Reprod Toxicol，2018，80（1）：73-84.

［18］Liew SC. Folic acid and diseases-supplement it or not? Rev Assoc Med Bras，2016，62（1）：90-100.

［19］Langan RC，Goodbred AJ. Vitamin B_{12} deficiency：recognition and management. Am Fam Physician，2017，96（6）：384-389.

第八章

矿 物 质

第一节 概 述

　　人体组织中几乎含有自然界存在的所有元素，而且与地球表层元素组成基本一致。在这些元素中，已发现约20种必需元素，是构成人体组织、维持生理功能、生物代谢所必需的，占人体体重的4%～5%。其中除碳、氢、氧和氮主要以有机化合物形式存在外，其余统称为矿物质。含量大于体重0.01%者称为常量元素（macroelement），如钙、磷、钠、钾、氯、镁、硫等7种；含量小于0.01%者为微量元素（microelements）。目前在人体内已检出约70种，一般认为必需元素共14种，1995年世界卫生组织（world health organization，WHO）认为，维持正常人体生命活动不可缺少的必需微量元素共10个，即铜、钴、铬、铁、氟、碘、锰、钼、硒和锌；硅、镍、硼、钒为可能必需元素；铅、镉、汞、砷、铝、锡和锂有潜在毒性，但低剂量可能具有功能作用。随着研究的深入将会发现更多人体必需的微量元素。

　　矿物质在体内随年龄增长而增加，但元素间比例变动不大。矿物质在体内分布极不均匀，如钙、磷主要存在骨和牙齿中，铁集中在红细胞，碘在甲状腺，钴在造血器官，锌在肌肉组织等。

　　矿物质的生理功能主要有：①构成人体组织的重要成分，如骨骼和牙齿中的钙、磷和镁；②在细胞内外液中，无机元素与蛋白质一起调节细胞膜的通透性，控制水分，维持正常的渗透压、酸碱平衡（酸性元素有氯、硫及磷等；碱性元素有钠、钾及镁等），维持神经肌肉正常兴奋性；③构成酶的辅基、激素、维生素、蛋白质和核酸等，或参与酶系的激活。

　　人体必需微量元素的生理功能主要有：①是酶和维生素必需的活性因子：许多金属酶均含有微量元素，如碳酸酐酶含有锌，呼吸酶含有铁和铜，精氨酸酶含有锰，谷胱甘肽过氧化物酶含有硒等；②构成某些激素或参与激素的作用：如甲状腺素含碘，胰岛素含锌，葡萄糖耐量因子含铬，铜参与肾上腺类固醇的生成等；③参与核酸代谢：核酸是遗传信息的携带者，含有多种微量元素，并需要铬、锰、钴、铜、锌等维持核酸的正常功能；④协助常量元素和宏量营养素发挥作用：常量元素要借助微量元素起化学反应，如含铁血红蛋白可携带并输送氧到各个组织，不同微量元素参与蛋白质、脂肪、碳水化合物的代谢。微量元素还影响人体的生长发育和寿命，在保健和防病方面有重要作用。

　　与其他营养素不同，矿物质主要来源于食物和水，不能在体内生成，而且除非被排出体外，否则不可能在体内消失，所以矿物质缺乏和过量都会对人体产生损害，导致某些疾病。某些无机元素在体内的生理作用剂量带与毒害剂量带距离较小，因此应特别注意用量不宜过大。

在人体新陈代谢过程中，每日都有一定量矿物质随各种途径（如粪、尿、汗、头发、指甲、皮肤及黏膜的脱落）排出体外，因此必须通过膳食补充。根据矿物质在食物中的分布及其吸收、人体需要特点，在我国人群中较易缺乏的有钙、铁、锌。在特殊地理环境或其他特殊条件下，也可能有碘、硒及其他元素的缺乏问题。

第二节 钙

钙（calcium，Ca）是人体含量最多的一种无机元素，出生时体内含钙总量约为28g，成年时达1000～1200g，相当于体重的1.5%～2.0%，占人体矿物质的39%。

一、体内分布及状态

体内99%的钙集中在骨骼和牙齿中，主要以羟磷灰石 $[Ca_{10}(PO_4)_6(OH)_2]$ 形式存在，少量为无定形磷酸钙 $[Ca_3(PO_4)_2]$，无定形钙是羟磷灰石的前体。成熟骨中前者较多，新生骨中后者较多。体内其余的钙，以游离或结合形式贮存在软组织和体液中，这部分钙统称为混溶钙池（miscible calcium pool）。血钙几乎全部存在于血清中，血清钙分为扩散性钙和非扩散性钙。非扩散性钙是指与血浆蛋白质结合的钙，不具有生理活性；扩散性钙一部分是与有机酸或无机酸结合的复合钙，另一部分是以离子状态存在的钙，只有离子钙有生理活性。扩散性钙和非扩散性钙之间可互相转化。

病理状态下，出现低白蛋白血症时，蛋白结合钙降低，此时血钙低于正常，但离子钙不低，因此，低蛋白血症时需要计算校正的钙浓度并依此判断血钙浓度。

血钙与骨骼钙维持的动态平衡是维持体内细胞正常生理状态所必需。因为钙不仅是机体不可缺少的组成部分，并且在机体的各种生理生化过程中有非常重要的作用。体内有相当强大的保留和维持细胞外液中钙浓度的机制，即使当膳食钙严重缺乏或机体发生钙异常丢失时，骨骼钙可以转化为血钙，以保持血钙的稳定。血液中的钙离子带有正电荷，大约50%与人血白蛋白结合在一起。因此，如果人血白蛋白水平降低，总的血钙水平也将由于低蛋白血症而降低，血钙校正公式常用于肾脏疾病，公式如下：

$$校正钙（mg/dl）=血清钙（mg/dl）+0.8×（4.0g/dl-人血白蛋白[g/dl]）$$

二、生理功能

1. **构成骨骼和牙齿** 骨骼是人体的支架，钙是构成人体骨骼和牙齿的主要成分。骨骼中的钙与混溶钙池维持着动态平衡，正常情况下，骨骼中的钙在破骨细胞作用下不断释放，进入混溶钙池，混溶钙池中的钙不断沉积于成骨细胞中，使骨骼不断更新。幼儿骨骼每1～2年更新1次。以后随着年龄增长，更新速度减慢，成年时每年更新2%～4%，约

700mg/d，10 ～ 12年更新1次，40 ～ 50岁以后，骨吸收大于骨生成，钙在骨中含量逐渐下降，每年约降低0.7%，且女性早于男性，妇女在停经后加速。

2．维持神经与肌肉活动　包括神经肌肉的兴奋、神经冲动的传导、心脏的正常搏动。在红细胞、心肌、肝与神经等细胞膜上，均有钙的结合部位，钙离子被释放时，细胞膜的结构与功能发生变化，如对钾、钠等离子的通透性改变等，发生不同的生理变化。

3．影响体内某些酶的活性　钙对细胞代谢中参与大分子合成、转运过程的许多酶有调节活性的作用，如三磷酸腺苷酶、琥珀酸脱氢酶、脂肪酶以及蛋白质分解酶等。

4．其他　钙还参与凝血过程、激素分泌、维持体液酸碱平衡以及细胞内胶质稳定性等。

三、吸收与代谢

钙可由小肠的所有部位吸收，但餐后吸收最快的部位是在偏酸性环境的十二指肠中。在小肠的其余部分，尽管钙吸收速率变慢，但实际上对钙吸收的量在小肠小段更多。成年人摄入的钙中有20% ～ 60%（平均约30%）被吸收。钙吸收包括两种机制：①主动转运在肠腔中钙离子浓度低时起作用，主要在十二指肠和近端空肠；②被动转运或旁细胞转运在肠腔中钙离子浓度高时起作用，在除十二指肠和近端空肠外的小肠部分。

对钙吸收有利的因素：主要是维生素D，特别是在肝、肾被羟化形成的1,25（OH）$_2$-D$_3$可促进钙的吸收。另外，凡能降低肠道pH值或增加钙溶解度的物质均能促进钙的吸收。乳糖可与钙螯合，形成低分子量可溶性络合物，被肠道菌分解、发酵、产酸，使肠腔pH值降低，有利于钙吸收。膳食蛋白质充足，某些氨基酸如精氨酸、赖氨酸和色氨酸等可与钙结合形成可溶性络合物，有利于钙吸收。

对钙吸收不利的因素：凡能在肠道内与钙形成不溶性复合物的物质均干扰钙的吸收。膳食中的草酸盐与植酸盐可与钙结合成难于吸收的钙盐。粮食中的植酸较多，某些蔬菜（如蕹菜、菠菜、苋菜、竹笋等）含草酸较多，则钙的吸收率较低。膳食纤维干扰钙的吸收，可能是由于其中的醛糖酸残基与钙结合所致，但只有在膳食纤维摄入量超过30g/d时才可能发生。当脂肪消化不良时，未被吸收的脂肪酸与钙形成钙皂，影响钙的吸收。

此外，钙的吸收还与机体生理状况有关。婴幼儿、孕妇、乳母由于需要量增加，钙吸收率远高于成年男性。随年龄增长，钙吸收率逐渐下降，60岁以上的老人钙吸收率明显降低。

钙的排泄主要是通过肠道和泌尿系统。体内肠黏膜上皮细胞脱落和消化液分泌至肠道的钙，一部分被重吸收，其余由粪便排出，一般每人每天排出100 ～ 150mg。正常人每日从尿中排出的钙平均为160 ～ 200mg。

在正常情况下，机体有灵敏地维持钙稳定性的生物控制系统，甲状旁腺激素、降钙素和维生素D的活性代谢物质1,25（OH）$_2$-D$_3$的调节作用可使体内钙维持平衡状态。此外，胰岛素、皮质醇、生长激素、甲状腺激素、肾上腺激素、雌激素、睾酮等也参与了生物调控。

四、缺乏与过量

营养调查表明，我国现有的膳食结构中钙的摄入量普遍偏低，不足500mg/d。钙缺乏症较为常见，主要表现为骨骼的病变，儿童常伴随蛋白质和维生素D的缺乏，发生佝偻病，成年人发生骨质软化症，老年人特别是老年妇女骨质丢失加快，骨密度降低，导致骨质疏松症。此外，研究表明钙摄入不足可能与高血压的发生存在相关性。

长期卧床可是钙流失增加；体力活动（尤其是负重运动）可促进骨骼健康。此外，有研究表明肥胖患者通过不当的节食减重时，可能对骨骼健康不利，易导致骨量的减少。

研究表明，钙每日摄入量＞2000mg/d可能导致高钙血症。此外，钙的过量摄入可能干扰其他二价阳离子的吸收，如铁、锌和锰等。钙摄入过量还与便秘相关，常见于服用钙补充剂的老年女性。

五、供给量和食物来源

根据中国营养学会制定的《中国居民膳食营养素参考摄入量》2013修订版，各年龄组钙推荐摄入量见表8-1，2岁以上可耐受最高摄入量（tolerable upper intake level，UL）为2000mg/d。

表8-1 我国钙的适宜摄入量（AI）（mg/d）

年龄（岁）	适宜摄入量（AI）
1～	600
4～	800
11～	1200
18～	800
50～	1000
孕中期	1000
孕晚期	1000
乳母	1000

乳类及其制品含钙丰富，吸收率也高，是婴幼儿及成人理想的钙来源。含钙较多的食物有：小鱼、小虾、海带、坚果类、黄豆及其制品、黑豆、赤小豆、各种瓜子、芝麻酱、深色绿叶蔬菜等。硬水中也含有较多的钙。

第三节 磷

磷（phosphorous，P）是体内含量较多的元素之一，仅次于钙，是人体组织位居第二的元素，人体含磷600～900g，约占体重的1%。

一、体内分布及状态

体内总磷量的85%～90%以羟磷灰石和无定形磷酸钙形式存在于骨骼和牙齿中。其余

10%～15%与蛋白质、脂肪、糖及其有机物结合，分布于几乎所有组织细胞中，约一半在肌肉。软组织和细胞膜中的磷，大部分为有机磷，体液中的磷都是磷酸盐形式。血浆中大部分磷能自由通过肾小球膜，少量与蛋白质结合不能通过。血磷、骨磷、细胞的无机磷酸盐以及细胞代谢的有机磷化合物均处于动态平衡中。肾脏对磷的稳定有重要调节作用，甲状旁腺素、降钙素以及$1,25(OH)_2\text{-}D_3$对磷的平衡有重要作用。

二、生理功能

1. 骨、牙齿及软组织的重要成分　磷是骨骼、牙齿钙化及生长发育所必需的，磷酸盐与胶原纤维的共价联结在骨质矿化中起决定作用。

2. 调节能量释放　磷参与构成三磷酸腺苷（adenosine triphosphate，ATP）及磷酸肌酸等供能、储能物质，在能量的产生、释放过程中发挥重要作用。

3. 生命物质成分　磷是许多维持生命的重要化合物的成分，如磷脂、磷蛋白、核酸，激素的第二信使环腺苷单磷酸（cyclic adenosine monophosphate，cAMP）、环鸟苷单磷酸和多磷酸肌醇，以及调节血红蛋白释放氧的2,3-二磷酸甘油等。

4. 酶的重要成分　体内许多酶如焦磷酸硫胺素、磷酸吡哆醛、辅酶Ⅰ、辅酶Ⅱ等辅酶或辅基都有磷的参与构成。

5. 物质活化　碳水化合物、脂肪的吸收与代谢均需要含磷中间产物，如葡萄糖-6-磷酸等，才能继续进行。

此外，磷酸盐组成体液缓冲系统，参与体内酸碱平衡的调节。

三、吸收与代谢

磷主要在小肠中段吸收，有主动吸收和被动吸收两种机制。摄入混合膳食时，吸收率达60%～70%。$1,25(OH)_2\text{-}D_3$可提高磷的吸收率。植酸抑制磷的吸收，钙、镁、铁和铝等常与磷形成难溶性盐而影响其吸收。此外，年龄愈小，磷的吸收率愈高。

磷主要从肾脏排出，肾小管对磷的排泄起控制作用。肾的排磷量变动于滤过量的0.1%～20%之间，绝大部分磷被肾小管重吸收。磷摄入量增加时，尿磷丢失增加，其他因素还包括甲状旁腺功能亢进症、急性呼吸性或代谢性酸中毒。维生素D则增加肾小管对磷的重吸收，减少尿磷排泄。

四、缺乏与过量

磷可广泛地从食品中获取，对于可正常进食的人群而言，磷缺乏较为罕见。但在疾病状态下可出现磷的缺乏。临床中磷酸盐的耗竭和低血磷可由以下原因所导致：长期注射葡萄糖或长期全肠外营养而无足够磷酸盐补充、过多使用结合磷酸盐的制剂、甲状旁腺功能亢进、持续肾脏替代治疗（continuous renal replacement therapy，CRRT）等。

长期摄入低钙高磷饮食可导致持续高水平甲状旁腺素浓度，被称为营养继发性甲状旁腺功能亢进。高磷血症常见于急、慢性肾功能不全患者，血磷升高，可继发甲状旁腺素分泌增加，进而骨转运增加，骨量和骨密度减少，甚至发生脆性骨折。

五、供给量与食物来源

根据中国营养学会制定的《中国居民膳食营养素参考摄入量》2013修订版，各年龄组磷的适宜摄入量（adequate intake，AI）及可耐受最高摄入量（tolerable upper intake level，UL）见表8-2。

表8-2 我国磷的适宜摄入量（mg/d）

年龄（岁）	适宜摄入量（AI）	可耐受最高摄入量（UL）
0～	100	－
0.5～	180	－
1～	300	－
4～	350	－
7～	470	－
11～	640	－
14～	710	－
18～	720	3500
50～	720	3500
65～	700	3000
80～	670	3000
孕妇	720	3500
乳母	720	3500

注：未制定参考值者用"－"表示。

一般情况下，蛋白质的良好来源也是磷的良好来源。含磷丰富的食物包括肉、禽、鱼、蛋类、奶制品、坚果、豆类、谷类等。

第四节 钠

钠（natrium，Na）是人体中重要的无机元素之一。通常成人体内钠含量为6200～6900mg（或95～106mg/kg），占体重的0.15%。体内钠主要存在于细胞外液，占总钠的44%～50%，骨骼中含量高达40%～47%，细胞内液含量较低，仅为9%～10%。正常人血浆钠浓度为135～145mmol/L。

一、生理功能

1. 调节体内水分　钠是细胞外液中主要的阳离子，构成细胞外液渗透压，调节与维持体内水的恒定。钠量升高时，水量也增加；反之，钠量降低时，水量减少。

2. 维持酸碱平衡　钠在肾小管重吸收时，与H^+交换，清除体内酸性代谢产物（如CO_2），保持体液的酸碱平衡。

3. 钠泵　钠离子在Na^+-K^+-ATP酶驱动下主动从细胞内排出，以维持细胞内外渗透压平衡。

4. 维持血压正常　人群调查与干预研究证实，膳食钠摄入与血压有关。血压随年龄增高而增高，其中20%可能归因于膳食中食盐的摄入量。中等程度减少膳食钠的摄入量，可使高血压（舒张压10.7～11.91kPa）患者血压下降。

5. 增强神经肌肉兴奋性　钠可增强神经肌肉的兴奋性。

二、吸收与代谢

钠在小肠上部吸收，几乎可全部被吸收。被吸收的钠，部分通过血液输送到胃液、肠液、胆汁及汗液中。钠主要从肾脏排出，如果出汗不多，也无腹泻，排出量为2300～3220mg/d，98%以上自尿中排出，每日经粪便排出的钠不足10mg。

人体对钠的调节能力强，肾脏可适应大范围的钠摄入量及其突然改变。这种稳态平衡主要是通过肾素-血管紧张素-醛固酮系统、血管加压素、心钠素、肠血管活性肽等调节的。通过控制肾小球的滤过率、肾小管的重吸收、远曲小管的离子交换作用以及激素的分泌来调节钠的排泄量，保持钠平衡。

交感神经系统也可调节肾脏控制钠潴留与排泄，其调节机制为：①改变肾脏血流量；②控制肾素的释放；③通过α或β受体对肾小管作用。交感神经中枢在钠过多时抑制，而钠耗竭时兴奋。

三、缺乏与过量

人体一般不易发生钠缺乏。当摄入量低时，如禁食、少食，膳食钠限制过严、补充液体时未补钠等；或钠丢失过多，如过量出汗、反复呕吐、严重腹泻、使用排钠利尿剂等；或某些疾病，如Addison病引起肾不能有效保留钠时，均可造成体内钠含量降低，引起钠缺乏。血浆钠低于135mmol/L时，即为低钠血症。

钠缺乏早期症状不明显。血钠持续过低，渗透压下降，细胞肿胀，当失钠达0.75～1.2g/kg时，可出现恶心、呕吐、视物模糊、心率加速、脉搏细弱、血压下降、肌肉痉挛、疼痛反射消失，以至于淡漠、木僵、昏迷、外周循环衰竭、休克、急性肾衰竭甚至死亡。

钠在体内并不蓄积，但过量钠可对肾功能不全患者产生毒性作用。血浆钠大于150mmol/L时称为高钠血症，可出现口渴、面部潮红、软弱无力、烦躁不安、精神恍惚、谵妄、昏迷，甚至死亡。

急性过量摄入食盐（35～40g/d）可引起急性钠中毒，出现水肿、血压上升、血浆胆固醇升高、胃黏膜上皮细胞破裂等。

四、供给量与食物来源

根据中国营养学会制定的《中国居民膳食营养素参考摄入量》2013修订版，各年龄组钠的推荐摄入量见表8-3。

表8-3　中国居民膳食钠推荐摄入量

年龄（岁）	适宜摄入量（mg/d）
0 ～	170
0.5 ～	350
1 ～	700
4 ～	900
7 ～	1200
11 ～	1400
14 ～	1600
18 ～	1500
50 ～	1400
80 ～	1300
孕妇、乳母	1500

钠普遍存在于各种食物中，人体钠的食物来源主要为食盐、酱油，盐渍、腌制、烟熏食品，咸菜类，咸味零食等。

第五节　钾

钾（kalium，K）是人体内重要的阳离子之一。正常成人体内钾含量约为50mmol/kg。体内钾主要存在于细胞内，约占总量的98%，其他存在于细胞外。

一、生理功能

钾在体内的主要生理功能有：①维持碳水化合物、蛋白质的正常代谢：葡萄糖和氨基酸经过细胞膜进入细胞合成糖原和蛋白质时，必须有适量的钾离子参与，三磷酸腺苷（adenosine triphosphate，ATP）的生成也需要一定量的钾，钾缺乏时，碳水化合物、蛋白质的代谢将受到影响。②维持细胞内正常渗透压：由于钾主要存在于细胞内，因此对维持细胞内渗透压起重要作用。③维持神经肌肉的应激性和正常功能：细胞内的钾离子和细胞外的钠离子联合作用，可激活Na^+-K^+-ATP酶。④维持心肌的正常功能：心肌细胞内外的钾离子浓度对心肌的自律性、传导性和兴奋性有密切关系。钾缺乏时，心肌兴奋性增高，钾过高时又使心肌自律性、传导性和兴奋性受抑制，二者均可引起心律失常。⑤维持细胞内外酸碱平衡和电解质平衡：当细胞失钾时，细胞外液中钠离子与氢离子进入细胞内，引起细胞内酸中毒和细胞外碱中毒。反之，高钾时细胞外钾离子内移，细胞内氢离子外移，可引起细胞内碱中毒与细胞外酸中毒。⑥降低血压：许多研究发现，血压与膳食钾、尿钾、总钾或血清钾呈负相关。

人体的钾主要来自食物，成人每日从膳食中摄入的钾为2400 ～ 4000mg，儿童为

20～120mg/kg。摄入的钾大部分由小肠吸收，吸收率约为90%。吸收的钾通过钠泵转入细胞内，使细胞内保持高钾。肾脏是维持钾平衡的主要调节器官，摄入人体的钾约90%由肾脏排出，每日排出量约2800～3600mg。影响肾小管排钾的因素有醛固酮、血pH值和血容量。醛固酮可促进排钾，血pH值增高时，如酸中毒，可使钾排出量减少，血容量可通过影响肾小球滤过液在远端肾小管与集合管流率而影响钾的排泄。除肾脏外，粪和汗也可排出少量钾。

二、缺乏与过量

正常进食的人一般不会发生钾缺乏。临床上缺钾的常见原因是钾摄入不足或损失过多。因疾病或其他原因需长期禁食或少食者，钾的摄入量不足，当静脉补液中少钾或无钾时，易发生钾缺乏。钾损失过多的原因比较多，可经消化道损失，如频繁呕吐、腹泻、长期用轻泻剂等；或经肾脏损失，如肾小管功能障碍；还可经汗液丢失，常见于高温作业或重体力劳动者。钾缺乏时可出现神经肌肉、消化、心血管、泌尿、中枢神经等系统的功能性或病理性改变，临床表现为肌无力及瘫痪、心律失常、横纹肌肉裂解症及肾功能障碍等。

当血钾浓度高于5.5mmol/L时，机体发生高血钾症，主要表现为极度疲乏软弱，四肢无力，下肢为重。通常过多摄入含钾丰富的食物不会导致钾过量，临床血钾浓度增高的原因主要是补钾过多及排出困难。肾功能不全患者如果每天钾摄入量超过8000mg，可发生高血钾症，多见于大量输入含钾药物或口服钾制剂等。排出困难多见于严重肾衰竭、肾上腺皮质功能减退及醛固酮分泌减少者。此外，酸中毒、缺氧、大量溶血、严重创伤、中毒等也可使细胞内钾外移，出现高血钾症。

三、供给量与食物来源

根据中国营养学会制定的《中国居民膳食营养素参考摄入量》2013修订版，各年龄组钾推荐摄入量见表8-4。

表8-4　中国居民膳食钾推荐摄入量

年龄（岁）	适宜摄入量（mg/d）
0～	350
0.5～	350
1～	900
4～	1200
7～	1500
11～	1900
14～	2200
18～	2000
乳母	2400

大部分食物都含有钾，蔬菜和水果是钾的最好食物来源。每100g食物含钾量高于800mg的食物有麸皮、赤豆、杏干、蚕豆、扁豆、冬菇、黄豆、竹笋、紫菜等。

第六节 镁

镁（Magnesium，Mg）是继钾之后在人体细胞内的第二丰富的阳离子。成年人体内含镁20～28g，其中约60%在骨骼，26%在肌肉，其余在软组织和体液中。正常的镁离子血清水平通常在0.75～1.10mmol/L。血浆中的镁大约有50%是游离的，约1/3与白蛋白结合，其余与柠檬酸、磷酸盐或其他阴离子结合。镁的体内稳态平衡由肠道吸收和肾脏排泄控制。目前尚未发现有激素对血清镁的控制有重要作用。

一、生理功能

1. 激活多种酶的活性　镁作为酶的激活剂参与300余种酶促反应，能与细胞内ATP等形成复合物而激活酶系，或直接作为酶的激活剂激活酶系。主要激活以下3种酶的活性：①磷酸转移酶及水解肽酶系；②Na^+-K^+-ATP酶；③腺苷酸环化酶。

2. 对钾通道和钙通道有抑制作用。

3. 对骨骼和神经肌肉的作用　①镁是骨细胞结构和功能必需的元素，使骨骼生长和维持，增加骨的吸收；②调节神经肌肉兴奋性，镁耗竭可引起肌肉痉挛、高血压及冠状血管与脑血管痉挛。

4. 对胃肠道和激素的作用　①镁有利胆、中和胃酸、导泻、解痉的作用；②可直接影响甲状旁腺激素的分泌。血浆镁水平下降时，可兴奋甲状旁腺，当镁水平极端低下时，甲状旁腺功能反而低下，经补充镁后即可恢复。

二、吸收与代谢

食物中的镁在整个肠道均可被吸收，主要在空肠末端与回肠，吸收率一般为30%～40%。可通过被动扩散和主动吸收两种机制吸收。膳食中促进镁吸收的成分主要有氨基酸、乳糖等（氨基酸可增加难溶性镁盐的溶解度）。抑制镁吸收的成分主要有高磷膳食、草酸、植酸和膳食纤维等。镁与钙的吸收途径相同，二者在肠道竞争吸收，相互干扰。

健康成人从食物中摄入的镁大部分由胆汁、胰液和肠液分泌到肠道，大部分被重吸收，少量内源性镁随粪便排出，也随汗液和脱落的皮肤细胞及尿液排出。

三、缺乏与过量

健康人一般不会发生镁缺乏，镁缺乏多与疾病有关，如：①饥饿：饥饿不但使镁摄入减少，而且继发的代谢性酸中毒可使肾排镁增多；②肠外营养：长期缺镁的肠外营养治疗可迅速引起低镁血症；③蛋白质～能量营养不良：多伴有镁缺乏症；④疾病、药物治疗或特殊治疗等可引起镁重新分布和肾脏排镁增多；⑤酗酒导致的营养不良、呕吐、腹泻等均可增加镁丢失量，同时损伤肾的保镁功能。

镁缺乏对机体有很大影响，如血清钙浓度降低、神经肌肉兴奋性亢进、胰岛素敏感性降低、骨质疏松症及心血管疾病等退行性病变。

在正常情况下，肠、肾及甲状旁腺等能调节镁代谢，不易发生镁中毒。以下几种情况可发生镁中毒：①肾功能不全尤其是少尿者，在接受镁剂治疗时易发生镁中毒；②糖尿病多尿症状明显者，由于脱水引起镁从细胞内溢出到细胞外，血镁升高；③肾上腺皮质功能不全、黏液水肿、骨髓瘤、草酸中毒、肺部疾患及关节炎等疾病可使血镁升高；④孕妇用镁剂治疗时，婴儿可因血镁突然增高而死亡；⑤意外大量注射或口服镁盐也可引起高镁血症。

血清镁为1.5～2.5mmol/L时，出现腹泻，常伴恶心、胃肠痉挛等胃肠道反应；增高到2.5～3.5mmol/L时，出现嗜睡、肌无力、膝腱反射弱、肌麻痹；增至5mmol/L时，深腱反射消失；超过5mmol/L时可发生随意肌或呼吸肌麻痹；超过7.5mmol/L时可发生心脏完全传导阻滞或心搏停止，心电图P-R间期延长、QRS波增宽、Q-T间期延长。此外高镁血症可引起低钙血症。

四、供给量与食物来源

根据中国营养学会制定的《中国居民膳食营养素参考摄入量》2013修订版，各年龄组镁的推荐摄入量见表8-5。

表8-5　中国居民膳食钠推荐摄入量

年龄（岁）	适宜摄入量（mg/d）
0～	20
0.5～	65
1～	140
4～	160
7～	220
11～	300
14～	320
18～	330
65～	320
80～	310
孕妇	370
乳母	330

镁虽然普遍存在于食物中，但含量差别甚大。由于叶绿素是镁卟啉的螯合物，所以绿叶蔬菜镁含量较丰富。食物中的粗粮、坚果等也含有丰富的镁。肉类、淀粉类食物及牛乳中镁含量属中等。

第七节 铁

铁（ferrum，Fe）是人体内含量最多的必需微量元素，体内含铁量随体重、血红蛋白浓度、性别和储存铁量而异。在健康状态下，成年男子每千克体重平均约含铁50mg，成年女子35mg。体内的铁，按其功能分为必需与非必需两部分。必需部分占体内铁总量的70%，存在于血红蛋白、肌红蛋白、血红素酶类（细胞色素氧化酶、过氧化物酶、过氧化氢酶）辅助因子和运输铁中。非必需部分即体内储存铁，占体内铁总量的30%，以铁蛋白和含铁血黄素形式存在肝、脾、骨髓中，在体内只用来补充功能铁的损失。铁的必需部分，大体上血红蛋白占85%，肌红蛋白占5%。全身各处细胞内血红素酶类中或其他酶系统中起辅助因子作用的铁占10%，运输铁含量为4mg，与血浆中运铁蛋白相结合。

铁是被高度保留的，每天大约有90%被回收和再利用，其余的被排泄。如果膳食中铁不能满足这10%的缺口，机体就会出现缺铁。

铁在体内的必需部分参与体内氧的运送和组织呼吸过程。血红蛋白能与氧可逆结合，当血液流经氧化氧分压较高的肺泡时，血红蛋白能与氧结合成氧合血红蛋白，而当血液流经氧分压较高的肺泡时，氧合血红蛋白又离解为血红蛋白和氧，从而把氧从肺泡送至组织。肌红蛋白能在组织内运输和储存氧，细胞色素能在细胞呼吸过程中起转送电子的作用。

铁还可促进β-胡萝卜素转化成维生素A、参与嘌呤和胶原的合成、参与抗体的产生、参与脂类的转运以及药物在肝脏的解毒等。

一、吸收与代谢

膳食中铁的吸收主要是在小肠，吸收率差异较大，与机体的铁营养状况、膳食中铁的含量和存在形式以及膳食中影响铁吸收的因素有关。一般而言，动物性食品来源的铁吸收率为10%～25%，植物性食物来源的铁吸收率为1%～5%。

膳食中的铁分为血红素铁和非血红素铁。血红素铁可直接被肠黏膜细胞摄取，故吸收不受膳食因素的影响。而非血红素铁在进入血液循环之前必须先由三价铁转化为亚铁，或与有机酸形成络合物，提高离子化程度后才可被吸收，因而吸收易受膳食因素影响。但把铁离子转移到血液中吸收的最后一步涉及主动运输机制。在这一点上，血红素铁和非血红素铁相同。

阻碍非血红素铁吸收的因素主要有：①粮谷和蔬菜中的植酸盐、草酸盐，茶叶中的鞣酸以及咖啡中的多酚类物质均可影响铁的吸收；②胃酸缺乏或服用抑酸剂，不利于二价铁离子的释出，也阻碍铁吸收；③无机锌与无机铁之间有较强的竞争作用，互有干扰吸收作用；④钙盐或乳制品中的钙可明显抑制铁的吸收。

促进非血红素铁吸收的因素主要有：①维生素C、某些单糖、有机酸以及动物肉类可促进非血红素铁吸收；②动物肉类、肝脏可促进铁吸收，原因未明，故暂称为肉因子或鱼禽因子；③近年来的研究发现核黄素对铁的吸收、转运与储存均有良好影响。当核黄素缺乏时，铁的吸收、转运与储存均受阻。

被吸收入肠黏膜的铁可与某些低分子物质（如氨基酸）结合生成螯合铁，再与脱铁铁蛋白结合，形成铁蛋白储存于细胞内。当机体需要时，铁从铁蛋白中释出，与运铁蛋白（transferrin）结合而进入血循环，运往靶器官。失去铁的铁蛋白又与新吸收的铁结合，再次形成铁蛋白。铁蛋白是一种细胞内的储存形式，可将结合的铁从肠腔刷状缘运载至吸收细胞的基膜，当铁蛋白趋近饱和时，铁的吸收率相应降低，直到停止吸收。

体内铁的丢失有一半是由于胃肠道细胞脱落和血的丢失，也有皮肤铁的丢失。机体的内稳态机制在多方面协调铁的需要、利用和储存以保持铁的平衡，预防铁的缺乏和过量蓄积。其中，铁调素是一种已知的小分子激素肽，是主要的铁调节激素。在肝脏中生产以应答肝中铁的水平、炎症、缺氧和贫血，其主要作用是作用于黏膜细胞并抑制铁的吸收。因此，慢性炎症产生的铁调素可导致铁的吸收减少。

此外，人乳的铁含量非常低但其生物利用率非常高，由于存在能增强铁吸收的乳铁蛋白。与牛奶或婴儿配方奶粉相比，婴儿从母乳中保留的铁更多。

二、生理功能

铁参与生命活动的多个方面，包括构成血细胞、参与肌红蛋白的活动以及大量的血红素和非血红素酶的作用。此外，铁是细胞呼吸和能量产生过程中所涉及的细胞色素（酶）的活性成分。铁还参与免疫功能和认知功能。充足的铁摄入量对维持免疫功能非常重要。铁缺乏患者的血液中的T-淋巴细胞浓度降低，促有丝分裂反应严重受损。

三、缺乏与过量

铁缺乏是世界范围内最常见的营养缺乏病，也是我国严重的公共卫生问题，儿童、孕妇和老年人患病率较高。

膳食中可利用铁含量长期不足，可导致缺铁性贫血，多见于婴幼儿、孕妇及乳母。体内缺铁时铁的损耗可分3个阶段：①铁减少期：此时储存铁耗竭，血清铁蛋白浓度下降；②红细胞生成缺铁期：此时血清铁也下降，铁结合力上升（运铁蛋白饱和度下降），游离原卟啉浓度上升；③缺铁性贫血期：血红蛋白和血细胞比容下降。

铁缺乏会造成贫血、儿童学习能力下降与行为改变、免疫力低下、体温调节能力差及铅中毒等。

铁摄入过量主要见于服用铁制剂和输血。由于机体无主动排铁功能，所以铁能在体内长期蓄积，这不仅使储存铁过多，而且当铁不能容纳在储存部位时，会损伤各种器官，出现血红蛋白沉着，表现为器官纤维化。

四、供给量与食物来源

目前，已建立了铁的适宜摄入量，根据中国营养学会制定的《中国居民膳食营养素参考摄入量》2013修订版，各年龄组铁的推荐摄入量见表8-6。

表8-6 中国居民膳食铁推荐摄入量

年龄（岁）	适宜摄入量（mg/d）	可耐受最高摄入量（mg/d）
0 ～	0.3	−
0.5 ～	10	−
1 ～	9	20
4 ～	10	30
7 ～	13	35
11 ～		
男	15	40
女	18	40
14 ～		
男	16	40
女	18	40
18 ～		
男	12	40
女	20	40
50 ～	12	40
孕妇		
中期	24	40
后期	29	40
乳母	24	40

注：未制定参考值者用"−"表示。

植物性食物铁吸收率较动物性食物低，如大米的铁吸收率为1%，玉米和黑豆为3%，莴苣为4%，小麦、面粉为5%，鱼为11%，动物肉、肝为22%。蛋类因存在磷酸糖蛋白－卵黄高磷蛋白的干扰，吸收率仅为3%。牛乳是一种贫铁食物，且吸收率不高。

膳食中铁的良好来源为动物血、肝脏、鸡胗、牛肾、大豆、黑木耳、芝麻酱。一般来源为瘦肉、蛋黄、鱼类、干果、扁豆、豌豆、芥菜叶。

第八节 锌

锌（zinc，Zn）在人体分布广泛，是仅次于铁的一种微量元素。人体内有2～3g锌，在肝、胰、肾、骨髓及肌肉的浓度最高。其他含锌浓度较高的组织包括眼、前列腺、精子、皮肤、毛发和指（趾）甲的部分组织。锌主要存在于细胞内，血液中含锌量不足锌总量的0.5%。血浆中的锌主要与蛋白质结合，游离锌含量很低。锌在体内的主要存在形式是酶的构成成分，它参与体内约300种酶的构成。

一、生理功能

1. 酶的组成成分或激活剂 锌是人体许多重要酶的组成成分，碳酸酐酶是人类发现的第1个含锌的金属酶。目前已知含锌酶近200种，6大类酶中均存在。

2. 调节细胞分化和基因表达　锌广泛参与核酸与蛋白质代谢，对细胞分化和复制等生命基本过程产生影响。锌对胎儿的生长发育也非常重要。锌是促进性器官发育、维持性功能正常所必需的。

3. 促进食欲　锌参与构成味觉素，影响味觉与食欲。

4. 维持生物膜的结构和功能　锌维持细胞膜稳定，影响膜的屏障功能、转运功能及膜受体结合。

5. 参与免疫功能　锌是保证免疫系统完整性所必需的微量元素。锌能直接影响胸腺细胞的增生，使胸腺素分泌正常。锌还对各种T细胞的功能产生影响。

6. 对激素的作用　锌不仅对激素的产生、储存和分泌有作用，而且对激素受体的效能和靶器官的反应产生影响。

7. 促进维生素A代谢　锌在体内有促进视黄醛合成及构型转化的作用，参与肝脏中维生素A动员，维持血浆维生素A浓度的恒定，对维持暗适应能力有重要作用，对维持皮肤健康也是必需的。

二、代谢与吸收

锌与小分子肽结合生成复合物，以主动运输方式被吸收，主要吸收场所是十二指肠和近侧小肠。白蛋白是血浆中锌的主要载体，吸收的锌与血浆中白蛋白或运铁蛋白结合，随血液进入门脉循环，分布于各器官组织。

锌的吸收率受膳食中含磷化合物（如植酸）的影响而降低。过量纤维素及某些微量元素也影响锌吸收。高剂量的铁和钙对锌的吸收有拮抗作用。葡萄糖或乳糖可促进锌的吸收。母乳中的锌较牛奶中的锌易于吸收。此外，体内锌营养状况也影响锌的吸收。锌的吸收率一般为20%～30%。

不同组织锌的周转率不同。中枢神经系统和骨骼摄入锌的速率较低，这部分锌长时间被牢固地结合着，通常情况下不易被机体代谢利用。进入毛发的锌也不能被机体组织利用，且随毛发的脱落而丢失。存留于胰、肝、肾、脾中的锌的积聚速率最快，周转率最高。红细胞和肌肉中的摄入和交换速率则低得多。

当体内锌处于平衡状态时，膳食摄入锌中约90%由粪中排出，其余由尿、汗、头发中排出或丢失。正常生理情况下，尿锌变化不大，一般在0.1～0.7mg/d之间，平均为0.3mg/d。排出锌中包括膳食锌和内源锌，其中内源锌的排泄量随肠道吸收和代谢需要而变化，以保持体内锌平衡。

三、缺乏与过量

锌缺乏可致生长期儿童发育迟缓、垂体调节功能障碍、食欲不振、味觉迟钝甚至丧失、皮肤创伤不易愈合、易感染等。青少年表现为性成熟延迟、第二性征发育障碍。成年男性则表现为性功能减退、精子产生过少等。

锌缺乏能引起一系列免疫缺陷。严重缺乏时往往伴随胸腺萎缩、淋巴细胞减少、淋巴细胞对有丝分裂原的增生反应降低、T辅助细胞减少、NK细胞活性降低等。

锌的正常量和有害量之间范围相对较宽，且人体有锌平衡机制，一般不易发生锌过量，多见于临床治疗中大剂量给锌。锌过量常可引起贫血、高密度脂蛋白胆固醇降低、乳酸脱氢酶失活，免疫器官和免疫功能受损，中性粒细胞及巨噬细胞活力的趋化性、吞噬作用及杀伤力受抑制。

四、供给量和食物来源

根据中国营养学会制定的《中国居民膳食营养素参考摄入量》2013修订版，各年龄组锌的推荐摄入量见表8-7。

表8-7　中国居民膳食锌的推荐摄入量

年龄（岁）	推荐摄入量或适宜摄入量（mg/d）
0 ～	2.0（适宜摄入量）
0.5 ～	3.5
1 ～	4.0
4 ～	5.5
7 ～	7.0
11 ～	
男	10.0
女	9.0
14 ～	
男	12.0
女	8.5
18 ～	
男	12.5
女	7.5
孕妇	9.5
乳母	12

锌的食物来源广泛，但动物性和植物性食物的含量与吸收率差异很大。贝壳类海产品、肉类、动物内脏是锌的极好来源，如每100g牡蛎含锌量可高达100mg以上；干酪、虾、燕麦、花生酱等是锌的良好来源；干果类、谷类胚芽和麦麸也富含锌；蔬菜及水果锌含量较低。

第九节　碘

碘（iodine，I）是人体必需的微量元素之一。人体内含碘20 ～ 30mg，相当于0.5mg/kg，其中超过75%存在于甲状腺内，为8 ～ 15mg，剩余的分布在全身，尤其是泌乳的乳腺、胃黏膜和血液中，血中碘主要为蛋白结合碘，为30 ～ 60μg/L。

一、生理功能

碘在体内主要参与甲状腺激素合成，故其生理作用是通过甲状腺素表现的，甲状腺素在体内主要调节代谢及生长发育。

1. 促进分解代谢，产生能量，保持体温，维持基本生命活动。
2. 保证垂体正常生理功能。
3. 促进儿童、青少年的生长发育。
4. 促进神经系统的发育。

二、吸收和代谢

体内80% ～ 90%的碘来自食物，其余来自饮水和空气。食物中的无机碘极易被吸收，进入胃肠道后1h内大部分被吸收，3h完全吸收。有机碘在肠道内脱碘后，以无机碘形式被吸收，但与氨基酸结合的有机碘可直接被吸收。吸收的碘被迅速转运至血浆，碘以游离的和与蛋白结合的形式存在于血液循环中，但以结合的碘化物为主。碘遍布各组织中，仅在甲状腺中的部分被合成为甲状腺素，并在体内唯一贮存碘的器官—甲状腺内贮存。

一般情况下，人体排出碘几乎等于摄入碘。在代谢过程中，甲状腺素分解生成的碘，部分被重新利用，部分通过肾脏排出体外，部分在肝内合成甲状腺素葡萄糖酸酯或硫酸酯，随胆汁泌入小肠，再从粪便排出。约80%的碘从肾脏排出，近10%由粪便排出，其余随汗液或呼吸排出。

三、缺乏与过量

环境和食物缺碘是人体碘缺乏的主要原因。碘缺乏造成甲状腺激素合成不足，导致促甲状腺激素分泌增加，引起甲状腺代偿性增生、肥大，以分泌足够的甲状腺激素满足机体需要。由环境和食物造成的缺碘常呈地区性，称为地方性甲状腺肿。孕妇严重缺碘可致死亡，还可导致胎儿缺碘，引起先天性甲状腺功能减低症（过去称呆小病或克汀病），患儿表现为生长发育和/或智力发育低下。

食物中的某些成分能阻止甲状腺细胞从血液吸收碘而导致甲状腺肿，如十字花科植物（如白菜、萝卜）中的β-硫代葡萄糖苷等物质影响碘的利用，但加热或烹调能使这些成分失活。

虽然碘的安全摄入范围较大，但目前已确定了碘的可耐受最高摄入量（tolerable upper intake level，UL）值。长期碘摄入量高于其生理需要量的个别病例，可慢慢发生甲状腺肿。过量碘在甲状腺疾病或甲状腺紊乱中的作用尚不明确。

四、供给量与食物来源

人体对碘的需要量受年龄、性别、体重、发育及营养状况等因素影响。根据中国营养学会制定的《中国居民膳食营养素参考摄入量》2013修订版，各年龄组碘的推荐摄入量（RNI）或适宜摄入量（AI）以及可耐受最高摄入量（UL）见表8-8。

表8-8 我国碘的推荐摄入量（RNI）或适宜摄入量（AI）及可耐受最高摄入量（UL）（μg/d）

年龄（岁）	推荐摄入量（RNI）	可耐受最高摄入量（UL）
0 ～	85（适宜摄入量）	–
0.5 ～	115（适宜摄入量）	–
1 ～	90	–
4 ～	90	200
7 ～	90	300
11 ～	110	400
14 ～	120	500
18 ～	120	600
孕妇	230	600
乳母	240	600

含碘量较高的食物主要是海产品，如海带、紫菜、鲜海鱼、蚶、蛤、贝、海参、龙虾等。其中海带含碘量最高，每千克干海带含碘240mg以上。每千克咸水鱼肉含碘量为300 ～ 3000μg。动物性食物的碘含量大于植物性食物，蛋、乳类含量较高（40 ～ 90μg/kg），其次为肉类和淡水鱼。碘缺乏地区可采用碘化食盐的方法预防地方性甲状腺肿。

第十节 硒

硒（selenium，Se）是生物体内不可缺少的微量元素，在人体内总量为13 ～ 20mg，广泛分布于所有组织器官中，肝、胰、肾、心、脾、牙釉质及指甲中浓度较高，肌肉中总量最多，约占体内总硒量的一半，脂肪组织最低。尽管人体需要量不多，但不可缺少。研究表明如果人体内硒含量长期低于0.1μg，就可能引起肝坏死、心脏病、癌症、糖尿病、关节炎等几十种疾病。有研究证实，每天从膳食中摄入40μg的硒对维持一种含硒酶——谷胱甘肽过氧化物酶（glutathione peroxidase，GSH-Px）的活性非常重要，而GSH-Px是硒在组织内最主要的活性形式。

食物中硒的含量取决于种植或养殖的土壤和水中的硒含量，我国的克山地区土壤中的硒含量非常低，1979年曾报道该地区硒缺乏的严重病例。

一、生理功能

硒以硒蛋氨酸或硒半胱氨酸的形式广泛分布于体内的几种蛋白质中。几乎所有的细胞和细胞外如血浆和母乳中都含有GSH-Px。GSH-Px与其他抗氧化剂一起发挥作用，将细胞中的过氧化物和自由基还原成水和其他无害的分子。硒缺乏时引起的大多数病理改变均反映GSH-Px酶水平不足。

磷脂氢过氧化物GSH-Px存在于细胞的脂溶性部分，对脂质和类花生酸类代谢有一定作用。此外，Ⅰ型碘化钾腺氨酸5'-脱碘酶是一种含硒的蛋白质，可将T4转化为T3。除组成GSH-Px外，有研究表明硒可能还具有心肌保护、促进有毒金属排出体外及潜在的抗肿瘤作用，因此可简单概括为：

1. 组成谷胱甘肽过氧化物酶　在体内催化还原型谷胱甘肽与过氧化物的氧化还原反应，保护生物膜，维持细胞正常功能。

2. 硒与金属有很强亲和力　硒在体内与汞、甲基汞、镉及铅等金属结合，形成金属硒蛋白复合物，使金属排出体外。

3. 保护心血管、维护心肌健康　硒有很强的抗氧化作用，能防止脂质过氧化物对心肌细胞的损害，或促进损伤心肌修复、再生，对心血管疾病有重要的防治作用。

4. 保护视觉及抗肿瘤　硒还有促进生长、保护视觉器官及潜在的抗肿瘤等作用。

二、吸收、代谢、评估

含硒的物质进入人体消化道后，主要在十二指肠和小肠上段吸收，在硒缺乏的情况下吸收效率会增加。硒首先与白蛋白结合，然后再与 α_2-球蛋白结合转运。硒主要从尿中排泄，硒的摄入量增加时，尿中的排泄量也会增加。

目前，对于硒的评估包括血清浓度检测、血小板及红细胞或全血中硒或GSH-Px的检测。红细胞中的硒含量反映机体的长期摄入水平。

三、缺乏与过量

硒缺乏已被证实与克山病的发生有关。克山病最初发生于我国黑龙江省克山地区，其易感人群为2～6岁的儿童和育龄妇女，主要症状为心脏扩大、心功能失代偿、心力衰竭或心源性休克、心律失常、心动过速或过缓。心电图检查可见ST-T波改变，严重时可发生房室传导阻滞，期前收缩等。生化检查可见血浆硒浓度下降，红细胞GSH-Px活力下降。

缺硒与大骨节病有关，是该病发病的环境因素。

肠外营养液中未补充硒的患者，可见血硒和GSH-Px活力均降低，有类似克山病的心肌改变。

生活在高硒地区或摄入大剂量的硒可导致硒中毒，曾见于我国湖北省恩施县，致病原因是当地水土中硒含量过高，导致作物中硒含量亦高。主要表现为头发变干、变脆、易断裂及脱落，还可见于眉毛、胡须及腋毛，肢端麻木、指甲变形、抽搐，甚至偏瘫，严重时可致死亡。值得注意的是硒中毒后血硒可能并不升高。

四、膳食参考摄入量及食物来源

根据中国营养学会制定的《中国居民膳食营养素参考摄入量》2013修订版，婴儿的适宜摄入量（AI）是15～20μg/d。儿童的推荐摄入量（RNI）为25～40μg/d。11～18岁青少年、成年男性及成年女性的硒RNI为55～60μg/d。孕妇的推荐摄入量（RNI）为65μg/d，哺乳期女性为78μg/d。

动物性食品如肝、肾、肉类及海产品是硒的良好食物来源。但食物中硒含量易受当地水土中硒含量的影响。

第十一节　铜

铜（cuprum，Cu）在人体内总量为50～120mg，分布于体内各器官组织中，其中50%～70%存在于肌肉和骨骼中，20%在肝脏，5%～10%在血液中，以肝、肾、心、头发和脑浓度最高，其他脏器相对较低。人体血液中的铜分布于红细胞和血浆，红细胞内约60%的铜存在于铜锌金属酶中，40%与蛋白质和氨基酸结合；血浆中的铜约有93%结合于铜蓝蛋白，7%与白蛋白和氨基酸结合。

一、生理功能

1. 酶的组成成分　铜是体内许多酶的组成成分，已知有10余种酶含铜，且都是氧化酶，如铜蓝蛋白、细胞色素氧化酶、过氧化物歧化酶、酪氨酸酶，多巴-β-羟化酶、赖氨酰氧化酶等。

2. 参与铁代谢和红细胞生成　铜蓝蛋白催化Fe^{2+}氧化为Fe^{3+}，对运铁蛋白的形成有重要作用，铜缺乏时，铁的吸收、转运与储存常减少。铜蓝蛋白可能与细胞色素氧化酶一起参与、促进血红蛋白的合成，膳食中缺铜时，血红蛋白合成减少，且影响红细胞膜功能，缩短红细胞寿命等。

3. 蛋白交联　弹性蛋白与胶原蛋白的交联，依赖于赖氨酰氧化酶生成的醛赖氨酸。铜缺乏时，交联难于形成，影响胶原结构，导致骨骼、皮肤血管结构改变，骨骼脆性增加，血管张力减低，皮肤弹性减弱。

4. 超氧化物转化　铜是超氧化物歧化酶（superoxide dismutase，SOD）的成分。脑铜蛋白、红细胞铜蛋白和肝铜蛋白等具有SOD活力，它们催化超氧离子成为氧和过氧化氢，从而保护细胞免受超氧离子的毒害。

5. 其他　多巴胺-β-羟化酶、酪氨酸酶等含铜酶与儿茶酚胺的生物合成、维持中枢神经系统功能及酪氨酸转化为黑色素等有关。

二、吸收与代谢

铜主要在小肠吸收，吸收率约为40%。铜的吸收受膳食中铜水平的影响较大，膳食铜含量增加，吸收率则下降。某些膳食成分如锌、铁、维生素C与果糖影响铜的吸收。

吸收后的铜，被运送至肝脏和骨骼等组织器官，用以合成铜蓝蛋白和含铜酶。

铜在体内不是储存金属，通常极易从肠道进入体内，又迅速排出。铜的内环境稳定主要通过排泄作用维持，胆汁排泄对铜的平衡调节起重要的作用。正常人每日通过粪、尿和汗排出的铜中，约80%是通过胆汁排泄，其次为小肠黏膜，尿排出量仅为摄入量的3%。

三、缺乏与过量

铜普遍存在于各种天然食物中，人体一般不易缺乏。但在某些情况下，如中长期肠外营养、消化系统功能失调、早产儿（特别是人工喂养儿）可能发生铜缺乏。主要表现为皮肤、毛发脱色，精神性运动障碍，血管张力减退，红细胞形成受抑，骨质疏松，小细胞低色素性贫血等。血浆铜和血浆铜蓝蛋白水平是评估人群中铜状态的有效指标。但还需要有关铜状态的更敏感指标，如血液细胞中的含铜酶的水平。

铜对于大多数哺乳动物相对无毒。过量铜摄入常发生于误服铜盐或食用长时间存放于铜容器中的食物。铜中毒的表现有：口腔内有金属味、上腹痛、呕吐、腹泻甚至昏迷。慢性中毒可能与肝硬化的发生有关。某些先天代谢缺陷性疾病如肝豆状核变性，可因铜代谢障碍引起铜蓄积过量而中毒。

四、供给量与食物来源

根据中国营养学会制定的《中国居民膳食营养素参考摄入量》2013修订版，各年龄组铜的推荐摄入量（RNI）见表8-9。

表8-9　我国铜的推荐摄入量（RNI）或适宜摄入量（AI）及可耐受最高摄入量（μg/d）

年龄（岁）	推荐摄入量（RNI）	可耐受最高摄入量（UL）
0 ～	0.3（适宜摄入量）	-
0.5 ～	0.3（适宜摄入量）	-
1 ～	0.3	2
4 ～	0.4	3
7 ～	0.5	4
11 ～	0.7	6
14 ～	0.8	7
18	0.8	8
孕妇	0.9	8
乳母	1.3	8

一般食物均含铜，含量较丰富的有肝、肾、鱼、血制品、坚果与干豆类，牡蛎、贝类含铜量特别高。牛乳含铜量很低。

（刘鹏举）

参 考 文 献

[1] 杜寿玢，陈伟主译. Krause营养诊疗学. 北京：人民卫生出版社，2016：90-91.

[2] Kraft MD. Phosphorus and calcium: a review for the adult nutrition support clinician. Nutr Clin Pract, 2015, 30 (1): 21-33.

[3] Onichimowski D, Goraj R, Jalali R, et al. Practical issues of nutrition during continuous renal replacement therapy. Anaesthesiol Intensive Ther, 2017, 49 (4): 309-316.

[4] Nystrom EM, Nei AM. Metabolic support of the patient on continuous renal replacement therapy. Nutr Clin Pract, 2018, 33 (6): 754-766.

[5] Rust P, Ekmekcioglu C. Impact of Salt Intake on the Pathogenesis and Treatment of Hypertension. Adv Exp Med Biol, 2017, 956 (1): 61-84.

[6] Palmer BF, Clegg DJ. Physiology and pathophysiology of potassium homeostasis. Adv Physiol Educ, 2016, 40 (4): 480-490.

[7] Volpe SL. Magnesium in disease prevention and overall health. Adv Nutr, 2013, 4 (3): 378S-383S.

[8] Cook JD, Reddy MB. Efficacy of weekly compared with daily iron supplementation. Am J Clin Nutr, 1995, 62 (1): 117-120.

[9] Moretti D, Goede JS, Zeder C, et al. Oral iron supplements increase hepcidin and decrease iron absorption from daily or twice-daily doses in iron-depleted young women. Blood, 2015, 126 (17): 1981-1989.

[10] Dev S, Babitt JL. Overview of iron metabolism in health and disease. Hemodial Int, 2017, 21 (Suppl 1): S6-S20.

[11] Jurowski K, Szewczyk B, Nowak G, et al. Biological consequences of zinc deficiency in the pathomechanisms of selected disease. J Biol Inorg Chem, 2014, 19 (7): 1069-1079.

[12] Sun D, Codling K, Chang S, et al. Eliminating Iodine Deficiency in China: Achievements, Challenges and Global Implications. Nutrients, 2017, 9 (4): E361.

[13] Vinceti M, Filippini T, Cilloni S, et al. The Epidemiology of Selenium and Human Cancer. Adv Cancer Res, 2017, 136 (1): 1-48.

[14] Vinceti M, Filippini T, Cilloni S, et al. Health risk assessment of environmental selenium: Emerging evidence and challenges. Mol Med Rep, 2017, 15 (5): 3323-3335.

[15] Bost M, Houdart S, Oberli M, et al. Dietary copper and human health: Current evidence and unresolved issues. J Trace Elem Med Biol, 2016, 35 (1): 107-115.

第九章

水、电解质与酸碱平衡

第一节 体液组成与内环境稳态

水是维持生命必不可少的营养素之一，为人体细胞提供生长环境，运送生长所需营养素。此外，水还介导肠道营养素吸收和废弃物排出。电解质是溶于体液的解离物质，也是人体不可缺少的营养素。细胞内外水分的多少，与其中电解质的含量密切相关。水电解质与酸碱平衡是维持体内环境稳定的重要因素之一。

一、体液组成

人体内含有的液体即为体液（body fluid），这些体液分布于细胞内、细胞外和结构系统。体液含量与人体脂肪组织和肌肉组织的量有关。成年男性肌肉组织较多，体液比例约为60%，女性因脂肪含量较多，体液约占50%。所有体液中2/3为细胞内液，剩余1/3为细胞外液（extracellular fluid，ECF）。细胞外液中又分为组织间液和血浆，前者占细胞外液的75%，后者为25%（表9-1）。此外，还有少量的淋巴液、脊髓外液和分泌液。肌腱、筋膜、骨骼和皮肤等结构组织中也有水分存在。人体还有一部分水为细胞转运水，包括消化道液、呼吸道分泌液、腺体分泌液、脑脊液、肾脏分泌液和眼内房水液，占比例非常少。随着年龄增加，体内肌肉量逐渐减少，总体水含量也随之下降，如果一个人体重一直维持70kg，随着年龄增加，每年大约会有1kg的水分下降。

表9-1 成人的体液组成（以体重70kg为例）

	占体重比例（%）	体液容量（L）
总体液量	60	42
细胞内液	40	28
细胞外液	20	14
组织间液	16	11
血浆	4	3

人体内各部分体液成分有很大区别，不同部分的体液彼此分隔又可以相互沟通，依赖的

是具有磷脂双分子层的细胞膜。水分子可以自由跨膜扩散，由细胞膜两侧的渗透压和静水压梯度来驱使。而有的物质则需要与镶嵌于细胞膜上的跨膜转运蛋白结合才能够从膜的一侧移动到另一侧。毛细血管壁充当了分隔血浆和组织液的屏障，但在管壁两侧渗透压和静水压梯度的作用下，体液也可以双向移动。血浆在血管中不断地循环流动，在体内分布最广，是体液中最为活跃的部分，使各部分体液得以相互沟通，并借之与外界进行物质交换。

体液中的主要成分是水和电解质，总量与年龄、性别和瘦体组织（lean body mass）有关。瘦体组织中的肌肉含水量最多，为75%～80%，而脂肪细胞完全不含水。小儿的脂肪组织较少，体液含量占体重的比例最高，随着年龄增大，体内脂肪逐渐增多，14岁以后体液占体重的比例已经与成人接近。60岁以上，不论男女，体液含量都逐渐减少至50%以下。

细胞内外的体液所含的电解质有很大不同。钠离子和钾离子是细胞内液和细胞外液中最主要的电解质。钠离子主要位于血浆和肠腔内，而钾离子主要存在于细胞内。作为维持血浆和细胞内液渗透压的主要因子，这些电解质影响着细胞内外液的交换。细胞内液的主要阴离子是HPO_4^{2-}和蛋白质，细胞外液的主要阴离子是Cl^-、HCO_3^-和蛋白质。消化液中也是以钠、氯离子的含量居多（表9-2）。

表9-2　消化道分泌液中的电解质

	Na（mmol/L）	K（mmol/L）	Cl（mmol/L）	HCO₃（mmol/L）	Vol（L/d）
唾液	30	20	95	15	1.0～1.5
胃液（pH＜4）	60	10	90	0	1.0～2.5
胃液（pH＞4）	100	15	100	5	1.0～2.5
胆汁	145	5	100	40	0.9～1.0
胰液	140	5	75	90	0.5～1.0
回肠引流	130	10	110	30	1.0～3.5
结肠引流	50	10	40	20	0.3

正常成年人的液体需要量与能量摄入量、体表面积（BSA）、体重有关。简单估算的公式为1ml/kcal；1500ml/m² BSA，或21～43ml/kg（平均32ml/kg）。而婴儿的体表面积相对更大，因此液体需要量为150ml/kg。水的摄入量和水排出量之间的差值即为水平衡。摄入水分包括液态水和食物水，体内物质氧化也可产生一部分的内生水。水的排泄途径包括尿液、汗液、消化道分泌液和不显性蒸发，一般可分为肾性和非肾性。计算水平衡应考虑必需水和任意水两部分。所谓必需水即人体生存所必需的摄入水和排出水，必需水摄入量应与必需水排出量相等。如果必需摄入水缺乏，必需排出水也相应减少。很多因素可影响必需摄入水和排出水量。高蛋白、高电解质摄入可导致摄入水量增加，以满足蛋白质代谢产物和过量电解质排出的水需要量。必需水并非人体最佳的水摄入和排出量。任意水为人体提供了液体平衡的缓冲空间。口渴是控制液体摄入量的指征之一，以避免人体缺水。血浆渗透压增高，血浆容

量减少或有效循环血容量减少都会出现口渴。但是，昏迷的患者和婴儿无法感觉是否口渴，并做出反应，因此可能迅速脱水。而有的患者接受抑制唾液分泌的药物，或患有头颈部肿瘤，也可能无法感觉口渴。老年人可能出现感觉异常和生理改变，因此也不易感觉口渴。老年人及营养不良患者可有总体水分丢失和细胞外水含量增加，加上利尿剂的作用，使老年人容易出现脱水。

在摄入水中，食物水占了相当大的量。蔬菜和水果等固体食物含水量非常大，几乎和自身体积一样。

此外，总体水含量还受到代谢的影响。体内物质氧化代谢产能的副产品是水和二氧化碳。1g食物脂肪的内生水为1.1ml，而1g蛋白质和1g碳水化合物完全氧化分别产生0.3ml和0.6ml水。体内蛋白质无法完全氧化，因此实际人体内产生的水量要少些。瘦体组织丢失时也有蛋白质和碳水化合物的氧化，1g非脂肪组织氧化产生0.15ml水。

细胞破坏也有水分产生。在分解代谢的时候，1g瘦体组织可释放0.73g细胞内水。

水的排出经由肾脏和肾外途径。人体每天产生约180L原尿，经肾脏过滤后，绝大部分都被重新吸收，最终形成的尿液为1000～2000ml。尿液中的主要成分为体内物质代谢后的废弃物及过量摄入的微量营养素。必须经肾脏排出的溶质称为肾脏容量负荷。每日的溶质排出可描述为mOsm/d或ml/L尿液。如果没有异常水分丢失，影响水平衡的主要因素就是肾脏容量负荷。经尿液排出的主要物质为蛋白质代谢产物（以尿素为主）和电解质（钠、钾、氯）。在病理状态下，尿液中还会出现葡萄糖和钙。

肾脏容量负荷决定了尿量的多少，由于正常尿液的浓度只能在1200～1400mOsm/L之间波动，因此为了排出所有的废弃物，就必须增加尿量排出。此外，溶质可在细胞外水积聚，导致脱水、高钠血症和氮质血症。

如果已知饮食中蛋白质和电解质含量，就可以计算潜在肾脏溶质负荷。如果人体处于氮平衡状态，每克蛋白质可产生5.7mOsm尿素；每毫克当量（mEq）电解质（钠、钾、氯）即产生1mOsm的肾脏溶质负荷，两者相加即使肾脏溶质负荷量。如果患者处于分解状态或合成状态，潜在肾脏溶质负荷与实际肾脏溶质负荷有所差异。

肾溶质负荷可用于评估尿量是否充足。人体的最少尿量为700ml/d，相当于30ml/h。人体最高的尿液浓度应当为1000mOsm/L，为了排出所有的溶质，必须保证一定的尿量。例如，一个人的尿液浓度为1000mOsm/L，他需要排出400mOsm的溶质，因此至少需要400ml尿液。肾脏有很好的稀释功能，因此800ml的尿液可以只排出500mOsm的溶质。通常情况下，尿量中溶质浓度为负荷浓度的1/2～2/3是正常的，除非存在一些病理问题如头部创伤、脱水等。肾脏以外的水丢失包括呼吸、皮肤、粪便排出。经呼吸、皮肤蒸发水分的同时有能量的释放，对于人体正常体温维持具有重要意义。正常体温病人在中性温度湿度情况下每天经呼吸道失水约为400ml，如果呼吸量加大，或在高温干燥环境下，丢失水量随之增加。体温每升高1℃，不显性失水可增加13%。经不显性失水丢失的能量占总能量消耗的25%，水分蒸发释放的能量约为0.58kcal/ml。正常环境下，出汗失水为400～600ml。在潮湿环境下进行重体力劳动时，出汗可达到10000ml。皮肤中血流量也影响了皮肤能量丢失，重度烧伤患者、皮肤病患者因失去皮肤保护而损失大量体内能量，与此同时也丢失大量水分。健康机体的结肠有很强大的重吸收水的功能，每天经粪便排出的水为100～150ml。如果发生腹泻，粪便中水、电解质含量就会增高。

二、内环境稳态

人体内绝大多数细胞并不与外界接触，只是浸浴在体内的细胞外液中，因此，细胞外液是机体细胞赖以生存的环境。生理学上将细胞外液称为机体的内环境（internal enviroment），来区别机体所处的外环境。内环境的温度、pH值、渗透压和各种液体成分等理化性质的相对恒定状态，被称为稳态（homeostasis）或自稳态。内环境的相对恒定是一种动态平衡，在一定范围内变动但又保持相对稳定的状态，是机体能自由和独立生存的首要条件。

稳态的维持是机体自我调节的结果，在正常情况下，由于细胞的代谢，机体不断消耗氧和营养物质，同时产生H^+和CO_2等代谢产物。外界环境因素，如酷热、严寒、低氧或吸入过多CO_2、饮食不当引起腹泻/呕吐等也会干扰稳态。但机体可以通过多个系统和器官的活动，使遭受破坏的内环境及时得到恢复，维持其相对稳定。例如，通过加强散热或产热可以调节体温；通过呼吸系统的活动可以吸入O_2，呼出CO_2；通过消化系统的活动可以补充各种营养物质；通过泌尿系统的活动可以排出H^+和多种代谢产物，而血液和循环系统则参与运输多种物质。稳态的维持还有赖于运动系统的活动，使机体得以觅食和躲避险境。神经和内分泌系统则通过调节各系统的活动，使稳态的调节更趋协调和完善。因此，稳态的维持需要机体各系统和器官的共同参与、相互协调。

稳态具有十分重要的生理意义。细胞的各种代谢活动都是酶催化的生化反应，细胞外液中需要有充足的营养物质、水和O_2，以及适宜的温度、离子浓度、酸碱度和渗透压。细胞膜两侧的不同离子浓度梯度和分布也是可兴奋细胞保持其兴奋性和产生生物电的重要保证。稳态的破坏会影响细胞功能活动的正常进行，高热、低氧、水、电解质和酸碱平衡紊乱等都会对细胞功能造成严重破坏，引起疾病，甚至威胁生命。因此，稳态是维持机体正常生命活动的必要条件。

三、内环境稳态的调节

人体可以视为由多个系统形成的高度有序的整体，各系统并非独立工作，每个系统都有助于其他系统和机体整体的内环境稳定。机体的健康取决于所有相互作用的人体系统的健康，一个系统内环境的破坏通常会对其他系统产生影响。因此，人体存在较为完备的调节系统和控制系统，对各系统、器官、组织、细胞的各种生理功能进行有效地调节和控制，维持机体内环境和各种生理功能的稳态，并及时对外界环境的变化做出适应性反应。

稳态调节包括3部分，即感受器、控制中心和效应器。感受器接受环境条件变化的信息，控制中心接收并处理由感受器传来的信息，最后，效应器通过抵御或增强刺激来完成控制中心的指令。这是一个持续进行的过程，可以不断恢复和维持内稳态。由于人体的内部和外部环境不断变化，必须不断进行调整以保持在设定点附近或接近设定点，保证生理功能的正常活动。机体生理功能的调节方式包括神经调节、体液调节和自身调节。神经调节通过反射影响生理功能，是人体生理功能最主要的调节方式。反射是指机体在中枢神经系统的参与下，对内、外环境刺激做出的规律性应答。除了感受器、控制中心（神经中枢）和效应器以外，还需要传入神经和传出神经的参与，共同完成整个反射弧。体液调节是指体内某些特殊的化学物质通过体液途径影响生理功能的一种调节方式。某些内分泌细胞产生的激素通过血液运输到全身各处，作用于相应的靶细胞，产生调节作用，称为远距分泌，例如甲状腺激素。有的细胞产生的生物活性物质在组织液中扩散，作用于邻近细胞，称为旁分泌，例如生长抑素抑制胰高血糖素分泌。某些神经元也可以合成具有生物活性的物质并释放入血，作用于远隔组织的靶细胞，称为神经分泌。人体内多数内分泌腺/内分泌细胞接受神经的支配，体液调节作为神经调节反射弧的传出部分，称为神经-体液调节，二者共同参与机体的调节。自身调节是指组织细胞不依赖于神经或体液因素，自身对环境刺激做出的适应性反应。上述3种方式中，神经调节反应迅速、精确，但效果持续短暂；体液调节则相对缓慢、持久而弥散；自身调节的范围和幅度都比较小。3种方式相互配合，使生理功能更趋完善。

第二节　水、电解质平衡

一、水钠平衡紊乱

体内水总量（toatl body water，TBW）随瘦体组织的多少而有所不同，按其所在分为细胞外液和细胞内液，其中细胞外液占1/3。水钠平衡紊乱临床上较为常见，病理生理学机制如下，细胞外液容量由尿钠排泄的变化来调节，而尿钠排泄的变化主要由肾素-血管紧张素-醛固酮系统和交感神经系统的活性改变介导，这两个系统促进钠潴留，而利钠肽则可以促进钠排泄。血浆钠浓度是通过改变水分摄入和排出来调节，而不是由钠平衡的改变来调节。低钠血症主要由摄入水无法排出所致，高钠血症主要是由丢失的水分尚未得到补充而导致，低血容量表示水钠丢失，水肿则主要是由水钠潴留导致。

渗透压的变化是调节细胞内外水和血管内外水移动的主要因素。体液的渗透压是由其所含的微粒总数所决定的，包括阳离子、阴离子和非电解质浓度。血浆中的溶质主要是钠盐，还有其他含量较少的离子、葡萄糖和尿素。由于尿素可穿过细胞膜达到平衡，因此对于水的跨膜移动几乎没有影响，所以由钠和葡萄糖构成了血浆有效渗透压，在维持细胞内外水平衡中起着决定性作用，正常范围为280～310mOsm/L。血浆中蛋白质产生的渗透压称为胶体渗透压，由于蛋白质分子量大，分子数少，产生的渗透压也较小，约为1.5mOsm/L。但蛋白质难以透过血管壁，所以，胶体渗透压在维持血管内外体液交换和血容量方面起着重要作用。正常情况下，血管内外、细胞内外的渗透压是相等的。渗透压发生变化时，水向渗透压高的一侧移动，溶质向低浓度一侧移动，来调节渗透压平衡。细胞内外的渗透压发生变化时，主要通过水分移动来调节。

由于钠离子是细胞外液，尤其是血浆中，含量最多的电解质，因此水和钠的平衡调节紧密相关，共同影响细胞外液的渗透压和容量。水平衡依靠渴感和抗利尿激素调节。当机体水分丢失，血浆晶体渗透压升高，刺激下丘脑视上核的渗透压感受器，侧面的渴觉中枢兴奋，主动思饮寻水，如果水来源无限制且吸收无障碍，就可以通过饮水来抵御各种程度的失水。

渗透压的变化同时刺激下丘脑视上核及室旁核分泌抗利尿激素（ADH），增加肾脏皮质和髓质集合管中主细胞顶膜对水的通透性，通过与高张力的间质组织达到渗透性平衡而促进水重吸收。引起ADH释放的渗透压阈值为280～290mOsm/L，低于这个值，循环中ADH极少，尿液被最大程度稀释（渗透压低于100mOsm/L）。高于此阈值时，ADH分泌呈相对较线性的进行性增加。此调节系统非常有效，尽管水摄入情况波动很大，但血浆渗透压的变化范围通常不会超过1%～2%。而渗透压降低时，肾脏通过制造比血浆更加稀释的尿液排出水分来调节水的平衡。体内钠含量的变化可导致细胞外液容量及有效动脉血容量的变化。高盐摄入导致血容量扩张时，利钠肽分泌增加，而肾素－血管紧张素－醛固酮系统则受到抑制，这些变化可促进较高负荷的钠经尿液排出。而容量减少时会有相反的作用。此外，有效动脉血容量减少还会激活肾素－血管紧张素－醛固酮系统和交感神经系统，这些激素变化会引起钠潴留和血管收缩，从而保持细胞外液容量和全身血压。

血浆有效渗透压和有效动脉血容量的调节常常是同时发生的，正常情况下，当机体摄入可同时改变血浆有效渗透压和有效动脉血容量的物质后，产生的激素反应会导致与摄入物质相似的成分经尿液排出，以此来使之维持在较窄的范围内，实现机体的内稳态。当血浆有效渗透压和细胞外液容量异常时会导致以下几种水钠平衡紊乱：低钠血症（水分过多或水中毒）；高钠血症（水分太少或脱水）；低血容量（细胞外液的主要溶质钠太少，或容量收缩）；血容量过多（细胞外液的主要溶质钠过多，有效动脉血容量扩张和高血压）和水肿或血容量过多（钠过多，伴间质间隙内水潴留）。经胃肠道或静脉摄入的水分不能完全排泄会导致低钠血症，按照血容量的多少可分为低容量性、等容量性和高容量性低钠血症。低容量性低钠血症，也称为低渗性低钠，由于失水的同时也丢失钠，失钠多于失水引起。如长期使用利尿剂、肾脏疾病、肾上腺皮质功能不全等，醛固酮分泌不足或药物抑制，使得肾小管对Na^+重吸收减少造成的。肾外原因则是经消化道丢失或皮肤丢失体液过多。细胞外液减少、血浆渗透压降低，易发生低血容量性休克。等容量性低钠血症主要见于抗利尿激素分泌不当综合征（SIADH），ADH持续分泌使得肾脏对水的重吸收加强，而钠被排出，造成血容量正常，血钠降低。应通过限制水的摄入来纠正，在严重时也可应用利尿剂促进水的排出和/或静脉输注高渗盐水。高容量性低钠血症，也称为水中毒。此时体内钠量正常或稍多，但由于水潴留使得体液量明显增多。如消化道吸收水分过多、急性肾衰竭造成排水减少或ADH分泌增多等情况。此时，血液稀释，细胞外液渗透压低，水从细胞外流向细胞内，造成细胞水肿。脑细胞肿胀和脑组织水肿会造成颅内压升高，出现中枢神经系统受压症状，严重时可引起脑疝。应限水、脱水/利尿，并静脉输注高渗盐水。

高钠血症的发生机制有几种：无电解质水的丢失过多；水分转移至细胞内；钠超负荷。根据血容量的状态，也可分成高容量性、等容量性和低容量性高钠血症。低容量性高钠，亦即高渗性脱水，特点是失水多于失钠，细胞外液和细胞内液量均减少。可能由水摄入减少引起，例如水来源缺乏，或各种原因导致的渴感减退。也可能为水丢失过多引起，过度通气造成的呼吸道黏膜不感蒸发增加；高热、大量出汗和甲亢造成的皮肤水丢失过多；尿崩症造成的经肾脏失水过多；以及呕吐、腹泻、消化道引流等造成的消化液丢失过多。不同途径的细胞外液丢失，其渗透压升高，细胞内液外流，细胞脱水皱缩，细胞内的钾也向细胞外移动，血液浓缩、血钾升高，尿中排钾也增多。应及时补充低渗液体，如5%葡萄糖溶液，由于钾排出增多，也应同时补钾。高容量性高钠血症由盐摄入过多造成，一部分为医源性，如治疗低渗或等渗性脱水时给予了过多的高渗盐溶液。在醛固酮增多症或库欣综合征（Cushing Syndrome）的患者，醛固酮分泌过多，引起肾远曲小管增加对水和Na^+的重吸收，形成水钠潴留和高钠血症，可以通过利尿去除过多的钠。等容量性高钠血症，也可称为原发性高钠血症，由于下丘脑受损，渗透压感受器阈值升高，渗透压调定点上移，渴觉中枢和渗透压感受器对渗透性刺激不敏感，只有渗透压明显升高于正常时，才刺激ADH分泌。但此类患者对容量调节是正常的，血容量减少时仍引起口渴感和ADH分泌，减少尿液排出，维持正常血容量。这一类型的高钠血症，其血容量基本正常，但细胞外液高渗引起水从胞内外流，造成细胞脱水皱缩，可导致颅内静脉破裂，进而颅内局部或蛛网膜下腔出血。应在治疗原发病的基础上补充充足水分降低血钠。

钠平衡紊乱有两种情况，低血容量和水肿。所有细胞外液容量降低即低血容量，严重时可造成休克。低血容量一般是由水钠丢失后没有得到补充造成的，如呕吐、腹泻、利尿剂治疗、出血或水分潴留于第三间隙。而经呼吸道和皮肤不显性失水增多时，细胞内液丢失比胞外液更多，通常不引起低血容量。随着血容量减少，血钠浓度随之发生变化，由丢失体液的成分和液体摄入量决定其变化方向，可以是正常的、降低的，也可能是升高的。但此时的血钠浓度并非最终结果，因为血容量减少可以刺激容量敏感性感受器，介导ADH释放，促进摄入的水分或输注的无电解质水被潴留，从而降低血钠浓度，与丢失液体成分无关。过多的液体在组织腔隙或腔内积聚造成水肿，这是钠过量和细胞外液容量扩张的表现。血管内外液体交换平衡失调时，毛细血管静水压增高而血浆胶体渗透压降低，血管内液体有效率过压升高，组织液生成增多，超过淋巴回流的代偿能力时，引起水肿。另外，毛细血管壁通透性增加时，蛋白从血管内滤出，使组织间液的胶体渗透压升高，促使水分和溶质也滤出，形成蛋白含量较高的水肿液。肾脏球−管平衡失调时，即可导致水钠潴留。当肾小球滤过率下降时就会导致水钠潴留；有效循环血容量减少时，心房感受器敏感性降低，利钠肽分泌减少，肾脏近曲小管重吸收水钠增加，导致水钠潴留；醛固酮分泌增多或ADH分泌增加，可激活肾素−血管紧张素−醛固酮系统，远曲小管和集合管对水和钠的重吸收也增加。这些因素都使得体内外液体交换平衡失调，造成水肿。在各种不同类型的水肿中，往往是多种因素先后或同时发挥作用。水肿液的比重低于1.015，蛋白含量低于2.5g%，细胞数少于5000/L，称为漏出液，往往与血浆胶体渗透压降低有关；而比重高于1.018，蛋白含量超过3g%，细胞数多且以白细胞为主时，称为渗出液，多是由于炎症等原因引起的毛细血管通透性增高造成的。水肿会影响细胞的营养代谢，并对器官组织功能活动造成不同程度的不利影响，需及时去除水肿诱因，积极纠正水肿状态。

二、钾平衡紊乱

人体内钾含量为50～55mmol/kg体重，90%在细胞内，是细胞内的主要阳离子。机体依靠肾脏调节和钾的跨细胞转移来维持钾的代谢平衡。钾的跨细胞转移主要通过Na^+-K^+泵（Na^+-K^+-ATP酶）或H^+-K^+泵来实现。细胞外液钾离子浓度升高、碱中毒、高胰岛素水平、儿茶酚胺水平升高均可促进细胞摄钾；而酸中毒、细胞外液渗透压急性升高和反复肌肉收缩都可促进钾离子从细胞内移至胞外。肾脏对钾的调节过程中除了肾小球滤过和近曲小管、髓襻重吸收钾之外，主要是依靠远曲小管和集合管对钾的分泌和重吸收来调节体内钾含量的平衡。前两个步骤中，钾的移动都是单向的，而在远曲小管和集合管中，可以根据细胞外液钾浓度的变化、醛固酮水平的变化、酸碱平衡等条件，进行主动分泌K^+或增加重吸收来调节排泄钾的量。此外，肠道和皮肤也可以少量排钾，一般不超过摄入量的10%。

钾代谢障碍通常以血钾浓度的变化来体现，正常血钾浓度为3.5～5.5mmol/L，代谢异常时可出现低钾血症或高钾血症。除了前述各种因素引起钾转移至细胞内增多以外，钾摄入不足或丢失过多亦会引起低钾血症，血K^+<3.5mmol/L。正常情况下，钾的摄入量为40～120mmol/d，随后大多数从尿中排出。钾缺乏的情况下，肾脏可以减少钾的排泄，最低至5～25mmol/d，单纯的摄入减少极少会导致显著的低钾血症，但是，当钾摄入较少与另一个促使钾排出增多因素同时出现时，低钾摄入会增加钾缺乏的严重程度。钾经尿中或胃肠道丢失增多是引起低钾血症的主要原因。呕吐、腹泻或消化道引流等导致的胃肠道分泌物丢失都可引起钾丢失，但机制不同。由于胃分泌物中含钾量很低，呕吐时，经消化液造成的钾丢失很少，主要是胃酸大量减少，机体出现代谢性碱中毒，血浆碳酸氢根浓度增加会使滤过的碳酸氢盐负荷增加，超过了其重吸收阈值。因此，更多的碳酸氢钠和水被运送至远端钾分泌部位。这与低血容量诱导的醛固酮释放增加相结合，其净效应为钾分泌增加和可能的大量尿钾丢失。与胃液丢失不同，大部分情况下，下消化道液体丢失中的钾浓度相对较高（20～50mmol/L），持续感染性腹泻可使得钾经由粪便丢失。尿钾丢失增多引起的低钾血症主要是由于醛固酮刺激上皮钠通道（epithelial sodium channel，ENaC）的钠重吸收而起作用。阳离子钠的重吸收使得管腔相对呈负电性，从而促使钾通过位于管腔膜上的钾通道从肾小管细胞被动分泌进入管腔。与此同时，运送至远端集合管的钠增加，尤其是伴有不能被重吸收的阴离子（呕吐或近端肾小管性酸中毒时的碳酸氢根、糖尿病酮症酸中毒时产生β-羟丁酸，或应用大剂量青霉素治疗后机体产生的青霉素衍生物）时，更多被运送的钠被重吸收，而作为交换，钾分泌会显著增多。此外，在快速减轻体重时应用低能量（200～800kcal/d）膳食时，也可引起低钾血症。这可能是与减少碳水化合物摄入导致的生酮作用引起尿钾排泄增加有关。

高钾血症是指血K^+>5.5mmol/L，主要原因是尿排钾障碍、钾分布异常或经静脉快速高浓度补钾所致。肾小球滤过率下降，各种疾病引起的醛固酮分泌不足或远曲小管和集合管对醛固酮反应不足均可造成钾排出减少，血钾升高。酸中毒、高血糖合并胰岛素不足，以及某些药物，如β受体阻滞剂，通过干扰Na^+-K^+泵功能减少细胞摄取钾等原因使得钾离子在细胞内外分布异常，血钾升高。此外，还有一些少见原因也可引起钾离子从细胞内移入细胞外液：洋地黄过量，可呈剂量依赖性抑制钠－钾-ATP酶泵；大量红细胞输注，血制品在贮存期间红细胞内的钾离子渗漏到细胞外；治疗难治性代谢性碱中毒时应用精氨酸，阳离子精氨酸进入细胞内可能引起钾外流，以保持电中性。在判断高钾血症时首先应排除假性高钾血症，通常由血液样本采集期间或之后钾离子移出细胞所致的血清钾浓度测量值升高。如果患者无症状，也无相关心电图表现及病因，应怀疑可能为假性高钾血症。最常见的原因与采血技术相关，如静脉穿刺时的机械性创伤可导致红细胞释放钾离子；采血期间反复握拳可使钾离子移出细胞，引起血清钾浓度急性升高1～2mmol/L以上。

三、镁平衡紊乱

镁平衡，取决于镁的摄入和排泄。镁的平均每日摄入量为360mg（15mmol），其中大约有1/3被吸收，主要通过小肠的可饱和转运系统和被动扩散两者来实现。吸收的镁有100mg通过尿排泄，以此来实现镁的平衡。约80%的总血浆镁在肾小球滤过，仅有15%～25%经超滤过的镁在近端小管顺着由钠和水的重吸收产生的浓度梯度被动重吸收，60%～70%超滤过的镁在髓袢的升支粗段通过细胞间的细胞旁扩散被动重吸收，而5%～10%在远端小管重吸收。血浆镁浓度是尿镁排泄的主要生理调节因素，高镁血症可抑制髓袢部位镁（和钙）的转运，增加尿镁排泄；而低镁血症可刺激镁转运，从而减少进一步的镁丢失。高钙血症也可抑制镁（和钙）的重吸收，导致高镁尿症和高钙尿症。镁的主要储存部位是骨骼，这部分镁很难与循环镁进行交换。

正常血清镁浓度0.75～1.25mmol/L，低于0.75mmol/L为低镁血症，是常见疾病，在住院患者中的发生率为12%，ICU患者中可高达60%～65%。低镁血症的机制主要是胃肠道丢失或肾脏丢失。由于血浆中的镁几乎不能与储量大得多的骨骼和细胞内镁快速交换，因此，比较轻微的镁缺乏即有可能引发低镁血症。胃肠道分泌物中含有镁，其丢失会导致低镁血症。下消化道分泌物的镁含量（7.5mmol/L）远高于上消化道（约为0.5mmol/L），因此腹泻比呕吐更容易引起低镁血症。可能会引起低镁血症的常见情况包括急慢性腹泻、吸收不良和脂肪泻以及小肠旁路手术，以及长期应用质子泵抑制剂类药物（PPI）。肾脏丢失是引起低镁血症的另一个重要机制，祥利尿剂、噻嗪类利尿剂和某些肾毒性药物（氨基糖苷类、两性霉素B、顺铂、地高辛等）均能抑制镁的重吸收，而保钾利尿剂可能会增加镁的转运并降低镁排出。细胞外液容量扩张（如原发性醛固酮增多症）时，钠和水重吸收减少可降低镁的被动转运，如持续存在这种情况可导致轻度低镁血症。长期酗酒者约有30%出现低镁血症，与酒精诱发的肾小管功能障碍、膳食缺乏、急性胰腺炎和腹泻等因素有关。甲旁亢或其他原因所致的高钙血症也可引起轻度低镁血症，这是因为在一定程度上钙和镁在髓袢升支粗段中竞争转运功能。糖尿病患者血糖控制不佳时也可出现低镁血症，这与尿镁排泄增加有关，可通过以胰岛素纠正高血糖逆转。低镁血症时，由于Mg^{2+}竞争性抑制Ca^{2+}进入轴突的作用减弱，乙酰胆碱释放增多；Mg^{2+}抑制乙酰胆碱受体敏感性的作用减弱；Mg^{2+}对神经和骨骼肌抑制作用减弱；能量代谢障碍；对平滑肌抑制作用减弱等机制，使得神经-肌肉和中枢神经系统应激性增高，并出现呕吐或腹泻。也通过影响钾离子以及Na^+-K^+泵，使得心肌细胞自律性和兴奋性提高，从而出现房性期前收缩、室性期前收缩、室上性心动过速和心室颤动等类型的心律失常。低镁血症时还常常伴有低钙血症和低钾血症出现，在补充镁的同时，还需要纠正其他电解质紊乱。

高镁血症主要见于肾功能受损和快速大量补镁（包括静脉、口服或灌肠）。有10%～15%的住院患者出现高镁血症，通常是在肾衰竭的情况下发生，血镁水平随着肾功能的下降而升高，终末期肾病（end-stage renal disease，ESRD）患者血镁甚至可达到1.5mmol/L

左右。治疗妊娠妇女的先兆子痫或子痫时往往静脉输注 $MgSO_4$，以降低神经肌肉的兴奋性，此时血镁可达到 2.5～3.5mmol/L 甚至更高，口服 $MgSO_4$ 意外中毒或长期应用作为泻药，很可能引起高镁血症，尤其是合并有肾功能不全时。其他如糖尿病酮症酸中毒、溶瘤综合征、肾上腺功能减退以及家族性低尿钙性高钙血症等少见情况，也可引起高镁血症。高镁血症对机体的影响，体现在抑制神经-肌肉接头的兴奋性传递和中枢神经系统的突触传递，发生肌无力甚至弛缓性麻痹；抑制房室传导和心室内传导，抑制心肌兴奋性，出现缓慢性心律失常；抑制血管平滑肌，引起外周血管阻力降低和动脉血压下降，抑制内脏平滑肌，引起嗳气、呕吐、便秘、尿潴留。如果肾功能正常，停用镁制剂即可纠正高镁血症，也可应用袢利尿剂促进尿镁排泄。如 GFR 降低，可在上述措施基础上加以静脉输注生理盐水或其他等张液体，利尿剂剂量也可能需要增加。对于有症状的高镁血症患者，应当静脉给予钙剂作为镁的拮抗剂，以逆转高镁血症对神经肌肉和心脏的影响。常规剂量为：钙元素 100～200mg，持续给予 5～10 分钟。

四、钙磷平衡紊乱

钙磷稳态的维持与他们在肠道、骨骼和肾脏中的转运密切相关。人体内总的钙和磷都只有一小部分存在于血浆中。血浆中的钙约有 40% 与白蛋白结合，15% 与不同盐类盐络合，45% 以具有生理意义的离子钙（也称游离钙）形式存在。血浆中的磷同时存在有机和无机两种形式，有机磷包括磷脂、磷酸酯和无机磷酸盐。无机磷酸盐完全以离子形式存在，在循环中主要为 HPO_4^{2-} 或 $H_2PO_4^-$。血浆离子钙和无机磷酸盐浓度受激素调节，钙平衡主要受甲状旁腺激素（parathyroid hormone，PTH）和骨化三醇（1,25-双羟维生素 D）调节，影响肠道的钙吸收、骨形成和骨吸收以及尿钙排泄。磷平衡也主要由 PTH 调节，但也受成纤维细胞生长因子 23（fibroblast growth factor 23，FGF-23）及其辅因子 Klotho 的调控，它们可以共同或分别促进肾脏排泄磷。

正常成年人每日通过膳食摄入钙约 1000mg，其中有 400～500mg 被吸收，但有 300mg 通过消化道分泌而从粪便中丢失，净吸收 100～200mg，在正常情况下有相当于此数量的钙通过尿排泄。摄入的钙可在全肠道通过细胞旁路钙转运途径吸收，也在十二指肠和近端空肠通过主动跨细胞途径吸收。后一种方式需要骨化三醇的参与。骨骼是钙的主要储存库，骨钙以羟磷灰石 [$Ca_{10}(PO_4)_6(OH)_2$] 的形式存在，通过成骨细胞和破骨细胞的作用，与血浆中的钙维持动态平衡。血浆中的钙只有游离钙可经肾小球滤过，滤过后 70% 在近端小管中和钠一起通过被动方式被重吸收，约 20% 由髓袢升支粗段（thick ascending loop of Henle，TALH）通过被动的细胞旁路机制重吸收，剩余 10%～15% 的钙在肾单位远端通过跨细胞机制重吸收，最终尿钙排泄只占滤过的 3%～5%。PTH、维生素 D、FGF-23、降钙素和雌激素等激素通过相互作用来调节血钙浓度。PTH 是甲状旁腺为应对血浆离子钙减少而分泌的一种多肽，当血钙浓度下降时，PTH 分泌增多，增加 1-α-羟化酶的活性，促进肾脏合成骨化三醇来增加肠道对钙和磷酸盐的吸收；动员现有骨钙，并结合破骨细胞促进骨吸收；以及快速增加肾单位远端对钙重吸收，以此来恢复血钙水平。血浆钙浓度小幅上升后，结合甲状旁腺的钙敏感受体（calcium-sensing receptor，CaSR）而降低 PTH 的分泌，从而在这些过程中发挥负反馈作用。另外，骨化三醇增加也会抑制甲状旁腺产生和分泌PTH。骨化三醇除了促进肠道吸收摄入钙以外，还可以增加肾脏远曲小管和集合管对钙的重吸收，以及可能影响骨吸收，来完成对血钙的调节。除PTH和骨化三醇外，钙离子可通过CaSR介导的信号转导来直接影响肾脏的钙转运以及钠和钾的转运。

膳食中的磷摄入后主要在小肠吸收，骨化三醇调节Ⅱb型钠磷协同转运蛋白（NaPi-Ⅱb）实现磷的钠依赖途径转运，此外还存在非钠依赖途径转运，后者不受激素调控。吸收后的磷酸盐主要以羟磷灰石的形式存在于骨骼中，可以根据血浆磷酸盐水平变化来进行动员，与之形成动态平衡，其过程与骨钙动员类似。当磷摄入充足，血清磷酸盐水平正常时，大多数经肾小球滤过的磷酸盐都由近端小管重吸收，有10%～20%通过尿液排泄。稳态血清磷酸盐浓度最重要的决定因素是近端肾小管的磷酸盐重吸收阈值。磷酸盐的重吸收情况取决于膳食磷摄入、血清磷酸盐浓度、PTH、FGF-23、骨化三醇和其他调磷因子的活性。

根据上文钙磷代谢内容可知，当甲状旁腺功能减退时，PTH减少，破骨减少，成骨增加，导致低钙血症。维生素D代谢障碍（维生素D缺乏；肠吸收障碍；维生素D羟化障碍）时，活性维生素D减少，肠钙吸收减少，尿钙增多，引起低钙血症。慢性肾衰竭时，肾实质破坏，维生素D羟化不足，肠钙吸收减少；肾排磷减少，血磷升高，肠道磷酸盐增多，与钙结合，进一步降低摄入钙的吸收；骨骼对PTH敏感性降低，骨钙动员减少。低镁血症时，减少PTH分泌，并降低靶器官对PTH的反应性。急性胰腺炎时，机体对PTH反应性降低，胰高血糖素和降钙素分泌亢进，胰腺坏死组织释放脂肪酸与钙产生皂化反应，影响肠道吸收钙。此外，各种原因造成血浆白蛋白水平降低时，血浆总钙浓度也降低（此时离子钙水平可能正常，亦即假性低钙血症）。而如果进入循环的钙超过排泄至尿液或沉积于骨骼的钙，也就是骨质吸收加速、胃肠道过度吸收钙或肾脏钙排泄减少时，则会发生高钙血症。原发性甲状旁腺功能亢进和恶性肿瘤是高钙血症最常见的病因，占所有病例的90%以上。原发性甲旁亢中，PTH增多，介导的破骨细胞激活，骨质吸收增加，且肠道吸收钙也增多。某些晚期和长期肾衰竭患者中，甲状旁腺增生可能逐渐进展为自主过度生成PTH，血清钙浓度升高也无法抑制，血清PTH浓度升高可导致高钙血症。许多恶性肿瘤患者会发生高钙血症，在骨转移患者中，肿瘤细胞直接诱导局部骨质溶解，TNF及IL-1等细胞因子似乎通过刺激破骨细胞前体分化为成熟破骨细胞，进而增加骨吸收来升高血钙。非转移肿瘤患者中则是因为分泌PTH相关蛋白，或单个核细胞不依赖PTH在肾外将骨化二醇转化为骨化三醇，促进钙吸收（淋巴瘤），或因异位分泌PTH而升高血钙。在钙吸收的机制中，由骨化三醇刺激的小肠主动转运具有更加重要的生理意义。正常情况下，单纯增加摄入钙不引起高钙血症，因为血钙的初始升高会抑制PTH释放，进而抑制骨化三醇合成，从而减少肠道吸收钙。但在慢性肾脏疾病基础上，尿钙排泄减少的同时增加钙摄入则造成高钙血症。高钙血症可使神经、肌肉兴奋性降低，尤其是心肌兴奋性和传导性降低，可出现房室传导阻滞。肾脏对高钙血症也很敏感，肾小管容易受损伤，出现水肿、坏死，甚至肾小管纤维化、肾钙化和肾结石。血钙浓度＞4.5mmol/L时，可发生高钙危象，患者易死于心搏骤停、坏死性胰腺炎和肾衰竭等。一旦发现高钙血症，应及时去除诱因，并给予降钙治疗。

小肠吸收磷减少、尿磷排泄增加，以及磷大量向细胞内转移时可出现低磷血症，血磷水平＜0.8mmol/L。通常无特异性症状，但机体ATP合成不足，红细胞内2,3-二磷酸甘油酸（2,3-DPG）减少，严重时可出现肌无力、感觉异常、鸭态步、佝偻病、病理性骨折、抽搐或昏迷。在长期摄入不足的患者进行营养支持时，尤应警惕，及时诊断，适量补磷。当磷酸盐进入细胞外液的速度超过可被排泄的速度时，会发生高磷血症。如短时间内大量磷负荷（内源性或外源性）、细胞内磷酸盐转移至细胞外、急慢性肾脏病，以及原发性近端磷酸盐重吸收增加。在急性或慢性肾衰竭时，磷酸盐经肾脏滤过和排泄减少，但很快会在PTH和FGF-23分泌增加的影响下，减少近端肾小管重吸收磷来维持磷酸盐平衡。当GFR＜20ml/min时，磷酸盐的重吸收达到最大程度抑制，尿液中磷酸盐的排泄不再与其摄入保持同步，发生高磷血症。在肾功能正常时，可因甲状旁腺功能减退，使得PTH分泌不足或肾脏对PTH抵抗，引起近端肾小管重吸收磷增加，进而引起高磷血症。同时由于骨吸收减少和尿钙排泄，还会存在低钙血症。可以通过膳食限制和使用磷结合剂减少肠道磷酸盐吸收，从而降低血磷浓度。

第三节　酸碱平衡

　　人体的体液环境必须有适宜的酸碱条件才能维持正常的代谢和生理功能。虽然人体每天摄入很多酸性食物和碱性食物，体内也不断产生酸性或碱性代谢物，但是通过体内各种缓冲系统和肺、肾的调节，使得血浆酸碱度总是维持在一个较窄的弱碱性环境范围内，以动脉血pH值来看，是7.35～7.45，而静脉血会低0.02～0.05pH值单位。人体内每日生成的酸分为挥发酸与非挥发酸。糖、脂肪和蛋白质分解代谢的最终产物是二氧化碳（CO_2）和水（H_2O），二者结合生成碳酸（H_2CO_3），碳酸可释放出H^+，也可形成气体CO_2，从肺排出体外，因此称为挥发酸，而肺脏对挥发酸的调节称为酸碱平衡的呼吸性调节。非挥发酸，也称为固定酸，只能通过肾脏从尿排泄，主要来源是蛋白质分解代谢产生的硫酸、磷酸和尿酸等。非挥发酸的其他来源还有糖酵解生成的甘油酸、丙酮酸和乳酸；脂肪分解生成的β-羟丁酸和乙酰乙酸；酸性食物和酸性药物等。

　　血液缓冲系统中，[$NaHCO_3$]/[H_2CO_3]缓冲对在细胞外液中含量最多，缓冲能力最强，可以缓冲非挥发酸，通过肺和肾脏对H_2CO_3和HCO_3^-的调节使缓冲物质易于补充和排出。肺脏通过调节CO_2的排出来调节血浆内H_2CO_3的含量，这个过程可以在几分钟内快速反应并达到高峰。细胞缓冲是通过H^+和K^+的细胞内外移动来调节酸碱度的，同时还伴有HCO_3^-与Cl^-的细胞内外交换。肾脏通过分泌H^+和回收$NaHCO_3$来调节酸碱，作用启动很慢，常在酸碱失衡12～24h才发挥作用，但效率高，持续久。这几种不同的机制共同作用调节体内酸碱平衡。血液缓冲最为迅速，一旦有酸性或碱性物入血，立即发动缓冲物质与其反应，强酸强碱中和为弱酸弱碱。但与此同时，缓冲系统本身也被消耗，作用不能持久。肺脏调节紧随其后，在30分钟内达到峰值，通过改变肺泡通气来调节H_2CO_3的浓度，但仅调节CO_2，对非挥发酸不能缓冲。3～4h内细胞内液缓冲系统逐渐通过细胞内外离子的移动来调节酸碱平衡，但伴有血钾浓度的改变。12～24h内，肾脏调节逐渐发挥作用，对排出非挥发酸和保留$NaHCO_3$具有重要作用。

　　虽然机体对酸碱负荷有多种缓冲系统和有效的调节机制，但仍有很多因素导致负荷过度或调节障碍，从而引起酸碱平衡紊乱。血清pH值取决于HCO_3^-与H_2CO_3的比值，pH为7.4时，比值为20:1。依据Henderson-Hasselbalch方程的原理定义，动脉血pH<7.35为酸血症，倾向于降低细胞外液pH值的过程（H^+增多）称为酸中毒，其原因可能是HCO_3^-浓度降低和/或PCO_2升高；动脉血pH>7.45为碱血症，倾向于升高细胞外液pH值的过程（H^+降低）称为碱中毒，其原因可能是HCO_3^-浓度升高和/或PCO_2降低。使血清HCO_3^-浓度和pH降低的异常称为代谢性酸中毒；使血清HCO_3^-浓度和pH升高的异常称为代谢性碱中毒；使动脉血PCO_2（$PaCO_2$）升高并降低pH值的异常称为呼吸性酸中毒；使$PaCO_2$降低并升高pH值的异常称为呼吸性碱中毒。存在上述中的一种异常，即为单纯型酸碱平衡紊乱，并且随之会出现呼吸代偿或肾脏代偿。如果存在一种以上的酸碱平衡紊乱，且有低于或高于预期的呼吸或肾脏代偿，可以考虑存在混合型酸碱平衡紊乱。

当代谢性酸碱平衡紊乱使血清HCO_3^-减少（代酸）或增多（代碱）时，应当有适度的呼吸代偿使PCO_2朝着与HCO_3^-变化相同的方向移动（代酸时降低，代碱时升高），呼吸代偿减少了HCO_3^-与PCO_2比值的变化，因而减少了pH的变化。当呼吸性酸碱平衡紊乱使PCO_2增加（呼酸）或减少（呼碱）时，HCO_3^-随即出现小幅变化，与PCO_2变化方向相同。当这种呼吸异常持续数分钟至数小时，肾脏会促使HCO_3^-出现较大变化，仍与PCO_2变化方向相同。这些HCO_3^-的变化会减少pH值的改变。代谢性酸中毒时，由于呼吸代偿，HCO_3^-每下降1mmol/L，$PaCO_2$降低约1.2mmHg，但是这种代偿有其限度，当严重代酸时，HCO_3^-低于6mmol/L，$PaCO_2$最多可降至8～12mmHg。且由于呼吸肌疲劳，这种代偿能维持的时间有限。在代酸时还应计算血清阴离子间隙（anion gap，AG），这是血浆中未测定的阴离子（undetermined anion，UA）与未测定的阳离子（undetermined cation，UC）的差值，即AG＝UA-UC。血浆中可测的阴离子是指HCO_3^-和Cl^-，占85%，UA包括Pr^-、HPO_4^-、SO_4^{2-}和有机酸阴离子，可测的阳离子主要是Na^+，占90%，而UC包括K^+、Ca^{2+}和Mg^{2+}。代谢性酸中毒可能为AG增高型（AG>16mmol/L），常见于非挥发酸增多的情况，包括磷酸盐、硫酸盐潴留、乳酸堆积、酮症酸中毒、水杨酸中毒等。AG正常的代酸，即高氯型酸中毒，如严重腹泻时，经粪便丢失大量碳酸氢盐，引起AG正常型酸中毒。但腹泻同时可造成低血容量，也能导致乳酸酸中毒和肾功能不全伴AG增高型酸中毒。代谢性碱中毒的呼吸代偿使得HCO_3^-每升高1mmol/L，PCO_2随之升高约0.7mmHg，最高代偿限度不超过55mmHg。急性呼吸性酸中毒的代偿反应使得PCO_2每升高10mmHg，HCO_3^-增加1mmol/L，如PCO_2持续升高，HCO_3^-则继续逐渐增加，维持3～5天后转为慢性呼酸，此时，PCO_2升高10mmHg，HCO_3^-代偿幅度可高达5mmol/L。这样的代偿反应使得轻中度慢性呼酸（PCO_2低于70mmHg）时动脉血pH值处于正常低限或轻度降低。所以，由轻中度慢性呼酸发展至重度酸血症，则表明同时存在代谢性酸中毒或叠加了急性呼吸性酸中毒。反之，pH值在7.40以上，提示同时存在代碱＋呼碱。呼吸性碱中毒时，代偿反应使PCO_2每降低10mmHg，HCO_3^-下降2mmol/L，持续3～5天后转为慢性，则代偿幅度可提升至伴随降低4～5mmol/L（PCO_2降低10mmHg）。

酸碱平衡紊乱的诊断需要测定动脉血pH值和$PaCO_2$，并检查血清电解质水平，以便发现潜在的异常并评估是否存在混合型酸碱平衡紊乱。根据动脉血pH值、$PaCO_2$和HCO_3^-浓度，可以明确存在哪种酸碱失衡，如$PaCO_2$和HCO_3^-有大幅度变化而pH值正常，或$PaCO_2$和

HCO_3^-变化方向相反，说明存在混合型酸碱平衡紊乱。应进一步确定并解决每种异常的原因。

（李海龙）

参 考 文 献

［1］朱大年，王庭槐．生理学．第8版，北京：人民卫生出版社，2013．

［2］Rose BD，Post TW．Clinical Physiology of Acid-Base and Electrolyte Disorders，5th ed，McGraw-Hill，New York．2001．

［3］蒋朱明．临床水与电解质平衡．第3版，北京：人民卫生出版社，2013．

第 十 章

胃肠道中肠道菌群组成及功能概述

一、肠道菌群与肠道微生态

（一）肠道菌群的组成

1. 数量巨大、种类繁多　人体胃肠道，特别是末端回肠和结肠中，有数量巨大、种类繁多的微生物定植，其中以细菌为主，还包括真菌、病毒、少量的古生菌及原虫等，统称为肠道菌群，又被称为"被遗忘的器官"。据目前了解，无论从数量还是临床意义上，细菌均占据主要地位，且当前研究也主要集中于细菌，故通常所述肠道菌群多指其狭义的概念，即限于细菌的范畴。

据估计，肠道菌群数量高达10^{14}个，是人体细胞数量的10倍左右，包含30个属、500～1000余种，其携带基因组数目为人体基因组的100～150余倍。因此，肠道菌群被称为人类的"第二基因组"。

肠道菌群主要包括以下7个菌门，即厚壁菌门、拟杆菌门、放线菌门、变形菌门、梭杆菌门、疣微菌门和蓝藻菌门。在健康成年人的肠道菌群中，厚壁菌门与拟杆菌门为优势菌，约占肠道菌群的90%。

2. 复杂性、动态性　肠道菌群的组成具有高度复杂性。一方面，肠道菌群数量巨大、种类繁多；另一方面，肠道菌群的分布具有一定的时间和空间上的特异性。肠道菌群的时间特异性主要指其形成经历了一段从无到有、趋于稳定的时间过程，具体内容将在后文中阐述；其空间特异性则具体表现在各段消化道之间菌群数量和种类上存在明显差异。肠道菌群分布的一般规律是，胃肠内细菌的数量自上而下逐渐增加，如胃和十二指肠中的细菌含量为$10～10^{3}/g$，空肠和回肠中为$10^{4}～10^{7}/g$，跨越回盲瓣后细菌含量明显增多，结肠中细菌含量为$10^{11}～10^{12}/g$。另外，在种类的分布上，胃、十二指肠及小肠上段的菌群以少量的需氧菌为主，如链球菌、葡萄球菌，而远端回肠及结肠则以类杆菌、大肠杆菌和芽胞杆菌为代表的厌氧菌为主。

肠道菌群的组成并不是一成不变的，而是受各种因素的影响或调控，处于动态变化中，即具有动态性的特点，具体内容将在后文"肠道菌群的影响因素"中进一步阐述。

3. 肠道菌群的分类

（1）依据细菌定植部位：分为定植于黏膜层的膜菌群和定植于肠腔内黏膜表层的腔菌群。

（2）依据细菌来源：分为肠道常驻菌群和过路菌群，前者为优势菌，在肠道中稳定存在，后者则数量少且不稳定。

（3）依据细菌需氧程度：分为厌氧菌、兼性厌氧菌及需氧菌。

（4）依据细菌作用：分为生理菌、条件致病菌和病原菌。生理菌指在正常情况下肠道中正常存在的、与宿主共生的菌群，多为专性厌氧菌，是肠道的优势菌群，约占肠道菌群的99%以上，包括类杆菌属、双歧杆菌属、乳酸杆菌属、柔嫩梭菌属和球形梭菌属等，对维持机体的健康至关重要。条件致病菌也是肠道中正常存在的菌群，以兼性厌氧菌为主，当机体抵抗力下降或菌群失调时则可致病，如肠球菌和大肠埃希菌。病原菌则是外来的致病菌群，如变形杆菌和假单胞菌，正常情况下少量过路病原菌尚不足以致病，其数量较多时则致病。

（二）肠道菌群的形成

人体内肠道菌群的形成经历了一个从无到有、逐渐稳定的过程。目前大多数学者认为，肠道菌群的建立是自出生之后开始的。婴儿出生后，通过与外界环境的接触、饮食等途径，各种微生物进入肠道内定植，肠道菌群的组成逐渐趋于复杂，最终形成相对稳定的肠道微生态体系。通常，1～3岁时，肠道菌群的组成和丰度便可达健康成人水平。

肠道菌群的组成由宿主基因型决定，同时受生产方式、后天的环境及饮食等因素的影响。顺产婴儿肠道菌群的组成与母亲产道内菌群的组成较为相似，而剖宫产婴儿由于受母体皮肤菌群、产房环境等因素的影响，其肠道菌群组成的差异较大。在婴儿早期肠道菌群的建立阶段，如果存在严重的营养不良、使用抗生素等因素，肠道菌群的种类和丰度则会显著降低，其发育成熟也会受到严重影响，且该影响可能具有终生效应。所以，肠道菌群的建立至成熟阶段可能是一个关键的调控节点。

（三）肠道微生态的概念

随着对肠道菌群及其生理病理意义的进一步研究，逐渐形成了肠道微生态的概念。肠道细菌、真菌、病毒等所有的肠道微生物群及其代谢产物与宿主及环境之间相互作用，构成了一个复杂、庞大的微生态系统，即肠道微生态。而研究肠道微生物群与宿主之间相互关系的新兴生命科学，即为肠道微生态学。

在正常生理状态下，肠道微生物群与宿主之间互利共生，并受环境因素的影响，形成一种动态平衡，称为肠道微生态平衡。此时，肠道菌群的种类、数量和分布等均处于一种相对稳定的状态，该状态对于肠道正常功能乃至整个机体健康的维持均具有重要的意义。当受到病理因素的作用时，肠道微生态平衡将被打破，导致肠道菌群的组成或分布发生改变，即出现菌群失调或菌群易位，从而引起一系列疾病的发生或原有病情的加重。目前研究认为，肠道微生态的失衡与腹泻、便秘、消化不良、肠易激综合征、炎症性肠病、肠道恶性肿瘤、非酒精性脂肪性肝病、肝硬化、自身免疫性疾病、心血管疾病和神经精神性疾病等多种疾病的发生发展存在关联。

（四）肠道菌群与宿主之间的相互作用

肠道菌群与宿主之间相互制约、相互依存，形成的稳定共生关系，是肠道微生态平衡的关键组成部分。二者之间的平衡关系通过多种相互作用机制来维持。

一方面，宿主为肠道菌群提供了其赖以生存的环境，并为其提供了丰富的营养物质；另一方面，宿主肠上皮可通过分泌抗菌肽和免疫球蛋白（sIgA、sIgG等）等物质选择性地调控肠道菌群的生长，影响肠道菌群的空间分布。另外，近期研究报道，肠上皮细胞分泌的microRNA能进入细菌并与其核酸序列结合，从而调控其基因的表达，影响细菌生长。

肠道菌群参与了宿主的许多生理过程，如消化吸收、物质代谢、免疫调节、维持肠道黏膜屏障、维持机体内环境稳态、抑制肿瘤发生发展等，对于机体健康的维持至关重要。具体内容将在"肠道菌群及其代谢产物的功能"中进一步阐述。

（五）肠道菌群之间的相互作用

在肠道微生态的动态平衡中，肠道菌群之间的相互作用具有重要意义。正常情况下，肠道菌群之间存在相对稳定的竞争、协同和共生的关系，彼此相互制约、相互依赖，共同参与宿主的消化吸收、物质代谢、免疫调节等生理过程，并防御肠道病原菌的感染。

肠道菌群之间存在竞争肠道的结合位点及营养物质的现象，特别是类群相似的细菌之间，由于代谢过程相似，其竞争通常更为明显。例如，同属肠杆菌科的大肠杆菌和鼠类柠檬酸杆菌均以单糖作为主要的营养物质，故在小鼠肠道中移植大肠杆菌会明显抑制鼠类柠檬酸杆菌的生长。另外，肠道细菌还可通过分泌抗菌肽来抑制其他细菌的生长或毒力的表达。例如，粪肠球菌可产生细菌素杀灭其他细菌，闪烁梭菌可分泌胆汁酸来抑制艰难梭菌的生长和毒力。

微生物群感效应是肠道菌群之间的相互作用的重要方式之一。群感效应是指细菌可产生一些特定的化学信号分子并分泌到菌体细胞外，当胞外的化学信号分子逐渐积累达到一定浓度阈值时，可进入细菌胞体内，与特定的转录调节蛋白结合，进一步激活特定基因的表达。细菌之间可通过群感效应完成信息交流，从而影响肠道微生态系统的平衡状态。常见的群感效应信号分子主要包括：介导革兰阴性细菌的酰基高丝氨酸内酯（acyl-homoserinelactone，AHL）、介导革兰阳性细菌的自体诱导肽（autoinducingpeptides，AIP）和介导种间交流的自体诱导物Ⅱ类分子（autoinducer-2，AI-2）3种类型。

（六）肠型的概念及其与疾病的关系

基于肠道微生物组成的复杂性，不同肠道环境中形成的微生物群落之间存在一定的差异。2011年欧洲人体肠道微生态项目首席专家首次提出人类肠道肠型（enterotypes）的概念。通过对人群中微生物群落数据的聚类分析，将人类肠道微生物群落组成的变异划分为不同的集群（cluster），即肠型。目前研究已证实了以下3种肠型的存在，即肠型1-拟杆菌肠型、肠型2-普雷沃菌肠型和肠型3-瘤胃球菌肠型。不同肠型之间的肠道微生物组成结构有明显的差异，该差异可能与功能上的差异存在一致性。如高纤维饮食人群多为普雷沃菌肠型，而普雷沃菌具有较强的降解植物纤维的能力。所以肠型可能有助于反映宿主肠道的功能状态。

在绝大多数健康成人中，肠道微生物群落的组成是相对稳定的，故肠型通常也是稳定的。但是当饮食、抗生素、粪便移植等干预因素存在时，肠型可能会发生改变。肠型的改变可能意味着原有的肠道微生态平衡被破坏，机体的各种生理功能发生紊乱，从而导致疾病的发生发展。此时，人为干预调节肠道菌群，使之恢复原有的肠型可能是疾病治疗的一个关键靶点。

目前已有肠型与疾病可能相关的报道，如拟杆菌肠型可能与非酒精性脂肪性肝炎、结肠癌、乳糜泻、免疫衰老和低度炎症相关；普雷沃菌肠型可能与长期使用抗生素、2型糖尿病和类风湿关节炎相关；瘤胃球菌肠型可能与动脉硬化风险相关。需注意的是，目前肠型与疾病关系的研究尚处于初级阶段，远不足以作为疾病的诊断或预后指标。

二、肠道菌群的影响因素

1. 遗传背景与个体差异　作为同一种属，与其他物种相比，人类不同个体之间肠道菌群的组成存在相似性，即表现出一定的遗传稳定性，目前已鉴定出33个与细菌丰度相关的58个单核苷酸多态性。但是不同个体之间，肠道菌群的组成又呈现出一定的差异，形成不同的肠型。宿主基因型在肠道菌群的形成过程中起着决定性作用，出生方式及各种后天的因素共同影响肠道菌群的组成结构。

2. 出生方式　由于在顺产及剖宫产过程中，特别是在肠道菌群的初始建立的关键时期，婴儿接触的菌群不同，使得肠道菌群组成的差异也较大。

3. 环境与饮食　地理等环境因素及饮食模式的不同是影响肠道菌群组成的重要因素。其中，地理因素有时可能比疾病更能影响菌群的组成。饮食模式的不同往往会对宿主肠道菌群的组成产生直接、快速的影响。饮食模式的不同具体包括碳水化合物、脂肪、纤维等各种营养素含量及外源性添加剂的不同。例如，在亚裔人群中，高能量、高脂肪的西方膳食结构可能会引起宿主肠道菌群组成的改变，导致肠道微生态失衡，进而直接或间接引起疾病的发生。

4. 年龄　人的一生中，肠道菌群的组成随年龄的变化会发生相应的改变。出生后，肠道菌群开始建立，并逐渐趋于成熟，1～3岁时达到健康成人水平，并建立起相对稳定的肠道微生态体系。一般来说，建立之初的成员以肠球菌和肠杆菌为主，随后严格的厌氧菌如拟杆菌、双歧杆菌逐渐增多；当年龄继续增加，进入老龄阶段后，肠道内兼性厌氧菌数目增加，有益菌数量则逐渐减少。

5. 药物　已知多种药物会对肠道菌群的组成结构产生明显影响，导致菌群失调，包括抗生素类、质子泵抑制剂、非甾体类消炎药、化疗药物、降脂类药物等，其中以抗生素类尤为明显。抗生素的过度使用能导致肠道菌群的多样性减低，同时诱导耐药基因的产生，获得耐药性的非优势菌群过度生长，从而引起肠道微生态紊乱。抗生素类药物的过度使用对肠道菌群的功能多样性也产生明显影响，特别在代谢和免疫方面，如短链脂肪酸产生减少、免疫细胞的破坏及细胞因子产生减少。另外，抗生素导致的生理菌数量减少或功能减弱使其对病原菌的定植抗性减低，特别是艰难梭菌，进而引发肠道感染性疾病。抗生素类药物对肠道菌群的影响程度与其抗菌谱、给药途径与剂量以及肠道内药物水平有关。如β-内酰胺类、克林霉素类药物经胆道排泄，在肠道内水平较高，对肠道菌群的影响则较为显著。

6. 肠道生理环境　菌群在肠道内的分布主要受肠道生理环境的影响。不同节段肠道内的pH值、氧含量、胆汁酸浓度、抗菌肽分泌功能、营养成分等均存在一定的差别。因胃酸的存在，胃内几乎难以有幽门螺旋杆菌之外的细菌定植；而小肠和结肠内菌群种类和数量的不同也与pH值有关。除pH值外，小肠至结肠氧含量的变化也是影响菌群定植的重要因素，例如结肠因含氧量减低，多以厚壁菌门和拟杆菌门等厌氧菌为主。胆汁酸可通过直接杀伤部分细菌或通过调节肠黏膜的内分泌等功能间接调节肠道菌群的组成。研究证实，胆汁酸能溶解细胞膜，增加细胞膜的通透性，具有直接杀伤作用。另外，胆汁酸作为一种信号分子，通过与FXR等核受体或G蛋白耦联受体结合，诱导抗菌肽类物质的分泌，从而调节肠道菌群的构成。

7. 免疫状态　宿主与肠道菌群之间因相互制约、相互依存而维持着一种动态平衡，所以宿主免疫状态的改变势必将影响肠道菌群。宿主在严重疾病或药物因素导致的免疫力下降时，肠道菌群特别是病原菌常表现出生长繁殖加速，导致菌群失调，严重者会发生小肠细菌过度生长或细菌易位，引起肠源性感染和内毒素血症。

8. 手术　包括胃肠手术在内的各类手术均有引发肠道菌群失调的风险，其原因是来源于多方面的。一方面，手术本身或手术相关的机体应激状态会改变肠道环境，直接影响肠道菌群；另一方面，术后患者全身状态往往较差，免疫力下降，再加上术后禁食及抗生素等药物的使用，均可对肠道菌群产生影响。

三、肠道菌群及其代谢产物的功能

在共同进化的过程中，肠道菌群与人体形成了一种和谐的共生关系。肠道菌群及其代谢产物，如乙酸盐、丙酸盐及丁酸盐等短链脂肪酸，通过参与机体一系列的生命活动，在维持机体内环境稳态中发挥重要功能。

1. 物质代谢与营养作用　肠道菌群可通过提供酶等各种机制参与机体的糖类、脂肪和蛋白质的代谢，促进钙、铁及维生素D的吸收。双歧杆菌、乳酸杆菌等可以合成多种人体生长发育所必需的维生素，如叶酸等B族维生素、维生素K、烟酸等。肠道菌群通过多种代谢通路参与物质代谢的同时也为宿主提供了各种营养物质，如其代谢产物丁酸盐是结肠上皮主要的能量来源。

2. 生物屏障　由肠道菌群构成的生物屏障是肠黏膜屏障的重要组成部分。数量巨大、种类繁多的肠道菌群在肠道黏膜表现形成一层"菌膜"，通过竞争性抑制病原菌的黏附、与病原菌竞争营养物质等生物拮抗作用，有效阻止外来病原菌的入侵与定植。肠道菌群还可以通过产生抑菌物质来抑制病原菌生长，如乳酸杆菌能产生乳酸、过氧化氢、细菌素等抑菌物质。

3. 免疫屏障及免疫调节作用　肠道菌群对人体的免疫作用包括两个方面，一是对局部肠黏膜免疫屏障的调节作用，二是对机体适应性免疫应答的调节作用。肠道菌群的刺激能促进固有免疫应答及适应性免疫应答的发育和成熟，并增强免疫功能。肠道菌群通过自身表面的脂多糖等组分与肠黏膜表面的模式识别受体结合，激活相应的信号通路，促进免疫细胞的分化成熟和细胞因子的释放，从而调控相关的免疫反应。除细菌表面组分外，肠道菌群的代谢产物，包括短链脂肪酸、吲哚和多胺等物质，以及其代谢胆汁酸产生的次级胆汁酸、牛磺酸等，对机体免疫也有调控作用。有研究报道，无菌条件下饲养的动物免疫系统存在明显的发育成熟障碍，其肠黏膜淋巴细胞密度较低、淋巴滤泡体积较小，血液中免疫球蛋白IgA的浓度也偏低，对疾病的易感性明显升高。

4. 维持肠道黏膜屏障的完整性　除通过构成生物屏障和调节免疫屏障来维护肠道黏膜

屏障之外，肠道菌群还可以直接保护肠道黏膜上皮。肠道菌群能促进肠黏膜中黏蛋白的分泌、保护肠黏膜的紧密连接蛋白，从而维持机体肠黏膜屏障的完整性和通透性。另外，肠道的正常菌群及其代谢产物还可通过有效地阻止或杀灭病原菌来保护肠道黏膜免遭其侵犯，通过保护黏膜上皮的生长因子受体来维护肠黏膜损伤后的修复功能。

5. 抑癌作用　肠道菌群在肿瘤发生发展中的作用一直是研究的热点问题。其中，肠道的有益菌群对结肠癌的抑制作用较为明确。双歧杆菌是肠道中的主要有益菌，其抗结肠癌的作用多有报道，增强树突状细胞功能，提高 CD8 阳性 T 细胞的启动与聚集可能是其机制之一。另外，肠道菌群的代谢产物，特别是短链脂肪酸的抗肿瘤作用尤其明显。多项研究报道，肠道菌群的代谢产物丁酸盐一方面能降低肠上皮细胞 DNA 的氧化损伤，减弱促癌相关酶的活性，从而抑制结肠癌的发生；另一方面可诱导结肠癌细胞细胞周期的停滞及细胞凋亡，从而抑制结肠癌的进展。除结肠癌外，肠道菌群在肝癌、胃癌，甚至乳腺癌等非消化系统肿瘤的发生发展中也存在抑制作用，推测调节机体代谢免疫、维持内环境稳态可能是其抑癌的主要机制之一。

（李景南）

第十一章

膳食营养素参考摄入量及中国居民膳食指南

第一节　膳食营养素参考摄入量

人体要想维持生命和良好的健康状态，就需要不断摄入适宜的能量及各类营养素。不仅要求营养素的种类要全面，不能缺失；而且对于能量和各种营养素的摄入量也有确定的要求。对于人体所必需的营养物质而言，不仅在缺失时会对人体健康产生很大影响，甚至可能威胁生命。不足和过量时也均不能使人体保持良好的健康状态。所以每天摄入合适的量，对于维持人体的健康来说是十分必要的。

营养学家依据有关营养素需要量的理论和研究结果，提出了适于各类健康人群的膳食营养素参考摄入量（dietary reference intakes，DRIs）。目前世界上很多国家都有自己的DRIs；而且随着营养科学和医学研究的发展，每隔几年，DRIs会被修订1次。我国的DRIs最新的版本是2013年由中国营养学会修订的。

DRIs在国家制订营养政策和各种相关的标准时是十分重要的科学依据。同时也是制订中国居民膳食指南和膳食宝塔的基础。

为了保证人体合理摄入各类营养素，避免不足和过量，了解膳食营养素参考摄入量是十分必要的。

我国的膳食营养素参考摄入量是在推荐膳食营养素供给量（recommended dietary allowance，RDA）的基础上发展起来的一组参考值。

最初的DRIs包括4个基本指标：

（1）平均需要量（estimated average requirement，EAR）。

（2）推荐摄入量（recommended nutrient intake，RNI）。

（3）适宜摄入量（adequate intake，AI）。

（4）可耐受最高摄入量（tolerable upper intake level，UL）。

2013年修订版增加了与慢性非传染性疾病有关的3个指标：

（1）宏量营养素可接受范围（acceptable macronutrient distribution ranges，AMDR）。

（2）预防非传染性慢性病的建议摄入量（proposed Intakes for Preventing non-communicable chronic diseases，PI-NCD）。

（3）特定建议值（specific proposed levels，SPL）。

一、膳食营养素参考摄入量

1. 平均需要量（estimated average requirement，EAR） 是指某一特定人群（某一特定性别、年龄、生理状况的所有个体）对某营养素需要量的平均值。达到EAR水平摄入某种营养素，可满足半数个体的营养需要水平，但不能满足另外半数个体对该营养素的需要水平。

由于不能满足绝大多数个体的营养需要，所以EAR值不是计划个体膳食的目标和推荐量。只有当某个体的摄入量远高于EAR时，才可以判断此人的摄入量可能是充足的；如果某人体的摄入量远低于EAR，则此个体摄入量很可能是不足的。

EAR是制定推荐摄入量（RNI）的基础。用于评价或计划群体的膳食摄入量或判断个体某营养素摄入量不足的可能性。

EAR是根据个体需要量的研究资料制定的。由于某些营养素的研究尚缺乏足够的个体需要量的资料，因此并非所有营养素都能制定出其EAR值。

2. 推荐摄入量（recommended nutrient intake，RNI） 达到RNI可满足群体（某一特定性别、年龄、生理状况的所有个体）中97%～98%（97.5%）个体的营养需要。

RNI是以EAR为基础制定的，相当于传统意义上的RDA。

RNI是对于某一特定人群中体重、身高在正常范围内的个体所设定的，如果某人体的体重、身高超过正常范围，可能需要按千克体重需要量进行调整。

RNI是个体适宜营养素摄入水平的参考值，是健康个体摄入量的目标值。

某个体的平均摄入量达到或超过了RNI，则该个体没有摄入不足的危险。可以满足机体对该营养素的需要，并维持组织中有适当的营养素储备和机体健康。

低于RNI并不一定表明未达到适宜营养状态，仅提示有摄入不足的危险。

3. 适宜摄入量（adequate intake，AI） 当个体需要量的研究资料不足，而不能计算出EAR，从而无法推算出RNI的值时，即设定AI来代替RNI。

这是一种间接的方法，通过观察或实验获得健康群体某种营养素的摄入量。

例如纯母乳喂养的足月健康婴儿，其全部营养素均来自于母乳，则喂养期间其摄入的母乳中的营养素含量就是婴儿所需各种营养素的AI。

通过观察或实验获得的健康人群某种营养素的每日摄入量而制定的营养素摄入量参考值。在个体需要量的研究资料不足而不能计算EAR，因而不能求得RNI时，可设定AI来代替RNI。可能显著高于RNI。

AI与RNI有相似之处，它们同为群体中个体营养素摄入量的目标。

可以满足该群体中几乎所有个体的需要。

但AI的准确性远不如RNI，且可能高于RNI，因此使用AI时需更加谨慎。

4. 可耐受的最高摄入量（tolerable upper intake level，UL） 是平均每日摄入营养素的安全上限。是指在此摄入水平上，在生物学上一般是可以耐受的。所以对于普通群体而言，摄入量达到UL水平对几乎所有个体均不致损害健康。但并不表示此摄入量对健康有益。大多数人超过RNI或AI水平均不产生益处。所以UL不是建议的摄入水平。但UL不能用来评估个体中营养素摄入过多而产生毒副作用的危险性。

目前有些营养素还没有足够的资料来制定UL，但没有UL值的营养素并不意味着过多摄入没有潜在危险。

在制定个体和群体膳食时，应使营养素摄入量低于UL，以避免过量摄入可能对身体造成的危害。此外，UL还用于指导营养素强化食品和膳食补充剂的设计和使用，从而指导安全消费。

5. 宏量营养素可接受范围（acceptable macronutrient distribution ranges，AMDR） 宏量营养素包括脂肪、蛋白质和碳水化合物，它们都是产能营养素（energy source nutrient），是人体所必需的。缺乏会造成蛋白质-能量营养不良，但摄入过多又会导致能量过度储存，使慢性非传染性疾病发生风险增加。所以，其摄入量具有上限和下限。达到AMRD下限可保证人体对营养素和能量的生理需要量；低于上限有利于降低慢性病发生的风险。

AMDR可以界定一个相对理想的摄入量范围，常用占能量摄入的百分比表示。

6. 预防非传染性慢性病的建议摄入量（proposed intakes for preventing non-communicable chronic diseases，PI-NCD） 简称建议摄入量（PI），是指为预防非传染性慢性病而建议的必需营养素的每日摄入量。

当NCD易感人群相应营养素的摄入量符合或接近符合PI值时，可以降低他们的NCD发生的风险。

7. 特定建议值（Specific Proposed Levels，SPL） 针对的是经典营养素以外的膳食成分。近年来很多研究显示，食物中的一些成分，具有改善人体生理功能、预防慢性疾病的生物学作用。它们多数属于植物性食物中的一些化合物。如，大豆异黄酮、叶黄素、番茄红素、植物甾醇、氨基葡萄糖、花色苷等。

人群膳食中这些成分的摄入达到或接近相应的建议水平时有利于维护人体健康。

二、制订DRIs时需考虑的因素

在制订DRIs时，必须对营养素需求量相近的人群进行分类，再根据每类人群中的"参考人"来确定该类人群的营养素参考量标准。进行这类分类的依据是那些影响人体营养需要量的因素，包括：

1. 性别 一般成年男性每日能量以及很多营养素的供给量高于女性。

2. 年龄 婴幼儿和少年儿童正处于生长发育时期，骨骼及蛋白质在体内的累积需要更多的能量及营养素。所以婴幼儿和少年儿童能量及各营养素按每千克体重计算高于成年人。老年人的能量随年龄增加而略有减少，这是适应老年人基础代谢率降低、活动量减少的情况而制定的。但始终应以维持理想体重为原则。

3. 体力劳动强度 中国营养学会于1989年10月提出目前劳动分级的参考标准：①极轻劳动：以坐为主的工作，如办公室工作等；②轻劳动：以站着或少量走动为主的工作，如教员、售货员；③中等劳动：如学生的日常活动等；④重劳动：如体育运动，非机械化农业劳动等；⑤极重劳动：如非机械化的装卸、伐木、采矿、砸石等。男性包括上述5级，女性仅包括前4级。

4. 妊娠和哺乳　在此特殊时期，能量、蛋白质、维生素、钙、铁等均应适当提高供给量。

5. 气候条件　因气候等条件造成的营养素消耗量的差值也应作为供给量的调整因素，如长期处于寒冷环境中，产热增加，应提供更多能量；而在酷暑气候下，丢失氮、钠、钾和钙等，应适当补充。

6. 体型、身高、体重、生理特点及食物成分　也是影响人体营养素需要量的重要因素。

三、膳食参考摄入量历史回顾及发展

1941年，美国国家研究院制定第一版推荐膳食营养素供给量标准（RDAs），其目的在于预防营养缺乏病。

1947年，菲律宾营养协会在亚洲首先发布第1版RDA。

1970年，日本厚生省发布第1版RDA，以后每5年修订1次。

1979年，英国膳食参考值工作组提出推荐每日摄入量（recommended daily amounts，RDAs）。

1980年，丹麦、芬兰、冰岛、挪威、瑞典等北欧国家合作发布第1版"北欧营养建议"（Nordic nutrition recommendations，NNRs）。

1989年，美国国家研究院和营养委员会联合发布第十版RDAs。

1991年，英国卫生署食物和营养政策医学委员会决定采用膳食参考值（dietary reference values，DRVs）。他们提出了从3个方面表达摄入量标准，即：平均需要量（EAR）、营养素参考摄入量（RNI）和低营养素参考摄入量（LRNI）。

1992年，欧洲共同体食物科学委员会提出欧共体能量和营养素摄入标准。同时提出以下3个概念来表达不同需要量，即：平均需要量（AR，相当于英国EAR）、人群参考摄入量（PRI，相当于英国RNI）和最低阈摄入量（LTI，相当于英国LRNI）。

1992～1993年，美国国家营养委员会启动制定膳食营养素参考摄入量（dietary reference intakes，DRIs）。

除了国家级的学术团体研究制定本国居民的膳食营养素参考摄入量以外，联合国粮食及农业组织（FAO）于1950年和1957年分别发布能量和蛋白质参考值的报告。

1973年，FAO、WHO和联合国大学（UNU）组成的联合专家组对"人体蛋白质和能量需要量建议"进行了再次修订。此后分别于2001年、2002年和2007年发布了微量营养素、能量和蛋白质需要量报告。

欧共体食物科学委员会1993年发布了欧共体能量和营养素的膳食参考值（DRVs）

中国RDAs的发展——

1938年，中华医学会公共卫生委员会营养委员会制订"中国民众最低限度之营养需要"。

1952年，中央卫生研究院营养系出版《食物成分表》，提出"膳食营养素需要量表"。

1955年，中国医学科学院营养系再版《食物成分表》，首次提出"每日膳食中营养素供给量（RDAs）"概念来建议营养素摄入水平。

1962年，中国生理科学会于1955年版RDAs基础上修订，增加"氨基酸需要量估计值"和"每日膳食中微量元素供给量"。

1976年、1981年和1988年，中国医学科学院卫生研究所、中国生理科学会和中国营养学会分别先后3次修订中国RDA。

2000年，中国营养学会出版《中国居民膳食营养素参考摄入量》（Chinese DRIs）。

2013年，是目前最新的《中国居民膳食营养素参考摄入量》。提出预防NCD的某些营养素和其他食物成分的建议摄入量等，反映了营养科学近10余年的最新研究进展。

四、膳食参考摄入量用途举例

制定膳食营养素参考摄入量的根本目的是改善本国居民的膳食营养状况。

膳食营养素参考摄入量可以为专业人员、政府部门、健康教育工作者、食品企业以及民众的营养改善实践提供科学依据。

达到满足人体对营养素的需要，同时防止营养素摄入过量。

对个体或群体的膳食进行评价和计划，制定国家食物与营养发展规划，制定营养标准，研发营养强化食品和营养补充剂，制定以食物为基础的膳食指南等。都应以人体对营养素的需要（DRIs）作为基本依据。

DRIs适用的对象为健康的个体及以健康人为中心组成的群体，也包括一些轻度风险的慢性疾病患者，如肥胖、高血压、高血糖、脂质异常等。这些人虽然患有慢性疾病，但仍能正常生活，没有必要实施特定膳食方案。

当患有需要实施特定膳食指导，膳食疗法的疾病时，应该优先使用与该疾病有关的营养指导等文件。同时也可将DRIs作为辅助材料参照使用。

DRIs在专业领域的应用主要包括评价膳食和计划膳食两个方面。在评价膳食工作中，它作为一个尺度，来衡量人们实际摄入营养素的量是否适宜；在计划膳食工作中，用它作为营养状况适宜的目标，建议如何合理地摄取食物来达到这个目标。

第二节　膳食指南和膳食宝塔

一、膳食指南的概念

膳食指南（dietary guideline）是政府部门或学术团体为了引导国民采用合理饮食、维持身体健康而提出的饮食建议。膳食指南以良好科学证据为基础，结合本国的经济水平及饮食习惯、消费习惯和营养状况等，教育居民采用平衡膳食，以达到合理营养促进健康目的的指导性意见和公共政策基础。

二、膳食指南的作用

膳食指南的作用一方面在于引导居民合理消费食物，保护健康。另一方面，这些原则可以成为政府发展食物生产及规划、满足居民合理的食物消费的依据。

三、膳食指南的主要发展历程

在世界范围内，膳食指南作为公共卫生政策的组成部分已有百年以上历史。它是由早期食物指南，历经膳食供给量和膳食目标等阶段演变而来。其背景是在工业化后群众体力活动减少、脂肪摄入增多及其他营养素摄入量的改变导致心血管等慢性疾病增加而对膳食模式提出建议。

1947年，美国Hertzler和Anderson发表食物指南（food guide）。

1968年，瑞典提出"膳食目标"（dietary goal）。

1976年，加拿大制定并公布国家膳食指南。

1977年，美国国会参议院营养和人体需要量委员会提出"美国人膳食目标"。

1980年，美国农业部和卫生部联合颁布"营养与健康"美国健康人膳食指南（dietary guideline for healthy American），其后每5年修订1次。

1981年，法国、瑞典国家食物管理局和挪威皇家卫生和社会服务部制定并公布膳食指南。

1982年，新西兰国家咨询委员会制定并公布国家膳食指南。

1983年，英国、芬兰、丹麦和澳大利亚制定并公布国家膳食指南。

1984年，日本厚生省和福利省及爱尔兰卫生部制定并公布国家膳食指南。

1985年，德国营养学会制定并公布膳食指南。

1987年，韩国和芬兰制定并公布国家膳食指南。

1988年，匈牙利和印度制定并公布国家膳食指南。

20世纪80年代，部分国家相继提出对特殊人群（包括儿童及老年人等）的膳食指南及针对病人的膳食指南。

1989年，中国营养学会颁布《我国的膳食指南》（第1版）。

1992年，联合国粮农组织（FAO）及世界卫生组织（WHO）于罗马联合召开第一届国际营养大会，通过了《世界营养宣言》和《营养行动计划》，提出"应推广以食物为基础的膳食指南"。

1992年，美国农业部和卫生与人群服务部联合发表"食物指南金字塔"。

1993～1994年，美国食品和药品管理局（FDA）和美国农业部联合发布食品营养素标签法。

1994年，美国国会通过"为健康美国人供给健康膳食"法律（PL103-448）。

1996年，WHO/FAO联合专家委员会发布《编制与应用以食物为基础的膳食指南》，作为各国制定及应用膳食指南的依据和参考。

1997年，中国营养学会颁布《中国居民膳食指南》（第2版）。

1997年，中国营养学会颁布"中国居民平衡膳食宝塔"。

2008年1月，中国营养学会颁布了《中国居民膳食指南（2007）》和新版的"中国居民平衡膳食宝塔"。

四、中国居民膳食指南

中国版的居民膳食指南在1989年颁布第1版，随着人民生活水平的提高以及生活方式的变化，膳食结构也在发生着较大的变化。膳食指南根据居民膳食结构的变化不断的修订，目前已经发布了第4版，即2016年版本。中国居民膳食指南在指导、教育人民群众采用平衡膳食增强健康素质方面发挥了积极的作用。

五、中国居民膳食指南的推荐条目

1.《中国居民膳食指南》1989年版本

（1）食物要多样。

（2）饥饱要适当。

（3）油脂要适量。

（4）粗细要搭配。

（5）食盐要限量。

（6）甜食要少吃。

（7）饮酒要节制。

（8）3餐要合理。

2.《中国居民膳食指南》1997年版本

（1）食物多样、谷类为主。

（2）多吃蔬菜、水果和薯类。

（3）常吃奶类、豆类或其制品。

（4）经常吃适量鱼、禽、蛋、瘦肉；少吃肥肉和荤油。

（5）食量与体力活动要平衡，保持适宜体重。

（6）吃清淡少盐的膳食。

（7）如饮酒应限量。

（8）吃清洁卫生、不变质的食物。

3.《中国居民膳食指南》2007年版本

（1）食物多样，谷类为主，粗细搭配。

（2）多吃蔬菜水果和薯类。

（3）每天吃奶类、大豆或其制品。

（4）常吃适量的鱼、禽、蛋、瘦肉。

（5）减少烹调油用量，吃清淡少盐的膳食。

（6）食不过量，天天运动，保持健康体重。

（7）3餐分配要合理，零食要适当。

（8）每天足量饮水，合理选择饮料。

（9）如饮酒应限量。

（10）吃新鲜卫生的食物。

4.《中国居民膳食指南》2016年版本

（1）食物多样，谷类为主。

（2）吃动平衡，健康体重。

（3）多吃蔬果、奶类、大豆。

（4）适量吃鱼、禽、蛋、瘦肉。

（5）少盐少油，控糖限酒。

（6）杜绝浪费。

六、特定人群膳食指南（2016）

是指处于特殊生理时期的健康人群。

1. 0～6个月婴儿喂养指南。

（1）产后尽早哺乳，坚持新生儿第一口食物是母乳。

（2）坚持6月龄内纯母乳喂养。

（3）顺应喂养，建立良好的生活规律。

（4）生后数日开始补充维生素D，不需补钙。

（5）婴儿配方奶是不能纯母乳喂养时的无奈选择。

（6）监测体格指标，保持健康生长。

2. 7～24个月婴幼儿喂养指南。

（1）继续母乳喂养，满6月龄起添加辅食。

（2）从富含铁的泥糊状食物开始，逐步添加达到食物多样。

（3）提倡顺应喂养，鼓励但不强迫进食。

（4）辅食不加调味品，尽量减少糖和盐的摄入。

（5）注重饮食卫生和进食安全。

（6）定期监测体格指标，追求健康生长。

3. 学龄前儿童膳食指南　在一般人群膳食指南基础上增加以下5条关键推荐。

（1）规律就餐，自主进食不挑食，培养良好饮食习惯。

（2）每天饮奶，足量饮水，正确选择零食。

（3）食物应合理烹调，易于消化，少调料、少油炸。

（4）参与食物选择与制作，增进对食物的认知与喜爱。

（5）经常户外活动，保障健康生长。

4. 学龄儿童膳食指南　在一般人群膳食指南的基础上，补充以下核心信息。

（1）认识食物，学习烹饪，提高营养科学素养。

（2）3餐合理，规律进餐，培养健康饮食行为。

（3）合理选择零食，足量饮水，不喝含糖饮料，禁止饮酒。

（4）不偏食节食，不暴饮暴食，保持适宜体重增长。

（5）保证每天至少活动60分钟，增加户外活动时间。

5. 备孕妇女膳食指南　在一般人群膳食指南基础上特别补充以下3条关键推荐。

（1）调整孕前体重至适宜水平。

（2）常吃含铁丰富的食物，选用碘盐，孕前3个月开始补充叶酸。

（3）禁烟酒，保持健康生活方式。

6. 孕期妇女膳食指南　在一般人群指南的基础上补充以下5条内容。

（1）补充叶酸，常吃含铁丰富的食物，选用碘盐。

（2）孕吐严重者，可少量多餐，保证摄入含必要量碳水化合物的食物。

（3）孕中晚期适量增加奶、鱼、禽、蛋、瘦肉的摄入。

（4）适量身体活动，维持孕期适宜增重。

（5）禁烟酒，愉快孕育新生命，积极准备母乳喂养。

7. 哺乳妇女膳食指南　在一般人群膳食指南基础上增加5条关键推荐。

（1）增加富含优质蛋白质及维生素A的动物性食物和海产品，选用碘盐。

（2）产褥期食物多样不过量，重视整个哺乳期营养。

（3）愉悦心情，充足睡眠，促进乳汁分泌。

（4）坚持哺乳，适度运动，逐步恢复适宜体重。

（5）忌烟酒，避免浓茶和咖啡。

8. 中国老年膳食指南　在普通人群膳食指南的基础上，增加4条关键推荐。

（1）少量多餐细软；预防营养缺乏。

（2）主动足量饮水；积极户外活动。

（3）延缓肌肉衰减；维持适宜体重。

（4）摄入充足食物；鼓励陪伴进餐。

9. 素食人群膳食指南。

（1）谷类为主，食物多样，适量增加全谷物。

（2）增加大豆及其制品的摄入，经常食用发酵豆制品，每天50～80g（相当于大豆干重）。

（3）常吃坚果、海藻和菌菇。

（4）蔬菜、水果应充足。

（5）合理选择烹调油。

七、中国居民平衡膳食宝塔

宝塔共分5层，包含我们每天应吃的主要食物种类。

宝塔各层位置和面积不同，这在一定程度上反映出各类食物在膳食中的地位和应占的比重。

除了食物以外，膳食宝塔图还包括了运动和饮水的内容，强调足量饮水和增加身体活动的重要性。

膳食宝塔建议的食物量：①各类食物摄入量都是指食物可食部分的生重；②各类食物的重量不是指某一种具体食物的重量，而是一类食物的总量；③在选择具体食物时，实际重量可以在互换表中查询。

1．中国居民平衡膳食宝塔（1997）我国于1997年首次引入了平衡膳食宝塔。参照美国的膳食金字塔，设计了符合中国传统文化的宝塔形式（图11-1），并沿用至今。

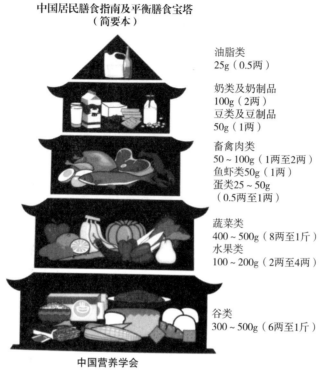

中国居民膳食指南及平衡膳食宝塔
（简要本）

油脂类
25g（0.5两）

奶类及奶制品
100g（2两）
豆类及豆制品
50g（1两）

畜禽肉类
50～100g（1两至2两）
鱼虾类50g（1两）
蛋类25～50g
（0.5两至1两）

蔬菜类
400～500g（8两至1斤）
水果类
100～200g（2两至4两）

谷类
300～500g（6两至1斤）

中国营养学会

图11-1　中国居民平衡膳食宝塔（1997）

2．中国居民平衡膳食宝塔（2007）2007年颁布第3版《中国居民膳食指南（2007）》时，增加了运动和饮水的建议。同时，在食物类别和数量上也做了一些调整，在塔的第5层增加了盐的推荐量；奶类及奶制品的建议量也有了较大幅度的增加（图11-2）。

3．中国居民膳食宝塔（2016）与上一版（2007年）相比，宝塔的4、3、2层的建议量都有少量变动；第1层的主食类，建议量虽没有变化，但特地强调了每天摄入一定比例的粗杂粮（全谷类和薯类）；每日水的摄入建议量变化较大（图11-3）。我们可以参考一下2007年版的中国居民膳食宝塔，以进行比较。

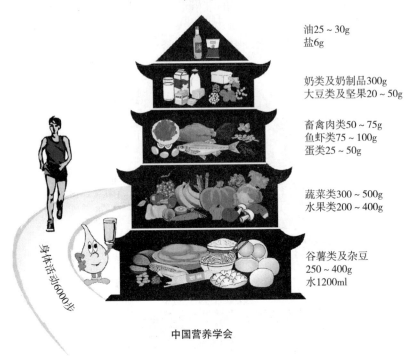

图 11-2　中国居民平衡膳食宝塔（2007）

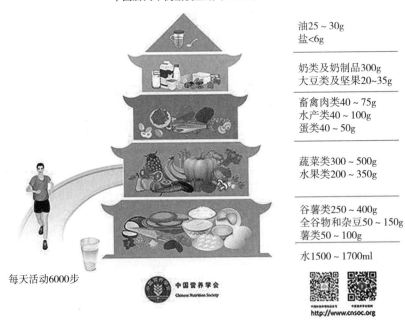

图 11-3　中国居民平衡膳食宝塔（2016）

（李　宁　于　康）

参 考 文 献

［1］中国营养学会.《中国居民膳食营养素参考摄入量》(2013). 北京：科学出版社，2014：3-9.

［2］中国营养学会.《中国居民膳食指南》(2016). 北京：人民卫生出版社，2016.

［3］于康. 临床营养治疗学. 北京：中国协和医科大学出版社，2008：120-131.

［4］顾景范，杜寿玢，郭长江. 现代临床营养学. 北京：科学出版社，2009.

［5］中国居民膳食指南. 中国营养学会官网：http://www.cnsoc.org/.

第十二章

各类食物的营养特点和平衡膳食

我们日常的食物可以分为植物性食物和动物性食物两大类。

植物性食物包括：谷类、薯类、干豆类、蔬菜类、菌藻类、水果类、坚果及种子类、油脂类（植物油）。

动物性食物包括：肉类（包括畜肉类、禽肉类及水产品）、乳类（牛乳、羊乳等）、蛋类（鸡蛋、鸭蛋等）、油脂类（动物油）。

这些食物为我们提供每日所需的各种营养物质，如蛋白质、脂类、碳水化合物、膳食纤维、维生素、矿物质以及微量的其他食物成分。

不同食物所含营养物质各有其特点，有些可以基本上互相替代，而有些则完全不能互相替代。

第一节　谷类和薯类

谷类包括稻米（籼米、粳米、糯米等）、麦（小麦、大麦、燕麦及莜麦、黑麦等）、玉米、小米及黄米、其他（如高粱、荞麦、薏米）等。

一、谷类

1. 谷粒的结构与营养物质分布　各种谷粒的结构基本相似，都是由谷皮、糊粉层、胚乳和胚芽4部分组成。

谷皮：但于谷粒的最外层，主要由纤维素、半纤维素等组成，还含有一定量的蛋白质、脂肪、B族维生素。

糊粉层：位于谷皮下层，在谷皮和胚乳之间。由厚壁细胞组成，纤维素含量较多，蛋白质、脂肪、B族维生素和矿物质含量也相对较高。

胚乳：是谷粒的主要部分，占整个谷粒的85%～90%。含大量淀粉和一定量的蛋白质。蛋白质靠近胚乳周围部分较高，越向胚乳中心，含量越低。无机盐和维生素的含量很低。

胚芽：位于谷粒的一端，富含脂肪、蛋白质、矿物质、B族维生素和维生素E。

2. 谷类的营养成分　谷类中含量最高的是淀粉，此外还含有蛋白质、膳食纤维、脂肪、维生素和矿物质（表12-1）。

淀粉：谷类碳水化合物含量一般在66%～78%之间，绝大部分是淀粉，集中在胚乳中，是人类的主要能量来源。中国人饮食模式中50%～65%的能量来自谷类中的碳水化合物。谷类加工越精细，碳水化合物的含量越高。

膳食纤维：谷类的膳食纤维主要存在于谷皮和糊粉层。其成分主要是纤维素和半纤维素。谷类中不溶性膳食纤维的含量一般在0.5%～13%之间。加工越精细的谷类，膳食纤维的含量越低。

蛋白质：谷类蛋白质含量一般在7%～10%之间，属于植物性蛋白，其必需氨基酸的组成不平衡，赖氨酸含量低，苏氨酸、色氨酸、苯丙氨酸、蛋氨酸含量也不高。所以其蛋白质的营养价值不如动物性食物。一般来讲，麦类食物的蛋白质高于稻米；粗粮的蛋白质高于细粮。

由于谷类为我们的主食，所以谷类也是我们每日蛋白质的重要来源之一。

脂肪：各类的脂肪含量在0.3%～1%之间，主要集中在糊粉层和胚芽中。为植物脂肪，其中不饱和脂肪含量较高，主要为亚油酸。精加工的谷类脂肪含量低于全谷类和粗粮。

维生素：谷类中的维生素主要为B族维生素。以维生素B_1和烟酸含量较多。主要分布在糊粉层和胚芽，可随加工而损失，加工越精细损失越大。

矿物质：谷类中含有钙、磷、钾、镁、铁、锌等。这些矿物质集中在谷皮和糊粉层中。其中很大一部分与谷类中的植酸盐结合，吸收利用率较低。

表12-1　几种常见谷类的营养成分

食物名	富强粉	粳米	玉米（黄）	小米
蛋白质（g）	10.3	8	8.7	9
脂肪（g）	1.1	0.6	3.8	3.1
碳水化合物（g）	75.2	77.7	66.6	75.1
不溶性膳食纤维（g）	0.6	0.4	6.4	1.6
胡萝卜素（μg）	−	−	100	100
维生素B_1（mg）	0.17	0.22	0.21	0.33
维生素B_2（mg）	0.06	0.05	0.13	0.1
钙（mg）	27	3	14	41
磷（mg）	114	99	218	29
钾（mg）	128	78	300	284
镁（mg）	32	20	96	107

二、薯类

薯类主要是指可供食用的块根或地下茎类（根茎类）植物。主要有甘薯（又称番薯、红薯、白薯、红苕、山芋、地瓜）、马铃薯（又称土豆、洋芋、山药蛋）、木薯。它们被称为世界三大薯类作物，其中甘薯和马铃薯都是我国主要粮食作物之一。

薯类与谷类的营养成分类似，富含碳水化合物，其中主要为淀粉（表12-2）。

薯类食物含碳水化合物17%～28%；蛋白质1%～2%；脂肪0.2%～0.3%；此外，薯类还含有较多的膳食纤维、B族维生素和钙、磷、钾、镁、铁、锌等矿物质元素。其中黄心或红心的甘薯含有较多β-胡萝卜素；紫薯中含有较多的花青素。

表12-2　几种薯类的营养成分

	马铃薯	甘薯（红心）	甘薯（白心）	木薯
蛋白质（g）	2	1.1	1.4	2.1
脂肪（g）	0.2	0.2	0.2	0.3
碳水化合物（g）	17.2	24.7	25.2	27.8
不溶膳食纤维（g）	0.7	1.6	1	1.6
胡萝卜素（μg）	30	750	222	−
维生素B_1（mg）	0.08	0.04	0.07	0.21
维生素B_2（mg）	0.04	0.04	0.04	0.09
钙（mg）	8	23	24	88
磷（mg）	40	39	46	50
钾（mg）	342	130	174	764
镁（mg）	23	12	17	66

第二节　干　豆　类

干豆类包括大豆和其他豆类。大豆和其他豆类在营养成分上差异较大，大豆的营养成分与肉类相似，而其他豆类则与谷类接近。

一、大豆

大豆通常被称为黄豆。大豆类按种皮的颜色可分为黄、青、黑、褐和双色大豆5种。黄色大豆是最为常见的品种。

大豆类是一种蛋白质和脂肪含量都比较高的豆类，碳水化合物的含量相对较低，豆皮中含有丰富的膳食纤维。此外，大豆中还含有丰富的维生素和矿物质，以及有益健康的植物化学物质（表13-3）。

蛋白质：大豆含蛋白质35%左右。大豆蛋白质中含有人体所需的全部必需氨基酸，属于优质蛋白。大豆蛋白质中赖氨酸含量较多，但蛋氨酸相对较少。与赖氨酸含量低，但含硫氨基酸相对高的谷类食物搭配食用可以起到蛋白质的互补作用，从而提高蛋白质的利用率。

脂肪：大豆的脂肪含量为16%左右。以不饱和脂肪酸居多，其中油酸占32%～36%，亚油酸占51%～57%，亚麻酸为2%～10%，此外尚有1.64%左右的磷脂。

碳水化合物和膳食纤维：大豆的碳水化合物含量为34%左右，其组成比较复杂，多为纤维素和可溶性低聚糖，淀粉含量极微，在体内难以消化。其中的低聚糖如棉子糖和水苏糖等在大肠内被细菌发酵产气，从而引起肠胀气。

　　维生素和矿物质：大豆中B族维生素、磷、钾、镁等含量均较高。干豆类几乎不含维生素C，但黄豆芽中的维生素C含量明显增高。

　　其他：大豆中还含有一些有益健康的植物化学物，如大豆异黄酮、大豆固醇等。此外，黄豆和青豆中胡萝卜素含量较高，黑大豆中含有花青素。

表12-3　大豆的营养成分

食物名	黄豆	黑豆	青豆
蛋白质（g）	35	36	34.5
脂肪（g）	16	15.9	16
碳水化合物（g）	34.2	33.6	35.4
不溶性膳食纤维（g）	15.5	10.2	12.6
胡萝卜素（μg）	222	30	792
维生素B_1（mg）	0.41	0.2	0.41
维生素B_2（mg）	0.2	0.33	0.18
钙（mg）	191	224	200
磷（mg）	465	500	395
钾（mg）	1503	1377	718
镁（mg）	199	234	128

二、其他豆类

　　其他豆类也被称为"杂豆"。常见的有绿豆、赤小豆（红小豆）、芸豆、蚕豆、豌豆、眉豆等。它们的碳水化合物含量较高，为57%～66%之间，主要是淀粉。豆皮中也含有较多的膳食纤维；蛋白质含量一般，在17%～27%之间。蛋白质的质量也低于大豆蛋白；脂肪含量很低，在0.4%～1.4%之间，主要为不饱和脂肪酸。此外，杂豆中B族维生素和矿物质元素的含量较多（表12-4）。

表12-4　几种杂豆的营养成分

食物名	蚕豆	绿豆	杂色芸豆	赤小豆	眉豆	豌豆
蛋白质（g）	21.6	21.6	22.4	20.2	18.6	20.3
脂肪（g）	1	0.8	0.6	0.6	1.1	1.1
碳水化合物（g）	61.5	62	63.3	63.4	65.6	65.8
不溶性膳食纤维（g）	1.7	6.4	10.5	7.7	6.6	10.4
维生素B_1（mg）	0.09	0.25	—	0.16	0.15	0.49

续　表

食物名	蚕豆	绿豆	杂色芸豆	赤小豆	眉豆	豌豆
维生素 B_2（mg）	0.13	0.11	−	0.11	0.18	0.14
钙（mg）	31	81	349	74	60	97
磷（mg）	418	337	386	305	310	259
钾（mg）	1117	787	1058	860	525	823
镁（mg）	57	125	197	138	171	118

第三节　蔬菜和菌藻类

一、蔬菜类

蔬菜类种类繁多，根据形态和可食用部分的不同，分为根菜类；鲜豆类；茄果、瓜菜类；葱蒜类；嫩茎、叶、花菜类；水生蔬菜类；薯芋类；野菜类等。

蔬菜总体营养特点是含水量高、富含膳食纤维、蛋白质和脂肪含量极低（蛋白质在0.4%～4.5%之间；脂肪在0.1%～2%之间）。蔬菜是维生素C的主要来源、也是钾、钠、镁等矿物质的重要来源（表12-5）。不同蔬菜所含碳水化合物差异较大（在2%～40%之间）。

表12-5　几种蔬菜的营养成分

食物名	白萝卜	黄瓜	南瓜	大白菜	菜花	芹菜茎	莲藕
蛋白质（g）	0.9	0.8	0.7	1.5	2.1	1.2	1.9
脂肪（g）	0.1	0.2	0.1	0.1	0.2	0.2	0.2
碳水化合物（g）	5.0	2.9	5.3	3.2	4.6	4.5	16.4
不溶性膳食纤维（g）	1.0	0.5	0.8	0.8	1.2	1.2	1.2
维生素 B_1（mg）	0.02	0.02	0.03	0.04	0.03	0.02	0.09
维生素 B_2（mg）	0.03	0.03	0.04	0.05	0.08	0.06	0.03
维生素C（mg）	21	9.0	8.0	31	61	8	44
钙（mg）	36	24	16	50	23	80	39
钾（mg）	173	102	145	−	200	206	243
钠（mg）	61.8	4.9	0.8	57.5	31.6	159	44.2
镁（mg）	16	15	8.0	11	18	18	19

二、菌藻类

菌类：指人类可食用的真菌类，有500多个品种，常见的有香菇、草菇、金针菇、口蘑、木耳等。

藻类：如海带、紫菜、裙带菜、石花菜等。

一般新鲜的菌藻类蛋白质和脂肪含量均很少，蛋白质在1%～4%之间，脂肪在0.1%～0.4%之间，碳水化合物在1%～6%之间。与蔬菜很类似。新鲜菌藻类食物的其他营养成分也基本与蔬菜类似，但其维生素C的含量大大低于新鲜蔬菜。此外，菌藻类食物也有自己的营养特点，它们均含有一些多糖类、植物固醇类、植物嘌呤类物质，这些食物化学成分对于人体健康很有益处。菌藻类食物还含有较多的微量元素硒和碘，但这较多的取决于它们生长的环境。如在富硒地区生长的菌类富含硒，而有海洋环境中生长的藻类则富含碘（表12-6）。

干燥后的菌藻类由于失去水分，各种营养物质的含量大大提升。

表12-6　几种新鲜菌藻类的营养成分

食物名	金针菇	木耳（水发）	平菇	香菇	海带
蛋白质（g）	2.4	1.5	1.9	2.2	1.2
脂肪（g）	0.4	0.2	0.3	0.3	0.1
碳水化合物（g）	6	6.0	4.6	5.2	2.1
不溶性膳食纤维（g）	2.7	2.6	2.3	3.3	0.5
硫胺素（mg）	0.15	0.01	0.06	Tr	0.02
核黄素（mg）	0.19	0.05	0.16	0.08	0.15
钾（mg）	195	52	258	20	246
镁（mg）	17	57	14	11	25
锌（mg）	0.39	0.53	0.61	0.66	0.16
硒（μg）	0.28	0.46	1.07	2.58	9.54

第四节　水果和干果

一、水果

水果类有仁果类，如苹果、梨等；核果类，如桃、杏、李子、枣等；浆果类，如葡萄、草莓、猕猴桃、柿子等；柑橘类，如橘子、橙子、柚子、柠檬等；热带、亚热带水果类，如香蕉、菠萝、荔枝、桂圆、椰子等；瓜果类，如哈密瓜、西瓜、香瓜等。

常见水果中三大营养素含量为：蛋白质0.2%～1.7%；脂肪0.1%～1.2%；碳水化合物5.3%～31%（表12-7）。

值得注意的是，椰子、鳄梨等脂肪含量相对较高，蛋白质含量也稍高；鲜枣、香蕉、荔枝、桂圆、石榴、柿子、椰子等碳水化合物含量均较高。

表12-7　几种水果的营养成分

食物名	苹果	桃	葡萄	橙子	菠萝	荔枝	哈密瓜
蛋白质（g）	0.2	0.9	0.5	0.8	0.5	0.9	0.5
脂肪（g）	0.2	0.1	0.2	0.2	0.1	0.2	0.1
碳水化合物（g）	13.5	12.2	10.3	11.1	10.8	16.6	7.9
不溶性膳食纤维（g）	1.2	1.3	0.4	0.6	1.3	0.5	0.2
硫胺素（mg）	0.06	0.01	0.04	0.05	0.04	0.1	–
核黄素（mg）	0.02	0.03	0.02	0.04	0.02	0.04	0.01
抗坏血酸（mg）	4	7	25	33	18	41	12
钙（mg）	4	6	5	20	12	2	4
钾（mg）	119	166	104	159	113	151	190
镁（mg）	4	7	8	14	8	12	19

二、干果

干果即水果干，常见的水果干有葡萄干、干枣、柿饼、桂圆干、香蕉干、红果干、杏干等。水果干由于脱去水分，碳水化合物含量大大增加；但干制后，维生素C损失很大（表12-8）。

表12-8　几种水果干的营养成分

食物名	干枣	葡萄干	柿饼	龙眼干
蛋白质（g）	3.2	2.5	1.8	5
脂肪（g）	0.5	0.4	0.2	0.2
碳水化合物（g）	67.8	83.4	62.8	64.8
不溶性膳食纤维（g）	6.2	1.6	2.6	2
钙（mg）	64	52	54	38
钾（mg）	524	995	339	1348
铁（mg）	2.3	9.1	2.7	0.7

第五节　坚　　果

坚果由于果皮坚硬而得名，也被称为壳果。这类食物食用部分多为坚硬的果壳内的种仁。坚果含水分少，一般都营养丰富，含蛋白质、油脂、矿物质、维生素均较高。此类食物分成两个亚类：①树坚果，如核桃、杏仁、腰果、榛子、板栗等；②种子，如花生、葵花子、南瓜子、西瓜子等。

绝大多数的坚果富含油脂，如核桃、杏仁、花生、葵花子等。富含油脂的坚果中可消化碳水化合物含量较少，多在15%以下；也有少量坚果富含碳水化合物，油脂含量很低，同时蛋白质的含量也低于其他坚果，其营养特点与谷类相似。如栗子、银杏、莲子、芡实等。各种坚果中膳食纤维的含量也相对较高（表12-9）。

表12-9　几种坚果的营养成分

食物名	核桃	炒花生	白芝麻	银杏（干）	板栗（炒）
蛋白质（g）	18	21.7	18.4	13.2	4.8
脂肪（g）	50.4	48	39.6	1.3	1.5
碳水化合物（g）	26.2	23.8	31.5	72.6	46
不溶性膳食纤维（g）	7.4	6.3	9.8	–	1.2
钙（mg）	57	47	620	54	15
钾（mg）	237	563	266	17	–
镁（mg）	306	171	202	–	–
铁（mg）	6.8	1.5	14.1	0.2	1.7

第六节　肉　类

肉类即各种动物的肌肉、内脏等，包括畜肉、禽肉和水产品。

一、畜肉类

最为常见的畜肉为猪、牛、羊肉。此外，驴、马等也是日常经常食用的畜肉。畜肉是日常食物中蛋白质的最重要来源之一。肉类蛋白质含量为12%～22%之间。其肌肉和内脏蛋白质的氨基酸构成接近人体组织，生物价较高。但存在于结缔组织的间质蛋白，即胶原蛋白和弹性蛋白（如肉皮、筋腱等）则色氨酸、酪氨酸和蛋氨酸的含量较低，从而生物价较低。

肉类的脂肪含量因动物的品种、年龄、部位等不同而有较大差异。低者不足2%，如羊里脊、牛前腿等，而高者则达到将近60%，如猪肋条、猪颈等。畜肉脂肪构成以饱和脂肪酸为主，主要成分是硬脂酸、软脂酸等。不同种类的肉以及同种类不同的部位，其脂肪酸含量变化也较大。一般来讲，猪肉中饱和脂肪酸占总脂肪酸的比例约为40%左右，而牛羊肉这个比例约为50%。

肌肉中胆固醇含量与其脂肪含量一般呈正比，内脏中胆固醇含量高于肌肉中。

畜肉中碳水化合物含量均较低，为0.1%～5%之间。主要以糖原的形式存在于肌肉和肝脏中。

畜肉类含有多种维生素，以维生素A和B族维生素为最多。内脏中各种维生素的含量高于肌肉中。其中以肝脏含量最为丰富，特别是维生素A和核黄素。

畜肉还是矿物质的重要来源，矿物质含量在瘦肉中高于肥肉，内脏高于瘦肉。畜肉中的矿物质主要有钾、磷、硫、钠、铁、锌、铜等，肾脏中还含有丰富的硒。

二、禽肉类

最常见的禽类是鸡、鸭、鹅，此外，火鸡、鸽子、鹌鹑也食用较多。

禽类各种营养素含量与畜肉相似。蛋白质15%～20%之间；脂肪在3%～20%之间，鸡肉脂肪含量较低，而水生的鸭和鹅脂肪含量相对较高；禽肉脂肪中含有较多的亚油酸，熔点低，更易于消化吸收。禽肉中碳水化合物含量较低（表12-10）。

禽肉中维生素和矿物质的种类及含量与畜肉相近。禽肉中含有较多的维生素E。

表12-10 几种畜禽类的营养成分

食物名	猪腿	牛后腿	羊后腿	鸡	鸭	鹌鹑
蛋白质（g）	17.9	20.9	19.5	19.3	15.5	20.2
脂肪（g）	12.8	2	3.4	9.4	19.7	3.1
碳水化合物（g）	0.8	1.1	0.3	1.3	0.2	0.2
胆固醇（mg）	79	74	83	106	94	157
磷（mg）	185	210	182	156	122	179
钾（mg）	295	197	143	251	191	204
铁（mg）	0.9	3.3	2.7	1.4	2.2	2.3
锌（mg）	2.18	4.07	2.18	1.09	1.33	1.19
硒（μg）	13.4	4.96	4.49	11.75	12.25	11.67

三、水产品

水产品包括淡水和海水产品，有各种鱼、虾、蟹、贝以及其他种类。其中贝类包括鲍鱼、蛏、扇贝、牡蛎及各种蛤蜊、蚶、螺等。其他种类还有海参、海蜇、鱿鱼等软体动物。作为一种动物性食物，水产品的营养物质含量和品质与各种肉禽类似。也是我们日常生活中优质蛋白的重要来源。

鱼类蛋白质含量在15%～20%；虾类由于含水量更高一些，蛋白质含量为10%～18%；其他水产品因品种不同差异较大，在5%～20%之间。

大部分普通鱼虾类脂肪在0.5%～5%之间。但不同种类鱼之间脂肪含量变化较大，有些多脂鱼类，如金枪鱼，脂肪含量会高于15%。其他水产品如蟹、贝等脂肪含量一般均较低。水产类脂肪中多不饱和脂肪酸的含量高于陆生动物。

水产品中磷、钾含量较高，锌、铁、铜、锰的含量较低。海产品中还含有较多的碘。鱼油和鱼肝油是脂溶性维生素，如维生素A、维生素D的重要来源，也是维生素E的一般来源（表12-11）。

表12-11　几种水产类的营养成分

食物名	鲤鱼	大黄鱼	带鱼	鳕鱼	扇贝	海参
蛋白质（g）	17.6	17.7	17.7	20.4	11.1	16.5
脂肪（g）	4.1	2.5	4.9	0.5	0.6	0.2
碳水化合物（g）	0.5	0.8	3.1	0.5	2.6	2.5
胆固醇（mg）	84	86	76	114	140	51
磷（mg）	204	174	191	232	132	28
钾（mg）	334	260	280	321	122	43
铁（mg）	1.0	0.7	1.2	0.5	7.2	13.2
锌（mg）	2.08	0.58	0.70	0.86	11.69	0.63

第七节　蛋　　类

　　蛋类也叫禽蛋，是可食用的鸟类蛋的统称。蛋类富含蛋白质，其蛋白质的氨基酸组成与人体接近，是人类日常食物中蛋白质生物价最高的天然食物。

　　禽蛋的种类众多，但作为人们日常食物的禽蛋主要有：鸡蛋、鸭蛋、鹅蛋、鹌鹑蛋等。

　　禽蛋类虽然品种和产地不同，但其基本构成和营养成分均类似。蛋类分为蛋清和蛋黄两部分，两者营养差异较大（表12-12）。

　　蛋白质：全蛋的蛋白质含量一般为12%～13%。蛋清和蛋黄都富含蛋白质。蛋清中的蛋白质超过40种，主要有卵清蛋白、卵伴清蛋白、卵黏蛋白、卵类黏蛋白等；蛋黄蛋白质通常是与脂类结合的脂蛋白。蛋黄中蛋白质略高于蛋清。

　　脂类：全蛋脂肪含量为9%～15%，鸡蛋含脂肪相对低，鸭蛋和鹅蛋较高。98%的脂肪

表12-12　几种蛋类的营养成分

食物名	鸡蛋	鸡蛋白	鸡蛋黄	鸭蛋	咸鸭蛋
蛋白质（g）	13.3	11.6	15.2	12.6	12.7
脂肪（g）	8.8	0.1	28.2	13.0	12.7
碳水化合物（g）	2.8	3.1	3.4	3.1	6.3
胆固醇（mg）	585	−	1510	565	647
视黄醇当量（μg）	234	Tr	438	261	134
磷（mg）	130	18	240	226	231
钾（mg）	154	132	95	135	184
钠（mg）	131.5	79.4	54.9	106.0	2706.1
镁（mg）	10	15	41	13	30
铁（mg）	2.0	1.6	6.5	2.9	3.6

集中在蛋黄内，蛋清中几乎不含脂肪。鸡蛋蛋黄中脂肪含量约为30%。包括中性脂肪、膦脂（卵磷脂）、固醇（胆固醇），还有微量脑苷脂类。

碳水化合物：蛋类中碳水化合物含量均不高，为1%～3%。

矿物质和维生素：蛋中的矿物质主要存在于蛋黄部分。含磷最为丰富，占60%以上。除磷外，蛋黄也是多种常量和微量元素的良好来源。如铁、硫、钾、镁、钠和硅等。蛋黄中铁的含量相对较高，但由于卵黄高磷蛋白对铁的吸收具有干扰作用，故蛋黄中铁的生物利用率较低，仅为3%左右。蛋中矿物质受饲料因素影响料大，强化或添加了某种矿物元素的饲料，可大大增加其在蛋中的含量。

蛋中含有多种维生素，含量也较为丰富。包括所有的B族维生素、维生素A、维生素D、维生素E、维生素K等。蛋中维生素含量受品种、季节和饲料影响。

第八节 乳 类

按来源不同，乳类可分为牛奶、羊乳、马乳、骆驼乳等。其中牛乳占乳制品消费量的绝大多数。

不同动物来源的乳制品其营养成分相似。主要由水分、脂肪和非脂乳固体（蛋白质、乳糖、矿物质、维生素等）组成。乳中绝大部分是水分，原料乳中水分占82%～88%。此外，乳汁中还含有优质的乳蛋白和较多的钙（表12-13）。

蛋白质：含量为1.5%～3%，其中人乳和羊乳中蛋白质含量相对较低。牛乳中蛋白质以酪蛋白为主，其次是乳白蛋白（乳清蛋白）及乳球蛋白。

脂肪：乳类脂肪含量为3%左右。人乳不饱和脂肪酸含量最高，其次是骆驼乳。牛乳和羊乳以饱和脂肪酸为主。乳中的脂肪颗粒很小，呈高度分散状态，消化率较高。除脂肪之外，乳脂中还含有少量的卵磷脂和胆固醇。

碳水化合物：乳中碳水化合物含量在3.5%～7.5%之间，主要是乳糖。这是哺乳动物乳中所特有的碳水化合物。人乳中乳糖含量最高，达6.5%～7.5%；骆驼乳和绵羊乳中也含有较高的乳糖，为5%左右。

维生素：乳中含多种维生素，如维生素A、维生素D、维生素E、维生素K、各种B族等。但含量变化较大，可因奶牛的饲养条件，季节和加工方式不同而异。有青饲料季节，胡萝卜素和维生素C含量较高；夏季因日照多，维生素D含量较高。

矿物质：以钙、磷、钾等为主。特别是钙，含量高，吸收好，是人体钙的良好来源。但乳中铁的含量较低。此外，乳中矿物质还包括氯、磷、硫、铜等。这些矿物质大部分与有机酸结合形成盐类，少部分与蛋白质结合或吸附在脂肪球膜上。

其他：乳中还含有多种微量物质，如血清蛋白、免疫球蛋白、乳铁蛋白、生长因子、激素、酶类、生物活性肽、共轭亚油酸、有机酸等。

按加工方法不同，乳类可分为液态乳、乳粉、炼乳、发酵乳、乳脂肪（奶油）等几类。

液态乳：有全脂乳、低脂（半脱脂）乳、脱脂乳等。液态乳按保存方式可以分为巴氏灭菌乳、高温灭菌乳等。

低脂牛奶可以近似的视为半脱脂奶，脂肪含量约为全脂奶的一半；脱脂牛奶脂肪含量很低，为0.1%～0.2%。

乳粉：乳粉是经脱水干燥制成的粉状乳制品。可分为全脂乳粉、脱脂乳粉、调制乳粉（配方奶粉）等。奶粉中含水量为2%左右。

炼乳：炼乳为浓缩乳的一种，是将鲜奶在低温真空条件下浓缩，除去2/3的水分，再经灭菌而成。炼乳分为淡炼乳和甜炼乳。甜炼乳是在鲜奶中加约15%的蔗糖后再浓缩而制成，制成后含糖量可达45%左右。

发酵乳：是鲜奶经乳酸菌发酵而制成。常见发酵乳有酸奶和奶酪（干酪、芝士）。鲜奶经乳酸菌发酵后游离氨基酸和肽增加、乳糖减少，更易于消化吸收。

奶油：奶油为乳中的脂肪。有稀奶油（淡奶油）（cream）、奶油（黄油）（butter）、无水奶油（anhydrous milk fat）之分。稀奶油的脂肪含量不小于10%（10%～80%之间）；奶油的脂肪含量不小于80%；无水奶油的脂肪含量不小于99.8%。

表12-13　几种乳及乳制品营养成分

食物名	牛乳	牛乳粉	酸奶	奶酪
蛋白质（g）	3	20.1	2.5	25.7
脂肪（g）	3.2	21.2	2.7	23.5
碳水化合物（g）	3.4	51.7	9.3	3.5
胆固醇（mg）	15	110	15	11
视黄醇当量（μg）	24	141	26	152
钙（mg）	104	676	118	799
磷（mg）	73	469	85	326
钾（mg）	109	449	150	75
铁（mg）	0.3	1.2	0.4	2.4

第九节　油　脂　类

油脂是我们日常食物中重要的组成部分。油脂可以为人们提供能量和必需脂肪酸，同时也是食物香味和风味的最重要来源之一。对食品的口感和质地影响很大。

天然食物中的油脂是各种脂类物质的混合物。以三酰甘油为主要成分（约占95%以上），此外还含有其他脂类物质，如磷脂、固醇和固醇酯、蜡质、脂肪醇、烃类、酚类等。

在常温下呈液态的称为"油"；呈固态或半固态的称为"脂"。

油脂可以根据食物来源分为动物油和植物油两大类，也可以根据油脂中脂肪酸的主要类型分为4类：

1. 单不饱和脂肪酸类（油酸类）　如橄榄油、油茶籽油。

2. η-6多不饱和脂肪酸类（亚油酸类）　如玉米油、大豆油。

3．η-3多不饱和脂肪酸类（α-亚麻酸类）　如亚麻籽油、紫苏籽油等。

4．饱和脂肪酸类　如椰子油、棕榈仁油、牛油、羊油等。

也有一些油脂介于上述某两类之间。如花生油同时含有较多的单不饱和脂肪酸和η-6多不饱和脂肪酸；猪油和棕榈油同时含有较多的单不饱和脂肪酸和饱和脂肪酸。

第十节　平衡膳食

一、平衡膳食的概念

平衡膳食是指膳食中能量和各种营养素含量充足，种类齐全，比例适当，可以充分满足机体每日正常的生理需要，同时又要避免能量和营养物质过量所带来的机体不必要的代谢负担以及对远期健康的负面影响。从而达到合理营养，维持健康的目的。

二、平衡膳食的基本原则

人类的食物是多种多样的。各种食物所含的营养成分不完全相同。除母乳（纯母乳喂养的0～6个月婴儿）外，任何一种天然食物都不能提供人体所需的全部营养素。平衡膳食必须由多种食物组成，才能提供人体所需的能量以及各种营养物质。

平衡膳食应满足两方面要求，即：营养素的种类和营养素的量。

1．营养素的种类要全面

（1）含有人体必需的7大类营养素：蛋白质；脂类；碳水化合物；维生素；矿物质；水；膳食纤维。

（2）由5（或4）大类食物来提供：谷薯及杂豆类；蔬菜水果类；肉蛋奶及大豆类（或肉蛋类；豆奶类）；油脂类。

（3）微量营养素摄入与宏量营养素摄入要平衡。

（4）植物性食物与动物性食物要保持合理比例。

2．营养素的数量要合理

（1）要满足身体对各种营养素的需要。

（2）有足够的能量供维持生理活动和体温的需要；能量的摄入要与能量的消耗保持平衡。

（3）蛋白质、脂肪和碳水化合物三大营养素在膳食中所占总能量的百分比要合理。

（4）有充足的微量营养素（无机盐、维生素）供生长发育和调节生理功能的需要。

（5）有充足的水分以维持体内各种生理程序的正常进行。

（6）有适量的膳食纤维以助于肠道蠕动和正常排泄，减少肠内有害物质的存留。

简单来说，平衡膳食的基本原则就是要求每天摄入的食物要多样和适量。即指膳食多样化，其中所含的营养素种类齐全、数量充足，各种营养素之间相互比例适当，膳食中所提供能量和营养素与机体所需要的量保持平衡。

三、平衡膳食的具体实施

1. 食物种类的选择（营养素平衡）　天然食物是一些成分复杂的混合体。从理论上讲，每一种食物都含有所有的7大类营养物质，但多数含量都不够均衡。一般来讲，某种食物中富含某类营养物质的同时，也有一些营养物质的含量极微，甚至可忽略不计。例如在一般情况下，谷类中富含碳水化合物，但脂肪的含量极少；肉、蛋、奶中富含优质蛋白，但碳水化合物含量极少。所以，每一种食物都有其独到的营养学特点。我们可以把富含同类营养物质的食物归为一类。按此原理，食物可大致分为四大类。

（1）富含碳水化合物的食物：谷类、薯类、杂豆类。

（2）富含优质蛋白的食物：绝大多数的动物性食物、大豆及大豆制品。

（3）富含水分、膳食纤维、矿物质和维生素C、胡萝卜素以及其他植物化学物质的食物：蔬菜、水果。

（4）富含油脂的食物：各种动植物油、坚果。

在设计一个平衡膳食时，要同时含有上述四大类食物，才能够达到各种营养物质都同时摄入的目的。在配制平衡膳食时要注意，每餐有主食、有副食。在副食中即要有肉类（包括大豆及豆制品）又要有蔬菜类，并配以适量的油脂类。同时要做到食物多样化。例如主食类除了大米和白面外，还要适量选择粗杂粮；副食方面要做到每天或每几天畜肉、禽肉、水产、蛋、奶、豆多元化摄入；蔬菜和水果的选择也应尽量多变换种类。总之，一定要养成不挑食、不偏食、样样都吃的好习惯，这是保证营养平衡的关键。

2. 食物数量的安排（能量平衡）　每天摄入的总能量要与个人消耗相适应。过少和过多都不能达到平衡膳食的要求。

在确定的每日能量需要后，还要保证三大营养素的合理占能比例。一般碳水化合物占总能量的50% ～ 65%、蛋白质占10% ～ 20%、脂肪占20% ～ 30%。

在满足上述能量要求的情况下，来安排每日主食、肉蛋奶和蔬菜水果的具体量。在实际操作中，为了简便起见，我们可以对照中国居民膳食宝塔来进行安排。

此外，1日的餐次，每餐占全日能量的比例等，都是设计平衡膳食时具体需要考虑的问题。

举例来说：按1日3餐来计，两餐间隔时间一般以4 ～ 6h较为适宜。大致可按早餐占全日能量的25% ～ 30%，午餐占40%，晚餐占30% ～ 35%。也可以根据个人的饮食习惯，作息规律灵活调整（表12-14）。

表12-14　平衡膳食举例

餐次	食　　物	食　　物	重量（g）
早餐	牛奶1袋	低脂牛奶	250
	薏米红豆粥1碗	薏米＋红小豆	25＋25

续　表

餐次	食　　物	食　　物	重量（g）
加餐	苹果1个	苹果	150
午餐	烤鸡腿肉	鸡腿	50
	豆腐炒油菜	油菜＋北豆腐	150＋35
	蒜蓉炒红苋菜	红苋菜	100
	二米饭	大米＋黑米	75＋25
加餐	核桃	核桃	25
	草莓	草莓	100
晚餐	虾仁西蓝花	西蓝花＋虾仁	150＋30
	西红柿鸡蛋汤	西红柿＋鸡蛋	100＋50
	金银卷	富强粉＋玉米面	50＋50
加餐	牛奶1袋	低脂牛奶	250
	全日烹调油		25

此食谱大约提供：能量1900kcal；蛋白质80g；脂肪67g；碳水化合物245g。

最后，食物的烹制方法以及保证食品的卫生，也是合格的平衡膳食不可或缺的方面。

（李　宁　于　康）

参 考 文 献

［1］杨月欣，王光亚，潘兴昌. 中国食物成分表. 第2版，北京：北京大学医学出版社，2009.

［2］杨月欣. 中国食物成分表（2004）. 北京：北京大学医学出版社，2004.

［3］杨月欣，葛可佑. 中国营养科学全书. 北京：人民卫生出版社，2019：433-502.

［4］刘均娥，范旻. 临床营养护理学. 北京：北京大学医学出版社，2009：111-121.

第十三章

各类健康人群的营养

第一节　儿童青少年

儿童、青少年时期是由儿童发育到成年人的过渡时期，可以分为6～12岁的学龄期和13～18岁的少年期或青春期，这个时期正是他们体格和智力发育的关键时期，生长发育是这一时期的主要特点，主要受到生长激素和性激素的调控，营养也仍是关键影响因素，营养失衡可能带来生长发育迟缓或肥胖、第二性征发育延迟或早熟，也可能造成感染、代谢性疾病的易感。这一阶段，也是学习和构建健康生活方式的关键时期，生理和心理发育过程中易于发生进食行为问题，对一生的健康带来重要影响，故儿童青少年应得到良好的营养照护和饮食健康教育。

一、儿童青少年的营养需要及常见营养问题

由于儿童青少年机体的合成代谢旺盛，所需能量和各种营养素的量相对比成人高，尤其是能量、蛋白质、脂类、钙、锌和铁等营养素，而消化吸收和代谢功能尚未发育成熟，故对营养缺乏和失衡更为敏感。同年龄男生和女生在儿童时期对营养素需要的差别很小，从青春期开始，男生和女生的营养需要出现较大的差异。

（一）营养需要

1. 能量　生长发育中儿童青少年的能量处于正平衡状态，即摄入能量应大于实际消耗的能量，一部分能量和营养物质用于构建机体，满足生长所需。不过，值得注意的是，在我国，与成年人一样，近年儿童青少年群体的能量过剩的发生高于能量不足，超重、肥胖越来越成为一个社会问题，需根据定期生长发育评估的情况合理控制能量摄入，避免生长发育期过度摄入，减少相关代谢性疾病的发生风险。

2. 蛋白质　一般来说，蛋白质提供的能量应占膳食总能量的12%～14%，当需要限制能量的时候（比如肥胖儿童），却不应相应减少蛋白质的摄入，则可能需要适当提高蛋白质的占比。动物性食物蛋白质含量丰富，氨基酸构成好，如肉类为17%～20%，蛋类为13%，奶类约为3%；植物性食物中大豆是优质蛋白质的来源，含量高达35%～40%，谷类含5%～10%。儿童青少年应避免素食、偏食，应逐渐扩大食物选择范围，来获得所需的氮源。

3. 脂类　儿童青少年期脂肪摄入量以占总能量的25%～35%为宜。青少年时期是生长

发育的高峰期，能量的需要也达到了高峰。因此，一般不过度限制儿童少年膳食脂肪摄入，而是需要注意选择优质的脂肪，避免过多的饱和脂肪和反式脂肪，特别注意选择含必需脂肪酸、单不饱和脂肪酸的植物油，含n-3脂肪酸的坚果、高脂鱼类。

4. 碳水化合物　碳水化合物是提供能量的主要来源，与蛋白质和脂肪相比，碳水化合物是更经济、更容易被机体利用的能量。儿童青少年膳食中碳水化合物的摄入量应占总能量的50%～65%，也是能量营养素中可接受变异最大的一类营养素，需要调节总能量供应时，首先应从碳水化合物入手。儿童青少年的膳食应以谷类和薯类为主，是碳水化合物的主要来源。水果和蔬菜也含少量的碳水化合物。谷类和薯类及水果、蔬菜的摄入，可增加膳食纤维的摄入，对预防肥胖及心血管疾病都有重要意义。但应注意避免摄入过多的食用糖，特别是含糖饮料和糕点零食，不仅如此，还应该鼓励青少年学习限制其他高血糖生成指数的食物，提高碳水化合物食物的质量。

5. 矿物质　儿童青少年对矿物质的需求普遍高于成年人，如按照单位体重或与总能量的关系来衡量，差距则更为显著，故而，儿童青少年的饮食应特别富含矿物质，要十分注重选择矿物质密度高的食材来满足需求。同时，应特别注意各种矿物质营养状态的评估与管理，避免缺乏。

（1）钙：青春前期及青春期正值生长突增高峰期，为了满足身体骨骼发育突增高峰的需要，《中国居民膳食营养素营养参考摄入量》2013版儿童少年钙的推荐摄入量（RNI，）为6岁800mg/d，7岁800～1000mg/d，11岁1000～1200mg/d，17岁1000mg/d，钙的可耐受最高量为2000mg/d，可见，儿童青少年的钙需要量是超过成年人的，必须在食物选择上特别予以照顾。奶和奶制品是钙的最好食物来源，其含钙量高和吸收率均高。小鱼、小虾及一些坚果类，含钙量也较高。深绿色蔬菜、豆类也是钙的主要食物来源。

（2）铁：铁参与造血、肌肉、肝、肾、心脏等器官组织的发育，随着机体的成长，对铁的需要量一直是居高不下的。铁缺乏除引起贫血外，也可能降低智力、运动能力和免疫能力。至青春期，贫血是女性常见的疾病，值得特别关注。动物血、肝脏及红肉是铁的良好来源，含铁高、吸收好。鱼、禽等食物则含有促进铁吸收和利用的成分，抗坏血酸和有机酸也可促进非血红素铁吸收。

（3）锌：锌是体内多种生物酶的辅因子，缺锌对健康的影响非常广泛，儿童缺锌的临床表现是食欲差、味觉迟钝，严重时可引起生长迟缓、异食癖、性发育不良及免疫功能受损。贝壳类海产品、红色肉类、动物内脏等都是锌的良好来源，干果类、谷类胚芽、麦麸、花生和花生酱也富含锌。儿童常见过敏性腹泻等消化道疾病导致锌吸收不良，继而因锌缺乏造成厌食，特别是动物性食物、海产品和坚果等摄入减少，进一步加剧锌的缺乏，形成恶性循环。故对进食不足、可疑锌缺乏的患儿，应考虑及时进行制剂补充。

（4）碘：儿童青少年时期对甲状腺素的需要量相对高于成年期，碘用于合成甲状腺素，故对碘的需求也是远高于成年期。碘缺乏在儿童期和青春期的主要表现为代偿性的甲状腺肿，尤其是青春期甲状腺肿发病率较高，需特别预防。儿童少年膳食碘6～10岁的RNI为90μg/d，11～13岁为110μg/d，14～18岁为120μg/d。我国是贫碘国家，国家推出的食盐碘强化措施对儿童青少年是十分重要的，食用碘盐可有效预防碘缺乏。同时还应鼓励儿童青少年选择含碘丰富的海产品，包括海带、紫菜、海鱼等。

6. 维生素

（1）维生素A：维生素A又称视黄醇，与人体的正常生长发育、生殖、视觉、抗感染、抗癌有关。维生素A缺乏时可以引起夜盲症、干眼症，严重者可导致失明；还会出现皮肤粗糙、干燥，对传染病的抵抗力下降；会影响儿童少年牙齿和骨骼的正常发育。维生素A是脂溶性维生素，当儿童存在脂肪消化吸收障碍或摄入不足的时候，容易合并缺乏。在我国，儿童维生素A缺乏的发生率仍高于成人，但随着营养和健康状况的改善，已有所减少。为此，2013年版的中国居民膳食营养素推荐量标准对儿童维生素A的推荐摄入量（RNI）进行了下调：4～7岁为360μgRAE/d；7～10岁为500μgRAE/d；11～13男孩为670μgRAE/d，女孩为630μgRAE/d；14～17岁男孩为820μgRAE/d，女孩为630μgRAE/d。动物肝脏含有非常丰富的维生素A。植物性食物只能提供类胡萝卜素。类胡萝卜素主要存在于深绿色或红黄色的植物性食物中，如胡萝卜、青椒、芹菜、菠菜、南瓜、红薯，与动物来源的维生素A比较，植物来源的类胡萝卜素效价较低。

（2）维生素B_1：维生素B_1参与能量和氨基酸代谢，对维持神经和肌肉的正常功能十分重要，缺乏维生素B_1可导致厌食、胃肠蠕动异常和消化液分泌异常，也可干扰神经递质的系统的快速生长发育阶段对维生素B_1缺乏敏感。维生素B_1广泛存在天然食物中，动物内脏如肝、心、肾，肉类、豆类和没有加工的粮谷类。以精加工谷类为主要的碳水化合物来源，可导致食物来源的维生素B_1缺乏，这是一直以来我国人群主要的营养问题。我国不同年龄儿童青少年膳食维生素B_1的RNI：7～10岁为1.0mg/d；11～13岁男孩为1.3mg/d，女孩为1.1mg/d；14～17岁男生为1.6mg/d，女生为1.3mg/d。

（3）维生素B_2：维生素B_2参与生物氧化和能量生成，也作为谷胱甘肽还原酶的辅酶参与抗氧化防御，还是甲基四氢叶酸还原酶的辅酶，参与同型半胱氨酸代谢。维生素B_2是一种容易缺乏的水溶性维生素，相对成年人，生长发育期的儿童青少年的能量需求旺盛，代谢所需维生素B_2更多。如饮食结构偏向高蛋白、低碳水化合物类型，会进一步增加对维生素B_2的需要。胆汁不足会干扰维生素B_2在上消化道的吸收。富含维生素B_2的食物主要是奶类、蛋类、肝脏，谷类、蔬菜水果含量较少，烹饪加工后的保留率为80%左右。我国不同年龄儿童青少年膳食维生素B_2的RNI：7～10岁为1.0mg/d；11～13岁男性为1.3mg/d，女性为1.1mg/d；14～17岁男性为1.3mg/d，女性为1.2mg/d。

（4）维生素C：维生素C参与体内的羟化反应，是脯氨酸、赖氨酸羟化酶辅因子，能促进胶原蛋白合成，故缺乏时可导致胶原结构受损、毛细血管广泛出血，表现为牙龈出血、萎缩、骨骼病变等。维生素C具有还原性，是体内抗氧化、免疫和解毒体系的重要成分。我国不同年龄儿童少年膳食维生素C参考摄入量7岁以上为65mg/d，11岁以上为90mg/d，14～18岁为100mg/d。新鲜的蔬菜、水果是维生素C丰富的食物来源。维生素C在组织细胞中代谢快，需要每天补充，应注意保持机体维生素C浓度处于正常水平。

（二）儿童青少年容易出现的营养问题

1. 缺铁性贫血　铁是人体必需微量元素中量最多的一种，在人体中主要存在于红细胞的血红蛋白以及肌肉组织的肌红蛋白中，生理状态下，血清铁蛋白水平可反映机体铁的存储。铁缺乏时可引起缺铁性贫血，患儿可表现为易疲劳，头晕，爱激动，易烦躁，食欲差，注意力不集中，学习成绩下降，脸色苍白，易感冒，长期贫血还会影响智力和体格的发育。偏食、素食、罹患干扰铁吸收的消化道疾病或失血，可能导致铁缺乏和缺铁性贫血。值得注意的是，贫血营养治疗过程中，单纯补铁是不够的，要重视所有造血相关营养素的补足。

2. 钙和维生素D缺乏　青春发育期的儿童少年处于生长发育的关键时期，需要钙、磷等矿物质在骨骼构建中发挥重要作用，限于饮食机构问题，容易摄入不足。而我国人群维生素D的缺乏亦十分普遍，会进一步加剧骨矿物质缺乏和代谢异常。奶和奶制品是钙的良好食物来源，应鼓励生长发育期儿童积极摄入。另外，要经常吃虾皮，海带、芝麻、豆制品等。充足的日照和户外身体活动，是构建健康骨骼的重要习惯。

3. 过敏性疾病　生命早期未能采取纯母乳喂养，辅食添加过程和顺序不当，导致黏膜屏障功能未健全时过早接触致敏食物，可能造成迟发性过敏反应，患儿表现特应性皮炎、腹泻，甚至逐渐发生哮喘。过敏性疾病可能导致限制喂养，干扰生长发育，应积极预防。对患有过敏性疾病的生长发育期儿童或青少年，应特别注重食物选择，回避过敏原，注意预防与食物限制相关的营养素的缺乏。如合并腹泻，易导致多种营养素吸收不良，必要时可采取营养支持措施。

4. 超重、肥胖　单纯性肥胖是一个重要的儿童健康问题。肥胖是因能量摄入过多，使体内脂肪积聚过多，尤其是皮下脂肪堆积所致。肥胖不仅增加儿童负担，使活动不方便，还增加心脏负担，造成缺氧。肥胖儿童易发生心、肺功能障碍，运动能力和劳动能力降低，并对儿童的心理发展产生不良影响。儿童肥胖还增加成人后高血压、高脂血症、动脉粥样硬化、冠心病和糖尿病发病的危险性。

快速生长发育期的肥胖治疗，不宜采取过于严苛的饮食计划，应充分考虑生长发育的营养需求，治疗的重点在于进食行为、心理和食物选择的指导，培养患儿的良好习惯和自我管理的信念，纠正不利的环境因素。对超重或肥胖的儿童，应鼓励他们通过体育锻炼和合理饮食来控制体重。不宜采用药物或限食等减肥方式，以免影响青少年的生长发育。

二、儿童青少年的营养与膳食

儿童青少年的生理和营养需求特点为：①多：按照体重估计需要量普遍多于成年期，故需要营养素密度高的食物搭配来满足，避免空虚能量；②不成熟：机体功能尚未发育健全，易于发生食物不耐受、消化吸收不良、外源性感染、过敏性疾病等干扰营养摄入和利用的状况，在食物准备上要有别于成年人。良好的卫生和饮食行为习惯、健康的心态都需要逐渐培养和习得。有鉴于此，需要按照以下原则来为儿童青少年创造健康良好的生长环境。

1. 合理的饮食制度　应根据儿童少年的生活和学习情况，制定出适应其生理需要的饮食制度。一般为每日3餐，两餐间隔4～6h。3餐比例要合理，按所含能量，早餐占30%，午餐占40%，晚餐占30%。

2. 合理、科学加工和烹调食物　不合理的加工、烹调方法会使食物中的营养素丢失，引起人体某些营养素的缺乏。例如米、面碾磨得过于精白会造成B族维生素的大量丢失，引起维生素B_1缺乏而致脚气病等。

3. 轻松、愉快的进餐环境　有利于进食及食物的消化吸收。紧张、压抑的进餐环境会影响消化液的分泌和食欲。

4. 健康的饮食行为　健康的饮食行为对合理膳食十分重要，是实现平衡膳食的关键。要从营养教育入手，并且通过言传身教培养儿童少年健康的饮食行为。

5. 因地制宜安排膳食　我国是一个多民族的国家，各地区民族的风俗、信仰、生活方式、经济状况不同。应根据平衡膳食的要求，因地制宜、合理安排膳食，提高儿童青少年的身体素质。

第二节　成　年　期

一、女性的两个特殊生理时期

（一）围孕期

妊娠是一个复杂的生理过程，为了妊娠的成功，孕期妇女的生理状态及机体代谢发生了较大的适应性改变，以满足孕期母体生殖器官和胎儿的生长发育，并为产后泌乳进行营养储备。孕期营养状况的优劣对胎儿生长发育直至成年后的健康将产生至关重要的影响。与非孕期妇女相比，孕期妇女对能量和各种营养素的需要量均有所增加，尤其是蛋白质、必需脂肪酸，以及碘、钙、铁、叶酸、维生素A等多种微量营养素。特别是考虑到我国育龄女性在非孕期往往就可能存在着多重营养素失衡的状况，如铁缺乏、叶酸缺乏、维生素D缺乏、消瘦、超重，甚至有相当比例的备孕女性处于多囊卵巢综合征、非酒精性脂肪肝、糖耐量异常等异常代谢状态。加强备孕和孕期的营养管理十分必要。

由于怀孕不同时期胚胎的发育速度不同，孕妇的生理状态、机体的代谢变化和对营养素的需求也不同。按妊娠的生理过程及营养需要特点，围孕期划分为备孕期、孕早期（孕1～12周）、孕中期（孕13～27周）、孕晚期（孕28周～分娩）和产褥哺乳期等阶段，各阶段的营养需求和供应原则概述如下。

1. 备孕期合理膳食和均衡营养是成功妊娠所必需的物质基础。为降低出生缺陷、提高生育质量、保证妊娠的成功，夫妻双方都应做好孕前的营养准备。育龄妇女在计划妊娠前3～6个月应接受特别的膳食和健康生活方式指导，调整自身的营养、健康状况和生活习惯，使之尽可能都达到最佳状态，以利于妊娠的成功。中国居民膳食指南中推荐备孕女性多摄入富含叶酸的食物或补充叶酸，来避免母体叶酸缺乏，以利生殖细胞的健康和早期胚胎着床环境的健康。育龄妇女应从计划妊娠开始尽可能早地多摄取富含叶酸的肝脏、深绿色蔬菜及豆类，从孕前3个月开始每日膳食叶酸摄入量应不低于400μgDFE，如膳食来源不足，要考虑适量进行制剂增补。

铁缺乏也是育龄女性常见的问题，而铁缺乏可干扰胚胎孕育，加剧孕期贫血风险，甚至导致早产、低体重儿等不良结局。故备孕阶段应积极纠正。动物血、肝脏、瘦肉等动物性食物配合富含维生素C的蔬果，有利于改善铁缺乏。如已明确缺铁或贫血的育龄妇女可适量摄入铁强化食物或在医生指导下补充铁剂进行治疗，待缺铁或贫血得到纠正后，再计划怀孕。

我国是贫碘国家，特别是内陆地区的食物本身含碘少，食物结构中缺乏海产品，容易发生碘缺乏。故应采用碘盐烹饪，并适当增加海产品的摄入，建议至少每周摄入1次富含碘的海产食品，如海带、紫菜、鱼、虾、贝类等。

2. 孕早期　孕早期胎儿生长发育速度相对缓慢，但是怀孕早期妊娠反应使其消化功能发生改变，多数妇女怀孕早期可出现恶心、呕吐、食欲下降等症状。因此，怀孕早期的膳食应富营养、少油腻、易消化及适口。妊娠头4周是胎儿神经管分化形成的重要时期，重视预防胎儿神经管畸形也极为重要。孕早期的营养素需求突出表现在几种B族维生素（维生素B_1、维生素B_2、叶酸，和维生素B_6）以及碘、锌等矿物质方面，特别是怀孕早期反应较重的孕妇，为降低妊娠反应，可口服少量B族维生素以缓解症状。进食的餐次、数量、种类及时间应根据孕妇的食欲和反应的轻重及时进行调整，采取少食多餐的办法，保证进食量。如反复出现酮体升高、体重快速减轻、脱水等表现，应考虑经静脉营养支持，纠正酮症可改善妊娠反应，以免恶性循环。怀孕早期应尽量摄入足量谷类或水果，保证每天至少摄入150g碳水化合物（约合谷类200g），以避免因脂肪分解产生酮体对胎儿早期脑发育造成不良影响。

3. 孕中期　从孕中期开始胎儿进入快速生长发育期，直至分娩。与胎儿的生长发育相适应，母体的子宫、乳腺等生殖器官也逐渐发育，故孕中期的营养需求显著增加，特别是蛋白质、铁、钙等几种营养素容易出现相对缺乏，应适当增加鱼、禽、蛋、瘦肉、海产品的摄入量，适当增加奶类的摄入，常吃含铁丰富的食物，除了积极调整膳食，满足食物营养来源之外，往往还需要从孕中期开始补充钙、铁等制剂。如条件许可，应进行必要的营养素营养状况筛查，及时发现铁、碘、维生素D、叶酸、维生素B_{12}等关键营养素缺乏。孕中期随着母体代谢负荷加重，胰岛素抵抗增加，容易发生餐后血糖升高的现象。适当控制总能量，限制高糖高脂的食物选择，合理进行身体活动、保持体重适宜增长，保持必要的肌肉含量，有助于预防妊娠期糖尿病的发生。

4. 孕晚期　孕晚期胎儿生长发育速度达到顶峰，母体还需要为产后泌乳储备能量以及营养素。因此，孕晚期的摄食量应达到顶峰，较非孕期能量需求约增加25%，蛋白质、叶酸、铁等营养素需求的增幅为50%，故这一阶段特别需要安排高蛋白、高营养密度，相对低脂、低碳水化合物的饮食结构，避免摄入空虚能量，以免加剧糖脂代谢负担和微量营养素缺乏。这一阶段，母体的活动能力下降，容易出现体位性水肿，应注意减少食盐摄入，经常改变体位。孕晚期往往需要根据母体的营养状况，安排膳食补充剂来弥补膳食的营养缺口。如出现便秘，除提高食物的膳食纤维含量、鼓励身体活动外，还可以考虑选择复合型的膳食纤维制剂（水溶性＋不溶性膳食纤维）及益生菌/元制剂来予以改善。

5. 哺乳期　哺乳期妇女（乳母）一方面要逐步补偿妊娠、分娩时所损耗的营养素储备，促进各器官、系统功能的恢复；另一方面还要分泌乳汁、哺育婴儿。如果营养不足，将影响母体健康，减少乳汁分泌量，降低乳汁质量，影响婴儿的生长发育哺乳期对多种营养素的需求还要略高于孕晚期，因此，应根据授乳期的生理特点及乳汁分泌的需要，合理安排膳食，保证充足的营养供给。孕晚期如选择了膳食补充剂来补足膳食营养缺口，往往还需要继续应用。应鼓励产后尽快恢复身体活动和户外活动，这有利于母体功能恢复，预防便秘、产后体重滞留、骨质疏松、肌肉衰减、情绪和睡眠障碍等常见问题。

（二）围绝经期

绝经是妇女生命进程中必然发生的生理过程，绝经提示卵巢功能衰退，生殖能力终止。卵巢功能衰退是渐进性的，以往一直用"更年期"来形容这渐进的变更时期。由于更年期定义含糊，1994年WHO提出废除"更年期"这一术语，推荐采用"围绝经期"一词。

进入围绝经期后，人体逐渐出现衰老的现象，其代谢和生理功能也随之发生改变，常伴有机体适应能力的减退和抵抗力的下降。因而，对于营养的要求也与以前不尽相同。围绝经期的营养应以保证和满足必需的活动能量为原则，控制总能量的摄入，避免肥胖的发生，应减少食物中饱和脂肪酸和胆固醇的摄入，保证足量的维生素和矿物质，多摄入新鲜的蔬菜和水果，控制食盐、食用油的用量。

另外，围绝经期女性应特别重视维生素D的补充。维生素D对于钙磷的代谢起着非常重要的作用，也是预防绝经后骨质疏松的关键营养素，因为我国人群维生素D缺乏的普遍和严重，其作用可能较众所周知的钙还要更为关键。维生素D可从两个途径获得，即通过膳食摄入或在皮肤经日照后自身合成。维生素D成年期推荐量为10μg/d（400IU/d），老年期则相应增加为10 ～ 20μg/d（400 ～ 800IU/d）。

二、成年男性

成年男性一直以来不作为特殊人群来管理，但其营养问题同样值得重视。

按照一般规律来看，相比成年女性，因为身高、体型较大，机体肌肉比例较高，身体活动或劳动强度较大，故在能量的需要量上要高10% ～ 20%，中国居民膳食营养素推荐标准中18 ～ 50岁成年男性的能量RNI为2250 ～ 3000kcal/d（依据身体活动强度有所变化）。这一标准较前（2000版）已进行下调，说明随着社会科学技术和生产生活条件的进步，现代人的身体活动消耗是普遍下降的。值得重视的是，对于男性而言，随着年龄增加，体力活动水平往往是逐渐下降的，从青春发育期的能量需求峰值也应逐渐调整，注重体重管理，以防能量摄入过剩。

成年男性对几种与能量和产能营养素代谢有关的B族维生素的需要量上相应较高，主要是维生素B_1、维生素B_2、烟酸（烟酰胺）、胆碱等，以满足较高的能量代谢所需。对于从事运动、较高强度体力劳动、高温环境下作业的成年男性，则尤其容易发生这几种维生素的缺乏。

在矿物质的需求上，成年男性与女性的区别在于：①锌的需要量高于女性。成年男性精液合成和排泄会增加锌的需要量，成年男性容易存在锌摄入不足的情况，应注意补充；②铁的需要量低于女性。成年女性的月经失血导致对铁的需求较多。

如饮酒，肝脏、肾脏在代谢和排出酒精的过程中，会进一步增加对B族维生素、锌等营养素的需要。

鉴于以上对营养素需求的特殊性，成年男性应注重选择富含B族维生素、锌、碘等微量营养素的整豆全谷、海产品、蔬菜、菌菇等食物，限制甜食、高脂食物，建立良好的饮食行为规范。

第三节　特殊职业人群

一、高温环境作业人员

（一）营养需要

1. 能量　当环境温度在30～40℃时，应在中国营养学会修订的中国居民膳食能量推荐摄入量的基础上，按环境温度每增加1℃，增加能量0.5%作为高温作业人员的能量推荐摄入量。

2. 蛋白质、脂肪和碳水化合物　高温作业人员的蛋白质推荐摄入量可稍高于常温条件下的推荐摄入量，但也不宜过高，避免加重肾脏负担，特别是在饮水供应受到限制的情况下更应注意。建议蛋白质摄入量占总能量的12%，脂肪推荐摄入量以不超过总能量的30%为宜，碳水化合物占总能量的比例不应低于58%。

3. 矿物质　高温作业人员钙的推荐摄入量应稍高于常温条件下的作业者，使之达到每人每天1000mg。铁的推荐摄入量增加10%～20%。高温作业人员锌的推荐摄入量不应低于15mg/d。氯化钠的补充应考虑出汗量的问题，如全天出汗量＜3L，食盐需要量15g；出汗量在3～5L食盐需要量为15～20g；出汗量＞5L/的，食盐需要量为20～25g。随汗液流失的矿物质除钠以外，还有钾、钙、镁，以及一些阴离子，如氯、磷酸根、硫酸根等。

4. 维生素　关于高温环境下作业人员的维生素推荐摄入量，主要涉及随汗丢失的几种水溶性维生素，应增加其推荐摄入量。维生素C每人每日推荐摄入量应为150～200mg。维生素B_1推荐摄入量应为2.5～3.0mg，维生素B_2推荐摄入量则应比常温作业时增加1.5～2.5mg。同时，维生素A推荐摄入量亦应高于常温作业者，建议每人每日供给维生素A1500μg RAE。

（二）膳食原则和措施

高温作业人员能量摄入不足的主要原因往往是消化功能和食欲下降。烹饪方式和食材选择方面，应注意避免辛温调料，减少烤、烙、煎炸等高温烹制方法，多采用清淡的炖、煮、拌的烹制方法，多选择咸香、酸辣等风味。通过膳食给予水盐比较容易接受，因此，在膳食供应中应做出相应安排。例如配餐时注重干稀搭配，菜汤、鱼汤、肉汤交替饮用，既补充水分和盐分，又可增进食欲。当然，如果出汗量很大，全部依靠膳食来补充水盐是不充足不及时的，应在两餐之间或在高温现场持续少量饮用温度为10℃左右的低温含盐饮料。高温作业人员8h工作时间内的饮水推荐摄入量建议：中等强度劳动在中等气象条件时为3～5L，高强度劳动在气温及辐射热强调特别高时为5L以上。

膳食要富含各种矿物质，如含有丰富的钾和钙的蔬菜，含有丰富的钾和镁的米面、豆类和肉类。这些食物对于因出汗而丢失了大量钾、钙、镁的高温作业人员都是很适宜的。由于缺钾是引起热射病的原因之一，因此，高温作业人员的膳食中应多配一些含钾丰富的食品。

高温出汗丢失较多的铁、锌等微量元素，对高温作业人员的膳食应注意微量元素的供给。动物性食物如肝脏、瘦猪肉、牛羊肉不仅含铁丰富而且吸收率很高。植物性食物则以黄豆、鸡毛菜、毛豆等含铁较高，黄豆不仅含铁较高，且其铁的吸收率也较高，是铁的良好来源。锌来源广泛，动物性食物含锌较丰富且吸收率高，每千克食物含锌量如牡蛎、鲜鱼都在1000mg以上，肉类、肝脏、蛋类则在20～50mg。

高温作业者对维生素 B_1、维生素 B_2、维生素 C 和维生素 A 的需要量增加，膳食中应供给这些维生素较多的食物。含维生素 B_1 较多的食物有小麦面、小米、豆类、瘦猪肉等；含维生素 B_2 和维生素 A 较多的食物有动物肝脏和蛋类；含维生素 C 和胡萝卜素较多的食物为各种绿叶蔬菜。

由于膳食中有些矿物质和维生素不易达到上面所提出的推荐量，应根据具体情况适当给予口服制剂或强化饮料、强化食品。

二、高原环境作业人员的营养需要与保障

高海拔环境空气密度降低，氧含量降低，1500～2000m 高原空气密度只有海拔平面的77%，氧含量只有平原地区的 3/4 左右，氧分压大于平原地区的 20%～25%，随着海拔高度提高，会进一步降低。当人体在缺氧环境下进行运动或劳作，起初会代偿性出现呼吸频率和心率加快，继而发生血管体积增大、血管扩张，血管壁增厚，循环血量增多，最大摄氧量、红细胞数量和血红蛋白浓度得到提高，增强了耐受乳酸的能力，产生高原驯化（高原习服）。这个过程中，对营养的需求也相应增加。

（一）能量
一般情况下，高原作业人员能量供给应在平原的基础上增加10%。

（二）碳水化合物、脂肪和蛋白质
碳水化合物膳食有利于肺部气体交换，使肺泡和动脉氧分压及血氧饱和度增大，增加动脉含氧量，提高对急性低氧的耐力。糖和糖原是机体在紧急情况下首先被动用的能源物质，维持血糖水平对脑功能是至关重要的。高糖膳食可减轻高原反应症状（头痛、恶心、嗜睡等），补糖有助于防止初到高原时前24h内体力的下降。高碳水化合物膳食能将动脉氧分压、肺扩张能力提高。机体摄食量不足，特别是碳水化合物摄入量不足时，肝脏线粒体三羧酸循环中脱氢酶活力和细胞色素C氧化酶的活力均下降。碳水化合物提高低氧耐力的原因包括：①其分子结构中含氧原子多于脂肪和蛋白质；②消耗等量氧时，产能高于脂肪、蛋白质；③碳水化合物代谢能产生更多 CO_2，有利于纠正低氧过度通气所致碱中毒。由此可见在高原地区，应保证碳水化合物摄入量，对维持体力非常重要。有人建议，碳水化合物供能比例可提高到65%～75%；在6200m高度时膳食中应含有80%碳水化合物能量，蛋白质和脂肪能量各占10%，以便提高机体耐低氧的能力。

在高原低氧适应过程中，毛细血管可出现缓慢新生，红细胞增加，血红蛋白增高和血细胞总容积增加，以提高单位体积血液的氧饱和度，这决定了高原作业人员对蛋白质的需要。应注意优质蛋白质的补充，如大豆及其制品，鱼类及肉类，蛋类食物。

（三）维生素
低氧时，辅酶含量下降，呼吸酶活性降低，补充维生素后可促进有氧代谢，提高机体低氧耐力。所以有人主张在低氧情况下，除应提高膳食中碳水化合物的比例外，还应

增加维生素摄入量，加速对高原环境的适应。建议每日供给维生素A 1000μgRE维生素B$_2$ 1.8～2.4mg、烟酸20～25mg、维生素C 80～150mg；从事体力劳动时，维生素A、维生素C、维生素B$_1$、维生素B$_2$和烟酸应按正常供给量的5倍给予。另外，对登山运动员补充维生素E可防止出现红细胞溶解、肌酸尿症、体重减轻和脂肪不易被吸收等问题。

（四）水和矿物质

初登高原者，体内水分排出较多，可减少2～3kg。一般认为，此种现象是一种适应性的反应。这一阶段如因失水严重影响进食，则应设法使饭菜更为可口，并增加液体，以促进食欲，增加进食。但在低氧情况下，尚未适应的人应避免感冒，不要饮水过多，防止肺水肿。未能适应高原环境的人，还要适当减少食盐摄入量，有助于预防急性高山反应。

进入高原后，促红细胞生成素分泌增加，造血功能亢进，红细胞计数增加，有利于氧的运输和对缺氧的适应。所以铁的供给量应当充足，一般认为，如体内铁贮备正常，每日膳食供给铁10～15mg，可以满足高原人体的需要。

三、放射性工作人员的养需要与保障措施

（一）营养需要

1. 能量　长期受到小剂量照射的放射性工作人员应摄取适宜的能量，以防能量不足造成辐射敏感性增加。急性放射病患者在疾病初期、假愈期、极期可适当增加能量供给，在恢复期应供给充足的能量，可使体重显著增加，有助恢复。

2. 蛋白质　高蛋白膳食可以减轻机体的辐射损伤，特别是补充利用率高的优质蛋白，可以减轻放射损伤，促进恢复。一些研究报道，补充胱氨酸、蛋氨酸和组氨酸可减少电离辐射对机体的损伤。

3. 脂肪　放射性工作人员应增加必需脂肪酸和油酸的摄入，降低辐射损伤的敏感性，由于辐射可引起血脂升高，不宜提高脂肪占总能量的百分比。

4. 碳水化合物　因为果糖和葡萄糖防治辐射损伤的效果较好，放射性工作人员可以多增加水果摄入，提供果糖和葡萄糖。

5. 矿物质　电离辐射的全身效应可以影响矿物质代谢，需要补充适量的矿物质。

6. 维生素　电离损伤主要是自由基引起的损伤，因此在接受照射之前和之后，应该补充大量的维生素C、维生素E和β胡萝卜素，以及维生素K、维生素B$_1$、维生素B$_2$、维生素B$_6$或泛酸，减轻自由基带来的损伤。有人已将一些维生素作为电离辐射损伤防护剂，但是必须强调，维生素对放射损伤的防治效果是有限的。

（二）营养保障措施

应供给充足的能量，蛋白质可占总能量的12%～18%，以优质蛋白质为主，如肉、蛋、牛奶、酸牛奶等，可以利于小肠吸收，改善照射后产生的负氮平衡。膳食中要有适量的脂肪，脂肪选用富含必需脂肪酸和油酸的油脂：如葵花籽油、大豆油、玉米油、茶油或橄榄油。碳水化合物供给应占能量的60%～65%，应适当选用对辐射防护效果较好的富含果糖和葡萄糖的水果。还应选用富含维生素、矿物质和抗氧化剂的蔬菜，如卷心菜、马铃薯、番茄，改善照射后维生素C、维生素B$_2$或烟酸代谢的异常。酵母、蜂蜜、果仁、银耳等食物的

摄入对辐射损伤有良好的防护作用。

（三）放射损伤的营养治疗

对放射病尚无特效疗法，一般采取综合治疗措施，营养治疗常为不可缺少的部分。放射病的营养治疗原则为：预防、治疗营养不良或缺乏症，适当增加相关营养素的供给量。

果糖、葡萄糖容易吸收利用，可用于慢性放射损伤的营养干预。多种维生素加抗生素治疗辐射损伤也有较好的效果。对于慢性辐射损伤的营养治疗，以充足蛋白质、高能量膳食效果较好。故放射病的患者应供给营养丰富、易于消化吸收的食物。为保护和有利于机体的恢复，应多供给维生素。

第四节　老　　年

20世纪末，中国已进入老龄社会，2012年我国老年人口数量达到1.94亿，老龄化水平达到14.39%，2013年老年人口数量达2.02亿，老龄化水平达到14.8%。如何加强老年保健、延缓衰老进程、防治各种老年常见病，达到健康长寿和提高生命质量，已成为医学界注重的研究课题。老年营养是其中至关重要的一部分，合理的营养有助于延缓衰老，而营养不良或营养过剩有可能加速衰老。

一、老年人的营养需要

（一）能量与产能营养素

一般来说，随着年龄增加，对能量的消耗会逐渐减少，约较成年期逐渐降低10%～20%。对于老年的个体而言，生活模式和生活质量不同，对能量的需要有较大差异。65岁以上的老年人，如果能够保持良好的心态，进行适当的体力活动，对老年人的营养与健康是极为有利的。

由于体内细胞衰亡和体内各种代谢不可避免地发生，蛋白质丢失，并且随机体老化、体内分解代谢的加强，氮的负平衡难以避免。如发生蛋白质摄入量不足，蛋白质合成代谢与更新受到更大的影响，从而影响机体的功能。而老年人可以因为各种原因，摄入的蛋白质的质与量难以达到要求。中国营养学会编著的《中国居民膳食营养素参考摄入量》（2013版）建议男性老人蛋白质的推荐摄入量为65g/d；女性老人蛋白质推荐摄入量为55g/d。

除从粮食中外，主要从肉、蛋、奶类、豆类中提供，以确保优质蛋白的摄入。大豆及其制品是老人最佳的选择之一，大豆类及其制品相对容易获得，也比较容易消化。除蛋白质外，大豆中脂肪、卵磷脂、植物固醇以及大异黄酮对人体有利，尤其是女性。

中国营养学会编著的《中国居民膳食营养素参考摄入量》（2013版）建议老年人脂肪摄入占总能20%～30%。老年人应少吃或不吃肥肉、高脂的加工糕点或主食。植物油如菜籽油、玉米油、大豆油及花生油等都含有多不饱和脂肪酸，各有长处，混合食用有好处；鱼类尤以海鱼类含有DHA等多不饱和脂肪酸，有益老年人健康。在正常条件下，脂类在总能量中也不宜少于20%或高于30%，每日食物中的胆固醇含量不宜多于300mg。

老年人的脂肪摄入量减少，相应地，碳水化合物的量应适当增多。应选择富含复合碳水化合物的粮谷类为主食，且搭配粗杂粮，宜多吃蔬菜、水果等富含膳食纤维的食物，增强肠蠕动，防止便秘。

（二）矿物质

1. 钙　由于胃肠功能降低，肝肾功能衰退及皮肤老化，老年人合成和活化维生素D的功能下降，对钙的吸收利用能力下降，体力活动的减少又可增加骨钙的流失，容易处于钙的负平衡状态，以致骨质疏松症较常见，尤其是女性老人。我国建议老年人钙的RNI为1000mg/d。补钙应以食物钙为主，牛奶及奶制品是最好的来源，其次为大豆及豆制品，深绿色叶菜、海带、虾皮等。

2. 铁　老年人对铁的吸收利用能力下降，造血功能减退，血红蛋白含量减少，易出现缺铁性贫血。贫血原因除铁的摄入量不足，吸收利用差外，还可能与蛋白质合成减少、维生素B_1维生素B_2及叶酸缺乏有关。铁的RNI为12mg/d。应选择血红素铁含量高的食品（如动物肝脏、瘦肉、动物血等）。同时还应多食用富含维生素C的蔬菜、水果，促进铁的吸收。

（三）维生素

1. 维生素A　老年人进食量少、偏素，因咀嚼力弱摄入深色蔬菜的数量有限，易出现维生素A缺乏。我国老年人维生素A的RNI：男性为800μgRAE/d，女性为700μgRAE/d。

2. 维生素D　老年人户外活动减少，由皮肤形成的维生素D量降低，而且肝肾转化为活性1,25-（OH）$_2$维生素D的能力下降，易出现维生素D缺乏，影响钙、磷吸收及骨骼矿化，出现骨质疏松症。65岁以上老年人维生素D的RNI为15μg/d，高于中年人和青年人。

3. 维生素E　老年人每日膳食维生素E的RNI为14mg α-TE/d。当多不饱和脂肪酸摄入量增加时，应相应地增加维生素E的摄入量，一般每摄入1g多饱和脂肪酸应摄入0.6mg α-TE的维生素E。维生素E的摄入量不应超过700mg α-TE/d。

4. 维生素B_1、维生素B_2　老年人摄食较少，因此应尽可能保证维生素摄入量，男性老人维生素B_1和维生素B_2的RNI均为1.4mg/d，女性均为1.2mg/d。富含维生素B_1的食物有肉类、豆类及各种粗粮。

5. 维生素C　维生素C可促进胶原蛋白的合成，保持毛细血管的弹性，减少脆性，防止老年血管硬化，并可降低胆固醇、增强免疫力、抗氧化。因此老年人应摄入充足，其RNI为100mg/d。

另外，同型半胱氨酸是蛋氨酸代谢的中间产物，维生素B_{12}、叶酸、维生素B_6的不足可引起高同型半胱氨酸血症。高同型半胱氨酸血症是动脉粥样硬化的独立危险因素。因此，这3种B族维生素充足，有助于预防动脉硬化。

（四）水

因为老人对失水与脱水的反应迟钝于其他年龄组，对水分的需求不低于中青年，水的代谢有助于其他物质代谢及排泄代谢废物。老年人每日每千克体重应摄入30ml的水，如大量排汗、腹泻、发热等还需增加。老年人不应在感到口渴时才饮水，而应该有规律地主动饮水。

二、老年人的膳食原则及膳食指南

人体衰老是不可逆转的发展过程。随着年龄的增加，老年人器官功能逐渐衰退，容易发生代谢紊乱，导致营养缺乏病和慢性非传染性疾病的危险性增加。合理饮食是身体健康的物质基础，对改善老年人的营养状况增强抵抗力、预防疾病、延年益寿、提高生活质量具有重要作用。

1. 饮食多样化　吃多种多样的食物才能利于食物营养素互补，达到全面营养的目的。不要因为牙齿不好而减少或拒绝蔬菜或水果，可以把蔬菜切细、煮软、水果切细，从而容易咀嚼和消化。

2. 主食中包括一定量的粗杂粮　粗杂粮包括全麦面、玉米、小米、荞麦、燕麦等，比精制粮含有更多的维生素、矿物质和膳食纤维。

3. 每天饮用牛奶或奶制品　牛奶及其制品是钙的良好食物来源，摄入充足的奶类可增加钙的摄入，有利于预防骨质疏松症和骨折。虽然豆浆中含钙量较多，但远不及牛奶，因此不能以豆浆代替牛奶。

4. 吃大豆或其制品　大豆富含优质蛋白，还含大豆异黄酮和大豆皂苷，可抑制体内脂质过氧化、减少骨丢失，增加冠状动脉和脑血流量，预防心脑血管疾病和骨质疏松症。多吃大豆对老年妇女尤其重要。

5. 适量食用动物性食品　鱼类脂肪含量较低，易消化，适于老年人食用。

6. 多吃蔬菜、水果　蔬菜和水果是维生素C等的重要来源，并富含膳食纤维，可预防老年便秘。番茄中的番茄红素对老年男性常见的前列腺疾病有一定的防治作用。

7. 饮食清淡、少盐　选择用油少的烹调方式如蒸、煮、炖、焯，避免摄入过多的脂肪导致肥胖。少用各种含钠高的调味料，少吃酱菜、避免过多的钠摄入对血压的影响。

《中国居民膳食指南》2016版中对65岁以上老年人给出如下建议：①少量多餐细软；预防营养缺乏；②主动足量饮水；积极户外活动；③延缓肌肉衰减；维持适宜体重；④摄入充足食物；鼓励陪伴进餐。

（刘燕萍　李　宁）

参 考 文 献

［1］中国营养学会. 中国居民膳食营养素参考摄入量（2013版）. 北京：科学出版社，2014.

［2］顾景范，杜寿玢，郭长江. 现代临床营养学. 第2版，北京：科学出版社，2009.

［3］杜寿玢，陈伟. Krause营养诊疗学. 第13版，北京：人民卫生出版社，2017.

［4］中国营养学会. 中国居民膳食指南2016. 北京：人民卫生出版社，2016.

［5］于康. 临床营养治疗学. 第2版，北京：中国协和医科大学出版社，2004.

第十四章

国外营养师教育培训体系介绍

随着生活水平的提高，人们对健康越发关注，对营养相关专业人才的需求与日俱增。近年来我国营养师培训项目如雨后春笋般层出不穷，学生和医护人员对相关的培训也呈现出极大的热情。但是目前国内的营养师培训体系仍在成长中，存在就业岗位不明确不完善，营养专业人士水平参差不齐的情况。国外一些发达国家的营养学教育体系先进，尤其是美国、澳大利亚、日本、英国等国家，他们的经验值得借鉴。

第一节　美国营养师教育培训体系介绍

一、概况

在美国，注册营养师资质已经有了几十年的发展历史，制度非常规范，培训教育体系相当成熟。最大的特点是注重理论与实践紧密结合，所有的专业培训都是以实战为导向的。就业方面，工作岗位明确覆盖面广，实践机会丰富，待遇优厚，毕业生可以根据自己的兴趣选择未来想要进入的工作领域。公共营养政策方面实用性强，能直接让大众受益和提高营养健康水平的国家级营养项目有很多，包括中小学校午餐计划、妇女婴儿儿童营养管理项目、营养食品货架项目等。美国公众的营养知识普及度很高，食品的营养标签信息清晰透明，餐厅菜单标注的食物能量信息详细，医院的临床营养管理细致覆盖人群广，并且临床营养服务作为诊疗的一部分被医疗保险覆盖，很多人都有自己的私人营养医师定期进行健康管理，这些都体现出美国营养制度的优势。

（一）简介

美国最具权威性且被法律认可的营养师资质是美国注册营养师（registered dietitian，RD，或registered dietitian nutritionist，简称RDN）。一般情况下两个称呼可以互换，在业内称持有学士学位的注册营养师为RD，持有硕士或博士学位的注册营养师为RDN），作为食品和营养领域的专家，需要在美国经过专业的教育和培训，并满足全部注册条件后，才能赢得执业资格证书，成为该领域的专业人士。美国注册营养师的资质由美国营养与饮食学会颁发（academy of nutrition and dietetics，AND），学会于1917年成立于芝加哥，是全世界最大的营养与食品领域的专业组织。

成为美国RD绝非易事，需要满足烦琐的注册条件后，才能拿到注册营养师执照。注册过程可以概括为3个方面：第一，完成营养相关课程并获得学位。提供营养课程的大学，必须通过营养学教育认证委员会（accreditation council for education in nutrition and dietetics，简称ACEND）的授权和认证，认证课程分为营养教学课程（didactic program in dietetics，简称DPD）和营养学综合课程（coordinated program in dietetics，简称CP）两个途径，CP综合课程结合了DPD教学课程和实习项目两部分。修完全部课程后，必须至少获得学士学位。第二，需要完成1200h的营养实习（dietetic internship，简称DI），该实习项目同样由营养学教育认证委员会（ACEND）监督和认证。第三，有了前两步，才有资格参加营养师注册委员会（commission on dietetic registration，简称CDR）负责管理的全国统一考试。考试通过之后，即可获得注册营养师资格证。为了维持注册执照的有效性和合法性，ACEND每5年对资质重新审核，在此期间RD必须完成专业继续教育培训学分（图14-1）。

流程图如下：

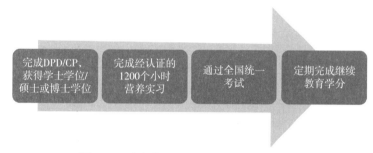

完成DPD/CP，获得学士学位/硕士或博士学位　　完成经认证的1200个小时营养实习　　通过全国统一考试　　定期完成继续教育学分

图14-1　成为美国RD需要满足的注册条件

（二）发展历程

1917年美国营养与饮食学会成立于芝加哥，最初目的是在第一次世界大战期间帮助公众改善营养状况。近百年来，学会通过对营养学专业的科学研究、人才教育和知识普及，致力于推动营养学科的进步，提高全民的营养健康水平。目前，学会成员由营养和食品领域的专业人士组成，截止到2015年，学会有约7.5万成员，其中约71%是注册营养师（RDs or RDNs），有2%的注册营养技师（nutrition and dietetic technicians，registered，NDTRs），一半以上的成员拥有本科以上学历，其他成员还包括研究人员、教育者、学生、国际成员等。涉及的工作背景广泛，包括公共卫生、医学、教育、科研、政府部门、餐饮管理等所有服务于大众营养健康的领域。

学会致力于提供可靠的营养信息，主要以科研证据为指导依据，同时让大众有机会直接与注册营养师沟通咨询，提供他们的联系方式。美国营养与饮食学会中有两个委员会，一个是评审教育认证委员会（accreditation council for education in nutrition and dietetics，简称ACEND），该委员会是美国教育部批准的营养学专业人才教育项目认证机构，已认证约600个本科、硕士和博士营养专业项目以及实习项目。通过监督实施营养教学和实践项目的评审和批准，以确保基础专业教育的质量符合国家培训标准。另一个是营养师注册委员会（commission on dietetic registration，简称CDR），负责在资格审查中认证注册营养师资格。

CDR的资格是由国家执照事务委员会（national commission for certifying agencies，NCCA）认可，是美国职业资格认定的最高标准。CDR为顺利完成国家认证考试的专业人士颁发资格证书，认证继续教育学分及再次认证。

在学术交流方面，学会每年秋季举办的食品与营养大会暨博览会™（Food & Nutrition Conference & Expo™），每年有上万人出席，是世界上最大的营养专业人士的学术会。其中有上百场演讲，辩论会，小组讨论，超过400家参展商、政府和非营利机构，展示新产品食品和营养教育新成果。另外，美国营养学会拥有营养学界极具影响力的SCI学术期刊《Journal of the Academy of Nutrition and Dietetics》，每月提供来自全球的原创性研究，以及权威的评论和报告。另一个科普杂志名为食品与营养Food & Nutrition，免费为会员提供最新最前沿的来自临床营养、烹饪艺术、餐饮服务、运动健身、综合营养、食品安全等专业话题的信息。

学会的政府事务办公室设在华盛顿特区，可与州和联邦立法机构共同倡导营养学相关的公共政策问题，包括医疗保险能覆盖营养治疗的范围、注册营养师执照的发放、儿童营养问题、肥胖问题、食品安全问题、美国膳食指南的制定，以及其他健康和营养的相关事项。学会于1966年设立基金会，旨在通过科研、教育和公益项目推动营养学领域的发展，同时也是科研基金的最大授予者。

美国营养与饮食学会（academy of nutrition and dietetics）在2012年1月正式更名，取代原名称（American dietetic association）。新名突出了学会以提高公众营养健康为使命的特点，同时呈现了会员的学术专长和以循证科学为基础的专业特点。

美国营养与饮食学会的授权印章在1940年10月被采纳，印章中心是专业的3个主要特征：天平代表以科学为基础，标志平等；墨丘利的节杖，代表营养学和医学之间的密切关系；烹饪器皿，代表食物制作。周围的主要设计是麦秆，代表面包，象征生活必需品，叶形装饰代表成长和生命。最外的设计是聚宝盆，象征丰富的食物来源。下方用拉丁语格言写着"惠及尽可能多的人"。边缘处用罗马数字写着学会的名称及成立日期。印章至今仍然用于营养师注册证书和黄金胸针上。

二、教育体系

（一）入学要求

要想进入美国营养系本科学习，首先要通过美国大学本科入学考ACT（American college test）或SAT（scholastic assessment test）。那么如何选择提供营养课程的学校呢？如果一开始就知道自己想成为RD，那么最好一开始就选择营养学教育认证委员会所授权的大学，如果能选择有相关实习项目的营养系专业，则更为理想。此类院系通常综合实力强，与社会实践联系紧密，有利于今后就业。读营养系也不一定非要成为RD，也可以继续读商学院、医学院、药学院、做科研或继续深造等。

（二）课程设置和培养目标

教育认证委员会没有给出营养系学校的排名，因为希望学生在选择学校时可以根据个人实际情况和个人认为重要的因素进行选择。比如：①学校和项目的大小：即想在小型私立大学还是大型公立大学上学；②成本和经济支持：即是否能负担一所私立学校，还是提供奖学金支持的学校能为你提供更好的价值；③地理位置：即学校在大学城还是城市环境中，能让你的学习更舒服；④教授背景及资格：即拜访的教授研究领域是否是你的兴趣所在；⑤授予学位：读学士学位，还是有兴趣攻读更高的学位；⑥实习和就业机会：即完成项目后，毕业生的就业率如何，是否有兴趣的领域就业岗位广泛；⑦职业目标：即个人的职业目标是否与大学项目的教学目标相吻合。教育认证委员会鼓励每个申请者与感兴趣的项目负责人交流，讨论方案，最能获益的是与在校生或毕业生或注册营养师进行深入的交流。

教育认证委员会对于营养师的核心教育标准，规定了5个方面的内容：首先是临床实践必须以科学证据为指导依据，要求营养师把科学知识、科研方法和科研文献等循证原则纳入临床实践中。其次是对营养师专业素养的期望，即职业价值观、专业态度和行为准则，要求必须设置交流沟通、咨询技巧、实践行为道德准则、与各学科间关系的课程。第三，临床服务方面，遵循医学营养治疗原则和营养诊疗流程，包括评估、诊断、实施干预计划和随诊监测；了解环境、食物、营养和生活方式在促进健康和疾病预防中的作用；熟悉有关教育和行为改变的理论和方法。第四，管理和其他相关资源方面，要求提供商务管理理论、食品质量管理内容、公共政策的基本原则。如立法和监管依据、卫生保健系统、医疗保险等。最后才涉及知识层面，包括食品科学和食品的原则、食品制备和食品研发技术、对不同群体食谱的制定和评估、生理和生物学基础、有机化学、生物化学、生理学、遗传学、微生物学、药理学、统计学、营养素代谢和营养与生命、营养学专业的行为、人类行为学和多样性、心理学、社会学等。可见，委员会旨在培养道德水准高、科学态度严谨、能力全面、管理沟通水平强、专业素养高知识丰富的营养师人才。

在全国范围内，教育认证委员会没有给出统一的营养学课程表，而是希望每个营养学教育课程都有自己的特点。学生可以根据自己的兴趣和学术计划，选择最中意的项目。因为各个大学的毕业要求有差异，所以具体的教学内容和结构有所不同，但是经过认证的营养系整体课程设置都满足教育认证委员会的标准，其中规定了营养教育课程为学生提供特定的知识纲要，包括成为营养师的核心基础知识，科研方法、循证理论依据，沟通方法咨询技巧，营养学实践的范围和道德行为准则，营养学与各学科之间的关系。

除了专业课程，学生可以根据自己的兴趣选择专业之外的课程，如运动类的马术课、高尔夫课、潜水课、击剑课等。大学营养学相关课程，一般要完成120学分的课程才能取得该学位，专业课学分需达到74～102分，学科覆盖食品与营养科学、生物化学、生理学、药理学、微生物学、解剖学、化学、食品管理、商务管理学、烹饪学，以及行为社会科学等多个领域。为方便规划大学期间的课程进度，进一步把这些课程分为科学基础课程、营养学核心课程、多学科交流沟通课程、营养师课程等几大类。一般推荐大学第一年和第二年之内完成基础课程，第三年和第四年完成专业和营养师课程，本科毕业进一步申请实习时，有竞争力的GPA至少需要达到3.3以上。

以2015年明尼苏达大学营养系本科，营养师教育培训需完成的课程基本标准为例：

基础课程

化学原理Ⅰ（chemical principles Ⅰ）（3学分）

化学原理Ⅰ实验（chemical principles Ⅰ laboratory）（1学分）

化学原理Ⅱ（chemical principles Ⅱ）（3学分）

化学原理Ⅱ实验（chemical principles Ⅱ laboratory）（1学分）

有机化学（organic chemistry）（3学分）

生物化学（biochemistry）（3学分）

写作技巧与专业写作（technical and professional writing）（4学分）

基础演讲（introduction to public speaking）（4学分）

或专业沟通技巧（professional communication for agriculture，food，and the environment）（3.0学分）

生物学总论（general biology）（4学分）

人体生理学（human physiology）（4学分）

微生物学总论与实验（general microbiology with laboratory）（5学分）

或基础微生物学（introductory microbiology）（4学分）

统计学导论（introduction to statistical analysis）（4学分）

核心课程（营养学专业必修课）（26学分）

营养学原理（principles of nutrition）（4学分）

食品学导论（introduction to food science）（3学分）

营养和生命周期（life cycle nutrition）（3学分）

高级人类营养学（advanced human nutrition）（4学分）

营养学实验方法（experimental nutrition）（2学分）

公共营养学（community nutrition）（3学分）

营养与代谢（nutrition and metabolism）（4学分）

食品安全、风险与食品技术（food：safety，risks，and technology）（3学分）

营养师课程（23学分）

营养教育与咨询（nutrition education and counseling）（3学分）

食品、营养与健康的社会文化（sociocultural aspects of food，nutrition，and health）（3学分）

食品服务运营与管理（food service operations management）（3学分）

食品服务运营与管理实验（food service operations management laboratory）（2学分）

医学营养治疗Ⅰ（FSCN 4665-medical nutrition therapy Ⅰ）（3学分）

医学营养治疗Ⅱ（FSCN 4665-medical nutrition therapy Ⅱ）（3学分）

食品与营养管理（food and nutrition management）（3学分）

代数和概率（college algebra and probability）（3学分）

营养师实习项目讨论会（senior seminar for the didactic program in dietetics）（2学分）

想通过每门课并取得好成绩并不容易，然而，即使取得好成绩也不够，美国的营养教育体系要培养能力全面，专业素养高且实践能力强的营养师，需要学生不仅能建立专业理论和实践经验之间的平衡，而且具有强大的综合实力。如果在校学习期间GPA很高，但没有其他实习经历，同样不容易申请到下一步的实习（dietetic internship，简称DI）。所以从一入学开始，就要不断丰富自己的简历，为之后申请实习赢得更强的竞争力。

从以下几个方面入手，可以提高自己的核心竞争力：首先，在大学期间从细节培养专业习惯，比如注意在所有专业相关活动中的商务礼仪，所有收发电子邮件等书面沟通的规范，无错别字、语法正确、语气温和，注明正确的姓名、职务和联系方式等信息。在日常交往过程中建立良好的人脉，养成优雅的待人接物的习惯等。保持较好的GPA至关重要，大部分课程要求最低GPA需达到3.0，若低于此分数，则无法申请实习。由于营养实习申请过程竞争激烈，仅有40%～50%的录取率，所以申请时需要有较好的GPA，一般来说达到3.6左右是最有竞争力的。第三，在校期间，对于课程中需要团队合作完成的作业，要充分抓住能发挥个人领导才能的机会。一般课程中会设置很多社会实践活动，要积极参与营养学相关志愿服务，丰富个人经历。例如临床营养，可以到医院的营养科作为志愿者，见习临床营养师的日常工作流程，或作为技术员或秘书做一些基础工作。也可以到养老院的营养食堂，协助发放营养餐。公共营养方面，有很多政府机构的营养项目，比如WIC（妇女、婴儿、儿童营养计划）项目，参与夏天农贸集市营养食品券发放项目；食物银行和食品货架项目，为低收入人群志愿服务，发放免费的食品或制作晚餐，解决饥饿问题；送餐项目，为不能自理的癌症、艾滋病、多发硬化或卢伽雷病患者制作和发放营养餐；膳食营养食堂管理方面，在医院、养老院、大学的营养食堂作为餐饮服务人员，了解营养餐的制作和运营。最后，要充分把握各种实践机会，从最基础辛苦的工作（例如，洗菜、切菜）做起，了解食物饮食与营养的各个环节。只有亲自动手才能领会工作中遇到的各种细节问题，并在各种实习过程中与负责人、教授等专业人士建立良好的关系，因为今后很有可能需要这些专业人士强有力的推荐信。

在美国教育中，非常重要的是培养学生的学习能力和对自我的认识，如果能找到未来的发展方向，知道自己在职业生涯中想做什么，明确自己对什么类型的工作环境感兴趣，自己的个性特征适合哪些营养领域，自己的短期和长期学业和职业目标是什么，则是大学期间最大的收获。虽然学习成绩和GPA很重要，但是参与的活动、工作、志愿者实践经历等，也在专业领域方面的提高上发挥重要作用。美国教育不光提倡专业导师制度，学生也可以有自己的职业发展顾问。学校鼓励学生在大学二年级的时候就开始关注就业讯息，在多个营养领域探索发展机遇和领导能力，通过假期实习工作了解雇主的需求和对人才的期望值，开拓专业领域的人际关系网，加入多个专业社团积极参与活动。增加在医院，养老院，WIC诊所或餐饮业等参加志愿服务的经历，不断丰富个人简历。

本科课程结束之后可以继续研究生和博士生的深造。计划研究生课程攻读营养专业的学生，需通过由美国教育考试服务处主办的研究生入学考试GRE（graduate record examination），一部分学生会从生物化学、食品、商学等专业转到营养系。作为国际学生，不论本科生还是研究生，需要通过托福英语考试，才能被美国的大学院校录取。若不能达到要求，入学前需在当地就读语言学校，通过语言关后，方可进入大学开始正式的学习。如果曾就读于美国之外的学校，需要将成绩单寄往营养学教育认证委员会推荐的国际学位认证机构进行审查，如Academic and Professional International Evaluation, Inc.（APIE），认证之后可以转学分，原来修过的课程即被美国大学承认。之后同样需要参加实习和考试（图14-2）。

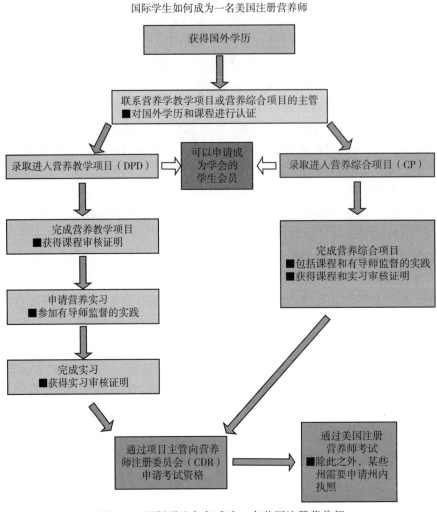

图14-2　国际学生如何成为一名美国注册营养师

总之，营养学教育体系希望学生在接受教育的过程中，不仅学习知识，更要找到自己的热情所在，并相信只要你想做一件事，就一定会成功。学校教育强调学习的同时学会生活，规划职业发展，平衡学习、生活和工作三者之间的关系。

三、实习课程

（一）申报

在获得学位证书后，需要完成营养学教育认证委员会ACEND监督和认证营养实习（dietetic internship，DI），时间长度至少1200h。实习的目的是培养全面的营养专业人才，使毕业生有能力负责营养工作的各个领域。目前全美有250多个获得培训资格的实习项目，每个项目的实习长度从8～24个月不等，完成大部分项目的平均时间为9～12个月。普遍来讲，进入DI的竞争非常激烈，且需要通过全国范围内的电脑匹配，这也是取得注册营养师过程中最困难的一步。电脑匹配是一个双向选择的过程，和申请大学的过程类似。招生负责人先对申请材料进行审查，然后按优先录取的顺序进行排名，再提交到电脑匹配系统中。系统根据双方的意向，将被录取者匹配到相应的实习项目中。

每个DI每年只接收10名左右的实习生，且对于同一个营养实习项目，每个申请者只有两次报名机会，如果两次都没被录取，则需选择其他实习项目。ACEND规范了实习的核心内容，但是与课程设置类似，实习课程的具体实施方法（包括申请期限、实习项目要求、学费等）和侧重点，由各个DI自行决定。这样申请者就能根据自己的热情和最感兴趣的专业领域，选择合适的实习项目。例如，美国加利福尼亚州有22个不同的营养实习项目，每一个单位的培训重点不同，有的侧重于社区和公共营养，有的更关注营养教育与管理，有的项目会把更多的时间安排在临床营养和疾病预防领域实践，有的更注重儿童与孕产妇的营养。

另外一个把课程和实习结合在一起的项目称为营养综合课程，该课程同样经过ACEND认证，在提供DPD课程的同时，保证学生进入1200h的实习项目，不需要进行电脑配位过程。目前全美有51个综合营养课程，多为硕士研究生项目并且需要有本科学位才能申请，课程不仅包括了DPD，还增加了硕士研究生级别的课程，项目完成后可以直接申请参加注册营养师考试。美国各个州的营养综合课程项目可以在ACEND的网站中找到。

（二）实习内容及合格条件

在实习过程中，实习生来到不同的工作单位轮转，跟随专职导师（preceptor）体验各类型的工作环境和内容，全日制每周工作40h，相当于全职的工作。实习的内容广泛，包括临床、社区、饮食失调（eating disorder）、饮食管理、运动营养等等，而且实习生还可以根据自己的兴趣自主设置特别的课题。

在实习各个阶段，由专职导师对实习生的表现进行反馈，实习主任会给每一个轮转项目布置作业和报告题目，定期召开实习生会议和进行期中和期末评估考核。实习期间任务繁重，每个阶段结束时都要完成高标准的汇报，只有这样才能保证学生有最大的收获。虽然实习生们大部分时间不在同一个岗位轮转，但是有机会一起协作完成课题，交流实习中的经验和案例。

以明尼苏达大学的营养实习为例，实习轮转安排如下。

第一部分，临床营养轮转，实习时间13周。

2016年明尼苏达州的总体医疗质量在全美国排在第1位。临床营养实习的单位设在明尼苏达州双城地区的各大医院，轮转科室包括内外科住院部和营养科门诊部，实习生跟随临床营养导师参与到医疗团队的疾病管理中来，制定深入、个性化的营养评估和营养干预。涉及的医学营养治疗内容有肠内肠外营养、肾病、糖尿病、外科、儿科、肿瘤、肝病、心脏病、肥胖、烧伤护理、精神病等。此外，实习生还要掌握如何分析和解释生化检查数据，提供营养疗法，并对接受过营养支持的病人进行随诊，评价营养管理的有效性。实习期间的最后1～2周为"staff-relief"，这时候表现出色的实习生可以完全承担起临床营养师的工作，再让实习导师对其工作的准确性进行评价。

第二部分，饮食失调症轮转，实习时间9周。

饮食失调症的营养治疗与管理，是明尼苏达大学营养实习的特色。7周的临床门诊部门轮转，包括成人和青少年两大类人群；1周膳食系统管理和1周结业课题。轮转中参与治疗餐目标设定、饮食失调行为识别、安全舒适环境的建立，以及学习如何及时应对有挑战的情况，如何与病人进行咨询。在轮转膳食系统管理期间，学习准确的计算食物交换份，设计菜单，控制食物温度，管理食品库存，开发菜品，并参与病人和其家庭的活动。定期交流汇报收获和体会。

第三部分，社区与公共营养轮转，实习时间6周。

在这个部分，实习生被安排到社区营养的各个项目当中，有大学的扩展项目、WIC妇女婴幼儿营养项目，为特殊人群送营养餐服务项目，美国农业部儿童营养项目、中小学校午餐项目、社区健康组织、健康超市，其中涉及营养宣教和糖尿病管理等，并有内容形式丰富多样的活动，比如为国家营养月设计宣传材料，宣传健康饮食的运动课程等。虽然每个项目的时间只有1周，但是实习生需要积极地参与到项目的策划、执行、总结当中，配合营养导师的工作，为公共营养的发展尽一分力量。

第四部分，膳食系统管理，实习时间5周。

膳食部分的实习单位主要包括医院住院患者膳食和学校营养配餐。实习生要参与膳食营养管理的各个方面，如菜单设计、食物原材料采购、监督食物制作、食物供应和零售、对餐饮人员的营养教育、食品安全教育等方面。膳食系统管理部分内容繁复，涉及更多烹饪、管理和领导力方面的内容。

第五部分，自选课题，实习时间1周。

自选项目时，实习生可以选择特别感兴趣的领域做更深入的研究，或参与到一些科研课题中。如选择运动营养，如果能有幸参与美国校级或国家级职业球队球员（例如NBA职业篮球队）的营养管理和宣传活动，一定会对阅历的提升和今后的职业发展有巨大的帮助。

实习期间各种机会众多，领域广阔，实习生有机会扮演各种角色，尝试营养各个岗位的工作，并了解营养行业的工作内容和实际情况，同时找到自己真正感兴趣的方向。一些单位很可能成为实习生未来的雇主，学生需要认真把握每一个表现机会。

实习结束后，每人会得到一份通过实习的审核证明，这是获得注册考试认证资格所必需的材料之一，然后便可以申请全国RD考试。

四、注册考试的考评条件

（一）申报

注册营养师全国考试由营养师注册委员会（commission on dietetic registration，CDR）负责，考试目的是评估一个营养师的初级工作能力。申请者满足考试条件后即可向委员会提交申请材料，3～4周后收到考试授权信，并在一年内参加考试，考试次数不限。如果超过一年，则需要重新向CDR提出申请。交纳申请费200美元后，将收到来自PSI考试中心的电子邮件，选择考试的日期和地点。

考试为计算机联网形式，全美国有200多个考点，全年都可以安排考试，每个考生都不知道这次考试将回答多少道题目。CDR提供的营养师注册考试时间为180分钟，但是每个考生将回答125～145道题不等。最少要回答125道题，包括100道评分问题和25道预测问题。最多有可能遇到145道，包括120道评分题和25道不评分的预测题。计算机考试结束后，立刻得到考试分数，25分或以上则顺利通过考试。考试成功者将从CDR收到一封确认邮件，如果考试失败，则需要联系营养师注册委员会，重新交费，45天之后才能重新安排考试。

（二）考核内容

考试指南对学生准备考试很有帮助，测试内容为在整个课程和实习项目中学到的知识信息。指南包括全面的学习大纲、参考书和实践考试，最新的报名考试营养师测试规范于2012年1月1日开始启用。考试题目非常灵活，大部分为实际应用、情景对策、问题解答类题目，答案具有开放性，信息知识类问题可能只占到10%。

注册营养师的考纲如下。

第一部分：食品和营养科学，占12%，包括以下5个方面：①食品科学与食物营养素；②营养科学；③教育和交流；④科研；⑤管理理论。

第二部分：营养治疗与管理，占50%，包括以下4个方面：①筛查和评估；②诊断；③计划和干预；④监测和评价。

第三部分：食品营养项目管理，占21%，包括以下5个方面：①管理理论；②人力资源；③财务管理；④市场营销和公共关系；⑤质量改进。

第四部分：餐饮系统食品和营养方案及服务，占17%，包括5个方面：①食谱开发；②采购、生产、销售和服务；③卫生和安全；④设备和设施规划；⑤可持续发展。

营养师注册考试大纲的具体内容可以在以下链接中找到：http：//cdrnet.org/vault/2459/web/files/2011%20RD%20Study%20Outline%20FINAL.pdf.

五、职业前景与继续教育

（一）继续教育

通过考试并不意味着一劳永逸，协会要求RD们与时俱进，终身学习以提高知识和技能水平，每5年完成75分的继续教育学分（CPE），才能保持注册状态。在某些营养领域有专攻的RD，可以申请CDR的额外认证，包括儿科营养、肾病营养、运动营养学、肿瘤营养、老年营养、营养支持及糖尿病教育等。

（二）工作内容与前景

已持有RD或RDN执照的专业人士就业机会覆盖面更加广泛，有医疗业、社区/公共卫生、教育机构、科研机构、商业、工业、餐饮、政府机构和私人诊所等许多营养学相关领域。在很多单位，如医疗卫生等，必须有RD或RDN资质的营养专业人员才能胜任工作。

总结各个岗位工作的营养师具体工作职责如下：

1. 医院、诊所和其他医疗保健机构 临床营养师对患者的营养需求进行分析，营养宣教，并作为医疗团队的一部分实施医学营养治疗方案，评估并随诊。

2. 运动营养和管理企业健康项目　对客户进行食品，营养，健身和健康等话题进行宣教。

3. 食品和营养相关的企业和行业　与客户沟通，客户事务，公共关系，市场营销，产品开发或咨询，以及餐厅和烹饪学校的咨询工作。

4. 私人工作室营养顾问　与医疗机构或食品公司合作、创业或营养咨询。RD或RDN合作对象很多，如餐饮经理，食品供应商和分销商合作，或与运动员，养老院的老人或公司职员合作。

5. 社区和公共卫生领域教学、监督和公众宣教　通过健康的饮食习惯，帮助大众提高生活质量，促进健康，预防疾病。学校营养师主要负责学校提供的菜品符合国家营养计划，推动儿童健康成长。

6. 大学和医疗中心教学工作，主要面对医生，护士，营养系学生，牙医和其他医疗专业人员，对他们进行有关食物和营养的高级科学方面的教育。

7. 科研项目和产品研发　在食品公司、制药公司、大学和医院，指导或进行各种科研项目，解决营养相关问题，以及为公共研究领域提供营养建议。

8. 餐饮管理营养师　可能在医疗机构、学校、日托中心等管理餐饮部门的业务运营，监督从食品的采购、食品加工到管理、培训员工、预算食品、设备监管、安全和卫生管理、编制报告和记录等各个环节。

美国劳工统计局2016年最新数据显示，预计2014～2024年，营养师和营养学家的就业率将增长16%，比所有职业就业率的平均值快得多。随着食物在疾病的预防和治疗中的作用越来越突出，将需要更多的营养人才为患者提供医疗服务和教育，来提高人们的整体健康水平。

2014年美国有6万多个注册营养师的工作，主要就业范围见表14-1。

表14-1　注册营养师主要就业范围

行　业	所占比例
医疗机构（公立和私立）	30%
政府	14%
长期护理机构	10%
社区和门诊服务中心	8%
高校	5.5%
餐饮业	5%
其他*	27.5%

注：*其他中包括咨询、非营利组织，私人职业，学校餐饮服务，健康护理组织，家庭护理等。

在美国不同地区、不同就业场所，薪水范围有所不同，工资随着工作经验的增加而增加。据2014年美国劳工统计局数据报道，注册营养师的平均工资在每年56950美元，管理、商业和咨询服务等方面，前10%的年薪可达8万美元以上。美国注册营养师的工作压力小，为大众提高健康作出努力，工作幸福感高，能充分达到工作与生活的平衡，在美国是很热门的职业。

（王晓纯）

第二节　澳大利亚营养师教育培训体系介绍

一、概况

在澳大利亚，营养师这一职业，通过对公众及个体营养状况的优化，来实现健康促进和疾病防治。营养师们应用营养学研究中的科学理论和方法，从宽度和广度上影响人们的食物摄入，进食行为及习惯，运用人类营养学的艺术和科学，帮助人们理解食物与健康之间的关系，如何通过膳食选择达到并维持健康状态、预防并治疗相关不适和疾病。

营养师（dietitian）和其他涉及营养学和食物科学的职业（包括营养学家），是有明确区分的。营养学家（nutritionist），指的是具有一定专业知识和技能，能够提供一系列与营养、公共营养、政策及研究、社区健康等相关的循证营养服务的高资质专业人士。营养师，同样具备了上述资质并能够提供上述循证营养服务。除此之外，营养师还具备提供个体化膳食指导、医学营养治疗、膳食治疗以及餐饮服务管理的专业知识技能。

因此，在澳大利亚，所有的营养师，同时都被授予营养学家的头衔。但是，不具备营养师资质的营养学家，不允许承担营养师的专业角色。而对于非营养师的营养专业人士，也没有任何行业评估机构可以授予他们"营养学家"的资质。

（一）发展历程

作为营养师的官方协会，澳大利亚营养师协会（the dietitians association of Australia，DAA）在全国各地都有分支机构，协会成立于1976年，并于1983年正式被定名为DAA。DAA目前拥有5900名成员，是临床营养及营养专业人士的高峰组织，其使命是提供有关食品和营养的战略性领导，推进全体成员的专业水平。

DAA致力于使其成员具备高标准的专业知识，在更广泛的社区范围内提供高质量的健康服务。临床营养是一门自我调整的专业，DAA认为质量改进和专业发展框架调整是最有利于自我调整的方式。为了达到这一目标，DAA承诺要给予初级营养师高水准的教育。DAA确保教育的结构和流程，资质认证及专业发展是质控的重点，且独立而透明。自1988年以来，DAA通过改进委员会结构来将这些流程正规化，实现监督认证和认可服务，致力于为学生们提供最好的实践及循证教学。

澳大利亚营养学理事会（Australian dietetics council，以下简称ADC）于2009年7月成立，理事会的主要职能是针对与认证和认知相关事宜，向DAA管理委员会提供独立、高水准的战略建议，以确保来自DAA的认证和认可服务是高效的、有效力的、公正的、负责和透明的，且为最佳实践模式。

理事会经由执行管理部门认证、认可及期刊服务（accreditation，recognition and journal services，以下简称ARJS）与DAA管理委员会交流沟通，但理事会属于独立运营机构，以确保其公正性的维系。理事会由管理委员会委任的9大成员组成，每届任期两年。成员构成包括了3位高年资院校营养师、3位高年资执业营养师及3位外部成员。

（二）前景

DAA为其成员提供持久且持续的教育，帮助营养师及相关工作者提高专业水平和技能，并从专业性、合法性、有效性等多方面规范其执业，帮助其成长为营养行业的专家。因此，针对初级临床营养专业人士，DAA专门制订有临床营养师国家职能标准（national competency standards for dietitians in Australia，以下简称NCS），以实现对专业能力的规范和发展。这一标准始于1993年，分别于1998年、2005年和2009年进行了复审和修订。最新修订版本公布于2014年，更加准确地规范了主要执业角色，而非执业背景或机构，并与其他健康行业的专业职能标准保持一致性。职能标准强调了在当今社会日益综合化的医疗卫生系统中，营养师在跨越不同领域工作时需具备的专业特质。

DAA运用该标准来完成：大学院校课程认证；对在他国接受教育培训、但是期望在澳大利亚执业的营养师进行评估；与从业于营养与食品领域的其他行业的专业及职业人士进行交流；制订针对高级执业营养师及持有DAA认证的研究人员的职能标准；报告通知国际同业对标。

大学院校依据此标准设计临床营养教育培训课程，并在授课过程中对营养专业的学生进行评估。营养师依据此标准明确专业发展目标，从而使自己能达到认证执业营养师（accredited practising dietitians，APD）的要求，并明确绩效审核中的最低绩效标准。

在新版标准中，提出来以下几个关键改进包括：心理健康需被高度重视，要融入职能标准的所有单元中；更加致力于将管理技能融入各区域的个案管理、社区及公共健康营养及饮食服务管理中；在饮食服务工作中要履行更多的职责；在社区及公众健康营养工作中更深入地发挥作用；加强能够反映营养师在营养不良的诊断和管理方面发挥重要作用的个案管理；加强科研；增加对文化能力标准的关注。

DAA的培训体系分为在校教育和继续高级教育两部分（详见后文）。基础教育为学生奠定与食品和临床营养相关的必备知识及专业技能，高级教育侧重于提高毕业生的专业水准，以及与不同临床科目相关的专业技能。

工作能力突出的APD，可以晋升为高级认证执业营养师（advanced accredited practising dietitian，AdvAPD），这一职称代表着该APD不仅具备了更广的营养专业技能，在商业、策划、督导、科研、资源管理及劳资关系等方面也有较为出色的表现。AdvAPD一般会授予兼备高级别营养及膳食技能和创建新知识体系以影响社区健康的积极领导者。

研究员（A Fellow，以下简称FDAA），授予高调并积极的领导者，他们具备高水平的营养与膳食技能，并运用这些能力显著提高了社区健康。研究员属于国家及国际级别的专家，在营养与膳食行业有突出贡献，是DAA授予的荣誉认证。

除了继续教育和高级认证，DAA还向其成员提供了一系列优惠政策及好处，以帮助他们最大可能得到最快捷有效的职业服务。包括免费的Practice-based Evidence in Nutrition（PEN）循证营养实践；DAA数据库DINER的免费使用及免费申报专业论文；免费加入DAA各专业循证兴趣组及讨论组，提供各种参与网络讨论及线下活动的机会；参加持续专业发展学术活动；可获得一定的津贴补助（国家级会议最高400澳元，其他学术活动最高60%折扣的机会）；可在一些关于食品、健康及医学的期刊上免费获得全文；通过Allied Health Leaders Network（以下简称AHLN），在全澳大利亚找到健康卫生行业的同行；个人免费订阅《营养与膳食》（Nutrition & Dietetics）期刊；从DAA成员简报和邮件中获得与营养相关的新闻和机会。

工作机会（包括在相应网页上免费刊登求职信、寻找DAA提供的空缺岗位及临时APD招聘信息）、实践及房间租赁机会。

会员辅助计划（member assistance program，以下简称MAP）——免费的在线及电话辅助，为受到威胁或骚扰、想探讨劳动权益问题的会员提供保密服务。

APD可以通过个人医疗服务提供者识别系统获取电子版健康记录，免费下载出版物及文献，参与专业认证课程，参加APD课程，参加委员会及工会并在全国范围内为实现更好的营养与健康做专业传播，通过意见书或会议来提供与营养相关举措的投入，与进修营养师和其他营养专业人士的网络搭建，培养提高与媒体合作的能力。

除了专业领域的服务，DAA的成员福利还覆盖了银行、保险、黄页、心理和康复等多种商业服务，以及旅游住宿和衣食住行相关的租赁服务，全面而周到。

二、教育体系

要想在澳大利亚成为营养师，并具备加入DAA及注册执业营养师项目的资格，必须完成由DAA认证的临床营养学课程。DAA持有临床营养学位课程名录，包括了大学（如学士学位）及硕士研究生课程。所有被DAA认证的临床营养学课程，都被视为进入这一职业的"初级"水平。所有有关大学本科课程的要求，包括准入成绩等，都由相关大学来决定。

营养师必须掌握
- 生物化学、与人类健康和疾病状态中的营养状态相关的生理和心理因素。
- 教育与沟通的原则和方法。
- 组织与管理的原则和方法。

营养师课程及培训的目的
- 掌握食品科学。
- 理解营养学。
- 评估人们的营养需求。
- 对于想要实现全面的良好健康状态或者运动或疾病状况下的特殊需求，给出营养和膳食方面的建议。
- 执行管理营养服务及项目。
- 教学。
- 科研。
- 制定开发营养交流、项目及政策。

对于在澳大利亚执业的营养师，DAA根据其从业领域及所服务对象的不同，对其知识、技能及贡献等按照职能标准NCS，做出了一些更加具体的要求（如下，针对不同服务对象）。

学生

- 确定他们课程项目的学习、评估及结果之间的关系。
- 在完成大学学业后（开始职业生涯），确定他们未来的职业方向。
- 引导他们完成对自己专业发展计划的制订——这也是注册执业营养师项目的一部分。

营养专业从业人员

- 为评估学生们的学习成绩提供评估框架。
- 为认证执业营养师导师项目引领制订专业发展计划。
- 阐述职业表现和技能的基准要求。

大学

- 设计并实施符合DAA资质认证评定标准的营养师培训课程。
- 按照职能标准NCS，设置课程及评估策略。
- 根据职能标准NCS，让符合标准的初级营养行业从业者毕业。

DAA

- 告知大学院校营养师课程的资质认证评定标准。
- 引导那些在澳大利亚以外各国获得执业资格的营养师以及重返职场的营养师，完成评估流程。
- 阐述职业表现和技能的基准要求。

患者、客户及社区

- 确认营养师的知识、技能及行为符合公众对安全诊疗的期待，并制订与之相一致的标准。

（一）营养师培训课程的资质认证概述

按照澳大利亚政府的规定，营养师培训课程须由DAA联合大学院校共同完成，且DAA在此过程中担负着关键责任，即：必须由DAA使用NCS来评估课程并认证大学的资质。资质认证保障了高标准教育，资质认证流程为课程目标提供了外部验证。资质认证使毕业于认证课程的学生，有资格成为认证执业营养师APD，由毕业生们来满足临床营养职业的需求。

将资质认证作为APD资格基准，这一硬性要求帮助临床营养职业获得了来自众多关键利益相关者的正式认可，这其中包括：澳大利亚政府、医疗保险、退伍军人事务部以及大多数私人健康基金。所有经DAA认证的大学临床营养课程，都需要定期再次申请资质认证。

（二）入学要求

首先需要完成大学课程，因此获得认证大学临床营养学课程的准入资格，是成为一名营养师最快捷路径。如果已经完成了大学课程，但是对营养师研究生课程感兴趣，可以联系有意向的大学，咨询准入的大学学位。DAA认证条例中，对于研究生课程的申请者，需要完成与下列课程相当的大学课程，即大学第一和第二年的课程中，每年均必须要有50%的课程来自生物科学、化学、生理学及生物化学，其中，生物化学和生理学课程所占的比例，每年不能少于15%。并且，只有承接研究生课程的大学，才能授予课程准入资格。

课程对语言的要求高，在澳大利亚境内的临床营养实践，要求参与者必须具备熟练的英语口语、书写及科学运用能力。所有申请专业技能评估的营养师，不论是为了移民，还是为了评估是否有资格参加DAA临床营养考试，都需首先证明其英语语言能力达到熟练程度。如果在以下国家已经完成了不少于4年的临床营养专业的高等教育课程（或相当的），取得了大学学士学位或研究生毕业，无需提供英语语言熟练程度证明，包括美国、英国、新西兰、爱尔兰、加拿大（魁北克除外）。

或者在申请之前的两年内，已经在澳大利亚境内完成了认证临床营养学位的学习。

如果不能满足上述条件，则需通过以下两种英语水平测试（任一种）。

● OET职业英语考试，Occupational English Test（OET），听力、阅读、写作、口语四个部分，每个都不低于B级水平

● 雅思英语考试（总分不低于7分，听力、阅读、写作、口语四部分分别不低于7分）。雅思英语——International English Language Testing System（IELTS）examination（Academic Module）。

英语水平测试结果的有效期为2年，申请及参加DAA相关资格评估及考试，都需要在持有成绩的有效期内完成。

（三）课程设置

主要包括生物科学和膳食学，以及临床实习课程3个方面。

1. 生物科学（Biosciences）大学第一和第二年的课程中，每年均需有50%的课程来自生物科学、化学、生理学及生物化学，其中，生物化学和生理学课程所占的比例，每年不能少于15%。通常情况下，第二学年至少要有两门生物化学课程。在全部科目中，化学是第一学年的必修课，两门生理课是第二学年的必修任务。之所以对一部分科目有更高一级的要求，是因为在DAA的理念中，营养师应当是侧重于营养及膳食学的科学家。

2. 膳食学（Dietetics）初级膳食学课程的基础部分要能够提供学习经验，从而实现与DAA职能标准中的要求相一致的教学结果、让每位学生都能够精通营养与膳食管理的实践操作。课程活动的设置，要为能将投入转化成最终结果提供可行性流程。

不同学校的同一课程，会因学校环境、预计招生数、课程类型和目标以及预期结果而有不同。不过，所有大学的课程一定会包括必须完成的核心课程，毕业生要能够阐述临床营养实践所涉及的关键领域的职能要求、一系列的专业技巧、个人态度及价值。

按照DAA的要求，学院的考核要求需要能够评估学生是否达到国家职能标准对初级营养师的要求。对能否进入专业的职能最终评估应当在课程最后一学年完成。对于学生职能的最终评估必须经由一位认证执业营养师（APD）来完成。

3. 临床实习课程（clinical placement program）职业背景中累积的经验被公认为是专业职能发展的影响因素。因此，大学期间的临床实习课程是临床营养课程的关键组成部分，这一理论在学术课程的教学中始终被强调。专业实践科目的复习课程和教程要理论与应用相结合。学生们可以在不同的机构实习，并鼓励他们革新，但不论在什么样的机构完成实习，所有的实习活动必须要为学生提供机会来证明他们在课程核心活动中的能力。建议在不同实习过程中设置一些不同的工作环境或模拟的工作环境。

（1）临床实习课程的时间安排作为最终职能评估的临床实习课程，需要安排在所有院校课程以及初期职能评估结束之后，因此，实习课程一定会被安排在最后一学年。每个学生要

在4家公立医院完成相应的实习要求。学生可以根据自己的兴趣提出申请，选择意向实习医院，但最终实习地点的确定，由所在院校统一安排。

（2）临床实习课程的持续时间实习课程需要涵盖下面罗列的内容，全部时间加在一起，不能少于20周（或者100天）。

为了将技能发展到能够满足对个人进行安全营养管理操作的职能标准，全职实习时间必须满足10到12周（或者相当的、时长不少于10周），且其中要有不少于4周的时间要在医院完成临床实习，而符合实习要求的医院至少要有两名全职营养师。学生也可以选择在私人诊所、而非公立医疗机构完成实习，只要这些机构能够提供证明，证实其符合督导及评估要求。

在选择实习机构的时候，所属大学要能够确保学生们有机会参与门急诊环境中的不同案例，以实现一致的、安全的实践操作。

1）社区及公共健康营养：为了将技能发展到能够满足社区及公共健康营养的职能标准，这一项的全职实习时间必须满足4～6周（或者相当的、时长不少于4周）。实习内容需要包括方案规划、实施及评估。实习的地点可以任选，可以是社区健康中心、非政府组织、政府部门以及食品工业的营养单位。所属大学需要证明非传统实习机构如何达到社区/公共健康营养的职能标准。

2）餐饮服务管理：为了将技能发展到能够满足餐饮服务管理（food service management，FSM）的职能标准，这一项的全职实习时间必须满足4～6周（或者相当的、时长不少于4周），其中，4周中至少要有2周的实习内容是关于如何在客户为营养依赖型的餐饮服务机构提供餐饮服务。例如，有住院病房的公立或私立医疗机构、老年护理院、矫正服务机构、托儿所、送餐服务机构等。所属学校需要确保学生完成这4周的FSM实习，如果这一实习是与前面提到的其他实习部分在一起完成的，则需要安排额外的时间来完成，以达到FSM的初级职能标准。

3）选修部分：学生们有保留或额外增加实习周数的机会，无论是想继续在上述领域实习，还是在其他特殊机构如工业或者私人机构（在完成最低限要求之后），学生可以根据个人兴趣或者基于能力培养需求来选择机构。

（3）实习架构经验累积天数以及临床实习时间的长短，有助于专业技能的发展。与实操相关的导师辅导的天数，是要被记入实习的周数里面的。实习过程可以分配为3个主要步骤，首先跟随有经验的执业者，进行观摩；然后在有经验的执业者的督导下参与案例管理、项目策划、餐饮服务管理；最后独立完成实践、报告，并从导师那里得到反馈。

（4）实习过程中的学生督导工作考虑到在某些场景下需要相对灵活的实习环境、不能强制实行监管模式，DAA容许开展相对更灵活的实习项目，且鼓励大家在实习环境里对教学和督导过程进行改革和创新（例如，问题导向学习、小组及自导式学习等）。DAA要求最终的职能评估要落实到个人。

当然，DAA对督导学生们完成实习课程的导师以及大学院校在选择导师时候的标准，提出了相关的要求和规定，对不同导师（主要导师、次重导师等）的任务及职责也提出了详细要求。

（5）临床实习课程评估DAA要求由APD根据学生在整个临床实习课程中的表现来完成对初级职能的最终评定。学生在整个实习期的文献检索途径，是由大学院校来提供的，包括互联网、图书馆、工作区域等，且学生们可以与跟营养相关的工作人员相互交流，这些互动包括了参加员工例会、医院等机构内的服务等。

（6）境外完成临床实习需要学生所在的大学院校同意其跨境实习，且必须满足下列条件。

1）实习环境，必须与澳大利亚境内的实习环境相同或高度相近。

● 病例组合——实习地的病例组合，总体而言要能够反映澳大利亚卫生机构的典型病例组合。

● 技术——实习地要能够提供在澳大利亚卫生机构普遍能够获得的技术。

● 医疗及临床营养操作的方案——实习地要能反映澳大利亚卫生保健系统的方案，包括：多学科相关联、循证为基础的实践、了解保健医生的角色，以及相关的社区/公共健康营养实践。

2）最终的职能评定必须以英文提交。

3）大部分督导工作都要由澳大利亚临床营养毕业生或在澳大利亚卫生保健系统或同等背景的营养师完成。

4）要有来自大学院校的高级学术人士持续参与导师培训，且职能评估的最终评定必须由持有APD认证资格的营养师出具的证明。

5）学生有能力提供与澳大利亚食品供应及文化背景相关的且在澳大利亚评估过的教学，以及向客户提供有效的营养咨询。

6）学生在实习期间能够无障碍使用图书馆及其他信息资源。

对于一部分在自己国家完成相关学习后，申请转入澳大利亚完成临床营养研究生课程，或者在第一学年结束后才转入临床营养大学本科课程的国际留学生，DAA会采纳澳大利亚国际教育（Australia education international，AEI）的意见，来确定是否符合转入标准。AEI是澳大利亚政府部门，负责就当前的国际高等教育研究课程与澳大利亚大学课程是否对等提出建议。已经被大学院校接收的学生，如经核实与澳大利亚大学临床营养课程的学生并不具有对等性，该大学临床营养课程的认证资格会被撤回。因此，作为认证过程的一部分，大学院校必须将准入临床营养课程的各种途径都向DAA报告。

澳大利亚对于营养师课程的管理相当严格。任何一所大学，开展临床营养课程的时候，必须即刻联系DAA，确定大学官网上有关课程的信息是否全部准确。此后，DAA会对大学官网上的课程信息年检，以确保与DAA的标准相一致。

（四）临床营养课程结构范例

不同学校课程设置会有一定差别，以下文所列澳大利亚认证临床营养项目中四年制临床营养及饮食管理大学本科课程的科目为例，涵括了高级课程标准（tertiary program criterion）中要求的所有关键要素，该标准用于评估课程内容是否可入临床营养专业考试。

第一学年

化学A（chemistry A）

心理学概论（introductory psychology）

营养学概论（introduction to nutrition）

生理学概论A（introductory physiology A）

人体生物性（human biology）

化学B（chemistry B）

食品与营养学（food and nutrition）

第二学年

生物化学A（总论）[biochemistry A（principles）]

食品化学（food chemistry）

人体生理学B（human physiology B）

健康促进（health promotion）

生物统计学（biostatistics）

生物化学B（能量及代谢）[biochemistry B（energy and metabolism）]

膳食评价（dietary assessment）

营养生理学C（nutritional physiology C）

第三学年

代谢和营养（metabolism and nutrients）

人类营养及研究（human nutrition and research）

社区与公共卫生营养学（community and public health nutrition）

医学营养治疗学1（medical nutrition therapy 1）

临床营养与饮食管理研究项目*（research project in nutrition and dietetics）

第四学年

医学营养治疗学2（medical nutrition therapy 2）

食品服务管理（food service management）

营养沟通与辅导（nutrition communication and counselling）

医学营养治疗实习（不少于10周）**[practicum in medical nutrition therapy（minimum 10 weeks）]

食品服务管理实习（不少于4周）**[practicum in foodservice management（minimum 4 weeks）]

社区/公共卫生与宣传实习（不少于4周）**[practicum in community/ public health and advocacy（minimum 4 weeks）]

*通常是相当于2～3个常规科目的学分

**澳大利亚境内的学生必须完成不少于20周的专业实习，因此需要在这些领域里涵括额外2周的实习时间。

以悉尼大学（University of Sydney）的临床营养及饮食管理硕士研究生学位（Master of Nutrition and Dietetics）课程设置为例，详细安排如下。

第一学年：48学分

（1）第一学期

营养及食品科学（nutritional and food science）6学分

膳食摄入及营养及营养评估（dietary intake &nutritional assessment）6学分

营养学专业研究（dietetics professional studies）6学分

营养学研究方法（methods in nutrition research）6学分

（2）第二学期

饮食服务管理（food service management）6学分

公共健康及社区营养（public health and community nutrition）6学分

医学营养学（medical nutrition）12学分

第二学年：48学分

（1）临床营养培训实习：24学分。

（2）营养研究毕业课题：24学分。

（五）毕业要求

大学本科：完成全部课程（包括临床实习），取得总学分192分的成绩；硕士研究生：完成全部课程（包括临床实习），取得总学分96分的成绩。

同时，要达到国家职能标准NCS中规定的初级营养师应当具备的9大类技能要求（合格与否，由所在学校负责审核证明）。学生评估要基于职能标准、定期规律进行，判定是否能够进入这一行业执业的最终职能评估，必须安排在课程的最后一学年。书面评估流程应由大学院校的教员与临床实习的导师共同制定，且对于学生职能评定的最终决定意见，必须包括校方和督导方双方的商议。职能部分的评估可以在前面几个学期进行，而对于是否可以进入临床营养行业的最终能力鉴定必须在大学本科或者研究生课程的最后一学年完成。

由于DAA对大学临床营养课程有完整而严谨的认证系统及复核流程，因此，DAA认可所有取得这些课程毕业证书和学位证书的毕业生，并认同他们有资格以认证营养师的身份加入DAA并成为成员，且可以进一步参加认证执业营养师（APD）项目。

三、注册考试的考评条件

在DAA指定大学教育机构完成大学本科或硕士研究生认证临床营养课程的毕业生，即为澳大利亚政府认可的营养师，并有资格以此身份加入DAA，成为成员，以及进一步参加认证执业营养师（APD）项目。

（一）从营养师到暂时认证执业营养师的条件

DAA认证/认可的临床营养专业毕业证书或硕士研究生课程；或者DAA认证/认可的四年制临床营养大学本科学士学位；或者DAA针对境外培训营养师的临床营养考试。或者在澳大利亚、加拿大、美国、英国、爱尔兰或新西兰境内，以澳大利亚认证营养师身份或者以在这些国家注册认证的营养师身份工作超过5年。

如果毕业于澳大利亚认证的临床营养课程或者通过营养师认证考试未超过3年，可以直接进入APD课程，无需满足额外要求。

以下3类人群，不具备申请APD的资格，即学生会员、已退休会员和未在营养相关领域工作的个人。

（二）从临时APD到正式APD

先完成为期1年的临时APD学习项目，包括：完成课程要求的持续专业发展（Continuing Professional Development，以下简称CPD），并获得一名正式APD导师为期52周的正式支持。

在这一个自然年内记录30h的CPD学习活动内容。

报告在近期内，身为营养师所参与的营养实践活动，并按DAA要求的标准记录活动时间及内容等。

待完成上述要求，即可递交申请（连同与导师的互动记录和导师的考评结果），成为APD。

四、职业生涯与继续教育

（一）工作内容

营养师的执业范围包括

1. 患者护理　评估患者的营养需求，为患者提供适宜的饮食计划，并为患者及其家属提供相关教育。

2. 社区营养及公共健康营养师　需要参与营养及健康教育项目，可以是地方社区级别的，也可以是国家级的。在公共健康领域工作的营养师，还需要辅助健康计划、营养标准制定以及营养政策的建立和实施。

3. 餐饮服务管理　对于医院、疗养院、上门送餐服务以及酒店与餐饮的供餐服务，营养师兼具管理技能及营养专业知识，并负责管理营养服务及健康项目。

4. 顾问/私人执业营养师　可以向个体、小组及组织提供顾问服务，包括：个体指导、小组计划、预防医学健康计划及营养教育，还可以向出版物、媒体及公关提供营养讯息。

5. 食品工业　在食品工业领域工作的营养师，参与到食品监管问题（食品法规）、食品安全及质量系统、消费者及健康专业教育、营养研究、产品开发以及营养相关的市场营销和公关。

6. 科研及教学　作为科研团队的一员，营养师参与营养及健康问题的调查研究以及开发实用的营养建议。同时，他们要负责学生营养师、医师及其他健康专业人士的培训。

7. 其他领域　营养师还可以在其他领域发挥他们的专业技能，例如，管理、公关、市场营销、项目管理、信息交流、媒体、健康促进、政策开发及信息技术等。

处于中等教育阶段的临床营养学生，在学习期间获得工作经验的机会是非常有限的，原因来自多方面，包括顾客的隐私和保密性以及顾客和学生双方的安全性保障。在学生可以执业之前、哪怕是有导师督导，也需要累积相当量的知识和经验。绝大多数机构里执业的营养师，只接受来自已经完成至少3～3.5年高等教育后进入澳大利亚认证临床营养学课程的学生的实习申请。

（二）继续教育

DAA成立有继续教育中心（the centre for advanced learning，CAL），就需求量最大的专

业或课题提供短期课程，以帮助营养师及其他健康护理专业人士建立发展专业技能。CAL的意义在于：帮助健康专业人士满足现今乃至未来的CPD要求。

为了让健康护理从业人员的专业技能得到持续发展，DAA为下列人员提供了最新的、循证的、专业性的硕士研究生课程：①需要提高专业技能者，例如：离岗；②期望增加不同专业的知识及实践者；③可能会申请境外营养专业技能认证者；④已经习得一系列专业技能、需要增强自信的专业人士；⑤重视在实践环境中的正式学习机会者；⑥有职业晋升计划者。

与DAA的更新内容或在线网络课程不同，这些课程提供了理念更新、更深入的技能和知识学习，帮助加强职业和专业发展。课程不与任何学院教学同享，且不提供任何大学毕业研究生课程学习认可（recognition of prior learning，RPL）。

课程的形式多样。整个课程体系提供了一系列新颖创新的短课（2～4天）供会员选择，辐射到很多实践领域，且包含了能够建设技能或知识的模块方法。各个板块中均提供有面对面和在线的机会，一部分课程会与一些相关的外部团体合作。课程有可能会将面对面与在线模块相结合，其中一部分课程内容只是面对面。大多数的课程都有已获评估的组件。所有的课程参与者都会获得结业证书，完成特定模块的营养师还会获得专业资格证书。如果课程内容与APD的学习目标统一，则听课时长可以被算入CPD项目中。

（刘遂谦）

第三节 日本营养师教育培训体系介绍

一、概况

（一）发展历程

日本营养协会（Japan dietetic association，JDA）于1926年成立，肇始于对脚气病的预防（脚气病是经典的营养素维生素B_1缺乏症，长期流行于日本）。协会自成立以来，通过各种精心设计的营养促进活动，为显著提高日本国民的营养健康水平，延长国民寿命，保持健康体重等方面作出了卓越的贡献。自1959年开始，JDA正式加入国际营养协会（the international confederation of dietetic associations）。到2015年，JDA已有五万多名成员，均为日本政府承认资质的注册营养师或营养技师。"注册营养师"的资质由日本国家劳工与福利部颁发，工作内容需要较高层次的专业知识和技术，包括根据咨询对象的身体和营养状况进行营养教育，对所处机构大规模治疗餐进行膳食服务管理，并在必要时针对这些机构的提高进行营养宣教。"营养技师"是由地方政府颁发的许可证，执行主要工作是营养宣教。

（二）前景

JDA为其成员提供终身的、持续的教育，以帮助营养师提高专业水平和能力。同时，JDA也致力于高级技能的培训，以帮助会员不断进步，成为营养行业的专家。

JDA的培训体系分为两部分，即基础教育和高级教育。其中，基础教育的目的在于帮助学员掌握健康、医疗、医保和教育相关的必要职业技能，而高级教育的课程设计则侧重于提高学员的专业水准。

JDA的专业发展系统为注册营养师和营养师们在职业生涯的各个阶段，提供其专业所需的服务。

自2016年以来，JDA开始负责对学员进行评估，并为合格者颁发资格证书。学员学习期间的学分和技能积累将作为评定营养师执业资格的主要依据。营养师执业资格覆盖临床营养科、学校营养膳食、运动营养、健康营养、学校营养午餐管理、公共卫生营养、社区营养、老年/助残及儿童营养、营养食品教育、食品安全等领域。

在此基础上，学员通过其他相关组织机构的补充学习，可以获得以下四个专业领域的扩充资格认证：专科健康指导，肠内与肠外营养指导，家庭营养指导，运动营养指导。

二、教育体系

（一）入学要求

拥有大学本科或专科学历，在指定机构修习并完成了注册营养师/营养师课程（全日本共有147家机构具有培训注册营养师的资格，此外，有137家机构具有培训营养师的资格）。

鉴于本学科覆盖内容庞杂且对实践训练具有较高要求，因此，暂不开展通过夜校学习、函授或在线教育取得注册营养师/营养师资格。

（二）课程设置

要想成为注册营养师，必修的课程与美国大学要求类似，课程设置包括：大学第一和第二学年的基础课程学习，第三和第四学年的专业课、实验课和实习课学习。

基础课程包括心理咨询论、社会福利概论、营养教育论及实验、生物化学及实验、解剖生理学及实验、健康管理学及实验、食品学及实验、公共卫生学、食品卫生学及实验、健康饮食学、料理学及实验、基础营养学及实验。专业课程包括食品加工学、应用营养学及实验、体育营养学、病理及诊断、临床营养学及实验、临床营养管理及实验、公共营养学及实验、膳食经营管理及实验、综合实习等。

（三）毕业要求

从上述具有培训资格的学校毕业并获得地方政府颁发的证书，即具有营养技师资格。而注册营养师则必须在毕业后通过全国统考，并取得日本国家劳工与福利部颁发的执业资格证书。

营养师可以通过在专业领域的工作经验及参加全国统考成为注册营养师，对于工作年限的要求视其求学期限长短而有所不同。

三、实习课程

日本的营养实习包含在四年的教育课程里，实习时间比美国相对较短，在校外实习的机会相对较少。首先，在学校的餐厅里进行膳食经营管理，完成后有机会到医院或者养老院进行1～2周的食品卫生及膳食经营管理的实习，也可以自由选择1周的保健所实习。想取得营养教师资格证的同学必须去中小学校进行的营养教育的实习。大四的暑假则要到医院参加临床营养治疗的实习。

四、考评条件

1. 注册营养师培训在指定教育机构完成四年制营养课程学习即可成为地方政府认证的营养师，再通过全国注册营养师统考，即可成为国家承认的注册营养师。

2. 从营养师到注册营养师在指定教育机构完成两年制/三年制/四年制营养课程学习后，可获得地方政府承认的营养师资格。再相应工作满3年/2年/1年之后，亦可参加全国统考并获得注册营养师执业资格（图14-3）。

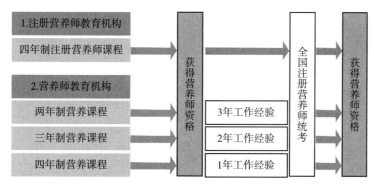

图14-3　日本营养师和注册营养师的考评条件

五、职业前景与继续教育

（一）工作内容

毕业后的工作覆盖范围广泛，主要有以下这些领域。

1. 医疗领域　本领域的营养师/注册营养师是医疗团队的一部分。他们在医院等医疗机构，为病人提供医学营养治疗和管理服务，以达到治愈疾病、预防复发和避免并发症出现的效果。与医生、护士和药剂师共同工作，要求营养师/注册营养师具有较高的专业知识和技能。

2. 校园午餐　本领域的营养师/注册营养师负责教育儿童及青少年如何均衡膳食。他们在中小学及一些特殊教育机构工作，负责设计学校的午餐菜单，使之满足学生的成长需求。他们同时还在学校开设营养课程，并为有过敏、肥胖症、糖尿病等问题的孩子提供一对一营养指导。

3. 体育运动　本领域的营养师/注册营养师为运动员提供营养建议，以使其运动能力达到最优。他们负责帮助运动员合理膳食。运动团队的经理和教练通常会对营养师的工作提出较高要求，如利用膳食防止运动损伤和增进运动员的体能。

4. 食堂　本领域的营养师/注册营养师为在食堂就餐的教职工和学生提供健康饮食。他们的工作场所包括办公楼、大学、公司和宿舍食堂。他们负责设计菜谱、为员工和学生提供营养建议等，需要为各个不同年龄层的、具有不同体重问题的人提供私人量化的营养方案。

5. 地方政府　本领域的营养师/注册营养师负责改善本地社区各个年龄层的居民的营养状况。他们在地方政府、市政厅等地工作，对公众宣讲健康知识，并担任公众营养顾问的角色。他们需要印发营养指南材料，唤起当地居民的健康意识，帮助他们建立健康的生活方式。

6. 社区　本领域的营养师/注册营养师为社区居民解决健康问题，提供健康支持。工作范围广泛，包括了从教授养生方法到烹饪、从为病人提供膳食建议到疾病防控等多项内容。与在医院和其他机构工作的营养师相比，他们的工作时间更为灵活。

7. 养老院　本领域的营养师/注册营养师负责为老人和残疾人提供适合的饮食建议。他们在敬老院等地工作，为老人或残疾人提供定制化的营养建议，以使其获得更多的行动能力，提高生活的舒适程度。同时，需要保证老人/残疾人的营养餐种类丰富，可选择性强，以适应由于年长或行动不便造成的进食困难。营养师和医务人员及其他工作人员配合工作。

8. 社区儿童　本领域的营养师为帮助儿童建立健康的生活方式打下基础。他们在托儿所和幼儿园等地工作，为儿童提供均衡饮食，包括为幼儿和学龄前儿童准备牛奶。营养师需与家长、幼儿园工作人员、护士、师生等密切配合，以应对儿童的食物过敏事件。同时，营养师需要教育儿童，使其对食物和烹饪产生兴趣，在未来形成独立的健康习惯。

9. 科研和教学　本领域的营养师/注册营养师负责研发食品及培训营养师学员，在大学或者公司工作，进行新食品的研究、实验和研发，并与国家或地方合作。他们也在指定的营养师教育机构教学，或对医院/校园营养餐营养管理进行指导，教授营养科学、食品学课程，并培训厨师和护士等专业人士。

（二）继续教育

受日本国家劳工与福利部委托，JDA于2013年启动了针对注册营养师的继续教育项目，以帮助其成为持照专家（certified specialists）。目前，该项目已培养了辅助治疗癌症和肾病的专业营养师，并与日本代谢与临床营养学学会（Japan society of metabolism and clinical nutrition）联合为这些专业营养师颁发证书。2016年，还增加了吞咽功能障碍的康复治疗领域的培训。

1. 癌症专业注册营养师以其高度的专业知识、精湛的技能和参与癌症治疗过程的丰富临床经验，为患者提供恰当的营养建议和食疗方案，与病人家属及社区合作，为增进病患医疗质量作出贡献。

2. 肾病专业注册营养师掌握与肾病相关的病理学和营养学知识技能，并有相关临床经验。

3. 糖尿病专业注册营养师掌握与糖尿病相关的病理学和营养学知识技能，并有相关临床经验。

4. 吞咽功能障碍的康复治疗专业营养师以其高度的专业知识、精湛的技能和丰富临床经验，为患者提供恰当的营养建议和食疗方案，与病人家属及社区合作，为增进病患医疗质量作出贡献。

（王晓纯）

第四节　英国营养师教育培训体系介绍

一、概述

1978年6月，比利时、丹麦、法国、德国、冰岛、荷兰、挪威、瑞典、瑞士、英国这十个国家的营养协会，代表10380位营养师，在丹麦的哥本哈根共同成立了欧洲营养师协会联盟the European Federation of the Associations of Dietitians（EFAD），联盟的会员资格对所有欧洲成员国营养师协会的成员以及全世界教授临床营养学的高等院校开放。到2015年10月为止，已经有34个国家级营养协会加入EFAD，代表着来自27个欧洲国家、35所教育协会成员以及另外两个欧盟国家的35000位营养师。

（一）发展历程

英国营养师协会（British dietetic association，BDA）是代表英国全体临床营养专业人士的唯一官方组织。英国第一例发生在医院内的饮食观察，出现在1687年的圣巴塞洛缪医院。经证实，首例治疗膳食于1837年，在牛津的拉德克利夫医院被应用。不过，临床营养的真正实践，起始于19世纪中期，弗洛伦斯·南丁格尔发现了饮食和营养对于战后恢复的重要性。20世纪初期，在英国爱丁堡皇家医院出现了第一位临床营养师R Pybus女士，她既往曾是一名护士，负责发展临床营养科室。10年后，在爱丁堡皇家医院，成立了首家临床营养院校机构，颁发了第一张临床营养毕业证书。

1936年1月24号，协会的第一次例会召开于伦敦的圣托马斯医院，从那时开始，BDA正式成立，并逐渐发展成为国际瞩目的营养专业组织，其影响力覆盖了整个英国甚至海外。BDA是全世界历史最悠久的临床营养专业组织，其会员资格向全世界的营养工作者开放，包括临床营养师或对饮食或食物感兴趣的人士，他们可以是从业者、研究者、营养教育工作者、支持者及学生。同时，BDA提供大量的相关信息以及形式丰富的资源和支持，供专业人士在工作或实践中应用。

1. BDA对临床营养师的定义　注册营养师（registered dietitian，RD）是从个人乃至公众健康层面，具有评估、诊断、治疗饮食与营养问题的具备资质认证的健康专业人士。他们将有关食物、健康与疾病的公共卫生和科学研究的最新结果，转变成实践指南，帮助人们正确选择食物和恰当的生活方式。

在英国，临床营养师这一资质受法律保护和伦理法则控制，以确保他们一直以最高标准工作。

2. 临床营养师（dietitian）与营养学家（nutritionist）的区别　临床营养师从健康和疾病双方面对营养学进行诠释和信息交流，以帮助人们科学认知食物和生活方式，并做出恰当的选择。临床营养师的课程及培训需要涵盖医院和社区，大多数临床营养师受雇于NHS，也有一部分选择在食品工业、教育、科研等领域工作或者自由职业。若想成为一名临床营养师，必须持有健康和护理专业委员会（health and care professions council，HCPC）认可的营养与饮食管理学位，并在HCPC完成执业注册。由于这一头衔受国家法律保护，任何使用这一头衔的人，必须在HCPC注册。

营养学家，是研究食物营养、营养素如何被身体吸收利用以及膳食与健康和疾病之间关系的专业人士。他们大多就职于食品加工和零售业、食品科学、媒体、科研和教育等领域。

（二）前景

临床营养师的服务对象可以是健康人群也可以是患者，大多可执业于：英国国家医疗服务体系（national health service，NHS）、私人执业、工业、教育、科研、体育、媒体、公共关系、出版业、非政府组织、国家及地方政府。此外，一部分执业者就职于心理健康、学习障碍、社区、急诊以及公共卫生等相对冷僻的领域。

通常情况下，营养师以多学科诊疗团队必须成员的身份，参与复杂临床疾病的治疗，如糖尿病、食物过敏及不耐受、短肠综合征、饮食失调、慢性疲劳、营养不良、肾衰竭以及肠功能紊乱等。他们负责向护理人员提出建议，以保证NHS系统内的医疗机构及其他机构（如疗养院）的客户能够得到最恰当的营养护理。并就如何避免因食物与药物相互作用所导致的副作用，而对膳食提出调整意见。

在临床工作之外，营养师可参与公共健康项目或课题的策划与实施，以促进全民健康并预防营养相关性疾病。在这其中，营养师的核心任务是培训教育其他健康及社会护理人员。

作为临床营养师最权威的机构及专业组织，BDA从以下几方面为其成员提供终身的、持续的教育、培训、就职等方面的综合服务，在帮助营养师提高专业水平和能力、以不断进步成长为行业内专家的同时，确保他们从多方面获益。

1. 就业　BDA为临床营养人士提供工作机会，并在dietetic jobs website和NHS Jobs网站发布实时更新的职位空缺信息，以便求职者及时获得帮助。

2. 代表及法律保护　职业赔偿保险工会保护、支持、建议和代表，政府与关键利益相关组织的代表与游说，免费法律咨询，在HCPC听证会等场合的免费法律代表服务。

3. 信息资源免费使用　拥有庞大数据库的Practice-based Evidence in Nutrition（PEN）资源系统。全新BDA网站仅对成员开放的信息，包括专业指南和政策文件等。免费的成员月刊——Dietetics Today，及免费在线专业期刊——The Journal of Human Nutrition & Dietetics，以及一些专业著作的特殊优惠等。BDA成员论坛及Linkedin论坛的专业讯息及建议意见分享，以及各种专业咨询和技能支持。免费加入BDA各专业小组及亚组，BDA的地方分支机构，以及地方local Council for AHP Research（CAHPR）中心，以建立网络连接、共享事件及持续专业发展（Continuing Professional Development，以下简称CPD）资源，完成营养师继续教育和学习。以及提供成为其他相关专业团体成员的便捷条件

4. 晋级、提升及各种优惠等。

二、教育体系

要想获得临床营养师资格，必须毕业于经核准认可的大学课程。所有的临床营养课程都要经过HCPC批准，并向BDA申请认证。为了向同行、在校营养专业学生和公众确保专业性，认证过程非常严格，开设课程的大学必须满足BDA这一唯一专业团体的标准。

成功完成课程，便具备了申请HCPC注册的资格。任何一个希望使用临床营养师头衔来执业的个人，都可以依法在HCPC登记注册。

（一）入学要求

不同院校的要求会有差别，但大致而言，申请大学本科课程，需要在普通中等教育证书（General Certificate of Secondary Education，以下简称GSCEs）考试中至少有5门科目取得C或更高成绩，其中，至少还要有两门理科科目（包括化学和生物学）中的数学和英语成绩达到A。苏格兰和爱尔兰合格证书亦可接受。取得理科课程及理科BTEC国家学位证书，也视为可接收。

申请硕士研究生课程，需要完成大学本科学位的学习，且大学课程中要有成绩符合要求的两门科目——人类生理学和生物化学。

此外，无论大学本科还是研究生，好的英语口语和写作能力都是必须条件。所有申请获准者，都要接受职业健康与犯罪记录局（occupational health and Criminal Records Bureau，以下简称CRB）的检查。

（二）课程设置

BDA的职责在于规定新认证营养师需要满足的标准，并向大学院校提供框架，让课程设置顺应临床营养的职业需求。

1. 营养师资格认证可通过两类课程获得

● 全日制大学本科课程（BSc）（荣誉）：分为三年制或四年制2种。

● 全日制硕士研究生课程：两年制，要么取得营养师专业研究生毕业文凭［Postgraduate Diploma（PgDip）］，要么是营养师资质硕士学位（MSc）。

● 目前暂无业余班制或远程学习课程选择。

2. 营养师学位课程涵盖理论学习和实习两部分，其中，理论学习如下。

● 生物化学（biochemistry）

● 人类营养学（human nutrition）

● 人类生理学（human physiology）

● 膳食治疗学（diet therapy）

● 食品加工、储存及食品卫生（food processing，preservation and food hygiene）

● 营养医学（nutritional medicine）

● 卫生保健：系统及管理结构（healthcare：systems and management structures）

● 流行病学及公共健康（epidemiology and public health）

● 遗传学（genetics）

● 研究方法（research methods）

● 数据分析（data analysis）

● 行为学研究（behavioural studies）

● 药理学（pharmacology）

● 专业实习（professional practice）

● 沟通交流（communication）

3. 实习课程通常要求学生在NHS及由学校组织的其他健康护理组织完成实习。实习过程容许学生在督导下，建立起实践技能、并能够在工作环境中实际运用理论知识。

理论课程的教学，通常为每周12～25h（需安排在3到5天之内完成）。实习是全日制，每周约37h。

（三）毕业要求

院校课堂学习的考核包括课程作业和正式考试两大部分，即：将各种作业、报告、书面考试、多组合实习评估、个人或小组课题等的成绩综合在一起，作为最终毕业考核结果。硕士研究生在此基础上，还需完成毕业研究课题。顺利通过考试及实习的学士，将有资格申请HCPC认证的注册营养师。

三、实习课程

英国的临床营养课程，一般分为ABC3个部分，穿插于最后两个学期完成，旨在培养专业知识、交流沟通技巧及专业实践技能，以期成为一名合格有效的临床营养师。A部分是引入和介绍部分，让学生们了解营养师的工作，B和C部分则重在培养专业技能。

实习课程的考核，由实习督导营养师完成。通过灵活生动的临床考试及个体化设计，来评定学生在临床实习过程中的职业技能，是否达到专业职能标准中对于学习结果的要求。实习结束时，学生应当完成规定时长的各部分临床实习内容，实现/取得实习结果，实现职业行为期望。

四、考评

营养师认证流程对于BDA而言，是一个整体的教育体系和机制，即：在大学院校内完成两年制/三年制/四年制的硕士或本科临床营养课程，成功通过在校考核并获取毕业证书后，就有资格申请加入BDA，并在HCPC完成执业注册，成为一名可以在NHS及其他地方执业的注册营养师。

因此，大学院校营养师课程，是成为注册营养师的预注册教育。BDA制订了完整的预注册教育课程架构体系（The Curriculum Framework for the Education and Training of Dietitians），并对这些院校的课程给予严格监管，以确保其所提供的临床营养教育从对职业的核心理解、关键知识点、专业技巧及能力等方面满足HCPC职业标准，从而培养出合格的毕业生——初级营养师。

五、职业生涯与继续教育

（一）工作内容

临床营养师的服务对象包括健康人群和患者，通常作为多学科治疗团队的组成成员，参与医院或社区的护理服务，为那些生活与饮食密不可分的患者提供支持和帮助。例如，为有吞咽困难的患者涉及可提供充足卡路里的饮食；再或者，为手术或严重创伤患者做饮食流程方案。

在社区培训教育糖尿病患者；或者在学校为健康学生餐提供支持。

公共健康促进工作：通过对大众、健康专业人士等宣教食物与营养的相关知识，来实习对公众健康的促进，和对疾病的预防。通过推动健康食物选择和预防疾病，来提高公众对营养与健康关联性的意识。

其他工作内容还涉及食品工业、公众健康、教育、运动营养、科研、媒体，甚至自由职业等。

（二）继续教育

BDA承诺为其成员提供最高标准的专业实践，并帮助他们在职业生涯中获得持续的教育和发展提升。

1．持续专业发展（CPD）　HCPC（2013）要求CPD帮助营养师通过其职业保持并发展专业知识和技能，以确保其有能力保证执业的安全性、有效性及在他们执业范围内的合法性。内容包括：①工作基础学习，如：反思性实践、临床旁听或期刊社团。②专业活动：专科小组成员、督导或教学、通过正规短期进修课程获得更高学历。复合型学习因人而异，可以结合个人兴趣及岗位特点来组织。所有的学习，都要有相关记录。

2．BDA课程（CED）　BDA的教育与发展中心（Centre for Education and Development，以下简称CED）为营养师及营养支持工作者提供了正规的、高质量的继续教育专业发展课程。目前，课程为临床营养实践、专业技术及领导和管理职能提供了专科领域的内容，以适应不同水平的职业架构，帮助课程的目标学习者从初级发展为专科水准。并且所有课程都对专业范畴、目标听众及学习结果给予了明确界定。

3．专业发展课程　涉及范围营养及膳食知识营养及营养支持、乳糜泻、慢性肾病、婴幼儿及儿童牛奶蛋白过敏、糖尿病等的管理、肠内营养、肠外营养、儿童期肥胖、饮食行为改善原则、精神卫生/学习障碍及饮食紊乱。个人效能技巧内容包括：伦理学及职业特质、交流技巧、你的CPD（从政策到组合到配置）、科研工作坊（摘要撰写及海报介绍）、BDA专业发展奖励。商业及领导技巧内容包括在营养服务中写作及报告商业案例、临床领导、为营养师们改善质量服务与调试、计划并组织小组会议。

（刘遂谦）

参 考 文 献

［1］Careers in Dietetics．Becoming a Registered Dietitian or Registered Dietitian Nutritionist．Academy of Nutrition and Dietetics，2013．

［2］Academy of Nutrition and Dietetics/Foundation．FISCAL YEAR 2015 ANNUAL REPORT．

［3］Academy of Nutrition and Dietetics/About Us．

［4］ACEND Accreditation Standards for Didactic Program in Nutrition & Dietetics Leading to Supervised Practice–February 2012 Update Version 1．01 of the 2008 DPD Standards．

［5］University of Minnesota University Catalogs．Nutrition B．S．and Didactic Program in Dietetics．Food Science & Nutrition．https：//onestop2.umn.edu//pcas/viewCatalogProgram．do?programID＝248&strm＝1153&campus＝．

［6］Accreditation Council for Education in Nutrition and Dietetics/Accredited Education Programs．

［7］Dietetic Internship．University of Minnesota．Curriculum．Eating Disorders-The Emily Program Track．

［8］Registration Examination for Dietitians Handbook for Candidates．2016．

［9］Bureau of Labor Statistics，U.S．Department of Labor，Occupational Outlook Handbook，2016-17 Edition，Dietitians and Nutritionists．

［10］澳大利亚营养师协会官网http：//daa.asn.au．

［11］National Competency Standards for Dietitians in Australia. Dietitians Association of Australia 2015.

［12］Accredited Practising Dietitian（APD）Program Guide. Dietitians Association of Australia 2016.

［13］DAA Manual for Accreditation of Dietetic Education Programs. Version 1. 3 October 2015.

第十五章

营养风险筛查和营养评定

第一节 营养风险及营养风险筛查

一、营养风险的定义及概念分析

（一）营养风险的定义及概念分析

欧洲肠外肠内营养学会（European society for clinical nutrition and metabolism，ESPEN）指南和全国科学技术名词审定委员会《肠外肠内营养学名词》（2019版）将营养风险（nutritional risk）定义为：因营养相关因素，对患者临床结局（如感染相关并发症、理想和实际住院日、质量调整生命年、生存期等）造成不利影响的风险。应用营养风险筛查2002工具评分≥3分来判断。

应特别指出的是，营养风险实际上是与临床结局（clinical outcome）相关的风险，并非指"营养不良的风险"。

对有营养风险的患者，应给予规范化营养支持治疗以改善临床结局。只有改善结局才能使患者真正受益。

（二）理解和应用"营养风险"概念的临床意义

20世纪70～80年代，接受营养支持治疗的病例全部是重度蛋白质能量营养不良的患者。在1986年以前，我国每年接受规范化营养支持治疗的患者仅以数百例计。在当时的情况下，营养支持治疗的适应证问题并不突出。

然而，进入21世纪后，每年营养支持治疗的病例已达数百万例。为使营养支持治疗更加规范，避免出现"该用营养而不用，不该用营养而使用"的不合理情况，必须准确判定患者是否具备营养支持治疗的适应证。这就要借助营养风险筛查工具判定患者是否存在"营养风险"。对于有营养风险的患者，要进行营养支持治疗，以改善患者的营养状况、临床结局、生活质量和成本效果比。

为达到这一目标，应由经过培训的医师、护师或临床营养（医）师对所有住院患者在入院24h内进行营养风险筛查，判断其是否有营养风险，即是否有营养支持治疗的适应证；对营养风险筛查阳性，即有营养风险的患者，要进一步通过营养评定作出营养诊断，并制定个体化营养支持治疗方案。因此，营养风险筛查和营养评定是营养诊疗流程的基础，而营养风险筛查又是整个流程的第一步。

二、营养风险筛查

（一）营养筛查的概念和工具

营养筛查（nutritional screening）是指应用量表化工具初步判断患者营养状态的过程。其目的在于判定患者是否具有营养风险或发生营养不良的风险。营养筛查包括营养风险筛查（nutritional risk screening）和营养不良筛查（malnutrition screening）两大类。

所谓营养风险筛查，根据ESPEN指南（2003版）和中华医学会肠外肠内营养学分会（Chinese society for parenteral and enteral nutrition，CSPEN）指南（2008版），其定义是：借助具有循证基础的量表化筛查工具判断患者是否具有营养风险，即判定患者是否具有营养支持治疗的适应证。营养风险筛查是对患者进行营养支持治疗的前提。常用工具为营养风险筛查2002（nutritional risk screening 2002，NRS-2002）。

所谓营养不良筛查，根据美国肠外肠内营养学会（American society for parenteral and enteral nutrition，ASPEN）指南（2011版），其定义为：是一个发现营养不良或发现具有营养不良风险患者的过程。这是一个筛查有无营养不良的过程，与之前提到的营养风险筛查的含义截然不同。常用工具包括营养不良筛查工具（malnutrition screening tool，MST）、营养不良通用筛查工具（malnutrition universal screening tool，MUST）、微型营养评定简表（mini-nutritional assessment short form，MNA-SF）等。

（二）营养风险筛查2002（NRS-2002）

1. 研发历史 营养风险筛查2002（nutritional risk screening，NRS-2002）于2002年ESPEN德国慕尼黑年会上被报告，之后于2003年在欧洲《临床营养》（*Clinical Nutrition*）杂志上发表，并被ESPEN指南推荐作为住院患者的营养风险筛查工具。

NRS-2002基于10篇文献开发（包括9篇随机对照研究和1篇观察性研究），以12篇随机对照研究为基准制定，并通过128篇随机对照研究进行了回顾性验证，是具有较强循证基础的营养风险筛查工具，也是到目前为止唯一以临床结局是否改善为目标的营养风险筛查工具。

2008年，中华医学会肠外肠内营养学分会指南（2008年版）也推荐NRS-2002作为住院患者的营养风险筛查工具。

2016年，美国肠外肠内营养学会重症患者营养支持指南和美国胃肠病协会成人营养支持指南均指出，在众多的营养筛查工具中，NRS-2002同时考虑到营养状态的改变和疾病的严重程度，是值得推荐的筛查工具。

从2004年开始，中华医学会肠外肠内营养学分会"营养风险，营养不足，营养支持，临床结局，成本/效果比（nutritional screening，undernutrition，support，outcome，cost/effectiveness ratio，NUSOC）中心协作组"对NRS-2002进行了前瞻性横断面调查研究及前瞻性队列研究，完成了NRS-2002在中国的临床有效性验证，结论显示，对有营养风险的住院患者进行营养支持治疗，可改善其临床结局和成本/效果比。2018年，中华医学会肠外肠内营养学分会NUSOC全国多中心数据共享协作组正式成立。同年，由NUSOC制定的《营养风险及营养风险筛查工具NRS 2002临床应用专家共识（2018版）》正式发布。

2009年，"营养风险"的概念首次出现在国家医疗保险药品目录上。2017年，在国家人力资源与社会保障部印发的《国家基本医疗保险、工伤保险和生育保险药品目录（2017年）》中，进一步明确提出参保人员使用肠外营养和肠内营养，需经"营养风险筛查明确具有营养风险时方可按规定支付费用"。

2013年，原国家卫生和计划生育委员会颁布了卫生行业标准《临床营养风险筛查》（WS/T427-2013）。2020年，国家卫生健康委员会营养标准委员会再次制定《住院患者营养风险筛查和营养评定》卫生行业标准，进一步规范了营养风险筛查和营养评定的临床应用。

2. 适用对象 NRS-2002适用于18～90岁且住院时间超过24h的患者，不推荐用于未成年人。目前有报告NRS-2002可应用于门诊患者及养老机构老人，但仍需进一步的验证性研究。

3. 筛查内容和评分判定标准 NRS-2002内容包括：①营养状况受损评分（0～3分）；②疾病严重程度评分（0～3分）；③年龄评分（大于等于70岁者，加1分），总分为0～7分。评分≥3分为具有营养风险，需进行营养评定。而入院时筛查NRS＜3分者虽暂时没有营养风险，但应每周重复筛查或在病情变化时重复筛查。一旦出现NRS≥3分情况，即进入营养支持治疗程序。NRS-2002量表的内容和评分标准见表15-1。

表15-1　NRS-2002的内容和评分标准

A.营养状态受损评分（取最高分）

1分（任一项）	近3个月体重下降＞5% 近1周内进食量减少＞25%
2分（任一项）	近2个月体重下降＞5% 近1周内进食量减少＞50%
3分（任一项）	近1个月体重下降＞5% 近1周内进食量减少＞75% 体重指数＜18.5kg/m^{2}伴一般情况差

B.疾病严重程度评分（取最高分）

1分（任一项）	一般恶性肿瘤、髋部骨折、长期血液透析、糖尿病、慢性疾病（如肝硬化、慢性阻塞性肺病）
2分（任一项）	血液恶性肿瘤、重症肺炎、腹部大型手术、脑卒中
3分（任一项）	颅脑损伤、骨髓移植、重症监护

C.年龄评分

1分	年龄≥70岁

总分＝A＋B＋C

注：如NRS-2002评分≥3分，提示患者有营养风险，应进行营养评定，并制定和实施营养支持治疗计划。

（三）营养不良通用筛查工具（MUST）

营养不良通用筛查工具（malnutrition universal screening tool，MUST）是由英国肠外肠内营养学会多学科营养不良咨询组开发，于2004年发表。该工具得到英国营养师协会、英国皇家护理学院、注册护士协会、肠外肠内营养协会的支持。MUST主要用于蛋白质能量营养不良及其风险的筛查，包括3部分内容：①BMI；②体重下降程度；③疾病所致的进食量减少。3项分数相加得到总评分。0分为低营养风险状态，一般进行常规临床处理，无需营养干预，但需定期进行重复筛查；1分为中等营养风险状态，要进行观察，连续3天记录饮食及液体摄入量（医院及护理院），必要时给予饮食指导（社区居民）；≥2分为高营养风险状态，需专业营养医生制定营养支持治疗方案，进行多学科营养支持会诊。MUST评分表见表15-2。

表15-2　MUST评分表

指　　标		评分标准
BMI	＞20kg/m²	0分
	18.5～20.0kg/m²	1分
	＜18.5kg/m²	2分
体重下降程度	过去3～6个月体重下降＜5%	0分
	过去3～6个月体重下降5%～10%	1分
	过去3～6个月体重下降＞10%	2分
疾病原因导致禁食时间	≥5天	2分

（四）微型营养评定简表（MNA-SF）

微型营养评定简表（mini-nutritional assessment short form，MNA-SF）是专用于老年人的营养筛查工具。该工具由6个条目构成，其信息获取可询问患者本人、护理人员或查询相关的医疗记录。结果判定：分值≥12分，无营养不良风险；分值≤11分，可能存在营养不良，需进一步进行营养评定。MNA-SF评分表见表15-3。

表15-3　MNA-SF评分表

	筛查内容	分　　值
A	既往3个月内，是否因食欲下降、咀嚼或吞咽等消化问题导致食物摄入减少？	0＝严重的食欲减退 1＝中等程度食欲减退 2＝无食欲减退
B	最近3个月内体重是否减轻？	0＝体重减轻超过3kg 1＝不知道 2＝体重减轻1～3kg 3＝无体重下降
C	活动情况如何？	0＝卧床或长期坐着 1＝能离床或椅子，但不能出门 2＝能独立外出
D	在过去3个月内是否受过心理创伤或罹患急性疾病？	0＝是 2＝否

筛查内容	分 值
E　是否神经心理问题？	0＝严重痴呆或抑郁 1＝轻度痴呆 2＝无心理问题
F1　BMI（kg/m²）是多少？	0＝小于19kg/m² 1＝19～21kg/m² 2＝21～23kg/m² 3＝大于或等于23kg/m²
F2　小腿围CC（cm）是多少？	0＝CC＜31cm 3＝CC≥31cm
合计　筛查分值：14分	

（五）营养风险筛查、营养支持治疗与临床结局的关系

中华医学会肠外肠内营养学分会NUSOC协作组报告在美国巴尔提摩和中国北京的多中心前瞻性研究中，根据NRS-2002筛选出的有营养风险的患者（NRS-2002评分≥3分）能够明显受益于营养支持治疗，其并发症发生率显著降低。进一步研究还发现，对于NRS-2002评分≥5分的腹部手术患者，术前的营养支持将显著降低术后并发生的发生率。在另一项RCT研究中证实，通过NRS-2002筛查出有营养风险的患者，并对其进行营养支持治疗，可显著性降低感染并发症发生率及再入院率。在心血管疾病、恶性肿瘤等多种疾病中也证实NRS-2002与患者并发症发病率、死亡率等具有显著关联。最近一项包含83种语系文献的系统评价中也证实NRS-2002可良好预测成年住院患者的临床结局。

第二节　营养评定

一、营养评定的概念及主要内容

营养评定（nutritional assessment）是对有营养风险的住院患者进一步了解其营养状况的过程。经由病史采集、人体测量、人体组成分析、生化及临床检查、临床体检等，对患者的营养代谢和机体机能进行检查，根据全球（营养）领导人发起的营养不良（global leadership initiative on malnutrition，GLIM）评定标准共识，判定是否存在营养不良（营养不足），为制定个体化的营养支持治疗计划或监测营养支持治疗效果提供依据。由营养支持小组的成员独立或合作完成。

二、人体测量

（一）体重

体重可从总体上反映人体营养状况。体重测定须保持时间、衣着、姿势等方面的一致，

对住院病人应选择晨起空腹，排空大小便，穿内衣裤测定。如患者卧床无法测量体重时，在条件允许时，可应用具有体重测量功能的医疗用床进行测定。如因严重胸腔积液、腹水、水肿等情况而无法获得患者准确体重时，应注明原因。体重计的感量不得大于0.5kg，测定前须先标定。

体重指数（body mass index，BMI）=体重（kg）/身高（m）^{2}。BMI被认为是反映蛋白质能量营养不良以及肥胖症的可靠指标。中国成人BMI评价标准如下：

正常值范围：$18.5kg/m^2 \leqslant BMI < 24.0kg/m^2$

体重过轻：$BMI < 18.5kg/m^2$

超重：$24.0kg/m^2 \leqslant BMI < 28.0kg/m^2$

肥胖：$28.0kg/m^2 \leqslant BMI$

（二）皮褶厚度、上臂围与上臂肌围

通过皮褶厚度测定可推算体脂总量。主要指标包括三头肌皮褶厚度、肩胛下皮褶厚度和髋部与腹部皮褶厚度等。上臂围为上臂中点周径。上臂肌围可间接反映机体蛋白质状况。其计算公式为：上臂肌围=上臂围（cm）-3.14×三头肌皮褶厚度（cm）。上述测定需严格质控，否则结果可能存在较大误差。因目前尚无国人正常值范围，故上述指标临床应用较少。

（三）腰围、臀围和腰臀围比值

腰围是指腰部周径长度。目前公认腰围是衡量脂肪在腹部蓄积程度的最简单和实用的指标。其测定方法为：被测者空腹，穿内衣裤，身体直立，腹部放松，双足分开30～40cm，测量者沿腋中线触摸最低肋骨下缘和髂嵴，将皮尺固定于最低肋骨下缘与髂嵴连线中点的水平位置，在调查对象呼气时读数，记录腰围。连续测量3次，取平均值。

臀围测量位置为臀部的最大伸展度处，皮尺水平环绕，精确度为0.1cm，连续测量3次，取平均值。

腰臀围比值（waist-to-hip ratio，WHR）=腰围（cm）/臀围（cm）。

根据在中国进行的13项大规模流行病学调查（总计24万成人）数据汇总分析，男性腰围≥85cm，女性腰围≥80cm者，患高血压的危险因素是腰围低于此界值者的3.5倍，患糖尿病的危险约为2.5倍。

（四）握力

握力在一定程度上反映机体肌肉力量。其测定方法为：将握力计指针调至"0"位置；被测者站直，放松，胳膊自然下垂，单手持握力计，一次性用力握紧握力计，读数并记录。然后，被测者稍作休息，重复上述步骤，测定2次取平均值。目前尚无国人正常值范围，可对被测者进行前后测定结果比较。

（五）人体组成的测定方法

最早采用尸体解剖分离脂肪组织称重的方法测量人体组成，直到1942年才根据阿基米德原理利用水下称重法推算体密度来计算人体脂肪含量。随后几十年，以此为经典方法相继研究了许多方法，如放射性核素稀释法、总体钾法、中子活化法、光子吸收法（单、双光子）、电子计算机断层摄影法、超声波法、双能X线吸收法、磁共振法及生物电阻抗分析法等。

生物电阻抗分析法是20世纪80年代发展起来的一项技术，具有快速、简捷、成本低廉、无创和安全等特点，适于成人和儿童的测量，有广阔的应用前景。近10年来，多频生物电阻抗分析法的研究和临床应用有了较大进展，其准确性较单频生物电阻抗分析法有了显著提高，代表了人体组成分析领域的发展方向。

三、生化及实验室检查

利用生化及实验室检查可测定蛋白质、脂肪、维生素及微量元素的营养状况和免疫功能。因营养素在组织及体液中浓度下降，组织功能降低及营养素依赖酶活性下降等的出现均早于临床或亚临床症状的出现，故生化及实验室检查对及早发现营养素缺乏的类型和程度有重要意义。生化及实验室检查可提供客观营养评价结果，这是人体测量等方法所不具备的优势。

（一）血浆蛋白

血浆蛋白水平可反映机体蛋白质营养状况，常用的指标包括白蛋白、前白蛋白、转铁蛋白和视黄醇结合蛋白。血浆蛋白浓度降低主要原因为肿瘤患者多伴有营养不良和消耗增加，如长期食物中摄入蛋白质含量不足或慢性肠道疾病所引起的吸收不良，使体内缺乏合成蛋白质的原料；再者若肿瘤患者肝功能严重受损时，导致蛋白质合成障碍，使蛋白质合成减少，蛋白下降严重；或肿瘤外科手术创伤后或炎症引起的白蛋白分解代谢增加。

1. 人血白蛋白　白蛋白于肝细胞内合成，合成后进入血流，并分布于血管内、外空间。血管外的白蛋白贮存于瘦体组织中，分布于皮肤、肌肉和内脏等。白蛋白半衰期为14～20天。白蛋白的合成受很多因素的影响，在甲状腺功能低下、血浆皮质醇水平过高、出现肝实质性病变及生理上的应激状态下，白蛋白的合成率下降。

在排除非营养因素影响后，持续低白蛋白血症被认为是判定营养不良的可靠指标。血浆白蛋白高的患者择期手术并发症相对低白蛋白血症者显著降低。

2. 血清前白蛋白　前白蛋白在肝脏合成，因在pH8.6条件下电泳转移速度较白蛋白快而得名。又因为前白蛋白可与甲状腺素结合球蛋白及视黄醇结合蛋白结合，而转运甲状腺素及维生素A，故又名甲状腺素结合前白蛋白。其生物半衰期短，约为1.9天。

与白蛋白相比，前白蛋白的生物半衰期短，故在判断蛋白质急性改变方面较白蛋白更为敏感。

应注意的是，很多疾病状态可对血清前白蛋白浓度产生影响，使其应用受到限制。其中，造成其升高的因素主要包括脱水和慢性肾衰竭。由于前白蛋白清除的主要场所是肾脏，故肾衰患者可出现血清前白蛋白升高的假象。降低血清前白蛋白的因素，包括水肿、急性分解状态、外科手术后、能量及氮平衡的改变、肝脏疾病、感染和透析等。机体在创伤、严重感染和恶性肿瘤等各种应激反应后的1～2天内，即可出现血清前白蛋白浓度的下降。这与急性期反应蛋白，如C反应蛋白、铜蓝蛋白、纤维蛋白原和结合珠蛋白的血浆浓度升高的变化刚好相反。上述这种状态会伴随应激反应的持续进行而持续存在下去，故前白蛋白不适宜作高度应激状态下营养评价的指标。此外，由于前白蛋白在肝脏合成，各种肝脏疾病均可导致血清前白蛋白水平降低。并且，肝实质损害越严重，前白蛋白减低幅度越明显。故在对各类肝病患者进行营养评定时，应用前白蛋白须特别慎重。另外，由于前白蛋白的主要功能是转运甲状腺素和维生素A，因此，这些物质在体内的水平会影响前白蛋白的活性。

3. 血清视黄醇结合蛋白 视黄醇结合蛋白在肝脏合成，主要功能是运载维生素A和前白蛋白。视黄醇结合蛋白主要在肾脏代谢，其生物半衰期仅为10～12h，故能及时反应内脏蛋白的急剧变化。但因其反应极为灵敏，即使在很小的应激反应下，其血清浓度也会有所变化。胃肠道疾病、肝脏疾病等均可引起血清视黄醇结合蛋白浓度的降低。

4. 血清转铁蛋白 转铁蛋白在肝脏合成，生物半衰期为8.8天，约为5.29g。在高蛋白摄入后，TFN的血浆浓度上升较快。转铁蛋白的测定方法除放射免役扩散法外，还可利用转铁蛋白与总铁结合力的回归方程计算。

（二）氮平衡与净氮利用率

氮平衡是评价机体蛋白质状况的指标。一般食物蛋白质的氮的平均含量为16%。若氮摄入量大于排出量，为正氮平衡；若氮摄入量小于排出量，为负氮平衡；若摄入量与排出量相等，则维持氮平衡状态。对住院患者，大部分氮排出为尿氮。其他氮的排出途径还包括粪氮、体表丢失氮、非蛋白氮及体液丢失氮等。

氮平衡的计算公式可表示为：氮平衡＝氮摄入量－（尿氮＋粪氮＋体表丢失氮＋非蛋白氮＋体液丢失氮）

（三）肌酐身高指数

肌酐系肌肉中的磷酸肌酸经不可逆的非酶促反应，脱去磷酸转变而来。肌酐在肌肉中形成后进入血循环，最终由尿液排出。肌酐身高指数是衡量机体蛋白质水平的指标，但存在较大局限性：①因各种原因，准确收集24h尿量有时较为困难。若用随意尿标本测定，其精确度极差；②一些因素可致24h尿肌酐排出量减少，如肾、肝衰竭，肿瘤和严重感染等；③24h尿肌酐排出量随年龄增大而减少，而目前缺乏分年龄段的标准肌酐值；④尚缺乏中国健康成人的标准肌酐-身高参考值。因此，目前肌酐身高指数已较少使用。

（四）血电解质、微量元素及维生素

血液中钾、钠、钙、镁、磷等电解质水平，不仅一定程度反映了这些化学元素在机体的水平，也是维持机体水、电解质平衡、酸碱平衡，是维持机体生化反应的基本条件。微量营养素包括了铁、锌、碘、铜等多种微量元素，以及所有的维生素。这些微量营养素在体内参与多种功能蛋白的构成、参与多种生化反应，其缺乏可造成相应的营养素缺乏症。肿瘤患者的营养不良也包含宏量元素的缺乏及微量营养素的缺乏。如肿瘤患者常见的维生素D的缺乏，肿瘤贫血患者常见的铁、叶酸、维生素B_{12}缺乏等。不推荐对这些微量营养素进行常规检测，但对于经过膳食调查及临床症状显示可能有缺乏者，建议进行针对性检测。

（五）免疫功能及炎性分子

营养不良患者外周血T淋巴细胞数量和比例下降。严重营养不良时细胞免疫功能、巨噬细胞功能，补体系统功能和抗体产生均受影响。某些营养素如锌、硒、铁、维生素A、维生素C、维生素E等缺乏，也会引起免疫功能受损。放化疗过程中免疫功能亦可受损，且影响放化疗完成率，因而建议常规进行免疫功能检测。

应激状态下免疫细胞产生的细胞因子如肿瘤坏死因子-α（tumor necrosis factor-α，

TNF-α）、白细胞介素 -6（interleukins 6，IL-6）、白细胞介素 -1（interleukins 1，IL-1）、干扰素 -γ（interferon-γ，IFN-γ）等，是介导机体代谢异常、引发恶病质的主要因素之一。多项研究显示 C 反应蛋白（C-reactive protein，CRP）高水平与患者营养不良密切相关，同时是患者不良结局的危险因素。

四、临床检查

临床检查是通过病史采集及体格检查来发现营养素缺乏的体征。

病史采集的重点在于：①膳食史，包括有无厌食、食物禁忌、吸收不良、消化障碍及能量与营养素摄入量等；②已存在的病理与营养素影响因子，包括传染病、内分泌疾病、慢性疾病（如肝硬化、肺病及肾衰竭等）；③用药史及治疗手段，包括代谢药物、类固醇、免疫抑制剂、放疗与化疗、利尿剂、泻药等；④对食物的过敏及不耐受性等。

体格检查的重点在于发现下述情况，判定其程度并与其他疾病鉴别：①恶病质；②肌肉萎缩；③毛发脱落；④肝肿大；⑤水肿或腹水；⑥皮肤改变；⑦维生素缺乏体征；⑧必需脂肪酸缺乏体征；⑨常量和微量元素缺乏体征等。WHO 专家委员会建议特别注意头发、面色、眼、唇、舌、齿、龈、面（水肿）、皮肤、指甲、心血管系统、消化系统和神经系统等。

五、综合评定

目前，主要的综合营养评定工具包括主观全面评定（subjective global assessment，SGA）、患者参与的主观全面评定（patient-generated subjective global assessment，PG-SGA）和微型营养评定（mini nutritional assessment，MNA）等。

（一）主观全面评定（SGA）

主观全面评定（subjective global assessment，SGA）是 Detsky 等在 1987 年报告的一种简单而有效的临床营养评定工具，主要用于住院患者营养评定。其特点是以病史与临床检查为基础，省略人体测量和生化检查。

（二）微型营养评定 MNA

微型营养评定（mini nutritional assessment，MNA）主要适用于养老院和社区老人，评价内容包括人体测量（身高、体重及体重丢失）、疾病状况（如消化功能状况）、饮食状况（食欲、食物数量、餐次、有否摄食障碍等）和主观评定（对健康及营养状况的自我监测）等。其评定结果将被评定对象分为营养良好、营养不良风险以及营养不良 3 类。

（三）患者参与的主观全面评定（PG-SGA）

患者参与的主观全面评定（patient-generated subjective global assessment，PG-SGA）是在 SGA 基础上发展起来的。临床诊疗过程中发现，主要用于肿瘤患者的营养评定。PG-SGA 由患者自我评估（体重、摄食情况、症状、活动和身体功能）与医务人员评估（疾病和营养需求、代谢需要以及体格检查）两部分组成。

1. 患者自评表（A 评分）　内容包括体重、摄食情况、症状、活动和身体功能 4 个方面，见表 15-4。

表15-4　患者自评表

---

1. 体重

目前体重_____kg；1月前体重约_____kg；6月前体重约_____kg；

在过去2周，我的体重：减轻（1）　没变化（0）　增加（0）

本项计分：

---

2. 进食情况

在过去1个月里，我进食情况与平时比：

没变化（0）；比以往多（0）；比以往少（1）

我目前进食

正常饮食（0）；正常饮食，但比正常情况少（1）；少量固体食物（2）；

只能进食流食（3）；只能口服营养制剂（3）；几乎吃不下什么（4）；

只能通过管饲进食或静脉营养（0）

本项计分：

---

3. 症状

近2周来，我有以下问题影响我的进食：

吃饭没问题（0）；没食欲不想吃（3）；恶心（1）；呕吐（3）；腹泻（3）；便秘（1）；

口腔溃疡（2）；口干（1）；食品没味（1）；食品气味不好（1）；吞咽困难（2）；

一会儿就饱了（1）；疼痛____（部位）（3）；其他____（如抑郁等）（1）

本项计分：

---

4. 活动和身体功能

在过去1月活动正常无限制（0）；不像往常，但能起床轻微活动（1）；

多数时候不想起床活动，但卧床或坐着时间不超过半天（2）；

几乎干不了什么，每天大多数时候都卧床或在椅子上（3）；

几乎完全卧床，无法起床（3）

本项计分：

4项总分：

---

2. 医务人员评估表　包括疾病与营养需求的关系、代谢方面的需要、体格检查3个方面，见表15-5。

表15-5　医务人员评估表

---

1. 疾病与营养需求的关系（工作表2）（B评分）

相关诊断（特定）：_____；原发疾病的分期：Ⅰ，Ⅱ，Ⅲ，Ⅳ，Ⅴ；其他

年龄：_____岁　　　　　　　　　　　　　　　本项计分：

2. 代谢方面的需要（工作表3）（C评分）

无应激　　低度应激　　中度应激　　高度应激　　　本项计分：

3. 体格检查（工作表4）（D评分）　　　　　　　　本项计分：

---

3. 综合评价

（1）定量评价：上述4项总分相加＝A＋B＋C＋D。

■ 0～1分：此时不需要干预措施，治疗期间保持常规随诊及评价。

■ 2～3分：由营养师、营养护士或医生进行患者或患者家庭营养教育，并可根据患者

存在的症状和实验室检查的结果，进行药物干预。

■ 4～8分：由营养师进行干预，并可根据症状的严重程度，与医生和营养护士联合进行营养干预。

■ ≥9分：急需进行症状改善和/或同时进行营养干预。

（2）定性评价：见表15-6。

表15-6　PG-SGA定性评价

分　类	A营养良好	B可疑/中度营养不良	C重度营养不良
体重	无丢失或无水肿或近期明显改善	1个月内丢失不超过5%或6月内丢失不超过10%或体重持续下降	1个月内丢失超过5%（或6月内丢失超过10%）或体重持续下降
营养摄入	无缺乏或显著改善	摄入明显减少	摄入重度降低
营养相关症状	没有或近期明显改善	有相关症状（工作表3）	有明显症状（工作表3）
功能	无缺陷或明显改善	中度功能缺陷或加重	重度缺陷或显著加重
体格检查	无缺陷或慢性缺陷但近期又临床改善	轻到中度的体脂/肌肉丢失	显著的营养不良指征，包括水肿
总评价			

PG-SGA定性评价与定量评价的关系密切，见表15-7。

表15-7　PG-SGA定性评价与定量评价的关系

等　级	定性评价	定量评价
PG-SGA　A	营养良好	0～1分
PG-SGA　B	可疑或中度营养不良	2～8分
PG-SGA　C	重度营养不良	≥9分

第三节　营养不良的定义、分类和诊断标准

临床上对营养不良的定义、分级和诊断标准仍在不断深化和完善中，这有利于使营养支持治疗更趋规范、安全和有效。

一、营养不良的传统定义及分类

营养不良（malnutrition）包括营养不足（undernutrition）和营养过剩（over nutrition）两部分。临床上营养不足通常是指蛋白质－能量营养不良（protein energy malnutrition，PEM），即由于能量或蛋白质摄入不足或吸收障碍，造成特异性的营养缺乏症状和体征。传统上，通常将蛋白质能量营养不良分为以下3种类型。

（一）干瘦型或单纯饥饿型营养不良（marasmus）

主要原因为能量摄入不足，常见于慢性疾病或长期饥饿的患者，临床表现为严重的脂肪和肌肉消耗，营养评定可见皮褶厚度和上臂围减少，躯体和内脏肌肉量减少，血浆白蛋白可显著降低。发生于婴幼儿者则生长发育延缓。

（二）低蛋白血症型（kwashiorkor）

常见于长期蛋白质摄入不足或创伤和感染等应激状态。与干瘦型不同，该型伴有明显的生化指标异常，主要为血浆白蛋白值明显下降和淋巴计数下降。患者内脏蛋白质迅速下降，毛发易脱落，出现水肿及伤口愈合延迟。若不采用有效的营养支持，可因免疫力受损，导致革兰阴性菌败血症或严重真菌感染。

（三）混合型营养不良（mixed marasmus and visceral malnutrition）

为最严重的一类蛋白质能量营养不良，是由于蛋白质和能量的摄入均不足所致。常见于晚期肿瘤和消化道瘘患者。因原本能量储备少，在应激状态下，体蛋白急剧消耗，极易发生感染和伤口不愈等并发症，病情危重，死亡率高。

二、营养不良的国内外诊断标准

（一）英国国家医疗卫生与社会服务优选研究所对营养不良的诊断标准

英国国家医疗卫生与社会服务优选研究所（national institute for health and care excellence，NICE）在"成人营养支持疗法指南（2006年版）"中对营养不良的定义为：营养不良是营养素缺乏的一种状态，是由于能量、蛋白质、维生素和矿物元素等缺乏导致的机体组成、功能或临床结局等多个方面的可测定的不良反应。NICE指南中明确提出满足下列的其中1条即可判定患者存在营养不良：①BMI＜18.5kg/m^2；②最近3～6个月，无意识体重降低＞10%；③BMI＜20kg/m^2，以及最近3～6个月内，无意识体重降低＞5%。

（二）美国肠外肠内营养学会（ASPEN）成人营养不良诊断标准

2012年5月，ASPEN发布成人营养不良共识（2012版），明确提出"没有任何单一参数或指标能够有效诊断成人营养不良"。ASPEN推荐了一套"标准化诊断特征"用于日常临床实践工作中。其推荐利用下列特征中的至少2条（或更多）作为成人营养不良诊断标准，包括能量摄入不足、体重降低、肌肉丢失、皮下脂肪丢失、可能掩盖体重丢失的局部或全身积液、通过握力测量发现的功能状态降低，而且，特别指出上述6个特征是连续的，而非简单的离散变量。但是，目前尚缺乏足够临床证据证实其能够区分轻度和中度营养不良。该共识发表后，有进一步的研究验证了其在包括头颈部肿瘤等患者中的有效性。

（三）欧洲肠外肠内营养学会（ESPEN）营养不良诊断标准

2015年6月ESPEN提出了营养不良诊断标准专家共识（2015版），并在2017年2月发表的"临床营养相关定义和术语的ESPEN指南"中对该共识进行了再次表述。该专家共识在营养筛查基础上，提出营养不良诊断标准为：①BMI＜18.5kg/m^2，直接诊断为营养不良；②无意识体重降低（无时间限制的体重降低＞10%或3月内体重下降＞5%，必要条件），结合年龄特异性BMI下降（小于70岁者＜20kg/m^{2}或70岁以上者＜22kg/m^2）或性别特异性的去脂肪体重指数（fat free mass index，FFMI）降低（女性＜15kg/m^{2}或男性＜17kg/m^2）的其中一项，也可诊断为营养不良。

ESPEN营养不良诊断标准专家共识（2015）发表后，在欧洲国家不同人群中进行了有效性验证和临床应用研究。需指出的是，ESPEN（2015）与ASPEN（2012）共识间并不存在矛盾，两个共识代表了两个学术组织对于营养不良诊断的理解。

（四）中华医学会肠外肠内营养学分会对营养不良的定义和诊断标准

2008年出版的《中华医学会临床技术操作规范-肠外肠内营养学分册》以及2009年出版的《中华医学会临床诊疗指南-肠外肠内营养学分册（2008版）》中均将营养不良定义为"因能量、蛋白质及其他营养素缺乏或过度，并对机体功能乃至临床结局发生不良影响（包括肥胖在内）"。

《中华医学会临床技术操作规范-肠外肠内营养学分册》（2008版）和《中华医学会临床诊疗指南-肠外肠内营养学分册（2008版）》提出营养不良（营养不足）诊断标准为：①BMI低于18.5kg/m^2，伴一般情况差；②白蛋白低于30g/L（无明显肝肾功能障碍患者）。

同时，上述指南及规范进一步指出，已有营养不良的住院患者接受规范化营养支持有利于改善临床结局；相反，如果不存在营养不良，营养支持不但让患者获益机会少，而且还将增加医疗资源耗费。

（五）全球专家发起的营养不良（GLIM）诊断共识

如前所述，营养不良诊断标准一直以来存在争议。为此，2018年9月，全球营养专家发起的营养不良（global leadership initiative on malnutrition，GLIM）诊断共识出台，旨在统一目前的营养不良诊断标准较为"混乱"的状况。GLIM提出后受到广泛重视，并被认为是目前诊断营养不良的较好标准，详见本书第十六章。

（于　康　李　卓　付　极）

参　考　文　献

［1］Kondrup J，Rasmussen HH，Hamberg O，et al. Nutritional risk screening（NRS-2002）：a new method based on an analysis of controlled clinical trials. ClinNutr，2003，22（3）：321-336.

［2］全国科学技术名词审定委员会. 肠外肠内营养学名词. 北京：科学出版社，2019.

［3］于康. 临床营养治疗学. 第2版，北京：中国协和医科大学出版社，2008.

［4］杨月欣，葛可佑. 中国营养科学全书. 第2版，北京：人民卫生出版社，2019.

［5］Mueller C，Compher C，Ellen DM. American Society for Parenteral and Enteral Nutrition（A.S.P.E.N.）Board of Directors. A.S.P.E.N. clinical guidelines：Nutrition screening，assessment and intervention in adults. JPEN，2011，35（1）：16-24.

［6］McClave SA，Taylor BE，Martindale RG，et al. Guidelines for the Provision and Assessment of Nutrition Support Therapy in the Adult Critically Ill Patient：Society of Critical Care Medicine（SCCM）and American Society for Parenteral and Enteral Nutrition（A.S.P.E.N.）. JPEN，2016，40（2）：159-211.

［7］McClave SA，DiBaise JK，Mullin GE，et al. ACG Clinical Guideline：Nutrition Therapy in the Adult Hospitalized Patient. Am J Gastroenterol，2016，111（3）：315-334.

［8］中华医学会. 临床诊疗指南肠外肠内营养学分册. 北京：人民卫生出版社，2008.

［9］Kondrup J，Allison SP，Elia M，et al. ESPEN guidelines for nutrition screening 2002. ClinNutr，2003，

22（4）：415-421.

［10］Jie B，Jiang ZM，Nolan MT，et al. Impact of nutritional support on clinical outcome in patients at nutritional risk：a multicenter，prospective cohort study in Baltimore and Beijing teaching hospitals. Nutrition，2010，26（11～12）：1088-1093.

［11］Zhang H，Wang Y，Jiang ZM，et al. Impact of nutrition support on clinical outcome and cost-effectiveness analysis in patients at nutritional risk：A prospective cohort study with propensity score matching. Nutrition，2017，37（1）：53-59.

［12］中华人民共和国国家卫生和计划生育委员会. 中华人民共和国卫生行业标准：临床营养风险筛查（WS/T427-2013）. 2013，北京.

［13］Bozzetti F，Mariani L，Lo Vullo S，et al. The nutritional risk in oncology：a study of 1，453 cancer outpatients. Support Care Cancer，2012，20（8）：1919-1928.

［14］于康. 营养风险筛查是临床营养管理的基础. 中华健康管理学杂志，2014，8（6）：361-363.

［15］McClave SA，Chang WK. Feeding the hypotensive patient：does enteral feeding precipitate or protect against ischemic bowel？NutrClinPract，2003，18（4）：279-284.

［16］Khalid I，Doshi P，DiGiovine B. Early enteral nutrition and outcomes of critically ill patients treated with vasopressors and mechanical ventilation. Am J Crit Care，2010，19（3）：261-268.

［17］Kearns PJ，Chin D，Mueller L，et al. The incidence of ventilator-associated pneumonia and success in nutrient delivery with gastric versus small intestinal feeding：a randomized clinical trial. Crit Care Med，2000，28（6）：1742-1746.

［18］Jayawardena R，Fernando P，Lokunarangoda N，et al. Effects of the "plate model" as part of dietary intervention on modification of selected cardiometabolic risk factors in post-myocardial infarction patients：study protocol for a randomized controlled trial. Trials，2017，18（1）：314.

［19］国际生命科学学会中国办事处中国肥胖问题工作组联合数据汇总分析协作组. 中国成人体重指数分类的推荐意见简介. 中华预防医学杂志，2001，35（5）：349-350.

［20］杨剑，张明，蒋朱明，等. 营养筛查与营养评定：理念、临床实用及误区. 中华临床营养杂志. 2017，25（1）：59-63.

［21］Nuotio M，Tuominen P，Luukkaala T. Association of nutritional status as measured by the Mini-Nutritional Assessment Short Form with changes in mobility，institutionalization and death after hip fracture. EJCN，2016，70（3）：393-398.

［22］Jensen GL，Hsiao PY，Wheeler D. Adult nutrition assessment tutorial. JPEN，2012，36（3）：267-274.

［23］Baker JP，Detsky AS，Wesson DE，et al. Nutritional assessment：a comparison of clinical judgement and objective measurements. NEJM，1982，306（16）：969-972.

［24］Detsky AS，McLaughlin JR，Baker JP，et al. What is subjective global assessment of nutritional status？JPEN，1987，11（1）：8-13.

［25］Bauer J，Capra S，Ferguson M. Use of the scored Patient-Generated Subjective Global Assessment（PG-SGA）as a nutrition assessment tool in patients with cancer. EJCN，2002，56（8）：779-785.

［26］Fontes D，GenerosoSde V，Davisson T，et al. Subjective global assessment：a reliable nutritional assessment tool to predict outcomes in critically ill patients. ClinNutr，2014，33（2）：291-295.

［27］Lawson CM，Daley BJ，Sams VG，et al. Factors that impact patient outcome：nutrition assessment. JPEN，2013，37（5 Suppl）：30S-38S.

［28］Cederholm T，Bosaeus I，Barazzoni R，et al. Diagnostic criteria for malnutrition-An ESPEN Consensus

Statement. ClinNutr, 2015, 34（3）: 335-340.

[29] Cederholm T, Barazzoni R, Austin P, et al. ESPEN guidelines on definitions and terminology of clinical nutrition. ClinNutr, 2017, 36（1）: 49-64.

[30] White JV, Guenter P, Jensen G, et al. Consensus statement: Academy of Nutrition and Dietetics and American Society for Parenteral and Enteral Nutrition: characteristics recommended for the identification and documentation of adult malnutrition（undernutrition）. JPEN, 2012, 36（3）: 275-283.

[31] Jensen GL, Cederholm T, Correia MITD, et al. GLIM criteria for the diagnosis of malnutrition-A consensus report from the global clinical nutrition community. JCSM, 2019, 10（1）: 207-217.

第十六章

GLIM——营养不良评定的新标准

在临床实践中，营养不良是涉及多方面的一种营养缺乏状态。虽然营养支持疗法有助于改善存在营养不良的患者的临床结局，并已在临床实践中获得广泛应用，但临床工作者对营养不良的认知仍然不足。近年来，营养不良的评定标准一直在不断修正、补充和调整。2006年，英国健康与临床优化研究所（National Institute for Health and Clinical Excellence，NICE）推出以体重指数（body mass index，BMI）和饮食摄入减少为基础的营养不良评定标准；2012年，美国ASPEN发表了成人营养不良共识；2015年，欧洲ESPEN发表了营养不良评定标准专家共识，并在2017年"临床营养相关定义和术语指南"中进行了再次表述，但是随后遭到以临床营养研究著称的ESPEN前任领导Peter Soeters等资深人士质疑。2018年9月，营养不良评定标准全球领导人（global leadership initiative on malnutrition，GLIM）共识正式在线发布，旨在统一目前成人住院患者营养不良评定标准较为"混乱"的状况。

一、GLIM标准的提出

2016年2月美国奥斯汀举行的ASPEN临床营养周期间，召开了各国肠外肠内营养学会（PEN-societies）专家峰会，旨在逐步解决营养不良评定的一致性问题。该次会议提出"为营养不良定义与特征化达成共识将会是一个成就"。会议决定全球4个肠外肠内营养学会，包括ESPEN、ASPEN、亚洲肠外肠内营养学会（PENSA）以及拉丁美洲肠外肠内营养学会（FELANPA）在此工作中作为领导者。该次会议后，由上述4个学会分别派出两位代表组成了一个核心工作委员会，主要工作是通过电话会议、电子邮件等方式组织各类意见和计划。该组织在吸纳全球更多代表和专家后，成立更大的工作团队，继续推动该项工作的进行。

2016年9月，在丹麦哥们哈根ESPEN年会召开期间，召开了以"确定营养不良评定标准的思考"为主题的第二次面对面会议。在该次会议中，ESPEN指出需要推出能够包含各类体征、症状和病因以支持营养不良评定的评级方法；ASPEN强调在目前的各类评定方法中，各个学会已经同意的共同之处；FELANPE则提到由于全球资源不同，因此需要考虑大家都可使用的评定方法；PENSA则强调了BMI需考虑种族差异，并提出肌肉减少症/肌肉量评定对于营养不良评定的重要性。在该次会议中首次提到建立统一的营养不良评定的目的是在于促进营养不良评定的全球传播和使用共同标准，并寻求被世界卫生组织（WHO）和国际疾病分类（ICD）组织的采纳。

之后，继续经历2017年2月ASPEN、2017年9月ESPEN以及2018年1月ASPEN等多次会议之后，GLIM营养不良评定标准逐步达成了共识。同时，肌肉衰减症、恶病质和消耗性疾病协会（the society on sarcopenia，cachexia and wasting disorders）领导也参与了相关讨论。

二、GLIM标准的主要内容

2018年9月2日和3日，ASPEN杂志《Journal of Parenteral and Enteral Nutrition》以及ESPEN杂志《Clinical Nutrition》分别发表了题为"营养不良评定的GLIM标准：来自全球临床营养学团体的共识报告"的文章，正式发表了酝酿2年多的针对营养不良评定的GLIM标准共识。该标准将营养不良评定明确分为"营养筛查"和"营养评定"两个步骤（图16-1）。

第一步是营养筛查，特别强调应用经过临床有效性验证的营养筛查工具对患者进行营养筛查。列出了营养风险筛查工具（nutritional risk screening 2002，NRS-2002）、营养不良通用筛查工具（malnutrition universal screening tool，MUST）和微型营养评定−简表（Mini-nutritional assessment short form，MNA-SF）等3种筛查工具。在筛查阳性的基础上，继而进行对患者进行营养不良评定的第二步以及严重程度分级。

第二步则是进行营养不良评定和分级。供参考的营养不良评定标准是从现有营养筛查和营养不良评定方法中获得。为了得到当前的营养不良评定的一组标准，采用了投票方式，将评定标准进行排名。最终，获得前5名的内容分别是：非自主性体重丢失、低BMI、肌肉量降低，上述3项属于表现型指标（Phenotypic criteria）范畴；以及降低的食物摄入或吸收、疾病负担/炎症，上述两项则属于病因型指标（Etiologic criteria）范畴。

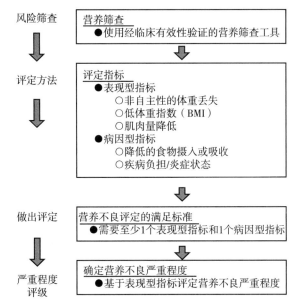

图16-1　营养筛查、营养评定、做出评定和评级的GLIM评定标准示意图

要对营养不良做出评定，则至少需要符合1项表现型标准和1项病因型标准。如果需要对营养不良进行分级，则需要进一步利用3个表现型指标对营养不良严重程度进行等级划分。

三、对GLIM标准的探讨和分析

（一）营养筛查与营养不良评定

目前，营养不良评定需在营养筛查基础上进行已得到广泛共识。NRS-2002、MUST和MNA-SF尤其受到关注。需要指出的是，MUST和MNA-SF是筛查发生营养不良的风险；而NRS-2002则旨在筛查现存的或潜在的与营养因素相关的导致患者出现不利临床结局（如感染性并发症发生率、实际住院时间、理想住院时间等）的风险。该工具在发表前经过128篇随机对照研究进行了回顾性有效性验证。发表后，在中国和欧洲有证据等级不同的临床有效性验证的研究，观察到营养风险（≥3分）患者接受营养支持疗法有利于改善临床结局。有报道在基于临床证据质量的基础上，比较了11种营养筛查工具，结果发现只有NRS-2002这一个工具在评级结果中位于第一等级；MNA-SF、MST、MUST以及简单的两部分工具（the simple two-part tool）等4个筛查工具则位于第二等级。NRS-2002筛查工具分别在ESPEN营养不良评定共识（2015）、ESPEN临床营养相关定义和术语指南（2017）、全国科学技术名词审定委员会肠外与肠内营养学名词（2019）、GLIM标准（2018）等诸多共识或指南中得到体现。

在临床实践方面，为了确定是否给予住院患者肠外肠内营养支持疗法，则需要先进行营养筛查。推荐何种工具进行营养筛查，需按患者群体而定。对于成人住院患者，推荐NRS-2002作为营养筛查工具。对营养风险筛查阳性的患者，应根据其病史、脏器功能、体液代谢相关的检验检查结果，如肝肾功能、血糖、血脂、血清电解质和酸碱平衡指标等，制定营养支持疗法计划或开具营养处方；若患者是否需要营养支持疗法仍有疑问，或从评定与识别营养不良的要求出发，则需要完成以下的表现型指标和病因型指标的评定。

（二）GLIM标准中的入选指标与营养不良评定

表现型指标：与之前诸多营养不良评定共识或指南相比，非自主性体重丢失、低BMI等与体重相关的2个表现型指标是GLIM标准中最为明确的营养不良评定指标，位列在GLIM投票建议评定标准排名的第1位和第2位。当然，体重降低的具体切割点目前还没有得到统一，中国肥胖问题工作组数据汇总分析协作组发表的中国成人低体重的BMI切割点是$18.5kg/m^2$，从营养不良评定方面来看，中国尚无其他切割点发表。在中国的临床诊疗指南中，BMI$< 18.5kg/m^2$伴有一般情况差也被作为营养不良评定标准。

另一个入选的表现型指标是肌肉量的降低，其属于人体成分（body composition）范畴。近年来，患者人体成分检测在营养不良评定中的重要作用日益受到重视。从ASPEN共识（2012）之后的所有营养不良评定标准中，均将人体成分改变作为了重要指标。但是，到底使用反映人体成分改变的哪一个指标尚未统一。就目前的推荐看来，在纳入了人体成分指标的营养不良评定共识或指南中，均包含了肌肉质量降低，但是目前各国均没有正常值可以参考。去脂肪体重指数（fat free mass index，FFMI）（欧洲有正常参考值）和皮下脂肪含量的变化是否纳入，则没有得到统一意见。

病因型指标：此次GLIM标准中入选的两个病因型指标分别是食物摄入或吸收的降低和疾病负担/炎症。将食物摄入或吸收降低作为营养不良评定标准之一，也曾出现在ASPEN共识（2012）以及全国科学技术名词审定委员会肠外与肠内营养学名词（2019）中。此次，其位于投票病因指标排名的第1位，可见临床工作者对食物摄入或吸收降低的重视程度。需要指出的是，GLIM标准首次将吸收较差的胃肠道状态等同于食物摄入降低作为营养不良评定标准，不过目前尚缺乏相应的临床验证依据。

疾病负担/炎症是入选的另一个病因学指标，其曾出现在Peter Soeters等的抗辩以及全国科学技术名词审定委员会肠外与肠内营养学名词（2019）中，但是ASPEN共识（2012）和ESPEN共识（2015）中并未采纳。尤其需要指出的是，ESPEN临床营养相关定义和术语指南以及GLIM共识等均指出可以通过临床诊断进而有效识别急性、慢性或频繁复发性炎症。然而，除少数急性或慢性疾病与炎症严重程度的关系得到确认外，大多数疾病如何体现炎症程度尚无明确依据。同时，在直接使用炎症指标来表述炎症状态时，哪些指标在营养不良评定中更有临床价值也还没有确切答案。根据现有标准及临床证据，C反应蛋白毫无疑问可作为营养不良评定中的炎症指标。此外，白细胞介素-6、降钙素原等炎症相关指标亦可供参考。另外，此次GLIM标准在炎症状态的判定中，提出除了直接的炎症指标外，炎症状态改变可直接使用"疾病负担"表示。当然GLIM共识还需要有临床有效性验证。

（三）GLIM标准和"营养筛查-营养评定-营养干预"3阶段

ASPEN指南早在2011年就指出规范化的营养干预包含"筛查-评定-干预"3个步骤。虽然GLIM标准事实上也分为第一步的"营养筛查"和第二步的"营养不良评定和分级"，在这一点上是和3阶段营养干预步骤相符合的。不过，需注意该文中明确提到"在GLIM标准发布后，接下来工作应该是争取获得领先的营养专业协会的广泛支持；证实其与恶病质和肌肉减少症等综合征的重叠之处；并促进其传播、进行有效性验证和获得反馈。每隔3～5年应重新考虑上述评定标准的组成"。由此可见，由于营养不良评定的复杂性，加上GLIM标准尚未得到有临床有效性验证，更没有和临床结局进行关联研究，因此，GLIM标准目前只是一个阶段性的共识而已，其识现阶段并不能替代上述3阶段营养干预步骤及干预后监测。另外，GLIM标准针对的是住院的成年患者，是否可能推广到门诊患者、社区人群等特定人群目前也尚无推荐或相应证据。

尤其需要指出的是，人力资源社会保障部颁布的《国家基本医疗保险、工伤保险和生育保险药品目录（2019年版）》（简称《药品目录》）从营养用药的规范应用、患者受益及管理为出发点，提出参保人员使用胃肠外营养液、丙氨酰谷氨酰胺注射液和肠内营养剂等，均需要经营养风险筛查且明确具有营养风险（并结合其他条件），方可予支付费用。以营养风险或营养不良为适应证进行营养支持治疗，涵盖人群存在明显差异。对我国13个大城市19所三级甲等医院的6个专科（神经内科、消化内科、肾内科、呼吸内科、普通外科、胸外科）共15098例患者的定点连续采样结果显示，营养不足和营养风险总体发生率分别为12.0%和35.5%。在临床工作中，如果以营养不良（不足）作为肠外肠内营养支持的适应证可能漏掉许多存在营养风险、需要接受营养支持的患者。

四、小结

综上所述，GLIM共识在一定程度上统一了营养不良评定标准。明确在营养筛查的基础上，分别利用表现型指标（非自主性体重丢失、低BMI、肌肉量降低）和病因型指标（降低的食物摄入或吸收、疾病负担/炎症）对患者营养不良进行评定和严重程度分级。不过，该标准目前尚未得到前瞻性临床有效性验证，目前也没有和临床结局的关联研究。对于不明确或尚未获得一致意见的评定指标，需进一步积累循证依据。目前阶段，GLIM推荐的评定标准仅仅是专家共识，在现阶段尚无法替代"营养筛查-营养评定-营养干预"3个步骤。《药品目录》以住院患者有营养风险为营养用药的医保支付基础，以此引导营养用药的规范应用，优化医保管理，使患者从中受益。

（杨 剑 于 康 李 卓）

参 考 文 献

[1] National Collaborating Centre for Acute Care（UK）. Nutrition support for adults: oral nutrition support, enteral tube feeding and parenteral nutrition [R]. London: National Institute for Health and care Excellence, 2006.

[2] White JV, Guenter P, Jensen G, et al. Consensus statement: Academy of Nutrition and Dietetics and American Society for Parenteral and Enteral Nutrition: characteristics recommended for the identification and documentation of adult malnutrition（undernutrition）[J]. JPEN J Parenteral Enteral Nutr, 2012, 36（3）: 275-283.

[3] Cederholm T, Barazzoni R, Austin P, et al. ESPEN guidelines on definitions and terminology of clinical nutrition [J]. ClinNutr, 2017, 36（1）: 49-64.

[4] Cederholm T, Bosaeus I, Barazzoni R, et al. Diagnostic criteria for malnutrition-An ESPEN Consensus Statement [J]. ClinNutr, 2015, 34（3）: 335-340.

[5] Soeters P, Bozzetti F, Cynober L, et al. Defining malnutrition: A plea to rethink [J]. ClinNutr, 2017, 36（3）: 896-901.

[6] Jensen GL, Cederholm T, Correia MITD, et al. GLIM Criteria for the Diagnosis of Malnutrition: A Consensus Report From the Global Clinical NutritionCommunity [J]. JPEN J Parenter Enteral Nutr, 2019, 43（1）: 32-40.

[7] Cederholm T, Jensen GL, Correia MITD, et al. GLIM criteria for the diagnosis of malnutrition-A consensus report from the global clinical nutrition community [J]. ClinNutr, 2019, 38（1）: 1-9.

[8] Jensen GL. Global Leadership Conversation: Addressing Malnutrition [J]. JPEN J Parenter Enteral Nutr, 2016, 40（4）: 455-457.

[9] Cederholm T, Jensen GL. To create a consensus on malnutrition diagnostic criteria: A report from the Global Leadership Initiative on Malnutrition（GLIM）meeting at the ESPEN Congress 2016 [J]. ClinNutr, 2017, 36（1）: 7-10.

[10] Kondrup J, Allison SP, Elia M, et al. ESPEN guidelines for nutrition screening 2002 [J]. ClinNutr, 2003, 22（4）: 415-421.

[11] 蒋朱明，杨剑，于康，等. 列入临床诊疗指南和国家卫生和计划生育委员会行业标准的营养风险筛查

2002工具实用表格及注意事项［J］. 中华临床营养杂志，2017，（5）：263-267.

［12］许静涌，杨剑，康维明，等. 营养风险及营养风险筛查工具营养风险筛查2002临床应用专家共识（2018版）［J］. 中华临床营养杂志，2018，26（3）：131-135.

［13］Kondrup J，Rasmussen HH，Hamberg O，et al. Nutritional risk screening（NRS 2002）：a new method based on an analysis of controlled clinical trials［J］. ClinNutr，2003，22（3）：321-336.

［14］Jie B，Jiang ZM，Nolan MT，et al. Impact of nutritional support on clinical outcome in patients at nutritional risk：a multicenter，prospective cohort study in Baltimore and Beijing teaching hospitals［J］. Nutrition，2010，26（11～12）：1088-1093.

［15］Jie B，Jiang ZM，Nolan MT，et al. Impact of preoperative nutritional support on clinical outcome in abdominal Surgical patients at nutritional risk［J］. Nutrition，2012，28（10）：1022-1027.

［16］Zhang H，Wang Y，Jiang ZM，et al. Impact of nutrition support on clinical outcome and cost-effectiveness analysis in patients at nutritional risk：A prospective cohort study with propensity score matching［J］. Nutrition，2017，37：53-59.

［17］王艳，蒋朱明，Kondrup J，等. 营养支持对有营养风险胃肠病患者临床结局的影响以及成本-效果比初步探讨：275例前瞻性队列研究［J］. 中华临床营养杂志，2013，21（6）：333-338.

［18］Skipper A，Ferguson M，Thompson K，et al. Nutrition screening tools：an analysis of the evidence［J］. JPEN J Parenter Enteral Nutr，2012，36（3）：292-298.

［19］中华医学会. 临床技术操作规范：肠外肠内营养学分册［M］. 北京：人民军医出版社，2008.

［20］中华医学会，临床诊疗指南：肠外肠内营养学分册（2008版）［M］. 北京：人民卫生出版社，2009.

［21］全国科学技术名词审定委员会. 肠外肠内营养学名词［M］. 北京：科学出版社，2019.

［22］杨剑，张明，蒋朱明，等. 营养筛查与营养评定：理念、临床实用及误区［J］. 中华临床营养杂志，2017，25（1）：59-64.

［23］Mueller C，Compher C，Ellen DM et al. A.S.P.E.N. clinical guidelines：Nutrition screening，assessment，and intervention in adults［J］. JPEN J Parenter Enteral Nutr，2011，35（1）：16-24.

第十七章

国际居民评估工具在营养评估及管理中的应用

一、前言

营养不良尚无诊断金标准，在ASPEN2012年的定义中，以下6条满足2条即可：能量摄入不足，体重下降，肌肉量减少，皮下脂肪减少，局部或全身性的液体潴留，功能状况下降。虽然已经有多种营养筛查和评定工具，包括：微型营养评定（mini nutritional assessment，MNA）、营养风险筛查2002（nutritional risk screening 2002，NRS-2002）、主观营养评定（subjective global assessment，SGA）等应用于临床，但对于有复杂照护需求的老年人来说，这些工具主要从营养学的角度出发，具有一定的片面性，对于制定照护计划等作用有限。只有在老年综合评估的基础上、获得全面的关于功能状况、心理认知能力、疾病、用药状况以及社会支持等基线数据的前提下，才能使营养不良的评估更加精准，更有利于制定个性化的干预和管理方案。

使用MNA的研究发现，营养不良患病率在社区老人中低于5%，营养风险率为24%；在医院、康复院和长照机构中营养不良患病率为21%（5%～71%），营养风险率为51%（27%～70%）。老年人营养不良患病率波动范围很大，除了受到定义、筛查工具以及老人所在处所的影响之外，这种巨大差异可能与老年人本身功能状况的依赖程度有关。老化相关的嗅觉和味觉减退、厌食、咀嚼及吞咽能力下降以及肌肉衰减症、衰弱、贫穷、社会隔离症和抑郁等在营养不良的发生中也有重要作用。营养不良能引发不良健康结局并增加医疗花费，与营养不良相关的多重复杂因素必须被确定并早期进行管理和干预，才有可能真正使老年人获益；多项研究已经证明多学科团队协同工作才能使营养管理达到最佳效果。

Salva等人早在2004年就提出应该建立营养干预研究的最小数据集来克服在老年营养不良研究中的异质性及非标准化问题。同时这个最小数据集应该具有高效简便的特点，减少时间成本及医疗资源的消耗。通过大量回顾文献，提出除了MNA评估结果或MNA-SF（简版）结果之外，这个数据集应该至少包含下列参数：出生日期、性别、受教育程度、常住处所（如家庭、医院、养老院）、体重、体质量指数（body mass index，BMI）、功能状况：包括日常生活活动能力（activities of daily life，ADL）及使用日常工具的能力（instrumental activities of daily life，IADL）、抑郁评估、认知能力评估、4米步行时间或从椅子上站立起来的时间等、合并疾病、目前用药、每日饮食摄入记录、社会及经济状况。其他可选条目包括生物标志物（白蛋白及C反应蛋白）等。

二、国际居民评估工具简介

居民评估工具（resident assessment instrument，RAI）系统是结构化的老年综合评估体系，是在多个松散的单一评估量表的基础上，提炼重要条目组成的评估老年人躯体、心理、社会状况等的最小数据集（minimum data set，MDS）。为提高照护质量，从20世纪80年代开始，美国在养老院中强制使用MDS。

国际居民评估工具（international resident assessment instrument，interRAI）是在MDS的基础上研发的第三代老年综合评估工具，具有高度标准化、结构化、系统化和信息化的特点。自2005年始在全球40余个国家和地区广泛使用，并在实践中不断修正与创新，至今已经研发20余个系统套件，涵盖了儿童及青少年、老人、失能、失智（mental health，MH）、社区接触评估（community contact heath assessment，CHA）、居家（home care，HC）、长照机构（long term care facilities，LTCF）、急性病医疗（acute care，AC）以及康复（post acute care，PAC）等多个维度的领域。全部的评估套件有共同的核心条目70余条，例如ADL、认知表现评估（cognitive performance score，CPS）、抑郁评估（depression rating scale，DRS）等；另一方面也创建了机构特殊性的条目，例如在居家评估中有环境评估条目以及IADL等。因此，该评估体系具有不同评估工具套件之间术语标准化、评估时间框架明确、一次评估多次多地使用等特点。在建立以患者为核心的高质量数据共享、实现跨机构数据无缝衔接、精准制定个性化照护方案以及资源配置、政策制定等多个方面具有明显优势。目前在加拿大、比利时等国家已经成为国家级评估工具，在全国范围内广泛应用于医疗、管理以及政策决策等方面，并成为资源配置的重要数据支撑。

（一）interRAI基本结构介绍

该评估体系由评估量表、用户手册、临床评估议定书以及风险标尺（risk scales）4部分组成，并辅以专门的软件系统。以AC系统为例，评估量表涵盖了标识信息、入院和建档信息、评估日期、认知、沟通和感知觉、情绪和行为、功能状况、排泄控制、口腔及营养状况、精神文化需求、疾病诊断、健康状况、皮肤状况、用药、治疗和措施、责任和预嘱、出院的可能性、评估信息等多个方面。用户手册对评估量表中的概念和选项等进行明确定义，并指导评估员怎样进行各种情况下的选择。临床评估议定书可以理解为照护措施库，是对各种被触发的照护措施的详细解读。风险标尺是选择不同条目组合计算出来的风险预测工具。临床评估议定书及标尺均由软件系统自动计算出来。目前在AC中可被触发的标尺包括认知表现标尺、交流标尺、简版抑郁标尺、ADL等级标尺、ADL简略标尺、IADL表现标尺、IADL能力标尺、BMI以及疼痛标尺。可被触发的临床评估议定书包括ADL、行为、认知、交流、谵妄、抑郁和焦虑、跌倒、入住长照机构风险、药物风险、疼痛、压疮、再入院以及营养不足。此外该评估体系还可以计算衰弱、痴呆等老年综合征以及多种质量指数（quality indicators，QIs）等。

从整个评估体系的结构来看，更重视功能评估而不仅仅关注疾病的诊断；需要具有一定评估技能的专业人员进行更加准确的数据收集；具有强大的数据逻辑运算能力，能够对临床决策、照护方案、质量评价等进行强有力的辅助。

（二）RAI系统中与营养评估及干预相关条目的触发

MNA是公认有效的老年人快速营养风险筛查工具，20世纪90年代研发，用于确认有营养风险的老人，使临床医生能够在患者出现营养不良的临床症状之前进行干预，改善临床结局。但MNA并不是诊断工具，也不能提供详细的营养不良原因。如果MNA筛查提示有营养风险，就应该进行更加全面的营养评估来明确疾病或其他原因。MNA包含18个条目，分为2部分。总分30分，24分及以上为营养状况良好，17～23.5分之间为有营养风险，低于17分为营养不良。前6个条目总分14分，是筛查部分，主要评估食物摄取、体重下降、活动情况、应激或疾病情况、神经心理问题以及BMI。11分及以下被认为存在营养风险，需要进一步评估。第二部分共12个条目，内容为每日进餐次数，食物及液体摄入量，吃饭时是否需要辅助以及个人对自己健康和营养状况的评价。18项MNA条目能提供4种类型的评价：人体测量、饮食、自我评价和一般情况评价。

MDS-RAI 2.0用于评估健康情况、躯体、心理、社会和功能状况，以便用于连续性照护中制定照护方案。通过在RAI系统中提取MNA相关条目，有可能减少重复性评估工作，使营养评估能够在日常评估中同时完成，提高评估效率。

Beck等人对RAI系统中有关营养不足的触发条目进行了效度验证。该研究从2007年开始在长照机构中使用MDS-RAI 2.0版本进行居民综合评估。评估在入院时完成，每年复评1次，通过复评了解功能状况等的变化情况。根据MNA指南进行替换，可以在MDS-RAI 2.0共找到13个单一条目和2个标尺代替MNA18个问题中的10项。剩余的8个条目作为RAI的附加条目额外进行评估。结果发现在38名接受家庭照护的居民中，28%完全未触发营养风险条目，44%触发了1条，22%触发了2条，6%触发了3条；91%低体重（BMI＜20kg/m^2）及100%营养不足（BMI＜18.5kg/m^2）的居民会触发1条及以上。而在41个长照机构中的老人中，63%完全未触发营养风险条目，与MNA总分显著相关。20%触发了1条，15%触发了2条，2%触发了3条；67%低体重及71%营养不足的居民会触发1条及以上。提示低体重和营养不足的居民更容易触发营养风险相关的条目。

1. 在家庭照护评估中与营养相关的触发条目　在近30天内体重下降＞5%或在近180天内体重下降＞10%；在最近7天内至少有4天每天只吃一餐或更少；在最近7天内至少有2天没有食欲；存在下列3种或以上问题：孤独（经常感到孤独），准备餐饮有困难（在制定餐饮计划、烹饪、准备食材、外出吃饭或购买器材等方面有时需要帮助、一直需要帮助或完全依赖他人），咀嚼和吞咽障碍，ADL、失能（在床上的活动、床椅转移；室内活动、行走、穿衣、吃饭、如厕和管理个人卫生；需要督导、有限帮助、广泛帮助或完全依赖），躯体情况差（在近1个月中不能每天进行户外活动，或在近1周内躯体活动少于2h），因贫穷丧失购买力。

2. 在长照机构中触发营养风险的条目　在近30天内体重下降＞5%或在近180天内体重下降＞10%、味觉改变，经常抱怨饥饿，肠外或肠内营养支持，调整食物性状或特殊饮食，剩饭超过25%，出现压疮。

Boström等人研究了在加拿大的护理院中使用RAI2.0的评估数据来替代MNA10条评估项目，发现58%的居民有营养风险，31%存在营养不良。该项研究还将触发结果与MDS-

RAI中的3个标尺，即认知表现标尺（cognitive performance scale，CPS）、抑郁评分标尺（depression rating scale，DRS）和健康不稳定性标尺（changes in health，end-stage disease and symptoms and signs，CHESS）进行了线性回归分析，结果发现痴呆、抑郁以及健康不稳定性程度越高，营养风险越高。进一步的分析发现，护理院居民营养不良的危险因素包括社会因素（如贫穷、社会隔离症）、心理学因素（如抑郁和痴呆）、医疗因素（例如口腔情况差、心力衰竭、感染、多重用药以及吞咽障碍）等。还包括机构自身管理上的缺陷，例如缺乏筛查、员工人力资源不足、不能帮助居民吃饭以及对员工的训练和教育不足等。此外，增龄与肌肉失用相关，例如肌肉衰减症或恶病质，均会影响营养状况。对于终末期的老人更要采取合适的营养策略。

上述研究提示我们，在老年综合评估基础上得到的营养风险标尺及临床评估议定书，能够促进对被照护者的需求或隐藏问题的深入探讨，更有助于制定精准的个性化干预方案。

三、在老年综合评估基础上管理衰弱、肌肉衰减症与营养风险/不良

2016年ESPEN将营养不良分为疾病相关的营养不良伴有或不伴有炎症，营养不良/营养不足不伴有疾病。肌肉衰减症和衰弱也被涵盖在此概念中。在一篇综述中阐述：因食物摄入不足或需求增加导致身体组分丢失属于营养不良，在增加喂养之后身体组织会恢复。而因为其他疾病的原因，例如：少动、激素、细胞因子、代谢性或医疗性原因变化等引起的身体组分丢失会导致肌肉衰减症和/或衰弱，两者对增加能量和蛋白质的摄入等治疗措施无反应。实际的临床情况是多种因素或现象重叠出现，因此治疗一定是综合性的。

（一）衰弱

衰弱是一种躯体储备能力受限的状况，能引起功能下降、独立性丧失、健康状况恶化、增加住院率并最终增加死亡率。从2001年至今衰弱的定义可分为表型模式和缺陷累积模式，衰弱筛查和评定工具仅有微小差别。2012年达成专家共识：衰弱是由多种原因引起的医学综合征，主要特征为力量、耐力减退，躯体功能下降、个体脆弱性（vulnerability）增加，增加了依赖程度和死亡率。有发生衰弱风险的状况被定义为"衰弱前状态"，为在5个Fried标准中有1条或2条符合。衰弱的患病率波动性很大。社区居住的65岁及以上老人为4%～59%，女性高于男性；在60岁及以上老人中衰弱前状态的患病率高，可能为35%～50%，尤其是女性。使用缺陷累积模型，则社区居住老人的衰弱患病率为22.7%，女性为25.3%。使用表型模型，仅在90～94岁患者中患病率才达到近24%，95岁及以上的患病率为39.5%。此外，衰弱的患病率还受到疾病诊断和患者所处的医疗机构有关。在老年病房75岁及以上的住院患者中几乎都存在衰弱，而在其他病房（内、外科）患病率仅为50%～85%。50%以上的老年癌症患者被诊断为衰弱或衰弱前状态。衰弱的患病率也随年龄而增加。经年龄和性别校正后，衰弱会使65岁及以上的老人死亡风险增加57%。在衰弱前老人中预防衰弱是极其重要的，因为衰弱几乎难以逆转。早诊断早干预才有可能改变结局。

营养不良与衰弱的筛查和评定工具有部分重叠。例如，MNA与Fried衰弱表型标准有重叠。18条MNA项目中12条有重叠，例如厌食、体重下降、活动能力受损和心理问题等。握力具有额外的营养不良预测价值。在衰弱前状态中，营养风险是经常使用的概念。衰弱与营养不良定义的共同点为体重下降/BMI减少，功能下降或虚弱（握力下降）。但目前对于两者共患的患病率尚不清楚。

衰弱老人营养不良发生率更高，在不衰弱的社区老人中，98%营养状况良好，而在衰弱的老人中，仅有50%营养状况良好。有营养不良或营养风险的人衰弱风险增加4倍，尤其是在65岁及以上的人群中。在80岁及以上的老年人群中，衰弱和营养不良最常见，需要更加有效的诊断和治疗方法。

两者在概念及治疗措施上均有重叠，在人口及社会学、躯体和认知等方面有共同的危险因素，均可能导致不良临床结局，并可能相互影响，形成恶性循环，而治疗措施上可能具有共性，例如，补充口服营养制剂（oral nutritional support，ONS）。因此应该建立最小数据集，以便监测对干预性治疗的反应程度，预测医疗机构中的不良结局以及明确在繁忙的临床工作中是否具有可行性。在缺陷累积模型中，对于初级保健和门诊患者可以采用电子医疗档案数据库来确认关键的风险因子，对于长照机构可以使用interRAI最小数据集来收集数据。interRAI中的紧急性筛查工具（assessment urgency screening，AUC）有助于衰弱的评估。

（二）肌肉衰减症

肌肉衰减症的诊断标准也在不断完善中，肌肉衰减症是年龄相关的身体组成的改变，尤其是广泛的骨骼肌量和表现情况的丢失，伴有不良结局风险，会导致衰弱。在老年患者中进行肌肉衰减症评估是非常重要的。营养不良与肌肉衰减症定义上重叠的部分包括摄入营养物质不均衡、身体组成变化以及功能下降。2018年9月，全球领导人发起的营养不良（GLIM）评定（诊断）标准共识，纳入了3个体征表现标准（体重减轻、低体重指数、肌肉减少）和两个病因标准（减少食物摄入或吸收率下降、炎症或疾病负担）。诊断营养不良应至少有1个体征表现标准和1个病因标准。在GLIM共识中，营养不良与肌肉减少建立了明确的关联，并且从疾病的原因与严重程度两方面，更加全面地进行了补充。

（三）全人化管理模式的建立

营养状况是评估老年人的重要参数，住院老人营养不良会导致不良的临床结局，增加住院日及费用。住在长照机构的老人面临更加严重的营养风险，营养状况恶化会影响养老院居民的生活质量以及社会心理健康。蛋白质能量营养不良应该尽量早发现早治疗，以防止体重的进一步下降。但在实际生活中对老人的体重和食物能量摄入的监控是不足的，尤其是衰弱的老人在疾病突然加重、多重用药、活动减少、生理功能下降和社会支持情况发生变化时，很容易出现营养不良被漏诊的情况。

衰弱、肌肉衰减症与营养风险/不良既有交叉又各自独立，但总体上均可归入老年综合征的范畴。采用interRAI评估工具进行综合评估，有助于全面判断老年人的功能状况，有利于制定更加个性化的照护方案和干预措施，为有风险的老人提供更加适当和优良的服务。以长照机构为例，在有营养不良＋衰弱/肌肉衰减症的患者中，不仅要考虑补充多少能量的食物，还要充分关注辅助喂养及选择食物的种类及性状。增加可选择食物的种类、营养供给、增加食物的蛋白质和能量密度，对于限制液体量的患者要考虑高能（2kcal/ml）液体食物；对于口腔健康受损的患者改变食物的性状，进餐时给予辅助以及提供加餐等；对于吞咽障碍的患者，要同时进行吞咽康复训练或评估管饲的必要性及可行性。进行恰当的营养管理，还要经常监测体重和观察剩余食物量；以营养师为核心组织团队讨论；抑郁患者增加心理医生，适当处方抗抑郁药物；注意味觉和嗅觉异常、视力和牙齿情况；记录药物清单；观察喂养状况、进餐环境；检查文件记录或信息；督导员工的重视程度等。对上述情况进行改良，可以提供良好的管理策略。

四、展望

随着老龄化日益显著，未来的研究方向应该为：开发针对衰弱前和营养风险的筛查工具；确认最小数据集；探讨在年轻一些的成人中，住院患者和有慢性疾病的患者中的相关老年综合征重叠患病率；协调使用筛查和评定工具来选择适当的患者群，更有针对性的治疗；为住院和社区老人开发对衰弱或营养风险均有效的干预措施，例如ONS＋躯体活动。

此外，在大数据时代中，还必须要探讨将老年综合评估以及营养评估融入日常临床工作的临床路径，以减少重复性工作，获得更大的成本效果比。

（谢海雁　于　康）

参 考 文 献

［1］White，J. V，Guenter，P，Jensen，G，et al. Academy Malnutrition Work Group；ASPEN Malnutrition Task Force；ASPEN Board of Directors. Consensus statement of the Academy of Nutrition and Dietetics/ American Society for Parenteral and Enteral Nutrition：Charac-teristics recommended for the identification and documentation of adult malnutrition（undernutrition）［J］. J. Acad. Nutr. Diet，2012，112（5）：730-738.

［2］Vincenzo M，Jean-Yves R，Sonia C，et al. Nutritional Status and Nutritional Treatment Are Related to Outcomes and Mortality in Older Adults with Hip Fracture［J］. Nutrients，2018，10（5）：555-581.

［3］Rasmussen NML，Belqaid K，Lugnet K，et al. Effectiveness of multidisciplinary nutritional support in older hospitalised patients：A systematic review and meta-analyses［J］. Clinical Nutrition ESPEN，2018，（27）44-52.

［4］Dirk V，Johanna D A M，Jean M，et al. Incomplete Assessments：Towards a Better Understanding of Causes and Solutions. The Case of the interRAI Home Care Instrument in Belgium［J］. PLOS ONE，2015，10（4）：e0123760.

［5］Gray LC，Berg K，Bernabei R，et al. Guide for use of the inter-RAI AC［M］. Washington，DC：inter-RAI；2006.

［6］Beck，A. M. Validation of the Resident Assessment Instrument triggers in the detection of under-nutrition［J］. Age & Ageing，2001，30（2）：161-165.

［7］Boström A M，Van Soest D，Kolewaski B，et al. Nutrition Status Among Residents Living in a Veterans' Long-Term Care Facility in Western Canada：A Pilot Study［J］. Journal of the American Medical Directors

Association，2011，12（3）：217-225.

[8] Jeejeebhoy，K. N. Malnutrition，fatigue，frailty，vulnerability，sarcopenia and cachexia：overlap of clinical features [J]. Curr. Opin. Clin. Nutr. Metab. Care，2012，15（3）：213-219.

[9] Morley，J. E，Vellas，B，Abellan van Kan，et al. Frailty consensus：a call to action [J]. J. Am. Med. Dir. Assoc，2013，14（6）：392-397.

[10] Jensen GL，Cederholm T，Correia MITD，et al. GLIM Criteria for the Diagnosis of Malnutrition：A Consensus Report From the Global Clinical Nutrition Community [J]. JPEN，2019，43（1）：32-40.

[11] Anne，MarieBeck. Nutritional interventions among old people receiving support at home [J]. Proceedings of the Nutrition Society，2018，77：1-5.

第十八章

医院膳食

医学营养治疗是医院中针对住院患者临床治疗的一个不可或缺的组成部分，也是使疾病康复的重要手段。而患者的膳食是实施医学营养治疗的基本措施。住院患者的膳食需要根据患者的病情不同而有不同的安排。这些膳食统称为医院膳食。

医院膳食种类很多，根据其特点和应用目的，可以分为常规膳食、治疗膳食、诊断与代谢膳食3部分。

第一节 常 规 膳 食

常规膳食是医院膳食的基础，是医院中最为普通的膳食。一般医院中大部分病人都采用此类膳食。大多数的治疗膳食也是在常规膳食的基础上衍化而成。常规膳食不调整食物中的营养素，只是通过改变烹调方法或改变食物的质地（如软硬、稀稠）而配制的膳食。包括普食、软食、半流食、流食（如普通流食、清流食、冷流食）。

一、普食

性质和特点：普食也叫普通饭，与正常人平时所用的膳食基本相同。对营养素没有特殊要求。

适应证：凡体温正常或接近正常、咀嚼能力无问题、消化功能无障碍、在治疗上无特殊的膳食要求又不需限制任何营养素的病人，都可用普通饭。

营养原则：全日能量可达到1800～2500kcal，营养充分、均衡。其能量、蛋白质、脂肪、碳水化合物、无机盐、维生素、膳食纤维等能够满足正常营养需要，可以达到每日膳食推荐量的标准。

可用食物：一般日常食物均可选用。

少用或慎用食物：尽量不用或少用难消化的食物、具有刺激性的食物、易胀气的食物。例如油炸食品、过多油腻食品、过于辛辣及气味浓烈的调味品等。

注意事项：3餐食物美观可口，注意色、香、味及多样化，以调动食欲。

二、软食

性质和特点：为半流和普食之间的过渡膳食。含粗纤维少，质地柔软，更易于咀嚼和消化。

适应证：咀嚼不便、不能食用大块食物者。如牙病患者、老年人、幼儿、轻度发热或消化吸收能力稍弱者。

营养原则：能量可以达到1800～2200kcal，是营养充足的平衡膳食。各种营养素均应达到每日膳食推荐量的标准。

可用食物：各种质地柔软的食物

少用或慎用食物：含粗糙的植物纤维多的蔬菜、肉质较老的肉类、炸制得较硬的食物、刺激性食物、大块的食物、不易咀嚼的食物等

注意事项：软饭的制备方法要适当。保持清淡、少刺激性、少油腻。以达到易于咀嚼和消化。

三、半流食

性质和特点：是由流质向软食或普食过渡的一种膳食。质地比较稀软、呈半流质状态、易于咀嚼和消化。

适应证：体温增高、胃肠消化道疾患、口腔疾病或咀嚼困难、某些外科手术后暂作为过渡的饮食、身体比较衰弱缺乏食欲或暂时食用稀软食物的患者。

营养原则：每日能够提供1500～1600kcal能量。短时间内基本能够满足需要。

可用食物：稀软，植物纤维较少，易于咀嚼，易于消化

少用或慎用食物：含粗纤维多的、质地较硬的、不便咀嚼和吞咽的

注意事项：因食物含水分较多，所以能量和营养素密度相对低。一日仅摄入3餐难以满足营养需要。应采用多餐制（5～6餐）。食物搭配应均衡，烹制时也应重视色香味。

四、流食

（一）普通流食

性质和特点：所含食物应为液体状态或在口腔内能融化为液体，比半流质更容易吞咽和消化。

适应证：急性重症，极度衰弱，无力咀嚼食物；高热；口腔手术、面、颈部手术及外科大手术后；消化道急性炎症；食管狭窄如食管癌等。

营养原则：每天可提供能量800～1000kcal。其能量、蛋白质及其他营养素均不足，只能短期或过渡期应用，一般为3天以内。如长期应用时必须增加能量、蛋白质等的入量。可采用匀浆膳或肠内营养制剂。

可用食物：各种无需咀嚼可直接吞咽的液态食物。如牛奶、蒸蛋、米汤、米糊、藕粉、土豆泥浓汤、果汁菜汁、肉汤鸡汤等。

少用或慎用食物：含块粒状或固体的食物；过甜、过咸、过酸、辛辣的食物。

（二）清流食

是一种限制较严的流质膳食，不含胀气食品，在结肠内应留最少的残渣，它比普通流食更清淡。适用于腹部特别是肠道手术前后。包括术前的肠道准备以及术后恢复进食时起始的

过渡饮食。也可用于钡灌肠检查之前。

在流食的基础上，限制一切易致胀气的食品，如牛奶、豆浆、浓糖水等。

（三）冷流食

低温的、无刺激性的流质食品。

低温流食有助于收缩局部血管，减少局部出血。用于喉部手术后最初一两日，如扁桃体割除患者；上消化道出血患者也适用。

在流食的基础上，不用热食品、酸味食品及含刺激性香料的食品，防止引起伤口出血及对喉部刺激。

第二节　治疗膳食

在常规膳食基础上采取调整膳食中营养成分或制备方法而制定的膳食。如高蛋白质、低蛋白质、高纤维（多渣）、低纤维（少渣）、低脂肪、低嘌呤、低盐等膳食。此外，尚有为治疗某种疾病而制备的膳食，如贫血、糖尿病、痛风病等膳食。

不是所有的治疗膳食都能够良好地满足营养需要。但治疗膳食要尽可能平衡营养供给和治疗要求，在满足治疗需要的基础上尽量保证营养充分和均衡。

一、调整蛋白质的膳食

（一）高蛋白膳食

1. 性质及特点　提高每日膳食中的蛋白质含量。在供给所需能量的基础上，蛋白质供给量按 1.2 ～ 2.0g/kg 每天来供给。蛋白质占能比在 15% ～ 20%。其中优质蛋白要占 50% 以上。

2. 适用范围　严重营养不良、低蛋白血症、手术前后的病人；以及处于分解代谢亢进或高消耗状态下的病人，如大面积烧伤、创伤、高热、甲亢、结核等疾病。

3. 膳食原则

（1）能量需充足，推荐热氮比为（100 ～ 200）：1，否则效果不良。

（2）肉类富含饱和脂肪和胆固醇。为了防止血脂升高，应尽量降低膳食中胆固醇及糖类的摄入量，调整饱和与不饱和脂肪酸的比例。

（3）对食欲欠佳的患者，可采用高营养密度的配方制剂，如酪蛋白、乳清蛋白、大豆分离蛋白等，以增加其蛋白质摄入量。

（4）长期采用高蛋白膳食，维生素 A 和钙的需要量也随之增多，故应增加膳食中维生素 A 及胡萝卜素和钙质的含量。

（5）提高摄入量可采用增加餐次的方法，少量多餐达到治疗目的。

（6）摄入量增加应循序渐进，不可一次性大量给予造成胃肠功能紊乱。

4. 可用食物　在普食基础上适当增加各种肉类、蛋类、奶类、大豆及豆制品。

5. 少用或慎用食物　同普食；同时注意蛋白质食物的过敏问题。

（二）低蛋白膳食

1. 性质及特点　此种膳食较正常膳食中蛋白质含量低，目的是尽量减少体内氮代谢产物，减轻肝、肾负担。以较低水平蛋白质摄入量维持机体接近正常生理功能的运行。一般蛋白质供给量在每天0.4～0.8g/kg。

2. 适用范围　急性肾炎、急慢性肾功能不全、肝昏迷或昏迷前期；某些蛋白质或氨基酸遗传代谢疾病。

3. 膳食原则

（1）根据病情制定每日蛋白质摄入量，并随时调整。

（2）尽量增加优质蛋白的比例，优质蛋白至少占总能量的50%以上。

（3）保证充足能量供应，以便蛋白质能够充分利用并减少体组织分解。必要时使用麦淀粉饮食以增加能量。

（4）给予足够的无机盐和维生素。

（5）注意烹调方法，在食品制备方面除注意色、香、味形外还要多样化，以促进食欲。

4. 可用食物　水果、蔬菜、小麦淀粉、玉米淀粉、豌豆淀粉、藕粉等；土豆、山药、芋头、粉丝、粉皮、白糖等。

5. 少用或慎用食物　各种主食及动物性食物均需限量使用；慎用低生物价蛋白质含量高的食物，如各种杂豆类，含蛋白质较高的谷类等。

（三）其他

1. 免麦胶蛋白膳食　针对乳糜泻（又称为麦胶性肠病）患者的饮食。患者食用含有麦胶蛋白的食物后，会激发免疫反应，导致小肠黏膜萎缩，从而出现吸收不良性腹泻。

此类患者需终生采用免麦胶膳食。避免一切麦类食物及其制品，如大麦、小麦、黑麦、燕麦、麦芽、小麦淀粉、面酱、面筋、啤酒、包裹面粉的煎炸食物等。

如果患者目前存在腹泻症状，还应同时采用低脂肪低纤维膳食（详见本书有关章节）。

2. 低苯丙氨酸饮食　适用于苯丙酮尿症患儿。苯丙酮尿症是一种遗传代谢病，由体内代谢苯丙氨酸的相关酶缺陷而引起。

当苯丙氨酸羟化酶缺乏时，会使血液中苯丙氨酸及其他苯环类化合物大量堆积，损害大脑神经系统。久而久之，使患病的孩子发生智力低下、癫痫、脑瘫等。控制食物中的苯丙氨酸摄入量，可以大大减轻神经系统的损害。一旦发现孩子患病，饮食控制开始的时间越早越好。

3. 饮食控制的原则　限制食物中苯丙氨酸摄入量、供给足够营养以保证婴幼儿的正常生长发育。具体措施如下。

（1）限制含苯丙氨酸高的食物。

（2）保证孩子的能量充足。

（3）保证各种营养素，尤其是维持生长发育所需的蛋白质、维生素和矿物质的供应。

（4）具体可采用低蛋白饮食＋低苯丙氨酸奶粉。这样既可以使来自天然食物中的苯丙氨酸不致摄入过多，又可以保证孩子蛋白质的摄入量。

（5）饮食控制最好终生坚持，但当孩子长到12岁后可适当放宽控制标准。

4. 可用食物　蔬菜、水果、土豆、山药、芋头、淀粉、藕粉、粉丝、粉条、粉皮、白糖等。

5. 少用或慎用食物　各种主食及动物性食物均需限量使用；慎用低生物价蛋白（详见

本书相关章节）。

二、调整脂类的膳食

（一）限脂肪膳食

1. 性质及特点　限制膳食中脂肪的摄入，用于治疗或改善由于脂肪消化、吸收、运转及代谢不正常所引起的相关疾病的症状。我国普通膳食结构中平均脂肪摄入每日50～70g，占总能量的20%～30%。限制脂肪膳食按不同需要可分为4个等级：①无脂肪膳食：完全不含脂肪的纯碳水化合物膳食；②严格限脂肪膳食：限制膳食中脂肪总量不超过20g；③中度限脂肪膳食：限制膳食中脂肪总量不超过40g；④轻度限脂肪膳食：限制膳食中脂肪总量不超过50g。

2. 适用范围　此类膳食适用于急/慢性胰腺炎、胆囊疾患、肥胖症、高脂血症等；与脂肪吸收不良有关的其他疾患如肠黏膜疾患、胃切除和短肠综合征等所引起的脂肪泻；淋巴系统疾患所引起的乳糜腹水、乳糜胸水等。

3. 膳食原则

（1）无脂肪膳食应禁用一切含脂肪的食物，只用纯碳水化合物饮食。

（2）低脂肪膳食应选用含脂肪少的食物，同时减少烹调用油。

（3）烹调时选用蒸、炖、煮、熬、烩、卤、拌等方法，禁用油炸和油煎方法。

（4）食物应清淡，少刺激性，易于消化，必要时少食多餐。

（5）脂肪泻可导致多种营养素的丢失，包括能量、必需氨基酸、脂溶性维生素以及钙、铜、锌等元素，因此应注意补充。

4. 可用食物　米、面、粗粮、豆腐、豆浆、蔬菜、水果、脱脂或低脂奶、蛋清、鱼、虾、海参、海蜇、里脊肉、去皮鸡肉等。

5. 少用或慎用食物　肥肉、煎炸食物、全脂奶、方便面、奶油蛋糕、坚果等。

（二）限脂肪限胆固醇膳食

1. 性质及特点　限制膳食中饱和脂肪和胆固醇的摄入量，以期降低冠心病的危险因素。虽然中国营养学会在2013版DRIs中去掉了对膳食胆固醇的上限（原为300mg/d）限制。但仍需控制膳食中胆固醇的摄入量，过高无益。

2. 适用范围　高胆固醇血症，高三酰甘油血症、高血压、动脉硬化、冠心病、胆石症、肥胖等。

3. 膳食原则

（1）控制总能量：目的是达到或维持理想体重，避免肥胖。因为肥胖会增加高脂血症、高血压、冠心病发生的风险。

（2）限制脂肪总量：不论脂肪来源如何，由脂肪提供的能量一般不应超过总能量的30%，最好不超过总能量的25%；或全日供给量不超过50g。

（3）减少饱和脂肪酸的摄入：饱和脂肪酸（S）可促进血胆固醇含量增高。饱和脂肪酸提供的能量，最大限度不超过总能量的10%；最好不超过7%。多不饱和脂肪酸（P）一般占总能量的10%左右；单不饱和脂肪酸（M）供能比例可相对增加。较理想的供给方式为

S：M：P＝0.7：1.3：1。

（4）如果已有高胆固醇血症，膳食中胆固醇量最好限制在每日300mg以下。因食物中胆固醇全部来源于动物性食品。为保证摄入充足的蛋白质，可用优质植物蛋白质代替部分动物性蛋白质。

4. 可用食物　谷类、低脂或脱脂奶、去皮禽肉、瘦肉、低胆固醇的鱼虾类、蛋清、蔬菜、水果、非油炸豆制品。

5. 少用或慎用食物　动物内脏、蛋黄、蟹黄、鱼子、油炸食物、全脂奶、肥肉、鱿鱼、乌贼等含胆固醇高的海产品。

（三）中链三酰甘油（MCT）膳食

1. 性质及特点　用中链三酰甘油来取代食物中的部分长链三酰甘油（LCT）。天然食物中的脂肪绝大多数是LCT。对于一些患有长链脂肪酸消化、吸收、代谢障碍的人来说，应减少摄入天然脂肪。为了避免发生营养不良，采用MCT来代替一部分LCT。

2. 适用范围　适用于脂肪在水解、吸收和运输方面有缺陷的疾患，如乳糜胸、乳糜性腹水、高乳糜微粒血症、短肠、回肠疾患伴有脂肪痢、局限性肠炎伴有脂肪痢、胆盐和胰脂酶缺乏、肉碱缺乏等。

3. 膳食原则

（1）用MCT取代部分LCT作为能量的来源。所供能量至少占总能量的20%，或占脂肪产能的65%。

（2）中链三酰甘油可用来烹调肉、鱼、禽等食品，但要注意所有烹调用的中链三酰甘油均应完全吸入到食物中去，才能保证患者摄入。它也可用来作为蔬菜、点心的配料成分，如调味汁、色拉油等。

（3）如一次摄入大量的中链三酰甘油，会产生腹胀或绞痛、恶心、腹泻，这些症状与中链三酰甘油迅速水解而引起的高渗负荷有关。但只要进食稍慢一些，少量多餐。同时控制MCT使用量不宜过多，以上症状可不出现或少发生。

（4）MCT能迅速氧化形成酮体，每日应摄入足量的碳水化合物，避免酮血症。

（5）在使用MCT膳食时，除使用部分MCT代替普通烹调油外，尚需结合不同的病情安排不同的膳食内容。如患有脂肪痢的病人其饮食应为低脂肪、低纤维的MCT软饭或半流食，而不能以普通食的要求供给。

4. 可用食物　谷类、瘦肉、脱脂奶、豆制品、蛋清、蔬菜、水果。

5. 少用或慎用食物　含脂肪高的食物，如全脂奶、奶油、肥肉、油炸食物等；蛋黄、烹调油按规定量使用。

三、调整碳水化合物的膳食

（一）限制碳水化合物饮食——倾倒综合征膳食

1. 性质及特点　通过控制膳食中碳水化合物类型及含量，以及控制进食时间和方法，以达到预防或治疗倾倒综合征的目的。

2. 适用范围　此膳食适用于胃部分切除手术或幽门括约肌手术后，因胃容积缩小而产生倾倒综合征。典型症状多在手术后进半流质膳食过程中或饭后5～30分钟，表现有上腹胀满、恶心、呕吐、腹绞痛、肠鸣亢进、腹泻、心悸、出汗、眩晕、面色苍白、发热等。发生原因可能是因大量高渗食物快速进入肠道而引起，如能调整膳食中碳水化合物含量及进食方法，可以缓解或防止上述症状。

3．膳食原则

（1）低碳水化合物、高蛋白质、中等脂肪量。

（2）碳水化合物应以多糖类复合碳水化合物为主，忌用单糖浓缩甜食，如精制糖果、甜点心、甜饮料等。

（3）少量多餐、细嚼慢咽，避免胃肠中蓄积过多。

（4）干稀分开，吃饭时不要同时摄入大量液体。

（5）每餐后平卧20～30分钟或经常锻炼俯卧运动可以减轻症状。

（6）凡合并高脂血症、心血管疾病、肾病、尿毒症患者其膳食中蛋白质、脂肪的含量和内容应按照合并症的治疗原则选择食物。

4．注意事项　术后流食阶段应尽量减少含糖的流质，如果汁、糖水等。可用蒸蛋、鸡汤米糊、豆腐脑、稠米汤等。能吃半流或软食后，注意不要过稀，干稀分开。加餐时再适当摄入水或汤汁类食品。

（二）糖尿病饮食

1．性质及特点　通过控制总能量、控制碳水化合物和脂肪占总能量的比例，同时严格控制精制碳水化合物的摄入。让糖尿病病人的血糖和血脂尽可能保持在正常范围。

2．适用范围　各种类型的糖尿病。

3．膳食原则

（1）控制总能量：根据年龄、性别、身高、体重、活动量等来确定患者每日能量。以达到和维持理想体重为宜。

（2）碳水化合物、蛋白质和脂肪分别占每日总能量的50%～60%、15%～20%、25%～30%。

（3）主食多选用生糖指数（GI）低的全谷类和粗杂粮。

（4）多供给含膳食纤维丰富的食物。

（5）保证维生素和矿物质摄入充足。

（6）严格控制精制碳水化合物（如糖、淀粉、细粮等）的摄入量。

（7）减少含饱和脂肪多的食物。

（8）一般采用少食多餐的进食方式；营养应全面、均衡。

4．可用食物　粗粮、豆类、瘦肉、蛋、奶、蔬菜、水果、菌藻类。

5．少用或慎用食物　肥肉、各种精制糖、蜂蜜、淀粉、粉丝、粉条、甜食及含糖饮料等。详见"糖尿病的营养支持治疗"一章。

（三）糖原贮积症膳食

是一种先天性糖代谢异常所导致的遗传性代谢疾病。最常见的症状是肝糖原分解障碍，导致糖原在肝脏累积，不能被人体利用，患儿肝脏肿大，并频繁出现低血糖，以及由此而引起的智力和生长发育落后。

饮食治疗的目的是减少糖原在肝脏累积，同时减轻低血糖症状。促进生长发育。在食物选择上应避免各种精制糖，如蔗糖、葡萄糖、果汁、蜂蜜等，控制总能量不要过量，以避免加重肝脏糖原贮积；选用吸收缓慢的主食，如粗粮等，不能吃粗粮的小婴儿可采用生玉米淀粉作为部分主食。同时注意少食多餐（详见本书相关章节）。

四、调膳食纤维的膳食

（一）低纤维膳食（少渣饮食）

1. 性质及特点　要求膳食中有较低的膳食纤维含量。目的在于尽量减少膳食纤维对消化道刺激、减少肠道蠕动，以便减少排便次数及排便体积。

2. 适用范围　适用于各种急慢性肠炎、溃疡性结肠炎及克罗恩病；伤寒、痢疾、肠道肿瘤等；消化道小量出血、肠道或食管管腔狭窄及食管静脉曲张、肠道、肛门及会阴部手术前后等。

3. 膳食原则

（1）避免含纤维多的食物，如粗粮、整豆、坚果、多纤维的蔬菜和水果。

（2）注意食物制备方法，使之易于消化吸收。食物软烂、少油清淡、易消化。以煮、炖、蒸、汆、烩为主。不用油煎炸。

（3）脂肪量不宜太多，因腹泻患者对脂肪的吸收能力减弱，易致脂肪泻。

（4）长期应用应适量补充维生素C。

4. 可用食物　精米和精面制作的软饭、粥、面条、馒头、蛋糕、饼干等；不带筋腱的肉类、鱼虾、奶及奶制品、豆腐；黄瓜、胡萝卜、土豆、南瓜、冬瓜等。

5. 少用或慎用食物　粗粮、油炸食物、各种豆类、坚果、多纤维的果蔬，如芹菜、韭菜、蒜薹、豆芽、菠萝等；刺激性食物，如辣椒、胡椒粉、芥末、咖啡和酒等。

（二）高纤维膳食（多渣饮食）

1. 性质及特点　含有较高膳食纤维的膳食。每日所供膳食纤维的量在25～35g之间。其目的是为了增加肠道中粪便的体积，促进肠道蠕动；吸收水分，使粪便软化，减少粪便在肠道的停留时间。以达到促进粪便排出的目的。

2. 适用范围　无张力便秘、无并发症的憩室病；以及肥胖、高脂血症、糖尿病等需要增加膳食纤维的情况。

3. 膳食原则

（1）在普通膳食基础上，增加可溶性和不溶性膳食纤维的摄入。

（2）保证饮水量，每日不少于1700ml。

4. 可用食物　粗粮、豆类、多纤维的蔬菜，如各种绿叶菜、芹菜、韭菜、蒜薹、豆芽、萝卜、香菇、海带、魔芋、果胶等。

5. 少用或慎用食物　精制谷类、淀粉及淀粉制品、高糖高脂肪食物等。

五、调整矿物质的膳食

（一）高钾和低钾膳食

1. 性质和特点　钾是人体细胞内液的主要阳离子，参与维持体内渗透压、酸碱平衡和电解质平衡；维持神经肌肉的应激性和正常功能；对维持心肌的自律性、传导性和兴奋性有重要作用。

2. 适用范围　正常情况下血清钾保持在3.5～5.5mmol/L。由于种种原因当血清钾＜3.5mmol/L或＞5.5mmol/L时，人体均会出现异常临床表现，严重者可危及生命。饮食调整可以用来辅助纠正低血钾和高血钾。

中国营养学会建议成人适宜的每日摄入量为2000mg。调整钾的膳食分别为高钾膳食和低钾膳食2种。

3. 膳食原则

（1）高钾膳食用于纠正低钾血症（血清钾＜3.5mmol/L），其临床表现为食欲不振、恶心、呕吐、四肢乏力、嗜睡、神志不清、心跳过速等症状。高钾膳食的钾含量应超过80mmol/L（3120mg）/d。

（2）低钾膳食用于纠正高钾血症（血清钾＞5.5mmol/L），其临床表现为四肢苍白、寒冷、疼痛、脸舌手足感觉异常等症状。低钾膳食的钾含量应低于40～60mmol/L（1560～2340mg）/d。

4. 食物选择

（1）按照高钾或低钾的需求，在食物成分表中按食物钾的含量加以选择。

（2）除依据食物含钾量外，也可以参考钾在食物中存在的特点进行食物的选择。食物中的钾多集中在谷皮，果皮和肌肉中。因此，细粮钾的含量低于粗粮，去皮的水果含量低于带皮的，肥肉的钾含量低于瘦肉。由于钾易溶于水，浓菜汤、果汁和肉汤中均含有较多的钾；罐头水果或煮水果的钾含量低于新鲜水果。

（3）高钾膳食应多选择富含钾的瘦肉、鱼、虾和豆类食品（低蛋白质饮食除外）；粗粮、新鲜水果和蔬菜菜。用土豆、芋头代替部分主食（土豆、芋头含钾丰富）；多喝些浓肉汤、菜汤和鲜榨果汁、菜汁等。

（4）低钾膳食应少用富含钾的瘦肉、鱼、虾、豆类食品和浓的汤汁、果汁；尽量选用含钾量在250mg/100g以下的食物；将食物置水中浸泡或水煮弃去汤汁以减少钾含量。

（二）限钠（盐）膳食

1. 性质及特点　通过减少饮食中钠的摄入量，以纠正水钠潴留、维持机体水、电解质平衡、减轻水肿、控制血压。同时减轻心、肾负担。

2. 适用范围　高血压、心力衰竭、急慢性肾病、肝硬化腹水及各种原因引起的水钠潴留。

3. 膳食原则　限钠（盐）膳食一般分为3种。

（1）低盐膳食：全日钠摄入量2000mg左右。饮食中忌用一切含盐分高的食物，如咸菜、甜面酱、咸肉、腊肠以及各种荤素食罐头等；但允许在烹制食物时加食盐2～3g或酱油

10～15ml。

（2）无盐膳食：全日钠摄入量1000mg左右。在上述低盐膳食原则基础上，禁止使用盐和酱油。

（3）低钠膳食：全日钠量摄入量控制在500mg内。除上述无盐膳食的要求外，还要限制一些含钠量高的食物。如含钠高的蔬菜（＞100mg钠/100g食物）如油菜薹、芹菜、茴香等；以及用食碱（碳酸钠或碳酸氢钠）制作的发面蒸食、皮蛋等；味精（谷氨酸钠）和鸡精等。

4. 可用食物　各种未经加工的谷类、豆类、肉类、蔬菜、水果。

5. 少用或慎用食物　盐、酱油、黄豆酱、面酱、腐乳以及其他含盐调味品；含盐分高的加工肉制品；添加了盐、酱油、大量味精的食物；各种盐腌食物；以及其他含盐或钠高的食物。

（三）低铜饮食

1. 性质及特点　铜是人体必需的微量元素，它是体内很多含铜酶的组成成分。人体铜缺乏时可表现为与缺铁类似的贫血；皮肤、毛发脱色；血管弹性减弱；骨质疏松以及运动失调等。但铜在体内过量蓄积也会导致人体发生中毒症状。低铜饮食是为了尽量减少铜在体内的累积。

2. 适用范围　主要用于肝豆状核变性（也称Wilson病）。是一种常染色体隐性遗传病。由于基因突变，导致铜排出障碍，铜离子在软组织沉积（如肝、肾、神经组织、角膜等）。导致肝硬化、肾功能损害、锥体外系症状、角膜K-F环等。

3. 膳食原则

（1）避免食用含铜高的食物。

（2）不用铜制器皿烹煮食物。

（3）维持理想体重，避免肥胖。

（4）本病常伴有肝硬化，平时应注意摄入足够的优质蛋白。如有肝肾功能不全，应按具体情况调整蛋白质的摄入量。

（5）D-青霉胺是一种排铜药物，其副作用之一是维生素B_6缺乏，故应补充富含维生素B_6的食物，如绿叶蔬菜、马铃薯、鱼、奶及其制品；D-青霉胺的另一副作用是促进锌从尿中排出。故应注意摄入足够的锌。

（6）选食时应掌握食物中的铜含量特点，粗粮多于细粮；肝脏多于瘦肉；瘦肉多于肥肉；蛋黄多于蛋白。总的来说，食物含铜量受土壤含量的影响变动较大。

4. 可用食物　精白米面、奶类、蛋清等。

5. 少用或慎用食物　动物肝、肾、脑、血；带壳海产品（牡蛎、蟹、贝类等）；软体动物（乌贼、鱿鱼等）；蛋黄、粗粮、干豆类、坚果、蘑菇等（详见本书相关章节）。

（四）缺铁性贫血膳食

1. 性质及特点　贫血的发病原因多样，有些与营养和饮食无关（如再生障碍性贫血等），而有些则有相关。发生原因与营养有关的贫血我们称为"营养性贫血"。最常见的营养性贫血是缺铁性贫血。可以通过病因治疗以及补充膳食中的铁或补充铁剂来纠正。

2．适用范围　缺铁性贫血。

3．膳食原则

（1）基本膳食为基础，供给充足的能量。

（2）选择含铁丰富的食物。

（3）不建议纯素的饮食模式。动物性食物中含有较多的铁及优质蛋白，是合成血红蛋白不可缺少的原料。同时动物性食物中的铁为血红素铁，人体吸收利用率更高。

（4）注意铜、锌等微量元素不要缺乏。

（5）多摄入富含维生素C的食物。维生素C可以促进食物中非血红素铁的吸收。

（6）减少抑制铁吸收的因素。尽量避免过多摄入含草酸、植酸、磷酸、鞣酸高的食物。

（7）不要过量摄入脂肪。脂肪会与铁结合形成难以消化吸收的物质。

（8）较严重的缺铁性贫血应在医生指导下积极补充铁剂。不要单纯依赖食物补充。

4．可用食物　各种肉类、动物肝、血、新鲜蔬菜和水果。

5．少用或慎用食物　含草酸高的蔬菜，如竹笋、茭白等；含鞣质高的食物如浓茶、咖啡、柿子等。

六、其他

除上述常见的医院治疗膳食种类以外，还有很多根据不同病情而制订的医院膳食。

（一）低嘌呤膳食

1．性质和特点　高尿酸血症与痛风是嘌呤代谢障碍引起的代谢性疾病。除药物治疗外，饮食和生活方式的调整对于痛风患者十分必要。食物中的嘌呤经代谢在体内产生尿酸。坚持饮食控制，可减少尿酸的形成，从而预防痛风发作。

2．适用范围　高尿酸血症及痛风。

3．膳食原则

（1）控制总能量，保持理想体重：血清尿酸盐水平与肥胖程度呈正相关。

（2）限制食物中嘌呤摄取量：正常人嘌呤摄入量可达600～1000mg/d；痛风患者在关节炎发作时摄取量不宜超过100～150mg/d；未发作者可适当放宽；如经治疗血尿酸长期保持在正常水平者，可进一步放宽，但还应尽量保持在较低水平。

（3）避免多摄入高脂肪类食物。脂肪可减少尿酸排出。

（4）限制动物性蛋白质摄取：各种动物肉类中的细胞结构中含有较多嘌呤成分，应适当加以限制。

（5）避免摄入甜食：甜食可增加能量摄入；特别是其中的果糖可以使血尿酸增加。

（6）限制浓肉汤：嘌呤可以溶于水，肉汤中含有较多的嘌呤成分。

（7）限制含盐摄入：特别是对于合并肥胖和高血压者，需控制在每日2～5g。

（8）多选择富含钙、镁、钾等矿物质元素的植物性食物。这类矿物质元素有助于尿酸排出。

（9）多饮水：每日饮水总量可达到2000ml以上。可起到增加尿量、促进尿酸排泄及避免尿路结石形成的作用。应以白开水、茶水、矿泉水为主。避免摄入甜饮料。

（10）不要饮酒：酒精可增加痛风发作的风险。其风险程度与酒精摄入量有关。啤酒虽然酒精含量不高，但因其中含有嘌呤成分，也属于应避免摄入之列。

4. 可用食物　新鲜蔬菜和水果、脱脂奶、蛋、谷类。

5. 少用或慎用食物　精制糖、甜食、甜饮料、油炸食物、加工肉制品、动物内脏、带壳类水产品、浓肉汤。

一般把食物分为3组：

低嘌呤组（嘌呤含量＜50mg/100g）

中等嘌呤组（嘌呤含量50～150mg/100g）

高嘌呤组（嘌呤含量150～1000mg/100g）

可以通过查表来选择食物（具体可参见本书相关章节）。

（二）限酪胺、多巴胺膳食

适用对象：因治疗需要使用单胺氧化酶抑制剂（呋喃唑酮、苯乙肼、哌苯甲醇）的患者。饮食原则为限制富含酪胺或多巴胺的食物。主要是各种发酵食物，因为食物在发酵过程中会产生酪胺。

（三）管饲膳食

针对吞咽功能不完善、不能或拒绝经口进食的患者而设计实施的（可参见本书相关章节）。

（四）要素膳食

针对消化功能不完善患者而设计实施的（可参见本书相关章节）。

（五）透析膳食

针对血液透析和腹膜透析患者而设计实施的（可参见本书相关章节）。

（六）生酮膳食

针对癫痫病患儿设计实施的。

第三节　诊断与代谢膳食

用于疾病诊断、辅助检查或代谢研究的特殊膳食。按照诊断或试验研究的目的，通过严格设计的配方，调整某种营养素在膳食中的量使其符合试验或诊断要求。以达到减少对实验或检查的干扰或辅助研究和诊断的目的。诊断用试验膳食和代谢膳食是医院膳食的重要组成部分。

常用的代谢诊断膳食有，结肠镜检查膳食、胆囊造影膳食、肌酐试验膳食、高脂肪试验膳食、葡萄糖耐量试验膳食、钙磷代谢膳食、钾钠代谢膳食等。

一、结肠镜检查膳食

1. 目的　减少肠道存留的食物残渣，使检查视野清晰。

2. 适用范围　需要进行纤维结肠镜检查的患者。

3. 试验要求

（1）检查前2日进少渣低脂半流。

（2）检查前1日进无渣半流。

（3）检查当日进清流食或禁食。

（4）一般检查后可进半流食；取活组织检查者，术后继续使用流食或少渣半流1～2日。

二、胆囊造影试验膳食

1．目的　用食物调节胆囊充盈收缩，以方便检查。

2．适用范围　胆囊造影检查患者。

3．原理　口服碘剂在小肠内吸收后经肝静脉到达肝脏，并随胆汁排出。在一般情况下，碘剂在8～12h后进入胆囊并浓聚。经放射线检查可了解胆囊的形态、功能及有无炎症、结石等。

4．试验要求

（1）检查前1天，午餐增加油煎蛋2个，使胆囊排空。于下午6：30进少油素食晚餐，晚餐后0.5h开始按医嘱服用碘剂。碘剂全部吃完后不能再进食，只可少量喝水。

（2）检查当日，早餐禁食，然后做胆囊造影。显像后，吃油煎蛋2个，胆囊排空后再做胆囊造影。观察胆囊和胆管变化。

三、高脂肪试验膳食

1．目的　检查是否存在脂肪吸收障碍。

2．适用范围　有脂肪泻或怀疑脂肪吸收不良的患者。

3．原理　给予定量的高脂肪膳食3天，定量测定24h粪脂排泄量并分析是否存在脂肪吸收不良。

4．试验要求

（1）先连续进食含脂肪量75g/d的膳食3天。

（2）再进食高脂肪膳食3天，脂肪量为100g/d。

（3）必须对食谱中的各类食物称重，包括鸡蛋、肉和烹调油等。以保证脂肪摄入量的准确。

（4）试验开始和结束时需用胭脂红等作为标记物，以使粪便收集时间准确。

四、内生肌酐试验膳食

1．目的　测定内生肌酐清除率，评估病人的肾小球滤过情况。

2．适用范围　需要评估肾小球功能的肾病患者。

3．原理　肌酐是蛋白质代谢的产物之一。其来源有自身蛋白质分解（内生肌酐）和蛋白质食物的分解。成人体内自身分解所产生的肌酐量较为恒定。正常男性为1000～1800mg/d；正常女性为700～1000mg/d。肌酐主要通过肾小球滤过方式排出体外，不受肾小管重吸收的影响。因此，内生肌酐清除率可在一定程度上反映肾小球滤过功能。为了最大程度上排除蛋白质食物代谢所产生的影响，试验期间需要给予低蛋白饮食。

4．试验要求

（1）试验期为3天。前2天为准备期，最后1天为试验期。

（2）每天膳食蛋白质总量限制在40g以内。

（3）禁用各种肉类（包括畜、禽、水产品等）、豆类、咖啡和茶等食物。

（4）可用牛奶、鸡蛋、谷类及其制品。鸡蛋每日不超过1个；由于谷类含蛋白质7%～10%，故主食每日不超过300g；蔬菜、水果不可严格限量。

（5）烹调用水及饮水均使用蒸馏水。

（6）如果患者有饥饿感，可增加不含蛋白质的纯碳水化合物或纯脂肪食物，如加糖藕粉、植物油等；也可以使用含蛋白质极低的蔬菜、水果、果汁等。

五、口服葡萄糖耐量试验膳食

1. 目的　用高碳水化合物膳食来测试人体对葡萄糖的耐量，协助诊断糖尿病。

2. 适用范围　怀疑患有糖尿病的患者。

3. 方法

（1）试验前日晚餐后禁食8h以上，试验时空腹。

（2）将75g葡萄糖（儿童按1.75g/kg标准体重计算，总量≤75g），溶于250ml水中，于5～15min内饮入。

（3）分别于0、30、60、120min取静脉血，测定血糖

4. 试验要求

（1）试验前3日停用一切影响糖代谢的药物。

（2）试验前3日，每日食物中应含有足够能量，同时碳水化合物摄入量宜在150～300g之间。

（3）试验前1天晚餐后禁食。

（4）对于部分已诊断空腹血糖升高的患者也可用100g面粉所蒸的馒头，代替葡萄糖进行血糖检测。

六、钙磷代谢试验膳食

（一）低钙、正常磷膳食

1. 目的　辅助诊断甲状旁腺功能亢进症。

2. 试验要求

试验期共5天，前3天为适应期，后2天为试验期。每日膳食钙量不超过150mg，磷600～800mg。试验期的最后1天收集受试者24h尿液，测尿钙含量。正常人使用此膳食后，每天尿钙排出量≤150mg。超过此值提示异常。

此期间可选食物包括大米、面粉、鸡蛋、番茄、粉皮、粉丝、绿豆等。

（二）低蛋白正常钙、磷膳食

1. 目的　检查肾小管对磷的重吸收能力。

2. 试验要求　试验期共5天，前3天为适应期，后2天为试验期。每日膳食中蛋白质总量不超过40g，供给钙500～800mg，磷600～800mg。全日主食量不超过500g，全部使用

精白米面，忌用各种肉类。试验期最后1天测血肌酐和血磷、24h尿肌酐和尿磷，从而计算出肾小管磷的重吸收率。正常值应＞80%，低于此值提示异常。

七、钾钠代谢试验膳食

目的：诊断原发性醛固酮增多症。

（一）固定钾、钠试验膳食（螺内酯试验膳食）

1. 适用范围　待确诊原发性醛固酮增多症，同时至少2次血钾＜3.5mmol/L及尿钾＞30mmol/L/24h者。

2. 方法

（1）对照期（3～7日）及试验期（7～14日）。

（2）每日供给含钠160mmol及钾60mmol的饮食。

（3）对照期测2次以上血钾、尿钾、血钠、血氯及CO_2结合力。

（4）口服螺内酯（安体舒通），每日300mg，分3～4次口服，每隔3日重复测定上述各项。

（5）对照期及试验期每日测血压2次。

3. 试验要求

（1）必须使用蒸馏水洗涤和烹饪。

（2）患者忌用牙膏刷牙。

4. 意义

（1）原发性醛固酮增多症：血钾明显上升接近或达到正常；尿钾减少，部分原有碱血症及高血钠者可恢复正常，血压不同程度下降。

（2）失钾性肾病：服药前后无变化。

（二）高钠试验膳食

1. 适用范围　待确诊原发性醛固酮增多症，同时病情较轻、血钾降低不明显的疑似患者。

2. 方法　每日供给含钠240mmol及钾60mmol的饮食1周；测血钾、尿钾。

3. 试验要求

（1）必须使用蒸馏水洗涤和烹饪。

（2）患者忌用牙膏刷牙。

4. 意义　原发性醛固酮增多症患者由于大量钠进入远曲小管进行钠钾交换，使尿钾增多，血钾降低更明显。对于血钾较低的患者不宜做此试验。

八、其他

除上述试验试验诊断膳食及代谢膳食外，临床上还可能会用到嗜铬细胞瘤试验膳食、限组胺试验膳食、5-羟色胺试验膳食、[131]I试验膳食、大便潜血试验膳食等。随着诊断技术的发展和改进，有些试验膳食已经较少用到。

（李　宁　马　方　李珊珊　包媛媛）

参 考 文 献

［1］顾景范，杜寿玢，郭长江. 现代临床营养学. 第2版，北京：科学出版社，2009：442-450.

［2］杨月欣，葛可佑. 中国营养科学全书. 第2版，北京：人民卫生出版社，2019：1462-1474.

［3］于康. 临床营养治疗学. 第2版，北京：中国协和医科大学出版社，2008：162-175.

第十九章

特殊医学用途配方食品

特殊医学用途配方食品（food for special medical purposes，FSMP），简称"特医食品"或"FSMP"。

一、FSMP定义

2011年第34届国际食品法典委员会（CAC）大会对特医食品的定义是："特殊加工或配方的，用于病人的膳食调节/管理，并且只能在医学监督下使用的特殊用途食品"。用于摄入、消化、吸收或者代谢普通食品或其所含营养成分的能力有限或者能力降低的病人，或者有其他特殊医疗目的的营养素需要的人（其膳食管理仅依靠正常膳食、其他特殊膳食用途食品或者二者组合产品的调节无法达到目的），作为这些人群唯一或者部分营养来源的食品"。

2013年，中华人民共和国国家卫生和计划生育委员会发布的《特殊医学用途配方食品通则（GB29922—2013）》中对特医食品的定义为：为了满足进食受限、消化吸收障碍、代谢紊乱或特定疾病状态人群对营养素或膳食的特殊需要，专门加工配制而成的配方食品。

二、FSMP性质及特点

（一）性质

特殊医学用途配方是食品不是药品，属于医学营养品的范畴。不能替代药物的治疗作用，产品也不得声称对疾病的预防和治疗功能。但这类食品与我们日常的普通食品和保健食品相比又有其特殊性。特医食品的目标人群一般是病人。当目标人群无法进食普通膳食或无法用日常膳食满足其营养需求时，特殊医学用途配方食品可以作为一种营养补充途径，起到营养支持作用。同时针对不同疾病的特异性代谢状态，对相应的营养素含量提出了特别规定，能更好地适应特定疾病状态或疾病某一阶段的营养需求，为患者提供有针对性的营养支持。改善病人的营养状况，为疾病的治疗恢复提供良好的基础条件

（二）特点

特医食品虽然被定位为食品，但与普通食品或市场上的功能食品及保健食品相比有其自身的特点。

配方的设计以医学和/或营养学的研究结果为依据，其安全性及临床应用（效果）均需要经过科学证实。

与普通食品相比，其原料配方组成、能量及营养成分等相对明确。

与保健食品相比，其营养成分更加全面。在足量的情况下，单独长期使用也能够保证患者的营养供给。

使用时需要由临床医生或临床营养师来决定或建议或指导。所以，其使用决定权及使用方式更多是由医务人员而不是由使用者（消费者）本人来掌握。

有相对特定的适应证，某些产品的特性与药品有相似之处。从某种程度来说其整体特点介于食品与药品之间。

很多情况下，使用时需要借助于插管、造瘘等医疗手段。

三、FSMP 的历史沿革及发展现状

首例特医食品诞生于1957年，经美国FDA批准作为孤儿药上市，用于苯丙酮尿症的膳食治疗。

1973年出现第1个成人全营养配方食品。

1988年出现第1个成人疾病配方食品。

1988年美国《孤儿药品法》首次对医用食品进行定义。

1991年国际食品法典委员会最早对"特医食品"有了明确定义。

从20世纪80年代起，许多发达国家已经开始广泛使用特殊医学用途配方食品。制定了管理措施和/或相应标准。

国际食品法典委员会（CAC）：Codex Stan 180—1991 The Labeling of and Claims for Food for Special Medical Purpose 主要对特殊医学用途配方食品的定义和标签标识进行了详细规定。

欧盟：在特殊医学用途配方食品标准（1999/21/EC）中规定了各种营养素含量，允许根据特定的疾病、紊乱或医疗状况对营养素作出适当调整。

美国：美国食品药品监督管理局（FDA）1988年出台了特殊医学用途配方食品生产和监管的指导原则，包括生产、抽样、检验和判定等多项规定。

澳大利亚和新西兰：2012年公布了特殊医学用途配方食品标准（Standard 2.9.5），并于2014年6月实施。该标准主要规定了特殊医学用途配方食品的定义、销售、营养素含量、标签标识四部分内容。

日本：日本健康增进法（2002年法律第103号）第26条确定了特殊医学用途配方食品的法律地位。

我国在1974年引入并使用肠内营养制剂。但一直作为药品来管理使用。并无医学食品方面的标准及法规。

随着临床营养学的发展，各种医学营养品的使用不断增多，生产厂家需要更加方便的产品注册途径；医生或营养师需要规范具体和明确的管理制度；患者需要更加方便、多样和经济的产品。

2009年，特殊医学用途配方食品相关法规制订在卫生部立项。

2012年8～10月《特殊医学用途配方食品通则》在网上公开征求意见。

2012年12月27日起草工作组组织邀请提出意见的主要单位和行业代表、临床和营养学专家、国家质检总局专家对征求意见进行讨论。

2013年4月2～3日国家食品安全标准审评委员会营养和特殊膳食食品分委会进行审核。

2013年7月15日国家食品安全标准审评委员会主任委员会会议通过。

2014年7月1日《特殊医学用途配方食品通则》GB29922—2013实施。

2015年10月1日实施的《中华人民共和国食品安全法》（主席令第21号）将特殊医学用途配方食品列为特殊食品进行监督管理，并且规定了FSMP实施注册制度。涉及SFMP相关内容：FSMP应当经国务院食品药品监督管理部门注册。注册时，应当提交产品配方、生产工艺、标签、说明书以及表明产品安全性、营养充足性和特殊医学用途临床效果的材料。

2016年3月7日国家食品药品监督管理总局发布《特殊医学用途配方食品注册管理办法》（国家食品药品监督管理总局令第24号）。涉及SFMP相关内容："申请特定全营养配方食品注册，需要进行临床试验，提交临床试验报告；临床试验应当按照FSMP临床试验管理规范开展"。

2017年4月，国家食品药品监管总局特殊食品注册管理司成立。

2018年8月，中共中央、国务院印发了《国家市场监督管理总局职能配置、内设机构和人员编制规定》，国家市场监督管理总局下设特殊食品安全监督管理司。特医食品的监管由国家食品药品监督管理总局转移至国家市场监督管理总局。

自2019年12月1日，《中华人民共和国食品安全法实施条例》（中华人民共和国国务院令第721号）开始实施。涉及SFMP相关内容：特殊医学用途配方食品中的特定全营养配方食品应当通过医疗机构或药品零售企业向消费者销售。医疗机构、药品零售企业销售特定全营养配方食品的，不需要取得食品经营许可，但是应当遵守食品安全法和本条例关于食品销售的规定。

四、FSMP分类及应用范围

从不同的角度出发，可以把FSMP给出不同的分类。

（1）按照产品的形态来分，主要有粉剂、液态、固态、半固态四大类。

（2）从作用和功能来看，主要有全营养配方食品、特定全营养配方食品、应激状态食品（创伤、感染、手术及其他）以及非全营养配方（组件）食品四大类。

（3）按照使用人群来分，可以分为婴幼儿配方和成人配方

我国国家卫生与计划生育委员会于2014年实施的《特殊医学用途配方食品通则》把SFMP分为两大类。

（1）适用于1岁以上人群的特殊医学用途配方食品：《特殊医学用途配方食品通则（GB 29922—2013）》。

（2）适用于0月龄～12月龄婴儿的特殊医学用途配方食品：《特殊医学用途婴儿配方食品通则（GB 25596—2010）》。

（一）适用于1岁以上人群的特殊医学用途配方食品

要求：为了满足进食受限、消化吸收障碍、代谢紊乱或特定疾病状态人群对营养素或膳食的特殊需要，专门加工配制而成的配方食品。该类产品必须在医生或临床营养师指导下，单独食用或与其他食品配合食用。

在GB29922—2013中将特殊医学用途配方食品分为3类：

1. 全营养配方食品　可作为单一营养来源满足目标人群营养需求的特殊医学用途配方食品。全营养配方食品主要针对有医学需求且对营养素没有特别限制的人群，如体质虚弱者、严重营养不良者等。患者可在医生或临床营养师的指导下，根据自身状况，选择使用全营养配方食品。

在此栏目下，又细分为适用于1～10岁人群的全营养配方食品和适用于10岁以上人群的全营养配方食品两类。分别对其能量密度、蛋白质含量、优质蛋白所占蛋白总量的比例、可用氨基酸的种类、必需脂肪酸供能比、维生素和矿物质含量（范围：最小值与最大值）都做了相应的规定。此外，对于额外添加的某些营养成分，如微量元素、膳食纤维及其他食物成分，以及1岁以上人群FSMP中食品添加剂和营养强化剂也做了相应规定。

除营养素外，对于食品标签、包装、污染物和微生物等指标均有相关规定。

2. 特定全营养配方食品　在满足上述全营养配方食品的基础上，依据特定疾病对部分营养素的限制或需求增加而进行适当调整后的特殊医学用途配方食品。这类产品也可作为单一营养来源来满足目标人群在特定疾病或医学状况下对营养的需求。其能量及各种营养素的要求按全营养配方食品的规定。

目前批准的特定全营养配方食品包括13种。

（1）糖尿病全营养配方食品。

（2）呼吸系统疾病全营养配方食品。

（3）肾病全营养配方食品。

（4）肿瘤全营养配方食品。

（5）肝病全营养配方食品。

（6）肌肉衰减综合征全营养配方食品。

（7）创伤、感染、手术及其他应激状态全营养配方食品。

（8）炎性肠病全营养配方食品。

（9）食物蛋白过敏全营养配方食品。

（10）难治性癫痫全营养配方食品。

（11）胃肠道吸收障碍、胰腺炎全营养配方食品。

（12）脂肪酸代谢异常全营养配方食品。

（13）肥胖、减脂手术全营养配方食品。

3. 非全营养配方食品　可满足目标人群部分营养需求的特殊医学用途配方食品，不适用于作为单一营养来源。非全营养配方食品由于不能作为单一营养来源满足目标人群的营养需求，需要与其他食品配合使用。由专业人员结合患者当时的具体情况，配合饮食或全营养配方食品来使用。非全营养配方食品适用于某种或某几种特定营养素缺乏或不足时的补充，使临床营养治疗更加个体化。

非全营养配方食品包括下列5种。

（1）营养素组件。

（2）电解质配方。

（3）增稠组件。

（4）流质配方。

（5）氨基酸代谢障碍配方。

GB29922—2013中对于营养素组件中的蛋白质、脂肪/脂肪酸、碳水化合物的构成及营养素来源做了规定；对于电解质配方、增稠组件、流质配方、氨基酸代谢障碍配方中的功能成分及基质做了规定。同时对常见的氨基酸代谢障碍配方食品中应限制的氨基酸种类及含量也做了规定。

（二）适用于0～12月龄人群的特殊医学用途配方食品

要求：指针对患有特殊紊乱、疾病或医疗状况等特殊医学状况婴儿的营养需求而设计制成的粉状或液态配方食品。在医生或临床营养师的指导下，单独食用或与其他食物配合食用时，其能量和营养成分能够满足0月龄～6月龄特殊医学状况婴儿的生长发育需求（6月龄以上特殊医学状况婴儿食用时应配合辅食）。

在GB 25596—2010中列出了6种常见特殊医学用途婴儿配方食品。

（1）无乳糖配方或低乳糖配方。

（2）乳蛋白部分水解配方。

（3）乳蛋白深度水解配方或氨基酸配方。

（4）早产/低出生体重婴儿配方。

（5）母乳营养补充剂。

（6）氨基酸代谢障碍配方。

GB 25596—2010中针对婴儿产品做了如下规定或限定。

（1）能量密度、蛋白质、脂肪、碳水化合物的、亚油酸和α-亚麻酸占能量的比例，以及亚油酸/α-亚麻酸比值。

（2）对于无乳糖配方或低乳糖配方中的乳糖含量。

（3）可用于婴儿的氨基酸单体。

（4）维生素和矿物质含量。

（5）可选择添加的营养或膳食成分。

五、FSMP的应用（临床应用）

（一）FSMP适应证

FSMP适用于经营养筛查与评定确定已经发生营养状况受损或营养摄入不足或不能/不愿的人群。但胃肠功能相对正常者；或者有部分胃肠道功能受损者以及存在意识障碍的患者。

满足营养状况受损的条件：①BMI $< 18.5kg/m^2$ 伴一般情况差；②近期3～6个月非自主体重丢失超过10%；③BMI $< 20kg/m^2$ 且近期3～6个月非自主体重丢失超过5%者。

满足营养摄入不足的条件：①摄食低于或预计低于推荐摄入量60%≥5天；②存在营养吸收不良；营养成分丢失过多；吞咽功能障碍者；营养需要量增加；营养代谢障碍者。

有使用FSMP的指征且对营养素没有特别限制的人群，可以使用全营养配方食品。

有使用FSMP的指征同时患有特定疾病者，应使用特定全营养配方食品。

有其他的营养来源，但需要额外补充某一种或某几种单一营养素时，可以使用非全营养配方食品。

（二）FSMP禁忌证

特殊医学用途配方食品在胃肠道功能异常或无法经胃肠道给予营养者属于禁忌证。

常见于但不限于下列情况：严重的失代偿短肠综合征；高流量肠瘘；严重呕吐、腹泻者；完全性肠梗阻者；严重消化吸收障碍者；消化道活动性出血；严重胃肠排空障碍者；严重腹腔内感染；危重症血流动力学不稳定者（如MAP＜60mmHg）等。

（三）FSMP使用方法

FSMP属于肠内营养（Enteral nutrition，EN），经消化道给予营养素。根据给予途径的不同，分为口服和管饲2种。

1. 口服营养补充（oral nutritional supplements，ONS）。以增加经口摄入营养为目的，提供能量及营养素，制成可直接食用的营养液体、半固体或粉剂制剂。

2. 肠内营养管饲（enteral tube feeding）。通过鼻胃或鼻肠途径，或经胃和空肠各种有创的造口方法留置的导管，为需要接受肠内营养的患者提供营养的方法。

（四）FSMP停用指征

1. 当患者因疾病进展导致严重肠道不耐受症状如严重呕吐、腹泻等。以致无法耐受FAMP时，应暂停使用。

2. 当评估患者已经达到正常饮食，能够满足目标营养需求并能维持营养状态时，应停止使用FSMP。

（五）FSMP的使用资质及处方原则

产品资质：已完成注册的特殊医学用途配方食品。

医疗机构资质：依法定程序设立的从事疾病诊断、治疗活动的卫生机构的总称，包含医院、卫生院以及疗养院、门诊部、诊所、卫生所（室）以及急救站。

人员资质：经过特殊医学用途配方食品临床应用规范相关培训的医师和临床营养师。

SFMP处方的开具要求：由注册的执业医师、临床营养师在临床诊疗活动中为病人开具已完成注册的特殊医学用途配方食品处方，经审核后作为病人使用凭证的医疗文书；根据医疗及预防疾病的需要，参照营养诊疗流程，把握适应证、禁忌证、给食途径、用法、用量、不良反应和注意事项等经开具特殊医学用途配方食品处方，审核后执行。

SFMP使用原则：临床应用时应以营养筛查及评价为依据，掌握适应证及禁忌证，按照营养诊疗流程规范应用特殊医学用途配方食品；考虑患者年龄、疾病及营养状况，本着安全、有效、经济、个体化的原则，同时还要密切跟踪患者疾病和营养状况的动态变化，及时调整。

规范管理：在医疗机构内设立专门机构实施规范化管理，包含遴选、临床效果评价、储存、处方、审核、不良事件登记以及退出机制。

（六）FSMP使用的监测与评估

应对已经应用特殊医学用途配方食品的病人进行规范的营养监测，及时发现或避免并发症发生，并对特殊医学用途配方食品临床效果进行评价，及时调整或停用特殊医学用途配方食品处方，同时应对医疗机构内特殊医学用途配方食品的储存、不良事件发生进行严密监控，并建立登记制度。

由营养专业人员对病人的营养代谢、机体功能等进行全面检查和评估，以监测治疗效果并指导营养治疗方案。

（七）FSMP使用临床诊疗流程（nutrition care process，NCP）

为临床营养诊疗顺利实施而采用的标准化工作流程，旨在提高病人个性化服务的标准和质量，同时有助于改善病人的临床结局。可分为4个步骤，即营养筛查及评价、诊断、治疗、监测（图19-1）。

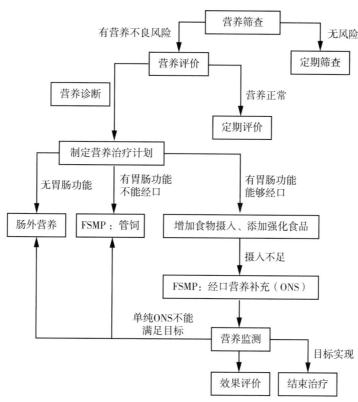

图19-1 特殊医学用途配方食品使用临床诊疗流程图

六、我国FSMP应用的管理以及相关法规（表19-1）

在政府管理方面，中国与其他国家一样，已将特殊医学用途配方食品纳入食品监管体系。2010年12月21日，原卫生部发布了《特殊医学用途婴儿配方食品通则》（GB25596—2010），自2012年1月1日起正式实施，从此启动了我国特医食品产业快速发展的按钮。

2013年12月26日，原国家卫计委又一同发布了有关特医食品的3项食品安全国家标准，具体分别是《特殊医学用途配方食品通则》（GB29922—2013）、《特殊医学用途配方食品良好生产规范》（GB29923—2013）以及《预包装特殊膳食用食品标签》（GB13432—2013）。自此，我国已经建立起来了与国际接轨的1个生产规范以及2个产品通则的食品安全国家标准管理模式。

2015年10月1日起正式实施的新版《中华人民共和国食品安全法》将保健食品、特殊医学用途配方食品和婴幼儿配方食品一起纳入"特殊食品"实行严格监督管理，明确了特医食品的法律地位，并明确由国务院食品药品监督管理部门对特医食品实行注册制管理，注册时应当提交产品配方、生产工艺、标签、说明书以及表明产品安全性、营养充足性和特殊医学用途临床效果的材料。

2016年3月10日，国家食品药品监督管理总局正式公布了《特殊医学用途配方食品注册管理办法》，并于2016年7月1日起实施。在此之后，国家继续积极完善特医食品的管理的相关法律法规。

2016年6月24日，国家食品药品监督管理总局发布了第119号公告，公告指出："2018年1月1日前，经批准在我国境内生产或向我国境内出口的特殊医学用途配方食品，可销售至其保质期结束。自2018年1月1日起，在我国境内生产或向我国境内出口的特殊医学用途配方食品应当依法取得特殊医学用途配方食品注册证书"。此举标志着我国特医食品行业即将迎来专业管理的新时代。

2017年11月27日，国家食品药品监督管理总局发布了关于调整特殊医学用途配方食品注册管理过渡期有关事宜的公告（第200号），公告指出"自2019年1月1日起，在我国境内生产或向我国境内出口的特殊医学用途配方食品应当依法取得特殊医学用途配方食品注册证书，并在标签和说明书中标注注册号"。

表 19-1 SMP相关的部分法规及操作规范

发布日期	实施日期	名 称	文 号	发布机构
2010-12-21	2012-01-01	特殊医学用途婴儿配方食品通则	GB25596—2010	中华人民共和国卫生部
2013-12-26	2014-07-01	特殊医学用途配方食品通则	GB29922—2013	中华人民共和国卫生部
2013-12-26	2015-01-01	特殊医学用途配方食品良好生产规范	GB29923—2013	中华人民共和国国家卫生和计划生育委员会
2013-12-26	2015-07-01	预包装特殊膳食用食品标签	GB 13432	中华人民共和国国家卫生和计划生育委员会
2015-12-08	2016-07-01	特殊医学用途配方食品注册管理办法	国家食品药品监督管理总局令第24号	国家食品药品监督管理总局
2016-07-18	2016-07-18	特殊医学用途配方食品注册专家库管理办法（试行）	食药监办食监一〔2016〕101号	国家食品药品监督管理总局
2016-10-13	2016-10-13	特殊医学用途配方食品临床试验质量管理规范（试行）	2016年第162号	国家食品药品监督管理总局
2017-07-21	—	特殊医学用途配方食品名称规范原则（征求意见稿）	—	国家食品药品监督管理总局
2017-10-26	2019-06-19	特殊食品验证评价技术机构工作规范	2017年第168号	国家食品药品监督管理总局

续　表

发布日期	实施日期	名　称	文　号	发布机构
2019-02-16	2019-02-16	FSMP生产许可审查细则	2019年第5号	国家市场监督管理总局
2019-03-13	－	药品医疗器械保健食品特殊医学用途配方食品广告审查管理办法（征求意见稿）	－	国家市场监督管理总局
2019-05-30	2019-05-30	关于调整FSMP产品通用名称的公告	2019年第26号	国家市场监督管理总局
2019-10-11	2019-10-11	公开征求糖尿病、肾病、肿瘤FSMP临床试验技术指导原则	2019年第43号	国家市场监督管理总局
2019-07-17	－	特殊食品注册现场核查工作规程（征求意见稿）	－	国家市场监督管理总局

（李　宁　陈　伟　于　康）

参 考 文 献

［1］中华人民共和国国家卫生和计划生育委员会. 特殊医学用途配方食品通则（GB29922—2013）. 2013-12-26.

［2］中华人民共和国卫生部. 特殊医学用途婴儿配方食品通则（GB25596—2010）. 2010-12-21.

［3］特殊医学用途配方食品临床应用规范（征求意见稿）. 2018-10-15. http://www.cnsoc.org/publication/.

［4］特医食品（FSMP）行业研究报告（三）. 特医导航公众号，2019-02-28.

［5］国家市场监督管理总局官网http://www.samr.gov.cn/.

［6］中华人民共和国国家卫生健康委员会官网http://www.nhc.gov.cn/.

第二十章

肠外营养

肠外营养是经静脉途径供应病人所需要的营养要素，包括碳水化合物、脂肪乳剂、必需和非必需氨基酸、维生素、电解质及微量元素。回顾肠外营养的历程，在19世纪60年代只能应用水解蛋白、输血或输血浆等补充蛋白质，而能量只有通过葡萄糖来补充，称之为单能源静脉营养。19世纪80年代初开始使用包含脂肪的双能源静脉营养。其后出现将葡萄糖、脂肪乳、氨基酸和其他营养底物应用混合配置"全合一"技术和为减少混合配液的污染发明的预混用肠外营养混合制剂。肠外营养的目的是使病人在无法正常进食的状况下仍可以维持营养状况、体重增加和创伤愈合，幼儿可以继续生长、发育。肠外营养分为完全肠外营养和部分补充肠外营养。

一、肠外营养的适应证

肠外营养适用于胃肠道功能障碍或衰竭的患者，如肠功能障碍（衰竭、感染、手术后消化道麻痹）、完全性肠梗阻、无法经肠道给予营养（严重烧伤、多发创伤、重症胰腺炎等）、高流量的小肠瘘、严重营养不良，无法耐受肠内营养等。

通过肠内营养支持达不到能量需求者，可采用肠外营养支持，以达到能量需求。摄入不足超过7～10天，或禁食超过3天，或不能经口进食或进行肠内营养支持的患者，建议进行肠外营养支持。

肠外营养是有效营养支持方式，但不如肠内营养或经口进食更加符合生理。

二、肠外营养的禁忌证

对于生命体征或血流动力学不稳定；心血管功能或严重代谢紊乱需要控制者；需急诊手术、术前不可能实施营养支持者；不可治愈、无存活希望、临终病人；以及胃肠功能正常、适应肠内营养或5天内可恢复胃肠功能者，则不考虑肠外营养。

三、肠外营养的输注途径

肠外营养输入途径主要是中心静脉和外周静脉。中心静脉管径粗、血流速度快、血流量丰富，输入液体可很快被血液稀释而不对血管壁有刺激，不易产生静脉炎和静脉血栓形成。对输注液体浓度和酸碱度限制小，能在单位时间内快速输入机体所需的大量液体，并可在24h内连续输注，能最大限度地按机体需求以较大幅度调整输入液体量、浓度及速度，保证供给机体所需能量和各种营养素。经留置中心静脉双腔或三腔导管，还可随时采取血标本，同时推注、输注其他药物。对危重患者可监测其中心静脉压，以了解心血管功能和全身血容量，指导调整输液量和输液速度。肠外营养输注途径包括外周静脉导管、中心静脉导管、经外周静脉置入中心静脉导管和输液港等。

选择合适的肠外营养输注途径主要取决于预期使用肠外营养的时间、肠外营养液的渗透压、病人的血管条件、凝血状态、护理的环境以及原发疾病的性质等因素。对于短期内输液、渗透压较低者可以选择外周静脉途径；对于输液时间大于7～10天，渗透压较高者，建议选择中心静脉导管或经外周置入中心静脉导管（peripherally inserted central venous catheter, PICC）。

（一）外周静脉置管

外周静脉输液临床上最为常见，外周静脉是指浅表静脉，大多是上肢末梢静脉。能否忍受经外周静脉输注营养液，取决于液体的渗透压、pH值和输注速度，也取决于置管部位和导管材料和直径。高渗溶液会刺激静脉，引起疼痛、静脉炎和血栓形成。外周静脉置管适用于短期肠外营养；营养液渗透压低于850mOsm/L；中心静脉置管禁忌或不可行者；存在导管感染或有脓毒症者。穿刺方法简便易行，可避免中心静脉置管操作相关、感染相关等并发症；缺点是输液渗透压不能过高，需反复穿刺，易发生静脉炎，不宜长期使用。

（二）中心静脉导管

临床上，如预期肠外营养时间超过7～10天；或营养液渗透压高于850mOsm/L，考虑放置中心静脉导管。根据选择置入静脉不同可分为颈内静脉导管、锁骨下静脉导管和股静脉导管等；根据留置时间可分为短期、长期或永久导管（国内少见）；根据管腔的数量可分为单腔、双腔或三腔导管等。常见的并发症有手术并发症，如气胸、血胸、血肿和感染并发症。

（三）经外周静脉置入中心静脉导管（peripherally inserted central venous catheter, PICC）

即从外周静脉置入中心静脉导管，由外周静脉（贵要静脉、肘正中静脉、头静脉）穿刺插入导管，沿血管走行最终到达上腔静脉下1/3和心房交界处。因此，可以将药物直接输注在血流速度快、血流量大的中心静脉，与其他深静脉置管技术相比较，PICC放置更容易，并且操作相关并发症发生更少，导管放置后保留时间更长。对患者输液大于1周以上的需要长期肠外营养治疗者可作为输液治疗的首选途径，特别当患者及家属对其他深静脉穿刺有顾虑者。PICC需要每周定期维护，常见的并发症有导管异位、静脉炎、上肢静脉血栓形成和感染等。

（四）植入式静脉输液港

简称输液港，是一种新型输液管路技术，是完全植入人体内的闭合输液系统。该系统主要由供穿刺的注射座和静脉导管系统组成，可以用于输注肠外营养液。其优点是可减少反复静脉穿刺的痛苦和难度，同时可将各种药物直接输送到中心静脉处，防止刺激性药物对外周静脉的损伤；且该系统完全植入体内，降低了感染风险，患者生活质量较高。

四、肠外营养的配方

标准的肠外营养液组成包括葡萄糖、脂肪乳剂、复方氨基酸注射液、电解质、维生素、微量元素和矿物质等。碳水化合物、氨基酸、脂肪、是肠外营养支持的三大要素，如果长期禁食输液治疗的患者，无论体内缺乏哪一种营养底物均可影响代谢失衡，增加并发症。因此，在有疾病的情况下营养底物的补充应适量，如若过多或过少对人体均不利。

（一）碳水化合物

碳水化合物制剂是肠外营养治疗中的主要能量来源，以葡萄糖最常用，可提供经济的能量、补充体液。目前肠外营养支持中最多的碳水化合物是葡萄糖注射液（GS）、葡萄糖氯化钠注射液（GNS）、复方乳酸钠葡萄糖注射液（有高氯酸中毒时可考虑用此制剂）、复方乳酸钠山梨醇注射液、木糖醇注射液。葡萄糖的基础供给量为 $2 \sim 4g/kg$ 体重，提供所需能量的 $50\% \sim 60\%$。葡萄糖的输注速度不应超过每分钟 $4mg/kg$，以减少高血糖的发生。

（二）脂肪乳剂

脂肪乳剂是肠外营养治疗中的重要能量来源，同时，也在肠外营养治疗中提供必需脂肪酸。目前临床上较常用的有长链脂肪乳剂、中长链脂肪乳剂、结构脂肪乳剂、ω-3鱼油脂肪乳剂等。

长链脂肪乳剂的输入可预防因必需脂肪酸缺乏所致的生化紊乱，纠正必需脂肪酸缺乏出现的问题，用于胃肠外营养补充能量及补充必需脂肪酸。当需要较长时间（7天以上）静脉营养时，可为患者提供足够的必需脂肪酸以预防必需脂肪酸缺乏症。

中长链脂肪乳剂有氧化供能快、节氮效应显著、对肝功能影响小、较少影响免疫功能等特点，可分为物理混合和结构脂肪乳剂。结构化中长链三酰甘油脂肪乳剂是通过化学反应将中链及长链脂肪酸按各种随机结合类型和不同含量结合到三酰甘油的结构中形成的，其三酰甘油中中链及长链脂肪酸结合类型的随机多样化及不同三酰甘油分布的均匀性使其代谢效果优于物理混合型中/长链脂肪乳剂。适用于肝功能出现轻度异常者或需较长时间输入脂肪乳剂者。

ω-3脂肪酸有一定的调节免疫和炎性介质释放的功能。用于全身炎症反应综合征的危重患者。

脂肪乳的基础供给量为1g/kg体重，当血清三酰甘油水平高于3mmol/L时应慎用，休克未获纠正或氧供不足情况下不宜应用。而且需要注意，脂肪乳应该慢输，输注过快，可能引起脂肪超载综合征，出现发热、寒战等表现。有鸡蛋等过敏史者慎用。

（三）氨基酸制剂

氨基酸的主要功能并不是提供能量，而是维持机体的结构和生理功能。不同的生理病理情况下，人体对必需氨基酸的需要量有所差别。由于肠外营养的输入途径及各种导管置入技术的不断发展，监护系统、输液装置的日益先进，氨基酸/蛋白质、脂肪、碳水化合物三大营养素的不同配方、不同浓度和不同剂型制剂都在不断地推出。复方氨基酸注射液中，含有的必需氨基酸（EAA）和非必需氨基酸（NEAA），共有10多种，有3种、6种、9种、14种、15种、17种、18种和20种等；按含总氨基酸的浓度可分为3% ~ 12%不等。合适的必需氨基酸与非必需氨基酸的比例关系能保证氨基酸制剂中氨基酸有效的利用，达到既能满足营养需要又无明显临床副作用的目标，在疗效上表现出正氮平衡、肌力增加、体重增加和促进伤口愈合的作用。目前临床上较常用的有平衡型氨基酸、肝用氨基酸、肾用氨基酸、谷氨酰胺制剂等。

平衡型氨基酸应选择肝肾功能正常的患者，有营养不良或即将发生营养不良的患者，例如，消化道狭窄、梗阻、瘘，短肠综合征，各种原因所致长时间频繁剧烈呕吐或难治性腹泻、吞咽困难以及围手术禁食期营养支持、欲维持营养状态及肌力等。

肝病适用型氨基酸：肝脏是机体分解及转变各种氨基酸最重要的器官。氨基酸代谢主要通过3种途径：转氨基或脱氨基作用、氨基酸碳链的氧化分解、脱羧基作用。除支链氨基酸外，几乎所有其他氨基酸均主要在肝内进行氧化分解。肝功能不良患者的营养支持较特殊，氨基酸制剂选择不当会加重肝昏迷。肝衰竭时，血中芳香氨基酸浓度升高，进入脑组织增多，是导致肝昏迷的重要原因。针对这些特点，出现了一些肝病适用型氨基酸制剂，例如，精氨酸、3AA和20AA等，但用量偏大时仍可能加重肝昏迷。

肾病适用型复方氨基酸：其药理作用：当慢性肾衰时，体内大多数必需氨基酸血浆浓度下降，而非必需氨基酸血浆浓度正常或升高。使必需氨基酸与血中的非必需氨基酸结合，减少尿素氮的生成。

创伤（应激）适用型复方氨基酸：支链氨基酸较高可能更适合应激状态下的代谢需求。用于大面积烧伤、创伤、大手术后及严重感染等应激状态下肌肉分解代谢亢进、消化系统功能障碍、营养恶化及免疫功能下降患者的营养支持。

谷氨酰胺是肠道黏膜细胞和机体免疫细胞等快速生长细胞的主要能源，但其不能耐受高温高压的灭菌过程。而N（2）-L-丙氨酰-L-谷氨酰胺双肽可在体内分解为谷氨酰胺和丙氨酸的特性使经由肠外营养输液补充谷氨酰胺成为可能。双肽分解释放出的氨基酸作为营养物质各自储存在身体的相应部位并随机体的需要进行代谢。许多病症可出现体内谷氨酰胺的耗减，应用肠外营养支持时输注本品可阻遏这一情况的出现。国内外大量研究表明，谷氨酰胺能保护肠道黏膜屏障，以减少细菌移位、免疫功能调节、改善临床结局以及降低总医疗费用。为接受肠外营养的患者提供谷氨酰胺，用于弱化肠道黏膜通透性的增高，保护肠道屏障功能，预防肠源性感染。

小儿型氨基酸：氨基酸在婴幼儿与成人体内有不同的代谢作用。使用普通的氨基酸输液，婴幼儿肝酶系统不健全，体内苯丙氨酸羟化酶的活性低，难以有效代谢成酪氨酸，易产生高苯丙氨酸血症及酪氨酸不足。蛋氨酸是半胱氨酸和牛磺酸的前体，牛磺酸能生成胱氨酸，对小儿神经系统发育有重要作用，但婴幼儿肝酶系统不健全使胱硫醚酶的活性低，蛋氨酸代谢不全，易产生高蛋氨酸血症、半胱氨酸和牛磺酸不足。组氨酸合成速度慢，易产生低组氨酸血症；甘氨酸含量高，会出现血氨过高。小儿未成熟的氨基酸代谢特点使酪氨酸和半胱氨酸成为不可缺少的氨基酸，因此小儿使用氨基酸输液应降低苯丙氨酸、蛋氨酸、甘氨酸的用量，增加半胱、酪、组氨酸用量，这样才能使血浆氨基酸谱保持正常。本品适应婴幼儿代谢的特点，降低了苯丙氨酸、蛋氨酸、甘氨酸的用量，增加半胱氨酸、酪氨酸、组氨酸用量，满足了小儿营养需要。

一般情况下，氨基酸的需要量为0.8～1.2g/kg每天，提供总能量的12%～20%。处于高分解代谢状态的严重营养不良的患者，在肝、肾功能许可的情况下，氨基酸的供给可提高到1.5g/（kg·d）。

（四）电解质和微量营养素

电解质是维持人体水、电解质和酸碱平衡，保持内环境稳定，维护各种酶活性和神经、肌肉应激性以及正常营养代谢的一类重要物质。临床常用的制剂有10%氯化钠溶液、10%氯化钠溶液、10%氯化钾溶液、10%葡萄糖酸钙溶液、氯化钙溶液、25%硫酸镁溶液等。

维生素是肠外营养不可缺少的组分之一，有水溶性与脂溶性之分，主要维持人体正常代谢和生理功能。用于肠外营养的维生素多为复方制剂。

微量元素主要参与氧的贮存和电子传递，参与遗传和自由基的调节。人体中存在很多微量元素，但功能、作用比较明确的还很少，有的微量元素虽然已有明确了功能，但需要量仍不清楚。现有的测定技术发展，有助于我们对微量元素的深入了解。许多微量元素是生长发育所必需。例如，组成酶成分。少量的微量元素就可通过影响酶的活性或激素水平，而作用于全身，因此，长期营养支持患者应常规补充微量元素。微量元素的每日需要量如下：铜0.3mg，碘0.12mg，锌2.9mg，锰0.7mg，铬0.02mg，硒0.118mg，铁1.0mg。临床上已研究了肠外营养病人锌的需要量，此种元素是若干酶的必要成分，如果缺乏，可以发生皮炎。如有体液丢失时，需要增加锌的供给量。近年的研究观察到肠外营养支持中发生缺铬时，可引起糖尿病及神经病变，补充后可纠正。缺铬时也易发生感染。

营养不良患者要考虑多种维生素、微量元素和矿物质的缺乏，需要定期补充。肠外营养时可每天常规补充水溶性维生素、脂溶性维生素、微量元素。对于长期肠外营养的患者尤其要注意补充多种维生素等微量营养素，避免出现温尼克脑病、低磷血症的并发症。且临床上肠外营养时应定时监测，及时补充和调整。

五、肠外营养的实施

30多年来，临床肠外营养的输注方法随着医疗技术的改进也不断地再发展。营养液的输注方法也越来越规范化，但由于我们有些医务人员对如何输注营养液的方法，还不太清楚。因此，在近20多年来的实际工作中见到不少不规范输注肠外营养液的现象。

目前临床上常见的方式有以下几种：

（一）单瓶输注

容易出现多种并发症，不提倡。从20世纪80年代中期到现在，一些大医院和基层医院中均有单瓶输入氨基酸或单瓶输入脂肪乳剂。当单瓶输注20%或30%的脂肪乳剂，输入速度较难控制，一旦输注过快，可造成患者一过性黄疸、转氨酶生高、发热、皮疹、呼吸系统障碍及免疫功能受到抑制等不良后果。另外，脂肪乳剂的氧化利用需要一定比例的碳水化合物，因此，也不宜单瓶输入。

氨基酸注射液单输本身是浪费，且输入过快对人体肝脏器官也可能有重要影响，如出现一过性转氨酶升高，皮肤黄染，血清尿素氮升高，特别是对老年人容易出现还可出现一过性脑病及重度外周静脉炎等。这些患者一旦出现并发症则住院时间将会延长，并增加住院费用。

（二）多瓶串输

多瓶营养液可通过"三通"或Y型输液接管混合串输。虽简便易行，但弊端多，不宜提倡。葡萄糖与氨基酸或脂肪乳剂串输，自20世纪80年代初开始使用，至今一直在延续应用此方法。串输将葡萄糖与氨基酸或脂肪乳剂，用15厘米长的连接管串联上，然后，另外一瓶刺入连接到患者静脉穿刺针的管道。营养液在以前有过串输的经历，那时所有输液容器均是玻璃瓶装备，进气管在哪一瓶则哪一瓶的液体先输完，在输注中还要经常摇晃葡萄糖瓶，以便氨基酸混入糖内降低渗透压，增加利用度。但由于目前的葡萄糖为软包装，体外实验表明，如果继续使用串输的方式就可出现液体不均匀输入现象。如果在没有混合配制的条件下，氨基酸、脂肪乳剂、葡萄糖以不同的滴速分别用输液器输注，远端通过"三通"再入静脉内，属于可接受的输注方式，为了更好地控制流速可用3个输液泵控制速度，3种液体要用不同的速度输入体内，这种操作工作量较大，管理上有不方便之处，另外有可能出现严重的静脉炎。

（三）即用型商品化全合一输注

新型全营养液产品（两腔袋、三腔袋）可在常温下保存24个月，避免了医院内配制营养液的污染问题，能够更安全便捷地用于不同营养需求病人经中心静脉或经周围静脉的肠外营养液输注。缺点是无法做到配方的个体化，应选择肝、肾功能正常者使用。

（四）"全合一（All-in-One）"输注

由培训后的护士（国外是药师操作）严格按照标准操作规程在层流房间，洁净台内无菌的条件下进行混合配置成"全合一"营养液。全营养液无菌混合技术是将所有肠外营养日需成分（葡萄糖、脂肪乳剂、氨基酸、电解质、维生素及微量元素）先混合在一个袋内，然后输注。

肠外营养液的配制顺序：①将磷酸盐加入氨基酸或高浓度葡萄糖中；②将其他电解质、微量元素加入葡萄糖液（或氨基酸）中，不能与磷酸盐加入到同一稀释液中。电解质注射液也可加入0.9%氯化钠注射液或葡萄糖氯化钠注射液中；③用脂溶性维生素溶解水溶性维生素后加入脂肪乳剂中。如处方不含脂肪乳，可用5%葡萄糖溶解并稀释水溶性维生素。复合维生素制剂（同时包含脂溶性和水溶性维生素），可用5%葡萄糖或脂肪乳溶解并稀释（不同制剂的配制操作需参照说明书）；④将氨基酸先加入一次性肠外营养输液袋（后文简称"三升袋"）内，后将葡萄糖、0.9%氯化钠、葡萄糖氯化钠等液体加入三升袋内混合；⑤将含钙盐的溶液加入三升袋内混合；⑥目视检查三升袋内有无混浊、异物、变色以及沉淀生成；⑦完成上述操作后，将脂肪乳剂加入三升袋中；⑧应一次性不间断地完成配制操作，并不断轻摇三升袋，使其混合均匀。配制完毕后，尽可能排净袋中空气，悬挂以观察是否出现开裂、渗漏、沉淀、异物、变色等异常情况；⑨推荐配制完成的营养液配方用标签表明，包括总容量、成分、建议输注时间和有效期等。此法使肠外营养液输入更方便，而且各种营养素的同时输入对合成代谢更合理。所有营养液在输注时都应注意慢输，可避免发生不良后果，这样才能达到有效的支持或治疗目的。

对于肝、肾功能正常的患者临床上进行肠外营养时，首先按照患者的体重或体表面积及病情需要调节总液体摄入量：治疗药物的入量和肠外营养的入量。先把患者的总液体入量算出，如：生化指标正常者可按40～60ml/（kg·d），包括所有治疗的液体，减去治疗的液体后剩余的则是肠外营养液体。其次，根据间接能量测定或拇指法则，评估患者能量需求，如生化指标正常者，根据各种对能量的不同需求，中心静脉可在20～35kcal/（kg·d），外周静脉可在15～20kcal/（kg·d）（脂肪常占30%～50%，葡萄糖常占50%～70%）。生化指标正常的长期禁食者（假如60kg的体重患者）蛋白质的入量40～70g/d［相当于氮入量0.1～0.2g/（kg·d）］。最后，电解质、微量元素、维生素根据生理需要和病情需要调节，在需长期肠外营养的患者中尤其要注意。

同时要根据患者的生化指标结果和异常脏器功能耐受的营养量而制定配方。例如，对于心衰竭的老年患者，要限制液体总入量，输液速度不宜过快，补液浓度高，多需要深静脉途径。对于肝衰竭的患者，氨基酸应选用肝用氨基酸，脂肪乳最好选择中/长链脂肪乳剂。对于肾衰竭的患者，要限制入量，应使用中/长链脂肪乳剂、肾用氨基酸，限蛋白入量，限镁、限磷。对于肿瘤患者，建议糖脂比1:1，补充特殊营养物质如：ω-3脂肪乳剂，谷氨酰胺等。

六、肠外营养的并发症

肠外营养的并发症一般分为3类，即导管相关并发症、代谢并发症和感染并发症。了解这些常见并发症的危害有助于提高肠外营养治疗的安全性。

（一）导管相关并发症

常用的静脉通路是经锁骨下静脉、颈内静脉置入的中心静脉导管和经肘前静脉置入的PICC。并发症主要与导管相关，一般分为操作相关并发症和完全肠外营养进行中的远期并发症。

操作相关并发症的发生与置管操作和穿刺部位有关。常见并发症如心律失常、气胸、血胸、动脉置管、导管异位等在锁骨下静脉和颈内静脉穿刺时的发生率为1%～4%；经肘前静脉置入PICC时气胸发生率很低，但导管异位的发生率较高。

置管相关并发症一般都可通过临床检查和胸部X线片明确诊断。多数并发症很容易处理，但有些严重并发症可能需要外科处理，如大量气胸、血胸、不能控制的出血等。罕见并发症包括臂丛神经损伤、大量气栓、导管意外割断而形成的导管栓塞、心脏压塞等。

完全肠外营养进行中的远期并发症：静脉血栓、导管堵塞和断裂等。

静脉血栓形成是一种常见的并发症，常见于锁骨下静脉和上肢静脉。严重血栓栓塞可导致患者死亡。血栓形成的原因包括导管造成静脉壁内皮损伤、血容量降低时中心静脉血流减少以及置管感染等。

导管阻塞常因输液过慢致血液返入导管内可发生凝血而或药物、无机盐沉淀堵塞导管。可试用溶栓药、碳酸氢钠、盐酸或氢氧化钠冲洗，必要时更换导管。

导管折断或破裂少见，若发生在静脉外，将会有液体或血液漏出至组织或经皮肤孔漏出应立即更换导管。导管栓子极罕见，一旦形成，心、肺导管栓塞可导致心律失常和感染，死亡率高达39.5%，需介入或手术取栓。

（二）代谢性并发症

1. 维生素和微量元素缺乏　与患者原已经存在一种或多种必需营养素缺乏和术后完全肠外营养治疗期间对营养物质的需求增加而摄入不足有关。如电解质缺乏，包括钾、镁、磷、钙缺乏。维生素和微量元素缺乏，包括锌、铜、硒和维生素B_1、维生素C、维生素E等。维生素和微量元素的严重缺乏会引起具有典型症状和生化检查异常的临床综合征。目前完全肠外营养治疗所推荐的大部分维生素和微量元素补充量已经包括由于疾病而增加的需要量，在微量营养素补充方面已有不少商业制剂出现，因此典型的临床缺乏情况已比较少见。

2. 糖代谢异常　完全肠外营养都会伴随高浓度葡萄糖的静脉输注，而患者往往因原发疾病、糖尿病、应激状态下糖耐受性差、抗胰岛素激素的分泌等而产生一定程度的胰岛素抵抗。这些因素作用的结果是使患者易于出现高血糖。原来耐受完全肠外营养很好，突然发生高糖血症则提示可能出现脓毒症，应积极寻找感染灶。高糖血症引起的高渗、非酮性昏迷与糖尿病昏迷相似，是完全肠外营养最危险的单一并发症。此种并发症最易发生于隐性糖尿病、脓毒症、胰腺疾病、外科大手术或创伤后。最近的研究还发现，完全肠外营养引起的血糖升高与心脏并发症、感染、脓毒症、急性肾衰竭和死亡的风险增加有关。治疗包括立即停止完全肠外营养，严密监测血糖、尿糖值及电解质浓度，采用相应电解质液扩容并少量注射胰岛素以防止血糖下降过速带来的危险。

低血糖是严重的并发症。常见于完全肠外营养后突然停止输高糖溶液时常会产生一种反跳性低血糖症；或胰岛素使用不合理造成。因此建议葡萄糖输注速率不应超过每分钟4mg/kg。对于血糖控制欠佳的糖尿病患者接受肠外营养时，推荐使用胰岛素泵控制血糖$8 \sim 10$mmol/L，避免血糖波动。

3. 脂肪代谢异常　常见为高脂血症和必需脂肪酸缺乏。完全肠外营养引发高脂血症主要是由于给予的脂肪量过多、过快，超过机体清除脂质的能力所致。严重高三酰甘油血症有诱发急性胰腺炎的危险。偶尔也可导致脂肪超载综合征，出现发热、急性胃肠道溃疡、微循环内泥状物形成，若继续加重，则有血小板聚积、溶血或自家免疫性贫血等。但脂肪供能的好处是可降低呼吸熵、减少CO_2的产生，这对呼吸衰竭患者是有利。一般脂肪乳剂量$1 \sim 2$g/（kg·d）可满足能量需求，也是安全的。

4. 氨基酸代谢异常　过量的输氨基酸后，若不能及时供应足够的能量则氨基酸作为能量而分解产生氮质血症。在早期接受肠外营养的患者中，因水解蛋白含有游离氨，特别对于肝、肾功能不全或早产儿，氮质血症是较常见并发症。现输入结晶氨基酸后高血氨的发生率比较小。结晶氨基酸溶液中缺乏精氨酸，可能会导致尿素合成障碍引起血氨升高。输入的氨基酸大都为氯化物或盐酸化合物，液体中也常加入氯化钾、氯化钠，所以容易输入过多的氯化物而产生高氯性代谢性酸中毒。

5. 肝胆并发症　肠外营养引起的肝胆并发症主要包括肝脏脂肪变性、肝脏胆汁淤积和胆石症、胆囊炎等，晚期可发展为肝硬化和肝衰竭。

长期完全肠外营养，有些患者可有肝酶、胆红素升高，肝活检可有脂肪浸润，超声检查可显示肝脏结构改变。肝脏脂肪变性的发生可能主要由于过度喂养特别是葡萄糖过量和缺乏必需氨基酸等原因引起。多数患者停止完全肠外营养后恢复正常，降低能量摄入可减少此并发症的发生。对于需要长期完全肠外营养且已有肝脏损害的患者，可改用富支链氨基酸的液体。成人长时期家庭内完全肠外营养治疗的慢性肝功能障碍的发生率约为15%，其发生机制尚不明确。研究显示，无氮源补充的高碳水化合物能量供应或氮与非蛋白能量比在1:150以上，达到1:200或更高时，可有糖原异生、肝细胞脂肪沉着，而致肝功障碍。因此，在应用完全肠外营养治疗中，注意氮与非蛋白能量之比。

肝脏胆汁淤积在儿童和新生儿较为多见，特别是长期接受完全肠外营养治疗的患者。是完全肠外营养的严重并发症，可出现黄疸、肝酶升高，严重者发展为肝硬化和肝衰竭。肝脏胆汁淤积原因众多，例如：牛磺酸对婴儿是必需氨基酸，因婴儿体内脱硫醚酶活性低，不能产生足够牛磺酸，故不含牛磺酸的肠外营养液可影响胆酸形成致肝功能异常；长期肠外营养由于肠内缺乏食物刺激，缺乏缩胆囊素等肠道激素致胆囊及Oddi括约肌等功能异常，导致淤胆及易发胆囊结石。

6. 代谢性骨病　长期依赖完全肠外营养营养者，特别是在家庭肠外营养的患者中有相当一部分有钙、磷代谢的负平衡，临床表现为骨病。长期完全肠外营养所致的骨病与营养物质吸收不良及某些成分代谢紊乱有关，主要为钙、磷代谢、维生素D的提供和与骨代谢密切相关的激素。多数患者表现为骨质疏松、血清碱性磷酸酶升高、高钙血症、骨痛和骨折等。

增加钙、磷、镁摄入，调整维生素D剂量，补充降钙素并适当运动可能有助于骨病的防治。甲状旁腺激素皮下注射可通过刺激成骨细胞而发挥有益作用。

（三）感染并发症

感染是经中心静脉完全肠外营养最严重的并发症之一。主要来源于导管，亦称导管相关或导管来源的感染。由于精细的护理及严格无菌操作已使感染发生率下降到3%～5%。

发生原因可有以下方面：①穿刺与置管过程中的无菌技术的失误；②营养液配制过程中的污染；③利用完全肠外营养输液系统作多种用途，如用作输血、加药、监测中心静脉压等用途时易导致感染；④导管感染，为进行完全肠外营养发生感染的最常见原因；⑤长期静脉输注不含GLN的溶液，肠黏膜屏障损害，导致肠源性感染和败血症的发生。

感染发生时引起突然高热，血培养阳性者可确诊。导管出口处检查正常并不能排除感染的存在。大多数导管相关感染由革兰阳性菌引起，但也可因革兰阴性菌或真菌引起。应注意有败血症发生甚至休克发生时可无突然发热的表现，尤其是革兰阴性杆菌感染时。

预防导管相关感染最重要的措施是在置管、药液准备、给药和导管护理时严格遵守无菌原则，一般不主张预防性使用抗生素，没有感染证据时也不必定期更换导管。

多数局部感染患者应拔除导管，并送导管尖端、导管出口渗液和经导管抽出的血样作培养。发生导管相关性脓毒症的患者必需拔除导管送培养，并给予广谱抗生素。解决肠源性败血症，最重要的是促使胃肠道尽快恢复功能。可以部分地转为肠道内营养或在静脉营养液内增加谷氨酰胺以增强肠道的黏膜屏障功能。

七、肠外营养的监测

肠外营养支持对患者有重要价值，但应用不当或监测不及时，可能导致明显的并发症，如再喂养综合征、高糖血、低糖血、肝胆并发症、代谢性酸中毒、高三酰甘油血症、二氧化碳产生过多、代谢性骨病、感染性并发症等。临床医生对此要有足够的警惕，应对病人严密监测以减少这些并发症的发生。

1. 危重、老年等患者输注肠外营养时，应严格监测出入量水平。

2. 长期处于半饥饿状态的慢性消耗性疾病的患者接受肠外营养时应密切监测血清磷、镁、钾和血糖水平。

3. 糖尿病病人或糖耐量异常者，糖的输入速度应减慢且必须严密监测尿糖、血糖。在营养支持实施的前3天，或胰岛素剂量有任何变化时，应每天监测血糖直至指标稳定。

4. 血清电解质（钠、钾、氯、钙、镁和磷）必须在营养支持的前3天每天监测1次，指标稳定后每周仍应随访1次。

5. 静脉输入脂肪乳剂的病人应监测其脂肪廓清情况，通常采用血浊度目测法，必要时可查血三酰甘油水平。

6. 完全肠外营养病人应每周监测肝肾功能，定期行肝、胆囊超声检查。

7. 长期完全肠外营养的病人应定期测骨密度。

（康军仁　陈　伟）

参 考 文 献

［1］Sobotka L，Schneider SM，Berner YN，et al. ESPEN Guidelines on Parenteral Nutrition：Geriatrics. Clinical Nutrition，2009，24（28）：461-466.

［2］Weimann A，Braga M，Carli F，et al. ESPEN guideline：Clinical nutrition in surgery. Clinical Nutrition，2017，36（3）：623-650.

［3］Singer P，Blaser AR，Berger MM，et al. ESPEN guideline on clinical nutrition in the intensive care unit. Clinical Nutrition，2019，38（1）：48-79.

［4］中华医学会肠外肠内营养学分会. 成人补充性肠外营养中国专家共识. 中华胃肠外科杂志，2017，20（1）：9-13.

第二十一章

肠内营养

一、肠内营养支持的适应证与禁忌证

肠内营养（enteral nutrition，EN）是指通过胃肠道途径提供各种营养物质的营养支持方式。与其他治疗手段的实施一样，要看患者是否能从治疗中获益。理论上来看，存在营养不良、营养不良风险/营养风险的患者，且胃肠道存在消化吸收或部分消化吸收的功能时，可应用肠内营养支持。以下情况适合肠内营养。

1. 经口摄食不足或不能

（1）不能经口进食：口腔、咽喉部炎症或肿瘤，食管肿瘤术后。

（2）经口进食不足：营养素需要量增加而实际摄入不足，如大面积烧伤、严重创伤、脓毒症、甲亢、恶性肿瘤放化疗期间。因疾病或情绪影响，主动摄食不足，如抑郁症、神经性厌食，严重恶心、呕吐等。

（3）经口进食禁忌：中枢神经系统疾病，昏迷、脑血管意外及咽反射消失而不能吞咽者。

2. 胃肠道疾病　多种原发性胃肠道疾病，采用肠内营养对治疗有利。采用肠内营养时营养素全面，易于消化吸收。而且要素型肠内营养制剂不需消化，在较短的或黏膜面积较小的肠道即可吸收，可以改变肠道菌群、无渣、无乳糖、对肠道和胰腺外分泌功能刺激较小。这些疾病如下。

（1）短肠综合征：由于克罗恩病、肠系膜血管栓塞、肠扭转而需要切除小肠的患者，术后应以肠外营养（PN）作为支持手段，有的甚至需要长期予以PN，但在肠道代偿阶段，应根据胃肠道功能恢复情况，逐渐向肠内营养过渡，根据耐受情况，慢慢增加肠内营养用量，直至可以满足机体营养需要量，即可停用PN。尽早启动肠内营养有利于残留肠道结构和功能的代偿。

（2）消化道瘘：肠内营养适用于提供的营养素不至从瘘孔流出的患者。要素型肠内营养制剂比非要素型肠内营养制剂更能降低瘘液的排出量，适用于低位小肠瘘、结肠瘘以及远端喂养的胃十二指肠瘘。高位胃和十二指肠瘘应由空肠造口给予要素型肠内营养制剂。近端至少有100cm功能良好小肠的小肠瘘，可以由胃内喂养。

（3）炎症性肠病：溃疡性结肠炎和克罗恩病在病情严重时或疾病急性期，可采用PN支持，以减少对肠道的刺激，使之得以休息。待病情缓解，小肠功能适当恢复可耐受肠内营养时，通过审慎的连续管饲，可为机体提供充分的能量与蛋白质。在部分克罗恩病患者，肠内营养可以起到诱导缓解的作用，对于糖皮质激素过敏的成年克罗恩病患者、儿童/青少年克罗恩病患者，肠内营养可以作为一线治疗的一部分。

（4）胰腺疾病：急性胰腺炎病情稳定时、麻痹性肠梗阻消退、肠道功能恢复后，可适量经空肠营养支持，不增加胰腺外分泌。慢性胰腺炎时，常伴有消化吸收功能不足而引起腹泻和营养不良，适当肠内营养支持有助于改善患者的营养状况和疾病恢复。

（5）结肠手术与诊断准备：要素型肠内营养制剂无渣，适用于结肠手术或结肠镜检查的准备，在不影响肠道准备的同时，满足机体营养需求，降低感染风险。

（6）憩室炎、胆盐腹泻、吸收不良综合征以及顽固性腹泻。

3．其他

（1）围手术期营养补充，需要择期手术且术前即存在营养不良的患者，于术前两周内给予肠内营养，可使代谢状况得到改善。腹部手术后24h，小肠蠕动即吸收功能逐渐恢复正常，因此在手术后放置空肠造口喂养管，术后可及时开始肠内营养。

（2）心血管疾病，心脏病恶病质时，如经口摄入能量不足1000kcal/d，应予肠内营养补充。

（3）重要脏器功能不全，如肝、肾、肺功能不全或多脏器衰竭患者。

（4）脏器移植术后，如肝移植、肾移植、小肠移植、干细胞移植等。

（5）先天性氨基酸代谢缺陷病。

肠内营养支持的禁忌证

肠内营养不宜应用或慎用于以下情况。

（1）年龄在3个月以下的婴儿，不能耐受高渗性肠内营养。应采用等渗的婴儿肠内营养制剂，使用时注意可能产生的电解质紊乱，补充充足水分。

（2）小肠广泛切除术后，宜采用PN4～6周以上，其后逐步过渡至肠内营养。

（3）胃部分切除术后，不能耐受高渗肠内营养，易产生倾倒综合征。

（4）高流量空肠瘘，不论在瘘的近端或远端喂养，均有困难。由于缺乏足够的小肠吸收面积，不能贸然进行管饲，以免加重病情。

（5）严重应激状态，休克状态，麻痹性肠梗阻，活动性上消化道出血，顽固性呕吐，腹膜炎或腹泻急性期，均不宜给予肠内营养。

（6）严重吸收不良综合征及衰弱的患者，在肠内营养启动之前，应给予一段时间PN，以改善其小肠酶的活动力及黏膜细胞的状态。

（7）症状明显的糖尿病、接受大剂量类固醇药物的患者，都不能耐受通用型肠内营养制剂的高糖负荷。

（8）重症急性胰腺炎（SAP）的急性期，不宜在生命体征不稳定时过早进行肠内营养。

（9）先天性氨基酸代谢缺陷病的儿童不能采用通用型肠内营养。

（10）无法建立肠内营养支持途径患者。

二、肠内营养制剂

肠内营养的有效实施，有赖于临床医师充分了解肠内营养制剂的类别、组成、特性、制备及评价，并充分利用现代的输注系统（肠内营养泵、输注管路、输注袋）。

肠内营养制剂的分类与组成见表21-1。

肠内营养制剂的分类方法有很多，可以按剂型、组成、分子量等分类。临床上较常用的是按照营养素组成进行分类。除了自制匀浆膳以外，按照国家基本药物制剂品种目录（2002）可将药品类肠内营养制剂分为氨基酸型肠内营养制剂（散剂）、短肽型肠内营养制剂（散剂和溶液剂）和整蛋白型肠内营养制剂（散剂和溶液剂）。而整蛋白型肠内营养制剂可分为通用型（平衡型）和疾病特异型两大类。此外还有单一组件型制剂，如蛋白质制剂、糖类制剂、脂肪制剂、维生素制剂和矿物质制剂。

表21-1 肠内营养制剂的分类

1.要素制剂

（1）氨基酸为氮源

（2）水解蛋白（短肽）为氮源

2.非要素制剂

（1）匀浆制剂

（2）整蛋白为氮源

3.特殊类型制剂

（1）糖尿病型肠内营养制剂

（2）肝病型肠内营养制剂

（3）肾病型肠内营养制剂

（4）肺功能不全肠内营养制剂

（5）肿瘤型肠内营养制剂

（6）免疫调节型肠内营养制剂

4.组件制剂

（1）蛋白质组件

（2）脂肪组件

（3）糖类组件

（4）维生素组件

（5）矿物质组件

（一）要素型肠内营养制剂

要素型肠内营养制剂中的氮源形式是蛋白水解物，多肽，和/或氨基酸。1957年Greenstein为宇航员开发了由单体物质（氨基酸、葡萄糖、脂肪、维生素和矿物质）的混合物为配方的肠内营养制剂，以便于直接经胃肠道吸收且不产生明显粪质。后来随着对肠道吸收机制认识的提高，发现自由氨基酸和小的多肽通过不同的机制被吸收，因此如果配方中包含两种形式的氮源，总氮的吸收是较多的，因此而存在两类不同氮源的要素型制剂。但脂肪含量均很低或提供大量中链三酰甘油（MCTs），可减少脂肪吸收不良。要素型制剂的成分包括氮源、L-氨基酸、蛋白质水解物，供能比约15%；脂肪、红花油、葵花籽油、玉米油、大豆油或花生油，供能比4%～15%；碳水化合物、葡萄糖、双糖、葡萄糖低聚糖或麦芽糖糊精，供能比75%～82%；维生素和矿物质。要素型制剂的特点：①营养全面，每日应用此类制剂提供2000kcal能量时，其中所含的各类营养素可满足推荐的日常摄入量标准；②无需胃、胆、胰等消化液的作用，可直接吸收或稍加消化后吸收利用；③成分明确，便于使用时根据病理生理需要进行选择，或增减某种营养素成分或改变其比例，以达到更好的治疗效果；④极少含残渣，此类配方中不含膳食纤维，应用后仅有少量内源性残渣进入大肠，使粪便产生显著减少；⑤不含乳糖，适用于乳糖不耐受者；⑥渗透压高，由于此类制剂的营养素大部分以低聚体或单体形式存在，使得所含物质的分子数大大增加，从而增加其渗透压，临床使用不当可能引起腹泻；⑦适口性差，氨基酸和/或短肽造成其气味及口感不佳，口服应用耐受性差，更适于管饲喂养。这种配方适用于短肠综合征或其他一些吸收不良疾病，如获得性免疫缺陷综合征（AIDS）的严重肠病、胰腺炎和炎症性肠病。

（二）非要素型肠内营养制剂

此类制剂以整蛋白或蛋白质游离物为氮源，渗透压接近等渗（300～450mOsm/L），肠道耐受性好，适用于消化吸收功能正常的患者，可用于口服或者管饲。

1. 匀浆制剂　匀浆制剂是根据病情配制的糊状较浓稠流质平衡型制剂，可以经鼻饲、胃或空肠置管滴入或泵入。其成分需经胃肠道消化后才能被吸收利用，且残渣量较大。分为两类，一类是商品匀浆制剂，一类是自制匀浆制剂。商品制剂为无菌的均质液体、成分明确，应用方便，缺点是营养成分不宜调整。而自制制剂多为家庭或医院营养科自制的匀浆液，供能营养素及液体量较明确，可根据患者实际营养需求调整成分比例，价格低廉，制备方便。医院自制匀浆液，可根据患者病情配制成多种配方，能量可从500～2500kcal进行调整，蛋白质供能15%～20%，碳水化合物供能55%～60%，脂肪供能25%～30%。也可以按照患者的疾病特点，结合各种治疗膳食进行调整。自制匀浆液中的维生素和矿物质含量并不像宏量营养素那样明确或差异较大，固体物质容易在溶液中沉降，使得整体较黏稠，容易堵管，不宜使用较细的营养管喂养。由于自制匀浆时采用食物为原料，应将其先煮熟再捣碎，以免凝结成块，影响管饲。另外，为了保证食品新鲜卫生，最好每餐烹制后立即管饲，避免变质腐败。

2. 整蛋白型肠内营养制剂　也称为整蛋白型非要素制剂、多聚配方肠内营养制剂。营养全面且多由完整的营养素组成，需要患者有完整健全的消化吸收功能，可用于住院期间营养支持或家庭营养支持。制剂中各类营养素的组成反映了宏量营养素和微量营养素的日常摄入参考值，标准型（或称为平衡型）整蛋白肠内营养制剂可用于大多数患者，甚至危重患者。整蛋白型制剂中氮源为天然蛋白质（如牛奶、鸡蛋清）和多种天然食物中提取的蛋白分离物（如大豆分离蛋白、酪蛋白、乳清蛋白等），蛋白质供能比为15%～25%，蛋白质含量在30～80g/L不等，碳水化合物的来源是麦芽糖糊精、低聚糖或淀粉，其中以麦芽糖糊精为主，比淀粉更易溶解，在肠道很快被水解吸收，对渗透压影响也较小；碳水化合物供能约占40%～60%；脂肪来源于植物油，以玉米油、大豆油为主，也有来源于葵花籽油和菜籽油（单不饱和脂肪酸），作为非蛋白供能的重要成分，功能效率高且渗透压负荷低，提供必需脂肪酸和长链脂肪酸，脂肪供能25%～40%。MCTs不需胆盐消化，易被肠脂酶水解，不经淋巴管吸收，而经由门静脉进入肝脏代谢，使其更有利于吸收不良或乳糜胸的患者，因此有的整蛋白型制剂中会加入MCTs，甚至有的制剂中MCTs可占总脂肪的60%。每日应用营养全面的多聚配方提供1500kcal（或以上）能量可使维生素、矿物质和微量元素的摄入满足RDA，但在实际应用时还应考虑患者可能对某些微营养素的需要量增加或存在异常丢失的情况，因此应根据患者的情况进行相应的监测和调整。肠内营养制剂中含有的游离水量取决于其能量密度，标准的1kcal/ml肠内营养制剂中含水约85%，而高能量密度的制剂（如2kcal/ml）中的含水量可低至70%。膳食纤维是由植物衍生的碳水化合物，在小肠不被消化酶消化，但在结肠可被肠腔菌群进行不同程度的发酵，产生甲烷、氢、二氧化碳和短链脂肪酸（SCFAs）等终产物，其中SCFAs是结肠黏膜上皮细胞重要的能量物质。主要成分有非淀粉多糖、菊粉、低聚果糖、抗性淀粉和木质素。在肠内营养制剂中添加膳食纤维可影响碳水化合物和脂肪的代谢、粪便体积。从生理效应上，可将膳食纤维分为可溶性纤维和不溶性纤维。纤维素、半纤维素和木质素都属于不溶性纤维，可通过吸收水分而增加粪便体积和重量，调节肠道转运时间；菊粉、果胶和树胶属于可溶性纤维，可被结肠厌氧菌群酵解，产生SCFAs，提供维持大肠结构和功能的底物。市面上出售的商业化肠内营养制剂中有的添加膳食纤维，5～15g/L不等。虽然日常饮食中膳食纤维的重要性和益处已得到证实，但是在肠内营养制剂中添加这样的成分，仍有可能增加患者的不耐受程度，而且有效性和最佳剂量也尚需更进一步的研究证实。

3. 疾病特异型整蛋白制剂（特殊类型制剂）亦为整蛋白型配方，根据疾病的代谢特点作了不同调整，可供不同疾病或器官功能受损患者使用，提供其所需营养。已有专为糖尿病、肝病、肾病、心力衰竭、肺功能不全等设计的特殊肠内营养配方。但这些配方的益处并不是时时体现，需要根据患者的具体情况选择，如不合理使用可能引起并发症。

（1）糖尿病用肠内营养制剂：糖尿病用肠内营养制剂中一类是降低碳水化合物供能比例（40%～45%）低于标准型肠内营养制剂，而提高脂肪所占能量比例（45%～50%），以降低餐后血糖水平。其碳水化合物中40%～45%的能量由膳食纤维提供，一方面可提高膳食黏稠度，在胃内排空速度减慢及小肠内转运时间延长，延缓葡萄糖的吸收，控制餐后血糖浓度，改善高胰岛素血症。脂肪中的65%～70%的能量由单不饱和脂肪酸提供，饱和脂肪酸含量控制在10%以内。这样既提高了脂肪所占的能量比例，又避免了多不饱和脂肪酸对血三酰甘油及脂蛋白代谢的影响，改善血脂状况，减少心脑血管疾病危险，延迟胃排空，避免餐后高血糖，降低胰岛素用量。而另外一类配方设计则采用降解速度慢的复合碳水化合物，主要来源于木薯淀粉和谷物淀粉，可使淀粉酶水解速度减慢，因此能减少糖尿病患者与糖耐受不良患者的葡萄糖负荷，从而降低餐后血糖水平。而丰富的膳食纤维含量有助于维持胃肠道功能。

（2）肝病用肠内营养制剂：用于肝衰竭和肝性脑病的肠内营养制剂，其氮源多为14种氨基酸，其特点是支链氨基酸（BCAAs）含量较高（36%～50%），而苯丙氨酸、酪氨酸等芳香族氨基酸（AAAs）含量较低，用于纠正血浆氨基酸谱失衡，提高Fischer比值（BCAA/

AAA），改善肝性脑病症状。此外，脂肪构成中通常MCTs含量较高，以预防可能由于胆汁淤积引起的吸收障碍。这类制剂适用于肠道功能正常，存在肝性脑病且标准型制剂无效的患者。

（3）肾病用肠内营养制剂：肾衰竭患者常处于高分解代谢状态，使用肾衰竭用肠内营养制剂的目的在于提高机体营养状况的同时，重新利用体内分解的尿素氮以合成非必需氨基酸，这样既可减轻氮质血症，减少毒性产物蓄积，又有助于合成体蛋白，且有助于维持水和电解质平衡。因此，透析前肾衰竭用制剂的氮含量少，氮源除含有8种必需氨基酸外，还含有肾功能损害时必需的组氨酸或酮酸类似物。同时提高碳水化合物占总能量比例（70% ～ 75%），增加能量密度，以达到节省蛋白质、限制入氮量和入水量的目的。而透析后患者则需要给予高蛋白高能量密度的配方。这两个不同时期的配方也有相同点，即都需要低磷低钾低钠。

（4）肺功能不全用肠内营养制剂：合并有呼吸功能不全的危重患者，其营养状况恶化通常伴有呼吸肌减少、肌无力和机械通气撤机困难，这就引起CO_2潴留和O_2消耗增加。对此类患者营养支持时较高含量的碳水化合物配方会增加O_2消耗和CO_2产生，使呼吸困难加重。因此可以选择减慢管饲输注速度，或选用低碳水化合物、高脂肪、高蛋白和高能量密度的特殊类型配方。低碳水化合物、高脂肪能减少二氧化碳生成量和增加能量，高蛋白和高能量密度用以限制液体摄入量。使用肺病特异型配方前应明确，CO_2产生过多和呼吸机依赖不是由于过度喂养造成的。对稳定期的慢性阻塞性肺疾病（COPD）患者来说，低碳水化合物高脂肪的肠内营养配方与高能量密度高蛋白的常规配方相比，并未显现出明显的优势。

（5）肿瘤型肠内营养制剂：肿瘤用肠内营养制剂常采用高能量、高脂肪、低碳水化合物配方，以符合宿主和肿瘤细胞的代谢特点。此外，肿瘤用肠内营养制剂应富含 ω-3 多不饱和脂肪酸、免疫增强物质及抗氧化剂等。ω-3 多不饱和脂肪酸具有免疫增强作用，可抑制肿瘤生长，对肿瘤恶病质具有治疗作用。精氨酸、核苷酸等免疫增强物质可以改善肿瘤病人的营养状况，增强肿瘤病人免疫功能，抑制手术后急性炎性反应。维生素A、维生素C和维生素E等可提高机体的抗氧化能力，清除体内自由基，对手术创伤引起的缺血再灌注损伤具有防治作用。

（6）免疫调节型肠内营养制剂所谓"免疫增强配方"，是在配方中添加谷氨酰胺、精氨酸、n-3脂肪酸、核苷酸和支链氨基酸等具有药理作用的营养素，通过降低肠道菌群移位、增强肠道淋巴组织来加强机体对感染的抵抗力，调节炎症反应。可用于危重患者。

4．组件配方

（1）蛋白质组件：其氮源为氨基酸混合物、蛋白质水解物或高生物价整蛋白（包括牛奶、酪蛋白、乳清蛋白、大豆蛋白分离物等），不同氮源物质可影响组件配方的营养价值、渗透压、黏度及口味。蛋白质组件适用于创（烧）伤、大手术等需要增加蛋白质的情况。

（2）脂肪组件：脂肪组件的原料有长链三酰甘油（LCT）及中链三酰甘油（MCT）两种。LCT含丰富的必需脂肪酸，适合于必需脂肪酸缺乏病人。MCT适用于脂肪消化或吸收不良病人，但其不含必需脂肪酸，应用1周以上时应补充必需脂肪酸。此外，MCT的生酮作用较强，故不宜用于糖尿病酮症酸中毒病人。

（3）糖类组件：原料可采用单糖（包括葡萄糖、果糖和半乳糖）、双糖（包括蔗糖、乳糖和麦芽糖）、低聚糖（包括糊精、葡萄糖低聚糖、麦芽三糖和麦芽糊精）或多糖（包括淀粉和糖原）。糖类组件在临床上主要与其他组件一起组成配方，应用于特殊需要的病人，如心力衰竭、糖尿病、肝衰竭、肾衰竭等。

（4）维生素及矿物质组件：维生素组件主要含维生素，矿物质组件含有各种电解质和微量元素。在使用组件型肠内营养制剂时，应添加维生素及矿物质组件。

三、肠内营养应用

（一）肠内营养支持途径

肠内营养的输入途径有口服、咽造口、鼻胃管（NG）、鼻十二指肠管（ND）、鼻空肠管（NJ）、胃造口、空肠造口、经T管空肠置管等多种，临床上应用最多的是鼻胃管和空肠造口两种途径。喂养管是由聚氨酯、硅胶或其他相似材料制成，柔软而且没有刺激性。NG和ND/NJ喂养管的大小为5～12F（1F≈0.34mm）。插入这种柔软的喂养管有时是比较困难的，但是合理应用导丝有助于成功置管。鼻饲喂养管可以放置几周而不变硬。一些喂养管设计了较重的尖端（将钢珠或重力锤放入封闭的导管尖段），易于插入并维持喂养管在肠腔中的位置。但是有研究证明尖端较轻的喂养管更易通过幽门括约肌，位置更容易维持。

1. 鼻胃管喂养途径

优点：胃的容量大，对营养液的渗透压浓度不敏感，适应于应用要素饮食、匀浆饮食、混合奶的EN支持。

缺点：反流与吸入气管的危险。

2. 鼻十二指肠管或空肠管途径

优点：理论上能降低肺误吸的可能性，尽管临床调查并没有发现胃与小肠喂养误吸发生率的明显不同。适用于胃排空延迟的患者；允许同时进行胃减压和小肠喂养。

缺点：比鼻胃管难插入；越过感染的屏障——胃；通常需要输液泵进行连续喂养；能够引起倾倒综合征；容易移位；有患鼻窦炎和中耳炎的潜在危险。

3. 经胃造口置管喂养途径　经胃造口置管喂养途径进行肠内营养避免了鼻腔的刺激，而且可用于胃肠减压、pH值监测、给药等。胃造口可采取手术（剖腹探查术或腹腔镜手术）或非手术方式，经皮胃镜下胃造口术（PEG）不需要全身麻醉，创伤小，术后可立即灌食，可置管数月至数年，满足长期喂养的需求。

4. 空肠造口喂养途径　长期肠内营养支持普遍应用的是空肠造口置管喂养途径。优点是较少发生液体饮食反流而引起的呕吐与误吸，这是鼻胃管喂养最易发生的严重并发症之一。肠内营养支持与胃十二指肠减压可同时进行，对胃十二指肠外瘘及胰腺疾病患者尤为适宜。喂养管可长期放置，适于需长期营养支持的患者。患者能同时经口摄食。患者无明显不适，机体和心理负担小，活动方便。

空肠置管方法：空肠造口手术可在原发疾病手术的同时附加完成，亦可单独施行。考虑到手术后患者的恢复和营养需要，下述患者在原发疾病手术治疗的同时宜施行空肠造口：①手术时有营养不良的患者；②重大复杂的上腹部手术后早期肠道营养灌注；③坏死性胰腺炎；④需要剖腹探查的多处创伤患者；⑤准备手术行放疗或化疗的患者；⑥食管、胃十二指肠手术后备用性空肠造口。以备发生吻合口瘘等并发症时维持营养用。

由于插入的喂养管管径细小，为避免管腔堵塞，对液体饮食的质量要求较高，并需要输液泵提供输注动力。为了减少腹泻并充分利用小肠功能，插管部位距屈氏韧带15～20cm处进行。

5. 经T管空肠置管喂养途径这也是空肠喂养途径，但不需要在空肠上造口，常用于胆道手术。方法是术中留置T管时经T管的长臂穿刺置入空肠营养管，经T管短臂送入胆总管下端，再经Oddi括约肌置入十二指肠远端或空肠内。

（二）肠内营养的喂养方式

1. 间断推注　将配好的匀浆膳或肠内营养制剂用注射器通过喂养管缓慢地注入胃内，每次200ml左右、每日6～8次。但多数患者难以耐受，因易引起腹胀，腹痛，腹泻，恶心与呕吐，有些患者经过几天的适应亦可逐步耐受。此投给适用于鼻胃管或胃造口的途径，对于导管前端在幽门后的小肠喂养途径，不应采用间断推注的方式，因其可导致肠管扩张产生明显的症状。

2. 间歇重力滴注　将配好的液体放置在输注系统内（吊瓶或软袋），经输液管与EN喂养管相连，缓慢滴注，每次250～500ml，速率30ml/min，每次持续30～60分钟，每日滴注4～6次。如患者胃肠道正常或病情不严重时，多数可以耐受。此种方式较为常用，其优点较连续输注有较多的活动时间，并类似正常膳食的间隔时间。

3. 连续输注　通过重力或输液泵连续12～24h输注。对于幽门后喂养的患者、年老衰弱者、夜间喂养者、婴幼儿，多主张用此种喂养方式，特别适用于危重患者及空肠造口喂养患者。输入的体积、浓度、速率必须从低值逐渐调节至患者能耐受的程度。速率为40～60ml/h开始，3～5天内逐渐增加至100～125ml/h，以达到肠内营养支持的目标，满足机体的营养需求。

（三）肠内营养支持的并发症

一般认为，肠内营养是对胃肠道功能正常的患者的一种安全、有效的营养疗法，其风险小于全肠外营养。但由于应用不当或错误，也可以引起并发症，其中胃肠道并发症最常见，恶心和腹泻严重影响管饲患者的生活质量。

1. 胃肠道并发症

（1）腹泻：腹泻是指软便或水样便超过200～250g/d，大便次数超过3次/天。是肠内营养中最常见的并发症，发生率为2%～63%。腹泻的原因有很多，要根据具体原因进行改进：使用接近正常体液渗透压（300mOsm/L）的溶液；重危患者注意菌群失调；营养液要注意滴速和温度；调整营养配方；避免人为污染；每天记录大便次数以及要现配现用。

（2）恶心和呕吐：大约20%应用肠内营养的患者会出现恶心和呕吐，增加了误吸的风险。有一部分患者是由于其基础疾病引起的，例如上消化道恶性肿瘤，且抗肿瘤治疗也容易引起恶心、呕吐，需要应用止吐药。胃排空延迟也是引起恶心或呕吐的常见原因。慢性疾病和特殊生理状态，如糖尿病、迷走神经切断术、系统性硬皮病、腹水等，或腹部手术、胰腺炎、脊髓损伤等急性疾病，都可以引起胃排空受损。发现患者有恶心、呕吐的症状后，应回顾患者用药情况，查找引起恶心的药物，如果在接受化疗，可给予止吐药；排除肠梗阻；如怀疑胃排空延迟，应减慢输注速度，给予促胃肠蠕动药物。

（3）便秘：便秘是由于长期卧床，肠道动力降低、水摄入量少、粪便阻塞或缺乏膳食纤维引起。应与肠梗阻相鉴别。给予充足的水分，增加膳食纤维摄入或换用含有不溶性纤维的肠内营养配方往往可以解决便秘问题。但持续便秘可能需要用软化剂或肠道蠕动刺激剂。

2. 代谢并发症　肠内营养的代谢并发症与肠外营养类似，但发生率和严重程度更低。

（1）高血糖症、低血糖症以及高钠血症性脱水。高血糖症多发生在鼻饲后24h，可以补给胰岛素或改用低糖饮食，同时加强血糖监测；低血糖症应缓慢停用要素饮食；高钠血症性脱水，护理中应逐渐增加膳食的浓度与量，并经常监测血清电解质变化及尿素氮的水平，严格记录患者出入量。

（2）不同患者有不同的护理重点。对于气管切开的患者，应增加饮水量，尤其是在发热和出汗时。糖尿病患者应经常监测血糖，可以使用糖尿病专用肠内营养配方。

3. 机械性并发症　误吸是极为严重的并发症之一，可危及生命。发生率为1%～4%，多见于衰弱、年老或昏迷患者。意识水平降低、咽反射减弱、神经功能损害、食管下括约肌无力、胃食管反流、仰卧位大容量胃潴留等均是误吸的危险因素。护理中应根据喂养管位置及病情，置患者于合适的体位。伴有意识障碍、胃排空迟缓、经鼻胃管造瘘输注营养液者应抬高床头30°～45°，病情允许时可采取半卧位，以防反流、误吸。经鼻肠管或空肠造瘘管滴注者可取随意卧位。注意鼻饲管位置及输注速度，输注完毕后维持体位30分钟，密切监测胃潴留量，在每次输注肠内营养液前及期间，每间隔4h抽吸并估计胃内残留量，若残留量＞150ml时，应暂停输入2h或更长，必要时加用胃动力药物，以防胃潴留引起反流而致误吸。同时要密切做好病情观察，若患者突然出现呛咳、呼吸急促或咳出类似营养液的痰，应疑有喂养管移位并致误吸的可能，如发生误吸，应立即停止鼻饲，取右侧卧位，头部放低，应鼓励患者咳嗽，以利排出吸入物和分泌物，必要时经气管镜清除误吸物。气管切开患者应用气囊打气法预防反流，8h放气1次，每次30分钟。如果气管切开患者的腹部为正常皮肤，最好行胃造口或空肠造口进行肠内营养的支持。

4. 置管并发症　经鼻胃管长期放置后可引起鼻翼部糜烂、咽喉部溃疡、感染、声音嘶哑、鼻窦炎、中耳炎等并发症。年老体弱者发生误吸导致吸入性肺炎。故对需要长期喂食者，应改做胃或空肠造口。作为预防感染的护理应做到：保持鼻腔干净，及时清理鼻腔分泌物，胃管固定良好，防止过分牵拉；每日更换固定部位，防止胃管对鼻腔长期压迫，造成溃疡；冬季天气干燥，于鼻腔滴液状石蜡润滑，减轻胃管对鼻腔黏膜的摩擦。保持口腔清洁，每天口腔护理2次，并观察口腔黏膜情况，以防发生鼻窦炎、腮腺炎等；严防误吸及吸入性肺炎的发生。为减轻患者由于鼻胃管刺激引起的咽部充血水肿，可给予每日雾化2～4次。

5. 再喂养综合征　营养不良的患者接受肠内营养或肠外营养均存在发生再喂养综合征的风险。再喂养综合征的一个主要诱发原因是低血磷。在饥饿过程中，肌肉、脂肪、液体、矿物质、磷均丢失。再喂养过程中，尤其是高糖类配方，胰岛素水平升高，刺激细胞转运葡萄糖、水、磷、钾和其他营养物的功能。血磷水平随后降低，可以引起心律不齐、充血性心力衰竭、溶血、肌肉无力、抽搐、急性呼吸衰竭和其他多种并发症，包括猝死。低血钾、低血镁和维生素缺乏可能因为相似的原因发生。再喂养综合征通常伴有葡萄糖不耐受和液体负荷过重。应严密注意存在再喂养综合征风险的患者，尤其是小儿恶性营养不良症或消瘦、神经性厌食、病态肥胖者近期体重大量下降、长期禁食的患者。在这些患者中，密切监测血液电解质、磷、葡萄糖和镁的水平，尤其是再喂养的第1周；认真记录液体的出入量、每日的体重；经常监测心率。严重营养不良的患者通常心率缓慢。过度喂养使血管容量增加，心率增加；以前心率缓慢的患者达到80～100次/分通常是心脏负荷过重的体征。识别高危患者后，应进行合理的营养评估，制定多学科管理方案并严密随访。能量供应小心逐步在1～10天内增加至全量。根据经验，尽早积极给予电解质和维生素。

（康军仁 陈 伟）

参 考 文 献

[1] 蒋朱明，于康，蔡威. 临床肠外与肠内营养. 第2版，北京：科技文献出版社，2010.
[2] 广东省药学会. 肠内营养临床药学共识. 第2版，2017.
[3] 国家药品监督管理局. 国家基本药物制剂品种目录. 2002.
[4] Lochsa H，Allison SP，Meier R. Introductory to the ESPEN Guidelines on Enteral Nutrition：Terminology，Definitions and General Topics. Clinical Nutrition，2006，25（2）：180-186.

第二十二章

肠外肠内营养操作技术

第一节 肠内营养操作技术

一、肠内营养输注护理操作流程

（一）评估

1. 双人核对医嘱。

2. 掌握肠内营养液输注的时间和要求。

3. 掌握肠内营养液的名称、浓度及需要加入的药物。

（二）用物准备

1. 配置医嘱浓度的肠内营养液，按医嘱在营养液中加入电解质等。注意：①保存在冰箱内的营养液必须在输注前1h取出恢复至室温；②向肠内营养液中加入所需药物，必须现加现用。

2. 消毒洗手液、肠内营养输注泵、专用输注管、治疗巾、20ml及50ml注射器各1个、纱布2块、温开水，有条件时备加温器等。

（三）操作前评估

1. 备齐用物至患者床边。

2. 解释，取得病人合作。向患者及家属解释肠内营养的目的和途径、肠内营养液的名称、可能出现的不良反应和处理方法以及需要配合的注意事项。

3. 根据病情协助患者取斜坡位、半卧位。

4. 有人工气道的患者检查气囊是否充足。

（四）操作步骤

1. 将治疗巾铺于导管下。

2. 输注前先询问患者有无腹胀，若无不适，即可开始输注肠内营养液。注意：若患者主诉腹胀、腹痛等不适，先汇报医生，适当减慢速度或暂停用药。

3. 先回抽，见有消化液抽出，即先注入温开水10ml。

4. 固定肠内营养泵，插上电源，并将加热器插上电源。

5. 将肠内营养管装入肠内营养泵的管路槽内，排气，预设总量，调至所需速度，与胃管或胃肠造口管连接，按Start键开始输注。

6. 将加温器夹于输注管路上，距离体表入口处30～40cm。可通过调节加温器离体内管入口处的距离来调节温度。

（五）记录

1. 询问患者有无不适。

2. 洗手，收拾用物。

3. 记录好肠内营养液的名称、剂量和浓度。

4. 巡视、观察和记录患者的不良反应，如恶心、呕吐、腹胀、腹痛、腹泻、便秘等。

5. 定时监测血糖，遵医嘱记录24h出入量。

二、肠内营养输注泵的护理操作流程

（一）评估

1. 双人核对医嘱。

2. 掌握肠内营养液输注的时间和要求。

3. 掌握肠内营养液的名称、浓度，需要加入的药物以及营养液输注的速度。

（二）用物准备

1. 配置所需浓度的肠内营养液，按医嘱在营养液中加入电解质等药物。注意：①保存在冰箱内的营养液必在输注前1h取出并恢复至室温；②向营养袋中加入营养液及所需营养剂，必须现用现配。

2. 消毒洗手液、肠内营养输注泵、肠内营养标识牌、专用输注泵管、20ml及50ml注射器各1个。

3. 检查肠内营养液的有效期，正确打开，并连接肠内营养泵管。

（三）操作前评估

1. 洗手，备齐用物至患者床边。

2. 解释，取得病人合作，向患者及家属解释肠内营养的目的和途径，肠内营养液的名称及作用，可能出现的不良反应和处理方法以及需要配合的注意事项。

3. 根据病情协助患者取半卧位。

4. 有人工气道的患者检查气囊是否充足。

（四）操作步骤

1. 将治疗巾铺于导管下。

2. 输注前先询问患者有无腹胀，若无不适，即可开始输注肠内营养液。注意：若患者主诉腹胀等不适，先汇报医生，适当减慢速度或暂停用药。

3. 先回抽，见有消化液抽出，先注入温开水10ml。

4. 固定营养泵，连接电源线。

5. 悬挂已经连接好的肠内营养液，正确安装泵管，悬挂肠内营养标识牌，按医嘱预设总量，并排气，调至所需速度。

6. 将泵管与喂养管紧密连接并固定。

7. 按Star键开始泵入，观察营养泵运行情况，询问患者有无不适或异常反应。

（五）记录

1. 再次核对医嘱。

2. 询问患者有无不适，注意有无恶心、呕吐、腹胀、腹痛、腹泻、便秘等，定时监测血糖，遵医嘱记录24h出入量。

3. 记录好营养液的名称、剂量和浓度。

4. 巡视、观察和记录患者的不良反应。

5. 向患者或家属告知注意事项和健康教育。

6. 洗手或手消毒后处理用物，再次洗手。

第二节　肠外营养操作技术

一、肠外营养输注护理操作流程

（一）评估

1. 双人核对医嘱。

2. 掌握肠外营养液输注的时间和要求。

3. 掌握肠外营养液中的主要成分的名称、作用及液体总量。

4. 选择合适的输注途径，中心静脉或周围静脉途径。

（二）物品准备

1. 一次性输液器、胶带、一次性预充装置或10ml无菌生理盐水，无菌棉片、消毒洗手液、终端过滤器、医疗垃圾桶、生活垃圾桶。注意：①严格无菌操作；②三查八对一注意。

2. 肠外营养液在层流室专人配制。

（三）操作前评估

1. 洗手，戴口罩。

2. 备齐用物至患者床边。

3. 执行核对制度。

4. 解释，取得合作。向患者及家属解释肠外营养目的和途径，可能出现的不良反应和处理方法以及需要配合的注意事项。

（四）操作步骤

1. 体位　根据病情协助患者取合适体位。

2. 导管评估　①将治疗巾铺于患者的导管下；②评估导管位置；③核对导管体外长度；④评估导管通畅情况，回抽有无回血，合适的体位可避免导管打折或牵拉移位。

3. 排气消毒　①排气后安装输液管路终端滤器；②无菌棉片消毒导管接头处2遍，充分待干。注意事项：①严格无菌操作；②三查八对一注意。

4. 连接　将输液器末端与导管螺口连接，妥善固定。注意事项：①接口处连接紧密，避免滑出；②固定牢固，便于患者活动。

5. 观察　①根据医嘱调节适宜速度；②询问患者有无不适；③协助患者整理床单位。

（五）记录

1. 再次洗手。

2. 记录输注时间，液体总量，并签名。

3. 巡视、观察和记录患者不良反应。根据计划应用持续输入或循环输入的方法，均匀完成输液量，防止输注过快或过慢引起的不良反应。

二、输液泵技术操作流程

（一）目的

输液泵是一种能够准确控制输液速度，保证匀速给药，药量准确地进入患者体内发挥作用的仪器。使用输液泵可以提高静脉治疗用药的流速和容量控制的精度，更加精准用药。利用输液泵的各种报警功能，可以提高临床护理安全，护理人员应正确、熟练使用输液泵。

（二）准备

1. 用物准备　输液泵、输入液体、专用输液泵管一套、三通开关一只（必要时）、治疗车、消毒棉签、输液治疗单、洗手液、医疗垃圾桶、生活垃圾桶。

2. 患者准备　了解治疗的目的，方法、注意事项及配合要点。排空大、小便，取舒适体位。

3. 环境准备　温度适宜，整洁、有电源及插座。

（三）操作流程

1. 核对　双人核对医嘱，根据医嘱准备药液。

2. 准备　洗手、戴口罩，备齐用物，检查用物是否完好。

3. 配置药液。

4. 再次核对携用物至床旁，两种方式核对患者信息。

5. 告知　①患者输液泵使用的目的、注意事项；②患者输注药物名称及注意事项。

6. 评估　①患者生命体征、年龄、病情、心功能及合作程度；②药物的作用、注意事项；③输液通路的通畅情况及药物配伍禁忌。

7. 固定　将输液泵固定在输液架上，连接电源。

8. 安装　输液泵连接将液体挂在输液架上连接三通开关排气，关闭调节器，准确地将输液管道安装在输液泵的管道槽内，关闭泵门。

9. 开机、自检　遵医嘱设定输液参数和输液量。

10. 再次核对。

11. 连接、启动　三通与导管接头相连，启动开始键。

12. 观察输液情况是否正常。

13. 安置患者取舒适卧位，整理床单位。

14. 整理用物，洗手，记录。

注意事项：①操作过程严格遵循无菌原则；②操作前、操作中、操作后查对；③安装输液管路方向正确；④观察通畅情况，绿灯闪烁，提示工作正常；红灯为报警灯，根据提示进行相应处理；⑤告知患者使用过程中不可自行调节；⑥及时处理各种报警，确保输液安全。

（四）规范要点

1. 能熟练使用输液泵。

2. 评估患者生命体征、年龄、病情、心功能等情况及药物的作用和注意事项，患者的合作程度、输注通路的通畅情况及有无药物配伍禁忌。

3. 整个操作过程中，随时查看指示灯状况。

4. 观察患者输液部位状况，观察用药效果和不良反应，发生异常情况及时与医师沟通并处理。

5. 定时观察输液泵运行情况，及时处理各种报警。

6. 告知患者使用输液泵的目的、注意事项及使用过程中不可自行调节。

（五）操作评价

1. 准确执行查对制度和无菌操作规程。

2. 操作规范、步骤及方法正确、熟练。

3. 各参数设置正确。

4. 熟悉机器性能，熟悉常见故障及排除方法。

5. 有效的护患沟通，患者及家属能够知晓护士告知的注意事项。

三、PEG肠内营养管护理操作流程

（一）评估

1. 评估患者的病情。

2. 环境准备。

3. 用物准备　胃镜、PEG置管包。

4. 解释　①备齐用物至患者床边；②解释，取得合作；向患者及家属解释PEG置管的目的，可能出现的不适和处理方法，以及需要配合的注事项；③根据病情协助患者取平卧位。

（二）操作步骤

1. 术前护理　①备皮；②预防性使用抗生素；③患者头侧准备吸引器。

2. 术后护理

（1）肠内营养护理：术后24h禁食，然后经PEG管滴注500ml生理盐水，无不适后第二天开始滴注肠内营养液。温度以38～41℃为宜（体外）。给药前后均应用温水30ml冲管，并要将药物碾碎。

（2）导管护理：①局部消毒更换敷料1次，导管下可垫防压疮垫，防止压疮；②外垫固定不宜过紧，防止腹壁组织坏死。术后1周内每天将外垫松开1次，用棉签将管口周围擦洗干净，转动360°将导管推进1～2cm再拖回原位，以减少局部受压，防止粘连。导管固定也不宜过松，防止渗漏；③窦道形成后，可改为每周换药1次，若有分泌物增多等情况发生及时与医生沟通。

3. 拔管护理　患者经口饮食能满足机体的需要后，可考虑拔除PEG管，一般在停止肠内营养后1～2周，口服饮食能满足需要后在内镜下予以拔除。

（三）记录

1. 询问患者有无不适，观察皮肤红肿情况，观察外垫松紧情况，观察切口渗液情况，观察引流液情况。

2. 记录PEG管放置时间。

3. 巡视观察和记录患者不良反应。

（孙文彦　葛瑞彬　张静彦）

参 考 文 献

［1］BahatG，TufanF，TufanA，et al. The ESPEN guidelines on enteral nutrition-Geriatrics：Need for its promotion in practice. ClinNutr，2016，35（4）：985.

［2］Lisa．A．Gorski．Infusion Nursing Standards of Practice．Journal of Infusion Nursing，2007，30（1）：20-21.

［3］北京协和护理部北京协和医院护理技术操作指南. 北京：中国协和医科大学出版社，2007：78-85，197-198.

［4］陶艳玲. 63项危重症护理必备技能. 太原：山西科学技术出版社，2019：237-250.

［5］吴国豪. 临床营养治疗理论与实践. 上海科学技术出版社，2015：769-776.

［6］吴惠平. 护理技术操作并发症及处理. 北京：中国医药科技出版社，2004：95-110，121-123.

［7］于健春. 临床肠外肠内营养治疗指南与共识. 北京：高等教育出版社，2018：117-125.

［8］中华医学会肠外肠内营养学分会神经疾病营养支持学组. 神经系统疾病肠内营养支持操作规范共识（2011版）. 中华神经科杂志，2011，44（11）：787.

［9］朱明炜. 规范的应用肠外肠内营养. 中华医学信息报，2011，44（7）：14.

［10］朱维铭. 肠内营养的规范化问题. 肠外与肠内营养，2013，20（4）：67-69.

［11］朱维铭. 炎性肠病的营养支持治疗. 肠外与肠内营养，2011，18（4）：193-195.

第二十三章

各类疾病营养支持的护理问题

第一节　肠内营养相关并发症的护理

　　肠内营养（enteral nutrition，EN）并发症的发生与配方、应用途径及疾病本身相关，主要包括胃肠道、代谢性、感染性、机械性并发症等，以胃肠道并发症最为常见。护理人员在实施肠内营养过程中应遵守操作规范，加强评估，做好监测与预防，及时识别并处理并发症，保证肠内营养支持的实施效果。

一、胃肠道并发症

（一）腹泻

　　腹泻是EN并发症中最常见的，根据不同定义其发生率可达2%～63%。一般来说，每日粪便量＞500ml或每日排便次数＞3次，连续超过2天即可认为是腹泻。EN护理中应注意：①选择合适的营养液：不含乳糖的营养液可防止因缺乏乳糖酶导致的腹泻，低脂营养液可预防脂肪含量过高所致的脂肪泻；②营养液应现用现配，避免污染，低温保存，已开启的营养液放置不宜超过24h；③调整营养液的浓度、速度和量，逐步递增便于肠道适应。应用肠内营养泵输注时，根据营养液的总量调节滴速，开始时速度可减慢至20ml/h，待胃肠功能适应后，最大速度不宜超过120ml/h，使用加温器调节营养液温度，保持温度38℃左右；④评估观察患者的病情和治疗情况，严重营养不良引起的低蛋白血症和肠黏膜萎缩，可导致肠道吸收和分泌功能异常；大量使用广谱抗生素，可导致肠道菌群失调引起腹泻，应及时纠正；⑤定时评估肠鸣音及排便次数、量与性状。一旦发生腹泻应鉴别原因并做相应处理，严重者暂停EN，改用肠外营养（parenteral nutrition，PN）支持。

（二）腹胀与肠痉挛

　　腹胀与肠痉挛是EN常见并发症，其发生主要与快速输注营养液、配方制剂温度过低、营养制剂类型选择不当、高渗透压、吸收不良等因素有关。故护理EN患者时，应注意以下几点：①营养液应现配现用，遵循营养液浓度由低到高、剂量由少到多，速度由慢到快的原则循序渐进；②如在EN过程中患者出现腹痛、腹胀、肠痉挛，首先应鉴别患者是否存在肠梗阻，对于肠梗阻患者应及时停止肠内营养输注。对于其他原因引起以上不适症状的患者，可通过降低营养液浓度、减慢输注速度、更换营养液配方等进行调整，也可进行腹部按摩或热敷；③必要时遵医嘱应用促胃肠动力药，也可给予开塞露或灌肠，改善腹胀情况。

（三）恶心、呕吐

在接受EN支持的患者中，恶心、呕吐的发生率为10%～20%，其发生主要与营养液高渗透压导致胃潴留、营养液脂肪比例过高、输注速度过快、输注量过大、营养液气味难闻使得患者难以忍受、患者对乳糖不耐受等因素有关，其中胃排空延迟是导致恶心、呕吐的最主要原因。护士在进行护理时应注意：①若怀疑EN患者出现的恶心、呕吐是由于胃排空延迟所致，应减慢输液速度，遵医嘱给予促胃动力药物；②如果条件允许，在进行EN时，向患者提供等渗、低脂肪营养制剂，并采用营养泵均匀、缓慢、恒温（38～40℃）泵入。

二、代谢性并发症

临床上EN的代谢性并发症与肠外营养相似，但发生率及严重程度均较低。EN的代谢性并发症主要有以下几种。

（一）糖代谢紊乱

行EN的患者中，有10%～30%出现高血糖，其发生与手术应激状态、过快输注营养液、高能量喂养有关。另外，肠内营养期间的高血糖还见于对葡萄糖耐受力减退的老人。护士在对患者进行肠内营养护理时，应注意监测患者血糖，随时观察其反应。若患者发生高血糖，应降低营养液浓度及输注速度，遵医嘱补充胰岛素或口服降糖药，并给予低糖饮食。肠内营养时，非酮性高渗性高血糖较少见，多见于既往有糖尿病急性并发症的患者，主要与胰岛素相对缺乏有关。若对患者加强监测，非酮性高渗性高血糖多可预防。一旦发生，立即停用原营养液，给予外源性胰岛素。待血糖稳定后，再重新进行EN支持治疗。低糖血症多由于营养液滴注过少、过快，或见于长期接受鼻饲饮食突然停止者。在停用要素饮食时，应缓慢进行，期间注意观察患者是否出现心悸、头晕、乏力、出冷汗等低血糖反应，同时及时补充其他形式的葡萄糖，防止低血糖的发生。

（二）水代谢异常

高渗性脱水在水代谢异常中发生率最高，其发生率为5%～10%，多见于昏迷、气管切开患者，儿童及老人也较容易发生，因为这些患者常有肾衰竭的情况。如果这些患者使用了高渗和高蛋白配方进行肠内营养治疗，其脱水情况更为常见。若患者自觉口渴，护士应在EN支持时，预先适当多添加一些水分，并严密监测患者的体重、血电解质及每日出入水量。对于心、肾及肝功能不全的患者，特别是老年患者，进行肠内营养支持治疗时应该严格控制入水量，防止水潴留发生。

（三）电解质和微量元素异常

当患者营养摄入不足、水液丢失过多或摄入过量钠时，会出现高钠血症。EN支持治疗前应纠正水、电解质紊乱，治疗期间监测患者体重、出入水量、血电解质，观察有无脱水表现，并保证患者水分的摄入。当患者腹泻、水分摄入过多或丢失过多消化液时，可引起低钠血症。对于此类患者，护士应每天监测其体重，限制液体摄入，必要时可进行利尿治疗。高钾血症见于心、肾功能不全，营养液中钾含量过高、代谢性酸中毒等情况，针对此类患者，可更换营养液配方，减少钾摄入，监测血钾浓度，评估患者有无乏力、神志淡漠、腹泻等高钾血症。低钾血症可见于应用利尿剂、代谢性碱中毒、腹泻、再喂养综合征等，患者可有无力、呕吐、头晕、躁动等表现，除了积极寻找腹泻原因外，护理人员还应监测血钾浓度，纠正患者钾离子的缺乏，同时还应考虑在患者出现低钾血症时是否合并有低镁血症的存在。

一般进行肠内营养的患者每日接受1500～2000ml的营养液便可满足其对能量、维生素、矿物质及某些微量元素的需求。除非未能及时监测长期进行EN的患者情况，微量元素如铜、锌等的缺乏一般不多见。轻度微量元素缺乏可自行调整，严重情况可通过补充患者日常需要量缓解。当患者体内微量元素缺乏时，可出现伤口愈合缓慢、生长发育障碍、抽搐等表现，护士在对患者进行EN支持时应评估观察有无以上不良反应，及时处理。

（四）酸碱平衡紊乱

主要与原发疾病及EN制剂应用不当有关，其发生率较低。高碳酸血症见于摄入糖类和/或能量过多，特别是有呼吸功能损害的患者或刚停止机械辅助通气、排出二氧化碳较困难的患者。采取的护理措施包括：①选择合适的肺部疾病专用EN制剂（低糖、高脂肪比例营养剂）；②避免过度通气；③监测肺功能，注意其呼吸商变化。

（五）肝功能异常

少数患者长期行EN支持时，由于营养液中的氨基酸进入肝内分解后的毒性作用，或大量营养液吸收入肝，肝内酶系统新的活性被激活、增强，导致转氨酶升高。但该变化是非特异性的，一旦患者停用EN后，肝功能各项指标便可恢复正常。对长期接受肠内营养的患者可定期行肝肾功能复查，防止其肝功能异常的发生。

（六）再喂养综合征

再喂养综合征是严重营养不良患者过快过量地摄入食物而导致的一种危险结果。常见于重度营养不良或长期禁食患者，在恢复饮食前几日易发生。其发生率为19%～28%。在肠外营养或肠内营养支持过程中均可发生，以水钠潴留和血浆中钾、镁、磷浓度下降为特征，严重者可致死。预防是最佳的应对方式，对于高危人群实施营养支持应从低剂量开始，循序渐进，同时密切监测水、电解质及代谢反应。

三、感染性并发症

（一）误吸、吸入性肺炎

误吸主要表现为呛咳和明显的呕吐、心动过速、发绀，甚至可进一步发展成为肺炎。在EN的并发症中，吸入性肺炎最严重，是指误吸发生后，患者突然出现的呼吸功能障碍或衰竭。其发生率为1%～4%，多好发于呼吸功能和/或吞咽功能差者、危重症患者、意识障碍患者、老年人或幼儿。其发生原因与年龄、置管位置、患者卧位及吞咽功能等因素有关。依营养物质颗粒的大小和营养液pH值、剂量不同，吸入性肺炎表现的严重程度及预后也不一致。轻者临床症状不明显，不易被发现，有时仅伴有低热、乏力症状。一般表现为烦躁、心率加快、呼吸急促并伴有泡沫样痰。严重者可在短时间发生急性肺水肿，表现为低血压、发绀、呼吸困难及气促，若治疗不及时，也可导致患者死亡。发生吸入性肺炎时，患者胸部X线片显示其有实质性炎症浸润，多表现为肺下叶斑点状阴影。

防止胃内容物潴留及反流是预防误吸、吸入性肺炎的根本，应做好以下护理措施：①选择合适的喂养管和喂养途径，如选择以鼻空肠管替代胃管进行幽门后喂养。一般来说，通过鼻胃管进行营养支持的患者吸入性肺炎的发生率高于经胃或空肠造口者；②保持患者床头抬高30～45度，如果条件允许可使患者处于半卧位。肠内营养支持后，尽量保持床头抬高位置30分钟，防止胃潴留；③为鼻饲患者行翻身、排痰等护理措施时应尽量在肠内营养操作前进行。对需要吸痰的患者，吸痰管勿插入过深，操作动作要轻柔，防止因剧烈呛咳引起反流，甚至误吸；④尽可能使用等渗营养液，因其与高渗液体相比可较少引起胃的延迟排空；⑤检查胃内残留量，每4h抽吸1次。若胃内潴留液体小于200ml，维持原速度，若大于200ml时，应减慢输注速度或暂停输注；⑥妥善固定喂养管，定期监测喂养管位置。勤观察，多巡视，如有故障，及时处理；⑦保持患者口腔清洁，促进其舒适；⑧可遵医嘱使用多潘立酮等促胃动力药，促进胃排空。

一旦发生误吸，护理人员应：①立刻停止肠内营养液的输注，并将胃内容物吸尽；②行气管内吸引，吸出营养液颗粒或液体；③如患者意识清醒，鼓励其咳嗽，咳出气管内液体；④如果营养液颗粒进入气管，立即行气管镜检查，并将所有食物颗粒清除；⑤若有需要，进行机械通气支持；⑥遵医嘱适当使用抗生素预防感染。

（二）营养液污染

配液或肠内营养插管操作不规范、输注器具不清洁等情况，都可能引起营养液污染。在进行肠内营养相关操作时，护理人员应遵循：①在配置营养液和肠内营养插管时，严格执行操作规程；②营养液现配现用，配制后保存得当。如条件允许，尽可能使用现成的无菌配方产品；③每瓶营养液悬挂时间少于8h。若营养液打开暂时不用，加盖后放于4℃冰箱中保存。

四、机械性并发症

（一）鼻、咽及食管损伤

鼻、咽及食管损伤主要原因在于行EN时，选择的喂养管粗且较硬，长期放置后易压迫鼻、咽及食管壁，导致黏膜糜烂、出血及坏死。预防措施有：①插管时选择管径适宜、刺激性小、质软的喂养管；②插管前应充分润滑喂养管前端；③操作动作轻柔，不可用力过猛，插管时如遇阻力，应先查明原因，不可硬插；④喂养管妥善固定，防止扭曲、受压；⑤每日清洁口、鼻腔，注意观察患者鼻腔黏膜完整性。保持另一侧鼻孔通畅，经常清除鼻腔分泌物；⑥如患者需长时间置管，考虑胃或空肠造口。

（二）喂养管堵塞

喂养管管径过小、EN支持过程中或输注结束时未能及时冲管、药物与营养液不能互相溶解、营养液过于黏稠，都可能造成喂养管堵塞。护理人员对患者进行肠内营养操作时，为保证输注通畅，除选择合适的喂养管外，还要做到：①输注前后可用30ml温生理盐水或温水冲管。如果肠内营养持续时间较长，可每4h冲管1次。冲管时注意压力勿过高；②当通过喂养管输入药物时，应将其研磨成粉末状，完全溶于适当溶剂中，给药时暂停营养液供给；③同时输入多种药物，注意药物之间的配伍禁忌。如发生堵塞，去除阻塞物的解决方法比更换喂养管更可取，如用温水不断抽吸管道，使用胰酶或碳酸氢钠溶解沉淀物。

（三）喂养管移位和脱出

若患者意识障碍、喂养管固定不牢或缝线松脱，可引起喂养管移位和脱出。另外，该种并发症也可因患者翻身不慎或躁动不安将喂养管自行拔出而引起。护士应做好以下预防措施：①选择管径合适、患者耐受性较好的喂养管；②喂养管妥善固定；③每日检查固定喂养管的胶布有无潮湿、脱落，并及时更换；④对躁动不安的患者，适当约束，必要时遵医嘱给予镇静剂。

（四）喂养管拔出困难

医护人员对EN患者应避免选择质地较硬的喂养管，防止其嵌入胃肠黏膜中，引起拔管困难。若出现此类情况，可改用胃或空肠造口形式输入营养液。但空肠造口如在肠壁、腹壁脏层上缝扎固定过紧，也会出现拔管困难。这时，可剪断造口管，使其远端通过肠道排出。

（五）造口并发症

包括胃造口并发症及空肠造口并发症。胃造口并发症的发生常与胃管和腹前壁之间无严密固定有关，表现胃内容物的溢出及造口出血。空肠造口并发症可因操作人员技术问题或肠管异常蠕动导致，表现为造口出血、喂养管脱出、造口管周围渗漏、造口周围皮肤感染或糜烂。除将胃、空肠造口管完好固定外，还应经常巡视，如有造口并发症出现，及时查明原因，决定是否需再次手术处理。

五、精神心理并发症

由于EN相关知识缺乏、使用喂养管后感觉不适、长期营养支持增加住院费用等原因，患者在接受EN支持时易产生焦虑不安、恐惧甚至抑郁的消极心理。为达到良好的营养支持效果，护士应该：①在实施EN支持前，向患者及家属做好健康教育，告知其肠内营养相关步骤、意义及需要配合的要点，消除患者不安心理；②进行肠内营养插管时，规范操作，减轻患者不适；③营养支持期间，注意做好患者心理护理，多和患者沟通，指导其通过听音乐等方式转移注意力；④鼓励患者进行咀嚼运动，满足其心理要求。

相较而言，EN大多数并发症是可以预防和避免的，也无严重代谢并发症，是安全、经济的营养支持途径。应用过程中，护理人员依据临床实践指南，遵守EN相关技术操作规范，加强预防和护理措施的落实，可有效降低并发症的发生，保障肠内营养的安全实施。

第二节　肠外营养相关护理并发症

肠外营养（parenteral nutrition，PN）是临床营养支持的重要组成部分，已广泛应用于临床。但是，PN尤其是长期PN易导致一系列并发症，严重者可危及生命。临床上常见的PN并发症主要包括机械性并发症、导管性并发症、感染性并发症、代谢性并发症及脏器功能损害等。医护人员规范掌握操作技术，严密观察患者不良反应是减少并发症发生的有效措施。

一、导管性并发症

（一）置管损伤

对于瘦弱、营养不良等皮下脂肪较少的患者，在锁骨下静脉与颈内静脉穿刺置管时，由于穿刺点与胸膜顶距离较近，患者体位不当或穿刺方法不正确时，容易穿破胸膜引起气胸。

主要表现为患者感觉突发性胸痛，此时应立刻拔针，重新选择穿刺点进行穿刺。若仍有胸闷、呼吸困难或刺激性咳嗽，则应停止置管并拍摄胸片明确诊断，在置管时，若穿破静脉可导致血胸，患者常感觉剧烈胸痛，甚至呼吸困难；若损伤锁骨下动脉可导致局部淤血和血肿。对于输注PN患者，若导管误入胸腔则会引起胸腔积液，相应处理措施包括：①置管者应严格遵守中心静脉导管操作规范；②采用B超引导下穿刺，选择合适的体位；③中心静脉置管后应常规进行影像学检查，确定导管尖端位置正确；④气胸患者应绝对卧床休息，尽量少说话。少量气胸一般可在数日内自行吸收，若发生张力性气胸，需反复穿刺抽气或放置胸腔闭式引流管予以引流，经X线检查证实气体消失后方可拔除；⑤若刺破动脉，立刻拔出，加压止血，加压包扎。

（二）导管堵塞

导管堵塞是长期留置导管最常见的非感染性并发症，相关文献报道其发生率高达21.3%。临床中导管堵塞主要表现为在输注液体时有阻力或抽吸回血困难。其原因有血栓形成因素与非血栓因素。对于静脉营养液而言，其pH＞6.6，则脂肪乳易产生磷酸钙沉淀，引起非血栓性堵管。另外，输注配伍禁忌药物、冲封管不正确也是导管堵塞常见原因。营养液输注时应注意：①仔细观察导管有无扭曲、打折，解除扭曲和打折或调节患者体位可使导管再通；②严格遵守药物配伍禁忌、合理安排输液顺序；③长期输入营养液时每4h用生理盐水20ml脉冲式冲管，每次输液前后用生理盐水20ml冲管。禁止使用10ml以下注射器进行正压注射、封管及溶栓；④应用5000～10000U/ml尿激酶或其他溶栓药物处理导管堵塞，若通管失败，应拔管；⑤若导管堵塞原因为脂肪乳剂堵塞，可使用75%酒精或0.1%氢氧化钠清除。

（三）导管异位

导管异位的主要临床表现为回抽无血液回流，冲管困难或不能冲管，异常的肩膀、胸部和背部的疼痛、水肿，患者感觉异常等。导管异位可导致脱管、堵管、深静脉血栓、静脉炎等一系列并发症。其原因与置管者的经验与技能、静脉选择、患者自身疾病因素（如胸腔积液）、颈部或手臂运动、高压注射等有关。预防及处理导管异位包括：①置管者应熟练掌握置管操作流程，置管前应充分评估患者病情与血管情况，选择合适通路。置管后行X线检查确认在位；②每次使用前，应对导管的功能进行评估，并观察临床症状与体征；③当导管发生异位时应及时复位，无法复位则需更换导管或拔除导管，并且在新的位置上置入导管。

（四）导管断裂

临床上采用的导管以硅胶导管居多，其质地柔软，如不合理使用会出现导管断裂现象。高压冲管、堵管后强行冲管，患者运动过度等都有可能导致导管断裂。相应护理对策包括：①使用10ml以上注射器执行各项推注操作，正确实施冲、封管技术；②指导患者正确维护及适当运动；③出现堵管时，按堵管相应准则进行溶栓，切不可强行冲管；④出现导管脱落或断裂时，应立刻通知医生，并安抚患者，根据患者的具体情况采取不同方法，修复或将断裂的导管拔除。

（五）静脉血栓形成

PN时静脉内长期留置导管，可能导致静脉血栓形成。不同血管通路装置影响导管相关静脉血栓的发生率。有关注意事项包括：①静脉穿刺的熟练操作可降低静脉壁的损伤和发生血栓的危险性；②在置管前应对患者进行充分评估，患者存在凝血异常基因、怀孕或口服避孕药、低龄儿童和老人等是发生静脉血栓的危险因素；③指导患者采取预防血栓相关措施，如导管侧肢体尽早活动、适度的肢体锻炼、多饮水等；④观察患者有无肢体末端、肩膀、颈部或胸部的疼痛或水肿等静脉血栓临床表现，值得注意的是，绝大多数静脉血栓不会产生明显的症状和体征；⑤低分子肝素和华法林对导管相关静脉血栓有预防作用，但肠外营养配方中加入肝素则无效。已形成静脉血栓应进行系统性的溶栓治疗，无效则考虑拔管。

二、感染性并发症

中心静脉导管相关性感染是PN时最常见、较严重的并发症，常见于长期PN的患者，包括导管的局部感染和全身性感染。局部感染常表现为局部皮肤触痛，伴红肿或硬块；全身性感染即导管相关性血流感染，常表现为发热、寒战、血压降低等。其感染率在1.3%～26.2%，因医院规模与设置、导管类型、使用频率、患者相关因素的不同而有差异。

预防及处理导管相关性血流感染的策略主要包括：①操作人员应熟练掌握置管和护理技术，严格执行无菌操作规范，在每次接触导管前保证手卫生，在中心静脉插管时使用最大限度的无菌防护屏障；②置管位置对导管相关性感染发生率的影响主要与发生血栓性静脉炎的危险率和局部皮肤菌群的密度有关。对于成人，下肢穿刺比上肢造成感染的危险度更高，锁骨下静脉对控制感染来说是首选部位；③特氟纶和聚亚安酯导管比聚乙烯和聚氯乙烯导管感染的可能性低；④每次换药时使用碘伏、酒精、氯己定等进行皮肤消毒；⑤使用透明/半透明的聚亚安酯敷料进行置管部位的覆盖，采用非缝合式的固定方式，防止导管滑动；⑥一般不主张预防性使用抗生素，没有感染证据时也不必定期更换导管；⑦在输注肠外营养液时，注意每日更换输液管道，采用全合一方法配置营养液，注意配置及输液中的无菌操作；⑧在肠外营养液输注过程中，出现发热、寒战等症状时又找不到感染病灶，则考虑导管相关性血流感染。应立即拔管，同时送导管尖端、导管出口渗出液和经导管抽出的血标本以及外周血标本做培养。一般情况下，拔管后体温很快恢复正常，无需使用抗生素。若发热不退，且血培养阳性，则需根据药物敏感试验选用抗生素。

三、代谢性并发症

（一）糖代谢紊乱

PN患者常因原发疾病、糖尿病、应激状态等产生一定程度的胰岛素抵抗，从而导致高血糖。而短期内大量葡萄糖的摄入，机体不能及时利用也会导致高血糖的发生，患者常出现渗透性利尿、脱水、高渗性昏迷等不良反应。相关文献报道，高达50%危重症患者输液期间会发生高血糖，不仅增加了肝脏的代谢负担，且最新研究表明，可增加危重症患者感染、死亡的风险。而胰岛素分泌、胰岛素敏感或给予剂量的改变，或同糖输注突然中断则会引起低血糖。患者可出现心悸、出汗、甚至抽搐、昏迷。因此在输注过程中，为预防发生高血糖与低血糖，应做到：①按计划均匀输注营养液有利于营养成分的吸收与利用，切记输注过快或突然终止，可用等渗糖溶液进行过渡，然后停用PN；②应根据患者的具体情况，在营养液中添加胰岛素，控制血糖水平；③高血糖或高渗性昏迷一旦发生，应立即停止输注葡萄糖，用低渗盐（0.45%）以950ml/h的速度输入以降低渗透压，同时根据血糖水平应用胰岛素，使血糖维持或接近正常水平。在纠正高血糖的过程中，也应防止血糖下降太快导致脑细胞水肿。

（二）脂肪代谢紊乱

对于长期PN患者，如营养液中不含脂肪乳剂，则可能发生必需脂肪酸缺乏症。患者可出现皮肤干燥、毛发脱落、伤口愈合延迟、肝大、肝功能异常、骨骼改变、贫血、皮炎等表现。而脂肪乳剂输入速度过快或输入总量过多，患者伴有肝、肾功能不全、糖尿病、家族性高脂血症或患有危重疾病时，则容易发生高脂血症。PN患者伴发高脂血症发生率为25%～75%。高脂血症一般为短期的良性过程，但严重的高三酰甘油血症会导致急性胰腺炎的发生。当患者出现发热、急性消化道溃疡、血小板计数减少、溶血、肝脾大等症状时，可疑为脂肪超载综合征，应立即停止输注脂肪乳剂。若满足必需脂肪酸的需要，则每周至少提供20%长链脂肪乳剂500ml，若满足能量需求，则每天输注脂肪乳剂1～2g/kg。一般认为血三酰甘油超过3.4mmol/L时宜降低输注速度，必要时停止。

（三）氨基酸代谢紊乱

在PN支持时，若能量供给量不足而氨基酸过量供给时，则易引起肾前性氮质血症，主要见于严重肝肾功能损害或婴幼儿患者。部分患者输注氨基酸时可发生变态反应，表现为皮疹、寒战、发热等。临床中，预防氮质血症的发生则保持蛋白质用量为每天＜1.7g/kg，降低输注速度，检测有无脱水、肾功能损害等。若发生变态反应，立即停止输注即可消失。

（四）电解质、维生素及微量元素缺乏症

在实施PN时，应根据患者疾病过程、体液及电解质状况、肾功能等因素估算水及电解质的需要量，若处理不当，可导致体液和电解质失衡。常见包括容量失调、低钠血症、低钾血症、低磷血症、低镁血症、低钙血症、高钠血症、高钾血症等。患者在输注肠外营养液时，由于葡萄糖进入机体，血浆胰岛素水平增高，促使钾、磷、镁和葡萄糖进入骨骼肌和肝脏进行蛋白质合成与能量代谢，因此常造成血浆钾、磷、镁浓度迅速下降。需要强调的是，低磷血症表现为感觉异常、肌肉无力、惊厥昏迷等，严重者可致死。对于长期禁食的严重营养不良患者，开始给予PN及PN期间尤其需严密监测水及电解质变化，防止再喂养综合征的发生：①患者在输注肠外营养液前，先纠正电解质紊乱，尤其是低钾血症、低磷血症；②在PN开始的第1周，液体输注量应限制在800ml/d，并适当补充额外需要量，防止发生液体负荷超载或脱水。每日监测患者的体重有助于确定患者补液量。若患者体重增加＞0.25kg/d或1.5千克/周，则提示患者补液过度而非营养状态提高；③每日碳水化合物的摄入量限制为2～3g/kg，并监测血糖水平；④定期监测患者血钾、磷、镁等实验室指标；⑤患者发生低钾血症时，适当增加钾的摄入，利尿时、持续输注胰岛素时注意补钾；发生低钠血症时，可减少水的摄入量；发生低磷血症、低钙血症、低镁血症时，补充相应制剂。肠外营养时，还应及时补充人体代谢所必需的维生素，否则易导致维生素缺乏，产生一系列症状，如缺乏维生素B$_2$表现为口角炎、咽喉痛、脂溢性皮炎；缺乏维生素C表现为机体抵抗力下降、乏力、皮

肤牙龈出血；缺乏维生素K会出现出血倾向、皮肤淤斑等。对于禁食超过1个月的患者，可出现微量元素缺乏，最常见的是锌缺乏，主要表现为创口愈合延迟、脱发、口角炎等。因此，长期肠外营养支持患者，应每天补充微量元素。

（五）酸碱平衡紊乱

在肠外营养时，酸碱物质的负荷超量或机体调节功能障碍，则会导致酸碱平衡失调。在氨基酸液的早期产品中，如盐酸精氨酸、盐酸组氨酸中含有较高的盐酸盐，这些溶液输入机体可导致高氯性酸中毒的发生。在肠外营养液中碳水化合物过量可使二氧化碳增加，导致呼吸性酸中毒。

四、脏器功能损害

（一）肝脏损害

肝脏损伤是肠外营养中常见的并发症，尤其见于儿童及长期PN的患者。其原因与氨基酸与脂肪供给不足或过量、过高的能量供给、肠道菌群失调、胆汁淤积等有关。由于观察对象疾病、时间、方法等不同，其发生率在8.6%～84%。脂肪肝为肝损伤中最常见的并发症，由于过度喂养特别是葡萄糖过量，进入体内后不能被完全利用，而转化为脂肪沉积于肝内引起。早期肝损伤往往是可逆的，停用或减用肠外营养肝功能多可恢复正常。但是，对于长期PN患者，其肝损伤为不可逆，除脂肪肝外，往往会发生肝内毛细胆管胆汁淤积、门静脉炎等，进一步发展可形成门静脉系统纤维化，导致肝功能不全和肝硬化，重者可引起肝衰竭及死亡。肝损伤对患者预后影响重大，应采取以下措施预防及减少其发生：①评估患者对能量的适宜需要量，可减少肝脏脂肪变性；②对于长期PN患者，若已有转氨酶升高，则早期开始周期性输注（每次间隔6～8h）可减少脂肪变性的发生；③肠内营养是预防及治疗肝脏损伤最有效的措施，一旦出现肝胆功能异常和淤胆应设法改用肠内营养；④尽量避免使用肝脏毒性药物。

（二）胆道系统疾病

长期PN使胆道处于休息状态，肠道激素的分泌受抑制，胆囊运动功能受损，导致胆汁淤积和胆囊扩张，进一步发展为胆泥、胆石症和胆囊炎。相关研究发现，TPN治疗6周后胆泥淤积的发生率为100%。预防及处理胆道系统并发症措施包括：①长期行PN治疗的患者应定期行超声波检查，及时发现问题；②肠外营养时每日预防性注射缩胆囊素，可防止胆汁淤积和胆泥形成；③口服熊去氧胆酸可逆转TPN导致的严重胆汁淤积；镇定安眠剂与抗生素对胆汁淤积并无效果；④使用肠内营养支持可预防及治疗胆道并发症。

（三）肠屏障功能减退

长期PN时胃肠道缺乏营养素及食物机械性的刺激作用，导致肠上皮绒毛萎缩、变稀、褶皱变平、肠壁变薄，肠道的屏障功能和正常菌群受到破坏。肠上皮绒毛萎缩在禁食48h时开始出现，肠道细菌的移位导致肠源性感染，甚至引起脓毒症。临床上长期PN支持患者，若出现持续低热而又无明确感染病灶时，应考虑肠源性感染。补充谷氨酰胺及短链不饱和脂肪酸制剂可减轻肠上皮萎缩。根据患者具体情况尽可能给予一定量的肠内营养，以防止肠道结构和功能损害并发症的发生。

（四）代谢性骨病

患有内分泌疾病、短肠综合征、克罗恩病、多发性骨髓瘤、绝经后患者进行长期肠外营养时易发生代谢性骨病，而肠外营养液中氨基酸过量、代谢性酸中毒、钙和维生素D缺乏、磷和镁缺乏、活动量少、维生素中毒、长期使用肝素和激素等也可导致代谢性骨病的发生。患者主要出现骨质减少、骨质疏松、高钙血症、四肢关节疼痛、骨折等症状。对于长期应用PN的儿童易发生佝偻病，因为肠外营养液中所含的钙、磷极为有限，不能满足生长发育所需量。

预防及治疗代谢性骨病的措施包括：①对于长期PN患者，每2～5年测量1次骨密度，若治疗中有影响骨代谢的药物，则12～18个月监测1次；每6～12个月监测患者血钙、磷、镁及24h尿钙、镁；②肠外营养液中，应含钙5.0～7.5mmol/d，含磷20～40mmol/d，避免过量氨基酸，若为保持营养液稳定性无法达标，则应口服补充；③积极开展健康教育，改变患者生活方式，包括低度活动、预防跌倒、戒烟戒酒、减少咖啡摄入等；④注意钙、磷的补充，优选静脉途径，因口服吸收性较差且有导致胃肠溃疡的风险，还应注意维生素D的补充。

在临床实施PN过程中，应积极进行营养监测并根据患者代谢需求而调整，尽可能避免或预防并发症发生，一旦发生，应及时处理，从而确保肠外营养安全及有效实施。

（孙文彦　李佳倩　刘　月）

参 考 文 献

［1］Bahat G，Tufan F，Tufan A，et al．The ESPEN guidelines on enteral nutrition-Geriatrics：Need for its promotion in practice．Clin Nutr，2016，35（4）：985．

［2］Friesecke S，Schwabe A，Stecher S S，et al．Improvement of enteral nutrition in intensive care unit patients by a nurse-driven feeding protocol．Nurs Crit Care，2014，19（4）：204-210．

［3］Lisa．A．Gorski．Infusion Nursing Standards of Practice．Journal of Infusion Nursing，2007，30（1）：20-21．

［4］Li B，Liu H Y，Guo S H，et al．Impact of early postoperative enteral nutrition on clinical outcomes in patients with gastric cancer．Genetics & Molecular Research Gmr，2015，14（2）：7136-7141．

［5］韩艳丽，吴清余，陈丹丹，等．ICU中心静脉导管相关性感染系统性护理干预的研究．中华医院感染学杂志，2015，（6）：1336-1338．

［6］李杰萍，姜翠红，管树荣，等．PICC相关性静脉血栓的危险因素及预防措施的研究进展．护士进修杂志，2019，34（10）：886-889．

［7］熊胜，熊宇，杨中善，等．肠内营养的临床研究进展．临床消化病杂志，2017，29（6）：398-401．

［8］张邦辉，蔡文杰，许振东，等．早期肠内营养对老年食管癌术患者肠道功能和并发症的影响．中国老年学杂志，2017，37（21）：5344-5346．

［9］中华人民共和国国家卫生健康委员会．静脉治疗护理技术操作规范．中国护理管理，2014，14（1）：1-3．

第二十四章

肠外肠内营养液配制流程及标准操作规范

第一节　肠内营养液配制流程及标准操作规范

随着有关肠内营养研究的深入，临床工作者们开始逐渐认识和应用肠内营养。营养支持与抗生素应用、输血技术、重症监护与支持、麻醉技术、免疫调控及体外循环一并被认为是20世纪医学的最伟大成就。近年来，肠内营养在临床营养支持中所占的比例逐年增高。国外应用肠内营养与肠外营养的比例已由2∶8转变为8∶2。肠内营养与肠外营养相比更加符合人体生理状况，能维持肠道结构和功能的完整，操作简便，费用低，并发症少且易于处理。凡胃肠道功能正常或存在部分功能者，营养支持应首选肠内营养。目前提倡肠内早期营养，研究表明早期给予肠内营养可明显降低严重消化道并发症的发生率，促进患者康复，提高患者生存质量。

一、物品准备

配制肠内营养液需以下物品：①清洁并高压消毒肠内营养液容器（输液瓶）；②肠内营养制剂：用酒精擦拭营养制剂外包装，并检查药品出厂日期和有效日期；③配制用容器、搅拌棒、漏斗和滤器煮沸消毒，并准备好配制所需的温开水。

二、环境准备

肠内营养配制室布局的要求为独立的肠内营养配制室应与污染源隔离，室内不能有明沟，总面积不低于60m²，可分为更衣区、清洗消毒区、配制区及发放区等。有标准的传递窗口，并有空气消毒和净化设施。配制区为30万级洁净区，有条件的医院可按良好生产规范（good manufacturing practice，GMP）要求建立面积在60m²以上的10万级洁净区。室内墙壁为白色瓷砖，地面耐磨、防滑、防静电。肠内营养配制室可根据需求配备天平秤、匀浆机、捣碎机、微波炉、电磁炉、冰箱、净化工作台操作台、清洗消毒设备及各种配制设备。清洁配制室要求用消毒液消毒地面，紫外线照射配制室至少30分钟；每天配制前，工作人员提前启动紫外线灯照射净化台。用75%酒精擦拭操作台面完成配制台台面消毒。

三、配制流程及标准操作规范

1. 配制人员洗手，换清洁拖鞋，更衣，戴口罩、帽子。进入配制室，戴无菌手套。

2. 核对医嘱，三查八对。

3. 取出配制用容器并向内加入300ml左右少许温开水（30～40℃），再将一天所需的营养剂量倒入，边加入容器边用搅拌棒搅拌，使之充分溶解，再用量筒量好加入所需要的水量，称重，精确到1g。将营养剂搅拌成混悬液，然后用一层纱布过滤，均匀分装到容器内，并取10ml留定氮标本。

4. 开启已经高压消毒的输液瓶或一次性肠内营养输液袋，借助漏斗和滤器，将配制好的肠内营养液倒入瓶或袋中，同时滤除其中凝结块。

5. 封闭输液瓶或输液袋口。

6. 将医嘱标签和患者的姓名、床号、配制日期分别写在不干胶标签上贴在肠内营养输液瓶或袋上，由专人送至病房。

7. 配制完毕后，将配制台用温水清洗干净，仔细清洗器具，然后在烤箱内灭菌。

8. 操作者将病人姓名、住院号登记在记录本上，每两周将所有物品进行细菌培养，并登记在记录本内。

四、注意事项

1. 现配现用，配制后常温下放置时间不超过4h。

2. 配制完毕但暂时未能输注的肠内营养液应放置于4℃冰箱保存环境中，输注前应加温。

第二节　肠外营养液配制流程及标准操作规范

全静脉营养也称全肠外营养（total parenteral nutrition，TPN），是将机体所需的碳水化合物、脂肪乳、氨基酸、维生素、电解质及微量元素等几十种成分，按比例混合在一个输液袋中，以外周或中心静脉插管输入的方式直接输入机体的注射液。其配制与稳定性历来备受关注。不当配制将导致脂肪乳分离或破乳，全营养混合液（total nutrient admixture，TNA）的颜色变化、并发生沉淀，从而危害患者健康。肠外营养液被美国用药安全研究所列为高警示药物，使用不当会对患者造成伤害或死亡。为改善国内肠外营养液配制认知、减少不当配制、降低患者相关风险，中华医学会肠外肠内营养学分会药学协作组制定了《规范肠外营养液配制专家共识》，为国内肠外营养液配制的规范化和标准化提供参考。

一、配制环境及洁净度要求

（一）配制环境及洁净度

《静脉用药集中调配质量管理规范》要求，医疗机构应设置静脉用药调配中心对肠外营养液进行集中调配与供应，其总体设施和布局应满足配液洁净度需求，保持静脉用药调配室温度18～26℃，相对湿度35%～75%，保持一定量新风。具体要求为：①配制间洁净度为万级，水平层流台洁净度为百级；②各功能室洁净度应满足配液需求并定期验证；③肠外营养液的配制操作应在B级（ISO5级）环境中完成；④推荐采用尘埃粒子计数器测定悬浮粒子；⑤每日记录风机压力。

（二）微生物限度

1. 推荐采用测定沉降菌监测微生物限度。

2. 在测定沉降菌基础上，有条件的可定期测定浮游菌。

3. 各功能室微生物限度应满足配液需求。要求采用沉降法来评定洁净室的洁净度。

4. 每周空气培养并记录。

二、人员要求

1. 配制肠外营养液的操作人员必须掌握无菌操作技术，定期参加培训与考核。

2. 推荐根据实际条件利用培养基灌装测试对人员的无菌操作进行验证。

3. 参与配制肠外营养液的人员，健康状况应满足配制需求。

三、肠外营养液配制流程

（一）肠外营养液配置顺序

1. 将磷酸盐加入氨基酸或高浓度葡萄糖中。

2. 将其他电解质、微量元素加入葡萄糖液（或氨基酸）中，不能与磷酸盐加入到同一稀释液中。电解质注射液也可加入0.9%氯化钠注射液或葡萄糖氯化钠注射液中。

3. 用脂溶性维生素溶解水溶性维生素后加入脂肪乳剂中。如处方不含脂肪乳，可用5%葡萄糖溶解并稀释水溶性维生素。复合维生素制剂（同时包含脂溶性和水溶性维生素），可用5%葡萄糖或脂肪乳溶解并稀释（不同制剂的配制操作需参照说明书）。

4. 将氨基酸先加入一次性肠外营养输液袋（以下简称三升袋）内，后将葡萄糖、0.9%氯化钠、葡萄糖氯化钠等液体加入三升袋内混合。

5. 将含钙盐的溶液加入三升袋内混合。目视检查三升袋内有无混浊、异物、变色以及沉淀生成。

6. 完成上述操作后，将脂肪乳剂加入三升袋中。

7. 应一次性不间断地完成配制操作，并不断轻摇三升袋，使其混合均匀。配制完毕后，尽可能排净袋中空气，悬挂以观察是否出现开裂、渗漏、沉淀、异物、变色等异常情况。

8. 推荐配制完成的营养液配方用标签标明，包括总容量、成分、建议输注时间和有效期等。

注意事项：①配制过程中不得将电解质、微量元素直接加入脂肪乳剂内。磷制剂和钙未经充分稀释不能直接混合；②丙氨酰谷氨酰胺注射液不得作为肠外营养液中唯一的氨基酸来源，应与复方氨基酸注射液合用。鱼油脂肪乳注射液不得作为肠外营养液中唯一的脂肪乳来源，应与脂肪乳注射液合用。如处方没有脂肪乳，为保证稳定性，不应加入脂溶性维生素；③不推荐在肠外营养液中加入其组成成分之外的其他药品。

（二）多腔袋的配制

工业化生产的多腔袋（multi-chamber bag，MCB）主要包含三腔袋和双腔袋。三腔袋是指分别装入脂肪乳、氨基酸和葡萄糖，隔成3个相对独立腔室的软袋，使用时可以通过挤压使3种液体快速混合成肠外营养混合液。双腔袋指分别含有多种氨基酸电解质溶液和葡萄糖电解质溶液，隔成两个相对独立腔室的软袋，使用时可以通过挤压充分混合，为机体提供蛋白质及碳水化合物的肠外营养液。

注意事项：①需严格遵照产品说明书进行包装拆除、溶液混合、储存、输注等操作。混合或添加药品时，需将袋子轻轻翻转3次，使溶液充分混合；②如需添加其他药品，需确保其相溶性和稳定性，不推荐在多腔袋中加入肠外营养液组成成分之外的其他药品；③添加药品时，遵从无菌操作技术。有些MCB需将袋内液体混合均匀后再加入其他药品；而有些则需先将葡萄糖和氨基酸混合后添加其他药品，最后再与脂肪乳混合；④添加少量药品可在病区完成，如添加大容量药品或同时添加多种药品时，应参照人工配制顺序，推荐在配液中心层流洁净工作台操作。可在袋外预混后通过一次性输液连接管加入MCB。若添加药品过多MCB难以满足患者需求时，需考虑配制TNA；⑤添加药品时将针头自加药口正中缓慢插入，尽可能减少对MCB加药口处的穿刺操作以免漏液，配制好的MCB应在室温下24h内完成输注；⑥加药量需按各厂家说明书推荐加药剂量和浓度来操作。

四、肠外营养液配制操作规范

1. TNA配制前需经药师审核，其成分复杂，不推荐加入肠外营养液成分之外的任何药品，以免生成沉淀或破坏稳定性。

2. MCB的包装分为内袋和外袋，之间放置氧吸收剂，如发现外袋破损不得使用；内袋由可剥离封条分隔成独立的腔室，进行配制前应按说明书操作，通过挤压使封条打开，将袋子翻转3次使袋内液体充分混合。该操作必须在平整、洁净的平面上进行。

3. 添加其他药品时不得超出肠外营养液组成成分（见分类与基本概念）范围。如果MCB的加药口在葡萄糖腔室内，可将药品加入葡萄糖腔室，也可在葡萄糖和氨基酸混合好后加入，最后同脂肪乳混合；对于不具备上述条件的MCB可以先将各容器内液体混合完全后再加入各类添加剂。每次加药后即刻翻转袋子3次避免组分局部高浓度持续时间过长。若添加药品过多容量过大，MCB难以满足患者需求时，需考虑配制TNA。

4. 推荐TNA中添加微量元素后，应在24h内输注。如配制24h内不输注，则微量元素应在输注前再行添加。

5. TNA中添加了维生素后，应在24h内输注完毕。如24h内不能完成输注，则维生素应在输注前再行添加。含维生素的TNA应避免阳光直射。需按药品说明书要求储存及添加维生素制剂。

五、TNA应用注意事项

1. 不推荐在TNA输注过程中使用避光输液袋和装置。应避免太阳光对肠外营养液的直接照射。

2. 不推荐血糖正常患者因输注TNA而常规补充胰岛素。不推荐在TNA中加入胰岛素推荐使用胰岛素泵单独输注。如需在TNA中加入胰岛素，以每克葡萄糖0.1U胰岛素的起始比例加入。推荐使用非PVC材质（如乙烯-醋酸乙烯酯共聚物）的三升袋。

3. 推荐不含脂肪乳的TNA使用0.2μm终端滤器。推荐含脂肪乳的TNA使用1.2～5.0μm终端滤器。

4. TNA的保存时间。添加了维生素与微量元素的TNA应在24h内输注完毕。不含维生素与微量元素的TNA在室温下可保存30h，2～8℃下可保存7天。

5. 推荐制定质量控制和质量保证相关制度流程。推荐选择塑料安瓿包装的肠外营养制剂以减少铝污染。推荐选择EVA材质的输液袋，避免PVC材质析出DEHP。推荐选择易折安瓿和侧孔针头以减少玻璃碎屑和胶塞落屑。

TNA配制过程中产生的污染主要来源有：环境中尘埃、纤维、浮游菌与热原；操作过程中产生的玻璃屑、橡胶微粒、消毒剂残留；配制用输液器具带入的颗粒；药物配制过程中产生的不溶性微粒与大直径脂肪微粒等。

6. 质量控制与质量保证

（1）质量控制：①推荐开展对TNA成品的质量检测工作；②推荐至少进行TNA成品检查与目视检查；③推荐对于发生不良反应或出现不耐受等情况的TNA，进行相关的质量检测。

1）成品检查：按照标签信息核对药品名称、规格、剂量，确认TNA颜色均一、无可视颗粒，乳剂无破乳分层现象，确认TNA密封无漏液。

2）目视检查：参照可见异物检查法（药典通则0904），在规定条件下目视可以观测到直径大于50μm不溶性微粒。TNA在加入脂肪乳前，需进行目视检查，不得有可见异物，观察时间应长于20s。

（2）质量保证：①推荐制定有效的TNA处方审核、配制、无菌操作、成品检查、配制环境监测等制度和流程，并严格遵照；②推荐定期对操作人员进行培训继续教育与考核，确保操作人员能够胜任TNA配制的相关工作；③推荐开展用药监护、用药教育不良反应报告等临床药学实践工作；④推荐运用质量管理方法对TNA配制工作进行持续改进。

（孙文彦 王 凯 刘 兵）

参 考 文 献

［1］Anderson C，Mackay M. Physical compatibility of calcium chloride and sodium glycerophosphate in pediatric parenteral nutrition solutions. JPEN J Parenter Enteral Nutr，2016，40（8）：1166-1169.

［2］Beattie C，Allard J，Raman M. Comparison between premixed and compounded parenteral nutrition solutions in hospitalized patients requiring parenteral nutrition. Nutr Clin Pract，2016，31（2）：229-234.

［3］Klang MG. PFAT5 and the evolution of lipid admixture stability. JPEN J Parenter Enteral Nutr，2015，39（1 Suppl）：67S-71S.

［4］Laborie S，Denis A，Dassieu G，et al. Shielding parenteral nutrition solutions from light：a randomized controlled trial. JPEN J Parenter Enteral Nutr，2015，39（6）：729-737.

［5］Tovsen ML，Smistad G，Bjerke TM，et al. Physicochemical stability of emulsions and admixtures for parenteral nutrition during irradiation by glass-filtered daylight at standardized conditions. PDA J Pharm Sci Technol，2015，69（3）：346-354.

［6］Tucker A，Ybarra J，Bingham A，et al. American society for parenteral and enteral nutrition（A.S.P.E.N.）standards of practice for nutrition support pharmacists. Nutr Clin Pract，2015，30（1）：139–146.

［7］Uccello-Barretta G，Balzano F，Aiello F，et al. Stability of hydrophilic vitamins mixtures in the presence of electrolytes and trace elements for parenteral nutrition：a nuclear magnetic resonance spectroscopy investigation. J Pharm Biomed Anal，2015，107（1）：7–10.

［8］Watrobska-Swietlikowska D，Szlagatys-Sidorkiewicz A，Luszkiewicz K. Evaluation of physical stability of all in one parenteral admixtures for pediatric home care with high electrolytes concentra-tions. Nutr Hosp，2014，31（1）：236–243.

［9］赵彬，老东辉，商永光. 规范肠外营养液配制. 中华临床营养杂志，2018，26（3）：136–148.

［10］蒋朱明，杨剑，许静涌，等. 列入临床诊疗指南和国家卫生和计划生育委员会行业标准的营养风险筛查2002工具实用表格及注意事项. 中华临床营养杂志，2017，5（25）：263–267.

第二十五章

ERAS与营养支持全流程管理

　　加速康复外科（enhanced recovery after surgery，ERAS）是指在术前、术中及术后应用多种确实可行的一系列医疗手段以减少手术应激及并发症，能够最终加速病人术后的康复。早期在1997年由丹麦外科医生Kehlet所倡导及实践，并在许多种的手术病人中积极探索其临床可行性及优越性，取得了极大的成功，其中最早成功的应用是结直肠外科领域。2010年欧洲成立了欧洲的加速康复外科学会，并于2014年发表了胃癌胃切除术加速康复外科的指南。2005年，原南京军区总院的黎介寿院士首次将加速康复外科概念引进到中国，并迅速在多个学科快速发展。2018年，由中华医学会外科学分会赵玉沛院士主导，与中华医学会麻醉学分会联合发布了《加速康复外科中国专家共识及路径管理指南》。目前，加速康复外科已在国内诸多外科领域均获得了很好的研究与推广，临床研究表明加速康复外科以病人为中心，以循证医学为依据，外科、麻醉、护理、营养、理疗等诸多学科的参与，完成手术前、手术中、手术后诸多流程的优化；可以减缓外科应急，减少手术并发症，减少治疗费用，缩短住院时间，并且提高了患者的满意度。

　　外科手术患者常存在营养不良，严重影响术后康复。美国加速康复学会（ASER）与围术期质量控制学会（POQI）专门在2018年6月联合发表了《ERAS路径中营养筛查与治疗的专家共识》，其中就术前营养筛查、围手术期营养治疗、出院后营养支持等关键问题达成共识。外科营养支持的主要目的在于改善整体代谢，预防或减轻营养不良，维护机体的自我修复和免疫反应，降低手术并发症风险，有利于病人的临床结局。通过肠内或肠外途径进行补充或提供全面、充足的机体所需各种营养素，以达到预防和纠正患者营养不良、增强患者对手术创伤的耐受力和促进早日康复的目的。虽然围手术期营养不良还很难定义、诊断及治疗，但营养不良是术后临床结局不良的一个主要的独立预测因素。发生营养不良的外科患者术后死亡率、并发症发生率、再入院率、住院费用更高，住院时间更长。围手术期进行全程营养支持管理可改善术后临床结局，减少因感染而发生的并发症及死亡。

第一节　手术创伤与机体的应激反应

　　应激反应是指机体受到物理性创伤、机械性破损、化学性侵害或情绪因素而引起神经、内分泌的内稳态改变。当机体受到外来侵袭时，信息由传入神经传至下丘脑-垂体-肾上腺轴（hypothalamus-pituitary-adrenal axis，HPA轴）而使儿茶酚胺和肾上腺皮质激素分泌增加，同时伴有炎性介质及细胞因子的改变，结果导致全身性的炎性反应。

一、影响手术创伤的应激因素

当机体受到外来侵袭时，信息由传入神经传至HPA轴而使儿茶酚胺、肾上腺皮质激素的分泌增加；同时也有炎性介质、细胞因子的改变，以至全身性的炎性反应。应激信息可引起下丘脑室旁核分泌促皮质激素释放激素和激活HPA轴，糖皮质激素分泌增加，交感神经系统分泌儿茶酚胺也增加。这些内分泌激素的增加，导致了机体的一系列反应。除炎性反应外，神经系统、心血管系统、呼吸系统以及代谢系统都将产生反应。这种反应无疑也有着正负两方面的作用。按治疗的要求，希望能加强或保留有利的部分，如凝血机制、组织愈合过程；减少那些不利的部分，如高分解代谢、过度炎性反应，甚至多器官功能障碍等。尽管人们抱有如此良好的愿望，但实际上机体反应是否能恰如其分地达到保护机体的程度，完全取决于所受到的应激程度和HPA接受的刺激反应。虽然现代手术创伤已经越来越小，操作更轻柔、细致，可减轻应激程度，但仍有信息经神经传导至下丘脑发生神经内分泌反应。减少这些信息的传导是减轻应激反应的一种措施。

二、减轻手术应激反应的多项措施

术后由于神经内分泌系统及炎性应激反应被激活，将增加对器官功能的需求，可能导致术后器官功能障碍。目前，最重要的减少术后应激的技术包括局麻、微创手术及药物治疗（如皮质激素、β受体阻滞剂或促合成药物）。使用局麻进行神经阻滞可以减少神经内分泌代谢反应及分解代谢的激活，减少对器官功能的损害，减少肌肉组织的丢失，然而局部麻醉对炎性反应的抑制作用不大。微创手术技术可以减少疼痛及减轻炎性反应，但对控制神经内分泌代谢反应及分解代谢的优势较小。如果患者属高龄或营养不良，应通过营养支持治疗、使用促合成药（甲强龙、胰岛素、生长激素等）以增加去脂组织的合成，可能间接发挥促进氮平衡，直接促进伤口愈合，以及减少住院日的作用。此外，手术前1日不禁食、不做清洁灌肠、少用鼻胃管和引流管、适当输液、有效镇痛、术后早期进食、早期活动、微创手术等等都是减少应激反应的措施。

第二节　手术创伤对胰岛素抵抗的影响

手术创伤引起一系列的应激反应，对患者术后代谢、器官功能及康复速度都将产生影响，近年来人们对此方面有了许多新的认识，研究进展也很快。特别是胰岛素抵抗（insulin resistance，IR）是与术后并发症及康复速度相关的重要因素。

一、术后胰岛素抵抗的概念

创伤导致的许多代谢改变都可以用胰岛素的作用能力下降这一理由来解释，该现象常被称之为术后胰岛素抵抗。胰岛素抵抗这一术语常在糖尿病时被提及，所谓胰岛素抵抗，是指正常数量的胰岛素不足以产生对脂肪细胞、肌肉细胞和肝细胞的正常的胰岛素响应的状况。

近年来的研究越来越重视术后胰岛素抵抗的现象。一般而言，各种手术后早期的糖代谢变化类似于2型糖尿病，代谢正常的非糖尿病患者，在术后也会出现数天至数周的高血糖。因此，有人认为术后胰岛素抵抗及高血糖现象在手术患者中普遍存在，可以对患者术后的并发症及预后产生影响，临床上应该重视对其预防及治疗。

术后发生胰岛素抵抗，一方面会增加葡萄糖的合成，作用部位主要是肝脏，另一方面导致外周肌肉组织特别是骨骼肌对葡萄糖的摄入减少，这两方面的变化导致了术后高血糖。术后胰岛素抵抗的程度主要与手术创伤程度相关，如果是小的手术操作，如腹股沟疝修补或腹腔镜胆囊切除术，术后胰岛素敏感性比术前仅下降15%～20%，而开腹的胆囊切除术比术前下降了约75%。另外，围术期血液的丢失量多少也影响术后胰岛素抵抗的程度。而患者术前胰岛素的敏感性、性别、年龄则不对术后胰岛素抵抗的发生产生太大的影响。胰岛素抵抗可以在手术后几分钟就发生，胰岛素敏感性可以下降40%左右，并且可以持续至少数周。研究显示，在非复杂的开腹胆囊切除手术患者中，术后胰岛素抵抗引起的代谢异常若要恢复正常，一般需要2～3周的时间。

二、术后胰岛素抵抗的病理生理机制

术后胰岛素抵抗发生与以下两方面因素相关：①内分泌变化：手术创伤引起应激反应时机体释放出应激激素如皮质醇、儿茶酚胺和胰高血糖素等，它们数分钟至半小时内迅速入血，并且很快就引起代谢的变化，使机体从能量贮备中动员底物；而所有这些激素都与胰岛素的作用相反，因此，其中任何一个或几个应激激素的变化，都将引起胰岛素抵抗；②炎症反应：手术创伤也会激活炎性反应，机体释放出细胞因子，如肿瘤坏死因子（TNF-α）、白细胞介素-6（Interleukin-6，IL-6）等参与代谢变化。研究表明，择期手术后IL-6释放的程度与术后胰岛素抵抗的程度具有相关性。

三、术后胰岛素抵抗及高血糖对术后康复的影响

术后胰岛素抵抗不仅影响葡萄糖的代谢，而且将影响蛋白质及脂肪的代谢。胰岛素是一个强力抑制蛋白分解的促合成激素，而这种能力在术后由于发生胰岛素抵抗而受到损害。由于胰岛素与其他激素可以相互作用，手术应激导致胰岛素作用的下降将使胰岛素样生长因子-1（IGF-1）以及皮质醇的活性水平也会受到影响。

术后胰岛素抵抗可能在3个方面影响患者术后的康复速度：①胰岛素抵抗直接引起高血糖，而高血糖已是公认的导致术后并发症的危险因素之一；②当发生胰岛素抵抗时，会导致肌肉蛋白质丢失增加；③胰岛素抵抗发生时，一方面由于肌肉对葡萄糖的摄入减少，糖原贮备减少；另一方面由于肌肉的蛋白质丢失增加，会引起手术后患者肌肉量和强度的下降而影响康复。

胰岛素主要影响肌肉和脂肪细胞摄入葡萄糖，当胰岛素抵抗时而发生高血糖。然而，其他的许多细胞从血浆中摄取葡萄糖主要依赖于血糖的浓度，而不依赖于胰岛素，如肝脏、神经组织、血细胞等。因此，当血糖上升时，这些细胞增加对葡萄糖的摄取，然后通过糖酵解来代谢过度摄入的葡萄糖，通过三羧酸循环进入线粒体氧化链。当氧化代谢途径过度激活

时，从中将产生大量的氧自由基及其他终产物，这些物质都影响到细胞因子的基因表达。因此，高血糖就有可能引起过度炎性反应等产生不良后果。

四、术后胰岛素抵抗对蛋白质代谢及肌肉功能的影响

胰岛素不仅影响术后血糖的水平，而且在手术后胰岛素作为正常的合成激素的代谢作用也将停止，这将导致脂肪分解增加，血浆游离脂肪酸水平上升，氧化程度更严重。另一个更显著的代谢变化是蛋白代谢的负平衡，表现为肌肉蛋白质分解增加，导致肌肉的丢失及去脂组织的减少。有研究表明，手术后患者在肠内管饲的同时使用胰岛素治疗，可以保存更多的蛋白质，表明胰岛素在术后蛋白质的代谢中具有重要作用。

导致术后肌肉功能下降的原因主要有两方面，一个是由于蛋白质代谢的负平衡，导致肌肉群丢失。另外一个原因是肌肉的糖代谢异常也引起肌肉功能的下降。发生胰岛素抵抗时，肌肉对葡萄糖的摄入减少，并且葡萄糖转化为糖原的贮备能力也下降。这两个变化在手术后数分钟内就出现，并持续数周甚至几个月的时间。有研究发现在腹部大手术时，外周肌肉内的葡萄糖合成酶活性在1个月后仍有下降。由此可见，肌肉蛋白丢失和糖原贮备能力的下降，可能是导致术后体弱的两个重要因素。

五、术后胰岛素抵抗防治措施

防治术后胰岛素抵抗主要通过两方面，一个是减少及预防胰岛素抵抗的发生。另一个是及时处理已发生的胰岛素抵抗。有许多方法可以防止或减缓发生术后胰岛素抵抗。

1. 麻醉及术后镇痛　例如使用中胸段硬膜外麻醉及镇痛，选择的位置一般位于肾上腺神经支配的节段水平以上（第8胸椎以上），可以显著减少儿茶酚胺、皮质醇的释放；与单独全麻方法相比，术后胰岛素抵抗程度下降约40%。术后硬膜外麻醉可以提供最有效的术后镇痛，减轻疼痛也是减缓胰岛素抵抗的有效方法之一。另外一个有效方法是通过使用腹腔镜微创技术，与常规肋缘下斜切口开腹手术相比，术后胰岛素抵抗程度下降约一半。

2. 术前口服含碳水化合物液体　大量研究证据表明，术前禁食对大多数择期手术而言已不是必需的措施。近年来研究发现，整夜禁食不仅增加患者口渴、烦躁等不适反应，而且不利于手术患者的代谢状态。因此，在术前口服含碳水化合物液体取代了16～18h的术前禁食，这样处理如同正常进餐后可以刺激释放胰岛素，这对术后的代谢有许多好处，特别是减轻了术后的胰岛素抵抗。

有研究发现，术前口服碳水化合物饮料准备可以减少肝脏产生葡萄糖，而增加外周组织摄入葡萄糖，从而减少术后高血糖的发生。在另一个研究中观察了术前口服碳水化合物联合持续使用硬膜外麻醉及镇痛的效果，结果发现这与任何一种方法单独使用相比，发生胰岛素抵抗的机会更少，患者即使进行肠内营养管饲，不使用胰岛素也仍能维持血糖水平于正常。

总而言之，胰岛素抵抗是在手术后发生的一个常见的代谢损害。特别是胰岛素抵抗导致的术后高血糖，与术后许多并发症均有相关性。避免或减轻发生胰岛素抵抗的方法包括使用硬膜外麻醉、微创技术、良好的镇痛、术前口服碳水化合物等。针对胰岛素抵抗进行预防与治疗，可以显著地改善术后并发症及病死率。

第三节　加速康复外科的全程营养管理

一、加速康复外科与营养支持的重要性

加速康复外科减小手术应激、降低胰岛素抵抗、维持营养状态，从而减少并发症、优化康复效率、缩短住院时间。ERAS通过一系列营养相关措施来降低胰岛素抵抗，包括术前给予碳水化合物可能降低胰岛素抵抗，预防低血糖的发生，并可能减轻应激反应；采用微创手术及温柔的手术技巧有利于减少手术创伤；术中硬膜外麻醉和术后镇痛，多模式镇痛方案可以避免或减少阿片类药物的应用，从而避免或大大降低阿片类药物的不良作用；鼓励术后尽早下床活动，有利于促进胃肠道功能的恢复、肌肉的合成代谢，避免长期卧床引起的肌肉萎缩，减少血栓形成及肺部感染的发生等，不过，术后早期下床活动的前提条件是加强术后镇痛，不使用或少使用腹腔引流管、导尿管等。全程营养管理是ERAS中的重要内容，包括避免术前长时间禁食、术前进食液体、碳水化合物及术后第一天尽早经口饮食、正确的液体管理。

外科手术病人容易发生营养不良，一方面由于疾病致胃肠道功能受损、检查限制和治疗副反应等因素影响使营养素摄入减少，同时与手术创伤应激、炎症消耗致机体能量消耗增加也有关。目前多项研究证实，病人的术前营养状况与临床结局密切相关。Jie等前瞻性入组多中心、共1085例择期腹部手术病人的队列研究发现，术前有营养风险（NRS 2002 $\geq$ 3分）的病人达47.2%，其中120例严重营养风险（NRS 2002 $\geq$ 5分）病人中接受术前营养干预的手术并发症率显著低于未接受营养干预者（25.6% vs 50.6%，$P = 0.008$），且术后住院时间明显缩短（13.7$\pm$7.9d vs 17.9$\pm$11.3d，$P = 0.018$）。Hu等回顾性分析483例结直肠癌病人的术前营养指标中与术后病死率显著相关的因素：低白蛋白血症（ALB < 3.5g/dl）、体重减轻（body weight loss，BWL）> 10%、低体重指数（body mass index，BMI）< 18.5kg/m^2。围手术期营养干预可以改善外科临床结局，减少因感染并发症的发生率及死亡率。随机对照研究和荟萃分析证实胃肠道肿瘤手术的营养不良病人，接受术前营养支持能够减少20%手术后并发症。术后营养支持对于维持处于术后分解代谢阶段病人的营养状况也至关重要，术后尽早及充足的口服营养这一重要措施，已被加速康复外科的循证医学所推荐。有研究证明，早期恢复经口进食是决定结直肠手术后患者早期康复的一个独立因素。甚至有研究数据显示，在应用加速康复外科方案的肿瘤手术病人中，能否术后第一天恢复口服营养是术后5年生存率的独立预测因素。

纵观整个ERAS流程，不难发现营养相关的一系列措施在其中发挥了重要作用。在此，我们主要从临床营养角度对ERAS的全程管理进行综述。

二、手术前ERAS优化的营养管理流程

国内外指南强烈建议对所有围手术期病人入院当天即进行营养筛查，方法可采用营养风险评分2002（nutritional risk screening 2002，NRS2002）等营养筛查工具。已存在营养风险的病人需要进一步行全面营养评定。欧洲肠外肠内营养学会（ESPEN）对营养不良提出的诊断

标准：①BMI＜18.5kg/m²；或②非自愿体重减轻：BWL＞10%（无时间限制）或BWL＞5%（近3个月内），合并以下任一点：BMI＜20kg/m²（＜70岁）/＜22kg/m²（＞70岁）；或去脂体重指数（free fat mass index，FFMI）降低（女性＜15kg/m²，男性＜17kg/m²）。ASER-POQI在《ERAS路径中营养筛查与治疗的专家共识》中提出术前营养评分（Preoperative nutrition score，PONS）工具（图25-1）。我国发布的ERAS专家共识及路径管理中指出，当合并下列任一情况时应视为存在严重营养风险：① 6个月内体重下降＞10%；②主观全面评定（subjective global assessment，SGA）C级或NRS 2002 评分＞5分；③ BMI＜18.5kg/m²；④血清ALB＜30g/L。

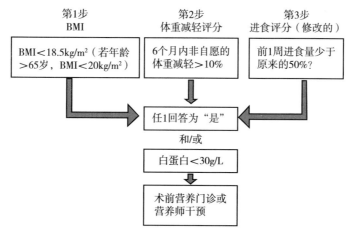

图25-1　用于术前营养筛查的PONS（preoperative nutrition score）评价工具

对于手术前存在重度营养风险或者已经存在营养不良的病人，应给予营养支持，首选肠内营养（enteral nutrition，EN），包括经口营养补充（oral nutrition supplementation，ONS）和管饲EN。术前营养治疗时间一般为7～10d，严重营养不良者可能需要更长时间。一项纳入800例胃癌手术病人的研究显示，术前有营养不良者占19.0%，其手术部位感染率（surgical site infections，SSIs）显著高于无营养不良组（35.5% vs 14.0%，$P＜0.0001$）；营养不良病人中，接受了充足营养支持（至少10d的目标能量供应）的病人，SSIs发生率显著低于未接受充足营养支持者（能量不足或少于10d）（17.0% vs 45.4%，$P＜0.00069$）；多因素分析发现，充足营养支持是降低术后SSIs发生的独立保护因素（odds ratio 0.14，95% CI 0.05～0.37，$P＝0.0002$）。

基于ERAS优化理念，医学家提出的术前管理新策略——预康复（prehabilitation），是指让病人采取一些多模式的术前康复措施，提高机体功能储备以更好的耐受手术应激，从而降低术后并发症、加快术后医院内的恢复，最终达到缩短总住院时间和减少住院花费的目的。具体措施包括戒烟、限酒；纠正营养不良；调整血糖；个体化体育锻炼；心理适应等。预康复理念最早被应用于心脏手术和关节置换术中，目前研究一致认为，术前4～8周的多模式预康复（中强度的有氧运动及力量锻炼，优质蛋白质补充为主的营养支持和心理支持缓解焦虑）可减轻术后疼痛、促进病人体力状态恢复、改善生活质量、加速康复。

此外，越来越多的证据强调术前ONS的重要性，预计围手术期不能正常进食超过5～7d，或口服进食少于推荐目标量能量和蛋白质的60%时，术前应给予ONS。一项多中心、单盲RCT研究，纳入术前3～6个月内体重减轻＞1kg的结直肠癌病人，干预组给予至少5天的术前ONS＋饮食指导，与仅有饮食指导的对照组相比，干预组术后SSIs或胸部感染发生率显著降低，围术期体重丢失程度明显减小。

关于术前禁食时间，传统观点认为择期手术病人术前应充分禁食水，以降低反流误吸的风险。而事实证明，对于没有胃排空延迟、胃肠蠕动异常的病人，饮水1h即排空95%，尚未发现任何证据支持术前长时间禁食水能降低吸入性肺炎的发生。相反，长时间禁食水会损伤线粒体功能和胰岛素敏感性，形成胰岛素抵抗，导致机体糖代谢紊乱、内环境稳态失衡。美国麻醉医师协会（ASA）最早在指南中提出缩短术前禁食、禁饮时间，建议术前2h饮用清流质、禁食时间延后至术前6h。研究发现，术前2h饮用400ml含12.5%碳水化合物的饮料，可减轻术前口渴、饥饿及烦躁，并且显著降低术后胰岛素抵抗、维持糖原储备、减轻炎症反应。Awad等针对21项RCT研究共1685例择期手术病人的Meta分析显示，术前予以碳水化合物较传统禁食能显著缩短术后住院时间、降低术后胰岛素抵抗程度。

三、术前营养支持策略

1. 蛋白质供给量　当机体处于应激状态如手术时，机体蛋白需要量显著升高，用于肝脏急性期蛋白合成，这些合成的蛋白参与免疫功能和伤口的愈合。应激病人的蛋白质需要量一般推荐为1.2～2.0g/（kg·d），高蛋白ONS 2～3次/天，至少18g蛋白每次。癌症病人也通常需要充足的蛋白质才能维持基础的合成代谢，因此，建议癌症病人每餐摄入25～30g的蛋白质以达到每日所需的蛋白需要量。

2. 术前营养支持的途径　低营养风险围手术期病人（即PONS＜1和白蛋白＞3.0），鼓励术前进食高蛋白质食物（高蛋白质来源如鸡蛋、鱼、瘦肉和奶制品）和含碳水化合物的饮食。摄入目标能量为25kcal/（kg·d）和蛋白质为1.5～2.0g/（kg·d）。伴有营养风险病人（即PONS＞1或白蛋白＜3.0）病人，推荐手术前使用高蛋白ONS或免疫营养，蛋白摄入目标至少1.2g/（kg·d）。因为很多病人从正常的食物不能获得充分的营养补充，尤其是营养不良的病人，因此，需要鼓励患者口服补充高蛋白ONS或免疫营养。

当口服营养补充不能通过口服补充营养（ONS）的方式，应该咨询营养师及放置肠内营养管，开始至少7天的肠内营养（EN）。如果不能使用ONS和EN或两种方式达不到蛋白质/能量的要求时（＜推荐摄入量的50%），建议术前行肠外营养（PN）来改善营养状况。

3. 术前营养支持的时间　存在营养风险的病人在术前使用ONS至少7天。当在营养不良的病人中，口服营养无法满足蛋白质和能量的需求时，可能的情况下，优先考虑肠内营养。对于存在营养不良或营养风险的病人，当口服及肠内营养也不能满足能量需求时，需要开始肠外营养，通常建议使用7～14天。为了避免严重营养不良发生再喂养综合征，PN的能量应逐步增加。在高风险的病人的营养路径中，虽然术前优化的最佳时期尚未确定，2～4周可能是一个合理的时间范围，为减少手术的风险必须仔细考虑已知的营养不良问题。

四、术中营养支持治疗的策略

术中液体治疗是加速康复外科关注的重点问题之一，其目的是为了维持血流动力学稳定及保障器官及组织灌注、维持电解质平衡、纠正液体失衡和异常分布等。液体不足会导致氧运输不足和器官功能损害，太多则会导致水钠潴留，致使肠道水肿，肠道菌群移位甚至肠源性感染。加速康复外科提倡术中采用控制性输液技术，必要时使用血管活性药物，既能维持足够的循环容量，又避免了液体过载。控制性液体治疗是改善患者预后的重要措施，可以降低术后并发症风险，以及术后综合征延迟出院的风险。日本学者对口腔颌面手术患者的研究发现：术中低剂量输注葡萄糖是安全可行的，不会造成血糖波动，可改善患者脂肪和蛋白质代谢。

五、ERAS术后营养规范化管理

ERAS术后营养流程主要强调了术后的进食时间和进食途径，此外还应包括进食内容的选择、营养素－普通膳食的过渡、出院后指导和长期家庭营养支持。术后早期进食的重要意义在于促进肠道运动功能恢复，维护肠黏膜屏障及免疫功能、防止肠道细菌移位，同时减轻机体高分解代谢和胰岛素抵抗，减少炎性介质释放、促进机体恢复。

1. 术后早期恢复　口服营养及补充蛋白质传统观念强调术后胃肠道"休息"，等待肠道通气甚至通便以后再开始口服进水、进食，此时一般已是术后第4～5天。现代观念认为，腹部外科手术包括胃肠手术等，患者在术后早期就可进水、喝流质，无需等到肠道通气才开始，这样做并不会增加腹胀及恶心、呕吐的风险。进食的种类和量，可根据不同手术情况选择并逐渐增加，以患者可以耐受，没有腹胀、恶心和呕吐等不良症状为标准。

ERAS强调术后早期恢复口饮食；如果判断患者术后可能存在营养风险或胃肠功能不全，可在术中行空肠造口或置管，以利于术后实施肠内营养。大量研究表明术后早期恢复经口进食是安全的，并且对于术后良好的恢复也至关重要。早期恢复胃肠道的进食，可以提前停止静脉输液，促进肠功能的恢复，加速患者康复。术后早期肠内营养可改善患者的免疫功能，降低患者感染性并发症的发生率，缩短住院时间，减少住院费用；而如果患者术后存在营养不良，则会引起吻合口以及切口相关的并发症。值得重视的是，术后早期肠内营养的价值不仅仅在于营养支持治疗，更加注重的是保护肠黏膜、减少肠黏膜屏障的损害、防止肠道菌群的移位。

如果术后只给予葡萄糖而不给予充分的蛋白质，机体的合成代谢将无法进行。众所周知，蛋白质摄入量不足将会导致瘦体重的丢失，进而有损机体功能的恢复。对于老年人群，无论是否给予足量的能量，只要给予蛋白就能帮助维持机体的瘦体重，可以减少因能量供给不足而引起虚弱的风险。最近有研究报道在结直肠手术病人中应用加速康复外科方案，如果术后头3天内能够通过ONS摄入蛋白质量超过60%以上的需要量，则与对照组相比可以缩短住院时间4.4天（$P < 0.001$）。

因此，除非病人存在肠道功能障碍、肠缺血或肠梗阻，大部分病人都应在手术当天通过餐食或ONS摄入高蛋白营养。传统的"清流质"和"全流质"不能够提供充足的营养和蛋白质，因此不应当被常规应用。另外，应强调术后达到足够的蛋白质摄入量比摄入足够的能量更加重要。

2. 选择正确的术后营养支持治疗途径　病人在术后接受营养支持时，摄入能量的目标量为25 ~ 30kcal/（kg·d）、摄入蛋白质的目标量是1.5 ~ 2.0g/（kg·d）。当病人口服营养能够超过50%的营养目标量时，则首选口服高蛋白质营养辅助，每天2 ~ 3次，来满足蛋白质及能量的需要量。当经口摄入量小于50%营养目标量时，需要通过管饲的肠内营养（EN）进行营养支持。如果通过口服或EN无法达到50%的蛋白或能量的需要量超过7天时，则应启动PN。这一个原则，对于营养状况良好的病人同样适用。胃残余量大于500ml则需要考虑终止或减少导管喂养。理论上讲，对于营养不良的病人，术后营养支持应当持续实施4周或更长时间，具体持续时间应当根据手术大小和营养不良的程度来决定。

3. 加强术后监测　强调全程管理ERAS理念的重点是加快术后康复，但这并不意味着整个流程在病人出院就结束，相反对于大部分手术病人，尤其是肿瘤术后病人，需要长期的营养监测与营养干预。有研究显示，手术后营养状态会影响肿瘤病人的长期生存。KeiichiFujiya等纳入760例行胃癌根治手术病人（R0切除，Stage Ⅰ-Ⅲ），根据营养风险指数（nutrition risk index，NRI）分组，比较营养良好组（NRI > 97.5）和营养不良（NRI ≤ 97.5）间的总生存期（overall survival，OS）和肿瘤特异生存期（cancer-specific survival，CSS），结果表明胃癌手术后，营养良好病人的OS显著优于营养不良病人（术后12个月时，HR 2.98，95% CI 2.02 ~ 4.39；$P < 0.001$）。

在ERAS理念广泛推广和应用的同时，全程营养管理策略也越来越受到重视。近期Rinninella等发表了关于比较标准ERAS方案和ERAS优化的营养管理方案（ERAS ＋ NutriCatt）对结直肠手术病人临床结局和经济学效益影响的研究结果，证实ERAS ＋ NutriCatt组比单纯ERAS组病人的术后并发症更低、术后住院天数更短，同时住院总花费和药物相关花费更少。为此，我们有理由相信，随着研究的深入和证据的加强，ERAS策略将会更加细化、也更完备，而这其中仍需要更多营养相关的高质量循证医学研究提供证据支持，以建立标准化的、ERAS优化的全程营养管理流程。

六、出院后营养支持治疗的策略

很多胃肠术后患者经口摄入量都不是十分充足，此问题在出院后更加凸显。术后出现并发症的患者会继续丢失体重，存在营养状况进一步恶化的风险，这些患者在出院后更加需要继续营养随访。在手术或疾病后，如果病人体重明显减轻，则需考虑增加能量和蛋白质的摄入量以满足康复的需要。在第二次世界大战时期，在志愿者参加的一个研究中，健康年轻男性通过控制食物摄入而使体重丢失，而在体重恢复阶段时，他们需要每天摄入4000kcal，6个月到2年后才能恢复到正常体重。因此对于大部分手术病人，出院后相当长的时间内需要更加重视营养支持，从而保证患者最好的恢复。

食欲减退、持续的恶心、阿片类药物引起的便秘以及缺乏的饮食恢复指导都是阻碍手术病人术后恢复的障碍，这些情况对老年人尤其明显。大量证据表明高蛋白ONS应当作为手术病人出院后的饮食计划的主要组成。在一篇包含外科病人的Meta分析数据显示，对于住院病人，ONS可以减少死亡率、并发症并发生率、再入院率及住院时间，并减低医疗费用。一项大数据的分析中，724000例使用ONS的病人与不使用ONS的病人进行匹配对照，结果发现可将住院时间缩短21%；每花费在ONS上1美元可节省52.63美元的住院费用。因此，建议所有接受大手术的病人术后至少应用高蛋白ONS 4～8周，对于有严重营养不良病人以及术后住院时间长或ICU住院时间较长的病人，术后应当应用高蛋白ONS 3～6个月。出院后的阶段对于病人康复至关重要，需要更多研究关注术后此类高风险病人。

七、免疫营养素在营养支持治疗中的应用

免疫营养素是指富含特定营养素的营养补充剂，有助于改善免疫功能，调节机体炎性反应的一类特殊营养物质。常用的免疫营养素包括核苷酸、精氨酸、η-3多不饱和脂肪酸（η-3 polyunsaturated fatty acid，η-3 PUFA）。对接受大型颈部手术和腹部手术的患者，推荐围手术期（术前5～7天，持续到术后7天）应用含有免疫调节成分（精氨酸、η-3 PUFA和核苷酸）的肠内营养。危重患者参照成人危重症患者营养治疗指南。

RCT研究显示围手术期免疫营养素治疗对营养不良和营养良好的胃肠道肿瘤患者均有获益。Meta分析表明因肿瘤接受颈部大手术（喉切除术、咽部分切除术）患者、腹部肿瘤大手术（食管切除术、胃切除术和胰十二指肠切除术）患者在围手术期应用含有免疫调节成分（精氨酸、η-3 PUFA和核苷酸）的肠内营养可减少术后并发症，缩短住院时间。无论术前、围术期、术后应用免疫调节饮食都能显著减少感染性并发症。2012年法国临床营养和代谢学会推荐对择期手术的消化道肿瘤患者，无论是否存在营养不良，术前给予5～7天的"免疫营养素治疗"。2017年欧洲临床营养和代谢学会推荐上消化道肿瘤手术患者围术期接受常规的免疫营养治疗。

（陈　伟　时小东　余张萍）

参 考 文 献

[1] Alazawi W，Pirmadjid N，Lahiri R，et al．Inflammatory and immune responses to surgery and their clinical impact．Ann Surg，2016，264（1）：73-80.

[2] 蒋朱明，陈伟，朱赛楠，等．我国东、中、西部大城市三甲医院营养不良（不足）、营养风险发生率及营养支持应用状况调查．中国临床营养杂志，2008，16（6）：335-337.

[3] Jie B，Jiang ZM，Nolan MT，et al．Impact of preoperative nutritional support on clinical outcome in abdominal surgical patients at nutritional risk．Nutrition，2012，28（10）：1022-1027.

[4] Ljungqvist O，Scott M，Fearon KC．Enhanced recovery after surgery：a review［J］．JAMA Surg，2017，152（3）：292-298.

[5] Wischmeyer PE，Carli F，Evans DC，et al．American Society for Enhanced Recovery and Perioperative Quality Initiative Joint Consensus Statement on Nutrition Screening and Therapy Within a Surgical Enhanced Recovery Pathway．AnesthAnalg，2018，126（6）：1883-1895.

[6] Takagi K，Yoshida R，Yagi T，et al．Effect of an enhanced recovery after surgery protocol in patients undergoing pancreaticoduodenectomy：a randomized controlled trial．ClinNutr，2019，38（1）：174-181.

[7] Kondrup J，Rasmussen HH，Hamberg O，et al．Nutritional risk screening（NRS2002）：a new method based on an analysis of controlled clinical trials．ClinNutr，2003，22（3）：321-336.

［8］Cederholm T，Barazzoni R，Austin P，et al. ESPEN guidelines on definitions and terminology of clinical nutrition. ClinNutr，2017，36（1）：49-64.

［9］Hu WH，Cajas-Monson LC，Eisenstein S，et al. Preoperative malnutrition assessments as predictors of postoperative mortality and morbidity in colorectal cancer：an analysis of ACS-NSQIP. Nutr J，2015，14（1）：91.

［10］Weimann A，Braga M，Carli F，et al. ESPEN guideline：clinical nutrition in surgery. ClinNutr，2017，36（3）：623-650.

［11］Fukuda Y，Yamamoto K，Hirao M，et al. Prevalence of malnutrition among gastric cancer patients undergoing gastrectomy and optimal preoperative nutritional support for preventing surgical site infections. Ann SurgOncol，2015，22（Suppl 3）：S778-S785.

［12］Kehlet H，Wilmore DW. Multimodal strategies to improve surgical outcome. Am J Surg，2002，183（6）：630-641.

［13］Moran J，Guinan E，McCormick P，et al. The ability of prehabilitation to influence postoperative outcome after intra-abdominal operation：a systematic review and meta-analysis. Surgery，2016，160（5）：1189-1201.

［14］Hijazi Y，Gondal U，Aziz O. A systematic review of prehabilitation programs in abdominal cancer surgery. Int J Surg，2017，39：156-162.

［15］中华医学会肠外肠内营养学分会. 成人围手术期营养支持指南. 中华外科杂志，2016，54（9）：641-657.

［16］中华医学会肠外肠内营养学分会. 成人口服营养补充专家共识. 中华胃肠外科杂志，2017，20（4）：361-365.

［17］Burden ST，Gibson DJ，Lal S，et al. Pre-operative oral nutritional supplementation with dietary advice versus dietary advice alone in weight-losing patients with colorectal cancer：single-blind randomized controlled trial. J Cachexia Sarcopenia Muscle，2017，8（3）：437-446.

［18］Lambert E，Carey S. Practice guideline recommendations on perioperative fasting：a systematic review. JPEN J Parenter Enteral Nutr，2016，40（8）：1158-1165.

［19］Nygren J，Thorell A，Ljungqvist O. Preoperative oral carbohydrate therapy. CurrOpinAnaesthesiol，2015，28（3）：364-369.

［20］Lewis SJ，Egger M，Sylvester PA，et al. Early enteral feeding versus "nil by mouth" after gastrointestinal surgery：systematic review and meta-analysis of controlled trials. BMJ，2001，323（7316）：773-776.

［21］Willcutts KF，Chung MC，Erenberg CL，et al. Early oral feeding as compared with traditional timing of oral feeding after upper gastrointestinal surgery：a systematic review and Meta-analysis. Ann Surg，2016，264（1）：54-63.

［22］Heyland DK. Early supplemental parenteral nutrition in critically ill adults increased infections，ICU length of stay and cost. Evid Based Med，2012，17（3）：86-87.

［23］Braga M，Ljungqvist O，Soeters P，et al. ESPEN Guidelines on Parenteral Nutrition：surgery. ClinNutr，2009，28（4）：378-386.

［24］Fujiya K，Kawamura T，Omae K，et al. Impact of malnutrition after gastrectomy for gastric cancer on long-term survival. Ann SurgOncol，2018，25（4）：974-983.

［25］Rinninella E，Persiani R，D'Ugo D，et al. NutriCatt protocol in the enhanced recovery after surgery（ERAS）program for colorectal surgery：the nutritional support improves clinical and cost-effectiveness outcomes. Nutrition，2018，50：74-81.

第二十六章

肠外肠内营养效果评价及监测

营养效果评价和监测是"营养筛查、评估、干预体系"中的重要环节，营养支持要取得好效果，良好的组织管理和效果评价、反馈，是不可缺少的。

一、营养支持的效果评价和监测流程

第一步，包括检查患者对营养护理过程（nutrition care process，NCP）的了解和遵守情况，判断干预措施是否得到切实执行，是否改变了患者的习惯和状况，判断其他正面或负面的效果，搜集信息，了解未能遵守或完成不佳的原因。第二步是评估效果，需要查看营养诊断阶段的体征和症状、营养诊断、医学诊断以及效果、健康状态的改变。第三步是把当前效果与前期状态、干预目标和参考标准做对比，明确需要进一步干预的方面。它包括营养状况的再次评估、疾病状况的评估，人体测量和体格检查，以及实验室检查。

二、肠外营养的监测

正确的肠外营养（parenteral nutrition，PN）管理必须实行定期监测，以预防并发症并及早发现问题。

（一）临床监测

1. 中心静脉插管后监测　中心静脉插管可通过上、下腔静脉分支的多种进路插入，但原则是一致的，即导管尖端应在上下腔静脉的根部。

2. 体液平衡等监测　主要是水、电解质、氮平衡的监测。每例应有平衡记录表，平衡表格是了解肠外营养支持时的重要依据。临床监测的基本项目如下。

（1）中心静脉插管后检查有无并发症，应摄X线片。

（2）插入导管部位的皮肤应每天更换辅料，并用碘制剂作局部处理。

（3）输液速度准确，最好使用输液泵。

（4）每2～7天测体重1次。

（5）测上臂中点周径及皮褶厚度，每两周1次，做血细胞检查1周1次。

（6）体温脉搏1日4次，血压每天1次。

（7）留24h尿，记尿量。记总出入液量。每天分析钾、钠、氮排出量。

（8）病房主治医师，住院医师及护士每天讨论病情1次。

（9）使用临床观察表格，逐日填写。

（二）实验室监测

一般要有氮平衡、血浆蛋白、血糖及电解质等项目常规进行监测，可预防并及时发现潜在的代谢性并发症，包括血糖，水和电解质平衡，肝和肾功能，血脂，血糖。

（三）预防再喂养综合征

再喂养综合征（refeeding syndrome，RFS）是对长期饥饿或/和营养不良的患者重新开始喂养（经口、肠内营养、肠外营养）所引起的与代谢紊乱相关的严重水、电解质、葡萄糖耐受下降和维生素缺乏的一组综合征。机体经过长时间饥饿或营养不良，处于分解代谢状态，体内电解质、维生素储备耗竭。当重新摄入营养物质，尤其是短时间内输注大量葡萄糖溶液后，患者体内血糖浓度升高，胰岛素大量分泌，合成代谢迅速增强，钾、铁、磷和维生素的血清浓度出现明显下降；糖代谢和蛋白质合成的增加还大量消耗维生素 B_1。由此产生一系列的临床症状，通常在营养治疗 3～4 天内发生，常被忽视。RFS临床可表现为：微量元素缺乏（低镁、低钾、维生素）、循环系统（心衰、水肿）、呼吸衰竭、神经系统（麻痹、谵妄、韦尼克脑病）、糖脂代谢异常、横纹肌溶解、代酸、溶血等。

患者合并危险因素时，营养治疗过程中容易发生 RFS，包括：①营养物质摄入减少，如长期低能量饮食或禁食、绝食、神经性厌食等；②营养物质吸收障碍，如酗酒、吸收不良综合征、吞咽障碍、炎性肠病、十二指肠手术后；③营养物质代谢障碍，如病态肥胖、难治性糖尿病；④营养物质消耗过多，如恶性肿瘤（尤其是化疗的），腹部手术、AIDS、肺结核引起的体重下降；⑤其他，如长期呕吐、腹泻、胃肠减压、利尿治疗等。上述因素中，以长期饥饿患者 RFS 的发生率最高，当其饥饿状态超过 7～10 天，就有可能发生 RFS。英国国家卫生与临床优化研究所（national institute for health and clinical excellence，NICE）制定了 RFS 的高危人群标准，如表 26-1 所示。因此要注意早期识别危险因素，避免 RFS 的发生。

表26-1　NICE标准

至少以下1条标准	至少以下2条标准
BMI＜16	BMI＜18.5
过去3～6个月体重无意中下降＞15%	过去3～6个月体重无意中下降＞10%
很少或没有营养摄入＞10天	很少或没有营养摄入＞5天
喂养前低钾、低磷或低镁	酗酒史、滥用药物（包括胰岛素、化疗、抗酸剂或利尿剂）

识别RFS的高危患者，或已经出现临床表现的患者，在进行营养支持时，要注意磷、镁等电解质的水平，定期监测。

三、肠内营养的监测

肠内营养的病人必须在代谢和营养两方面定期做周密的监测，以便及时发现或避免并发症的发生，观察是否可达到营养支持的目的。为防止重要监测项目的遗漏，可建立一种核对清单（表26-2），以利于肠内营养的开始与维持。

表 26-2 肠内营养的核对清单

喂养管的位置

以下事项需待检查

1. 在喂养以前，必须确定管端的位置。胃内喂养可吸引胃内容物而证实，如胃内无内容物或管端应在十二指肠或空肠，则拍X线片证实

2. 胃内喂养时，床头抬高30度或45度

3. 肠内营养名称
   体积浓度速度
   预计小时输毕

4. 每次输液的肠内营养悬挂时间不得超过8h

5. 胃内喂养开始时，每隔3～4h检查胃残留的体积，其量不应大于1h输注量的两倍。当肠内营养浓度与提及达到可满足需要耐受时，每日检查胃残留1次，其量不应大于150ml。如残留物过多，宜停止输注数小时或降低速率。凡胃排空延缓者，不宜胃内喂养
   胃内残留量GRV＞500ml，终止喂饲；GRV＞200ml，连续两次评估：继续喂饲；GRV＞250ml，采用促动力治疗

6. 每周称体重

7. 记录每日出入量，肠内营养的体积与其他摄入的水分分开记录

8. 每日更换输注管及肠内营养容器

9. 每次间歇输注后或给予研碎药物后，以20ml水冲洗喂养管

10. 因其他原因停输后，亦以20ml水冲管

11. 开始喂养的前5日，每日由营养师记录能量及蛋白质（氮）的摄入量。在肠内营养输入恒定后，每周记录1次

12. 喂养开始前几开始的第1周，每日检查全血细胞计数及血液化学分析，以后每周两次

13. 每日上午8时收集24h尿，作尿素氮分析

（一）喂饲耐受性的评估

1. 管饲移位、导管感染和刺激。

2. 管路堵塞、破裂。

3. 皮肤损伤。

（二）症状的评估

1. 胃肠道并发症 恶心、呕吐、腹胀、腹泻、便秘。

2. 胃轻瘫。

3. 反流和误吸。

（三）代谢状态的评估

水、电解质平衡，血糖、血尿素氮、血肌酐、生命体征、体重、为防止重要监测项目的遗漏，特建立一种核对清单，以利于肠内营养的开始与维持。

四、胃肠功能的监测

胃肠道功能与重症患者的疾病发展、转归和预后息息相关，可继发于各种危重病，或为多器官功能障碍综合征（multiple organ dysfunction syndrome，MODS）的组成部分，也可以是胃肠黏膜或消化系统本身疾病所致胃肠衰竭增加危重病人的病死率，影响患者预后（图26-1）。一些META分析显示急性胃肠损伤（acute gastrointestinal injury，AGI）的发生率为33%～40%。直接因素是疾病的直接作用，例如腹膜炎、胰腺疾病、腹部手术、创伤等；间

接因素是机体对疾病的反应，包括肠道屏障功能障碍、缺血再灌注损伤、免疫反应、感染等。危重状态时，由于全身炎症反应、毛细血管通透性增加、大量液体渗出，血管舒缩功能障碍，累及胃肠脏器。2012年欧洲危重病学会（European society of intensive care medicine，ESICM）在循证医学证据、对胃肠衰竭病理生理的认识和研究成果、专家意见的基础上，根据胃肠道损伤的严重程度将AGI分为4个等级（表26-3）。

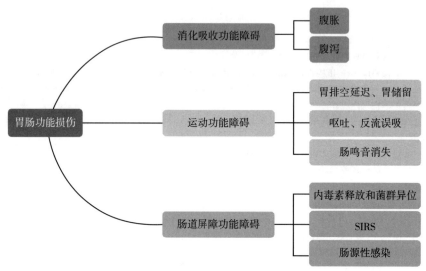

图26-1　胃肠功能的监测

表26-3　急性胃损伤的分级

AGI分级	定　义	表　现
AGI Ⅰ级	具有胃肠功能受损或衰竭的风险	腹部术后恶心或呕吐 肠鸣音缺失 休克早期肠蠕动减少
AGI Ⅱ级	胃肠功能受损	胃瘫伴高度胃潴留或反流 肠麻痹、腹泻 腹高压Ⅰ级，腹内压（12～15mmHg） 胃内容物或粪便可视性出血 喂养不耐受，不能72h内肠内喂养到达20kcal/（kg·d）
AGI Ⅲ级	胃肠道衰竭	持续喂养不耐受 高胃潴留 持续肠麻痹 腹胀，腹高压Ⅱ级，腹内压（15～20mmHg） 低腹腔灌注压（＜60mmHg）
AGI Ⅳ级	胃肠衰竭伴严重远隔器官功能受损MODS，或伴加重的休克	肠缺血伴坏死 消化道出血导致失血性休克 Ogilivie's syndrome 腹腔间隔室综合征（ACS）

1. 不同营养支持途径对胃肠动力的影响　肠外营养可抑制进食，且与摄入能量呈正相关。可能是通过延长胃排空和胆囊动力。一些研究发现，完全为肠外营养（total parenteral nutrition，TPN）可通过降低胃张力，增加十二指肠张力，促进幽门括约肌收缩来抑制排空，其机制与大脑中5-羟色胺的合成有关。TPN进行4～6周的患者，胆囊动力降低的发生率达50%，并导致胆泥淤积和胆囊结石形成的风险增加，而TPN超过8周的患者胆泥淤积的发生率接近100%。口服液体肠内营养制剂也会导致胃排空减慢，并有可能发生胃食管反流。

2. 不同营养成分对胃肠动力的影响　不同营养成分对胃肠动力的影响也有所不同。

（1）蛋白质和氨基酸：肠内营养（enteral nutrition，EN）途径摄入蛋白质消化后的多肽和氨基酸是胃肠动力和分泌的有效刺激剂。苯丙氨酸、色氨酸等L-芳香族氨基酸可促进胃相胃酸分泌；另外，氨基酸还可通过刺激缩胆囊素（cholecystokinin，CCK）和胰腺外分泌而促进肠相胃酸分泌。

PN途径输注混合型氨基酸对胃排空的影响主要表现为抑制作用。TPN输注高剂量氨基酸可明显加快胆囊的收缩，而同时输入的葡萄糖所引起的高血糖可拮抗因氨基酸输入引起的胆囊收缩增强。二者综合作用的结果，常导致TPN病人胆囊动力降低。

（2）脂肪：脂肪对胃肠动力的影响也因给予方式和碳链长短的不同而不同。

EN途径输入脂肪可降低食管下括约肌（LES）张力，延迟胃排空，增加胃食管反流风险。脂肪酸对胃排空的抑制作用与其碳链长度相关。$^{12}C\sim{}^{14}C$脂肪酸较更长或更短的碳链脂肪酸的胃排空抑制作用更强。EN输入脂肪还可促进CCK大量释放，加快胆囊收缩。

PN输入长链脂肪乳可干扰消化期间动力模式，Ⅲ期延迟并重复出现，胃排空延迟，但胃食管反流未增加。

（3）葡萄糖：PN输注葡萄糖可显著抑制胃排空，这可能与静脉输注葡萄糖诱发的高血糖有关。对健康志愿者的研究表明，高血糖可降低LES压力，降低远端食管蠕动波速率，减少胃窦收缩。在葡萄糖患者，高血糖可影响胃电起步点，使胃电节律紊乱，胃窦收缩减弱，频率减少，增加孤立性幽门收缩波，减慢正常人及糖尿病患者的胃排空，并抑制正常人MMC Ⅲ期。

糖尿病状态下，高血糖也会抑制胃排空，可能的机制包括自主神经病变、肠神经系统病变、胃平滑肌形态改变和高血糖的直接作用。

此外，继发于高血糖的高胰岛素血症也可降低胃窦部动力，胰高血糖素和生长抑素也可能抑制胃排空。

3. 胃排空障碍的监测

表26-4　诸多指南对于胃排空障碍有不同的推荐数值

指　　　南	推　荐
ADA guideline 2008	＞250ml
Canada CPG	＞250ml
ESPEN EN guideline 2006	NA
ASPEN/SCCM 2009	＞500ml

现在也有研究认为不推荐对ICU肠内营养患者常规监测GRV，而且对于监测的患者，也要避免因不超过500ml的GRV、且未出现营养不耐受症状，而暂停实施肠内营养。

但监测GRV还有另外一个目的，即评估胃排空能力、胃肠道营养的耐受性。除了量的多少，还可以观察胃液性质、气味等，还可以做培养，评估是否有感染。除此之外，胃排空障碍的高危患者群体，常规GRV的监测是有意义的。高危患者包括接受机械通气者，合并相关基础疾病，如糖尿病与应激性高血糖（血糖＞10mmol/L），曾接受迷走神经离断术，急性打击，如颅脑损伤、烧伤、某些药物影响等。

五、监测频率

在进行营养支持的同时，要进行定期监测和评估，通常的频率如下表。在有某些高危因素时，可进行调整。

表26-5 监测频率一般推荐

参　数	营养支持早期	营养支持稳定期
生命体征T、P、R、BP	Q4～6h	Q12～QD
全身体格检查	Q4～6h	Q12～QD
出入量	QD	QD
体重	QD	每周
功能-握力	－	每周
电解质、BUN/Cr、血糖	QD	2～3次/周
钙、镁、磷	4～5次/周	2～3次/周
微量元素、维生素	非常规	非常规
肝功能	每周	2～4次/周
白蛋白	每周	每月
转铁蛋白、前白蛋白	1～2次/周	每周
24h尿素氮	1～2次/周	每周或每两周
免疫学指标	每周	每周或每两周

（王　方）

参 考 文 献

[1] Crook MA, Hally V, Panteli JV. The importance of the refeeding syndrome. Nutrition. 2001, 17（7～8）: 632-637.

[2] Hearing SD. Refeeding syndrome. British Medicine Journal. 2004, 328（7445）: 908-909.

[3] Reintam A. Current Opinion In Critical Care, 2016, 22（2）: 128-141.

［4］焦广宇，蒋卓勤. 临床营养学，第3版，北京：人民卫生出版社，2010.

［5］Cederholm T，Bosaeus I，Barazzoni R，et al. Diagnostic criteria for malnutrition-An ESPEN Consensus Statement. ClinNutr，2015，34（3）：335-340.

［6］Reintam BA，Malbrain MLNG，StarkopfJ，et al. Gastrointestinal function in intensive care patients：terminology，definitions and management. Recommendations of the ESICM Working Group on Abdominal Problems. Intensive Care Med，2012，38（3）：384-394.

第二十七章

呼吸系统疾病的营养支持治疗

第一节 慢性阻塞性肺疾病患者的营养支持

一、流行病学与临床特点

慢性阻塞性肺疾病（chronic obstructive pulmonary disease，COPD）是一组以慢性进行性的气流受限表现为特征的肺部疾病。可造成肺功能的进行性减退，是高龄人群致死或致残的主要病因，严重影响患者的劳动力和生活质量。COPD在40岁以上人群的总体发病率为8%～10%，且吸烟作为主导发病因素。各个年龄段的女性发病率均高于男性，其中65～74岁的女性的发病率（10.4%）和75～84岁的男性的发病率（9.7%）较其他各年龄段是最高的。

二、病因学

病因学上，COPD多发生在个体易感因素和环境因素的相互作用下，与肺部对香烟烟雾、职业粉尘、空气污染等有害气体或有害颗粒的异常炎症反应有关。此外，部分研究发现，饮食可能与COPD的患病风险有一定相关。简单清淡的饮食模式（充足食用水果、蔬菜、鱼类及全谷物食物）可减少COPD的发病率，反之高脂高能量的西方式饮食模式（大量食用精制谷物、红肉及加工肉类、甜食、油炸食品）为主的人群则发病风险相对增高。华裔新加坡人常见的"含肉茶点"饮食模式常易诱发多痰咳嗽。此外，烟熏腌制肉类的高摄取也可增加患病风险，而充足的膳食纤维的摄入则有利于改善肺功能、减少发病率。维生素D缺乏也可能是参与COPD发生发展临床病理过程的一个危险因素，尽管病因学方面的证据相对匮乏，但一个因果分析研究显示，在显著缺乏维生素D的患者（血清25-羟维生素D浓度<10ng/ml）中进行相应补充，可减少COPD急性加重的发作风险。

三、慢性阻塞性肺疾病患者的营养代谢特点

COPD患者往往存在显著增加的能量消耗。由于过度通气、呼吸肌的额外无效做功明显增加了机体的能量消耗。此外，系统性炎症反应、大量炎症因子的释放（TNF-α、IL-1β、IL-6，和C反应蛋白）、氧化应激也会进一步加重高代谢状态。反之，如改善COPD患者的肺过度通气或进行肺减容的治疗，则可部分缓解呼吸肌无效做功的情况，减轻呼吸氧价，增加

氧的组织利用，有利于增加瘦体组织、改善体成分及代谢。

COPD患者多存在胰岛素抵抗以及糖代谢的受损。一个大样本的调查显示，COPD患者糖耐量受损与肺功能下降的情况相关。而血氧饱和度正常的患者血糖也多正常。蛋白质分解增加在COPD患者也非常常见，这可能与机体对具有促进合成代谢作用的胰岛素存在抵抗相关。此外，儿茶酚胺类激素大量分泌，进一步诱导高代谢反应，增加能量消耗以及肌肉－蛋白质分解代谢，消减瘦体组织。脂代谢异常在COPD患者也较常见，重度COPD，尤其慢性呼吸衰竭患者常由于脂肪分解水平下降以及血糖升高作用导致血脂代谢紊乱以及代谢综合征的相关症候（腹型肥胖，高血清三酰甘油水平，高脂血症）。

营养不良是COPD患者非常常见的一个合并症。美国家庭医生学会及营养师学会认为，COPD的患者体重指数（BMI）<22kg/m^{2}为营养不良，BMI22～27kg/m^{2}为正常体重，>27kg/m^{2}则为肥胖。30%～60%的COPD住院患者及10%～45%的门诊患者均存在营养不良的风险，在急性呼吸衰竭或等待肺移植的患者中这一比例可上升至70%。肺功能严重受损时（FEV$_1$<50%），25%～40%的患者可同时有显著的体重下降（3个月内体重下降5%或6个月内下降10%）。GLOD分期2期和3期的患者有25%者存在肌肉萎缩，即去脂体重指数（fat-free mass index，FFMI）<16kg/m^2（男性）或15kg/m^2（女性），在病情更为严重的GLOD4期患者中，这一比例可高至35%。相较于BMI水平，瘦体组织（lean body mass，LBM）的测定被认为能够更敏感地反映COPD患者的营养状况。

COPD患者发生营养不良常由多因素所导致。组织缺氧，肺部过度通气，呼吸肌做功增加，均会大大增加静息能量消耗（resting energy expenditure，REE）、对氧以及能量、蛋白质等宏量营养素的需求。另一方面，由于血氧饱和度下降可影响咀嚼及吞咽功能，肺过度通气状态下膈肌变平可能压迫胃而引起早饱、腹胀、食欲缺乏，摄入食量下降使得能量负平衡更为突出，进而体重丢失而引起营养不良。此外，大量分泌的炎性介质（肿瘤坏死因子-α、白介素-6、白介素-8，和C反应蛋白等）可减少能量摄取，同时促进蛋白质分解代谢以及氨基酸的动员，从而进一步增加REE。拟交感药物（如β$_2$肾上腺素受体激动剂）在COPD患者的应用也可一定程度的提高REE，并呈剂量依赖的增长特点。

而营养不良的存在，与患者的疾病过程、临床预后有密切的关系。基于文献证据，BODE指数［body mass index，airway obstruction，dyspnea，and exercise capacity（BODE）index］自2004年开始被用于评价COPD患的预后指标，它认为BMI<21kg/m^{2}可导致COPD患者的死亡风险增加。2006年一项在Copenhagen进行的大样本调查显示，低体重（BMI<20kg/m^2），近期体重丢失以及肌肉萎缩［由去脂体重指数（fat-free mass index，FFMI）反映］均是COPD患者死亡风险的独立的预测因素（证据级别为Ⅱb）。重度COPD患者（FEV$_1$<50%）如合并恶病质状态，则平均生存期仅2～4年，较单纯肺功能受损者显著缩短。这可能是由于营养不良可影响呼吸肌与肺实质的结构与功能，加重疾病的病理过程。营养不良的情况下，骨骼肌Ⅰ型和Ⅱ型肌纤维糖原分解及氧化的能力均下降，骨骼肌细胞收缩性、肌力、抗阻性均会下降，而易疲劳性显著增加，从而降低活动耐力，加重呼吸困难的临床症状，咳痰无力也进一步增加了感染的风险。营养不良也可造成肺组织形态学的改变，由于胶原蛋白的减少以及蛋白水解作用的增加而加重肺泡隔的破坏、气腔的扩大、肺泡壁的变薄，

使肺组织塌陷、肺容量丢失、气体陷闭加重、弥散能力下降。

四、慢性阻塞性肺疾病患者的营养干预及支持

（一）COPD稳定期

1. 营养支持基本原则　欧洲临床营养和代谢学会（European society for clinical nutrition and metabolism，ESPEN）指南认为，经口摄入食物不足或存在营养风险的情况下，应给予患者包括口服营养补充（oral nutritional supplements，ONS）以及肠内管饲（enteral tube feeding，ETF）在内的肠内营养（enteral nutrition，EN）支持。推荐EN支持作为肺功能综合康复治疗的重要组成部分，联合运动康复及促合成代谢的药物治疗，改善营养水平及身体功能（推荐等级B级）。总体营养干预原则在于充分满足包括能量在内的各类营养摄入需求，避免或纠正体重下降，维持适宜的去脂体重（FFM）或肌肉容量，同时为其他治疗提供保障（例如在进行肺功能锻炼康复时弥补增加的能量消耗，在应用糖皮质激素或生长激素时增加蛋白质补充）。

对于COPD稳定期患者，低糖高脂的口服补充营养素与标准配方（高糖低脂）营养素相比，并未显示出优势。少量多次、规律摄入口服补充营养剂有助于避免饱食引起的进食后呼吸困难及早饱、腹胀等不适，并提高患者依从性（推荐等级B级）。在日常饮食的基础上加用EN支持（而非单用EN）更有利于保障蛋白质和能量的摄取。

2. 能量　静息能量消耗（REE）约占总体能量消耗（total energy expenditure，TEE）的60% ~ 70%。研究发现，COPD患者的REE多为正常情况下预计值的120%。Planas等的研究推荐，为COPD稳定期的患者估计能量需求可首选正常情况下REE预计值的1.3倍。过度能量供给（≥1.5×REE）可导致CO_2产生显著增加，产生不良影响。

3. 碳水化合物　碳水化合物应提供总能量中50% ~ 60%的部分。过高的碳水化合物供能比可导致脂肪转化合成增多以及肝脂肪变，也可导致CO_2的过度产生。

4. 蛋白质　目前尚无COPD患者稳定期蛋白质摄入量的推荐指南。文献推荐，此处可借鉴其他多类疾病稳定期时蛋白质合成和氮平衡的相关数据，蛋白质摄入1.5g/kg每天可作为一个合理估计的起始量，在总体能量摄入中大约占据20%的比例。实践的关键在于规律监测，及时调整治疗，以避免体重进一步下降或瘦体组织继续丢失。

5. 电解质&微量元素　包括低钾、低钙、低镁、低磷血症在内的电解质紊乱，均可能对呼吸功能产生影响，均需对症进行相应纠正。钙剂和维生素D在COPD患者的补充，可预防或治疗骨质疏松这一常见的合并症，尤其对于应用糖皮质激素治疗者更为有效。

（二）COPD急性加重期/急性呼吸衰竭/慢性呼吸衰竭急性加重

ESPEN指南认为，重症患者预计超过3天不能充足摄食即应启动肠内营养支持，血流动力学稳定、胃肠道具备相应功能状态即可早期（<24h）开始EN支持。尽管超过60%的COPD患者存在增高的基础能量消耗（basal energy expenditure，BEE），但目前尚无临床试验提供COPD急性加重期能量需求的数据。西班牙肠内肠外营养学会指南推荐可试予每天25 ~ 30kcal/kg能量支持；充足蛋白质摄入也有利于急性疾病状态下的支持，对于无高分解代谢状态的患者可给予蛋白质1.0 ~ 1.5g/（kg·d），消耗严重者则予以1.5 ~ 1.8g/（kg·d）。

急性呼吸衰竭情况下能量及蛋白质的摄入量类似其他存在高度应激状态的危重症患者。

五、特殊医学用途配方食品在慢性阻塞性肺疾病患者治疗中的临床意义

既往对于COPD患者应优先选择高脂低糖型膳食模式或口服/肠内营养补充剂以降低呼吸商、减少CO_2产生的传统观点在近年多个RCT研究中未得到支持。Akrabawi等进行的多个RCT研究中，相同能量负荷的低糖高脂型（碳水化合物供能比30%）和高糖低脂型（碳水化合物供能比50%～100%）肠内营养制剂应用于COPD稳定期患者，进食后运动能力、功能状态、能量代谢情况无显著差别。而另一方面，接受高脂配方制剂人群的胃排空时间较应用低脂配方者显著延长，且导致进食后呼吸困难的发生风险增加。Talpers在其研究中比较了相同能量负荷下不同糖脂比例的EN制剂配方，发现CO_2的大量产生仅与过度能量供给（≥1.5×REE）相关，而与营养配方无明显相关。另一个RCT也证实，增加EN给予频率而减少每次给量，相较于每次按常量给予更有利于促进体重增长，而减少EN支持的副作用。

因此，基于既往研究，ESPEN推荐，EN支持在COPD稳定期患者应遵循少量多次的给予方法以获得最佳疗效、提高依从性、减少副反应，而无需对标准营养配方进行调整。

η-3多不饱和脂肪酸作为一类特殊营养补充剂，在COPD患者的营养支持中，也具有一定作用。Broekhuizen等在其为期8周的随机双盲对照临床研究中也显示，在EN配方中使用包括二十碳五烯酸（eicosapentaenoic acid，EPA）和二十二碳六烯酸（docosahexaenoic acid，DHA）在内的η-3多不饱和脂肪酸（η-3 polyunsaturated fatty acids，PUFAs）可提高COPD患者的运动耐量，改善功能指标，这可能与其具有调节细胞因子释放、免疫标记的作用，对于改善COPD患者的活动耐量、促进FFM增加有一定意义。

特殊医学用途配方食品（FSMP）或口服/肠内营养补充剂的使用可能存在一定副作用。ONS可能延迟胃排空时间而影响普通饮食的摄入。尤其高脂型ONS相较于标准配方对胃排空时间延迟的作用更为显著，而引起进食后呼吸困难的风险更大。EN支持过程中，过度喂养可能导致脂肪合成增多，机体合成CO_2显著增多，导致营养相关高碳酸血症。此外，选择管饲喂养的患者可能出现反流误吸、胃潴留增加等并发症。

第二节 肺恶性肿瘤患者的营养支持

一、肺恶性肿瘤患者的营养状况评价

恶性肿瘤患者有30%～90%存在营养不足，其中尤以胃癌、胰腺癌、结肠癌等消化系肿瘤或头颈部肿瘤患者最为常见。肺癌是发病率较高的恶性肿瘤之一，近10年来，肺癌、乳腺癌、结直肠癌一直位于北京市居民恶性肿瘤发病前3位，男性肺癌发病一直高居榜首，营养不良亦是肺癌患者非常常见的并发症。营养不足常可导致患者放化疗不良反应加重及抑郁症发生率升高，严重时还可导致死亡率的升高。

要进行合理的营养治疗，首先需要正确地评定每例肿瘤患者的个体营养状况，筛选出具

备营养治疗适应证的患者，及时给予治疗；为了客观评价营养治疗的疗效，还需要在治疗过程中不断进行再评价，以便及时调整治疗方案。恶性肿瘤专家共识建议，恶性肿瘤患者一经明确诊断，即应进行营养风险筛查。

营养风险的筛查方法强调简便快捷和高灵敏度，目前常用的营养筛查及评定工具包括主观全面评定量表（subjective globe assessment，SGA）、患者自评主观全面评定量表（patient generated subjective global assessment，PG-SGA）、微型营养评定量表（mini nutritional assessment，MNA）、营养不良通用筛查工具（malnutrition universal screening tools，MUST）及营养风险筛查量表（nutritional risk screening 2002，NRS 2002）。SGA是ASPEN推荐的临床营养状况评估工具，发表于1987年，内容包括详细的病史与身体评估参数，能较好预测并发症的发生率，但作为营养风险筛查工具有一定局限性，如不能区分轻度营养不足，不能很好体现急性营养状况的变化，缺乏筛查结果与临床结局相关性的证据支持。因此，该工具更适合于接受过专业训练的专业人员使用，而不是作为大医院常规营养筛查工具。PG-SGA则是根据SGA修改而成的一种使用较广泛的粗筛量表，是美国营养师协会所推荐的应用于肿瘤患者营养筛选的首选方法。MNA发表于1999年，具有快速、简单和易操作等特点，其内容包括营养筛查和营养评估两部分，既可用于有营养风险的患者，也可用于已经发生营养不足的住院患者，适用于65岁以上老年患者及社区人群。MUST由英国肠外肠内营养学会多学科营养不良咨询小组于2000年发布，主要用于蛋白质能量营养不良及其发生风险的筛查，适用于不同医疗机构的营养风险筛查，尤其是社区。NRS 2002由丹麦肠外肠内营养协会于2003年发表，为ESPEN推荐，适用于住院患者营养风险筛查。主要包括3个方面内容：①营养状况受损评分（0～3分）；②疾病的严重程度评分（0～3分）；③年龄评分，在以上评分基础上年龄超过70岁者加1分；总分为0～7分。根据对128个关于营养治疗与临床结局的随机对照试验（RCT）的分析发现，在NRS评分≥3分的情况下，大部分研究显示营养治疗有效（能够改善临床结局），而在NRS评分＜3分的情况下，大部分研究显示营养治疗无效。因此，将是否具有营养风险的评分切割点定为3分，即NRS评分≥3分视为具有营养风险，需要根据患者的临床情况，制定基于个体化的营养计划，给予营养干预；而NRS＜3分者虽然没有营养风险，但应在其住院期间每周筛查1次。

NRS 2002是基于128项随机临床研究，循证医学证据充分，通过综合分析患者的营养状况、疾病严重程度以及年龄因素的干扰，减少了评价时因主观因素引发的误差，较为客观地反映被测者的营养风险，同时简便易行、易于推广。因此中华医学会肠外肠内营养学分会根据以下原则：①以住院患者为对象；②具有循证基础；③相对简单易用，选择和推荐NRS 2002作为判断患者是否需要营养治疗的筛查工具。Liang等验证了NRS 2002在中国和美国两所教学医院患者的适应性，分别为94.0%和99.5%。于康等对肺癌非手术患者的研究也显示，NRS 2002可以作为营养风险筛查的首选工具。陈伟等进行了NRS 2002对中国住院患者营养风险筛查的可行性研究，结果证实，结合国人BMI正常值，应用NRS 2002对我国住院患者营养风险进行筛查并判断是否需要营养治疗是可行的。但是NRS 2002也存在不足之处，如当患者卧床无法测量体重，或者有水肿、腹水等影响体重测量，以及意识不清无法回答评估者的问题时，该工具的使用将受到明显的限制。虽然可通过测量人血白蛋白进行弥补，但仅适用于无明显肝肾功能障碍者。尽管如此，NRS 2002仍然是目前循证医学依据最充分的营养风险筛查工具。2004年，中华医学会肠外肠内营养学会主持了我国首次大城市大医院住院患者应用NRS 2002进行营养风险筛查，对大城市三级甲等医院15098例住院患者进行筛查的报告显示，结合国人BMI正常值，NRS 2002适用于99%以上的我国住院患者。并于2005年3月至2008年10月对我国东、中、西部大、中、小医院普通房收治的恶性肿瘤患者，通过定点连续抽样方法进行前瞻调查研究，显示40%以上的恶性肿瘤患者存在营养风险，需结合临床制定营养治疗计划，然而，存在营养风险患者中仅有46%接受了营养治疗。营养不良（不足）和营养风险均随年龄增高呈现逐步增高趋势，提示对老年恶性肿瘤患者更应重视营养治疗。

经过筛查显示有营养风险的患者需进行进一步营养评定，需结合病史、体格检查、实验室检查、人体测量等多项指标来综合判断。

1. 病史　肿瘤疾病史、既往疾病史、膳食调查、药物史、社会生活习惯、生活方式、医疗保障、宗教及文化背景、经济状况等会影响患者对营养治疗的受程度。

2. 体格检查　观察脂肪组织、肌肉组织消耗程度、水肿和腹水、头发和指甲的质量、皮肤和口腔黏膜等，有助于评价能量和蛋白质缺乏的严重程度。

3. 实验室检查　主要检测脏器功能，对于肿瘤治疗本身也是必不可缺的。血浆蛋白、血尿素、肌酐、血浆C反应蛋白（CRP）及免疫功能可作为非特异性的参考指标。

4. 机体测量　动态监测体重是最方便、最直接的临床指标，但易受干扰，如液体潴留、昏迷、瘫痪、水肿、巨大肿瘤等，另外很多患者往往难以追溯末次准确测量的时间和具体数值。其他指标有上臂围（AC）、肱三头肌皮褶厚度（TSF）、上臂肌围（AMC）反映脂肪、骨骼肌储备等。2010年《癌症恶病质的定义与分类国际共识》首次将CT或MRI检查评估肌肉量纳入恶病质的评估体系中，并将其提到非常重要的位置。它不仅是诊断的标准之一，也是治疗的目标之一。在体重的下降中，肌肉量的减少较脂肪的减少更为关键，低肌肉量也是晚期肿瘤患者死亡率的独立预判指标之一。

5. 机体功能及机体组成的测定机体功能及组成变化可为营养状况评价提供参考。

恶性肿瘤专家共识建议，现阶段应用最广泛的恶性肿瘤营养风险筛查工具为PG-SGA及NRS2002。NRS评分≥3分为具有营养风险，需要根据患者的临床情况，制定基于个体化的营养计划，给予营养干预。NRS评分<3分者虽然没有营养风险，但应在其住院期间每周筛查1次。

二、肺肿瘤患者恶病质状态的识别及评定

肺癌患者的营养不良，往往可逐渐进展为恶病质以及终末期耗竭状态，因此，通过规律的营养状况评价还需及时识别恶病质的风险或存在，积极预防及干预。多数肿瘤患者的病情进展过程中，往往表现为不可逆的食欲下降、体重丢失、营养状况恶化，直至最后患者死亡，这就是肿瘤恶病质（cachexia）。恶病质常伴发于慢性疾病，包括恶性肿瘤、慢性阻塞性肺病、慢性心力衰竭、慢性肾衰竭、肝功能不全、艾滋病、风湿性关节炎等。其中，恶性肿瘤的恶病质发病率高，有报道，进展期肿瘤为60%～80%出现恶病质。在包括肺癌在内的

恶性肿瘤营养评估中及时诊断及识别恶病质非常重要，早期干预对于改善患者的预后具有重要意义。关于恶病质的定义比较公认的是Fearon K教授2011年在肿瘤恶病质国际共识中提出的定义：以持续性骨骼肌丢失（伴有或不伴有脂肪组织丢失）为特征，不能被常规营养支持完全缓解，逐步导致功能损伤的多因素综合征。该定义指出了恶病质的3个最重要的特点：骨骼肌持续丢失、常规营养支持不能完全缓解、功能损伤。其中骨骼肌丢失是恶病质的核心表现，蛋白（特别是肌肉蛋白）过度分解是其重要的病理生理改变。骨骼肌丢失的外在表现主要是体重丢失及乏力。有的研究认为，当患者的体重丢失大于稳定体重的30%时，则死亡开始出现，而且不可避免。《欧洲肿瘤恶病质临床指南》中将肿瘤恶病质分为3期：即恶病质前期、恶病质期和恶病质难治期。恶病质前期：表现为厌食/代谢改变，体重丢失不超过5%。进展风险取决于肿瘤类型和分期、系统性炎症的存在、低摄入量、对抗癌治疗的无反应。恶病质期：6个月内体重丢失大于5%；或者BMI<18.5kg/m²（参照中国营养不良标准），同时体重丢失大于2%；或者四肢骨骼肌指数符合肌肉减少症诊断标准（男性<7.26kg/m²；女性<5.45kg/m²），同时体重丢失大于2%；常有摄食减少或系统性的炎症。恶病质难治期：肿瘤持续进展，对治疗无反应，活跃的分解代谢，体重持续丢失无法纠正，WHO体力评分3分或4分，生存期预计不足3个月。需要说明的是，并非所有的肿瘤患者都经历这3个阶段。肌肉丢失是恶病质最核心的特征。由于精确测量体成分较难开展，因此临床将体重丢失作为恶病质最主要的临床表现。恶病质可以在早期发现，并且是可以干预的，而恶病质发展到晚期，则抗癌治疗及营养支持均很难有效果。

除分期外，恶病质还需要进行分级评价。恶病质的分级即恶病质的严重性，包括体重丢失的速度、能量储备、蛋白质消耗的速度，以及初始储备。例如，同样是BMI值减少5kg/m²，初始BMI为22kg/m²患者的恶病质较BMI为35kg/m²的要严重。另外，同样的BMI和丢失程度，相比于肌肉群正常的患者，伴有肌肉丢失出现的患者风险要大。因此，对恶病质的早期发现和干预是防止其恶化的最关键手段。由于药物干预在治疗厌食及代谢紊乱中的作用非常有限，目前研究已经聚焦于应用营养治疗恶病质，包括肠内营养和肠外营养的方法。在恶病质前期及恶病质期，营养支持不仅可以增加患者能量及各种营养素的摄入，改善患者营养状况，还可以调节肿瘤患者的异常代谢，有益于抗肿瘤治疗。从临床结局来看，营养支持能提高患者生活质量，甚至延长生存期。而在难治性恶病质期，尽管营养治疗可能无法完全逆转其体重丢失及代谢异常，且要考虑营养支持带来的风险和负担可能超过其潜在的益处，但部分营养的摄入仍可能改善患者生活质量，并给患者及家属带来安慰，且对难治性恶病质的识别有助于患者得到临终关怀团队的帮助。恶病质营养治疗的最终目标是逆转体重丢失和肌肉丢失；对难治性恶病质主要是减轻恶病质相关症状、提高整体生活质量。

在对肿瘤恶病质进行营养治疗前，需要进行肿瘤恶病质的诊断及评估。诊断恶病质后要进一步评估如下3个方面，即体重丢失（包括肌肉量及力量）、摄入量（包括厌食情况）以及炎症状态。其中，食物摄入量的调查很重要，一方面预测能量及营养素的摄入不足对营养状况及恶病质发展状况的影响；另一方面摄入量本身是恶病质状态的反映，如因厌食、疼痛、抑郁等引起食物摄入减少；第三，食物摄入量的改变是营养治疗及抗肿瘤治疗效果的展现及效果评价指标之一，营养干预有效可能改善患者炎症状态、可能减少厌食、增加食欲等。

中国抗癌协会肿瘤营养与支持治疗专业委员会组织推荐PG-SGA 作为恶病质患者的营养评估，推荐厌食恶病质问卷作为厌食症/恶病质治疗的功能性评估（the functional assessment of anorexia-cachexia therapy，FAACT）。

三、肺肿瘤患者的营养支持

肿瘤患者特殊医学用途配方食品应用专家共识建议，对于已经发生营养不良、长期不能进食或营养吸收障碍的患者，进行积极抗癌治疗时应适时给予营养治疗。共识推荐，严重营养不良（体重丢失≥20%或经口摄食不足需要量60%达1周以上或PG-SGA ≥9分）的非终末期患者是营养治疗的绝对适应证；而轻、中度营养不良或放化疗患者出现3～4级不良反应患者是营养治疗的相对指征，是否实施营养治疗，主要取决于抗肿瘤治疗对机体可能产生的影响；存在营养风险并接受放疗、化疗及手术等任何可能加重营养风险的患者应该进行营养治疗；因胃肠道功能障碍或其他代谢、药物、放疗等不良反应预期摄入不足超过1周者应给予营养治疗；仅存在营养风险、轻/中度营养不良而无进一步抗肿瘤治疗的患者，只需要制定营养治疗计划或提供饮食指导。营养治疗应该遵循阶梯原则，最先选择营养教育/饮食指导，对于即便强化饮食指导也无法经口摄入足够营养时，鼓励口服营养补充（oralnutritional supplements，ONS）；口服不足或不能时，用管饲补充或替代；管饲仍然不能满足营养需求时，应加用肠外营养，以补充肠内营养的不足；完全不能肠内营养时，用全静脉营养。由于肿瘤患者经常面临经口摄入饮食不足的情况，ONS是肿瘤患者的首选人工营养方式，每日ONS不少于400～600kcal。营养支持的目标是避免或纠正体重下降，对于营养不良者促进体重增长（0.4千克/周），维持适宜的去脂体重指数［＞16kg/m²（男性），＞15kg/m²（女性）］或肌肉容量，改善三头肌皮褶厚度、上臂肌围、上肢握力。同时为其他治疗提供保障。

营养支持的给予应关注适宜的能量总量及少量多次、规律进食的给予方式。研究显示，肺肿瘤患者的营养支持需强调：

1. 充足能量摄入　肺癌患者多静息能量消耗（resting energy expenditure，REE）升高，而且肿瘤患者常常难以充分利用微量及宏量营养素。为改善营养不良肿瘤患者的营养状况，一个主要目标是增加能量和蛋白质的摄入。高能量密度配方可减少摄入容量，从而保证较好的依从性。

2. 充足优质蛋白摄入　为补偿糖异生和骨骼肌水解的增加，为蛋白质合成提供原料，建议肿瘤患者提高蛋白质的摄入，推荐其蛋白质摄入量为1.2～2.0g/（kg·d）。

3. 调整脂肪、碳水化合物的供能比例　研究发现，肿瘤细胞主要通过葡萄糖来满足能量需求，而对脂肪酸和酮体的利用率很低。基于这样的原理，为适应肿瘤患者的代谢改变，可以调整脂肪和碳水化合物的供能比。BozettiF 等报告，脂肪供能30%～50%的营养方案是可以接受的。适当高脂饮食可维持体重及细胞质量。胃肠道肿瘤化疗患者的研究显示，接受常规饮食的患者体重减轻，而接受适当高脂饮食，尤其以单不饱和脂肪酸为主要能源的患者，在整个研究过程中其体重增加且身体细胞质量维持稳定。

第三节　机械通气患者的营养支持

机械通气是利用机械装置来代替、控制或改变自主呼吸运动，在呼吸机的帮助下维持气道通畅、改善通气和氧合、防止机体缺氧和二氧化碳蓄积，为使机体有可能度过基础疾病所致的呼吸衰竭，为治疗基础疾病创造条件的一种通气方式。在机械通气的条件下，应予以个体化的适时营养支持，以改善疾病结局。

西班牙重症监护并冠状动脉疾病学会，西班牙肠内肠外营养学会2011年联合发布的指南推荐对于因急性呼吸衰竭（ARF）进行机械通气支持的危重患者，如无禁忌，应于首个24～48h内开始肠内营养支持，目前对于喂养途径尚无确切推荐，经胃管鼻饲或幽门后喂养均可。营养管理的目标在于维持体重稳定，以及一定程度缓解肌肉高分解代谢状态。

对于危重患者，基础代谢率（BMR）的估算可通过Harris-Benedict公式：

$$BMR（男性）= 66.47 + 13.75 × 体重（kg）+ 5.00 × 身高（cm）- 6.76 × 年龄$$
$$BMR（女性）= 655.1 + 9.65 × 体重（kg）+ 1.85 × 身高（cm）- 4.68 × 年龄$$

初步计算的结果需要根据不同临床情况下的应激系数进行校正。呼吸系统重症患者的应激系数多为1.2，还需考虑到患者有无发热，体能活动情况，以及疾病严重程度进行调整。但公式法的使用存在一定争议，计算不精确，可能高估能量需求。为较为精确地估测能量需求，可通过代谢车测量每分钟摄氧量间接测得能量消耗状况（4～5kcal/L），可同时用于机械通气和自主呼吸的患者。但其价格昂贵，操作复杂，且测得的即时数据并不一定能代表患者的全天情况。ESPEN指南认为，管饲给予EN的剂量并无定论，需根据疾病严重程度及肠道耐受情况调整。急性期/早期（首个72～96h内）能量摄入过高可能增加并发症发生率，建议每天20～25kcal/kg，若患者存在显著营养不良状况，能量摄入可调整为25～30 kcal/（kg·d）；恢复期目标为每天25～30kcal/kg。

推荐应用整蛋白配方EN制剂而非小分子肽类配方，碳水化合物应提供总体能量需求的50%～70%，脂肪提供30%～50%。SEMICYUC-SENPE指南认为，对于机械通气患者无需选择高脂低糖的特殊配方EN制剂，但需避免总体摄入能量过高。同时，碳水化合物的给予总量应小于每天4g/kg，如其给予速率超过5mg/kg每分钟，可能会显著升高CO_2分压，导致脱机困难（证据级别Ⅲ级）。机械通气者蛋白质摄入的要求同COPD急性加重期，无高分解代谢状态的患者可给予蛋白质1.0～1.5g/（kg·d），消耗严重者则可予以1.5～1.8g/（kg·d）。蛋白质的充分摄入可增加分钟通气量、血氧分压，以及改善在缺氧及高碳酸血症情况下的通气反应。

充足的磷、镁、钙、铁、锌、钾有助于维持正常的呼吸肌功能，尤其在尝试脱机的患者应维持其在正常血清浓度范围。此外，硒、维生素A、C、E的适量补充也有助于发挥一定的抗氧化效应。与此相比，对于COPD稳定期的患者，补充超过每日生理需要量以上的上述微量营养素暂无证据支持。

如患者合并轻度全身感染（APACHE Ⅱ <15），可以接受含免疫调节成分（n-3脂肪酸、

精氨酸、核苷酸）的EN制剂。如患者合并严重感染（脓毒败血症），则不推荐应用此类成分（证据推荐级别B级）。此外，若患者每日摄入EN量<700ml，也不宜给予上述免疫调节成分（证据推荐级别B级）。

（李融融）

参 考 文 献

［1］Akinbami LJ，Liu X．Chronic obstructive pulmonary disease among adults aged 18 and over in the United States，1998～2009．NCHS Data Brief，2011，Jun（63）：1-8．

［2］Diaz-Guzman E，Mannino DM．Epidemiology and prevalence of chronic obstructive pulmonary disease．Clin Chest Med，2014，35（1）：7-16．

［3］Varraso R，Camargo CA．More evidence for the importance of nutritional factors in chronic obstructive pulmonary disease．Am J Clin Nutr，2012，95（6）：1301-1302．

［4］Aniwidyaningsih W，Varraso R，Cano N，et al．Impact of nutritional status on body functioning in chronic obstructive pulmonary disease and how to intervene．Curr Opin Clin Nutr Metab Care，2008，11（4）：435-442．

［5］Shaheen SO，Martineau AR．Vitamin D and chronic obstructive pulmonary disease：justified optimism or false hope? Am J Respir Crit Care Med，2012，185（3）：239-241．

［6］Fernandes AC，Bezerra OM．Nutrition therapy for chronic obstructive pulmonary disease and related nutritional complications．J Bras Pneumol，2006，32（5）：461-471．

［7］Collins PF，Elia M，Stratton RJ．Nutritional support and functional capacity in chronic obstructive pulmonary disease：a systematic review and meta-analysis．Respirology，2013，18（4）：616-629．

［8］Sergio AB，Jose VL，Rodolfo AS．Nutritional Status In COPD．Arch Bronconeumol，2007，43（3）：283-288．

［9］Anker SD，John M，Pedersen PU，et al．ESPEN Guidelines on Enteral Nutrition：Cardiology and pulmonology．Clin Nutr，2006，25（2）：311-318．

［10］Raguso CA，Luthy C．Nutritional status in chronic obstructive pulmonary disease：role of hypoxia．Nutrition，2011，27（2）：138-143．

［11］Vestbo J，Prescott E，Almdal T，et al．Body mass，fat-free body mass，and prognosis in patients with chronic obstructive pulmonary disease from a random population sample：findings from the Copenhagen City Heart Study．Am J Respir Crit Care Med，2006，173（1）：79-83．

［12］Grau Carmona T，Lopez Martinez J，Vila Garcia B．Guidelines for specialized nutritional and metabolic support in the critically-ill patient：update．Consensus SEMICYUC-SENPE：respiratory failure．Nutr Hosp，2011，26（Suppl 2）：37-40．

［13］Schols AM，Slangen J，Volovics L，et al．Weight loss is a reversible factor in the prognosis of chronic obstructive pulmonary disease．Am J Respir Crit Care Med，1998，157（6 Pt 1）：1791-1797．

［14］Ferreira I，Brooks D，Lacasse Y，et al．Nutritional intervention in COPD：a systematic overview．Chest，2001，119（2）：353-363．

［15］Ferreira I．Chronic obstructive pulmonary disease and malnutrition：why are we not winning this battle? J．Pneumol，2003，29（1）：107-115．

［16］Ferreira IM，Brooks D，Lacasse Y，et al．Nutritional supplementation for stable chronic obstructive pulmonary disease. Cochrane Database Syst Rev，2005，12（2）：CD000998.

［17］Schols AM，Soeters PB，Mostert R，et al. Physiologic effects of nutritional support and anabolic steroids in patients with chronic obstructive pulmonary disease. A placebo-controlled randomized trial. Am J Respir Crit Care Med，1995，152（4 Pt 1）：1268-1274.

［18］Collins PF，Stratton RJ，Elia M. Nutritional support in chronic obstructive pulmonary disease：a systematic review and meta-analysis. Am J Clin Nutr，2012，95（6）：1385-1395.

［19］King DA，Cordova F，Scharf SM. Nutritional aspects of chronic obstructive pulmonary disease. Proc Am Thorac Soc. 2008，5（4）：519-523.

［20］Planas M，Alvarez J，Garcia-Peris PA，et al. Nutritional support and quality of life in stable chronic obstructive pulmonary disease（COPD）patients. Clin Nutr，2005，24（3）：433-441.

［21］Mallampalli A. Nutritional management of the patient with chronic obstructive pulmonary disease. Nutr Clin Pract，2004，19（6）：550-556.

［22］Kreymann KG，Berger MM，Deutz NE，et al. ESPEN Guidelines on Enteral Nutrition：Intensive care. Clin Nutr，2006，25（2）：210-223.

［23］Pingleton SK. Enteral nutrition in patients with respiratory disease. Eur Respir J，1996，9（2）：364-370.

［24］Akrabawi SS，Mobarhan S，Stoltz RR，et al. Gastric emptying，pulmonary function，gas exchange，and respiratory quotient after feeding a moderate versus high fat enteral formula meal in chronic obstructive pulmonary disease patients. Nutrition，1996，12（4）：260-265.

［25］Vermeeren MA，Wouters EF，Nelissen LH，et al. Acute effects of different nutritional supplements on symptoms and functional capacity in patients with chronic obstructive pulmonary disease. Am J Clin Nutr，2001，73（2）：295-301.

［26］Talpers SS，Romberger DJ，Bunce SB，et al. Nutritionally associated increased carbon dioxide production. Excess total calories vs high proportion of carbohydrate calories. Chest，1992，102（2）：551-555.

［27］Broekhuizen R，Creutzberg EC，Weling-Scheepers CA，et al. Optimizing oral nutritional drink supplementation in patients with chronic obstructive pulmonary disease. Br J Nutr，2005，93（6）：965-971.

［28］Broekhuizen R，Wouters EF，Creutzberg EC，et al. Polyunsaturated fatty acids improve exercise capacity in chronic obstructive pulmonary disease. Thorax. 2005；60（5）：376-382.

［29］Kondrup J，Allison SP，Elia M，et al. ESPEN guidelines for nutrition screening 2002（J）. ClinNutr，2003，22（4）：415-421.

［30］中华医学会. 临床诊疗指南肠外肠内营养学分册（M）. 北京：人民卫生出版社，2008：16-18.

［31］National Collaborating Centre for Acute Care. Nutrition Support for Adults：Oral Nutrition Support，Enteral Tube Feeding and Parenteral Nutrition. London：National Collaborating Centre for Acute Care，2006.

［32］National Clinical Guideline Centre. Chronic Obstructive Pulmonary Disease：Management of Chronic Obstructive Pulmonary Disease in Adults in Primary and Secondary Care. London：National Clinical Guideline Centre-Acute and Chronic Conditions，2010.

［33］Schols A. Nutritional modulation as part of the integrated management of chronic obstructive pulmonary disease. Proc Nutr Soc，2003，62（4）：783-791.

第二十八章

消化系统疾病的营养支持治疗

消化功能紊乱和疾病是最常见的健康问题之一。饮食习惯和某些特定的食品在许多胃肠道疾病的发生、治疗和预防中发挥重要作用。消化道是食物消化、吸收的场所，各类消化道疾病势必对食物的消化和营养素的吸收会产生不同程度的影响，因此，消化道疾病患者易出现营养相关的问题。另一方面，营养治疗在某些消化道疾病中及其引起的合并症中起着非常重要的作用，合理的营养支持可减轻疾病的症状、改善患者的营养状况，进而提高患者生活质量。所以本章将重点阐述消化道疾病的营养支持。

第一节　胃食管反流病与食管炎

胃食管反流病（gastro-esophageal reflux disease，GERD）是消化科的常见疾病，因其患病率高、临床表现多样、诊断不足以及带来的经济负担较重而受到关注。几乎约50%的婴儿在出生后的几个月内会发生胃食管反流，但大多数在1岁后消失。健康成年人每天都会发生胃内容物反流至食管的情况，这是一种正常的生理表现。但当反流物突破食管的保护机制，产生胃灼热（烧心）和炎症刺激而损伤食管黏膜症状时，则称为胃食管反流病。作为最常见的胃肠道疾病之一，世界范围内约有13%～19%的人受其影响，而在西方国家中发病率更高，基于人群的研究表明在北美和西欧其发病率高达10%～40%。此外，GERD在儿童的发病率也可达2%～20%。

胃食管反流病的病例生理机制比较复杂，目前公认的机制包括食管下括约肌（low esophageal sphincter，LES）压力下降、食管组织防御力不足、胃动力下降和腹压增加等。GERD症状表现多样，包括胃分泌物反流、胃灼热、胸骨后疼痛、嗳气、食管痉挛和咳嗽等，其中最典型的症状为胃灼热和反流。儿童可能会出现呕吐、吞咽困难、拒绝进食或腹痛。此外，咽部刺激感、频繁清嗓、声音嘶哑、气喘加剧等症状也时有发生。症状出现的频率和严重程度并不能预测疾病的严重性或有无并发症。根据上消化道内镜所示食管黏膜外观，GERD可分为：

糜烂性食管炎——特征为内镜下可见食管远端黏膜破损，伴有或不伴GERD症状。

非糜烂性反流病——又称内镜阴性反流病，特征为伴有GERD症状，但无食管黏膜损伤。

食管长期暴露于酸性环境可导致食管炎、食管腐蚀、溃疡、瘢痕、狭窄，而且在某些情况下出现吞咽困难。食管裂孔疝是导致胃食管反流和食管炎的常见原因，尽管不是所有的食管裂孔疝都存在反流，但其会加大出现症状和并发症的风险。

GERD可能导致食管或食管外并发症。这些并发症可能由反流物直接引起的炎症导致，也可能由修复过程（如食管狭窄和Barrett化生）导致。食管并发症包括糜烂性食管炎、Barrett食管、食管狭窄；食管外并发症导致哮喘、耳鼻喉并发症、慢性喉炎、喉及气管狭窄、包括慢性咳嗽、牙侵蚀症、慢性鼻窦炎和反复发作性肺炎在内的其他并发症等。

一、药物和手术治疗

抑制胃酸分泌是目前胃食管反流的首选治疗方法。最有效的是质子泵抑制剂（proton pump inhibitor，PPI）。5%～10%的重症GERD患者药物治疗无效，需要进行手术治疗（胃底折叠术）。

二、医学营养治疗

饮食和生活方式的改变，可能会减轻一些GERD患者的症状。其中主要因素是咖啡因、酒精、吸烟和压力。此外，可能诱发症状的膳食因素还包括膳食脂肪、巧克力、咖啡、柑橘类、洋葱、薄荷、香料、酒类、碳酸饮料以及辣椒等刺激性食物等。因此，限制或避免可能诱发症状加重的食物会改善一些患者的症状，但对于那些对症状发生无影响的食物则没有完全剔除的必要。

对于重度食管炎患者，低脂肪流食或营养制剂能减少食管膨胀，食物更容易通过狭窄区域。当食管有炎症存在时，柑橘类、番茄及软饮料均可引起疼痛，应该避免。此外，大量进食富含脂肪的食物会延缓胃排空，延长胃酸分泌，所以应尽量控制高脂肪食物，尤其是在临睡前。生活方式的改变可减轻症状，包括戒烟、严格限酒、睡眠时抬高床头、超重及肥胖者进行减重等。

第二节　胃　炎

胃炎是指胃黏膜的炎症，是由于机械性、化学性、生物性因素破坏了胃黏膜屏障，使胃黏膜受到胃酸的消化而产生的炎症。分为急性胃炎和慢性胃炎，临床通常以后者常见。慢性胃炎（chronic gastritis）又称慢性非糜烂性胃炎，以炎症细胞（以淋巴细胞和浆细胞为主）浸润黏膜为主要病理特点。按炎症细胞侵犯程度可分为慢性浅表性胃炎和慢性萎缩性胃炎。炎症局限于胃小凹和黏膜固有层的表层者为浅表性胃炎，当炎症进一步发展累及腺体而导致腺体萎缩、消失及黏膜变薄时称为萎缩性胃炎。按病情发作情况又可分为发作期与间歇期。

慢性胃炎的发生是多种机械性、化学性、生物性因素破坏了胃黏膜屏障，最终的形成是胃酸/胃蛋白酶对黏膜自身消化所致。现将致病因素分述如下：①幽门螺杆菌（Helicobacter pylori，HP）：约90%慢性胃窦炎患者是因HP感染引起的，HP可吸附于上皮细胞膜上，其分泌的毒素、微厌氧菌等物质及其本身含有的一些酶类均能导致炎症的发生；②胆汁反流：胆盐中的溶血性卵磷脂可破坏上皮细胞引起炎症；③非甾体类药物：如阿司匹林、吲哚美辛等，该类药物可抑制前列腺素的合成，还可引起浅表黏膜损伤及黏膜下出血；④不良生活习惯：嗜酒可造成胃黏膜长期充血、水肿，吸烟可促进胆汁反流；⑤遗传因素：O型血的人慢性胃炎及消化性溃疡的发病率较高，提示其发病可能有遗传因素的影响；⑥自身免疫：患者体内抗壁细胞的自身抗体可破坏黏膜细胞。

一、主要临床表现

慢性胃炎病程较长，症状发作可持续几个月至几十年。大多数患者无明显症状，胃镜及活组织检查是确诊的主要方法。慢性胃窦炎多以消化不良症状为主，如餐后饱胀、嗳气、泛酸、食欲减退、恶心、呕吐、无规律性上腹隐痛等。慢性胃体炎多以全身症状为主，可有明显厌食症状，消瘦，有贫血征，出现恶性贫血时可有舌萎缩和周围神经病变。长期性胃炎可导致胃壁细胞萎缩和减少，分泌胃酸和内因子的功能减少或丧失，导致恶性贫血。

最近研究表明，对于长期使用抑酸剂（如质子泵抑制剂）的患者，应考虑长期抑酸剂的不良反应，主要是胃酸分泌减少所造成的维生素 B_{12} 缺乏、钙及非还原性铁等以来胃内蛋白水解才能被吸收利用的营养物质吸收减少。

二、医学营养治疗

在胃炎的医学营养治疗过程中，往往需要调整膳食的成分、改变食物的质地、调整进食餐次，尽可能减少对胃黏膜的刺激，促进胃黏膜的修复，减少胃炎的发作。具体原则如下。

（一）发作期

应结合疾病的严重程度、食物耐受情况和胃肠功能选择合理的营养给予途径。若存在进食禁忌时，可暂禁食水，由静脉供给营养物质。好转时可开始进食流食或营养均衡型肠内营养制剂，根据病情的发展进行相应的调整。

（二）间歇期

1. 能量供给可同正常人或略高。

2. 蛋白质的供给占总能量的15% ～ 20%，适量增加优质蛋白的比例，利于损伤组织的修复。

3. 脂肪占总能量的20% ～ 25%，并适当减少动物性油脂。

4. 其余能量由碳水化合物供给，但宜选用少产气、少纤维的精制米面。

5. 增加少纤维的水果、蔬菜的供给，以满足机体对维生素和矿物质的需要。若出现明显贫血征，可直接补充维生素C、维生素 B_{12} 及铁剂。

6. 适当增加瘦肉、动物血制品等以增加铁的摄入纠正贫血，不宜选用硫酸亚铁等易加重病情的制剂。同时适当限盐，食盐摄入量控制在6g/d以下。

7. 水的供给量可同常人。

8. 减少膳食纤维的供给，以减轻对胃黏膜的机械刺激。

9. 饮食要有规律，少食多餐，全天以6餐为宜，应养成细嚼慢咽的进食习惯。

10. 烹调宜采用蒸、煮、烩、焖、炖、氽等方法，使食物细软易于消化。不用过冷、过热、过酸、过甜、过咸的食物或刺激性调味品，以及烟酒、浓茶、咖啡等，减少对胃黏膜的物理化学刺激。

三、食物选择的宜忌

（一）宜选食物

1. 发作期

（1）流食：新鲜果汁、藕粉、米汤、鸡蛋汤。

（2）半流食：大米粥、蛋花粥、鸡蓉粥、瘦肉粥、皮蛋瘦肉粥、蒸蛋粥、挂面、面片、馄饨、面包、饼干。

（3）营养均衡型肠内营养制剂。

2. 间歇期

（1）可多选择软食：软米饭、馒头、花卷、龙须面、面片、馄饨、包子、面包、鱼肉、虾肉、瘦肉类、瓜果类、纤维细软的蔬菜，如黄瓜、西红柿、茄子、冬瓜、西葫芦、白菜、菠菜等。尽可能减少粗杂粮、油炸食物。

（2）对胃酸分泌过多者，应避免食用富含氮浸出物的原汁浓汤。

（3）富含铁的食物有：动物肝脏、瘦肉、血豆腐等。

（4）含维生素A（或β-胡萝卜素）多的食物有动物肝脏、瘦肉、胡萝卜、西红柿等。

（二）忌（少）用食物

1. 发作期病情未稳定时应禁用牛乳、豆浆，并减少蔗糖的摄入。

2. 禁食含膳食纤维多的蔬菜、水果，如韭菜、芹菜和未成熟的水果。

3. 忌食油煎、油炸食物与腌、熏、腊、酱的食物。

4. 忌食糯米饭、年糕、玉米饼等食物。

5. 避免食用生冷、酸辣、粗糙的食物。

6. 禁用各种酒、含酒精的饮料、碳酸饮料及刺激性调味品，如辣椒、咖喱、胡椒、葱、蒜、芥末等。

第三节　消化性溃疡

　　胃十二指肠黏膜通常受多种因素所保护，包括消化过程中分泌的胃酸和胃蛋白酶及碳酸氢盐的产生、胃的节律性蠕动、上皮细胞的迅速更新和细胞损伤的迅速修复等。消化性溃疡是正常的防御和修复机制被破坏后，黏膜及黏膜基层被自身消化酶消化而引起的溃疡，主要发生在胃和十二指肠球部，即胃溃疡和十二指肠溃疡。通常溃疡症状的发展会引起不止一种的功能障碍，消化性溃疡是病灶周围的慢性炎症发生和修复过程的结果。

　　消化性溃疡的形成包含多种因素，其中胃酸及胃蛋白酶对黏膜的消化作用是基本因素。胃酸是胃体壁细胞所分泌的，正常情况下，胃黏膜上皮细胞分泌黏液形成黏膜－黏液屏障，使黏膜不受食物的机械磨损，阻碍胃腔内氢离子反弥散入黏膜，上皮细胞分泌碳酸氢根离子，中和胃酸。造成胃溃疡的因素大多是由于胃黏膜屏障作用减弱，而十二指肠溃疡大多因胃酸分泌过多引起。消化性溃疡的主要原因是幽门螺杆菌感染、胃炎、服用阿司匹林及其他非甾体类抗炎类药物和皮质激素以及严重疾病导致的应激状态等。长期精神紧张或处于压力状态下也可能增加消化性溃疡的发生风险。此外，长期吸烟者发生胃溃疡者较不吸烟者多。其他危险因素还包括胃泌素瘤和Zollinger-Ellison综合征。

一、主要临床表现

本病病程可达几年或十几年，发作期与缓解期相交替，时间长短不定，但多于秋冬与冬春之交发病，常见诱发原因为精神因素与消炎药物的刺激。

典型的消化性溃疡的临床表现特点是慢性、周期性、节律性上腹部疼痛，可为灼痛、钝痛、胀痛或剧痛，体检时常有剑突下一固定、局限的压痛点。部分患者症状不典型，仅出现无规律、部位不确定的上腹部隐痛或不适，可伴腹胀、食欲不振、嗳气、泛酸等症状，多见于胃溃疡患者。胃溃疡与十二指肠溃疡的发作与缓解有所不同。

十二指肠溃疡患者多于早餐后1～3h、午餐后2～4h开始出现上腹痛，每次疼痛均可由下一次进餐缓解。约半数患者还可出现午夜痛。

胃溃疡患者多于餐后0.5～1.0h出现上腹痛，疼痛可于下次进餐之前消失。也可发生午夜痛，但不如十二指肠溃疡多见。部分患者餐后反而出现腹痛，伴腹胀、恶心、呕吐等症状，提示幽门管溃疡发生幽门梗阻。

消化性溃疡患者如果出现位置固定、向背部放射并加剧的疼痛，且不能为制酸剂所缓解，应考虑为后壁慢性穿孔。若出现突发的剧烈腹痛且迅速累及全腹则可能为急性穿孔。如患者突然眩晕可能并发出血。

二、营养相关因素对发病的影响

1. 经常暴饮暴食或不规律进食以及过饱进食可破坏胃酸分泌的节律性而易发生溃疡。

2. 长期高脂肪膳食可抑制或延缓胃排空，使食物在胃部停留时间过长，进而促进胃酸分泌，使胃部暴露于酸的时间延长而易于出现溃疡。

3. 长期进食过热、过冷食物以及浓茶、咖啡、肉汤及刺激性食物可刺激胃酸分泌过多。

4. 长期饮酒可直接损伤胃黏膜。

三、医学营养治疗

医学营养治疗的主要目的是通过合理的膳食结构与烹调方法，减轻胃肠负担，保护胃、十二指肠功能，促进溃疡愈合，防止复发和并发症的发生。消化性溃疡的主要医学营养治疗原则可参考胃炎的营养治疗原则，但需强调以下几方面内容。

1. 患者应规律进餐，定时定量。正餐进食量不宜过饱，正餐间可适当加餐，但加餐应避免甜食及高脂肪食物。一旦症状得到控制，溃疡面愈合，应鼓励尽快恢复一日3餐的饮食习惯，以避免多餐造成的胃酸分泌增多。同时注意进餐速度不宜过快。

2. 溃疡急性发作时，应采用刺激性较小的流食，病情好转后可改为充足蛋白质低脂肪半流食，病情缓解后逐步过渡至软食及普通饮食。

3. 忌用刺激性食物，如浓茶、咖啡、胡椒粉、咖喱粉、香料等。也不宜食用粗糙和不易消化食物，如坚果类、芹菜、藕、韭菜等，以及油炸、生拌、烟熏、腌腊食物。此外应禁用易产气的食物，如葱、生萝卜、生蒜、糖、大豆等，以免导致胃机械性扩张，促使胃酸分泌。忌烟酒。

4. 可经常食用含有酚类抗氧化剂的保护性食物，如蔓越莓类或生姜提取物，有助于消除幽门螺杆菌，进而有助促进溃疡创面的愈合。

第四节　便　　秘

便秘（constipation）是指排便次数减少和/或粪便干燥难解，是一般人群中最常见的消化道主诉，有流行病学调查，全球患病率约为16%，国内一般人群为8%，而在老年人和儿童中较高。正常情况下，粪便通过肠道蠕动进入直肠，当粪便充满直肠时，出现排便反射，机体产生便意。影响排便过程而发生便秘的原因有许多，如生活方式、运动障碍、神经肌肉障碍、长期应用阿片类药物、消化道疾病等，而在没有明确器质性疾病的人群中，忽略排便的意识刺激、膳食中膳食纤维的缺少、液体量摄入减少、久坐或使用某些药物往往是便秘的常见原因，临床上根据病因可将便秘分为器质性和功能性2类。

一、器质性便秘

产生的原因主要有：①直肠和肛门病变；②结肠病变；③由疾病、严重营养不良、年老、多次妊娠等引发的肌张力减退；④内分泌、代谢障碍性疾病；⑤神经系统疾病；⑥药物（如吗啡、抗胆碱能类药物）和化学品（如铅中毒）作用。

二、功能性便秘

主要有2种：①单纯性便秘：可因食用过于精细的粮食、生活规律改变、精神因素、滥用强泻药物等原因造成；②结肠持续痉挛造成痛性便秘，多见于肠易激综合征。

便秘可能由生活方式（摄入水不足，缺乏运动）或一些疾病引起。不同原因引起的便秘采取的治疗方法不同。首先要排除严重神经系统、胃肠道或内分泌系统疾病以及由药物引起的便秘。排除上述因素后，对于没有明确器质性疾病的成年患者，首先考虑调整膳食结构，增加充足的膳食纤维和液体摄入量，以及改变久坐的生活方式等是慢性便秘的基础治疗之一。当生活方式干预无法改变持续存在的便秘状况时，可使用处方药物来促进规律的排便。

三、医学营养干预

对于其他方面均正常的便秘患者，营养治疗的主要方法是摄入充足的膳食纤维（包括可溶性和不可溶性）和液体。膳食纤维可增加结肠排泄物的流动性、维生素含量、粪便重量以及结肠转运速度。膳食纤维伴随足够的液体能够软化粪便使它们更容易通过。成人膳食纤维摄入量为25～38g/d，儿童为20～25g/d。但对于成人每天膳食纤维摄入量不宜超过50g，否则可能增加腹胀的风险。

对于那些不能或不愿摄入充足数量纤维性食物的患者，可使用麦麸和膳食纤维补充剂，需同时保证每天至少摄入2000毫升的水，这样有利于保证膳食纤维的效果。

对于患有神经肌肉障碍、运动障碍综合征、长期使用阿片类药物、骨盆底异常或其他严重胃肠道疾病的患者，不推荐采用增加膳食纤维的方法来改善排便。

第五节　肠易激综合征

肠易激综合征（irritable bowel syndrome，IBS）是一种慢性功能性消化道疾病，特征为不伴有器质性疾病的慢性腹痛和排便习惯改变。其他常见症状包括腹胀、排便不尽感、黏液便等。IBS是胃肠病门诊中常见的疾病之一，流行病学资料显示有10%～15%的成人及青少年具有符合IBS的症状，然而并非所有有症状的患者会主动就医。

一、定义及分型

在最近3个月内腹痛反复发作，平均每周至少1日，且至少伴有以下2项特征：腹痛与排便有关、伴排便频率改变或伴粪便性状（外观）改变。

1. 便秘型IBS（IBS with predominant constipation，IBS-C）患者所诉排便异常通常为便秘［Bristol大便形状量表（bristol stool form scale，BSFS）1型和2型］。

2. 腹泻型IBS（IBS with predominant diarrhea，IBS-D）患者所诉排便异常通常为腹泻（BSFS 6型和7型）。

3. 混合型IBS（IBS with mixed bowel habits，IBS-M）患者所诉排便异常通常为便秘和腹泻同时存在；其中，便秘和腹泻在全部排便异常中所占比例均超过1/4。

4. 未分类型IBS（IBS unclassified）符合IBS诊断标准，但不能被准确归类为其他3种亚型的患者。

二、初始治疗

医患互动的建立和治疗的连续性是所有IBS患者治疗的关键。对于症状轻、间断发作且不影响生活质量的患者，我们首先推荐单纯调整生活方式和膳食习惯，而不是特定的药物治疗。对于初始治疗无效的轻度–中度症状患者，以及存在影响生存质量的中度–重度症状的患者，建议将药物治疗作为辅助治疗。

三、医学营养治疗

IBS营养治疗的目标是确保足够的营养摄入，为不同亚型的IBS患者制订个体化饮食，并解释食物在治疗中的可能功能。限制特殊食物的科学证据尚不充足。但是患者可能无法耐受大量进食和某些食物，如过量的膳食脂肪、咖啡因、乳糖、果糖、山梨醇和酒精等，这在腹泻为主或混合型IBS患者中尤为突出。因此，膳食应注意以下几方面。

1. 避免产气食物　应建议IBS患者避免摄入可加剧肠胃气胀的食物（如豆类、洋葱、芹菜、胡萝卜、葡萄干、香蕉、杏子、梅脯、抱子甘蓝、小麦胚芽、咸脆饼干等）、酒精和咖啡因。

2. 避免摄入乳糖 已知有乳糖不耐受的患者应采用限制乳糖膳食。对于那些不进食产气食物仍有持续性腹胀的患者，建议经验性尝试无乳糖膳食。采用无乳糖膳食后症状改善并不一定意味着存在乳糖消化不良，所以对那些缺乏明确的乳糖消化不良证据且不愿坚持长期采用乳糖限制性膳食的患者，可行呼气试验确认是否为乳糖不耐受。若患者呼气试验未显示乳糖不耐受证据、但摄入牛奶后出现症状，则可能是不耐受牛奶中的其他成分（如牛乳蛋白），其可能可以耐受其他哺乳动物的奶及大豆。

尽管IBS患者中乳糖吸收不良的发生率并未增高，但合并乳糖不耐受的IBS患者摄入乳糖后会出现过度不适。对于有未诊断的乳糖不耐受的患者，接受乳糖限制膳食可获得持久的临床改善。

3. 低FODMAP膳食 目前的研究证实，可发酵的寡糖、双糖、单糖和多元醇（fermentable oligo-, di-, and monosaccharides and polyols, FODMAP）含量低的膳食有益于IBS。低FODMAP膳食限制的食物含果糖、乳糖、低聚果糖、低聚半乳糖以及糖醇类（山梨醇、甘露醇和麦芽糖醇）。FODMAP在小肠不易吸收，具有高渗透性，能够被细菌迅速发酵，导致腹胀和腹痛的症状。低FODMAP膳食能够减少胃肠道症状。但目前FODMAP并没有统一的允许阈值，可能需要个体化进行指导。

此外，关于膳食纤维、无麸质饮食和益生菌在IBS患者中的应用研究也较多，但它们可否使IBS患者获益尚无统一结论。

第六节 炎 性 肠 病

炎性肠病（inflammatory bowel disease，IBD）的两种主要类型是克罗恩病和溃疡性结肠炎，二者具有一些相同的临床特征，包括腹泻、发热、体重减轻、贫血、食物不耐受等。这些症状可引起食欲下降、营养素摄入减少、营养素代谢改变，最终会影响营养状况。食欲下降最可能是由于炎症本身和细胞因子（例如，白介素-1、白介素-6和肿瘤坏死因子）的释放引起。

现已明确在IBD患者，特别是克罗恩病（Crohn disease，CD）患者中，营养缺乏和营养不良较为普遍。为了发现可能需要接受营养干预的患者，识别营养不良的患者很重要。使营养状况达到最佳，对预防营养不良引起的远期健康后果以及预防IBD患者复发都很重要。

克罗恩病可以发生在胃肠道的任何部位，但有50%～60%的病例是发生在回肠末端和结肠，局限于小肠或结肠的病例只有15%～25%，溃疡性结肠炎的病变仅限于大肠和直肠。在克罗恩病中，病变部位和健康部位相互间隔，而溃疡性结肠炎的病变部位是连续的。克罗恩病的黏膜是透壁性的，累积所有的黏膜层；溃疡性结肠炎一般都受限于黏膜层。克罗恩病的特征是脓肿、肠瘘、纤维化、黏膜下层增厚、局部狭窄、肠腔性狭窄段和肠管腔部分或完全性梗阻。溃疡性结肠炎则更容易出血。炎性肠病的病因尚不明确，可能是胃肠免疫系统、遗传和环境因素的交互作用的结果。目前认识到该疾病的遗传易感性呈多元化，很多可能的基因突变都影响该病的发生。

炎症应答（如细胞因子和急性期蛋白增加、胃肠道通透性的增加、氧自由基等的增加）导致胃肠组织损伤，炎性肠病中不论是调节机制的缺陷或增强保全免疫以及急性期应答的因素，均可导致组织纤维化和破坏。疾病的临床过程可以是轻度的、间断性的或严重的、持续的。

食物是引起炎性肠病复发的一种环境因素，考虑到现代饮食的复杂性和多样性，食物、微生物、营养素中都存在大量的潜在抗原。营养不良进一步影响黏膜、细胞和免疫屏障的功能和功效。饮食亦可影响固有生物群落的类型和相关的成分，某些营养素（如膳食中的脂类）能够影响炎症应答的强度。

食物过敏和对特殊食物的免疫反应可能是炎性肠病的发病和出现症状的原因之一。与大多数人相比，炎性肠病患者更容易发生食物耐受不良，但不同个体间，甚至是不同时间的暴露模式都可能不一致。特异性和非特异性食物不耐受的原因有很多，并且和疾病进程中的严重性、部位和并发症有关。然而，不论是食物过敏或不耐受都不能完全解释所有患者的发作和临床表现。IBD患者的膳食干预侧重于达到最佳营养状态、维持适当摄入量级避免摄入可加重症状的食物。

除能量及蛋白质摄入不足之外，炎性肠病患者，尤其是克罗恩病患者，由于营养素摄入或吸收减少和/或丢失增加而有多种营养素缺乏的风险。对于成人，微量营养素缺乏是非常常见的，包括水溶性（叶酸、维生素B_{12}）和脂溶性维生素（维生素D）、铁、钙、锌等。因此对于炎性肠病患者，应评估营养状况，以确定是否需要进行膳食或营养干预。了解患者的营养状况需要进行全面评估，包括膳食摄入、体成分的测定、能量消耗、机体功能及实验室营养相关指标的测定等。

主观全面评定（subjective global assessment，SGA）是常用工具，常与体重指数、白蛋白和微量元素测定相联合，用于评估炎性肠病患者的营养状况。对于超重和肥胖患者，还要评价握力等反应肌肉蛋白丢失的情况。

医学营养治疗

膳食干预可改善营养状况及消除食物诱发因素，在大多数IBD患者的治疗中发挥了一定作用。炎性肠病患者因为疾病本身和治疗，发生营养不良的概率会增加。因此，医学营养治疗首要目标是修复和维持患者的营养状态。通过膳食干预、微量营养素补充、肠内营养和肠外营养可以完成该目标。从给予方式来说，经口摄入是首选的方式，但如果自主经口摄入不足，可采用管饲的方式。多年来，有关肠内或肠外营养减轻炎性肠病的争议一直存在。但研究一般认为：

1. 使用单一的治疗方案时，营养支持可减轻临床症状。

2. 使用全肠外营养"让肠道完全休息"并不需要。

3. 肠内营养有供给肠上皮营养、改善肠道菌群的作用，是首选的营养支持途径。

4. 肠内营养可抑制炎症过程中的一些因素。

5. 儿童可从肠内营养中获利以维持生长，并可能减少激素对影响生长和骨骼的影响。

当进行肠内营养配方或管饲时，起效一般需要4～8周。

除合理的能量和蛋白补充外，存在消化不良、吸收障碍、药物与营养交互影响或摄入不足时，可以用维生素补充剂，特别是叶酸、维生素B$_6$和维生素B$_{12}$、维生素D、矿物质和微量营养素等。

炎性肠病患者在日常生活中可能会出现疾病间歇性的"暴发"，特征性表现为梗阻、恶心、腹痛、腹胀或腹泻。大部分患者有特殊的、个体化的食物不耐受。可推荐患者去除可疑食物。

在疾病急性和恶化期，每个患者的饮食都需个体化。此时过多摄入乳糖、果糖或山梨醇等可能会引起腹部绞痛、产气和腹泻，高脂肪摄入可能导致脂肪泻。同时，减少膳食纤维或限制食物至颗粒大小对狭窄部分肠梗阻的患者有利。中链三酰甘油（MCT）可以增加能量并充当脂溶性营养素的载体，适合于脂肪消化不良或乳糜泻的患者。益生菌和益生元在炎性肠病中的应用在缓解腹泻及预防小肠细菌过度生长方面显示出一些作用，但需要进一步探索。

综上所述，具体的营养原则可总结如下。

1. 急性发作期需要采用要素膳食　若存在进食的禁忌时，可考虑全肠外营养；随病情改善逐渐采用低渣、清淡饮食，避免刺激性食物，腹泻严重者可发生液体和电解质丢失，应及时补充。

2. 膳食能量供应应充足　蛋白质按照0.8 ~ 1.0g/kg，多数患者不能吸收乳糖而出现腹胀、痉挛和腹泻等症状，应限制牛奶的摄入。适当减少脂肪的摄入，占总能量的20%左右，存在脂肪泻的患者可考虑使用中链三酰甘油。碳水化合物来源应避免粗杂粮。

3. 应给予足量的维生素和矿物质补充。

4. 对肠痉挛和腹泻患者应严格限制膳食纤维的摄入，一般每日20g以下。

5. 禁食烈性酒等刺激性食品　忌食坚果类、果仁类、豆类及多纤维的水果、蔬菜；对于乳糖不耐受者，应避免牛乳等。

6. 若单纯膳食不能满足能量和蛋白质需求时，可采用口服营养补充，经口摄入不足时，可进行管饲行肠内营养支持。

7. 若出现肠瘘、出血、肠梗阻等严重并发症时，此时应采用全肠外营养支持，待病情改善后依据病情采取合理营养支持方式。

关于IBD的复发，已有个案报道表明低碳水化合物膳食有助于预防IBD复发，如特殊碳水化合物膳食（specific carbohydrate diet，SCD），但尚需开展相关研究加以证实。

第七节　短肠综合征

短肠综合征（short-bowel syndrome，SBS）被定义为切除术后因为肠道长度减少或功能降低所导致的吸收不足。小肠长度减少70% ~ 75%时，通常会导致短肠综合征。实际上，短肠综合征更为实用的定义为：不论肠道的长度，在正常液体和食物摄入的前提下无法维持机体的营养和液体需求。

成人SBS的病因通常是因克罗恩病、创伤、恶性肿瘤、放射性损伤或肠系膜缺血而实施的小肠切除术。肠切除术后，剩余肠道会发生一些适应性变化，即肠道适应，肠道适应是肠切除术后的一个过程，在此期间剩余肠道发生多种改变来增加吸收能力。成人患者通常发生在肠切除后2年内，而儿童患者的适应时间更长，适应性改变可能更显著。回肠的适应性改变通常最为显著，而空肠和结肠的改变相对较轻。这些改变是由多种内部和外部刺激因素介导，包括营养素、消化道分泌物、激素和生长因子，以及其他遗传和生化因素。肠道适应过程尤其取决于饮食的营养成分以及剩余肠段的影响。

肠道结构性和功能性改变具体如下：

结构性适应性改变包括剩余肠管扩张和延长，肠湿重、蛋白质和DNA含量增加，绒毛延长，微绒毛扩张，以及隐窝深度和肠上皮细胞数量增加。黏膜的这些形态学改变是由影响细胞沿隐窝−绒毛轴迁移的增生刺激所驱动，从而导致黏膜重量增加和黏膜皱襞扩大。肠道肌层也会发生适应性改变，导致肌肉厚度、周长和长度增加。

功能性适应性改变包括刷状缘膜酶活性、流动性和渗透性改变，载体介导的运输上调或下调，以及传输速度减慢（从而有更多的时间吸收），广泛肠切除术后，肠道菌群、运动活性以及屏障和免疫功能的适应性改变还不太清楚。

SBS患者常存在复杂的液体、电解质和营养管理问题。SBS临床表现的类型和严重程度各不相同。根据患者年龄及受累肠道的数量和部位，SBS患者可能存在任意几个下列问题。

1. 液体和电解质丢失过多。

2. 不能吸收足够的能量和蛋白质。

3. 不能吸收必需的维生素和矿物质。

4. 频繁腹泻、脂肪泻、体重减轻。

5. 胃酸过多、草酸盐肾结石和胆固醇结石。

在SBS患者中，那些最终需要长期肠外营养的患者发生导管感染、败血症、胆汁淤积和肝病的风险会增加，并且因长期静脉营养而降低生活质量。

SBS的生理过程分为以下几个阶段：

急性期：其特点肠道大量液体丢失和代谢紊乱。该阶段在切除后立即开始，通常持续3～4周。

适应期：其特点是剩余小肠和结肠的结构和功能发生变化，以增加营养素吸收和减缓胃肠传输。适应期通常持续1～2年。在一些情况下，随着肠道逐渐适应，患者或可最终转为经口进食。

一、急性期治疗

在切除较长肠段后最初3～4周，治疗的主要目标是稳定大量液体和电解质丢失患者的病情，以及维持液体和酸碱平衡。

（一）静脉补液

在术后早期，大量胃液或近端小肠液丢失相对常见。因此，采用生理盐水（0.9%）静脉补液并补钾和补镁十分重要。应测定经造口和粪便丢失的体液，并每1～2h进行1次补液治疗（与营养液分开）。

（二）抑酸

首先应静脉给予H_2受体拮抗剂或质子泵抑制剂，以抑制胃酸分泌过多和减少液体丢失，

SBS患者在切除术后最初6个月内常出现胃酸分泌过多。这可能不仅引起酸-消化性疾病和肠道液体丢失增加，也引起胰酶失活和pH值降低以至于无法最好地吸收脂肪。

（三）肠外营养

一旦患者血流动力学稳定且液体需求相当稳定，则应启用肠外营养。是否需要长期肠外营养取决于切除小肠的长度、切除部位以及是否存在与小肠相连的结肠。

（四）肠内营养

术后SBS患者的病情稳定后，应尽早尝试肠内喂养，最初通过鼻饲管或胃造口管进行。即使是对于几乎没有可能最终过渡到全肠内喂养的患者，如果给予连续肠内喂养以尽可能提高肠道适应性，他们也许能够达到一定程度的肠道耐受和减少胃肠外营养支持。

连续肠内喂养入胃部可使载体转运蛋白持续饱和并促进肠道适应，从而加速过渡至经口进食，且其耐受性优于一次性注入的管饲，与单独进行经口进食相比，连续管喂（单独进行或联合经口进食）可显著提高脂质、蛋白质和能量的净吸收。夜间喂养可以最大限度地利用胃肠道，同时可使患者日间能够进行正常活动。使用标准聚合物等渗肠内配方，通常耐受性良好。通常应避免使用要素配方，原因在于要素配方渗透性高、价格昂贵且缺乏证据支持其获益优于标准配方。对于具有完整结肠的SBS患者，含纤维的配方可能有益。尽管尚未证明这可显著增加宏量营养素或能量的吸收，但其可能增加粪便/造口流出物的黏度。

二、适应期治疗

适应期内肠道会发生功能的改变，以增加营养素吸收和减缓胃肠传输。

（一）经口膳食

患者应在数周至数月时间内缓慢、逐步过渡到经口进食。对于连有结肠的SBS患者，推荐复合碳水化合物含量较高且脂肪和草酸盐含量较低的膳食。膳食蛋白质通常无需改变，因为SBS患者吸收面积减小对氮吸收的影响极小。SBS患者没有必要使用基于肽的膳食。除了避免高渗液体和碳水化合物（即排空慢的饮食）外，行末端空肠造口的SBS患者不需要膳食调整。

1. 碳水化合物优选复合碳水化合物，通常应避免使用简单糖。在没有切除较长空肠肠段的情况下，除非患者明确存在乳糖不耐，否则不应限制乳糖摄入，因为它是钙和能量的重要来源。

2. 脂肪对于保留有结肠的SBS患者，建议适度限制脂肪摄入，特别是有脂肪泻患者。有研究显示，对于连有结肠的SBS患者，复合碳水化合物含量高（60%）、脂肪含量低（20%）的膳食可减少能量经粪便的丢失量、增加总体能量吸收并改善湿重吸收。

3. 膳食纤维小肠连接完整结肠的患者，补充可溶性纤维可能有助于通过增加短链脂肪酸的产生来提高肠道适应性，并提供额外的能量来源。此外，补充纤维可减缓胃排空并通过吸收粪便中的水分来减少水样便。

4. 草酸盐对于连有结肠的SBS患者，应限制膳食草酸盐的摄入以降低草酸钙肾结石的风险，特别是有肾结石病史的患者。

表28-1　保留结肠和未保留结肠的短肠综合征患者饮食原则

	保留结肠	未保留结肠
碳水化合物	占总能量摄入的50%～60%	占总能量摄入的40%～50%
	复合碳水化合物	复合碳水化合物
脂肪	占总能量摄入的20%～30%	占总能量摄入的30%～40%
	保证充足必需脂肪酸	保证充足必需脂肪酸
	中链脂肪/长链脂肪	长链脂肪
蛋白质	占总能量摄入的20%～30%	占总能量摄入的20%～30%
膳食纤维	可溶性	可溶性
草酸盐	限制	无需限制
液体	口服补液盐和/或低渗液体	口服补液盐
	避免高渗液体	避免高渗液体

（二）补液治疗

SBS患者有脱水风险。经口摄入量应足以补偿所有丢失量，并使尿量维持在至少1L/d。应避免使用高渗液体，如普通苏打水和果汁。高渗液体是浓缩液体，会诱导肠细胞分泌以稀释肠腔内容物的浓度，从而使腹泻增加。建议末端空肠造口的SBS患者每日饮用1～3L口服补液溶液（全天啜饮）以维持充分水合。有残留结肠的SBS患者也可能受益于口服补液溶液，特别是难以控制腹泻和反复脱水的患者。

（三）肠外营养

随着肠道的适应，更多的营养素和液体能够被吸收，肠外营养需求可能会下降。根据经口和/或肠内营养量来逐步停用肠外营养。尚未确定做出停用肠外营养决定的最佳时间间隔。可以通过减少每周输注肠外营养的天数来逐步减少肠外营养。一般情况下，除非经口/肠内营养摄入满足患者60%以上的需求，否则不能停止肠外营养。在逐步停用肠外营养的过程中以及停用之后，SBS患者发生营养缺乏的风险最大。患者可能会缺乏脂溶性维生素、维生素B_{12}、微量元素和电解质。

第八节　胃　　癌

一、胃癌的起源

胃癌是起源于胃黏膜上皮的恶性肿瘤，其发病有较为明显的地域性差别，在我国的西北与东部沿海地区胃癌发病率比南方地区明显为高。好发年龄在50岁以上。胃癌可发生于胃的任何部位，其中半数以上发生于胃窦部。绝大多数胃癌属于腺癌，早期无明显症状，或出现上腹不适、嗳气等非特异性症状，因此早期诊断诊断率较低。食欲不振、无力以及体重减少常先于其他症状出现。胃癌的预后与胃癌的病例分期、部位、组织类型、生物学行为以及治疗措施相关。

过量饮酒、幽门螺杆菌感染、吸烟、摄入钠含量高或腌制食品过多等可能增加胃癌的发生风险。胃癌可能导致营养失衡，可能由于过多血液和蛋白质的流失或者是由于梗阻和机械性因素干扰进食造成。大多数胃癌需要通过外科手术切除的方法进行治疗，但术前如果存在营养不良与并发症发生风险的增加及术后不良结局相关。因此，术前对于患者的营养状态的评估是非常重要的。在一项来自台湾地区的关于接受胃癌切除术患者营养管理的共识中指出胃癌患者术前应进行营养风险筛查和营养评估，营养风险筛查可选用NRS2002筛查工具，营养评估可采用预后营养指数（prognostic nutritional index，PNI）和营养风险指数（nutritional risk index，NRI）。

胃癌患者的饮食方案或营养支持方案取决于肿瘤的位置、功能紊乱的性质和疾病阶段等。胃部分切除术或全胃切除术是常见的外科治疗方法，绝大部分患者在手术后会面临营养方面的问题。胃癌术后，机体对维生素B_{12}、铁及钙的吸收会减少，还可能会出现消化吸收不良（由于食物进入小肠的时间与胆汁、胰酶释放的时间不匹配所致）。此外，对于胃部手术的患者还有可能出现一种较为严重的并发症——倾倒综合征，是在近端小肠出现大于正常数量的高渗食物和液体时的复杂的胃肠道和血管舒缩反应，通常由胃部分或全胃切除术、幽门部位手术、胃底折叠术、迷走神经切断术等所导致。倾倒综合征的症状可根据食物和液体进入小肠的时间分为早期、中期和晚期3个阶段。

1. 早期倾倒以胃肠道和血管舒缩症状为特征，而晚期主要以血管症状为特征，不同患者间症状的特征和严重程度不同。在早期倾倒中，患者可能在进食后10～30分钟内出现腹部饱胀感和恶心症状，这是由于胃排空速度加快所致。

2. 从进食后20～60分钟，中期倾倒综合征患者可能发生腹部胀气、腹部痉挛、腹痛及严重腹泻。这些症状可能与碳水化合物食物消化不良以及随后进入结肠发酵有关。

3. 晚期倾倒综合征在进食后1～3h发生，以血管症状为特征，与反应性低血糖有关，碳水化合物的快速运输、水解和吸收，使胰岛素水平大幅上升，随后血糖下降。患者可能出现面部发红、心跳加速、头晕和出汗等症状，并且有较强的平卧或坐下的欲望。有些患者还可能会感到焦虑、虚弱、发抖或饥饿，难以集中精神。血糖的快速变化、肠肽、葡萄糖依赖性促胰岛素多肽、胰高血糖素样肽-1的分泌可能与晚期倾倒综合征的症状相关。

对于倾倒综合征而言，饮食调整通常作为最初的治疗方法，而且往往有效，因此，对于胃癌手术的患者，营养管理应贯穿于术前、术后，甚至是并发症的处理。而对于胃癌进展期不能手术的患者，应根据患者的耐受能力、消化道功能、全身状况、营养状态等选择适当的饮食或营养支持方式。

二、胃癌术后医学营养治疗

在大多数胃部手术后，一旦确定患者胃肠道功能恢复就可以尽早经口或经鼻饲管给予营养支持。起初可以给患者少量、多次的水或米汤等，随后是流质和容易消化的固体食物，之后患者就可以逐步开始正常饮食。如果手术需要延长恢复期，或患者不能耐受经口进食，可通过管饲方式对患者进行营养支持，来自台湾地区的关于接受胃癌切除术患者营养管理的共识中指出：早期肠内营养支持（胃癌术后12h）与术后并发症的减少和住院时间的缩短存在相关性。对于胃癌患者术后的长期营养管理应包括维生素B_{12}的补充和监测、机体铁状态的监测以及骨密度的监测。

三、胃癌术后具体的营养管理原则如下

1. 若患者尚可经口进食，则应经口喂养，早期可以给予流食，每日给予6～8次，每次由40～50ml逐步增加至150～200ml。根据消化道功能的恢复情况，3～7天后可采用半流食，如米粥、面片、鸡蛋羹、软面包等。接着逐步改为软食。若无法经口进食或经口进食不能满足能量与蛋白质需求，则考虑口服营养补充或管饲进行肠内喂养。

2. 倾倒综合征的营养管理对于倾倒综合征患者而言，蛋白质和脂肪的耐受性要好于碳水化合物。饮食中应避免简单碳水化合物如葡萄糖、蔗糖、乳糖等，但饮食中可包括复合淀粉类。液体能够快速进入空肠，因此饮食中应固体食物和液体食物分开，两餐之间补充适当液体食物较好。进餐时可采取半卧位，进餐后立刻平卧会减轻倾倒综合征症状的严重程度。此外，使用纤维补充物，特别是果胶或树胶（如瓜尔豆胶），对于治疗倾倒综合征是有益的。

3. 如出现脂肪泻，减少脂肪摄入量或加用胰酶对患者治疗有益。

4. 若术后出现消化道梗阻、出血等情况，则可考虑采用肠外营养支持。

第九节　非酒精性脂肪性肝病

非酒精性脂肪性肝病（nonalcoholic fatty liver disease，NAFLD）是指除外酒精和其他明确的损伤因素所致的、以弥漫性肝细胞大泡性脂肪变为主要特征的临床病理综合征。随着超重/肥胖和糖尿病患病率的增加，NAFLD现已成为我国常见的慢性肝病之一，通常与肥胖、胰岛素抵抗和内脏脂肪的堆积相关。此外，NAFLD还被认为是以内脏型肥胖、糖尿病、血脂异常和高血压为特征的代谢综合征的临床表现之一。肝细胞内长期大量脂肪堆积，会严重影响肝细胞自身的血液供应、炎性浸润和变性坏死，进一步发展成为肝纤维化和肝硬化，因此，NAFLD可能是隐源性肝硬化的一个重要原因。同时，NAFLD还可增加肝细胞癌变的风险。

NAFLD的范围较广，轻则为非酒精性脂肪肝（nonalcoholic fatty liver，NAFL），重则为非酒精性脂肪性肝炎（nonalcoholic steatohepatitis，NASH）。NAFL是指无炎症证据的肝脂肪变；而NASH是指肝脂肪变伴肝小叶炎症和肝细胞凋亡，可导致肝纤维化和肝硬化。

绝大多数NAFL患者无任何临床症状，多在体检中发现肝大或谷丙转氨酶、谷草转氨酶等的轻中度增高，或进行B超、CT检查时提示其存在。只有少部分病例有食欲不振、乏力、腹胀、右上腹轻度不适等症状。重症病例可出现黄疸、恶心、呕吐等症状。

一、一般治疗

针对所有患者的一般措施。

1. 戒酒　大量饮酒与脂肪肝进展相关，因此，脂肪肝患者应尽可能避免饮酒，特别是避免大量饮酒。

2. 改变心血管疾病的危险因素　NAFLD会增加患者发生心血管疾病的风险，而且NAFLD患者通常存在多个心血管疾病的危险因素，如高血压、血脂异常、糖尿病等，因此，

合并有心血管疾病危险因素的NAFLD患者应接受针对性治疗。

3. 减轻体重　对大多数合并超重/肥胖的患者，减轻体重是主要的治疗方法。减轻体重可使NAFLD患者的肝生化指标、肝组织学、血清胰岛素水平和生存质量得到改善，因此推荐所有超重（BMI > 24.0kg/m²）或肥胖（BMI > 28.0kg/m²）的NAFLD患者减轻体重。建议超重或肥胖的患者通过调整生活方式（包括饮食及运动）减去体重的5% ~ 10%的体重，减重速度为每周0.5 ~ 1.0kg。对于中重度肥胖患者，减重水平可能需要高于10%。

二、医学营养治疗

医学营养治疗是NAFLD最基本的治疗措施。通过控制总能量，限制过多脂肪和胆固醇的摄入，给予充足的蛋白质、维生素、矿物质和膳食纤维，可促进脂肪酸氧化分解，改善肝功能，防止脂肪肝的发生和发展。

1. 控制能量摄入　能量摄入过多对脂肪肝不利，可使脂肪合成增加，加速脂肪肝病变，所以应适当控制能量摄入。对于超重/肥胖者，每日能量应控制在20 ~ 25kcal/kg（理想体重）。

2. 给予充足蛋白质　充足的蛋白质摄入有保护肝功能、促进肝细胞复原和再生的作用，还可提供蛋氨酸、苏氨酸、赖氨酸、色氨酸和胱氨酸等抗脂肪肝氨基酸，促进肝内合成的脂蛋白顺利运出肝脏，防止脂肪浸润。每日供给蛋白质1.2 ~ 1.5g/kg（理想体重）为宜。可选用脱脂奶类、鸡蛋清、鱼类、去皮的鸡肉及鸭肉、豆制品等。

3. 控制总体脂肪摄入　应避免使用动物油，每日植物油摄入以15 ~ 20g为宜。避免肥肉、黄油、油炸食物、肉汤等高脂肪食物。

4. 限制高胆固醇食物　限制动物内脏、鱼卵、蟹黄、鱿鱼、脑髓等高胆固醇食物。每日胆固醇摄入量以不高于300mg为宜。

5. 适当控制碳水化合物　摄入过多的碳水化合物可刺激胰岛素分泌，使肝脏合成三酰甘油增加，进而使肝内脂肪堆积，对脂肪肝不利。所以碳水化合物应小于总能量的55%。谷类最好选用粗粮，不宜摄入精制碳水化合物、蜂蜜、碳酸饮料、甜味冷饮、果汁、果酱、蜜饯、点心、奶油蛋糕等。

6. 多进食新鲜蔬菜和适当的水果　建议每日蔬菜总摄入量以500g为宜，其中绿叶蔬菜至少占50%，控制淀粉类蔬菜（如土豆、山药、芋头）摄入量。水果每日以200 ~ 400g为宜。

7. 避免过咸及刺激性调味品　钠盐每日以5 ~ 6g为宜。

8. 烹调方式　可多采用蒸、煮、烩、炖、清炒等方式，避免油炸、油煎等。

目前，有较多的研究显示地中海膳食模式通过对总体代谢的影响（如胰岛素抵抗、血脂等）及炎症状态的影响对脂肪肝患者具有有益作用，因此，可以根据个体的饮食习惯选择相应的膳食模式。

第十节　肝　硬　化

肝硬化是一种常见的由不同病因长期反复作用引起的慢性、进行性、弥漫性肝病。肝硬化起病隐匿，进展缓慢，常潜伏数年后才发病，也有数月内即发展为肝硬化者，是我国常见疾病和主要死亡病因之一。

肝硬化的发病原因很多，主要包括：①病毒性肝炎：多由乙型、丙型肝炎病毒感染后形成的慢性肝炎迁延而成；②酒精中毒：酒精及其体内代谢产物对肝脏有毒性作用，长期大量饮酒可导致酒精肝、脂肪肝，最终形成肝硬化；③营养障碍：慢性肠炎等疾病导致的消化吸收不良及长期膳食结构不合理导致的蛋白质营养不良、维生素缺乏等均可损伤肝细胞，使其发生脂肪变性、坏死，且易被其他致病因素侵害；④其他：代谢性疾病、胆汁淤积、循环障碍、血吸虫病、化学产品或药物中毒等亦可引起肝硬化。我国尚无肝硬化发病率的准确统计，已知主要病因是病毒性肝炎，国外则为酒精中毒居多。

肝硬化的主要病理表现是广泛的肝细胞变性和坏死、结节性再生、结缔组织增生与纤维化，出现假小叶，肝脏变形，早期肿大，晚期明显缩小。质地变硬，表面有弥漫性结节，大小不等。

一、主要临床症状

临床常将肝硬化分为肝功能代偿期与失代偿期，但两期之间无明显界限。

肝功能代偿期临床症状多无特异性。早期可有食欲减退、乏力，伴恶心、腹胀、上腹痛等消化道症状。常发生于活动、劳累或其他疾病发病时，经休息或治疗后症状可缓解。此期肝功能正常或轻度异常。

肝功能失代偿期临床表现以肝功能损害和门脉高压为主。患者营养状况差，消瘦、乏力，呈肝病面容（皮肤干枯，面色黝暗、无光泽），可有不规则低热。消化道症状明显，进高脂食物后易腹泻，半数以上患者有轻度黄疸。

肝功能受损的主要表现为：①凝血因子减少：患者有鼻、牙龈、消化道、皮肤出血倾向，多有贫血征；②雌、雄激素平衡失调：肝功能受损导致肝脏对雌激素的灭活作用减弱，雌激素在体内堆积而雄激素减少，男性患者有乳房发育、性欲减退等，女性患者有月经失调、闭经等，患者还可出现蜘蛛痣、肝掌；③醛固酮及抗利尿激素增多：肝功能减退导致肝脏对醛固酮和抗利尿激素灭活能力减弱，醛固酮和抗利尿激素增多，患者出现少尿、水肿等症状；④其他：如低白蛋白血症、皮肤色素沉着等。

肝硬化时，门脉系统阻力增加，血流量亦增多，导致门静脉压力增高。主要表现如下。

1. 腹水　是肝硬化的特征性表现。可由门脉压力增高、肝淋巴液生成过多、低白蛋白血症、醛固酮与抗利尿激素增多等因素引起。患者因腹水而腹胀难受，可加重消化吸收不良。大量腹水时患者腹部膨隆、行走困难，有时可伴胸腔积液。

2. 侧支循环建立并开放　门脉压力增高导致回心血流受阻，门脉系统与腔静脉建立并开放门-体侧支循环。有重要临床意义的侧支循环包括：①食管和胃底静脉曲张：曲张静脉易破裂，出现大量呕血、黑便或休克；②腹壁静脉曲张：脐周和腹壁可见静脉以脐为中心向上、下腹延伸，明显者外观呈水母头状；③痔静脉扩张：可形成痔核，破裂时便鲜红色血。颈静脉怒张。

3. 脾大　门脉压力增高导致脾脏轻、中度肿大，晚期常伴有脾功能亢进，可加重出血和贫血。

肝硬化患者还可出现上消化道出血、肝性脑病、自发性腹膜炎、电解质与酸碱平稳紊乱等并发症。

二、营养不良发生机制

据报道，50%～100%的失代偿期肝硬化患者和至少20%的代偿期肝硬化患者存在蛋白质能量营养不良。蛋白质能量营养不良与许多并发症相关，包括静脉曲张破裂出血和腹水的发生、手术并发症发病率和死亡率增加、生存率降低以及肝功能恶化。肝硬化（尤其是晚期肝硬化）患者可能还存在微量营养素缺乏。因此，识别宏量营养素和微量营养素缺乏非常重要，因为补充营养可以降低感染风险和院内死亡率，并改善肝功能指标。

肝硬化患者营养不良的发病机制涉及多种因素。蛋白质、碳水化合物及脂质的代谢都会受到肝脏疾病的影响。促进因素包括膳食摄入不足、消化和吸收受损及代谢改变。

1. 厌食、恶心、脑病、胃炎、腹水、限钠膳食等可使膳食摄入减少。

2. 胆盐缺乏、细菌过度生长、肠动力改变、肠道门脉高压性改变、黏膜损伤及肠道通透性增加均可导致营养素吸收不良和消化不良。

3. 肝糖原储备减少，机体加速利用除葡萄糖以外的能量物质（蛋白质、脂肪）。

4. 尿素及肝蛋白质合成减少、肠道蛋白质吸收减少及尿氮排泄增加导致蛋白质总量丢失。

三、营养评估

通过营养评估，可确定特定肝硬化患者个体的宏量营养素（能量、蛋白质、水）及微量营养素（电解质、矿物质、维生素、微量元素）状态。但对于肝硬化患者的营养状态评估，目前尚无金标准。进行营养评估时需要包含以下几个方面。

1. 病史及膳食史、体重变化、体格检查及人体测量、握力。

2. 胃肠道症状、肝病严重程度分级。

3. 微量营养素评价如苍白（缺铁）、角化过度（维生素A）、皮炎（维生素A）、淤斑（维生素C、维生素K）、舌炎（维生素B_{12}、叶酸、烟酸）、口角炎（维生素B_{12}）及下肢深部腱反射减弱（维生素B_{12}、维生素B_1）。

4. 实验室检测血浆蛋白、肝酶、胆红素、凝血因子、血红蛋白、血氨等。

四、医学营养治疗原则

（一）肝功能损害轻、无并发症者

1. 能量摄入量为35～40kcal/（kg·d），蛋白质摄入量为1.2～1.5g/（kg·d）。

2. 肝硬化患者肝功能减退，胆汁合成减少，脂肪消化受到影响。过多供给脂肪容易在肝内沉积，阻止肝糖原合成，加重肝功能损伤。因此应控制脂肪的供给量，每日以40～50g为宜，尽量食用植物油。

3. 膳食中应有充足的维生素，可食用富含B族维生素和维生素C的食物，以保护肝内酶系统，增加肝细胞的抵抗力，促进肝细胞再生。如饮食不能提供充足的维生素，可应服用相应制剂。

（二）肝功能严重受损者

当肝功能严重损害时，肝脏不能将体内蛋白质分解所产生的氨转化为无毒性的尿素排出体外，导致血氨升高，引起中枢神经系统氨中毒，因此应限制蛋白质供给量，以减轻肝脏负担，防止肝昏迷。当出现肝昏迷先兆症状时，每日蛋白质供给量应限制在50～55g。同时避免食用富含甘氨酸、丝氨酸等芳香族氨基酸的食物，以减少产氨量。增加支链氨基酸供给量。

（三）伴腹水者

每日钠盐摄入量应控制在500～800mg（相当于氯化钠1.2～2.0g）。同时限制液体摄入量，以少于1000ml/d为宜。

（四）食管－胃底静脉曲张、痔静脉扩张者

饮食应细软、易消化，宜采用煮、氽、熬、烩、炖、蒸等烹调方法，避免生食蔬菜、水果。主食以粥、馒头、花卷、包子、馄饨、面片、面条等为主；蔬菜以叶类、瓜类、茄果类为主，食用时宜切碎煮烂；水果宜做成果泥、果汁食用；肉类应选择鱼肉、瘦肉（肉质较嫩的部位）、香肠、火腿肠等；可多食用乳类及其制品、豆制品。忌食产气量高的食物。

第十一节　肝性脑病

肝性脑病（hepatic encephalopathy，HE）是严重肝病引起的以意识行为异常和昏迷为主的中枢神经系统功能失调，与来自肠道的有害物质进入脑部诱发昏迷有关，但有些肝硬化伴门－体分流的患者，仅有意识行为改变而不发生真正的昏迷。

大部分肝性脑病由慢性肝病引起，小部分病例见于重症急性病毒性肝炎、急性中毒性肝炎、急性药物性肝炎和急性毒蕈中毒等。少见的病例尚有原发性肝癌和急性妊娠期脂肪肝等。

肝性脑病患者体内代谢严重紊乱，血中氨、硫醇、芳香族氨基酸（苯丙氨酸、酪氨酸、色氨酸）、酚、吲哚、非结合胆红素、粪卟啉、丙酮酸、胰岛素、乳酸、α-酮戊二酸、γ-羟基丁酸、游离脂肪酸及短链脂肪酸等浓度增加，而血中核苷酸、支链氨酸（缬氨酸、亮氨酸、异亮氨酸）、葡萄糖及钾、钠、镁和钙离子等降低，脑脊液中α-酮戊二酸、谷氨酰胺及丁酸等含量增加，但各种物质的上升和下降，与肝性脑病的关系是因是果尚无定论。由于肝性脑病时血氨和脑内氨含量都上升，故认为此病与氨中毒有关，肝硬化氨中毒是一重要病因。

血氨生成过多有外源性和内源性之分。外源性指食物蛋白和含胺药物等以及消化道出血后残留在肠内的血液分解所产生的氨，内源性指氮质血症时，血中积蓄的尿素弥散到肠腔，再转变为氨进入血液。血氨清除过少或手术造成门－体静脉间的分流，肠内氨绕过肝脏代谢而经侧支循环直接注入血循环；肝病时，肝脏将氨转化成尿素的能力下降，造成血氨升高。脑细胞对氨非常敏感，氨可干扰脑的能量代谢。脑组织在去氨过程中要消耗某些辅酶，ATP和大量的α-酮戊二酸和苯酰乙酸不易通过血－脑屏障，所以脑组织不易从血循环中获得补充。

肝脏损害时代谢紊乱，使蛋氨酸的中间产物（甲基硫醇和二甲基硫化物）不能分解，患者产气中有类似大蒜、尿液和烂苹果味，血和尿中硫醇明显增加。

肠道中芳香氨基酸，如酪氨酸和苯丙氨酸经细菌脱羧后以胺类形式进入肝脏，但因肝病不能被单胺氧化酶清除，此胺类可经门-腔间侧支循环而直接进入脑部，再转化成鳝胺和苯乙醇胺。鳝胺和苯乙醇胺的化学结构与儿茶酚胺相似，并可与儿茶酚胺竞争，称为假神经递质。假神经递质不能传递神经冲动或作用微弱，其一旦取代正常神经递质占领神经触突时可影响脑干网状结构上行激动系统的功能失常，出现神志改变及昏迷。

一、主要临床表现

肝性脑病的临床表现多种多样，与原发肝病有关。暴发性病毒性肝炎可无诱因而骤然发病，迅速出现昏迷，数日内或可死亡。肝硬化伴有门-体分流者，常在消化道出血（或食管或胃底静脉曲张破裂）或进蛋白食物等后诱发昏迷，这种患者一旦去除诱因而且肝脏代偿能力尚佳时可以恢复神志，但昏迷常易反复发作。慢性肝病引起的脑部患者起病缓慢，无明显诱因，以发作性木僵为主要表现。

肝性脑病的临床表现有精神改变、性格和行为改变、智力减低、语言障碍及神经肌肉活动异常。扑翼震颤为肝性脑病的最具特征的现象，当患者双臂平伸，手指分开时，可见双手向外侧偏斜，掌指关节与腕关节有快速的、不规则的扑翼抖动，严重时肘、口角和舌，甚至四肢均可抖动。但进入深昏迷后，各种反射迟钝或消失，扑翼震颤也引不出。

肝性脑病者呼气中具有特殊肝臭，排便后或服用抑制肠道细菌的抗生素后肝臭可减轻。

肝性脑病有肝衰竭的表现。除肝性昏迷外，尚有黄疸、腹水等有关临床表现，而且有各种感染（含革兰阴性杆菌性败血症、深部真菌感染及肺部、肠道和胆系细菌感染）、肾衰竭。感染和呼吸衰竭常为其直接死因。

二、医学营养治疗

医学营养治疗的目的是给予合理的总能量和蛋白质，减少体内代谢氨的产生。具体原则如下。

1. 能量　营养支持应该包括维持能量摄入在35～40kcal/（kg·d）。

2. 蛋白质　蛋白质摄入在1.2～1.5g/（kg·d）。肝硬化患者往往营养不良，而限制蛋白质与死亡率升高有关，因此通常不应限制肝性脑病患者摄入蛋白质.轻至中度肝性脑病患者通常可经口摄入营养素。重度肝性脑病患者通常不经口摄入营养素。一旦其病情改善，可给予标准饮食。应告知患者在白天少食多餐，深夜加餐复合碳水化合物，因为空腹会导致氨基酸转变为葡萄糖，从而产生氨。对于摄入蛋白质后症状加重的患者，采用植物蛋白代替鱼、奶或肉类中的蛋白可能改善氮平衡和精神状态。对蛋白质不耐受的患者，另一选择是在低蛋白饮食中加入支链氨基酸（branched-chain amino acids，BCAA）。仅严重蛋白质不耐受的患者需要补充BCAA。通常，只有接受过经颈静脉肝内门体分流术或外科门体分流术的患者，其肝性脑病才需要使用植物蛋白或在限制蛋白的基础上补充BCAA。

3. 脂肪　膳食中脂肪量以每日30～40g为宜，为防止供给能量不足，可采用脂肪乳化剂，既可提高能量，同时也可预防腹泻。

4. 维生素及矿物质　维生素供给应充足，尤其是维生素C的供给量应更多一些，以利解毒。低蛋白饮食常会导致维生素B_2、维生素K等缺乏，应在饮食之外予以补充。矿物质应根据具体病情进行给予。

5. 水和盐　水的供给视有无腹水和水肿而定，伴有腹水或水肿者，需限制液体。若伴有腹水或水肿者，应给予低盐或无盐饮食。

6. 膳食纤维　应尽量给予可溶性的膳食纤维。

7. 昏迷不能吞咽时，无食管静脉曲张者，可用管饲方式行肠内营养。有食管静脉曲张者，可采用静脉营养，以维持能量需求。

第十二节　胆囊炎和胆石症

胆囊的主要功能是浓缩、储存和排泄肝脏生成的胆汁。在浓缩过程中，水和电解质都被胆囊黏膜重吸收。胆汁的主要成分为胆固醇、胆红素和胆盐。胆红素是胆汁内的主要色素，来源于红细胞破坏释放的血红蛋白。胆红素被输送至肝脏，并形成结合胆红素，随胆汁分泌。胆汁在食物消化过程中起重要作用。

在临床上，胆囊炎和胆石症是最常见和多发的两种疾病，二者又往往互为因果，常同时存在。胆囊炎分为急性胆囊炎和慢性胆囊炎。急性胆囊炎大多数为胆石性胆囊炎，其原因是胆石梗阻于胆囊管或胆囊颈部后，由于胆囊出口阻塞，而使胆汁郁结和浓缩，浓缩的胆盐刺激囊壁的黏膜上皮，并引起化学性炎症。急性胆囊炎的发病早期常常是非细菌性的，但由于胆囊的缺血、损伤、抵抗力降低，发病1周后，50%以上的患者可继发细菌感染，其病原大都为肠道寄生菌群。妇女在妊娠期间，由于性激素的影响，胆囊排空延缓，胆囊扩张，胆汁郁结也常易发生急性胆囊炎。

胆石症是指胆道系统（包括胆囊和胆管）的任何部位发生结石的疾病。胆石根据其化学成分分为胆固醇与胆色素两大类。前者又可按其胆固醇成分的多少而分为纯胆固醇结石和混合性结石两种，后者也可按其组成与发病机制分为黑色素型结石和胆色素钙两种。

胆石的性质及其发生部位等各方面均与西方国家有显著差别。欧美国家以胆囊结石为多，而东方国家以胆管结石多见。胆固醇结石的发生与代谢关系密切，肝脏合成的胆固醇在胆汁中与胆汁酸、磷脂形成微胶粒后，具有水溶性，胆汁中的胆固醇、胆汁酸与磷脂含量的比例对维持胆固醇的溶解状态十分重要。机体代谢改变导致其比例失调，胆固醇沉积，形成结石。

长期的高脂饮食持续刺激产生更多胆固醇以合成胆汁，可能会引起结石。此外，向心性肥胖、胰岛素抵抗和糖尿病都是胆石症的可能危险因素。低膳食纤维、高脂肪、西方化的饮食结构以促进胆石的形成。

一、主要临床表现

约60%以上的患者在中上腹或右上腹疼痛，少数可发生于胸骨后或左上腹部，并向右肩放射。腹痛常发生在晚上和饱餐后，常呈持续性疼痛。如果胆囊管阻塞，则可产生胆绞痛。慢性胆囊炎在发作的间歇期可有右上腹不适或胃灼热、嗳气、反酸等胃肠道症状，并在进油腻多脂食物后加重。

胆石症的临床表现与胆石的大小、性质、所在部分和并发症有关，胆道内移行的胆石往往产生嵌顿。由于胆囊或胆总管平滑肌弛张或痉挛，企图将胆石排出，因此产生胆绞痛。而胆囊内结石，一般不产生绞痛症状，胆囊排空延缓，间接影响胰腺的消化功能，而在中上腹或右上腹产生饱闷感，有时可有胃灼热、嗳气、反酸及腹胀。这些症状在摄取油腻食物后更加显著。

二、医学营养治疗

急性胆囊炎和慢性胆囊炎急性发作时宜暂时禁食，可暂给予肠外营养，待症状改善后可给予清流食，然后根据病情向低脂半流食、软食过度。慢性胆囊炎多伴有胆石症，宜经常采用低脂肪、低胆固醇饮食，具体原则如下。

1. 能量 控制总能量，能量计算取下限或减少10%。能量摄入过多时易致肥胖，而胆结石多见肥胖者。研究表明，随着体重的增加，肝脏胆固醇的合成也增加。过剩的胆固醇不易转化为胆盐，相当多的部分仍以胆固醇形式存在于胆汁之中，增加了胆固醇结石形成的风险。

2. 蛋白质 适当增加蛋白质，每日供给1.0～1.2g/kg，占总能量的15%～20%。并以植物蛋白为主（如大豆制品）。

3. 脂类 适当控制脂肪，全日35～45g，占总能量的20%左右。分散在各餐，脂肪过量易引起胆绞痛。

适当限制胆固醇，胆石症的形成与食物胆固醇摄入过多有关。过多的胆固醇大部分重新分泌于胆汁中，使胆汁胆固醇浓度呈过饱和状态，导致胆固醇沉淀形成胆固醇结石。胆结石患者的胆固醇摄入量一般以每天低于300mg为宜，对高胆固醇血症患者则应控制在200mg以下。

4. 碳水化合物 占总能量的60%～65%。应以复合碳水化合物如大米、面粉、玉米、马铃薯作为碳水化合物的主要来源，适当降低单糖、双糖的摄入。

5. 维生素和矿物质 应充足供应。

6. 水 增加饮水量可以防胆汁淤积，每天应达1500～2000ml。

7. 膳食纤维 适当增加膳食纤维摄入，30～35g/d。植物性纤维素能吸附肠道内的胆汁酸，又能促进肠管蠕动而降低其对胆汁酸的吸收，使胆汁酸的排泄增加，从而促进胆固醇转变为胆汁酸。

8. 烹饪手法 烹调时宜用煮、烩、炖、焖等方法，忌煎、炸、爆炒、油汆等。

9. 注意饮食卫生 防止肠道和胆道细菌感染及寄生虫病。

10. 忌用富含胆固醇的食物 如肥肉、脑、鱼卵、蛋黄、动物内脏等；少用刺激性食物和浓烈的调味品，如辣椒、咖喱、芥末、酒和咖啡等；忌用油炸食物。

第十三节 急性胰腺炎

胰腺炎是多种病因导致的一种以水肿、细胞渗出和脂肪坏死为特征的胰腺炎症。病变程度轻重不等，轻者以胰腺水肿为主，临床多见，病情常呈自限性，预后良好，又称轻症急性胰腺炎。少数重者胰腺可出血坏死，常激发感染、腹膜炎和休克等，病死率高，称为重症急性胰腺炎。因此，临床上常根据病理将急性胰腺炎分为水肿型和出血坏死型两种。

一、病因

本病病因迄今仍不十分明了，但目前认为与胆管内的胆结石、过多饮酒、家族性高脂血症等有关。

1. 梗阻因素 胆石症、胆道蛔虫、肿瘤等因素导致胆道内压力增高，高压的胆汁逆流胰管，造成胰腺腺泡破裂，胰酶进入胰腺间质而发生胰腺炎。

2. 酒精因素 长期饮酒者容易发生胰腺炎，在此基础上，当某次大量饮酒和暴食的情况下，促进胰酶的大量分泌，致使胰腺管内压力骤然上升，引起胰腺泡破裂，胰酶进入腺泡之间的间质而促发急性胰腺炎。酒精与高蛋白高脂肪食物同时摄入，不仅胰酶分泌增加，同时又可引起高脂蛋白血症。这时胰脂肪酶分解三酰甘油释出游离脂肪酸而损害胰腺。

3. 高脂血症 过高的乳糜微粒血症可栓塞胰管的微血管或在胰腺中形成黄色瘤；大量三酰甘油被脂肪酶水解为游离脂肪酸，引起毛细血管栓塞或内膜损伤导致胰腺炎。

4. 其他因素 外伤、感染、药物过敏等因素亦可诱发胰腺炎。

二、临床表现

急性水肿型胰腺炎主要症状为腹痛、恶心、呕吐、发热，而出血坏死型胰腺炎可出现休克、高热、黄疸、腹胀以至肠麻痹、腹膜刺激征以及皮下出现淤血、淤斑等。

（一）一般症状

1. 腹痛 为最早出现的症状，往往在暴饮暴食或极度疲劳之后发生，多为突然发作，位于上腹正中或偏左。疼痛为持续性进行性加重，似刀割样。疼痛向背部、胁部放射。若为出血坏死性胰腺炎，发病后短暂时间内即为全腹痛、急剧腹胀，同时很快即出现轻重不等的休克。

2. 恶心、呕吐发作频繁，起初为进入食物胆汁样物，病情进行性加重，很快即进入肠麻痹，则吐出物为粪样。

3. 黄疸 急性水肿型胰腺炎出现的较少，约占1/4。而在急性出血性胰腺炎则出现的较多。

4. 脱水 急性胰腺炎的脱水主要因肠麻痹、呕吐所致，而重型胰腺炎在短短的时间内即可出现严重的脱水及电解质紊乱。出血坏死型胰腺炎，发病后数小时至十几小时即可呈现严重的脱水现象，无尿或少尿。

5. 体温升高 由于胰腺大量炎性渗出，以致胰腺的坏死和局限性脓肿等，可出现不同程度的体温升高。若为轻型胰腺炎，一般体温在39℃以内，3～5天即可下降。而重型胰腺炎，则体温常在39～40℃，常出现谵妄，持续数周不退，并出现毒血症的表现。

6. 脐周紫癜　少数出血坏死性胰腺炎，胰液以至坏死溶解的组织沿组织间隙到达皮下，并溶解皮下脂肪，而使毛细血管破裂出血，使局部皮肤呈青紫色，有的可融成大片状，在腰部前下腹壁，亦可在脐周出现。

7. 胰腺的位置深，一般的轻型水肿型胰腺炎在上腹部深处有压痛，少数前腹壁有明显压痛。而急性重型胰腺炎，由于其大量的胰腺溶解、坏死、出血，则前、后腹膜均被累及，全腹肌紧、压痛，全腹胀气，并可有大量炎性腹水，可出现移动性浊音。肠鸣音消失，出现麻痹性肠梗阻。

8. 肺不张　由于渗出液的炎性刺激，可出现胸腔反应性积液，以左侧为多见，可引起同侧的肺不张，出现呼吸困难。

9. 部分性肠梗阻　大量的坏死组织积聚于小网膜囊内，在上腹可以看到一隆起性包块，触之有压痛，往往包块的边界不清。少数病人腹部的压痛等体征已不明显，但仍然有高热、白细胞计数增高以至经常性出现似"部分性肠梗阻"的表现。

（二）局部并发症

1. 胰腺脓肿　常于起病2～3周后出现。此时患者高热伴中毒症状，腹痛加重，可扪及上腹部包块，白细胞计数明显升高。穿刺液为脓性，培养有细菌生长。

2. 胰腺假性囊肿　多在起病3～4周后形成。体检常可扪及上腹部包块，大的囊肿可压迫邻近组织产生相应症状。

（三）全身并发症

常有急性呼吸衰竭、急性肾衰竭、心力衰竭、消化道出血、胰性脑病、败血症及真菌感染、高血糖等并发症。

三、医学营养治疗

医学营养治疗在急性胰腺炎的综合治疗中非常重要。根据2013年国际胰腺协会（IAP）及美国胰腺协会（APA）急性胰腺炎处理指南，肠内营养与肠外营养能降低器官衰竭发生率和死亡率；补液疗法能够降低全身炎症反应综合征、器官衰竭、感染发生率和死亡率。医学营养治疗原则主要包括以下几方面：

1. 林格乳酸盐　推荐用于急性胰腺炎的初始液体复苏。对于急性重症胰腺炎，补液疗法通常在起初24h内要输注＞5L的液体。

2. 急性期暂时禁止经口进食和肠内营养　同时给予静脉输液支持；如果5～7天内不能回复经口进食，应给予管饲营养支持。对于轻度胰腺炎，当恶心、呕吐和腹痛症状改善时可开始经口喂养，应给予易消化的低脂食物，少量多餐，当经口进食量不足时，可给予管饲行肠内营养。对于急性重症胰腺炎，当出现饥饿感时（通常8天左右），可尝试经口喂养。当肠内营养无法耐受以及营养需求量无法达到目标时，可考虑使用肠外营养支持。如果高三酰甘油是急性胰腺炎的诱因时，肠外营养配方中应脂肪乳的使用应慎重，使用前需测定血浆中三酰甘油水平，三酰甘油水平低于＜4.52mmol/L时，可考虑使用脂肪乳。

3. 管饲方式　采用鼻胃管或鼻空肠管均可，两者的效用性和安全性相当。

4. 肠内营养制剂选择　要素配方和整蛋白配方均可使用。

5. 慢性期补充胰酶和脂溶性维生素和维生素B$_{12}$。

（刘鹏举）

参　考　文　献

［1］Murase K，Tabara Y，Takahashi Y，et al. Gastroesophageal reflux disease symptoms and dietary behaviors are significant correlates of short sleep duration in the general population：the Nagahama Study. Sleep，2014，37（16）：1809–1815.

［2］deBortoli N，Guidi G，Martinucci I，et al. Voluntary and controlled weight loss can reduce symptoms and proton pump inhibitor use and dosage in patients with gastroesophageal reflux disease：a comparative study. Dis Esophagus，2016，29（2）：197–204.

［3］Sethi S，Richter JE. Diet and gastroesophageal reflux disease：role in pathogenesis and management. CurrOpinGastroenterol，2017，33（2）：107-111.

［4］Festi D，Scaioli E，Baldi F，et al. Body weight，lifestyle，dietary habits and gastroesophageal reflux disease. World J Gastroenterol，2009，15（14）：1690-1701.

［5］杜寿玢，陈伟. Krause营养诊疗学. 北京：人民卫生出版社，2016：5555.

［6］Sipponen P，Maaroos HI. Chronic gastritis. Scand J Gastroenterol，2015，50（6）：657-667.

［7］Katz MH. Failing the acid test：benefits of proton pump inhibitors may not justify the risks for many users. Arch Int Med，2010，170（6）：747.

［8］Yegan BC. Lifestyle and peptic ulcer disease. Curr Pharm Des，2018，24（18）：2034-2040.

［9］Vasapolli R，Malfertheiner P，Kandulski A. Helicobacter pylori and non-malignant upper gastrointestinal diseases. Helicobacter，2016，21（Suppl 1）：30-33.

［10］Farzaei MH，Abdollahi M，Rahimi R. Role of dietary polyphenols in the management of peptic ulcer. World J Gastroenterol，2015，21（21）：6499-6517.

［11］李海龙，陈伟. 便秘的营养治疗. 中华全科医师杂志. 2018，17（11）：887-889.

［12］Mugie SM，Benninga MA，Di LC. Epidemiology of constipation in children and adults：a systematic review. Best Pract Res ClinGastroenterol，2011，25（1）：3-18.

［13］Levine A，SigallBoneh R，Wine E. Evolving role of diet in the pathogenesis and treatment of inflammatory bowel diseases. Gut，2018，67（9）：1726-1738.

［14］Reddavide R，Rotolo O，Caruso MG，et al. The role of diet in the prevention and treatment of Inflammatory Bowel Diseases. Acta Biomed，2018，89（9-S）：60-75.

［15］Lee D，Albenberg L，Compher C，et al. Diet in the pathogenesis and treatment of inflammatory bowel diseases. Gastroenterology，2015，148（6）：1087-1106.

［16］Cohran VC，Prozialeck JD，Cole CR. Redefining short bowel syndrome in the 21st century. Pediatr Res，2017，81（4）：540-549.

［17］Austin K，Bonnes S，Daniel H. Controversy in Nutrition Recommendations for Short Bowel Syndrome：How Type of SBS Impacts Response. CurrGastroenterol Rep，2019，21（12）：64.

［18］Rosania R，Chiapponi C，Malfertheiner P，et al. Nutrition in Patients with Gastric Cancer：An Update. Gastrointest Tumors，2016，2（4）：178-187.

［19］Marchesini G，Petta S，Dalle Grave R. Diet，weight loss，and liver health in nonalcoholic fatty liver disease：Pathophysiology，evidence，and practice. Hepatology，2016，63（6）：2032−2043.

［20］Romero-Gomez M，Zelber-Sagi S，Trenell M. Treatment of NAFLD with diet，physical activity and exercise. J Hepatol，2017，67（4）：829−846.

［21］Stavropoulos K，Imprialos K，Pittaras A. Lifestyle Modifications in Non-Alcoholic Fatty Liver Disease and Non-Alcoholic Steatohepatitis. CurrVascPharmacol，2018，16（3）：239−245.

［22］Anania C，Perla FM，Olivero F，et al. Mediterranean diet and nonalcoholic fatty liver disease. World J Gastroenterol，2018，24（19）：2083−2094.

［23］Tandon P，Raman M，Mourtzakis M. et al. A practical approach to nutritional screening and assessment in cirrhosis. Hepatology，2017，65（3）：1044−1057.

［24］Palmer LB，Kuftinec G，Pearlman M，et al. Nutrition in Cirrhosis. CurrGastroenterol Rep，2019，21（8）：38.

［25］Juakiem W，Torres DM，Harrison SA. Nutrition in cirrhosis and chronic liver disease. ClinLiver Dis，2014，18（1）：179−190.

［26］Allampati S，Mullen KD. Optimal treatment of hepatic encephalopathy. Minerva GastroenterolDietol，2016，62（4）：296−304.

［27］Patidar KR，Bajaj JS. Covert and Overt Hepatic Encephalopathy：Diagnosis and Management. ClinGastroenterol Hepatol，2015，13（12）：2048−2061.

［28］McConnell TJ，Appleby PN，Key TJ. Vegetarian diet as a risk factor for symptomatic gallstone disease. Eur J ClinNutr，2017，71（6）：731−735.

［29］Di Ciaula A，Garruti G，Fruhbeck G，et al. The Role of Diet in the Pathogenesis of Cholesterol Gallstones. Curr Med Chem，2019，26（19）：3620−3638.

［30］Del Pozo R，Mardones L，Villagran M，et al. Effect of a high-fat diet on cholesterol gallstone formation. Rev Med Chil，2017，Sep，145（9）：1099−1105.

［31］The Working Group IAP/APA Acute Pancreatitis Guidelines. IAP/APA evidence-based guidelines for the management of acute pancreatitis. Pancreatology，2013，13（4 Suppl 2）：e1−e15.

第二十九章

心血管系统疾病的营养支持治疗

第一节 概　　述

心血管系统疾病（cardiovascular disease，CVD）是一组心脏和血管病变的总称，又称循环系统疾病，包括高血压、动脉粥样硬化、冠状动脉性心脏病（冠心病）、脑卒中、周围血管病、心力衰竭等相关疾病。其中很多营养相关的代谢因素参与了疾病的发生和发展，并影响患者的预后。

医学营养治疗（medical nutrition therapy，MNT）是心血管疾病综合防治的重要措施之一。营养治疗的目标是控制血脂、血压、血糖和体重，降低心血管疾病危险因素的同时，增加保护因素。营养治疗和咨询包括客观地营养评估、准确地营养诊断、科学地营养干预（包括营养教育）、全面地营养监测。从药物治疗开始前，就应进行饮食营养干预措施，并在整个药物治疗期间均持续进行膳食营养干预，以便提高疗效。

医学营养治疗计划首先是行为干预，指导患者学习有关膳食成分（如植物甾醇和膳食纤维）知识，并对患者的饮食依从性进行监控。通过健康教育和营养咨询，帮助患者学会按膳食营养处方计划合理饮食、阅读食品营养标签、修改食谱、准备或采购健康的食物，以及外出就餐时合理饮食。

一、心血管系统疾病的医学营养治疗总原则

《心血管疾病营养处方专家共识》认为心血管系统疾病的医学营养治疗具有相同的总原则，具体如下。

1. 食物多样化，粗细搭配，平衡膳食。

2. 总能量摄入与身体活动要平衡，保持健康体重，BMI在$18.5 \sim 23.9 kg/m^2$。

3. 低脂肪、低饱和脂肪膳食，膳食中脂肪提供的能量不超过总能量的30%，其中饱和脂肪酸不超过总能量的10%，尽量减少摄入肥肉、肉类食品和奶油，尽量不用椰子油和棕榈油。每日烹调油用量控制在$20 \sim 30g$。

4. 减少反式脂肪酸的摄入控制其不超过总能量的1%，少吃含有人造黄油的糕点、含有起酥油的饼干和油炸油煎食品。

5. 摄入充足的多不饱和脂肪酸（总能量的6%～10%），n-6/n-3多不饱和脂肪酸适宜比例为（5%～8%）：（1%～2%），即n-6/n-3比例达到（4～5）:1。适量使用植物油，每

人每天25g。每周食用鱼类1～2次，每次150～200g，相当于200～500mgEPA和DHA。素食者可以通过摄入亚麻籽油和坚果获取α-亚麻酸。提倡从自然食物中摄取n-3脂肪酸，不主张盲目补充鱼油制剂。

6. 适量的单不饱和脂肪酸。占总能量的10%左右。适量选择富含油酸的茶油、玉米油、橄榄油、米糠油等烹调用油。

7. 低胆固醇。膳食胆固醇摄入量不应超过300mg/d。限制富含胆固醇的动物性食物，如肥肉、动物内脏、鱼子、鱿鱼、墨鱼、蛋黄等。富含胆固醇的食物同时也多富含饱和脂肪，选择食物时应一并加以考虑。

8. 限盐。每天食盐不超过6g，包括味精、防腐剂、酱菜、调味品中的食盐，提倡食用高钾低钠盐（肾功能不全者慎用）。

9. 适当增加钾。每天钾摄入量为70～80mmol。每天摄入大量蔬菜水果获得钾盐。

10. 足量摄入膳食纤维。每天摄入25～30g，从蔬菜、水果和全谷类食物中获取。

11. 足量摄入新鲜蔬菜（400～500g/d）和水果（200～400g/d）。包括绿叶菜、十字花科蔬菜、豆类、水果，可以减少患冠心病、卒中和高血压的风险。

12. 增加身体活动。每天30min中等强度身体活动，每周5～7天。

二、心血管疾病膳食营养处方的制定

（一）指导病人改变膳食习惯和生活方式4A原则

1. 评价（assessment） 对患者日常膳食方式和食物摄入情况进行评价。

2. 询问（ask） 通过询问进一步了解患者的想法和理念，了解改变不良生活方式的障碍。

3. 劝告（advice） 对患者进行指导，鼓励从现在做起，循序渐进，逐渐改变不良生活方式。

4. 随访（arrangement） 为了加强依从性，要定期随访，巩固已获得的成果，并设定下一目标。

（二）膳食营养处方制定步骤

1. 评估 包括营养问题和诊断，即通过膳食回顾法或食物频率问卷，了解、评估每日摄入的总能量、总脂肪、饱和脂肪、钠盐和其他营养素摄入水平；饮食习惯和行为方式；身体活动水平和运动功能状态；以及体格测量和适当的生化指标。

2. 制定个体化膳食营养处方 根据评估结果，针对膳食和行为习惯存在的问题，制定个体化膳食营养处方。

3. 膳食指导 根据营养处方和个人饮食习惯，制定食谱；指导健康膳食选择；指导行为改变，纠正不良饮食行为。

4. 营养教育 对患者及其家庭成员，使其关注自己的膳食目标，并知道如何完成之；了解常见食物中盐、脂肪、胆固醇和能量含量，了解各类食物营养价值及其特点、《中国居民膳食指南》、食品营养标签应用，科学运动等。

5. 注意事项 将行为改变模式与贯彻既定膳食方案结合起来。膳食指导和生活方式调整应根据个体的实际情况考虑可行性，针对不同危险因素进行排序，循序渐进，逐步改善。

（三）举例：一位高血压患者营养处方的制定

【案例】邓先生，50岁。身高178cm，体重98kg，某公司总经理，高血压病史10年，服用降压药物5年。外出进餐较多，饮白酒平均每日约250ml。每天吸烟30支。生活不规律，睡眠较差。尚未发现明显的心脑血管疾病及肾脏并发症。

1. 了解基本病情　询问现病史，测量血压；与血压相关的其他并发症，血糖、血脂、心功能、肾功能等；了解与营养相关的高血压发生危险因素（如肥胖、精神压力、外出进餐、饮酒、睡眠等）。

2. 了解患者饮食和行为　评估目前膳食营养状况和身体活动水平。内容包括但不限于：①询问饮食习惯和喜好；②每日吃几餐（包括加餐）；③主食摄入量；④蔬菜、水果摄入情况；⑤肉蛋、奶制品（全脂或脱脂）摄入情况；⑥烹调油脂、坚果类摄入情况；⑦家庭调味品（食盐、酱油、鸡精、味精、腌制品等的摄入情况）；⑧外出进餐的频率；⑨饮酒的习惯，计算每日酒精摄入量（不可忽略的能量摄入）；⑩身体活动情况，目前身体活动水平在什么阶段；吸烟的时间、年限，是否准备戒烟（对于控制血压的益处）。

3. 制定膳食营养处方　①计算标准体重：身高（cm）-105。身高178cm的人标准体重为178-105＝73（kg），实际体重为98kg，超出标准体重30%，属肥胖。或按BMI＜24kg/m² 计算，24kg/m²×（1.78m）²＝76.04kg，即标准体重＜76kg。身体活动水平低；②计算每天能量摄入量：按每天20～25kcal/kg计算每日总能量：73kg×（20～25）kcal/kg＝1460～1825kcal；或76kg×（20～25）kcal/kg＝1520～1900 kcal，即能量摄入最多不超过1900kcal/d；③膳食处方：主食（粮谷类）225～300g/d（生重），其中粗杂粮50g左右；蔬菜500g/d（叶菜和瓜类为主）；水果为200g/d左右（低含糖量水果为宜）；肉类50g/d（鸡鸭类为主，减少畜肉类）；鱼虾为50g/d（海鱼为佳）；蛋类3～4个/周；脱脂牛奶250ml/d；豆类及其制品适量，25～30g/d，相当于豆腐100～150g，或豆腐干50～60g，或豆浆500～600g；烹调用植物油20～25g/d；食盐＜5g/d。

4. 生活方式指导　①饮食尽量清淡少盐，肥肉、油炸油煎食品尽量少吃；严格控制猪、牛、羊肉和火腿等畜肉摄入，可选禽肉，增加鱼类摄入；②严格限制高钠食品的摄入，每天食盐摄入量不超过5g；除了注意食盐和酱油限量外，应特别注意鸡精、味精、饮料、罐头等含钠高的食品；尽量少吃或不吃加工食品；③增加日常蔬菜、水果和奶制品摄入，尤其是绿叶菜、各种水果以及根茎蔬菜、低脂乳制品、豆类和坚果类，以增加钾、钙、镁摄入；④戒酒。如果不能戒掉，严格控制饮酒量，白酒一天不超过50ml，或葡萄酒250ml，或啤酒750ml；⑤增加日常身体活动，坚持运动锻炼，每天步行或快走30～40min，每周5～7d。超重或者肥胖的高血压患者应该力求每天300～500kcal，或者每周1000～2000kcal的运动能量消耗，以促进减轻或者控制体重。在减重后还想进一步维持更低的健康体重者，可进行每天60～90min中等强度运动活动；⑥调整工作压力，生活放松。这有利于睡眠的改善，并协助控制血压；⑦建议戒烟。评估戒断症状和戒断意愿。

5. 营养教育　对患者进行食物营养教育，健康膳食选择；会看食物营养标签；认识高盐食物，知道如何避免过高的盐摄入量；认识运动的好处，减肥的重要性等。注意监测血压，并跟踪反馈。

第二节　高脂蛋白血症

血脂异常通常指血清中总胆固醇和/或三酰甘油水平升高，俗称高脂血症。实际上血脂异常也泛指包括HDL-C降低，各载脂蛋白异常，LP（a）升高在内的各种血脂成分的异常。

中国成人血脂异常防治指南（2016年修订版）对我国人群血脂成分合适水平及异常切点的建议（表29-1）基于多项对不同血脂水平的中国人群ASCVD发病危险的长期观察性研究结果，包括不同血脂水平对研究人群10年和20年ASCVD累积发病危险的独立影响；也参考了国际范围内多部血脂相关指南对血脂成分合适水平的建议及其依据。需要强调的是，这些血脂合适水平和异常切点主要适用于ASCVD一级预防的目标人群。

表29-1　中国ASCVD一级预防人群血脂合适水平和异常分层标准（mmol/L）

分层	TC	LDL-C	HDL-C	非-HDL-C	TG
理想水平		＜2.6		＜3.4	
合适水平	＜5.2	＜3.4		＜4.1	＜1.7
边缘升高	≥5.2且＜6.2	≥3.4且＜4.1		≥4.1且＜4.9	≥1.7且＜2.3
升高	≥6.2	≥4.1		≥4.9	≥2.3
降低			＜1.0		

近30年来，中国人群的血脂水平逐步升高，血脂异常患病率明显增加。2012年全国调查结果显示，高胆固醇血症的患病率为4.9%；高TG血症的患病率为13.1%；低HDL-C血症的患病率为33.9%。中国成人血脂异常总体患病率高达40.40%，较2002年呈大幅度上升。人群血清胆固醇的升高将导致2010～2030年间我国心血管病事件增加约920万。我国儿童青少年高TG血症患病率也有明显升高。预示未来中国成人血脂异常患病及相关疾病负担将继续加重。

一、血脂异常临床分类

目前国际上通用的是WHO于1970年制订的高脂蛋白血症分型（表29-2）。从实用角度出发，血脂异常可进行简易的临床分型（表29-3）。

表29-2　高血浆脂蛋白血症分型

	高血浆脂蛋白血症类型	血浆主要增高脂质成分
Ⅰ型（高乳糜微粒血症）	乳糜微粒	三酰甘油
Ⅱ型（高胆固醇血症）		
Ⅱa	低密度脂蛋白	胆固醇

	高血浆脂蛋白血症类型	血浆主要增高脂质成分
Ⅱb	低、极低密度脂蛋白	胆固醇及三酰甘油
Ⅲ型（异常β脂蛋白血症）	乳糜微粒残粒、极低密度脂蛋白残粒	三酰甘油及胆固醇
Ⅳ型（高前β脂蛋白血症）	极低密度脂蛋白	三酰甘油
Ⅴ型（混合型高脂血症）	极低密度脂蛋白及乳糜微粒	三酰甘油及胆固醇

表29-3　血脂异常的临床简易分类

分　　型	TC	TG	HDL-C	相当于WHO表型
高胆固醇血症	增高			Ⅱa
高TG血症		增高		Ⅳ、Ⅰ
混合型高脂血症	增高	增高		Ⅱb、Ⅲ、Ⅳ、Ⅴ
低HDL-C血症			降低	

二、血脂异常病因分类及诊疗概述

（一）继发性高脂血症

继发性高脂血症是指由于其他疾病所引起的血脂异常。可引起血脂异常的疾病主要有：肥胖、糖尿病、肾病综合征、甲状腺功能减退症、肾衰竭、肝脏疾病、系统性红斑狼疮、糖原累积症、骨髓瘤、脂肪萎缩症、急性卟啉病、多囊卵巢综合征等。此外，某些药物如利尿剂、非心脏选择性β受体阻滞剂、糖皮质激素等也可能引起继发性血脂异常。

（二）原发性高脂血症

除了不良生活方式（如高能量、高脂和高糖饮食、过度饮酒等）与血脂异常有关，大部分原发性高脂血症是由于单一基因或多个基因突变所致。由于基因突变所致的高脂血症多具有家族聚集性，有明显的遗传倾向，特别是单一基因突变者，故临床上通常称为家族性高脂血症（表29-4）。

表29-4　家族性高脂血症

疾病名称	血清TC浓度	血清TG浓度
家族性高胆固醇血症（FH）	中至重度升高	正常或轻度升高
家族性高三酰甘油血症（FHTG）	正常	中至重度升高
家族性混合型高脂血症（FCH）	中度升高	中度升高
家族性异常β脂蛋白血症（FD）	中至重度升高	中至重度升高
多基因家族性高胆固醇血症	轻至中度升高	正常或轻度升高
家族性脂蛋白（a）血症	正常或升高	正常或升高

1. 家族性高胆固醇血症（familial hypercholesterolemia，FH） 又称高脂蛋白血症Ⅱa型，是目前研究最为透彻的血脂异常。编码LDL受体基因（LDLR型突变），或编码与LDL受体结合的APOB基因突变，或分解LDL受体的前蛋白转化酶枯草溶菌素9（pro-proteinconvertasesubtilisin/kexintype9，PCSK9）基因的功能获得型突变，或调整LDL受体到细胞膜血浆表面的LDL受体调整蛋白基因突变（LDLRAP1）可引起家族性高胆固醇血症（familialhypercholesterolemia，FH）。80%以上FH患者是单一基因突变所致，LDL受体基因的功能缺失型突变是FH的主要病因。常染色体显性遗传的基因突变有LDLR、APOB、PCSK9，常染色体隐性遗传的基因突变为LDLRAP1。

纯合子型家族性高胆固醇血症（homozygous familial hypercholesterolemia，HoFH）发病率约1/30万～1/16万，杂合子型家族性高胆固醇血症（heterozygousfamilialhypercholesterolemia，HeFH）发病率约1/500～1/200，在心肌梗死的存活者中，杂合子约占1/20。FH是欧美及南非最常见的遗传病之一。HeFH患者常在年过40岁（男性）或50岁（女性）罹患心血管疾病，而HoFH则多于幼童时期就发生严重心血管疾病，其青年时期心血管疾病死亡率较非FH患者增高100倍以上。

本病的临床表现为血浆LDL-C水平增高（HoFH的血浆TC＞13.5mmol/L，HeFH的血浆TC一般＞8.5mmol/L），黄色瘤（肌腱、皮肤、眼睑等处），早发冠心病（男性和女性分别于55岁和60岁以前发生心肌梗死）及阳性家族史。

FH治疗的最终目的是降低ASCVD危险，减少致死性和致残性心脑血管疾病发生。治疗要点之一是所有FH患者包括HoFH和HeFH患者均需采取全面的治疗性生活方式改变，包括饮食（减少脂肪和胆固醇摄入，全面均衡膳食）、运动和行为习惯（戒烟，减轻体重）。同时强调防治其他危险因素，如高血压和糖尿病。其二，FH患者从青少年起即应开始长期坚持他汀治疗，可显著降低ASCVD危险。调脂治疗的目标水平与心血管疾病高危者相同。LDL受体低下的患者接受他汀治疗后LDL-C降低25%，而无LDL受体的患者仅降低15%。FH的治疗目前最大的进展是PCSK-9抑制剂的治疗，可以降低LDL-C 50%～60%。事实上，FH患者常需要2种或更多种调脂药物（他汀类、胆酸螯合剂、贝特类、普罗布考，PCSK-9抑制剂等）的联合治疗。心血管疾病极高危患者，经联合调脂药物治疗，胆固醇水平仍未达到目标水平，尤其是对疾病处于进展中的患者，可考虑接受脂蛋白血浆置换和基因治疗作为辅助治疗。

注：ABCG5和ABCG8基因编码蛋白参与了固醇类向肠腔和胆道的转运，这些基因的失功能性突变表现为对植物固醇类（谷固醇和菜油固醇）和动物固醇吸收的增强，以及胆汁中固醇类的分泌减少。这将导致肝LDLR表达量的下调和血浆中动植物固醇类浓度的升高。谷固醇血症是一种罕见的常染色体隐性疾病，其临床特征与FH相似，也有黄色瘤、LDL水平升高和早发性心血管疾病。

2. 家族性高TG血症（familial hypertriglyceridemia，FHTG） 家族性高TG血症是单一基因突变所致，通常是参与TG代谢的脂蛋白脂酶（LPL）、或ApoC2、或ApoA5、或GPIHBP1、或LMF1基因突变导致，表现为重度高TG血症（TG＞10mmol/L），其发病率1/100万。轻中度高TG血症通常具有多个基因突变特性。其中LPL、ApoC2的突变为常染色体隐性遗传，患者往往反复发作胰腺炎，并伴有疹状黄色瘤和视网膜脂血症。

患者有单纯性血浆TG升高（＞2.26mmol/L），血浆胆固醇浓度＜5.18mmol/L，家族中其他成员也出现单纯性高三酰甘油血症，并出现上述基因异常，可诊断本症。

治疗原则是对患者进行健康教育，使其改变生活习惯，包括低脂饮食，适量能量摄入，规律服用降脂药（贝特类、他汀类、n-3脂肪酸、烟酸等）。

3. 家族性混合型高脂血症（familial combined hyperlipidaemia，FCH）　FCH是一种常染色体显性遗传疾病，也是最常见的家族性血脂异常。在一般人群中的发生率为1%～2%，在60岁以下的冠心病患者中也是最常见的一种血脂异常。FCH的临床表现为在同一家族中甚至在同一患者的不同时期，血浆脂蛋白谱有明显不同，受累者可表现为以LDL-C为主、LDL-C和VLDL-C同时升高、VLDL-C升高为主并伴有LDL-C升高等多种类型。由于在同一家族中发生不同类型的高脂血症，所以FCH又被称为多发型高脂血症。患者还多伴有症状明显的糖尿病或胰岛素抵抗、高血压及肥胖，常伴早发心血管病危险。迄今尚无确切的实验室方法来确诊FCH，其诊断主要依据临床、生化及阳性家族史。由于FCH患者并发冠心病的危险明显增加，所以积极降脂治疗很有必要。

FCH的遗传缺陷尚不清楚，多种基因异常、年龄和环境因素对其发病起着重要作用。目前认为FCH的发病机制涉及下列诸多方面。①ApoB合成过多；②小而致密LDL增加；③脂酶活性异常；④脂肪细胞激素敏感脂酶（HSL）活性下降；⑤Apo A1-C3-A4基因簇异常；⑥上游转录因子（USF）1基因异常。

临床诊断标准如下：①第一代亲属中有多种类型高脂蛋白血症（Ⅱa、Ⅱb、Ⅳ型），血清TG和/或TC水平＞人群血脂正态分布第90百分位点（校正年龄、性别后）；②早发性冠心病的阳性家族史；③血浆ApoB水平增高；④第一代亲属中无黄色瘤检出；⑤家族成员中20岁以下者无高脂血症患者；⑥表现为Ⅱa型、Ⅱb型、Ⅳ型或Ⅴ型患者；⑦LDL-C/ApoB比例变低；⑧HDL_2-C水平降低。

FCH应采取综合治疗措施，包括饮食疗法、运动治疗以及药物治疗。应限制饮食中饱和脂肪酸和胆固醇的摄入，加强运动，并努力减轻体重。单用饮食疗法及运动治疗常难以达到理想的降脂效果，常需要应用药物治疗。药物包括烟酸类、贝特类、他汀类和鱼油等。

4. 家族性异常β脂蛋白血症　家族性异常β脂蛋白血症（familial dysbetalipoproteinemia，FD）又名"宽β病"或"残粒移去障碍病"等。此症于1954年最早描述，有家族聚集性，曾分类命名为Ⅲ型高脂蛋白血症，为常染色体隐性遗传病，患病率为1/100000，以富含胆固醇的β-VLDL在血浆中的积聚为特征，是由于载脂蛋白E（ApoE）的特殊突变导致乳糜微粒（CM）及极低密度脂蛋白（VLDL）残粒与脂蛋白受体正常连接受阻所致。临床特征表现为特征性皮疹、掌纹条状黄色瘤、明显的早发动脉粥样硬化倾向至严重的动脉粥样硬化。

临床诊断可根据典型临床表现、高胆固醇与高三酰甘油血症并存、LDL-C降低，基因检测（存在ApoE2基因型）来确立。

FD患者对治疗反应通常较好。首先考虑饮食疗法，其饮食治疗原则为限制碳水化合物

（小于总能量的60%）特别是蔗糖、蜂蜜、甜食等的摄入，限制并调整脂肪（小于总能量的20%）、胆固醇（每日摄入量低于300mg）。纠正共存的代谢紊乱（甲减、肥胖、糖尿病、过量饮酒等）。对大多数患者而言，通过上述治疗常可使血脂水平降至正常。如6个月的饮食治疗不能使血脂降至正常，则应开始药物治疗，可用他汀、贝特、鱼油类药物。

5. 多基因家族性高胆固醇血症　这是临床上较为常见的一种与遗传背景相关的血脂异常，但从家系调查研究中，并不是一种单一基因突变所致的血胆固醇升高。这一疾病的可能是由多种基因异常所致，包括用目前方法无法检测到的LDL受体结构的细微变化，受体合成速度的异常，肝脏摄取VLDL残粒代谢缺陷而引起的LDL转换增加，ApoB氨基酸序列特别是位于LDL与受体结合的关键区域的微小改变也可以引起高胆固醇血症，其他可能的基因异常涉及胆固醇肠道摄取和胆汁代谢。这些异常基因与以饮食为主的环境因素相互作用，引起血浆胆固醇水平升高。

临床表现类似于Ⅱa型高脂蛋白血症，主要表现为血浆胆固醇水平轻度升高，偶尔可轻度升高（6.2～9.1mmol/L），而三酰甘油水平大多正常，偶尔可能轻度升高，常低于4.0mmol/L，呈现出混合型高脂血症。

治疗原则是先嘱患者进行生活方式，若3个月复查血脂，TC仍然为6.2mmol/L以上，或LDL大于4.1mmol/L，则可考虑服用常规剂量的他汀类药物，对预防其发生冠心病有益。

6. 家族性脂蛋白（a）血症　血清脂蛋白（a）[Lp（a）]浓度主要与遗传有关，基本不受性别、年龄、体重和大多数降胆固醇药物的影响。正常人群中Lp（a）水平呈明显偏态分布，虽然个别人可高达1 000mg/L以上，但80%正常人在200mg/L以下。通常以300mg/L为切点，高于此水平者患冠心病的危险性明显增高，提示Lp（a）可能具有致动脉粥样硬化作用，但尚缺乏临床研究证据。此外，Lp（a）增高还可见于各种急性时相反应、肾病综合征、糖尿病肾病、妊娠和服用生长激素，在排除各种应激性升高的情况下，Lp（a）被认为是ASCVD的独立危险因素。Lp（a）过高是早发性CHD患者中常见的遗传性脂质紊乱。LP（a）是一种纤维蛋白溶解酶原的类似物。Lp（a）被氧化修饰后，可通过清道夫受体及通过吞噬作用被单核巨噬细胞大量摄取和降解，使之形成泡沫细胞，继发一系列的动脉粥样硬化过程，另外，天然Lp（a）可与纤维蛋白结合，氧化修饰后的Lp（a）与纤维蛋白原位点的结合增强，从而抑制纤溶酶原及组织纤维蛋白溶酶原激活剂（tPA）活性，使纤溶功能降低，凝血功能亢进，促进动脉粥样硬化斑块表面形成慢性或急性血栓，加速动脉粥样硬化病变的发展。

根据《欧洲血脂异常管理指南（2016年）》，下述人群应考虑筛查Lp（a）：早发性CVD、家族性高胆固醇血症、有早发性CVD和/或Lp（a）升高的家族史、给予最佳降血脂治疗后仍出现CVD复发和致死性CVD10年风险≥5%。

关于高Lp（a）血症的治疗，有报道显示：①肥胖女性，Lp（a）浓度在低能量饮食减重以后显著降低；②单和多不饱和脂肪酸可以降低Lp（a）浓度；③大豆蛋白可以降低Lp（a）浓度；④部分患者应用维生素鸡尾酒疗法，即维生素C、L-赖氨酸、L-脯氨酸，能够形成胶原，强健血管，降低Lp（a）水平，抑制Lp（a）分子与血管壁结合；⑤少量红酒可能会降低Lp（a）浓度。

目前研究提示，能降低血浆Lp（a）浓度的药物有烟酸、PCSK9抑制剂、新霉素、部分甾体类激素和辅酶Q_{10}。降低Lp（a）最有效的措施是血液净化。阿司匹林在缓解高Lp（a）患者额外的血栓负荷方面可能有帮助。

三、高脂血症的营养治疗

见第四节动脉粥样硬化和冠心病。

第三节　高　血　压

高血压是以体循环动脉压增高为主要表现的临床综合征，分为原发性和继发性两类。其中，95%以上的高血压患者的病因不明，被称为原发性高血压，又称为高血压病，是最常见的心血管疾病，也是心血管疾病死亡的主要原因之一。

中国高血压调查最新数据显示，2012～2015年我国18岁及以上居民高血压患病粗率为27.9%。一项研究对我国10525名40岁以上的非高血压患者于1991～2000年进行了平均8.2年的随访，男性和女性的累计高血压发病率分别为28.9%和26.9%。

血压水平与心血管风险呈连续、独立、直接的正相关关系。脑卒中仍是目前我国高血压人群最主要的并发症，冠心病事件也有明显上升，其他并发症包括心力衰竭、左心室肥厚、心房颤动、终末期肾病。

一、诊断标准及血压水平分类

根据中国高血压防治指南修订委员会2018年公布的《中国高血压防治指南（2018修订版）》，高血压的定义为：在未使用降压药物的情况下，诊室收缩压（SBP）≥140mmHg和/或舒张压（DBP）≥90mmHg。根据血压升高水平，将高血压分为1级、2级和3级（表29-5）。

表29-5　血压水平分类和定义

分　　类	SBP（mmHg）	DBP（mmHg）
正常血压	＜120 和	＜80
正常高值	120～139 和/或	80～89
高血压	≥140 和/或	≥90
1级高血压（轻度）	140～159 和/或	900～99
2级高血压（中度）	160～179 和/或	100～109
3级高血压（重度）	≥180 和/或	≥110
单纯收缩期高血压	≥140 和	＜90

注：当SBP和DBP分属于不同级别时，以较高的分级为准。

二、高血压患者心血管风险水平分层

虽然高血压是影响心血管事件发生和预后的独立危险因素，但是并非唯一决定因素，大部分高血压患者还有血压升高以外的心血管危险因素（表20-6）。因此，高血压患者的诊断和治疗不能只根据血压水平，必须对患者进行心血管综合风险的评估并分层。高血压患者的心血管综合风险分层，有利于确定启动降压治疗的时机，优化降压治疗方案，确立更合适的血压控制目标和进行患者的综合管理（表29-7）。

表29-6　高血压患者心血管风险水平分层

其他心血管危险因素和病史	血压（mmHg）			
	SBP 130～139 和/或 DBP85～89	SBP 140～159 和/或 DBP95～99	SBP 160～179 和/或 DBP100～109	SBP≥180 和/或 DBP≥109
无		低危	中危	高危
1～2个其他危险因素	低危	中危	中/高危	很高危
≥3个其他危险因素，靶器官损害，或CKD 3期，无并发症的糖尿病	中/高危	高危	高危	很高危
临床并发症，或CKD≥4期，有并发症的糖尿病	高/很高危	很高危	很高危	很高危

注：CKD慢性肾脏疾病。按弗明汉心脏研究资料，10年随访中发生心血管事件（心血管病死亡、非致死性卒中和非致死性心肌梗死）的绝对风险：低危患者<15%，中危患者15%～20%，高危患者20%～30%，很高危患者>30%。

表29-7　影响高血压患者心血管预后的重要因素

心血管病危险因素	靶器官损害	伴发临床疾病
高血压（1～3级）	左心室肥厚	脑血管病脑出血，缺血性脑卒中，短暂性脑缺血发作
男性>55岁；女性>65岁	心电图：Sokolow-Lyon电压>3.8mV或	心脏疾病心肌梗死史，心绞痛，冠状动脉血运重建，慢性心力衰竭，心房颤动
吸烟或被动吸烟	Cornell乘积>244mV·ms	肾脏疾病
糖耐量受损（2h血糖7.8～11.0mmol/L）和/或空腹血糖异常（6.1～6.9mmol/L）	超声心动图LVMI：男≥115g/m², 女≥95g/m²	糖尿病肾病

心血管病危险因素	靶器官损害	伴发临床疾病
血脂异常 TC≥5.2mmol/L（200mg/dl）或 LDL-C≥3.4mmol/L（130mg/dl）或 HDL-C＜1.0mmol/L（40mg/dl）	颈动脉超声IMT≥0.9mm或动脉粥样斑块	肾功能受损包括eGFR＜30ml/（min·1.73m²）血肌酐升高：男性≥133μmol/L（1.5mg/dl），女性≥124μmol/L（1.4mg/dl）蛋白尿（≥300mg/24h）
早发心血管病家族史（一级亲属发病年龄＜50岁）	颈-股动脉脉搏波速度≥12m/s（*选择使用）	外周血管疾病
腹型肥胖（腰围：男性≥90cm，女性≥85cm）或肥胖（BMI≥28kg/m²）	踝/臂血压指数＜0.9（*选择使用）	视网膜病变出血或渗出，视盘水肿
高同型半胱氨酸血症（≥15μmol/L）	估算的肾小球滤过率降低（eGFR30～59ml/（min·1.73m²）或血清肌酐轻度升高：男性115～133μmol/L（1.3～1.5mg/dl），女性107～124μmol/L（1.2～1.4mg/dl）	糖尿病 新诊断：空腹血糖：≥7.0mmol/L（126mg/dl），餐后血糖：≥11.1mmol/L（200mg/dl） 已治疗但未控制：糖化血红蛋白（HbA1c）：≥6.5%
	微量白蛋白尿：30～300mg/24h或白蛋白/肌酐比：≥30mg/g（3.5mg/mmol）	

注：TC：总胆固醇；LDL-C：低密度脂蛋白胆固醇；HDL-C：高密度脂蛋白胆固醇；LVMI：左心室重量指数；IMT：颈动脉内膜中层厚度；BMI：体重指数。

三、我国人群高血压发病重要危险因素

（一）高钠、低钾膳食

INTERSALT研究发现，研究人群24h尿钠排泄量中位数增加2.3g（100mmol/d），收缩压（SBP）/舒张压（DBP）中位数平均升高5～7/2～4mmHg。2012年我国18岁及以上居民的平均烹调盐摄入量为10.5g，且中国人群普遍对钠敏感。

（二）超重和肥胖

近年来，我国人群中超重和肥胖的比例明显增加，35～64岁中年人的超重率为38.8%，肥胖率为20.2%。中国成年人超重和肥胖与高血压发病关系的随访研究-结果发现，随着体重指数（BMI）的增加，超重组和肥胖组的高血压发病风险是体重正常组的1.16～1.28倍。超重和肥胖与高血压患病率关联最显著。内脏型肥胖与高血压的关系较为密切，随着内脏脂肪指数的增加，高血压患病风险增加。

（三）过量饮酒

过量饮酒包括危险饮酒（男性41～60g，女性21～40g）和有害饮酒（男性60g以上，女性40g以上）。我国饮酒人数众多，18岁以上居民饮酒者中有害饮酒率为9.3%。限制饮酒

与血压下降显著相关，酒精摄入量平均减少67%，SBP下降3.31mmHg，DBP下降2.04mmHg。目前有关少量饮酒有利于心血管健康的证据尚不足，相关研究表明，即使对少量饮酒的人而言，减少酒精摄入量也能够改善心血管健康，减少心血管疾病的发病风险。

（四）其他危险因素

长期精神紧张、年龄、高血压家族史、缺乏体力活动，以及糖尿病、血脂异常等。近年来大气污染也备受关注。研究显示，暴露于$PM_{2.5}$、PM_{10}、SO_2和O_3等污染物中均伴随高血压的发生风险和心血管疾病的死亡率增加。

四、营养治疗

合理膳食模式可降低人群高血压、心血管疾病的发病风险。建议高血压患者和有进展为高血压风险的正常血压者，饮食以水果、蔬菜、低脂奶制品、富含食用纤维的全谷物、植物来源的蛋白质为主，减少饱和脂肪和胆固醇摄入。DASH（dietary approaches to stop hypertension）饮食富含新鲜蔬菜、水果、低脂（或脱脂）乳制品、禽肉、鱼、大豆和坚果，少用糖、含糖饮料和红肉，其饱和脂肪和胆固醇水平低，富含钾镁钙等矿物质、优质蛋白质和膳食纤维。在高血压患者中，DASH饮食可分别降低SBP 11.4mmHg，DBP 5.5mmHg，一般人群可降低SBP 6.74mmHg，DBP 3.54mmHg，高血压患者控制能量摄入，血压降幅更大。依从DASH饮食能够有效降低冠心病和脑卒中风险。需要注意的是DASH饮食由于富含钾、镁，不适合终末期肾病患者。高血压医学营养治疗主要包括以下原则。

（一）限制能量的平衡膳食，维持健康体重

适当地降低能量摄入有利于收缩压和舒张压以及低密度脂蛋白胆固醇的降低。体重超重和肥胖者，根据理想体重，按20～25kcal/kg计算每天总能量，或通过膳食调查评估，在目前摄入量的基础上减少500～1000kcal/d。三大营养素供能比例为蛋白质10%～15%，脂肪20%～30%，碳水化合物55%～60%。

保持健康体重，使$18.5 \leqslant BMI < 24.0kg/m^2$。研究表明，人群平均体重下降5～10kg，收缩压可下降5～20mmHg。高血压患者体重减少10%，则可使胰岛素抵抗、糖尿病、高脂血压和左心室肥厚改善。

（二）增加身体活动

每天≥30min中等强度有氧运动，每周5～7天。

（三）严格控制钠盐

推荐每天食盐用量控制＜5g/d（酱油25ml），提倡低盐膳食，限制或不食用腌制品。①对轻度高血压患者或有高血压家族史者每日3～5g食盐（或折合酱油15～25ml）；②对中度高血压患者每日1～2g食盐（或折合酱油5～10ml）；③对重度高血压或急进型高血压患者应采用无盐膳食。

限制盐有以下注意事项和技巧。①应注意隐藏"盐"如酱油、咸菜、酱豆腐、味精等。在加工食品中，一方面添加食盐能增加食物的美味；另一方面也是食品保存中最常用的抑菌剂。除此之外，在食品加工的过程中，含钠的食品添加剂如谷氨酸钠（味精）、碳酸

氢钠（小苏打）、碳酸钠、枸橼酸钠、苯甲酸钠等，这些都会增加加工食品的钠含量。一般20ml酱油中含有4g食盐，10g黄酱含盐1.5g，如果菜肴需要用酱油和酱类，应按比例减少其中的食盐用量；②习惯过咸味食物者，为满足口感的需要，可在烹制菜肴时放少许醋，提高菜肴的鲜香味，帮助自己适应少盐食物。在煮菜时，可适当加用胡椒、桂皮、八角、芥末、芝麻、核桃、紫菜、香油、番茄汁、芝麻酱等调味品。味道到位，用盐又少；③烹制菜肴时，如果加糖会掩盖咸味，所以不能仅凭品尝来判断食盐是否过量，使用量具更准确；④集中放盐：每日在6g食盐的范围内，将食盐分别放入各道菜中，结果可能是每一样菜的味道都很淡。因此，某道菜把盐放够，其他菜尽量减少盐量或不放盐，这样盐量控制住了，饭菜的美味照样享受，可谓一举两得。或用原汁蒸、炖法以保持食物本身的鲜美味道。此外在配膳方法上，注意菜肴的色香味使之能引起食欲；⑤还要限制一些含钠量高的蔬菜，（100g含钠量在100mg以上的蔬菜，如油菜、芹菜、茴香），以及用食碱制作的发面蒸食（可以用酵母代替碱发酵）；⑥目前市售的低钠盐是以氯化钾代替氯化钠，故高血钾患者不宜使用。

（四）适当增加钾摄入量

3.5～4.7g/d，从自然食物中摄取。每天摄入大量蔬菜水果获得钾盐。钾/钠比值达到2∶1较为理想。

（五）足量的钙和镁

推荐饮用牛奶补充钙，食用蔬菜以增加镁的摄入，特别是对于使用依他尼酸、呋塞米等利尿剂的患者。

（六）减少脂肪和胆固醇的摄入，限制饱和脂肪酸，充足多不饱和脂肪酸，适量单不饱和脂肪酸，脂肪占总能量的15%～30%，每日胆固醇限制在300mg以下。

（七）限制饮酒

尽量少喝或不喝。

（八）可用食物

1. 富含钾的食物，包括蔬菜、水果、土豆、蘑菇等。
2. 富含钙、维生素和微量元素的食物，包括新鲜蔬菜、水果、瘦肉等。
3. 富含优质蛋白、低脂肪、低胆固醇食物，包括无脂奶粉、鱼类、豆制品等。

（九）禁用/少用食物

1. 高钠食物，包括咸菜、榨菜、咸鱼、咸肉、腌制食品、火腿、加碱或发酵粉、小苏打制备的面食和糕点。
2. 高脂肪、高胆固醇食物，包括动物内脏、肥肉、鸡蛋黄、松花蛋等。
3. 辛辣有刺激性的调味品，以及浓的咖啡、茶和肉汤等。

除上述营养干预外，还应戒烟、减轻精神压力。除高血压急症和亚急症外，对大多数高血压患者而言，应根据病情，在4周内或12周内将血压逐渐降至目标水平。在改善生活方式的基础上，血压仍≥140/90mmHg和/或高于目标血压的患者应加用药物治疗。

第四节　动脉粥样硬化和冠心病

动脉粥样硬化是多种心血管疾病的根本原因，在冠状动脉，粥样硬化会引起心绞痛、心肌梗死；在脑动脉，粥样硬化会导致脑卒中和短暂性脑缺血发作；在周围循环系统，粥样硬化会导致肢体缺血和坏疽。

一、动脉粥样硬化和冠心病的主要病理生理机制

LDL-C增高是动脉粥样硬化发生、发展的主要危险因素。LDL通过血管内皮进入血管壁内，在内皮下层滞留的LDL被修饰成氧化型LDL（oxidized lowdensitylipoprotein，OX-LDL），巨噬细胞吞噬OX-LDL后形成泡沫细胞，后者不断增多、融合，构成动脉粥样硬化斑块的脂质核心。

HDL能将外周组织如血管壁内胆固醇转运至肝脏进行分解代谢，即胆固醇逆转运，可减少胆固醇在血管壁的沉积，起到抗动脉粥样硬化作用。

TG轻至中度升高常反映VLDL及其残粒（颗粒更小的VLDL）增多，这些残粒脂蛋白由于颗粒变小，可能具有直接致动脉粥样硬化作用。但多数研究提示，TG升高很可能是通过影响LDL或HDL的结构而具有致动脉粥样硬化作用。当TG＜1.7mmol/L（150mg/dl）时，大而轻的LDL较多；当TG＞170mmol/L时，小而密的LDL（sLDL）水平升高。目前认为sLDL具有很强的致动脉粥样硬化作用。血清TG水平轻至中度升高者患冠心病危险性增加。当TG重度升高时，常可伴发急性胰腺炎。

血清Lp（a）浓度通常以300mg/L为切点，高于此水平者患冠心病的危险性明显增高，提示Lp（a）可能具有致动脉粥样硬化作用，但尚缺乏临床研究证据。

心肌能量产生要求大量的氧供，心肌细胞摄取血液氧含量的65%～75%，心肌细胞受缺氧的影响非常大。在动脉粥样硬化斑块合并内皮细胞功能障碍的基础上，在多种因素的作用下（如体力活动、精神紧张、饮食不当）动脉收缩，诱发临床事件（心绞痛、心肌梗死、缺血性脑卒中、死亡）。

二、动脉粥样硬化血脂异常及冠心病治疗原则

（一）调脂治疗靶点

国内外血脂异常防治指南均强调，LDL-C在ASCVD发病中起着核心作用，提倡以降低血清LDL-C水平来防控ASCVD危险。所以，推荐以LDL-C为首要干预靶点。将非HDL-C作为次要干预靶点，是考虑到高TG血症患者体内有含有胆固醇的残粒脂蛋白升高，后者很可能具有致动脉粥样硬化作用。

应根据ASCVD的不同危险程度（图29-1），确定调脂治疗需要达到的胆固醇基本目标值。推荐将LDL-C降至某一界点（目标值）主要是基于危险－获益程度来考虑：未来发生心血管事件危险度越高者，获益越大。

符合以下条件者，可直接列为高危或极高危人群。

极高危：ASCVD患者。

高危：①LDL-C≥4.9mmol/L或TC≥7.2mmol/L；②糖尿病患者［LDL-C在1.8～4.9mmol/L（或TC3.1～7.2mmol/L）且年龄≥40岁］。

↓不符合者，评估ASCVD10年发病风险

危险因素＊（个）		血清胆固醇水平分层（mmol/L）		
		3.1≤TC＜4.1或 1.8≤LDL-C＜2.6	4.1≤TC＜5.2或 2.6≤LDL-C＜3.4	5.2≤TC＜7.2或 3.4≤LDL-C＜4.9
无高血压	0～1	低危（＜5%）	低危（＜5%）	低危（＜5%）
	2	低危（＜5%）	低危（＜5%）	中危（5%～9%）
	3	低危（＜5%）	中危（5%～9%）	中危（5%～9%）
有高血压	0	低危（＜5%）	低危（＜5%）	低危（＜5%）
	1	低危（＜5%）	中危（5%～9%）	中危（5%～9%）
	2	中危（5%～9%）	高危≥（10%）	高危≥（10%）
	3	高危≥（10%）	高危≥（10%）	高危≥（10%）

↓ASCVD10年发病风险为中危且年龄＜55岁者，评估余生风险

具有以下任意2项及以上危险因素者，定义为ASCVD高危人群

·收缩压≥160mmHg或舒张压100mmHg

·非HDL-C≥5.2mmol/L（200mg/dl）

·HDL-C＜1.0mmol/L（40mg/dl）

·BMI≥28mmol/L（200mg/dl）

·吸烟

图29-1　ASCVD总体发病危险评估流程图

注：＊危险因素包括吸烟、低HDL-C及男性≥45岁或女性≥55岁；慢性肾脏疾病患者的危险评估及治疗请参见特殊人群血脂异常的治疗。低危、中危、高危分别是指10年内发生ASCVD［（包括急性冠状动脉综合征（acute coronary syndrome，ACS）、稳定性冠心病、血运重建术后、缺血性心肌病、缺血性脑卒中、短暂性脑缺血发作、外周动脉粥样硬化病等）］综合危险性＜5%、5%～9%、≥10%。

（二）调脂治疗目标值设定

应根据ASCVD的不同危险程度，确定调脂治疗需要达到的胆固醇基本目标值（表29-8）。

除积极干预胆固醇外，其他血脂异常是否也需要进行处理，尚缺乏相关临床试验获益的证据。当血清TG≥1.7mmol/L时，首先应用非药物干预措施，包括治疗性饮食、减轻体重、减少饮酒、戒烈性酒等。若TG水平仅轻、中度升高（2.3～5.6mmol/L），为了防控ASCVD危险，应强调非HDL-C需达到基本目标值。对于严重高TG血症（空腹TG＞5.7mmol/L），应首先考虑使用主要降低TG和VLDL-C的药物（如贝特类、高纯度鱼油制剂或烟酸）。

表29-8　不同ASCVD危险人群LDL-C和非HDL-C治疗达标值（mmol/L）

危险等级	LDL-C	非HDL-C
低/中危	＜3.4	＜4.1
高危	＜2.6	＜3.4
极高危	＜1.8	＜2.6

三、动脉粥样硬化高脂血症治疗原则

血脂异常治疗最主要目的是为了防治冠心病，所以应根据是否已有冠心病或冠心病等危症以及有无心血管危险因素，结合血脂水平进行全面评价，以决定治疗措施及血脂的目标水平。

（一）饮食治疗和生活方式改善

血脂异常明显受饮食及生活方式的影响，饮食治疗和生活方式改善是治疗血脂异常的基础措施。无论是否进行药物调脂治疗，都必须坚持控制饮食和改善生活方式。良好的生活方式包括坚持心脏健康饮食、规律运动、远离烟草和保持理想体重。生活方式干预是一种最佳成本/效益比和风险/获益比的治疗措施。

（二）调脂达标策略与治疗过程的监测

饮食与非药物治疗者，开始3～6个月应复查血脂水平，如血脂控制达到建议目标，则继续非药物治疗，但仍需每6个月至1年复查，长期达标者可每年复查1次。

服用调脂药物者，需要进行更严密的血脂监测。首次服用调脂药物者，应在用药6周内复查血脂及转氨酶和肌酸激酶。如血脂能达到目标值，且无药物不良反应，逐步改为每6～12个月复查1次；如血脂未达标，且无药物不良反应者，每3个月监测1次。

如治疗3～6个月后，血脂仍未达到目标值，则需调整调脂药物剂量或种类，或联合应用不同作用机制的调脂药物进行治疗。每当调整调脂药物种类或剂量时，都应在治疗6周内复查。治疗性生活方式改变和调脂药物治疗必须长期坚持，才能获得良好的临床益处。

四、饮食及生活方式对心血管健康的影响

高胆固醇血症最主要的危害是引起动脉粥样硬化性疾病。人体内的胆固醇主要有两个来源：一是内源性的，主要是由肝脏利用醋酸及其前体合成，人体内每天合成的胆固醇为1.0～1.2g，是人体内胆固醇的主要来源；二是外源性的，即机体通过食物摄入胆固醇。经膳食摄入的胆固醇仅占合成胆固醇的1/7～1/3。

近年研究还表明，脂肪酸的性质对胆固醇合成速率和血中脂质水平的影响更明显，特别是饱和脂肪酸和反式脂肪酸。对日本居民进行的3项研究显示，胆固醇摄入量与脑卒中（脑出血）没有关联。2011年，关于膳食胆固醇与冠心病关系的4项前瞻性队列研究的系统综述显示，即使胆固醇摄入量达到768mg/d，也未发现胆固醇摄入量与冠心病发病和死亡风险有关。2013年，中国营养学会在新版膳食营养素参考摄入量（DRIs）的建议中，去掉了对膳食

胆固醇的上限值（2000年版胆固醇上限值是300mg）。这并不意味着胆固醇的摄入可以毫无节制。血液胆固醇与心血管疾病关系是确凿的，对于具有慢性病或血脂偏高的成年人，仍需注意。

膳食胆固醇的吸收及其对血脂的影响因遗传和代谢状态而存在较大的个体差异。部分人胆固醇摄入量高时还反馈抑制胆固醇的合成。人群中个体之间血脂水平的差异受多个基因控制。高脂血症中只有少数可以用单基因来阐明，如家族性脂蛋白脂肪酶缺乏，apoC Ⅱ 缺乏，apoB功能不全，家族性高胆固醇血症，乳糜血症，家族性低 LDL-C，LCAT缺乏，Tangier's 病等。血脂水平受遗传和环境因素的共同作用。

饮食对血脂水平的影响已被大量实验研究、流行病学调查和临床膳食试验所证实。饮食管理是治疗高脂血症的基础。尤其是对原发性高脂血症患者，更应首选饮食治疗。即使是纯合子的家族性高胆固醇血症，饮食治疗也具有重要作用，特别是对于儿童患者，饮食治疗可能是佳选择。

饮食控制也是影响达标率的主要因素之一。我国2006年第2次中国临床血脂多中心协作研究显示，患者自报的饮食控制者比例达80%，但多数患者对饮食控制的认识仅停留在少吃肥肉的水平，远达不到《指南》所建议的膳食治疗要求，治疗性生活方式改变的真正效果远没有实现，这也反映出我国医务人员对治疗性生活方式改变重视不足，不能给予患者明确、具体的指导。

饮食可以成为心血管事件的诱因。一次进食过饱足以诱致稳定性心绞痛发作。促使斑块破裂出血及血栓形成的诱因有：在饱餐特别是进食多量脂肪后，血脂增高，血黏稠度增高。

对于所有年龄段的人群，减少危险因素都可降低冠心病的发生率。在好转的冠心病患者中，约1/4归因于治疗方法的改善，而1/2以上要归因于危险因素的减少。采用健康的生活方式（健康饮食、定期锻炼、控制体重及远离烟草）以及规律接受控制血脂和血压的药物可以预防许多冠状动脉事件。

表29-9中列出的治疗性生活方式改变降低LDL-C的效果说明，多种手段结合的TLC的效果可以达到标准剂量的他汀类药物治疗效果。

表29-9　改变膳食的TLC措施可获得降低LDL-C的效果

膳食成分	膳食改变	LDL-C下降的大致情况
主要措施		
饱和脂肪	＜7%的总能量	8%～10%
膳食胆固醇	＜200mg/d	3%～5%
减肥	减轻4.5kg	5%～8%
选用措施		
可溶性纤维	5～10g/d	3%～5%
植物固醇	2g/d	6%～15%
综合累积效果		20%～30%

五、医学营养治疗的实施

（一）高血脂、动脉粥样硬化和冠心病

1. 针对目前主要的膳食问题进行干预，降低胆固醇，降低饱和及反式脂肪酸，降低总能量。鼓励n-3脂肪酸，以鱼类或鱼油胶囊的形式摄入，适当选择植物甾醇补充剂。

2. 严格控制饱和脂肪和肉类食品，适量控制精制碳水化合物食物（精白米面、糕点、糖果、含糖果汁等），保证蔬菜水果摄入。

3. 中度限制钠盐，盐摄入不超过6g/d。

4. 适量饮酒应因人而异，并取得医师的同意。不饮酒者，不建议适量饮酒。如有饮酒习惯，建议男性每天的饮酒量（酒精）不超过25g，相当于50度白酒50ml，或38度白酒75ml，或葡萄酒250ml，或啤酒750ml。女性减半。

5. 少量多餐，避免过饱，忌烟和浓茶。

6. 适量身体活动。

动脉粥样硬化和冠心病营养治疗基本要素见表29-10。

身体活动水平中等，体重正常的高血脂/动脉粥样硬化/冠心病患者可参考表29-11制定膳食营养方案，参考表29-12制定食谱。

表29-10 动脉粥样硬化和冠心病营养治疗基本要素

要　　素	建　　议
减少使LDL-C增加的营养素	
饱和脂肪酸	＜总能量的7%
膳食胆固醇	＜200mg/d
反式脂肪酸	0或＜总能量的1%
增加能降低LDL-C膳食成分	
植物甾醇	2g/d
可溶性膳食纤维	10～25g/d
总能量	调节到能够保持理想的体重，或能够预防体重增加
身体活动	足够的中等强度锻炼，每天至少消耗200kcal（1kcal＝4.184kJ）能量，相当于中速步行累计50～60分钟

表29-11 高血脂/动脉粥样硬化/冠心病膳食营养方案

食物类别	摄入量（g/d）	选择品种	减少、避免的膳食品种
谷类	250～400	标准粮（米、面） 杂粮	精粮（米、面）、糕点、甜食、油炸油煎食品

续　表

食物类别	摄入量（g/d）	选择品种	减少、避免的膳食品种
肉类	75	瘦猪、牛、羊肉，去皮禽肉，鱼类	肥肉、加工肉制品（肉肠类）、鱼子、虾蟹黄、鱿鱼、动物内脏
蛋类	3～4个/周	鸡蛋、鸭蛋蛋清	蛋黄
奶类	250	脱脂/低脂鲜牛奶、酸奶	全脂牛奶、奶粉、乳酪等奶制品
大豆	30～50	黄豆、豆制品（豆腐150g，豆腐干45g）	油豆腐、豆腐泡、素什锦等
新鲜蔬菜	400～500	深绿叶蔬菜、红黄色蔬菜、紫色蔬菜	
新鲜水果	200	各种新鲜水果	加工果汁、加糖果味饮料
食用油	20	橄榄油、茶油、低芥酸菜籽油、豆油、花生油、葵花子油、芝麻油、亚麻籽油	棕榈油、椰子油、奶油、黄油、猪油、牛羊油，其他动物油
添加糖类	＜10	白砂糖、红糖	
盐	＜6	高钾低钠盐	酱类、腐乳、咸菜等腌制品

表29-12　高血脂/动脉粥样硬化/冠心病患者食谱举例

餐别	第一步膳食食谱	第二步膳食食谱
早餐	低脂牛奶250ml 燕麦25g煮粥 二面花卷（玉米面25g，白面50g）	低脂牛奶250ml 燕麦25g煮粥 二面花卷（玉米面25g，白面50g）
午餐	清蒸鱼120g带骨 香菇油菜200g 大米150g 油15g	清蒸鱼100g带骨 香菇油菜200g 大米150g 油10g
下午加餐	橘子2个	橘子2个
晚餐	打卤面（西红柿150g，鸡肉30g，蛋清1/2个，黄花菜、木耳少许，魔芋面条150g） 拌芹菜100g，香干50g，油15g	打卤面（西红柿150g，鸡肉20g，蛋清1个，黄花菜、木耳少许，魔芋面条150g） 拌芹菜100g，香干50g，油10g

注：魔芋精粉为可溶性纤维，掺入面粉制成面条。

（二）急性心肌梗死

急性心肌梗死为心脏疾病严重类型，及时进行抢救是治疗成功的主要关键。合理饮食措施对于患者康复及预防并发症发生有重要作用。急性心肌梗死的营养治疗应随病情轻重及病期早晚而改变。

1. 制订营养治疗方案　应先了解患者用药情况，包括利尿药、降压药；血钠、血钾水平、肾功能、补液量及电解质种类、数量；了解患者饮食习惯等。根据病情和患者接受情况，征求主管医生意见，处方营养治疗方案，并通过随访适时修订。

2．急性期 1～3天时一般每天低脂流质饮食。根据病情，控制液体量。可进食浓米汤、厚藕粉、枣泥汤、去油肉茸、鸡茸汤、薄面糊等食品，经口摄入能量以500～800kcal为宜。病情好转，可渐改为低脂半流质饮食，全日能量1000～1500kcal，可食用鱼类、鸡蛋清、瘦肉末、切碎的嫩蔬菜及水果、面条、面片、馄饨、面包、米粉、粥等。禁止可能导致患者肠胀气和浓烈刺激性的食物（如辣椒、豆浆、牛奶、浓茶、咖啡等）。避免过冷过热食物；少食多餐，每天5～6餐，以减轻心脏负担。病情稳定后，可进食清淡和易消化的食品，营养素组成比例可参考冠心病饮食原则。

3．限制脂类 低脂肪、低胆固醇、高多不饱和脂肪酸饮食原则。病情稳定逐渐恢复活动后，饮食可逐渐增加或进软食。脂肪限制在40g/d以内，伴有肥胖者应控制能量和碳水化合物。

4．注意维持血液钾、钠平衡 对合并有高血压或心衰者仍应注意限钠摄入。应用利尿剂有大量电解质自尿中丢失时，则不宜限制过严。镁对缺血性心肌有良好的保护作用，膳食中应有一定的镁，建议成人镁的适宜摄入量为300～450mg/d，主要从富含镁的食物如有色蔬菜、小米、面粉、肉、水产品、豆制品等中获取。

5．对于治疗后需要服用华法林等抗凝药物的患者 应注意维生素K与抗凝药的拮抗作用，保持每天维生素K摄入量稳定。维生素K含量丰富的食物有绿色蔬菜、动物肝脏、鱼类、肉类、乳和乳制品、豆类、麦麸等。

心肌梗死患者食品宜忌见表29-13。

表29-13 心肌梗死患者食品宜忌

食品类别	推荐的食品	忌吃或少吃食品
谷类及制品	大米、面粉、小米、玉米、高粱	各种黄油面包、饼干、糕点、油条、油饼等多油食品
禽、肉类	瘦猪、牛、羊肉，去皮禽肉	含钠盐罐头食品、香肠、咸肉、腊肉、肉松
水产类	新鲜淡水鱼（＜120g/d）及海鱼	咸鱼、熏鱼
奶蛋类	鸡蛋或鸭蛋（1个/天）、牛奶	咸蛋、皮蛋、乳酪等
豆类及制品	各种豆类、豆浆、豆腐	油炸臭豆腐干、老豆腐
蔬菜类	各种新鲜蔬菜	咸菜、酱菜、榨菜等腌制菜
水果类	各种新鲜水果	葡萄干、含有钠盐水果罐头或果汁、水果糖等
油脂类	植物油为主，动物油少量	奶油，人造奶油
饮料	淡茶、咖啡	汽水、啤酒、浓肉汤等
调味品	醋、糖、胡椒、葱、姜、咖喱	味精、食盐、酱油、各种酱类

鱼肉中n-3脂肪酸含量见表29-14，常见食物植物固醇含量见表29-15，常见食物胆固醇含量见表29-16，常见食物膳食纤维含量见表29-17。

表29-14　鱼肉中的ω-3脂肪酸含量（g/100g鱼肉）

淡水鱼或海鱼	鱼　名	EPA	DHA
兼性	鲑（红）鱼（三文鱼）	1.30	1.70
海鱼	金枪鱼	0.63	1.70
海鱼	鲐鱼	0.65	1.10
兼性	鳟鱼	0.22	0.62
兼性	鲑（大西洋）鱼	0.18	0.61
兼性	鳗鲡（鳗鱼，河鳗）	0.20	0.47
兼性	鲈鱼	0.17	0.47
兼性	海鳗	0.13	0.29
海鱼	黄鱼（小黄花鱼）	0.09	0.24
海鱼	带鱼	0.06	0.18
海鱼	黄鱼（大黄花鱼）	0.09	0.18
海鱼	鳕鱼	0.08	0.15
海鱼	鲽鱼（比目鱼的一种）	0.11	0.11
海鱼	黑线鳕	0.05	0.10

表29-15　常见食物中植物甾醇的含量（mg/100g可食部）

食物类别	食物名称	总含量
植物油类	花生油	245.12
植物油类	大豆油	307.34
植物油类	菜籽油	570.16
植物油类	芝麻油	559.27
植物油类	橄榄油	312.02
植物油类	玉米胚芽油	1032.07
植物油类	葵花子油	372.26
谷类	全麦粉	85.49
谷类	标准粉	64.07
谷类	富强粉	52.21
谷类	饺子粉	48.73
谷类	小站稻	15.78
谷类	东北大米	13.08
谷类	泰国香米	10.86
谷类	糯米	13.90

续　表

食物类别	食物名称	总含量
谷类	糙米	52.71
谷类	紫米	73.32
谷类	薏仁米	79.50
谷类	小米	76.14
谷类	玉米粉	60.46
豆类	黄豆	114.54
豆类	黑豆	83.84
豆类	青豆	86.12
豆类	绿豆	64.07
豆类	大白芸豆	33.01
豆类	红小豆	23.56
豆类	北豆腐	29.23
豆类	南豆腐	37.24
蔬菜类	菜花	42.79
蔬菜类	胡萝卜	19.29
蔬菜类	豆角	14.59
蔬菜类	大白菜	12.79
蔬菜类	番茄	6.17
水果类	橘子	25.53
水果类	鸭梨	12.72
水果类	苹果（红富士）	8.70
水果类	桃子	13.66
水果类	西瓜	1.41

　　美国FDA根据大量研究，于2000年9月通过了对于植物甾醇的功能声称，即"每日食用1.3g植物甾醇酯，作为低饱和脂肪和低胆固醇膳食的一部分，可减少心脏病发病风险。"

表29-16　常见食物的胆固醇含量

食物项目	食部	胆固醇（mg）	食物项目	食部	胆固醇（mg）
豆奶	100	5	鸡肝	100	356
叉烧肉	100	68	鸭（北京填鸭）	71	96
肠（风干肠）	100	47	鸭肫	82	153

食物项目	食部	胆固醇（mg）	食物项目	食部	胆固醇（mg）
（广东香肠）	100	94	盐水鸭（熟）	81	81
（红肠）	100	72	炸鸡	70	198
（火腿肠）	100	57	黄油	100	296
（小泥肠）	100	59	炼乳	100	36
金华火腿	100	98	奶酪	100	11
狗肉	80	62	奶油	100	168
腊肉	100	135	牛乳（鲜）	100	15
酱牛肉	100	76	牛乳（酸）	100	12
牛肉（瘦）	100	58	牛乳粉（全脂）	100	71
牛肉（肥）	100	133	牛乳粉（脱脂）	100	28
牛肉（肥瘦）	100	84	酥油	100	351
牛肉松	100	169	羊乳	100	75
牛肉干	100	120	人乳	100	11
兔肉	84	59	豆奶粉	100	90
咸肉	100	72	钙质糕粉	100	29
羊脑	100	2004	鹌鹑蛋	87	515
羊肉（瘦）	92	60	鹅蛋	87	704
羊肉（肥）	96	148	鹅蛋黄	100	1696
羊肉（肥瘦）	88	92	鸡蛋	89	585
羊肉串（炸）	100	166	鸡蛋黄	100	1510
羊肉串（电烤）	100	109	松花蛋（鸭）	88	608
猪肥肠	98	137	鸭蛋	88	565
猪大排	71	165	咸鸭蛋	57	647
猪肚	98	165	草鱼	60	86
猪肝	100	288	大黄鱼	67	86
猪肝（卤煮）	100	469	带鱼	58	76
猪脑	100	2571	鳜鱼	55	124
猪肉（肥）	100	109	黄鳝	67	126
猪肉（肥瘦）	100	80	鲫鱼	58	130
猪肉（瘦）	100	81	鲤鱼	60	84
猪肉（腿）	72	79	鲢鱼	63	99
猪肉松	100	111	淡菜	100	493

续　表

食物项目	食部	胆固醇（mg）	食物项目	食部	胆固醇（mg）
猪蹄（熟）	43	86	鲜贝	67	116
猪肘棒（熟）	72	108	海参（干）	96	62
鹌鹑	58	157	海蜇	100	8
扒鸡	66	211	墨鱼	66	226
鹅	59	74	鱿鱼	98	871
鸽	42	99	白水羊头肉	100	591
鸡	62	106	饼干	100	81
对虾	59	193	炒肝	100	81
海虾	52	117	蛋糕	100	91
河虾	49	240	面包	100	40
基围虾	60	181	冰棍	100	45
龙虾	46	121	紫雪糕	100	52
虾皮	100	428	甲鱼	74	101
海蟹	55	125	蛇肉	22	80
河蟹	52	267	田鸡	37	40
牛油	100	135	猪油	100	93

表29-17　常见食物中膳食纤维的含量

食物分类	食物名称	总膳食纤维	可溶性膳食纤维	不溶性膳食纤维
谷类及制品	大麦	17.3	7.4	9.9
谷类及制品	稻米（糙米）	3.5	1.5	2
谷类及制品	稻米（粳）	0.6	0.2	0.4
谷类及制品	稻米（籼）	1	0.6	0.4
谷类及制品	麦麸	42.4	11.1	31.3
谷类及制品	糯米	2.8	2.2	0.6
谷类及制品	小麦粉（标准）	3.9	1.8	2.1
谷类及制品	小麦粉（精白）	2.7	2.1	0.6
谷类及制品	小麦粉（全麦）	12.6	2.4	10.2
谷类及制品	燕麦片	10.3	5	5.3
谷类及制品	玉米面	11.0	5.4	5.6
淀粉类	魔芋精粉	74.4	0	74.4
杂豆类及制品	蚕豆	14.5	12	2.5

食物分类	食物名称	总膳食纤维	可溶性膳食纤维	不溶性膳食纤维
杂豆类及制品	绿豆	9.6	3.2	6.4
杂豆类及制品	豌豆	5.6	2.2	3.4
杂豆类及制品	芸豆	19	8.5	10.5
大豆及制品	豆腐	0.5	0.1	0.4
蔬菜	白萝卜	1.8	1.16	0.64
蔬菜	包心菜（圆白菜）	1.5	0.4	1.1
蔬菜	扁豆	4.4	0.5	3.9
蔬菜	菠菜	2.6	1.8	0.8
蔬菜	菜花	2.7	0.6	2.1
蔬菜	大白菜	1	0.4	0.6
蔬菜	胡萝卜	3.2	1.7	1.5
蔬菜	花椰菜（菜花）	2.4	1.55	0.85
蔬菜	黄瓜	1	0.5	0.5
蔬菜	芥菜（雪里蕻）	1.1	0.5	0.6
蔬菜	芦笋	2.1	0.7	1.3
蔬菜	奶白菜	2.3	0.8	1.5
蔬菜	南瓜（栗面）	2.7	0.1	2.6
蔬菜	藕	2.6	0.3	2.2
蔬菜	芹菜茎	1.3	0.3	1
蔬菜	青椒（甜）	1.6	0.5	1.1
蔬菜	秋葵	4.4	2.6	1.8
蔬菜	裙带菜（干）	40.6	8.3	31.1
蔬菜	甜脆荷兰豆	7.6	0.8	6.8
蔬菜	香瓜茄	1.8	1.1	0.6
薯类	甘薯	3	2	1
薯类	马铃薯	1.2	0.1	1.1
薯类	马铃薯	1.6	1.16	0.44
水果	梨	2.6	0.14	2.46

第五节　心力衰竭

一、心力衰竭的定义、分类和诊断标准

（一）心力衰竭的定义

心衰是多种原因导致心脏结构和/或功能的异常改变，使心室收缩和/或舒张功能发生障碍，从而引起的一组复杂临床综合征，主要表现为呼吸困难、疲乏和液体潴留（肺淤血、体循环淤血及外周水肿）等。具体病因见表29-18。

（二）心力衰竭的分类和诊断标准

根据左心室射血分数（left ventricularejection fraction，LVEF），分为射血分数降低的心衰（heart failure with reduced ejection fraction，HFrEF）、射血分数保留的心衰（heart failure with preservedejection fraction，HFpEF）和射血分数中间值的心衰（heart failure with mid-range ejection fraction，HFmrEF）。具体分类标准见表29-19。

根据心衰发生的时间、速度，分为慢性心衰和急性心衰。多数急性心衰患者经住院治疗后症状部分缓解，而转入慢性心衰；慢性心衰患者常因各种诱因急性加重而需住院治疗。

表29-18　心力衰竭的病因

病因分类	具体病因或疾病
心肌病变	
缺血性心脏病	心肌梗死（心肌瘢痕、心肌顿抑或冬眠），冠状动脉病变，冠状动脉微循环异常，内皮功能障碍
心脏毒性损伤	
心脏毒性药物	抗肿瘤药（如蒽环类、曲妥珠单抗），抗抑郁药，抗心律失常药，非甾体类抗炎药，麻醉药
药物滥用	酒精、可卡因、安非他命、合成代谢类固醇等
重金属中毒	铜、铁、铅、钴等
放射性心肌损伤	
免疫及炎症介导的心肌损害	
感染性疾病	细菌，病毒，真菌，寄生虫（chagas病），螺旋体，立克次体
自身免疫性疾病	巨细胞性心肌炎，自身免疫病（如系统性红斑狼疮），嗜酸性粒细胞性心肌炎（churg-strauss综合征）
心肌浸润性病变	
非恶性肿瘤相关	系统性浸润性疾病（心肌淀粉样变，结节病），贮积性疾病（血色病，糖原贮积病）
恶性肿瘤相关	肿瘤转移或浸润
内分泌代谢性疾病	

病因分类	具体病因或疾病
激素相关	糖尿病，甲状腺疾病，甲状旁腺疾病，肢端肥大症，生长激素缺乏，皮质醇增多症，醛固酮增多症，肾上腺皮质功能减退症，代谢综合征，嗜铬细胞瘤，妊娠及围生期相关疾病
营养相关	肥胖，缺乏维生素B_1、L-肉毒碱、硒、铁、磷、钙，营养不良
遗传学疾病	遗传因素相关的肥厚型心肌病，扩张型心肌病及限制型心肌病，致心律失常性右心室心肌病，左心室致密化不全，核纤层蛋白病，肌营养不良症
应激	应激性心肌病
心脏负荷异常	
高血压	原发性高血压、继发性高血压
瓣膜和心脏结构的异常	二尖瓣、三尖瓣、主动脉瓣、肺动脉瓣狭窄或关闭不全，先天性心脏病（先天性心内或心外分流）
心包及心内膜疾病	缩窄性心包炎，心包积液，嗜酸性粒细胞增多症，心内膜纤维化
高心排出量状态	动静脉瘘，慢性贫血，甲状腺功能亢进症
容量负荷过度	肾衰竭，输液过多过快
肺部疾病	肺源性心脏病，肺血管疾病
心律失常	
心动过速	房性心动过速，房室结折返性心动过速，房室折返性心动过速，心房颤动，室性心律失常
心动过缓	窦房结功能异常，传导系统异常

表29-19　心力衰竭的分类和诊断标准

诊断标准	HFrEF	HFmrEF	HFpEF
1	症状和/或体征	症状和/或体征	症状和/或体征
2	LVEF<40%	LVEF 40%～49%	LVEF≥50%
3		利钠肽升高，并符合以下至少1条：①左心室肥厚和/或左心房扩大；②心脏舒张功能异常	利钠肽升高，并符合以下至少1条：①左心室肥厚和/或左心房扩大；②心脏舒张功能异常

二、膳食、营养素与心衰

1. 钠　失代偿心力衰竭患者由于肾素-血管肾张素-醛固酮系统被激活，抗利尿激素分泌增加，肾小管对钠和水的重吸收增加，有过量的液体在组织间隙中积聚，使细胞与毛细血管间的距离增大，增加了营养物质在细胞间弥散的距离。受坚实包膜限制的器官和组织，在发生水肿时，水肿液压迫微血管使营养血流减少，可致受累细胞发生严重的营养障碍。因此需要严格限制钠的摄入量。

2. 酒精　无论是啤酒、葡萄酒还是白酒，所有酒精饮品都只与冠心病低风险有关，并不适用于其他心血管疾病，也不提倡已经罹患心血管疾病的患者饮酒。过量饮酒会引起液体量增加和血压升高，长期酒精摄入可能导致心肌病和心力衰竭。

3. 咖啡　咖啡因被认为对心力衰竭患者不利，因为它会促进心律不齐。未过滤的熟咖啡可升高血总胆固醇和低密度脂蛋白胆固醇，因咖啡豆含有一种咖啡雌醇的类萜酯。

4. 钙　心力衰竭患者由于较低的活动水平、受损的肾功能和处方药导致钙流失增加，骨质疏松的风险增加。有恶病质的心衰患者其骨密度和血钙水平更低。使用钙补充剂时必须注意有可能加重心律失常。

5. 辅酶Q_{10}　辅酶Q_{10}是生物体内广泛存在的脂溶性醌类，机体可以合成。使用HMG-CoA还原酶抑制剂（他汀类药物）治疗后丢失辅酶Q_{10}与相关的肌肉毒性有关。辅酶Q_{10}广泛存在于各种食物中，如鱼油、坚果、鱼和肉。辅酶Q_{10}作用于血管内皮细胞和平滑肌，降低收缩压和舒张压。在心力衰竭患者中辅酶Q_{10}被认为可以防止氧化应激及进一步的心肌损害。然而，在2项随机对照试验中，辅酶Q_{10}对3和4级心衰患者的益处有限。有研究显示辅酶Q_{10}可以改善患者症状和心脏功能，改善生活质量，但对远期预后的影响尚需进一步研究。现在美国心脏协会不推荐常规补充辅酶Q_{10}。

6. 能量　对于肥胖患者而言，在没有营养不良的情况下，低能量饮食可以减少心脏负荷并促进体重减轻。心脏恶病质的患者可能需要更多能量，一般需要静息能量消耗的1.6～1.8倍，以保证充足的营养。

心肌细胞能量代谢障碍在心衰的发生和发展中发挥一定作用，有研究显示使用改善心肌能量代谢的药物，如曲美他嗪、辅酶Q_{10}、辅酶Ⅰ、左卡尼汀、磷酸肌酸等可以改善患者症状和心脏功能，改善生活质量，但对远期预后的影响尚需进一步研究。

7. 脂肪　n-3脂肪酸的鱼类和鱼油可以降低三酰甘油水平，预防房颤，甚至有可能降低心力衰竭患者的死亡率。

8. 进食方法　胃肠道及肝脏淤血引起腹胀、食欲不振、恶心、呕吐是右心衰竭常见的症状。心力衰竭患者通常可以更好地耐受少量多餐，而不是大量少餐的进食。因为后者更难以消化，并且会引起腹胀和显著增加氧气消耗。所有这些因素会使已经超负荷的心脏更为疲劳。

9. 镁　因为摄入量少及利尿剂的使用，在心力衰竭患者中镁缺乏较为常见。镁缺乏会引起高钠低钾，还与CRP升高有关。补镁（800mg/d）可以小幅改善动脉顺应性。但要注意在肾衰竭的情况下，可能出现高镁血症。

10. 叶酸、维生素B_6和维生素B_{12}　在一些人群中，饮食摄入较多的叶酸与维生素B_6与心衰及卒中死亡风险降低有关，同时有可能降低高同型半胱氨酸血症。

11. 维生素B_1　由于饮食摄入减少和利尿剂（尤其是强效的袢利尿剂）的使用，心力衰竭患者中约有33%存在维生素B_1缺乏。维生素B_1缺乏可引起代谢性酸中毒。补充维生素B_1可改善左室射血分数。

12. 维生素D　维生素D可以改善心力衰竭患者的炎症反应。在一项RCT研究中心力衰竭患者连续9个月每天补充维生素D2000IU，可以增加抑炎细胞因子白介素-10并减少促炎因子。维生素D还可减少肾素的分泌。

13. 铁　铁补充很可能对心力衰竭患者预后具有改善作用。有研究报告，口服65～150mg/d可改善心功能水平，提高患者生命质量，降低再入院率和不良事件发生率。对于NYHA心功能Ⅱ～Ⅲ级的HFrEF且铁缺乏（铁蛋白<100μg/L或转铁蛋白饱和度<20%时铁蛋白为100～300μg/L）的患者，静脉补充铁剂有助于改善活动耐力和生活质量。

14. 硒　硒补充（12.5～200μg/d）可能降低心血管疾病死亡风险。

15. 磷　磷的缺乏可造成心肌缺乏ATP，甚至诱发心力衰竭。

三、慢性心衰的营养支持治疗

1. 适当的能量　既要控制体重增长，又要防止心脏疾病相关营养不良发生。心衰患者的能量需求取决于目前的干重（无水肿情况下的体重）、活动受限程度以及心衰的程度，一般给予25～30kcal/kg理想体重。活动受限的超重和肥胖患者，必须减重以达到一个适当体重，以免增加心肌负荷，因此，对于肥胖患者，低能量平衡饮食（1000～1200kcal/d）可以减少心脏负荷，有利于体重减轻，并确保患者没有营养不良。严重的心衰患者，应按照临床实际情况需要进行相应的营养治疗。

2. 防止心脏疾病恶病质发生　由于心衰患者增加能量消耗10%～20%，且面临疾病原因导致进食受限，约40%的患者面临营养不良的风险。根据营养风险评估评分，确定进行积极的肠内肠外营养支持。

3. 注意水、电解质平衡　根据水钠潴留和血钠水平，适当限钠，给予不超过3g盐的限钠膳食。若使用利尿剂者，则适当放宽。由于摄入不足、丢失增加或利尿剂治疗等可出现低钾血症，应摄入含钾高的食物。同时应监测使用利尿剂者镁的缺乏问题，并给予治疗。如因肾功能减退，出现高钾、高镁血症，则应选择含钾、镁低的食物。另外，给予适量的钙补充在心衰的治疗中有积极的意义。

心衰时水潴留继发于钠潴留，在限钠的同时多数无须严格限制液体量。但考虑过多液体量可加重循环负担，故主张成人液体量为1000～1500ml/d，包括饮食摄入量和输液量。

产能营养物质的体积越小越好，肠内营养管饲的液体配方应达到1.5～2.0 kcal/ml的高能量密度。

4. 低脂膳食　给予n-3多不饱和脂肪酸：建议每天从海鱼或者鱼油补充剂中摄入1g n-3脂肪酸。

5. 充足的优质蛋白质　应占总蛋白的2/3以上。

6. 适当补充B族维生素　由于饮食摄入受限、使用强效利尿剂以及年龄增长，心衰患者存在维生素B_1缺乏的风险。摄入较多的膳食叶酸和维生素B。

7. 少食多餐　食物应以软、烂、细为主，易于消化。

8. 戒烟、戒酒。

第六节　其他心血管系统疾病

一、膳食及营养素相关的心律失常

多种营养素可引起心律失常，此时除纠正原发病和对症支持外，还应相应地调整膳食摄入量。

（一）高钙血症

按血钙升高水平可将高钙血症分为轻（＜3mmol/L）、中（3～3.5mmol/L）、重度（＞3.5mmol/L）。维生素D和维生素A摄入过量可引起高钙血症。高血钙对心肌细胞钠内流具有竞争抑制作用，使心肌兴奋性和传导性降低。心电图可表现为QT间期缩短，房室传导阻滞，心动过缓。当血清钙高于3.5mmol/L，可发生高钙血症危象，患者易死于心脏骤停。

（二）低钙血症

在正常血白蛋白浓度下，总血清钙浓度＜2mmol/L称为低钙血症。由于维生素D不足等因素可造成低钙血症，低钙血症可导致QT间期延长及明显的QRS波和ST段的类似急性心肌梗死或传导异常的改变，偶尔可见室性心律失常。

（三）高镁血症

血清镁＞1.25mmol/L称为高镁血症，可由静脉补充镁过多或肾脏镁排出减少引起。高镁血症时易发生心律失常，表现为心动过缓和传导阻滞。主要是因为高浓度的镁能抑制房室和心室内传导，并降低心肌兴奋性。当血浆镁浓度高达7.5～10mmol/L时，可发生心脏骤停。

（四）低镁血症

血清镁＜0.75mmol/L称为低镁血症，常见于：①摄入不足，长期禁食、厌食或长期静脉营养而未补镁；②胃肠道丢失，如严重腹泻、小肠手术切除、长期胃肠减压；③经肾排出过多。低镁血症时易发生心律失常，以室性心律失常为主，严重者可引起室颤导致猝死，可能与低镁血症时，钠钾ATP酶活性减弱，引起心肌细胞内缺钾有关。

（五）高钾血症

血清钾＞5.5mmol/L称为高钾血症。主要见于：①钾摄入过多，如静脉输入过多钾盐或库存血；②钾排出减少，如肾衰、肾上腺皮质功能减退、间质性肾炎、长期使用潴钾利尿剂；③细胞外转移到细胞外，如酸中毒、溶血等。高钾血症时心肌传导性降低可引起传导延缓和单向阻滞，同时有效不应期又缩短，故易形成兴奋折返，引起严重心律失常，甚至心脏骤停。

（六）低钾血症

血清钾＜3.5mmol/L称为低钾血症。常见于：①钾摄入不足，如神经性厌食；②钾丢失过多，如严重呕吐、肾小管酸中毒，大量出汗；③细胞外钾转入细胞内，如碱中毒，过量胰岛素使用。低钾血症时，由于自律性增高，可出现窦性心动过速；由于异位起搏插入而出现期前收缩、阵发性心动过速等。低钾血症还可增强洋地黄的毒性作用（房室传导阻滞）。

（七）心房颤动相关膳食注意事项

心血管系统疾病的医学营养治疗总原则同样适用于房颤患者，需要注意酒精和咖啡因饮料也能引起房颤复发。如服用华法林，因为绿叶蔬菜含有大量维生素K，而华法林为维生素K抑制剂，每周进食绿叶蔬菜的分量不宜太多，蔬菜种类也不要有太大差异，以免对华法林的效果造成较大影响。

（八）低血糖

尽量避免低血糖事件，因其可降低恶性心律失常阈值、增加猝死风险。

二、原发性心肌病

心肌病（cardiomyopathy）是一大类累及心肌组织，临床以心脏结构异常、心力衰竭和（或）心律失常为特征的疾病，临床有极大的异质性及多样性。

依据左心室解剖学和生理学改变，心肌病可分成3种类型：①扩张型（左心室腔显著扩张）；②肥厚型（左心室显著肥厚）；③限制型（左心室浸润或纤维化，顺应性减低，僵硬度增高）。本节拟在心血管系统疾病的医学营养治疗总原则及心衰患者营养治疗原则的基础上，介绍上述各型心肌病的营养支持治疗要点。

（一）扩张型心肌病的营养支持治疗

扩张型心肌病病因包括病毒性心肌炎、长期过量摄入酒精、围生期心肌病、特异基因突变，其临床表现与充血性心力衰竭相同。

1. 酒精　少数长期过量饮酒的人群可发生酒精性心肌病，其机制可能为酒精抑制线粒体氧化磷酸化和脂肪酸氧化而损害细胞功能。酒精性心肌病存在可逆性，戒酒后心室功能可明显改善。

2. 硒　硒几乎存在于所有免疫细胞中，对硒缺乏者补充硒可以明显提高免疫力而起到防病效果。1995年Beck等发现非致病良性柯萨奇病毒在低硒小鼠体内发生基因突变而成致病病毒，而在正常硒小鼠体内无此变化。流行病学研究也发现硒缺乏与急性暴发性心肌炎流行存在相关性，且适当补硒可能有预防作用。有临床研究也发现硒补充组治疗病毒性心肌炎有效率高于未补硒组。因此维持机体适宜的硒水平可能有助于病毒性心肌炎的防治。

3. 钙、磷和维生素D　慢性低钙血症和低磷血症也可引起扩张型心肌病的改变。增加钙磷摄入后病变可以逆转。国外有报道乳母维生素D缺乏，其婴儿被发现同时患有低血钙性佝偻病和扩张型心肌病。

4. 钾和镁　进展期扩张型心肌病常见房性和室性心律失常，室性心动过速或心室颤动可造成接近40%的患者死亡。在这类患者中维持血浆电解质特别是钾和镁在正常范围非常重要。

（二）肥厚型心肌病的营养支持治疗

肥厚型心肌病是年轻运动员剧烈运动时猝死的最常见原因。它是一种家族性疾病，常染色体显性遗传，但具有可变的外显率。心肌细胞排列紊乱和纤维化是肥厚型心肌病的特征，也是心室舒张僵硬和心律失常的病理基础。

肥厚型心肌病患者体力活动时易发生心源性猝死，应避免剧烈体力活动和竞技性体育。心源性猝死绝大多数是由室性心动过速或心室颤动引起，应注意维持血浆电解质在正常范围。

（三）限制型心肌病的营养支持治疗

限制型心肌病较少见，其特征是心室僵硬而无心室增厚，舒张期充盈受损，而收缩功能正常或接近正常。在非热带国家，限制型心肌病的最常见病因是淀粉样变性，其他病因包括硬皮病、结节病、血色病、糖原贮积病等。下面介绍两种与营养因素关系密切的限制型心肌病。

1. 血色病　血色病是一种铁超载性疾病，由于铁吸收的增强，造成肝、胰、心脏等器官损害。该病与多个基因突变相关，其中最常见的是遗传性血色病蛋白（HFE）基因。对血红蛋白沉着症的治疗需要通过放血、静脉输注去铁胺等。存在铁超载的患者饮食上应避免富含血红素铁的肉类、铁补充剂，并忌酒和维生素C，因二者均可增加铁的吸收。维生素C还可与铁共同增加有害自由基的生成。

2. 糖原贮积病　糖原贮积病中的 Ⅱ、Ⅲ、Ⅳ、Ⅴ 型可累及心肌病，它们分别是由于糖原分解中的溶酶体α-1,4-葡萄糖苷酶、α-1,6-葡萄糖苷酶、1,4～1,6转葡萄糖苷酶、糖原磷酸化酶缺陷所致。Ⅱ、Ⅴ型无低血糖发生，Ⅲ、Ⅳ型可有低血糖发生。针对低血糖可采用以生玉米淀粉为核心的综合饮食治疗，高蛋白、低脂，避免单糖。

（何书励　沈珠军）

参 考 文 献

［1］中国高血压防治指南修订委员会，高血压联盟（中国，中华医学会心血管病学分会中国医师协会高血压专业委员会，等. 中国高血压防治指南（2018年修订版）. 中国心血管杂志，2019，24（1）：24-56.

［2］中国康复医学会心血管病专业委员会，中国营养学会临床营养分会，中华预防医学会慢性病预防与控制分会，中国老年学会心脑血管病专业委员会. 心血管疾病营养处方专家共识. 中华内科杂志，2014，53（2）：151-158.

［3］中国成人血脂异常防治指南修订联合委员会. 中国成人血脂异常防治指南（2016年修订版）. 中华心血管病杂志，2016，44（10）：833-853.

［4］于康. 临床营养治疗学. 第2版，中国协和医科大学出版社，2008.

［5］顾景范，杜寿玢，郭长江. 现代临床营养学. 第2版，北京：科学出版社，2009.

［6］智光. 心血管病理生理学. 第5版，北京：人民军医出版社，2013.

［7］中国成人血脂异常防治指南制订联合委员会. 中国成人血脂异常防治指南. 中华心血管病杂志，2007，35（5）：390-419.

［8］寇文镕. 治疗性生活方式改变是控制血脂异常的基石-中国成人血脂异常防治指南解读. 中国医药导刊，2007，9（5）：426-428.

［9］杜寿玢，陈伟. Krause营养诊疗学. 北京：人民卫生出版社，2017. 674.

［10］中国营养学会. 中国居民膳食指南2016. 北京：人民卫生出版社，2016.

［11］刘江生. 波洛克心血管康复医学教科书. 北京：北京大学医学出版社，2012.

［12］胡大一. 临床血脂学. 第2版，北京：北京大学医学出版社，2017.

［13］赵水平. 赵水平血脂大讲堂. 湖南：湖南科学技术出版社，2018.

［14］叶平等. 血脂异常诊断和治疗. 第2版，北京：人民军医出版社，2013.

［15］中华医学会心血管病学分会心力衰竭学组. 中国心力衰竭诊断和治疗指南2018. 中华心力衰竭和心肌病杂志，2018，2（4）：196-225.

［16］中国营养学会营养与保健食品分会. 营养素与疾病改善科学证据评价. 北京：北京大学医学出版社，2019.

第三十章

肾脏疾病的营养支持治疗

肾脏是人体重要的排泄与内分泌器官，对调节和维持人体内环境的稳定起着重要的作用。肾脏疾病或衰竭常出现水、电解质和酸碱失衡，并引起代谢紊乱和营养状态的改变，而代谢变化和营养不良则进一步加重肾损害，进而影响其他器官功能，增加感染风险和死亡率。因此，对于急、慢性肾衰竭患者给予及时的营养评估和合理的营养支持，可以改善机体的代谢，满足机体对各种营养底物的需求，预防并治疗电解质紊乱、减轻酸碱失衡、减少代谢废物的产生和蓄积，减缓肾脏病进展，延迟进入替代治疗阶段，改善患者的生活质量，降低死亡率。

一、肾脏的生理功能

（一）肾脏的排泄功能

肾脏通过排泄一些代谢废物（如尿素、肌酐和尿酸），特别是通过调节尿液中水和电解质的排泄，使其与净摄入量和内源性产生量相平衡，从而参与维持细胞外环境稳定，这对于细胞充分发挥功能来说不可或缺（表30-1）。肾脏之所以能够个体化调节水和溶质（如钠、钾和氢）的排泄，主要依靠肾小管重吸收或分泌的变化。心搏出血量的20%（约有1600L/d）流经肾脏，可形成约180L超滤液，再经主动的重吸收或排泌特定成分，超滤液最终成为每天1.5L左右的尿液排出体外。人体有两个肾脏，每个肾脏大约由100万个肾单位组成，每个肾单位由肾小球连接肾小管构成。肾小球是由膜状结构（包氏囊）包裹的一个毛细血管团，肾小球滤过形成原尿，原尿流经肾单位的后续节段成分不断发生变化。肾小管分不同节段：近曲小管、髓袢、远端小管和集合管。肾小管重吸收原尿中绝大部分成分，最终形成的终尿依赖于各节段渗透性的不同以及对激素反应性的差异，其在电解质浓度、渗透压、pH值及容量上都可有很宽泛的变异度。最终，肾单位形成的尿液经集合管汇集到肾盂。每侧肾脏的肾盂连接同侧的输尿管，尿液经此流入膀胱，而后排出体外。肾脏每天需要排出大约600mOsm的混合溶质，这些溶质既可高度浓缩于500ml尿液中，也可稀释存在于12L尿液中。肾脏对于水分的调节则有赖于神经垂体分泌的小分子肽类激素——血管加压素［抗利尿激素（antidiuretic hormone，ADH）］来调控。氮质代谢废物构成尿液中大部分的溶质负荷，其中主要是蛋白质代谢终产物。膳食中蛋白质成分最终形成的尿素在数量上占主导地位。除了尿素，还有少量的尿酸、肌酐和氨。如果代谢废物不能有效清除，积聚在血液里，导致浓度异常升高，被称为氮质血症。临床上肾功能的评估主要是依据对氮质代谢废物的清除能力来定义的。肾衰竭就是指不能有效排泄每天的代谢废物。

表30-1　肾脏对溶质的重吸收

物质	过滤	排泄	净重吸收率（%）
水	180L	$0.5 \sim 3.0$L	$98 \sim 99$
Na^+	26000mmol	$100 \sim 250$mmol	>99
Cl^-	21000mmol	$100 \sim 250$mmol	99
HCO_3^-	4800mmol	0	~ 100
K^+	800mmol	$40 \sim 120$mmol	$80 \sim 95$
尿素	54g	$27 \sim 32$g	$40 \sim 50$

（二）肾脏的内分泌功能

肾脏所分泌的激素可分为血管活性激素和非血管活性激素，参与调节全身及肾脏的血流动力学（肾素、前列腺素和缓激肽），红细胞的生成（促红细胞生成素），以及钙、磷和骨的代谢（1,25-二羟维生素D_3或骨化三醇）。

肾脏通过肾素-血管紧张素机制来调控血压。当血容量下降时，肾小球细胞（球旁器）反应性分泌一种蛋白酶-肾素。在血浆中，肾素作为血管紧张素原可生成血管紧张素Ⅰ，后者进而转化成血管紧张素Ⅱ。血管紧张素Ⅱ是强力的血管收缩因子，也是肾上腺分泌肾上腺素的强力促进剂。在血管紧张素Ⅱ作用下，钠和液体重吸收增加，血压恢复正常。肾脏皮质经激肽释放酶水解激肽原，形成赖氨酰缓激肽，可促进平滑肌收缩，扩张小动脉，减低血压，同时可刺激前列腺素分泌。肾皮质和髓质可合成PGE_2、PGA和$PGF_{2\alpha}$等前列腺素。PGE_2可拮抗ADH作用，抑制集合管对水的重吸收，并扩张肾血管，增加肾血流量，使血压下降，这与血管紧张素Ⅱ的作用相反。PGA的作用与PGE_2相似，而$PGF_{2\alpha}$的主要作用是收缩血管。肾素、醛固酮、前列腺素及缓激肽在肾脏代谢中的作用可相互调节。

肾脏间质细胞可分泌促红细胞生成素（erythropoietin，EPO）。EPO是骨髓红系生成活性的决定性因素，刺激骨髓红系增生分化，调节和促进红细胞及血红蛋白合成。EPO缺乏是慢性肾病严重贫血的基础发病因素。

维持机体钙磷水平动态平衡的机制涉及甲状旁腺激素（parathyroid hormone，PTH）、降钙素、活性维生素D，以及肠道、肾脏和骨骼这3种功能器官的相互作用。肾脏的作用是在肾间质产生的1-羟化酶作用下，使25（OH）D_3转化为活性维生素D-1,25（OH）$_2D_3$，以及排出钙和磷。活性维生素D促进肠钙的充分吸收，同时也是骨重建和骨量保持的一个必要底物。活性维生素D还可抑制PTH合成。而PTH可作用于骨骼，促进骨钙动员。此外，活性维生素D还参与胰岛素分泌、造血和免疫的调节、皮肤角化形成和肌肉的发育。

病态的肾脏，其内分泌功能往往是不健全的，因此患有肾脏疾病会同时出现许许多多复杂的全身症状，如贫血、心力衰竭、高血压、甲状旁腺功能亢进症、骨质疏松等，而不仅仅是泌尿系统的改变那么单纯。

二、肾脏疾病的营养评估要点

1. 营养筛查　如主观综合营养评价（SGA），判断是否存在营养不良或风险。

2. 膳食回顾　了解能量蛋白质摄入情况。可采用24h膳食回顾、3天或7天饮食记录的方法。

3. 人体测量　体重、体重指数、上臂围、上臂肌围、肱三头肌皮褶厚度、小腿围等，了解人体肌肉、脂肪含量，评估营养状况。

4. 实验室检查　人血白蛋白、总蛋白、运铁蛋白、前白蛋白、补体、免疫球蛋白、血肌酐、血尿素氮、钾、磷、血脂等，了解肾功能水平，进一步评估营养状况。

三、急性肾衰竭的营养支持治疗

（一）概述

急性肾衰竭（acute renal failure，ARF），近年来多改称为急性肾损伤（acute kidney injury，AKI），是指肾功能突然下降，导致尿素和其他含氮废物潴留以及细胞外液容量和电解质失调的一种临床疾病。AKI发生的时间可以是几天到数周。引发KAI的原因众多（表30-2），可分为3大类，即肾灌注不足（肾前性）、肾实质疾病（肾性）和输尿管梗阻（肾后性）。

表30-2　急性肾损伤的常见病因

肾前性	肾性（肾实质性）	肾后性
真性血容量不足	急性肾小管坏死	泌尿系肿瘤
低血压	急性肾小球疾病	泌尿系结石
水肿状态	急性间质性肾炎	输尿管阻塞
选择性肾缺血	肾缺血	前列腺肥大
影响肾小球血流动力学的药物	肾毒性物质	

按照改善全球预后组织（kidney disease：improving global outcomes，KDIGO）的标准，AKI被定义为48h内血清肌酐升高≥26.5μmol/L，或者血清肌酐升高至基线值的1.5倍及以上，并且这种升高已知或推测发生在之前7日内，或者尿量＜0.5ml/（kg·h）持续6h。根据此标准，AKI分期如下。

1. 血清肌酐升高至基线值的1.5～1.9倍，或血清肌酐升高≥26.5μmol/L，或尿量减少至＜0.5ml/（kg·h），持续6～12h。

2. 血清肌酐升高至基线值的2.0～2.9倍，或尿量减少至＜0.5ml/（kg·h），持续12h及以上。

3. 血清肌酐升高超过基线值的3.0倍，或血清肌酐升高至≥4.0mg/dl（≥353.6μmol/L），或尿量减少至＜0.3ml/（kg·h），持续24h及以上，或无尿持续12h及以上，或开始肾脏替代治疗；或者对于小于18岁的患者，eGFR下降到＜35ml/（min·1.73m^2）。

AKI的预后与病因有关，早期诊断、早期干预有助于改善预后。临床治疗上，对症支持治疗或肾脏替代治疗是主要措施。

（二）急性肾衰竭的营养代谢特点

1. 激素变化　ARF患者胰岛素和与之有拮抗作用的一组激素如胰高血糖素、儿茶酚胺、皮质醇同时升高，这种情况导致胰岛素抵抗。胰岛素抵抗在应激情况下的代谢变化中起关键作用。ARF患者还有低T3综合征，血清睾酮浓度降低，生长激素（GH）、表皮生长因子（DGF）浓度升高等内分泌系统的异常。

2. 能量消耗　急症患者的能量消耗一般均增加，增加的程度取决于所患疾病的性质和程度。术后感染包括ARF在内的多脏器衰竭患者，能量消耗可超过正常人静息状态的50%～100%。但是，多数患者能量消耗比在静息状态能量消耗多20%～30%。同样程度的损伤，合并ARF的患者要比无肾衰的患者能量消耗为少。可能因为在正常状态下，肾脏消耗的能量占人体消耗总能量的8%，肾损害后，肾脏代谢减少。如果患者仅有ARF，其能量消耗并不比正常人高。

3. 蛋白质代谢　ARF患者的蛋白质代谢特征以分解代谢增加为主，处于明显的负氮平衡，主要因为：①能量供给不足，骨骼肌蛋白分解增加以满足机体能量需要；②ARF各种致病因素、应激状态等使机体分泌ILs、TNF等炎性介质增加，这些介质可激活肌细胞的蛋白水解酶，从而增加肌蛋白分解；③胰岛素是机体唯一的合成激素，可促进AA转运和蛋白质合成。尿毒症患者胰岛素介导的葡萄糖代谢严重障碍。胰岛素抵抗的主要部位是周围组织，特别是肌肉组织。在试验性ARF和CRF大鼠中，胰岛素抑制蛋白分解和促进肌肉蛋白合成的作用减弱；④尿毒症患者PTH增加，PTH及其N终末片段也使蛋白分解增加；⑤血中儿茶酚胺、胰高血糖素、皮质醇激素增加，促使ARF患者蛋白分解代谢；⑥代谢性酸中毒是分解代谢的重要因素；⑦透析过程中蛋白、AA通过透析液丢失，透析膜的生物不相容性使机体炎性介质释放增加，后者促进蛋白质分解；⑧尿毒症本身可致蛋白合成障碍，无脂体重（lean body mass）减少。体外实验表明，含有尿毒症患者血清成分的液体可使蛋白质合成障碍，透析后血浆与透析前血浆相比抑制蛋白质合成的程度减轻，上述现象提示，尿毒症患者体内存在着可通过透析清除的抑制蛋白合成的因子；⑨其他因子如粒细胞释放的循环蛋白酶也参与了蛋白质分解。

4. 糖代谢　主要表现为高糖血症，因为：①高分解代谢本身可以引起胰岛素抵抗；②创伤、败血症等病因引起的ARF患者肝脏葡萄糖异生增加，利用减少；③肌肉葡萄糖代谢异常。实验性ARF大鼠显示外周组织存在胰岛素抵抗，骨骼肌中胰岛素介导的葡萄糖摄取、糖原合成及糖氧化能力均降低。尿毒症患者胰岛素与单核细胞结合正常，提示胰岛素抵抗主要发生在与靶细胞结合后，即胰岛素在组织细胞内的生物作用下降。血透后或限制蛋白质摄入的患者糖代谢改善，提示某些尿毒症毒素也可导致胰岛素抵抗。

5. 脂代谢　ARF患者血TG增加，而胆固醇特别是HDL-C减少。脂代谢异常的原因是脂溶解障碍。外周脂蛋白脂肪酶和肝脏TG脂肪酶活性可降至正常人的一半，所以静脉输入的脂肪乳剂清除延缓。

6. 水、电解质　肾脏失去泌尿功能，很容易引起水、电解质紊乱。分解代谢显著增加，特别是大量肌肉损伤患者，细胞内成分如钾、磷常释放到细胞外，引起高钾和高磷血症；但部分未进食及肠外营养的患者可出现低钾血症、低钠血症和水中毒等。低钙血症和高磷血症较常见，血清磷浓度升高等诸多因素，骨骼对甲状旁腺激素不敏感，均可导致低钙血症。

（三）急性肾衰竭的营养需求

1. 能量需要量供给 ARF病人适宜的能量并不是一个简单的问题。供给不足，可使病人产生或加重营养不良，如果供给过量，同样会引起或加重高血糖、高血脂等代谢紊乱。在临床实际工作中，确定患者能量需要量的方法主要有测量法和公式计算法。较为准确的是使用间接能量测定仪（代谢车）实测患者的能量消耗，据此制定营养支持，确定能量供给。但由于受设备所限，临床也仍在采用公式计算法。公式法首先根据患者的性别、年龄、身高、体重等推算出基础能量消耗（BEE），然后根据患者病情确定应激因子数值（表30-3），将BEE乘以应激因子数值，即得出该患者在疾病状态下的能量需要量。国内计算BEE常用的公式为Harris-Benedict（HB）公式：

$$BEE（男性）= 66.47 + 13.75 × 体重（kg）+ 5.00 × 身高（cm）- 6.76 × 年龄$$
$$BEE（女性）= 655.10 + 9.65 × 体重（kg）+ 1.85 × 身高（cm）- 4.68 × 年龄$$
$$能量需要量（kcal/d）= BEE × 应激因子$$

表30-3 能量临床校正系数

因 素	应激因子
严重感染	1.10 ～ 1.30
大手术后近期	1.10 ～ 1.30
骨折	1.10 ～ 1.30
烧伤	1.20 ～ 2.00
呼吸窘迫综合征	1.20
癌症	1.10 ～ 1.45

一般来讲，ARF患者能量摄入应在30 ～ 45kcal/（kg·d）。

2. 蛋白质需要量 急性肾衰患者蛋白质摄入应该既能满足机体需要，又不致产生过多氮代谢产物。可按尿尿素氮计算尿尿素氮排出量（UNA）。

$$氮摄入量（g/d）= 0.69 × UNA（g/d）+ 3.3$$
$$UNA（g/d）= 尿尿素氮（g/d）+ 透析液尿素氮（g/d）+ 体内尿素氮变化（g/d）$$
$$体内尿素氮变化（g/d）= [该次测定血清尿素氮（g/L）- 上次测定血清尿素氮（g/L）]$$
$$× 体重（kg）× 0.6L/kg + [该次所测体重（kg）- 上次所测体重（kg）]$$
$$× 该次测定血清尿素氮（g/L）× 1.0L/kg$$

3. 微量元素和维生素需要量 ARF患者维生素的需要量还没有完全确定，许多推荐量是参照CRF患者的研究暂定的。CRF患者血清维生素A水平常常升高，ARF患者也应避免补充维生素A。ARF患者储存的维生素D不至于在急性期间耗尽，但活性1,25（OH）$_2$维生素

D_3转化较快，到底需要多少维生素D尚不清楚，一般认为应适当补充。据报道，术后不能进食并接受抗生素治疗的非少尿ARF患者存在维生素K缺乏，因此行肠外营养治疗的ARF患者应常规补充维生素K。血透患者常常缺乏水溶性维生素，可通过肠内外营养适当补充。电解质根据需要补充，在少尿期尤其注意预防高钾血症和高磷血症，多尿期和恢复期及长期肠外营养患者应避免低钾血症。

（四）ARF的营养治疗原则

1. 使用CRRT治疗的患者，每天液体清除量完全可以满足营养治疗的需要，除要考虑液体进出平衡外，不需过分限制液体入量。但间断血透或未透析的患者应该用较少的容量提供足够的能量和氮源，以防止水负荷过多和低钠血症。

2. 饮食中提供的蛋白质以高生物价蛋白质为主。蛋白质量以满足机体氮平衡为原则，根据尿素氮分解率确定。为了减少氮代谢产物的产生，蛋白质摄入量不宜过多，但不能为了减少氮代谢产物的产生而放弃营养治疗。

3. 盐摄入，无水肿患者钠摄入量应与排出量一致。患者水肿时要限制钠摄入。严格监测血清钾、镁、钙、磷浓度，确保其血浓度维持正常。

4. 胰岛素，为保持正常血糖浓度和正常血浆渗透压，应根据需要使用胰岛素。

5. 营养途径和营养成分应根据患者具体情况而定。能够进食者，鼓励自动进食，胃肠功能完整而不能自动进食者，选择经鼻胃管肠内营养，肠外营养是最后的选择。

四、慢性肾脏病的营养支持治疗

慢性肾脏病（chronic kidney disease，CKD）是内科常见的一种临床综合征，是各种病因引起肾脏损害和进行性恶化的结果。当发展到肾功能低于正常15%～20%时，肾脏明显萎缩，临床出现一系列全身严重症状，则称为尿毒症。各种原发性肾小球疾病、各种小管间质性肾病、遗传性肾病以及各种继发性肾病等都可以引起慢性肾衰竭（CRF），糖尿病是造成CKD的首要原因，其次为高血压，其他如慢性肾小球肾炎、多囊肾也是造成CKD的主要病因。美国国家肾脏病基金会（national kidney foundation，NKF）建议根据肾小球滤过率估计值（estimated GFR，eGFR）将CKD的病程分为5期（表30-4）。1期及2期是早期，其特征为血尿、蛋白尿及组织病理损伤；3期与4期是进展期；5期CKD也称为终末期肾脏病，需应用替代治疗（血液透析或腹膜）或进行肾脏移植。

表30-4　慢性肾脏病的分期

分期	肾小球滤过率估计值（eGFR）	描　　述
1期	90～130ml/min	肾脏受损，但是肾功能正常至良好
2期	60～89ml/min	肾功能缓慢减退
3期	30～59ml/min	肾功能中度减退
4期	15～29ml/min	肾功能严重减退
5期	低于15ml/min	肾衰竭，被定义为终末期肾病

（一）慢性肾脏病的营养物质代谢特点

1. 蛋白质与氨基酸代谢　CRF时血浆支链AA水平降低，尤以缬氨酸为甚。这可能是（至少部分是）由于代谢性酸中毒使骨骼肌中的支链AA（BCAAs）的氧化增加所致。除此之外，苏氨酸、赖氨酸、丝氨酸、酪氨酸和支链酮酸水平均下降，血浆苯丙氨酸水平在正常范围。丝氨酸水平的下降可能是甘氨酸转化成丝氨酸障碍的缘故。酪氨酸水平下降推测与苯丙氨酸的羟化异常有关。体内总体色氨酸水平下降，但游离色氨酸水平正常。另外，血浆瓜氨酸、天冬氨酸、蛋氨酸以及组氨酸水平增加。不伴酸中毒的CRF患者也经常会发生营养不良，但通过蛋白质转换测定并未观察到蛋白质和/或AA代谢异常。Goodship观察到，无论在进食或禁食状态下，CRF患者蛋白质合成速率以及降解速率、亮氨酸氧化速率和正常人均无差异。但Castellino等发现在禁食条件下，CRF患者蛋白质转换速率以及亮氨酸氧化速率均下降，认为可能是空腹胰岛素水平升高所致。他们还发现胰岛素可以如正常人那样抑制CRF患者蛋白质的水解。给CRF患者输注AA人为地造成高AA血症，并同时诱导产生高胰岛素血症时，胰岛素促进蛋白质合成的作用明显降低。

2. 脂代谢　慢性肾脏病患者早期的脂质代谢紊乱特征与晚期CRF患者特征相似。在肾功能不全早期就已经存在脂质代谢紊乱，血脂检测中以血浆载脂蛋白（apo）的异常更能反映脂代谢紊乱的特征。其中主要的代谢异常表现为富含TG的脂蛋白分解代谢障碍，从而导致含apo B的脂蛋白如极低密度脂蛋白（VLDL）和中间密度脂蛋白（IDL）水平升高，而高密度脂蛋白（HDL）则降低。CRF患者apo的标志性改变为apo A-I/apo C-III比值减小。除肾脏病本身外，遗传因素、饮食和药物等均对血脂水平产生影响。目前认为，蛋白尿是导致血Lp（a）升高的主要原因。

3. 糖代谢　CKD患者存在外周胰岛素抵抗和胰岛素分泌障碍。胰岛素抵抗从胰岛素作用的靶器官可分为肝脏和外周组织（主要是肌肉和脂肪组织）胰岛素抵抗。脂肪组织和肝脏摄取葡萄糖量很少，且CKD患者肝脏摄取葡萄糖、生糖能力及胰岛素抑制肝糖输出的作用与正常人相似。因此，CKD患者胰岛素抵抗主要表现为骨骼肌摄取葡萄糖量减少。外周胰岛素抵抗在CKD的早期即可存在，晚期肾衰和血透治疗的患者则绝大多数均有胰岛素抵抗。CKD患者存在AA代谢紊乱、甲状旁腺素（PTH）增高及$1,25(OH)_2$维生素D_3缺乏，这些是胰岛素分泌障碍的主要原因。高PTH、低血钙及低活性维生素D_3也抑制胰岛β细胞分泌胰岛素。这两个因素共同作用，导致CKD患者糖耐量减低。

4. 维生素代谢　CKD、CRF会使机体内多种维生素的代谢状况发生改变。导致肾脏疾病患者维生素代谢异常的主要因素包括：①厌食、食物不合胃口或其中维生素含量不足；②降解或清除增加；③血中维生素结合蛋白水平升高；④维生素自透析液中丢失；⑤与蛋白结合的维生素自尿中丢失；⑥药物干扰维生素的吸收、排泄和代谢。在慢性肾功能不全或肾衰竭的情况下，多数维生素是缺乏的，也有少数维生素不仅不缺乏，反而在体内积聚，造成潜在的毒性反应。多数水溶性维生素，如维生素B_1、维生素B_6、维生素C、叶酸都处于缺乏状态，而维生素B_{12}、核黄素多处于正常范围。另外，泛酸、烟酸、生物素水平的研究证据并不多，其体内真实水平尚未可知。脂溶性维生素中，维生素D的缺乏较为突出，并影响钙磷代谢，而维生素A、维生素E、维生素K则正常。

5. 矿物质与微量元素代谢　正常个体微量元素可以部分或全部通过肾脏从尿中排出，而尿毒症患者微量元素不易清除，从而在体内积聚，浓度过高时又可进一步损害肾功能，以致形成恶性循环。尿毒症患者常常出现小细胞低色素性贫血，与缺铁密切相关。缺铁时肝脏内合成去氧核糖核酸受到抑制，肝细胞及其他细胞内的线粒体和微粒体发生异常，导致蛋白质的合成及能量运用减少，进而发生贫血及儿童身高、体重发育不良等。另外，缺铁不仅可以引起体内无机盐及维生素代谢障碍；还可以使中性粒细胞的杀菌能力降低，淋巴细胞功能受损，对感染易感性增加。缺铁也影响锌的吸收，造成锌缺乏。锌缺乏可影响肝、外周血细胞包括淋巴细胞的功能。而与此同时，铜、铅、铝等元素容易在体内蓄积。

6. 蛋白质能量消耗（protein-energy wasting，PEW）　PEW是CKD进展过程中伴随的体内蛋白质和能量储备下降的状态，临床表现为饮食营养和能量摄入不足、低体质量指数（BMI）、低人血白蛋白血症、微炎症状态、进行性骨骼肌消耗（muscle wasting）的综合征，且PEW可与炎症状态相互促进，形成恶性循环，并加速动脉病变，影响患者生存质量，增加死亡率及其他合并症风险。这一概念最早由国际肾脏病与代谢学会（ISRNM）专家组在2008年提出，命名CKD伴随的机体蛋白质能量储备降低（如蛋白质、脂肪含量下降）的"营养不良"状态，并制定了PEW诊断标准。PEW普遍存在于CKD患者中，且发生率随疾病进展而增加，据统计18%～48%的透析前CKD患者存在PEW，而在终末期肾病（透析）患者这一比例可高达75%。对PEW的营养改善包括预防监测和干预改善两个阶段，选择合理的营养治疗方案依然是首选的干预策略。

（二）慢性肾脏病的营养治疗

营养治疗是CKD主要治疗手段之一，可以改善营养缺乏、延缓肾功能恶化的进程。在达到并维持合理的营养状况的基础上，降低血尿素氮的滞留、减轻肾小球高滤过及肾小球硬化，减轻肾小球基膜和系膜损害，纠正水、电解质紊乱及酸碱失衡，减少并延缓并发症的发生和发展。

根据2018年中国CKD营养治疗实践指南，不同阶段CKD的营养需求量详见表30-5、表30-6和表30-7。

表30-5　CKD1～2期能量/蛋白质摄入推荐

蛋白质摄入 [g/（kg·d）]	非糖尿病CKD1～2期	原则上宜减少摄入高蛋白饮食，推荐0.8～1.0g/（kg·d）以蛋白尿为主要临床表现的患者，控制蛋白质摄入量为0.6～0.8g/（kg·d），并补充复方α酮酸制剂0.12g/（kg·d）
	糖尿病 CKD1～2期	从出现显性蛋白尿起即应减少饮食蛋白，推荐蛋白摄入量0.8g/（kg·d）从GFR下降起，建议蛋白质摄入量为0.6g/（kg·d），并补充复方α酮酸制剂0.12g/（kg·d）
能量摄入 [kcal/（kg·d）]	非糖尿病CKD1～2期	一般需要维持在35kcal/（kg·d）。60岁以上或活动量较小的患者可减少至30～35kcal/（kg·d）
	糖尿病 CKD1～2期	实施低蛋白饮食治疗时，能量摄入与非糖尿病CKD患者相似但对于肥胖的2型糖尿病患者需适当限制能量（总能量摄入可减少250～500kcal/d，直至达到标准体重同时需要监测血糖，调整注射胰岛素用量，保证碳水化合物的利用和血糖水平的稳定

表30-6　非糖尿病CKD3-5期营养摄入推荐

		非糖尿病CKD3～5期患者
蛋白质摄入 [g/(kg·d)]	CKD3＋期GFR＜60ml/(min·1.73m²)	推荐0.6g/(kg·d)，可补充复方α-酮酸制剂0.12g/(kg·d)
	GFR＜30ml/(min·1.73m²)	推荐0.4～0.6g/(kg·d)，并补充复方α-酮酸制剂0.12～0.20g/(kg·d)
蛋白质量		50%以上蛋白质应为高生物价蛋白
能量摄入 [kcal/(kg·d)]		一般需要维持在35kcal/(kg·d)，60岁以上患者、活动量较小、营养状况良好者（人血白蛋白＞40g/L，SGA评分A级）可减少至30～35kcal/(kg·d)
脂肪摄入		CKD患者每日脂肪供能比25%～35%，其中饱和脂肪酸不超过10%，反式脂肪酸不超过1%。可适当提高n-3脂肪酸和单不饱和脂肪酸摄入量
维生素		合并维生素D不足或缺乏的CKD患者，应补充天然维生素D。必要时可选择推荐摄入量范围内的多种维生素制剂，以补充日常膳食之不足，防止维生素缺乏
无机盐		应根据患者实际情况给予个体化建议
	磷（mg/d）	一般600～1000mg/d，合并高磷血症时应限制在800mg/d以下
	钠（g/d）	推荐＜2g/d（相当于膳食盐＜5g/d），高血压或者高容量负荷的患者应更严格限制钠摄入
	钙（mg/d）	不超过2000mg/d，长期服用含钙药物时应将其中的钙元素量同时计入，避免钙摄入过多增加血管钙化的风险
其他		合并高钾血症时应限制钾的摄入。合并贫血时应补充含铁量高的食物或加用铁剂治疗。其他微量元素以维持血液中正常范围为宜，避免发生电解质紊乱
液体		CKD患者出现少尿（尿量小于400ml/d）或合并严重水肿时，如血清钠＜135mmol/L，应限制水的摄入量；血清钠≥135mmol/L，应加强钠盐摄入的限制
肠内营养或肠外营养		若单纯饮食指导不能达到日常膳食推荐摄入量，在临床营养师或医生的指导下给予口服营养补充剂 若经口补充受限或仍无法提供足够能量，建议给予管饲喂食或肠外营养

表30-7　糖尿病CKD3～5期营养摄入推荐

	糖尿病CKD3～5期患者
碳水化合物及脂肪摄入	推荐每日碳水化合物供能比45%～60%，如碳水化合物的来源为血糖生成指数低的食物，其供能比可增加至60% 推荐膳食纤维摄入量25～30g/d 推荐总脂肪供能比低于30%，饱和脂肪低于10%
维生素	与非糖尿病肾病CKD患者要求相同
无机盐	
液体	
肠内营养或肠外营养	

优质低蛋白饮食是CKD营养治疗的核心措施，如果蛋白质摄入限制严格，还需要配合必需氨基酸——α酮酸制剂。关键点有3个：①尽量在限制蛋白质的摄入量范围内供给优质蛋白质，从而保证氮源充足且机体可以很好地利用，全日供给的优质蛋白均匀分配在3餐内，以更好地发挥蛋白质的互补作用；②摄入充足的能量和碳水化合物，能量充足能够很好地发挥节氮作用，减少身体组织分解，减少内源性氮质废物的生成，与控制蛋白质的摄入有着同样重要的意义。在限量范围内，为了使尿毒症患者尽量获得优质蛋白质则应限制谷类蛋白质，用麦淀粉为主食代替小麦粉及稻米。麦淀粉是将小麦粉中的蛋白质抽提分离去掉，抽提后小麦粉中蛋白质含量从9.9%降低至0.6%以下。用麦淀粉作为患者每日供给能量的主要来源，以减少饮食中非必需氨基酸（EAA）的摄入量；③蛋白质摄入低于0.6g/（kg·h），应补充必需氨基酸——α-酮酸制剂。EAA及α-酮酸治疗是CRF营养治疗最重大的进展。α-酮酸本身不含氮，故不会造成氮潴留，它可与体内氨基酸代谢产生的氨基合成新的EAA，增加尿素氮的再利用，同时EAA及α-酮酸制剂含有一定量的钙，这有助于纠正钙磷代谢紊乱，减轻甲状旁腺亢进。

制定营养治疗方案可按如下步骤。

1. 计算患者各种营养素的需要量

能量：30～35kcal/（kg·d），非蛋白能量达到90%，脂肪30%，碳水化合物60%。

蛋白质：单纯低蛋白饮食0.6～0.8g/（kg·d），优质蛋白质比例达到50%以上。

钙：1000mg/d。

磷：500～1000mg/d。

铁：15～20mg/d。

维生素C：60～100mg/d。

维生素A：800μg/d。

维生素D：10μg/d。

2. 根据营养素需要量估计食谱中各类食物的摄入量

谷类、淀粉类食物：各占总能量30%，可适当增加单糖，如总能量为1800kcal，来自谷类食物和淀粉类食物的能量各为540kcal，折合谷类食物150g，淀粉类食物140g。

优质蛋白质食物：占蛋白质总量的60%。

肉类：蛋白质的含量约为20%。

蛋类：蛋白质含量约为8%。

奶类：蛋白质含量约为3.5%。

大豆：蛋白质含量为30%～40%。

3. 根据患者的体重，计算出每类食物的重量，按照食物内容、患者饮食、日常生活习惯制定一日饮食计划，注意餐次分配上做到荤素搭配、主副食搭配，以充分发挥各种食物的协同效应。早、中、晚3餐的能量可占总能量20%～30%、30%～35%、30%～35%。均匀分配3餐食物中的蛋白质。为保证摄取能量充足，可在3餐间增加点心，占总能量的5%～10%。

4. 食物选择的特别关注

（1）限制米类、面类等植物蛋白质的摄入量，采用小麦淀粉（或其他淀粉）作为主食部分代替普通米类、面类，将适量的奶类、蛋类或各种肉类、大豆蛋白等优质蛋白质的食品作为蛋白质的主要来源。

（2）可选用的食品包括马铃薯、白薯、藕、荸荠、山药、芋头、南瓜、粉条、菱角粉等富含淀粉的食物替代普通主食。也可选用低磷、低钾、低蛋白质的米类、面类食品替代普通主食。

（3）当病情需要限制含磷高的食品时，应慎选动物肝脏、坚果类、干豆类、各种含磷的加工食品等。

（4）当病情需要限制含钾高的食品时，应慎选水果、马铃薯及其淀粉、绿叶蔬菜等。

（5）当患者能量摄入不足时，可在食物中增加部分碳水化合物及植物油摄入以达到所需能量。

由于CKD 3～5期患者受疾病和营养素摄入限制的影响易发生营养不良，应定期监测患者营养状态。在控制蛋白质摄入时，应对患者的依从性（可定期监测24h尿尿素氮定量和3日膳食记录）及营养状况进行密切监测，防止营养不良发生。如果已有营养不良发生应每月监测1次。营养评估可定期采用多种方法监测患者营养状况并综合分析，包括人体测量，如体重、体重指数、肱三头肌皮褶厚度和上臂肌围以及握力、小腿围等；人体成分组成分析；常用生化指标，包括血清总蛋白、白蛋白、前白蛋白及总胆固醇等；综合评估法，如主观全面评估法（subjective global assessment，SGA）等进行综合评估。

五、终末期肾脏病（ESRD）及替代治疗期间的营养治疗

（一）替代治疗对营养代谢的影响

ESRD替代治疗是应用半透膜的原理置换血浆中氮质毒素的治疗方式。血液透析（HD）是利用透析器的半透膜，而腹膜透析（PD）是将患者自身的腹膜作为半透膜来使用。两种透析方式都会造成继发性的营养不良，加重CRF患者已有的营养代谢紊乱，影响患者的预后。

1. 蛋白质营养状况　血液透析过程中蛋白质丢失以及可能存在的分解代谢增强会导致负氮平衡。代谢性酸中毒可导致蛋白质的氧化增加、合成减少，并导致支链氨基酸分解代谢增强。很多患者由于经济原因透析不充分，这可能会影响透析间期的食欲，导致摄入不足。

2. 能量营养状况　在维持性血透患者，低能量摄入比蛋白质摄入不足更加普遍，更加严重。实际上维持性血透患者的能量需要与透析前相比并未减少。当然，血液透析如使用含糖透析液，能在透析过程中为患者提供一定量的糖分和能量，这取决于透析液的含糖量，通常足以维持血透时的能量正平衡。但是透析间期，由于透析不充分，不及时，或合并症的因素，患者食欲下降、进食量减少则常常导致能量摄入不足。

3. 脂质代谢紊乱　CRF患者往往有着顽固的脂质代谢紊乱，同时研究发现维持性血液透析患者心血管疾病占其死亡率的50%以上，这与脂质代谢异常关系非常密切。高三酰甘油血症、低密度脂蛋白升高是血液透析患者中最常见的脂质代谢异常，饮食治疗是纠正脂质代谢紊乱的基础。

4. 水、电解质和微量元素　因为肾脏功能的丧失，维持性血液透析的患者缺乏对水分、钠、钾、镁等电解质元素的调节能力，透析间期少尿甚至无尿可导致水潴留、体重增长过

大、表现为低钠血症、高钾血症、高镁血症等，而透析时，液体的迅速清除又会因血容量突然减少，引发低血压、心绞痛、心律失常和肌肉痉挛。故而应在透析间期适当限制水分以及钠、钾、镁等元素的摄入，避免过重的负荷。

（二）血液透析与腹膜透析的营养需要量

根据2018年中国CKD营养治疗实践指南，透析患者的营养需求量详见表30-8。

表30-8　透析患者的营养需要量推荐

	血液透析	腹膜透析
优化蛋白饮食 [g/（kg·d）]	应给予个体化的优化蛋白饮食方案，推荐蛋白质摄入量维持在1.0～1.2g/（kg·d） 经全面评估患者营养状况后，可补充复方α-酮酸制剂0.12 g/（kg·d）	应给予个体化的优化蛋白饮食方案，推荐蛋白质摄入量1.0～1.2g/（kg·d） 有残余肾功能的患者0.8～1.0g/（kg·d） 经全面评估患者营养状况后，可补充复方α-酮酸制剂0.12g/（kg·d）
蛋白质量	饮食中的高生物价蛋白质占比50%以上	饮食中的高生物价蛋白质应为50%以上
能量摄入 [kcal/（kg·d）]	35kcal/（kg·d），60岁以上患者、活动量较小、营养状况良好者（人血白蛋白>40g/L，SGA评分A级）可减少至30～35kcal/（kg·d）	35kcal/（kg·d），60岁以上患者、活动量较小、营养状况良好者（人血白蛋白>40g/L，SGA评分A级）可减少至30～35kcal/（kg·d） 计算能量摄入时，应减去腹膜透析时透析液中所含葡萄糖被人体吸收500～700kcal/d
维生素	各种维生素应予以适当补充，特别是水溶性维生素 合并维生素D不足或缺乏的CKD患者，应补充天然维生素D 推荐补充适量的维生素C、维生素B₆以及叶酸，其中维生素C的推荐摄入量为60mg/d，但需避免过度补充维生素C，否则可导致高草酸盐血症	同血液透析患者
脂肪	同非糖尿病CKD 3～5期患者	
无机盐		
液体	容量管理以控制钠盐摄入为主（食盐<5g/d），透析前血清钠<135 mmol/L的患者，控制水摄入量；推荐透析间期体重增加<干体重的5%	腹膜透析患者应避免摄入过多的液体，尤其是少尿或无尿患者。推荐每日液体摄入量＝500ml＋前一日尿量＋前一日腹膜透析净脱水量（即超滤量）
肠内营养或肠外营养	若单纯饮食指导不能达到日常膳食推荐摄入量，应在临床营养师或医生的指导下给予口服营养补充剂 若经口补充受限或仍无法提供足够能量，建议给予管饲喂食或肠外营养 维持性透析患者推荐选用低磷、低钾、高能量密度的肾病专用配方的口服营养补充剂	同血液透析患者

（三）营养治疗的实施

1. **饮食要点膳食种类**　限制食物水分的低盐优质蛋白质饮食，每日食盐不超过2g，水分不超过1000ml。

膳食中蛋白质、脂肪、碳水化合物的比例符合均衡饮食的比例，主食为主，荤素搭配。

减少摄入粗杂粮、杂豆类食物。

减少摄入动物内脏、鱼子、贝类食物。

减少摄入高钾食物。

2. 血液透析患者的肠内营养　维持性血透患者需要纠正既往肾功能异常造成的代谢紊乱和营养不良，也需要满足血液透析过程中营养丢失，但是，因为存在着厌食、进食不足，摄入自然食物的营养往往不能满足需要。肠内营养制剂营养素复合程度高，对胃肠道的容量负荷轻，吸收容易，可用于纠正维持性血液透析患者营养不良。可选择高能量密度、高蛋白、低钠、低钾、低磷的肠内营养配方。可于两餐之间作为口服营养补充，每次200～250kcal，1～3次/日。如果经口进食困难或自主摄入不能，亦可采用管饲喂养。

3. 血液透析患者的肠外营养　合并厌食、营养不良的维持性血液透析患者可在血液透析期间给予肠外营养（intradialyticparenteral nutrition，IDPN），这有助于改善患者的营养摄入不足，提高长期生存率。血液透析建立的动静脉管路因其血流量大，也可用于透析中的肠外营养输注，一般IDPN接入在透析器后。IDPN疗法的意义在于改善维持性血液透析患者食欲，长期进行可改善患者蛋白质-能量营养状况。不过，IDPN治疗的研究结果不一致，患者对于IDPN的反应也不同，目前临床上实施IDPN的比例约为5%，主要用于食欲很差、营养摄入不足的严重蛋白质-能量营养不良、糖尿病、高龄和血清肌酐/尿素氮水平偏低的患者。IDPN可能导致败血症、血栓和对营养液成分的不耐受。常见的IDPN方案如下（表30-9）。

表30-9　常见的IDPN方案

输入	数量	能量（kcal）	体积（ml）
70%葡萄糖	350g葡萄糖	1190	500
15%氨基酸	37.5g蛋白质	蛋白质不应该被算成能量	250
20%脂肪乳	50g脂肪	450	250
总计		1640	1000

以上配方提供约1600kcal非蛋白能量，6g氨基酸氮。

如患者经以上措施仍无法改善营养状况，或无法耐受营养支持的使用，应考虑行全肠外营养，其原则与其他原因下行全肠外营养基本一致。

4. 腹膜透析患者的营养支持　方式选择腹膜透析患者由于肠管浸泡于腹透液中，而经腹透液吸收葡萄糖每日可达100g左右，因而胃肠动力受影响较明显，腹胀、恶心、食欲不佳等症状常见。且对口服营养补充和肠内管饲的耐受性都较差。因此，腹透患者的营养支持首选使用含氨基酸的腹透液。20世纪80年代早期，一些学者成功设计了AA腹透液，并对几种不同含量的AA腹透液进行试验，但最初的临床结果令人失望。1985年一种新的AA腹透液出现，它的缓冲液量增加（乳酸35mmol/L），含一定比例的EAA成分，这主要考虑到尿毒症病人存在AA谱异常。这种腹透液的应用使血浆AA谱和营养参数有所改善，但仍存在酸中毒和血浆尿素水平升高的问题。这些经验证实，AA腹透液对调整血浆AA谱有益；腹腔内补给AA对存在蛋白质营养不良合并低蛋白质摄入的病人更为有益。进一步增加缓冲液的量，摄入足够能量以防止AA作为能量来源更为重要。近年来应用于临床的含AA腹透液中AA的浓度为1.1%，其乳酸含量为40mmol/L，可有效改善腹透患者的营养不良。

（李海龙　刘燕萍）

参 考 文 献

［1］蒋朱明，于康，蔡威. 临床肠外与肠内营养. 第2版，北京：科技文献出版社，2010.

［2］Bellomo R，Ronco C，Kellum JA，et al. Acute renal failure-definition，outcome measures，animal models，fluid therapy and information technology needs：the Second International Consensus Conference of the Acute Dialysis Quality Initiative（ADQI）Group. Crit Care，2004，8（suppl）：B204.

［3］Mehta RL，Kellum JA，Shah SV，et al. Acute Kidney Injury Network：report of an initiative to improve outcomes in acute kidney injury. Crit Care，2007，11（suppl）：R31.

［4］Kidney Disease：Improving Global Outcomes（KDIGO）. Acute Kidney Injury Work Group. KDIGO clinical practice guidelines for acute kidney injury. Kidney IntSuppl，2012，2（1）：1.

第三十一章

泌尿系统结石的营养支持治疗

第一节　泌尿系统结石的病因及代谢评估

泌尿系统结石是一种发病率高、病因复杂的常见泌尿系统疾病。据报道，泌尿系结石发病率高达5%～15%，5年再发率几乎达50%。在美国每年大约有10000例新发的结石患者。反复的肾绞痛不仅给患者造成身心伤害，而且因结石造成的泌尿道梗阻会引发肾衰竭，由此给个人和社会带来极大的经济和卫生负担。

肾结石的治疗，需结合结石的特征如大小、数量、位置、肾脏的解剖结构和其他的临床因素来决策。尤其结石的大小、位置和结石成分是选择治疗的重要依据。临床上一般按结石的成分将结石分为5类：草酸钙、磷酸钙或两者混合组成的结石占70%～80%；尿酸结石占5%～10%；胱氨酸结石占1%；磷酸胺镁结石占5%～15%；其他如嘌呤结石等是较为少见的类型。虽然外科技术的提高可以减少并发症、加快恢复时间，却无法预防肾结石的复发。近年来，越来越多的学者开始关注结石的代谢性病因或高危因素，以期促进结石复发风险的下降。

泌尿系结石是一类系统性疾病，病因复杂。常见的高危因素包括结石家族史、某些疾病如炎症性肠病、慢性腹泻或吸收不良、肥胖症、伴有肾结石的疾病（甲状旁腺功能亢进、痛风、肾小管酸中毒）、肾钙沉积病、骨质疏松症或病理性骨折以及代谢因素的变化等可能是结石形成的高危因素。多数结石患者伴有不同程度的代谢异常，包括血液离子成分及尿液离子成分异常。

泌尿系结石与尿电解质的水平具有密切关系。文献报道，尿液中钠离子、钙离子、镁离子等与泌尿系结石的形成具有密切关系。24h尿液分析的结果发现，是高钠尿症、高钙尿症、低镁尿症等已成为影响泌尿系结石形成与复发的主要危险因素。Gouru等研究发现，超过90%的小儿泌尿系结石患儿存在代谢异常，其中高钠尿症约占65%，在小儿泌尿系结石的形成与复发中具有主导作用，其次是高钙尿症和低镁尿症，分别占50%和7.5%，共同影响结石的形成与发展。研究表明，高钠饮食患者泌尿系结石的发病率明显高于其他人群，这是由于钠离子在肾小管中与钙离子具有协同转运作用，高尿钠使肾小管对钙离子的重吸收减少，导致尿钙水平不断增加，最终导致泌尿系结石的发生、发展。Lee和Cho的研究发现，高钙尿症是影响结石形成的主要危险因素，其次是高尿酸尿症。钙是草酸钙结石的主要成分，体内钙代谢异常可导致草酸钙结石的形成增加。此外，低镁尿症也会增加泌尿系结石的风险。研究发现，镁离子能够抑制尿液中草酸钙、碳酸钙的结晶过程；适量口服镁剂能够预防草酸钙结石形成。其减少结石复发的主要机制在于：镁离子可抑制结晶的成核、生长和聚集；镁离子还能抑制肠对含钙类物质的吸收，从而减少尿液中含钙离子的排泄；此外，镁离子能够抑制肾小管对钙离子再吸收，同时加快枸橼酸钾的排泄，降低结石形成的风险。

肥胖、代谢综合征等代谢性疾病也会增加泌尿系结石的风险。Kang等的研究证实，血脂异常是泌尿系结石的危险因素，且高三酯酰甘油血症是泌尿系结石的独立危险因素。动物实验发现，长期高胆固醇饮食可促进大鼠肾脏表面钙化斑形成，加快骨桥蛋白在肾脏组织的表达，导致结石发生；高三酯酰甘油血症与尿液中尿酸、钙离子的分泌增加相关，从而进一步促进尿酸结石、草酸钙结石的形成；此外，体内长期蓄积脂类物质的脂毒性，会促使肾脏分泌更多的尿酸，降低尿pH值，促进尿酸结石的形成。

高草酸尿症也是泌尿系结石尤其草酸钙结石形成的首要高危因素。有研究表明，高草酸尿症导致结石形成的机制主要包括：①随着尿液中草酸浓度的增加，草酸与尿钙形成草酸钙结晶，从而促进结石的生长与聚集；②过高的尿草酸浓度造成肾小管上皮细胞自身氧化损伤，随后与结石结晶发生成核作用，进而促进结石形成。

伴有代谢异常的人群其结石的复发率要远高于未合并代谢异常的人群。因此，在治疗肾结石同时，对结石患者进行详细的病因及代谢评估尤为重要。充分了解病史、进行代谢评价对结石患者治疗是非常必要的。尿pH值、尿量、尿钠、氯、钾、钙、镁等离子和铵盐、草酸、枸橼酸盐、磷酸盐、硫酸盐、碳酸氢盐、胱氨酸以及肝肾功能都是代谢评价的重要内容。高钙尿的患者还应检查甲状旁腺素和维生素D水平。基本代谢评估包括结石成分分析、血清电解质及血清肌酐检查、血清激素检查（排除甲状旁腺功能亢进等全身性疾病）、尿常规检查及尿培养。尤其对于复发性泌尿系结石的患者，有条件时需进行全面代谢评估，完善结石成分分析，进行24h尿液成分分析评估尿液中各项离子的代谢情况。对于再发的或有高危结石形成因素者，必要的代谢评价进一步明确病因或危险因素，为对因对症处理提供客观依据。

第二节　泌尿系统结石的膳食干预

泌尿系结石是泌尿外科的常见病、多发病，该病的主要特点是临床治愈后复发率较高。近年随着泌尿系结石的代谢评估开展逐渐普及以及疾病相关的代谢危险因素越来越为大众所认识，根据结石相关的代谢特点给予营养管理是其治疗中重要的基础治疗。

一、充分饮水

饮水不足是泌尿系结石发病的重要危险因素。尿液中结晶过饱和析出是形成泌尿系结石的先决条件。这种尿液的过饱和状态可以是间歇的，而且常在餐后和脱水状态时出现。当尿路通畅时，尿中游离的结晶可随时排出，一般不会形成较大的结石，因此，结晶聚集和潴留是形成结石的必要条件。结晶聚集只有在尿液中缺乏糖蛋白、肾钙素、T-H蛋白等结晶聚集抑制物时才能形成，另外枸橼酸和镁是草酸钙结晶生长的抑制物，当尿中枸橼酸和镁达到适宜浓度时草酸钙结石也很难形成。充足补充水分能使尿草酸排泄量增加，又能降低草酸盐的过饱和状态，反之，液体摄入不足或大量丢失如人体暴露在高温下大量出汗的状态则易促进结石形成。Curban 等的研究发现，饮用温开水、饮料或咖啡、茶等可降低泌尿系结石的发病率 10%～39%。据相关文献建议，根据气温、劳动强度、出汗情况等而定应使人体保持充足的饮水量。一般情况下，机体应保持每 24h 的尿量 1500ml 以上，加之皮肤蒸发、呼吸道丢失水分，每天饮水应在 2000ml 以上，出汗多时还应酌情增加。

二、膳食应保证适宜的钙摄入

研究发现，饮食中充足摄入钙可使肠道草酸与钙结合成不吸收的草酸钙，从而降低草酸的吸收，而反之，低钙饮食则可能增加草酸的吸收而促进高草酸尿的风险，而草酸是形成泌尿系结石的主要危险因素。钙对于草酸钙过饱和的作用远小于草酸摄入增加带来的结石风险，通过钙摄入结合膳食的草酸以降低草酸的吸收是降低尿中草酸钙形成的主要作用。2007 年 Matlaga 等研究发现，喜食牛奶、奶酪和酸奶等富钙饮食的女性肾结石的发病率降低 27%。Curhan 等也对 91731 例美国中年女性做了为期 12 年前瞻性的调查随访，发现食物中钙的摄入量与年龄相关性结石的发病率呈负相关，值得注意的现象是高钙饮食的人群可使泌尿系结石发病率下降，而补充钙制剂的人群则使结石的发病率上升 20%。因此，相较于含钙制剂，膳食中提供的钙对于泌尿系结石高危的人群不只更加安全，更有助于降低结石风险。

三、限制富草酸的食物

机体尿液中排泄的草酸为 50%～60% 来自于机体代谢产生，少于 50% 来源于外源性食物摄取。一般情况下常规饮食提供草酸 100～200mg/d，过高的草酸膳食摄入（超过 500mg/d）亦会显著增加高草酸尿症的风险。因此，限制摄入食物中的草酸量对于减少草酸钙形成具有一定作用，尤其对于存在肠源性高草酸尿症的个体更有意义。Heller 等的研究显示，低草酸饮食结合充足膳食钙摄入可促使泌尿系结石的年发病率从 3.1% 显著降低到 1.1%。文献建议，泌尿系结石患者应注意避免食用草酸丰富的食物，如巧克力、菠菜、西红柿、马铃薯、甜菜、咖啡、可乐、各种坚果、大黄、草莓、茶和麦麸等。此外，维生素 C 在体内会部分转化为草酸盐，从而使尿草酸排泄量增加。前瞻性队列研究发现，在男性中，维生素 C 总摄入量 ≥1000mg/d 人群发生泌尿系结石的风险较维生素 C 总摄入量 ≤90mg/d 人群高 41%（相对风险 = 1.41，95% CI = 1.11～1.80）。另一项在 23 355 名瑞典男性中进行的描述性研究也显示，补充维生素 C 与泌尿系结石发生风险之间存在正相关性（相对风险 = 1.92，95% CI = 1.33～2.77）。因此，避免长期大量应用维生素 C 对于降低高草酸尿及结石风险也具有意义。

四、避免不良的饮食习惯

研究发现，高脂、高糖饮食、口味重盐、喜吃腌制、加工食品等饮食习惯与尿钙排泄增加以及泌尿系结石的风险增加存在密切相关。此外，高动物蛋白摄入，可导致尿液中钙和尿酸含量的增加及枸橼酸盐的减少，从而增加了机体酸负荷，导致尿 pH 值下降。促进尿酸钙沉淀及草酸钙结晶聚集形成结石；另一方面，高动物蛋白摄入促进活性维生素 D 的产生增加，从而抑制甲状旁腺素的合成，减少肾小管的钙重吸收，增加了高钙尿症的风险。以上不良的饮食因素均可以促进泌尿系结石的形成，是泌尿系结石发病的危险因素。2017年欧洲泌尿外科学会的泌尿系结石诊治指南建议，泌尿系结石患者应采取健康规律的生活方式，清淡低脂饮食，每日食盐摄入量需限制在3～5g，适量摄入蛋白质［0.8～1.0g/（kg·d）］，均衡摄入水果、蔬菜，保证膳食中充足钙质的摄入，充足饮水，适宜锻炼，以降低泌尿系结石的复发风险。

（李融融　肖　河）

参 考 文 献

[1] Gouru VR，Pogula VR，Vaddi SP，et al. Metabolic evaluation of children with urolithiasis. Urol Ann，2018，10（1）：94-99.

[2] Lee ST，Cho H. Metabolic features and renal outcomes of urolithiasis in children. Ren Fail, 2016, 38（6）：927-932.

[3] Kang HW，Seo SP，Kim WT，et al. Hypertriglyceridemia is associated with increased risk for stone recurrence in patients with urolithiasis. Urology，2014，84（4）：766-771.

[4] Bobulescu IA，Dubree M，Zhang J，et al. Effect of renal lipid accumulation on proximal tubule Na^+/H^+ exchange and ammonium secretion. Am J Physiol Renal Physiol，2008，294（6）：1315-1322.

[5] 陈城，李翔翔，胡林昆，等. 血脂异常与泌尿系结石形成的相关性研究. 中华泌尿外科杂志，2016，37（9）：698-702.

[6] Bevill M，Kattula A，Cooper CS，et al. The Modern Metabolic Stone Evaluation in Children. Urology，2017，101（1）：15-20.

[7] Penido MG，Srivastava T，Alon US. Pediatric primary urolithiasis：12-year experience at a Midwestern Children's Hospital. J Urol，2013，189（4）：1493-1497.

[8] 曾国华，朱玮. 代谢评估在泌尿系结石诊治中的应用. 临床泌尿外科杂志. 2017，32（6）：409-412.

[9] Curhan GC，Willett WC，Knight EL，et al. Dietary factors and the risk of incident kidney stones in younger women Nurses' Health Study Ⅱ. Arch Intern Med，2004，164（8）：885-891.

[10] Gasinska A，Gajewska D. Tea and coffee as the main sources of oxalate in diets of patients with kidney oxalate stones. R oczPanstwZakl Hig，2007，58（1）：61-67.

[11] Matlaga BR，Miller NL，Terry C，et al. The pathogenesis of calyceal diverticular calculi. Urol R es，2007，35（1）：35-40.

第三十二章

恶性肿瘤的营养支持治疗

一、概述

（一）流行病学

恶性肿瘤患者是营养不良的高发人群。早在1980年，美国的一项多中心研究就发现，有31%～87%的肿瘤患者存在不同程度的体重下降，提示有营养不良的风险。近年来，全球恶性肿瘤患者营养不良的发生率为30%～70%；其中法国多中心报告结果显示肿瘤患者营养不良总发生率为30.9%；西班牙肿瘤住院患者中具有营养不良风险占33.9%，出院时仍存在风险的患者为36.4%；意大利首次参与肿瘤内科治疗的患者中，51.1%的患者出现营养不良或营养不良风险；巴西肿瘤住院患者71.1%为营养不良，其中35.7%为严重营养不良；韩国营养不良总发生率约为61%；爱尔兰36%的恶性肿瘤患者在过去六个月出现体重下降超过5%，44%的患者出现癌性恶病质。

与发达国家相比，中国恶性肿瘤患者营养不良的发生率相对更高。中国抗癌协会肿瘤营养专业委员会发起的肿瘤营养流行病学调查（INSCOC研究），纳入逾2万例肿瘤患者的中期结果显示营养不良的总发生率高达57%。2018年最新的一项多中心调查报告显示，大型三级甲等医院肿瘤患者营养风险及营养不良的总发生率为51.3%。若根据不同肿瘤类型计算发病率，中国肿瘤患者营养风险发生率在12%～80%之间；营养不良的发生率在10%～80%之间。可以看出，中国肿瘤患者的营养不良的状况相对较严峻。

营养不良的发生情况取决于肿瘤类型、分期以及治疗手段。研究发现，消化道肿瘤如胃癌、食管癌、结直肠癌等，消化腺肿瘤，如肝、胆、胰腺癌，以及头颈部肿瘤，如喉癌、口腔癌、鼻咽癌等，其营养不良的发病率明显高于其他肿瘤类型，可高达60%～80%。乳腺癌和前列腺癌患者发生营养不良的风险相对较低，一般在13%～20%之间。具体而言，消化道肿瘤合并营养不良的风险高于非消化道肿瘤，上消化道肿瘤高于下消化道肿瘤，实体肿瘤高于血液肿瘤。

抗肿瘤治疗如手术、化疗以及放疗均可能提高营养不良的风险。一项研究发现，消化道肿瘤及消化腺肿瘤的老年患者中，接受手术组的营养不良风险均高于非手术组，其中胃癌手术患者营养不良的发生率高达77%。另一项研究表明，患者入院初次评估的营养不足发生率为19.7%，经过住院治疗后再次评估，营养不足发生率升高至26.8%，初次筛查营养风险发生率24.6%，再次筛查发生率为40.2%。由此可见，患者在接受抗肿瘤治疗的同时，营养风险也随之增加，所以常规的营养筛查非常重要，必要的时候营养治疗是必不可少的。

另有研究发现，疾病进展会加重营养不良风险。例如在肺癌患者中，早期患者只有1.8%合并营养不良，进展期患者发生率则达到33.9%。一些报告还指出，老年肿瘤患者更易患营养不良。2011年，包含687例恶性肿瘤住院患者的调查发现，老年肿瘤患者（≥65岁）营养风险发生率高于中青年患者（58.02% vs 38.74%），差异具有统计学意义。2018年，一项全国多中心横断面调查研究发现，老年肿瘤患者（≥65岁）营养风险发生率高达62.8%，且年龄越大风险越高。

（二）营养不良发生机制

营养与肿瘤关系密切，研究发现饮食因素约占肿瘤发病外部因素的30% ~ 35%，也就是说大约1/3肿瘤患者的发病原因都与不良饮食有关。而一旦患癌，肿瘤与营养的关系就从不良饮食结构促发恶性肿瘤，变成恶性肿瘤恶化营养不良。

癌症患者群体是营养不良的高危人群，其原因是复杂的，但简单来说，可分为3个方面：①肿瘤患者的营养及能量需求增加；②患者的进食量下降；③患者的消化吸收功能受损。

1. 营养及能量需求增加 目前，对于恶性肿瘤患者能量代谢的变化规律尚未达成共识。Jouinot等研究发现，51%的实体恶性肿瘤患者处于高代谢状态，与低代谢患者相比，静息能量消耗高于正常水平的患者体重下降更明显，与能量代谢正常的患者相比，高代谢患者平均生存期更短，代谢异常的患者（包括低代谢和高代谢），在接受化疗期间更易出现剂量限制性毒性。2016年，一项纳入27篇研究的Meta分析发现，虽然肿瘤患者的REE水平较为多变，但与正常人群相比整体偏高，高出8% ~ 9%。这种高代谢状态的具体原因尚未明确，但可能与癌性疼痛、肿瘤分泌的代谢因子以及长期慢性炎症相关。

（1）癌性疼痛提高代谢水平：首先，肿瘤细胞比正常细胞的增生能力强很多，在体内剥夺了大量的营养物质，使肿瘤患者处于能量消耗的状态。并且肿瘤造成的疼痛，使患者处于应激状态，通过刺激氧化应激，造成机体的代谢异常，比如增加儿茶酚胺、皮质醇、促肾上腺皮质及以胰高血糖素的分泌，降低雄激素和胰岛素水平，这些代谢异常使患者的静息能量消耗增加，从而提高了机体的代谢水平。

（2）代谢因子促进分解代谢：恶性肿瘤还能释放或抑制各种代谢因子，致使患者处于分解代谢状态。一方面，癌症患者体内分解代谢因子的升高，如脂肪动员因子（lipid mobilizing factor，LMF）、蛋白质降解诱导因子（proteolysis-inducing factor，PIF）等，增加了机体的分解代谢水平；另一方面，恶性肿瘤患者体内合成代谢因子的降低，如胰岛素样生成因子、胰岛素、甲状腺激素等，进一步抑制了机体的合成代谢水平。分解代谢的增加以及合成代谢的降低，致使机体处于分解代谢的状况，引发体内的糖、脂肪和蛋白质的代谢异常。机体的乳酸循环活跃、胰岛素抵抗、胰高血糖素升高、肝脏糖异生增加等。这些异常，最终导致机体的脂肪和蛋白质过度水解，以及降低体内蛋白质的合成。因此，身体不断地分解体内储存的肌肉和脂肪，机体的能量储存严重消耗，能量的利用率大大降低，营养不良风险也随之增加。

（3）长期慢性炎症增加代谢需求：另一方面，身体抵抗肿瘤的过程中，常伴有慢性炎症反应，不仅免疫细胞会释放炎性介质，肿瘤细胞也参与其中。这些炎性介质，如白细胞介素-1（interleukin-1，IL-1）、白细胞介素-6（Interleukin-6，IL-6）、肿瘤坏死因子-α（tumor necrosis factor-α，TNF-α）等，同样会消耗体内的脂肪和肌肉，抑制食欲，增加体内的代谢需求，导致患者体重下降。不仅如此，机体在对抗肿瘤同时，还需要重建和修复由于恶性肿瘤和抗肿瘤治疗所造成的受损组织，以及维持免疫系统的正常功能，因此能量和蛋白质的需求量随之增加，如果进食量不能满足其需求量，身体只能分解自身组织，为修复受伤组织和免疫系统提供能量和营养物质，在这种情况下，患者常出现体重下降，营养不良风险随之增加。

（4）抗肿瘤治疗增加机体代谢：由于手术、放疗以及化疗对机体产生的创伤，产生应激反应，患者的免疫功能受损，分解代谢增加，使患者的静息能量增加，代谢水平可增加20%～25%。

2. 饮食摄入降低　恶性肿瘤患者的饮食摄入量下降的原因是多方面的，大多是由于肿瘤本身或抗肿瘤治疗所引起的食欲下降、消化道功能紊乱、心理障碍等方面造成的。不仅如此，患者的饮食量下降也与一些人为因素有关，比如患者对营养摄入的误区，医护人员对营养不良的忽视等。

（1）肿瘤干扰神经内分泌肽水平：研究发现，肿瘤负荷状态下，神经内分泌系统受到干扰，导致机体内与食欲调节相关的神经内分泌肽水平异常，例如5-羟色胺（5-hydroxytryptamine，5-HT）、瘦素（leptin）、神经肽Y（neuropeptide Y）等。这些神经肽在正常生理状态下，可通过自主神经系统和内分泌系统作用于靶器官，从而促进或抑制食欲，达到能量动态平衡。但在荷瘤状态下，神经肽的异常水平干扰下丘脑食物摄取中枢和外周信号通路，从而影响患者的消化系统功能，引起患者食欲下降、厌食、味觉嗅觉改变、恶心、呕吐，从而导致饮食摄入下降、能量利用率降低，引起低蛋白、贫血、发热、感染、腹水等问题，进而机体出现进行性消瘦，影响患者的营养状况。当然肿瘤负荷，如生长、局部压迫、转移、消化道侵犯等造成的胃肠功能紊乱、便秘、吞咽困难、早饱、食欲不振、梗阻和出血等，这些症状也会负面影响患者的饮食摄入情况和营养物质的消化吸收情况。

（2）癌性疼痛降低食欲：癌性疼痛也是患者出现营养不良的重要因素之一。研究发现，大约1/4新诊断的癌症患者、1/3正在接受治疗的患者和3/4晚期肿瘤患者都经受着癌性疼痛的折磨。癌性疼痛的刺激可使交感神经系统兴奋，导致反射性抑制胃肠道功能，降低胃肠道平滑肌肌张力，增加括约肌肌张力，进而增加患者的饱腹感，使患者进食量下降，加重营养不良。

（3）日常活动能力受限降低食欲：肿瘤患者因为肿瘤负荷或抗肿瘤治疗，体力下降，常出现行动受限，卧床增多的情况。由于日常活动能力下降，运动量降低，患者的食欲和消化功能也会受到干扰，可能还会出现便秘和腹胀等问题，进而降低患者的进食量。不仅如此，长期卧床，会增加患者肌肉组织的损失、降低患者肺功能以及携氧能力，进而恶化患者的营养状况。

（4）心理状况与饮食摄入降低：患者的心理状况也会影响其饮食情况。由于肿瘤本身带来的心理压力，对疾病缺乏正确的认知，长期处在较压抑的医院环境中，生活自理能力差、治疗效果不佳，经济压力大，家属的负面情绪等，都会影响患者的心理状态，使患者常常处于悲伤、焦虑、恐慌和害怕的情绪中。如果伴随癌痛，更加剧了患者的消极状态，使患者对日常活动，亲友交流都丧失了兴趣，严重的情况下可诱发心理障碍，如抑郁、焦虑、恐惧、社会孤立感、生存和精神危机等。长期处在这种消极状态中，容易降低患者治疗的积极性和生活自理能力，患者常常因此食欲下降，进食动力不足，生活质量严重下降，直接或间接地增加了营养不良风险。一项加拿大的回顾性研究发现，在结直肠癌患者中，抑郁是最强的营养风险预测因子。对于患有抑郁的结直肠癌肿瘤患者，他们的营养风险是非抑郁肿瘤患者的5.6倍，患有焦虑的肿瘤患者，他们的营养风险是非焦虑肿瘤患者的2.2倍。在头颈部肿瘤患者中，也发现如果患者的心理痛苦程度越高，他们的营养状况则越差。不仅如此，患者的精神状态也是会影响机体的免疫功能，以及抵抗肿瘤的能力，所以保持一个良好的心态对癌症患者的益处非常大。

（5）手术治疗与饮食摄入降低：对于手术患者，术前的焦虑情绪，术中的机械性创伤，术后炎症反应等都会影响患者的食欲和营养状况。消化道手术影响最大，围手术期以及术后3～6个月的恢复期间，患者都有可能进食量明显下降，不能恢复正常普食，从而影响患者的营养状况，导致持续体重下降。比如胃癌和食管癌患者，消化道重建在一定程度上影响消化功能，围手术期间不能正常进食时间长，患者常出现负氮平衡，体重下降，诱发或加重营养不良。

（6）放疗化疗与饮食摄入降低：放疗、化疗过程中，常见的副反应也会降低患者经口的进食量。化疗的副反应可直接通过干扰细胞代谢，或者间接刺激化学感受器的触发区，造成消化道症状，如恶心、呕吐、食欲下降、味觉嗅觉改变等，进而降低进食量，导致营养不良的发生。尤其在口腔癌、牙龈癌以及其他头颈部肿瘤患者中，由于放射治疗，常出现吞咽咀嚼困难，口腔干燥，口腔黏膜炎，触觉嗅觉异常等问题，使这类患者比其他患者经口进食更加困难，吃的食物大幅减少，营养不良的风险也就随之增加。除了放化疗，其他一些症状控制药物也可能影响到食欲及消化道功能，比如某些抗生素、抗抑郁药、镇痛药等也可造成患者食欲差，便秘，或肠道菌群紊乱，从而降低食物的摄入量。

（7）造血干细胞移植与饮食摄入降低：造血干细胞移植的患者也是营养不良的高危人群。患者移植后，会使用大量的免疫抑制药物，这些药物的急性毒性会诱发患者出现味觉障碍、严重的口腔和食管黏膜炎、腹泻、恶心、呕吐、食欲减退等症状。所以患者经常在移植后数周内无法经口进食，导致营养不良的发生。

（8）人为因素与饮食摄入降低：在国内，营养干预在肿瘤综合治疗中的规范应用并没有很好地开展起来，专门设立临床营养科室且专业实施营养干预的医院非常少，即使在大型三级甲等医院，很少设有完善的营养支持小组来协助管理患者的营养问题。而其他的医护人员对营养不良的重视程度严重不足，无法做到早发现早预防。即使能够发现营养风险，也未必能做到合理的干预，从而导致较多患者在营养不良的状态下接受抗肿瘤治疗措施。2016年，一项多中心横断面调查研究显示，在被调查的35家医院中，74.3%的医院认可营养治疗是总体治疗的一部分，但实际院内接受营养干预（包括营养咨询）的患者不足40%，提供营养咨询和个性化膳食指导的医院仅占12.6%。2018年，国内一项纳入8家三甲医院肿瘤住院患者的多中心研究发现，33.3%的营养不良患者，在住院期间并没有接受任何形式的营养干预；

而在具有营养风险的患者中，这一比例更高达到46.9%。除了医护人员，患者和家属错误的营养观念，也会加剧患者营养不良的风险。患者常常降低自我的饮食预期，常认为生病时就应该比正常时饮食量少，不重视饮食量的降低，从而没有给临床医生提供正确的饮食信息。同时，很多患者盲目忌口，忽视体重下降，不了解营养不良的危害以及防治方法。比如很多人认为鸡鸭鱼肉这类富含蛋白质的食物，属于发物，不应该给肿瘤患者食用，而恰恰肿瘤患者正需要高蛋白的摄入来弥补体内的高消耗，避免营养状况的恶化。

3. 营养消化吸收障碍

（1）肿瘤部位与营养消化吸收障碍：消化道肿瘤，如食管癌、胃癌、胰腺癌、胆囊癌、结直肠癌等，患者消化功能受损严重，消化道症状明显，如胃食管反流、早饱、恶心、呕吐、疼痛、消化道梗阻、出血等。因此，营养物质的消化、吸收和代谢都不同程度地受到影响，发生消化吸收功能障碍的可能性显著高于其他肿瘤。在这种情况下，肿瘤患者经口进食不但不能满足身体的能量等营养需要，还可能由于进入肠道的食物无法消化吸收，加重肠胃负担，进一步损害肠胃功能，恶化营养不良。

（2）手术治疗与消化道功能障碍：胃肠道及肝胆胰等器官主要功能是对摄入的食物进行消化吸收，手术可能导致消化器官被部分，或全部切除，会直接导致不同程度的营养消化吸收障碍。比如，胃癌患者术后有时会出现倾倒综合征、消化吸收不良、胃潴留、腹泻、乳糖不耐、贫血等症状，营养治疗必不可少。胰腺癌患者术后会出现消化酶缺乏，因此吸收不良和腹泻等症状也经常发生。

（3）放化疗与消化道黏膜损伤：化疗药物以及放射治疗对机体内增生速度快的细胞极其敏感，这是他们可以杀死肿瘤细胞的基本原理。而口腔以及消化道黏膜细胞也具有高速增生的能力，因此放化疗对消化道的损伤非常大，可引发口腔黏膜炎、肠炎、口腔干燥、恶心、呕吐、腹泻以及便秘等。放疗则可引发放射性肠炎，症状包括恶心、呕吐、腹泻、腹绞痛，严重时可发生放射性肠瘘以及肠梗阻。这些副反应不同程度地影响患者的进食能力，造成消化功能障碍，从而恶化营养状况。

（4）抗肿瘤药物干扰微量元素代谢：研究发现，一些抗肿瘤药物可能导致部分营养素的缺乏，如皮质醇类药物（corticosteroids）会增加钠离子滞留，以及钙离子、钾离子的排出。甲氨蝶呤（methotrexate）可能引发叶酸缺乏。铂化合物（cisplatin）则可能导致低镁血症。

二、恶性肿瘤患者营养诊疗途径

根据中国抗癌协会肿瘤营养专委会的指南，肿瘤营养疗法（cancer nutrition therapy，CNT）的定义为：是计划、实施、评价营养干预，以治疗肿瘤及其并发症或身体状况，从而改善肿瘤患者预后的过程，包括营养诊断（筛查/评估）、营养干预、疗效评价（包括随访）3个阶段。

（一）营养不良诊断

1. ESPEN营养不良诊断标准　2015年，欧洲临床营养与代谢学会发布了一项营养不良诊断标准，简单易操作，患者自己便可以判断是否患有营养不良。诊断方法如下。

使用任意一种被验证有效的筛查工具进行风险筛查，如果存在营养风险，同时满足以下任意一个诊断方法即可被诊断为营养不良。

诊断方法1：体重指数（BMI）＜18.5kg/m²。

诊断方法2：在任意时间段内，患者无意识体重下降＞10%；或者3个月内体重下降＞5%，合并以下任意1条：①BMI＜20kg/m²（年龄＜70岁）或者BMI＜22kg/m²（年龄≥70岁）；②去脂体重指数（FFMI）＜15kg/m²（女性）或＜17kg/m²（男性）。

2. GLIM营养不良诊断标准2019年，全球营养不良领导倡议组织（global leadership initiative on malnutrition，GLIM）发布了最新的营养不良诊断标准。该组织成立的目的就是为成年人营养不良的核心诊断标准达成一个全球共识。

此诊断标准包括风险筛查、诊断评估、诊断和严重度分级四个步骤，具体内容见图32-1。

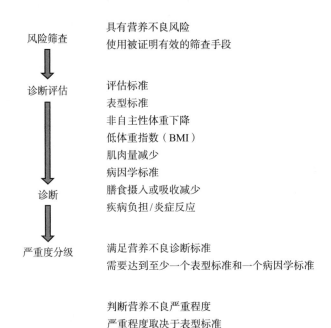

图32-1　GLIM营养不良诊断标准

（二）营养风险筛查

营养风险被定义为：现存或潜在的营养和代谢状况对疾病或手术相关的临床结局产生负面影响的可能。由这个定义可以看出，营养风险患者包括营养不足和目前虽无营养不足，但因手术、感染等因素也将面临营养问题而影响临床结局的患者，故营养风险的范围比营养不足宽，其发生率也高于营养不足。总的来说，营养风险筛查的目的是为了确认营养不良或者是存在营养不良风险的患者，使营养干预治疗能够给予最有可能受益的患者。

这一项工作一般在患者入院后24h内，由护士、营养师或医生完成。如果筛查结果表明患者存在营养风险，则需要进行营养状况评估及营养干预等措施。如果患者并未筛查出营养风险，则需要在住院期间每周重复筛查1次。一项研究发现，恶性肿瘤患者住院初次筛查营养风险发生率为24.6%，再次筛查发生率高达40.2%。可以看出，由于肿瘤进展和抗肿瘤治疗对患者的消耗较大，肿瘤患者的营养状况变化迅速，每周的重复筛查必不可少，以免发生治疗不足的情况。

另有研究证实营养支持并不是对所有患者有益，术前无营养不良的手术患者在接受胃肠外营养后，其临床结局并无改善，而且其发生感染并发症的概率更高。在有严重营养不良的患者中，接受胃肠外营养后非感染性并发症比对照组有明显减少，却并无感染性并发症的增加。可以看出，在患者接受营养治疗之前，营养风险筛查极为重要，是判断个体是否能从营养治疗中获取最大利益的关键，也是规避过度医疗和治疗不足的保证。目前，针对肿瘤患者，临床上使用较多的营养筛查主要是营养风险筛查-2002（nutritional risk screening-2002，NRS-2002）等。

（三）营养状况评估

通过筛查，可以明确患者是否存在营养风险。一旦被确定存在风险，就需要对患者进行全面的临床营养评估，判断患者是否存在营养不良及营养不良的严重程度，为之后的营养治疗提供基础，也为日后评价营养治疗效果提供基础。

1. 患者主观整体评估（PG-SGA）　目前，临床上使用的营养状况评估工具非常多，比如微型营养评估（mini nutritional assessment，MNA）、主观整体评估（subjective global assessment，SGA）和患者主观整体评估（patient generated-subjective global assessment，PG-SGA）等。其中患者主观整体评估（PG-SGA）是一种快速有效的营养状况评估工具。这种工具专门为恶性肿瘤患者设计，不仅适用于住院患者，也同样适用于门诊肿瘤患者；对于任何肿瘤类型，无论是实体肿瘤，还是血液肿瘤，其灵敏度和特异度均较高。研究还发现，此工具也同样适用于正在接受抗癌治疗的患者，如放疗、化疗、手术、骨髓移植等。由于它的适用性广，准确度高，在世界范围内被广泛应用。

PG-SGA一共由两部分组成，患者自我评估和医务人员评估见表32-1。自我评估包括4个方面，即体重变化、摄食情况的改变、与消化道相关的症状以及活动和身体功能。医务人员评估包括3个方面，即疾病与营养需求的关系、代谢方面的需求和体格检查。每项内容都有独立的评分系统，最终把每项评分相加得出总分，从而判断患者的营养状况。但是，无论评价结果是否显示患者存在营养不良，所有患者完成一个疗程的抗肿瘤治疗后，都应该再次评估。以下是评分对应的临床指导意义。

表 32-1　PG-SGA 评分

得分	营养不良程度	指导意见
0~1	无营养不良	此时不需要干预措施，可直接进行抗肿瘤治疗（包括放疗、化疗、手术、骨髓移植等），治疗期间保持常规随诊及评价（住院患者1周复查1次）
2~3	可疑营养不良	由营养师、护士或医生进行患者或患者家庭营养教育，并可根据患者存在的症状和实验室检查的结果，进行药物干预。营养教育的同时进行抗肿瘤治疗
4~8	中度营养不良	由营养师进行干预，并根据症状的严重程度，与医生和护士联合进行营养干预。在营养干预的同时（EN/PN），进行抗肿瘤治疗
≥9	重度营养不良	急需进行症状改善和/或同时进行营养干预。先进行人工营养（EN/PN）一到两周，继续营养治疗的同时，进行抗肿瘤治疗

2. 营养状况综合评价　在营养风险筛查和量表式营养评估与临床治疗之间，需要有一个重要的评价方法，即营养综合评价。营养综合评价是确定营养治疗途径以及营养治疗方案中必不可少的一环，却也是在临床中经常被忽视的一个环节。营养综合评价包括人体测量、人体成分分析、实验室检查、膳食情况、药物治疗史、病史、社会经济状况、宗教信仰等方面的评估。

（1）人体测量：人体测量帮助判断患者营养不良的程度，可为营养治疗方案提供依据。一般包括身高、体重、眼眶脂肪厚度、肱三头肌皮褶厚度、下肋脂肪厚度、腹部皮下脂肪厚度、腓肠肌状况、上臂肌围等。

（2）人体成分分析：人体成分可直接反应患者的肌肉、脂肪、细胞外体液等人体成分，是评价患者营养状况的重要指标。人体成分分析方法包括生物电阻抗分析，超声成像法、磁共振成像、计算机断层扫描、双能X线吸收法等。营养不良患者经常出现骨骼肌减少、骨密度降低、脂肪含量下降等，尤其肌肉含量降低不仅影响患者的营养状况，也危及患者的身体活动能力和生活质量，因此人体成分分析非常重要，可发现肥胖或超重患者隐性营养不良的可能。

（3）实验室检查：实验室检查是营养评估和监测最常规的手段，可直接反应患者的营养状况以及营养治疗的耐受情况等。一般包括营养状况相关检查（如人血白蛋白、血清前白蛋白、转铁蛋白等）、血常规、电解质、凝血酶原时间、肝肾功能、动脉血气分析、炎症参数、白细胞介素-6、肿瘤坏死因子等。

（4）膳食史回顾：膳食史回顾是营养治疗的基础，只有准确了解患者的膳食摄入，才有可能相对量化营养治疗。目前临床上较为常用的方法为24h膳食回顾。

1）24h膳食回顾就是需要患者回忆前一天从早到晚的饮食摄入情况，包括3次正餐和任何加餐的食物饮品的种类和食用量。这对患者记忆力的要求较高，且需要专业的人员引导、教育患者食物重量的估算方法，患者的学习能力和专业人员的指导能力都可能影响数据的准确度。

2）简明膳食自评工具此工具专为中国恶性肿瘤患者设计，研发者在长期的研究肿瘤患者营养及膳食问题的工作中，逐步发现中国肿瘤患者的饮食有一定规律，一般不外乎五种模式。

a. 一天只能喝点纯液体的流食，比如喝鸡汤、排骨汤、果汁、豆浆、奶等，常见于术后早期、化疗严重消化道反应期、头颈及食管癌放疗，黏膜炎严重的患者，每天的能量摄入常不超过300kcal。

b. 一天喝3碗粥、烂面条等半流食，吃一点小菜，偶尔能够吃个鸡蛋、喝点奶，基本不吃肉，能量常在300～600kcal之间。

c. 一天可以吃一餐比较正常的饮食，常在早餐或中餐，其他两餐仍然是以稀粥为主的半流食，有时能够吃1两肉、1个鸡蛋，能量常在600～900kcal。

d. 一天可以吃两餐比较正常的饮食，会有一餐半流食或流食，肉在1～2两，少油脂，能量常在900～1200kcal。

e. 一天3餐基本正常，可以吃到5～6两主食，3两肉及相应的油脂，1个鸡蛋，奶及加餐水果，能量在1200～1500kcal。

依据该特点，研发者将肿瘤患者常见的饮食模式量化，创新性发明简明膳食自评工具（1～5分），从而可以快速评估出患者的饮食量范围，为患者营养评估、营养治疗及营养监测提供相应的依据。考虑到我国地域广阔，患者的饮食习惯差别较大，为了方便患者的自我评估，作者根据各地域主食特点不同，设计了北方版、西北版和江南版。

（5）社会经济宗教信仰：调查患者的社会、文化、经济以及家庭状况，可侧面了解除病理生理以外造成患者营养不良的原因，比如经济困难、家庭照护不周、因宗教信仰忌口禁食、饭菜不合胃口等。通过以上详细地评估，为患者提供个性化的、针对性的营养治疗方案。

（四）营养干预方法

1. 营养不良的五阶梯治疗　为规范营养治疗流程，中国抗癌协会肿瘤营养与支持治疗专业委员会2015年颁布了《营养不良的五阶梯治疗》。文中指出，"营养不良治疗的基本要求应该是满足能量、蛋白质、液体及微量营养素的目标需要量，即要求四达标；最高目标是调节异常代谢、改善免疫功能、控制疾病（如肿瘤）、提高生活质量、延长生存时间"。营养不良治疗的要求四达标具体为：达到90%液体需求量；70%（70%～90%）能量需求量；100%蛋白质需求量；以及100%微量营养素需求量。为完成营养治疗的基本要求，科学规范的治疗模式必不可少，营养治疗五阶梯由此而来。

营养治疗五阶梯从下至上为：①饮食+营养教育；②饮食+口服营养补充（Oral Nutritional Supplements，ONS）；③完全肠内营养（total enteral nutrition，TEN）；④部分肠内营养（partial enteral nutrition，PEN）+部分肠外营养（partial parenteral nutrition，PPN）；⑤全肠外营养（total parenteral nutrition，TPN）。当下一阶梯不能满足60%目标能量需求3～5天时，应该选择上一阶梯。

（1）第一阶梯：饮食+营养教育。饮食+营养教育是营养干预最基础的手段，也是最经济实用的干预措施，适用于所有营养不良患者（除经口进食障碍患者）。营养教育包括营养咨询、饮食指导以及饮食调整。通过宣教的方式，改变患者的饮食模式，从而改善其营养状况。

（2）第二阶梯：饮食+口服营养补充（ONS）。当饮食+营养教育无法满足患者60%目标需求量3～5天时，则需采用第二阶梯，使用口服营养补充（ONS）。近年来，ONS在临床上的应用非常广泛，其治疗效果也被大量研究肯定。ESPEN也明确指出ONS是肿瘤放疗患者的首选营养治疗途径。较具代表性的一项关于ONS的研究，纳入了4400万住院患者，利用回顾性分析发现住院期间使用ONS的患者，住院时间缩短2.3天，住院费用减少4734美元，患者出院后30天内再次入院率显著降低。鉴于ONS的诸多益处，建议胃肠功能正常的肿瘤患者，首选ONS作为肠内营养支持手段，并且无论患者住院还是住家，ONS均有益处。但值得注意的是并非所有患者都能从中获益，对于经口进食无障碍，营养状况良好的患者，ONS并不一定优于普通膳食。

（3）第三阶梯：完全肠内营养（TEN）。当饮食+ONS还是无法满足患者目标需求时，或者完全无法经口进食的患者，我们建议使用全肠内营养。具体实施TEN时应掌握以下基本原则。

内　　容
1）一个原则，即个体化，根据每一位患者的实际情况选择合适的营养制剂及其量、输注途径及其方法
2）了解两个不耐受，胃不耐受及肠不耐受，前者多与胃动力有关，后者多与使用方法不当有关
3）观察上、中、下3个部位：上，即上消化道表现，如恶心、呕吐；中，即腹部，观察腹痛、腹胀、肠型、肠鸣音； 　　下，即下消化道表现，如腹泻、便秘、大便次数、性质与形状
4）特别重视4个问题，即误吸、反流、腹胀、腹泻
5）注意5个度：输注速度、液体温度、液体浓度、耐受程度（总量）及坡度（患者体位，30°～45°）

（4）第四阶梯：部分肠内营养（PEN）+部分肠外营养（PPN）。当TEN无法满足患者的目标需求量时，可选择PEN + PPN。但应主要以肠内营养为主，肠外营养在肠内营养基础上进行补充。这两者之间的比例并没有一个规定值，应根据患者的肠道耐受情况，若患者肠内营养耐受度高，则肠外营养补充即少，反之则多。

（5）第五阶梯：完全肠外营养（total parenteral nutrition，TPN）。当患者的肠道功能完全损坏，无法经肠道摄入营养时，完全肠外营养可能是患者唯一的营养来源。但完全肠外营养是一种强制性营养支持手段，患者无法体验饱腹感和饥饿感，因此机体无法调节能量摄入量，可能导致相关并发症较多，所以密切监测患者的各项生理指标非常关键。

2. 恶性肿瘤患者能量和营养素推荐摄入量

（1）能量：一般按照20～25kcal/（kg·d）（非肥胖患者的实际体重）来估算卧床患者的能量，30～35kcal/（kg·d）（非肥胖患者的实际体重）来估算能下床活动患者的能量，再根据患者的年龄、应激状况等调整为个体化能量值。

（2）蛋白质：一般可按1.0～1.2g/（kg·d）（非肥胖患者的实际体重）给予，严重营养消耗者可按1.2～2.0g/（kg·d）（非肥胖患者的实际体重）给予。

（3）脂肪：脂肪供能占总能量35%～50%。推荐适当增加富含η-3及η-9脂肪酸食物。

（4）碳水化合物：碳水化合物供能占总能量35%～50%。

（5）水（饮水和食物中所含水）：一般按30～40ml/（kg·d）给予，使每日尿量维持在1000～2000ml。有心、肺、肾等脏器功能障碍的病人特别注意防止液体过多。

（6）矿物质及维生素：参考同龄、同性别正常人的矿物质及维生素每日推荐摄入量给予。在没有缺乏的情况下，不建议额外补充。

3. 恶性肿瘤患者的食物选择

（1）谷类和薯类保持每天适量的谷类食物摄入，成年人每天摄入200～400g为宜。在胃肠道功能正常的情况下，注意粗细搭配

（2）动物性食物适当多吃鱼、禽肉、蛋类，减少红肉摄入。对于放化疗胃肠道损伤患者，推荐制作软烂细碎的动物性食品。

（3）豆类及豆制品每日适量食用大豆及豆制品。推荐每日摄入约50g等量大豆，其他豆制品按水分含量折算。

（4）蔬菜和水果推荐蔬菜摄入量300～500g，建议各种颜色蔬菜、叶类蔬菜。水果摄入量200～300g。

（5）油脂使用多种植物油作为烹调油，每天在25～40g。

（6）其他：①避免酒精摄入；②限制烧烤（火烧、炭烧）/腌制和煎炸的动物性食物；③肿瘤患者出现明确的矿物质及维生素等营养素缺乏时，在寻求医学治疗的同时，可考虑膳食强化而补充部分营养素，常见富含这些营养素的食物详见《恶性肿瘤患者膳食指导国家行业标准》附录A～附录E。

（五）营养监测方法

营养支持监测是对患者营养状况和干预效果的检测手段，通常使用膳食调查、人体测量、实验室检查以及临床检查结果进行评估。在营养治疗的过程中，应定期且持续性地观察和评测营养干预效果，根据患者营养状况的改变，及时调整并优化营养治疗方案，提高营养干预的安全性和治疗效果，降低营养治疗相关并发症的发生。针对营养治疗的监测内容大致可分为常规监测和特殊监测。

1. 常规监测

（1）体重监测：患者的体重可较为敏感地反映其营养状况的改变，进而直接影响下一步营养治疗的方向，因此，密切监测患者的体重非常重要。为避免误差，我们建议体重监测期间，患者应使用同一台体重秤。最好是清晨，空腹，排空胃肠及膀胱，穿着同样的衣服进行称量。

（2）体格检测：除体重之外，患者体成分的改变可更加具体全面地反映其营养状况，且能评估出患者的身体功能状态。患者肌肉和脂肪含量的变化是我们关注的重点。检测方法包括眼眶脂肪厚度、肱三头肌皮褶厚度、下肋脂肪厚度、腹部皮下脂肪厚度、腓肠肌状况、上臂肌围等。

（3）体能评估：临床实践中最常用的两个体能评估指标是握力和日常步速评估法。其中握力测试不仅可以测试前臂和手部肌肉的力量，也可灵敏地反映患者全身肌群与肌肉总体力量，是患者身体功能检测的一个敏感指标，也是预测不良结局，如死亡率、外科术后并发症、残疾、住院天数等的重要指标。

（4）临床症状：在了解患者的既往病史和用药史的前提下，跟踪患者在营养治疗过程中出现的任何症状，包括是否出现发热、水肿、腹水、维生素缺乏相关症状、常量和微量元素缺乏相关症状、皮肤毛发改变等。根据症状，找到病因，及时调整营养治疗方案。除此之外，尤其要注意患者的消化道症状的变化，比如腹胀、腹泻、恶心、呕吐、排便频率、粪便颜色状态、是否出现梗阻等。这些症状直接影响患者的营养状况，可能干扰营养治疗进程，因此需要及时发现，及时干预，提高营养治疗的安全性和有效性。

（5）实验室检查：实验室检查是营养监测最常规的手段，可直接反应患者的耐受情况，并发症情况，营养改善情况等。监测内容一般包括血常规、电解质、凝血酶原时间、肝功能、肾功能（如尿素氮、尿渗透压）、动脉血气分析、炎症参数［白细胞介素-1（IL-1）、白细胞介素-6（IL-6）、肿瘤坏死因子（TNF）、C反应蛋白等］、营养状况相关检查（如人血白蛋白、血清前白蛋白、转铁蛋白、视黄醇结合蛋白、游离脂肪酸等）。当营养治疗刚开始时，应每天多次监测血糖以及电解质，若出现异常，应及时更换调整营养治疗方案，直至指标平稳。当进入病情稳定阶段时，根据实际情况，每周可测定1～2次血常规、凝血酶原时间、肝功能、肾功能、营养指标（如人血白蛋白）等。接受肠外营养含脂肪乳剂的患者，应每周监测1次三酰甘油以及脂肪廓清实验，预防脂肪超载综合征。

（6）体液平衡：监测患者24h液体出入量非常重要，可帮助动态掌握病情，为随时调整营养治疗方案提供依据。体液平衡需通过记录液体出入量来体现，具体内容如下：液体摄入量：静脉液体输入量、管饲喂养液体量、膳食含水量、饮水量；液体排出量：24h排尿量、呕吐量、大便排出量、咯血量、痰量、胃肠减压量、腹腔抽出液体量、消化道瘘丢失量、引流液量、伤口渗出量，皮肤蒸发量，带呼吸机的患者，还应考虑呼吸道水分丢失量和呼吸机加湿补充水量。其中皮肤蒸发和呼吸蒸发量被称为非显性失水，一般正常人每日可蒸发约850ml水分；但病患可能要比此值要高，所以为了精确计算体液平衡，非显性失水也应考虑在内。

2. 特殊监测

（1）人体成分检测：人体成分可直接反应患者的肌肉、脂肪、细胞外体液等人体成分，是评价患者营养状况的重要指标。人体成分分析方法有很多，比如利用生物电阻抗分析（bioelectrical impedance analysis，BIA），利用稳定放射性核素法测定或利用更精确的影像学检测，包括超声成像法（ultrasound）、磁共振成像（magnetic resonance imaging，MRI）、计算机断层扫描（computerized tomography，CT）、双能X线吸收法（dual-energy X-ray absorptiometry，DEXA）、正电子发射显像（positron emission tomography，PET）、定量计算机断层扫描（quantitative computed tomography，QCT）、定量磁共振（quantitative magnetic resonance，QMR）等。营养不良患者经常出现骨骼肌减少、骨密度降低、脂肪含量下降等，尤其肌肉含量降低不仅影响患者的营养状况，也危及患者的身体活动能力和生活质量，因此人体成分分析非常重要，可发现肥胖或超重患者隐性营养不良的可能。但是由于精密的人体成分检测操作较为繁琐、耗时耗力，评判标准尚未明确，设备昂贵，在临床实际应用中受限。

（2）肌酐—身高指数（CHI）：肌酐是全身肌肉的分解产物，机体正常情况下每天的排出量处于恒定状态。当患者出现营养不良时，体内蛋白处于消耗状态，骨骼肌含量降低，肌酐生成量减少，导致CHI随之下降。具体计算方法如下：用24h尿中肌酐实际排出量除以身高相应标准体型的理想肌酐排出量，结果用百分数表示。诊断标准：＞90%正常，80%～90%轻度营养缺乏，60%～80%中度营养缺乏，＜60%为严重营养缺乏。

（3）氮平衡（nitrogen balance）：氮平衡指人体氮摄入量和排出量达到平衡状态，即摄入氮等于排出量。蛋白质是人体最主要的氮源。一般营养状况良好的成年人体内的蛋白质合成和分解处于动态平衡状态，即处于氮平衡状态。婴幼儿、儿童、孕妇因生长发育的需求，氮摄入量高于排出量；严重创伤如大面积烧伤、慢性消耗性疾病如恶性肿瘤以及营养不良患者均处于负氮平衡。因此患者氮平衡是否被纠正，或持续恶化，都是判断患者营养支持手段是否有效或需要改善配方的重要依据。

（4）能量代谢测定：能量代谢是营养治疗过程中非常重要的监测指标。尤其对于肿瘤患者，其代谢水平常出现异常，能量代谢测定是确定宏量营养素（脂肪、碳水化合物、蛋白质）的需要量以及比例的前提，是营养治疗个体精准化的基础。能量代谢的测量方法分为直接测热法和间接测热法。直接测热法虽然准确，但是操作烦琐，耗时，成本高，多用于试验研究中。临床上常使用间接测热法（代谢车）来测定患者的能量消耗。

（丛明华　于　康　方　玉）

参 考 文 献

［1］Dewys WD，Begg C，Lavin PT，et al. Prognostic effect of weight loss prior to chemotherapy in cancer patients. Eastern Cooperative Oncology Group［J］. The American Journal of Medicine，1980，69（4）：491-497.

［2］Muscaritoli M，Lucia S，Farcomeni A，et al. Prevalence of malnutrition in patients at first medical oncology visit：the PreMiOstudy［J］. Oncotarget，2017，8（45）：79884-79896.

［3］Planas，Mercè，álvarez-Hernández，Julia，León-Sanz，Miguel，et al. Prevalence of hospital malnutrition in cancer patients：a sub-analysis of the PREDyCESstudy. Supportive Care in Cancer，2016，24（1）：429-435.

［4］Silva FRDM，De Oliveira MGOA，Souza ASR，et al. Factors associated with malnutrition in hospitalized cancer patients：a croos-sectional study. Nutrition Journal，2015，14（1）：123.

［5］Wie GA，Cho YA，Kim SY，et al. Prevalence and risk factors of malnutrition among cancer patients according to tumor location and stage in the National Cancer Center in Korea. Nutrition，2010，26（3）：263-268.

［6］Hébuterne X，Lemarié E，MichalletM，et al. Prevalence of malnutrition and current use of nutrition support in patients with cancer. JPEN Journal of Parenteral & Enteral Nutrition，2014，38（2）：196-204.

［7］许静涌，唐普贤，陈伟，等. 老年肿瘤患者营养风险、营养不良及营养治疗情况调查. 肿瘤代谢与营养电子杂志，2018，5（2）：159-164.

［8］Pan H，Cai S，Ji J，et al. The impact of nutritional status，nutritional risk，and nutritional treatment on clinical outcome of 2248 hospitalized cancer patients：a multi-center，prospective cohort study in Chinese teaching hospitals［J］. Nutr Cancer，2013，65（1）：62-70.

［9］于康，周晓容，郭亚芳. 恶性肿瘤住院患者营养风险和营养不足发生率及营养支持应用状况调查. 肿瘤学杂志，2011，17（06）：408-411.

［10］Jouinot A，Vazeille C，Durand JP，et al. Resting energy expenditure in the risk assessment of anticancer treatments. Clinnutr，2018，37（2）：558-565.

［11］Nguyen T，Batterham MJ，Edwards C. Comparison of resting energy expenditure between cancer subjects and healthy controls：a meta-analysis. NutrCancer，2016，68（3）：374-387.

［12］王昆. 癌性疼痛与营养不良. 肿瘤代谢与营养电子杂志，2014，1（02）：35-38.

［13］罗迪，张雪，邓窈窕. 肿瘤患者癌性疼痛和心理痛苦及营养不良的相关性研究进展. 中国全科医学，2018，21（29）：3654-3658.

［14］中国抗癌协会. 肿瘤恶病质. 北京：人民卫生出版社. 2015：104-113.

［15］Fabbro Ed，Baracos V，Demark-Wahnefried W，et al. nutrition and the cancer patient［M］. Oxford：Oxford University Press. 2010：7-14；37-54.

［16］Arends J，Bachmann P，Baracos V，et al. ESPEN guidelines on nutrition in cancer patients. Clinical Nutrition，2017，36（1）：11-48.

［17］Arends J，Baracos V，Bertz H，et al. ESPEN expert group recommendations for action against cancer-related malnutrition. ClinNutr，2017，36（5）：1187-1196.

［18］丛明华，王杰军，方玉，等. 肿瘤内科住院患者膳食认知行为横断面多中心研究. 肿瘤代谢与营养电子杂志，2017，4（1）：1-6.

［19］李子建，姚玉昕，李海龙，等. 住院患者肿瘤相关营养不良现况分析：一项横断面调查研究. 中国临床医生杂志，2016，44（6）：19-23.

［20］孙海峰，章黎，万松林，等. 肿瘤住院病人营养治疗现状多中心调查报告. 中国实用外科杂志，2018，38（6）：654-658.

［21］Mahan LK，Raymond JL. Krause's food & the nutrition care process，fourteen edition. Missouri：Elsevier Inc. 2017：158-160；737-754.

［22］中国抗癌协会肿瘤营养与支持治疗专业委员会. 中国肿瘤营养治疗指南. 北京：人民卫生出版社. 2015：20-34；95-107.

［23］Cederholm T，Bosaeus I，Barazzoni R，et al. Diagnostic criteria for malnutrition – An ESPEN Consensus Statement. Clinical Nutrition，2015，34（3）：335-340.

［24］Cederholm T，Jensen GL，Correia MITD，et al. GLIM criteria for the diagnosis of malnutrition-A consensus report from the global clinical nutrition community. ClinNutr，2019，38（1）：1-9.

［25］刘明，石汉平. 中国恶性肿瘤营养治疗通路专家共识. 北京：人民卫生出版社. 2018：10-105.

［26］石汉平，李增宁，王昆华，等. 营养管理新模式-HCH. 肿瘤代谢与营养电子杂志，2015，2（3）：23-26.

［27］石汉平. 恶性肿瘤病人营养诊断及实施流程. 中国实用外科杂志，2018，38（03）：257-261.

［28］石汉平，李薇，王昆华，等. 肿瘤患者营养评估操作手册：PG-SGA. 北京：人民卫生出版社. 2015.

［29］党诚学. 肿瘤患者临床营养支持手册. 西安：世界图书出版西安有限公司. 2015：38-115.

［30］丛明华，石汉平. 肿瘤患者简明膳食自评工具的发明. 肿瘤代谢与营养电子杂志，2018，5（1）：11-13.

［31］石汉平，许红霞，李苏宜，等. 营养不良的五阶梯治疗. 肿瘤代谢与营养电子杂志，2015，2（1）：29-33.

第三十三章

肌肉衰减症的营养管理和运动干预

第一节　肌肉衰减症概述

一、肌肉衰减症的定义

肌肉衰减症（sarcopenia）系年龄相关的进行性疾病，表现为肌肉数量减少，肌力减弱和肌肉功能减退。肌肉衰减症可导致衰弱、生活质量下降、身体残疾，严重时会致死亡风险增高。

肌肉衰减症随年龄增高呈患病率增高趋势，在老年人中较为普遍。2010年，欧洲老年肌肉衰减症工作组（The European working group on sarcopenia in older people，EWGSOP）直接将肌肉衰减定义为"老年人骨骼肌质量、力量和功能下降的一种老年综合征"。同时，将仅有肌肉数量下降称为"肌肉衰减症早期"；当肌肉数量和肌肉力量或身体活动能力（两者之一）同时下降时，称为"肌肉衰减症中期"；当肌肉量、肌肉力量和身体活动能力三者同时下降时，称为"肌肉衰减症后期"。中期即可判定为肌肉衰减症，而后期则为重度肌肉衰减症。

2016年，肌肉衰减症被正式确认为一类肌肉相关疾病，其诊断代码为ICD-10-MC，而且在一些国家已被纳入医保。

2018年，EWGSOP根据最近十年临床实践和基础研究的新进展，发布了新版EWGSOP2，将肌肉衰减症定义更新为：仅有肌肉力量下降为可疑肌肉衰减症，若同时伴有肌肉数量或质量下降即可诊断为肌肉衰减症。上述两项加上躯体功能表现差就可诊断为严重肌肉衰减症。

EWGSOP2指出，肌肉衰减症长期以来都被认为与衰老和老年人有关，但基于最新的临床和基础研究，人们认识到，肌肉衰减症的发生和发展始于生命早期，其病因较为广泛且复杂，除了衰老之外，还包括其他诸多因素。同时，肌肉衰减症在临床实践中往往被忽视和治疗不足，这在一定程度上缘于肌肉数量及其改变在目前技术上尚难以被准确测量；同时，对于确定要测量哪些肌肉变量、如何测量这些变量、什么样的临界值最能指导诊断和治疗以及如何最好地评估治疗干预效果尚存在很多空白和争议。为此，EWGSOP2将肌肉力量减少作为诊断肌肉衰减症的核心特征，并应用肌肉数量和质量的检测来进一步确定肌肉衰减症的诊断，将躯体表现作为判断严重程度的标准，旨在提高对肌肉衰减症及其发生风险和不良健康结局的认识；并基于这些认识，促进对肌肉衰减症的早期发现和早期治疗，以预防或延缓肌肉衰减症导致的不良结局及其对医疗系统造成的沉重负担。EWGSOP2特别强调，通过早期有效的干预措施，预防、延迟、治疗、甚至逆转肌肉衰减症的可能性越来越大。

二、肌肉衰减症的影响

从人类健康方面看，肌肉衰减症可导致老年人出现衰弱（frailty），显著增加跌倒和骨折的风险，严重影响日常活动能力；同时，肌肉衰减症与心血管系统疾病、呼吸系统疾病、认知功能障碍等相关，可导致行动障碍，并最终导致生活质量下降，丧失独立性或需要长期的护理安置以及死亡。

从医疗花费角度看，肌肉衰减症显著增加医疗和护理成本。来自欧洲的临床研究显示，入院时患有肌肉衰减症的老年患者较没有肌肉衰减症者住院费用高5倍以上。而对社区人群的大型研究显示，患有肌肉衰减症的老年人，其直接医疗成本是没有肌肉衰减症老年人的2倍以上。

三、肌肉衰减症的现患率

目前，估计全球肌肉衰减症的患病人数已达5000万，到2050年预计达5亿，已成为全球范围的重要公共健康问题之一。

肌肉衰减症现患率受研究所使用的定义、研究人群、性别、老年人居住处所及评价肌肉量、力量和躯体表现功能的研究方法的影响，在文献报道中差异很大。①总体上肌肉衰减症患病率随年龄增长而增大。欧美人群研究数据显示，65岁及以上老年人肌肉衰减症发病率约为20%，70岁及以上老年男性人群中为52%，85岁及以上老人的发病率高达50%～60%；在亚洲人群中，中国台湾65岁及以上男性老人中为23.6%；中国香港70岁以上男性发病率为12.3%，女性为7.6%；日本75岁及以上老年人发病率为39.6%；②在性别差异上，小于75岁的人群中，女性肌肉衰减症患病率高于男性；而在大于85岁的人群中，男性肌肉衰减症患病率高于女性，但也有的研究认为无性别差异；③根据EWGSOP标准，社区居住人群的老年肌肉衰减症患病率波动于1%～29%，长照机构中居住的老人因年龄更高，疾病更复杂以及伴急性病症等，患病率可高达17.4%～32.8%。澳大利亚11个养老院中依据EWGSOP标准进行研究的结果显示：40.2%的老年居民有肌肉衰减症，其中95%属于严重肌肉衰减症。因急性病入院的老人在入院时10%～34.7%有老年肌肉衰减症，住院期间会有14.7%出现新发的老年肌肉衰减症。住院期间老年肌肉衰减症发病率与卧床住院天数明显相关，但与总住院日不相关。发生老年肌肉衰减症的患者平均5.1天卧床，未发生老年肌肉衰减症患者平均3.2天卧床。住院期间发生老年肌肉衰减症是很常见的。

第二节　肌肉衰减症的临床表现及发病机制

一、肌肉衰减症的临床表现

老年肌肉衰减症中肌肉力量的下降比肌肉量减少更显著，下肢比上肢明显、伸肌比屈肌明显。德国的BASE-Ⅱ研究结果显示，在老年肌肉衰减症人群中，低骨骼肌质量本身不一定引起力量下降和活动受限，而力量与功能下降对躯体表现能力的影响更大。其研究数据显示：仅根据骨骼肌质量下降，肌肉衰减症的患病率为24.3%，按照握力下降来评价为4.1%，用活动受限评价为2.4%，仅有0.6%老人符合肌肉量减少、力量下降和功能受限全部3个标准；而骨骼肌质量正常的人群中，8.6%有握力下降，5.1%有活动受限，1.3%同时有握力下降和活动受限。这些结果提示，在老年人群中，功能受限而肌肉质量正常的肌肉衰减症很常见。

除对骨骼肌结构与功能直接影响外，肌肉减少和体力功能丧失临床可以表现为衰弱，而衰弱老人中，有50%～70%会发生肌肉衰减症。肌肉衰减症是不良结局的独立危险因子，是运动受损、跌倒和残疾、功能独立性下降、生活质量下降、住院、感染和老年人死亡的重要危险因素，是生命后期失能的重要预测指标。综合肌肉量、力量和活动情况有助于确定哪些人不良结局的风险高以及更需要干预。力量受损或活动能力下降可能是其他原因引起的，例如心血管疾病或关节疾病。必须弄清楚基础病因并给予治疗。因此只靶向骨骼肌肉的治疗，例如联合抗阻力锻炼和补充充足的蛋白质可能是不够的。

二、肌肉衰减症的病因及发病机制

主要病因可以分为原发性和继发性。①原发性肌肉衰减症，主要是年龄相关的，无其他原因。老龄化过程人体成分发生重要变化，一方面表现为肌肉量逐渐丧失，另一方面表现为体脂肪和内脏脂肪获得性增加，是多种生理过程紊乱的结局；②继发性肌肉衰减症。包括活动相关（因卧床不动、久坐的生活方式、去适应状态或零重力情况引起），疾病相关（通常伴有终末期脏器功能衰竭，包括心脏、肺脏、肝脏、肾脏和大脑等；炎症性疾病；恶性肿瘤或内分泌疾病）及营养相关（因食物中的能量和/或蛋白质摄入不足，吸收不良，胃肠疾病或使用引起厌食的药物等）。

目前肌肉衰减症发病机制尚不明确，可能与上述多种病因相关，并有可能多个病因相互作用、互为因果，使情况更加恶化。肌肉代谢本身受到增龄的影响。从20～80岁，个体肌肉量将减少30%，在50岁及以上人群，肌肉量每年下降1%～2%，50～60岁人群中肌肉力量约每年下降1.5%。组织学结果显示，肌肉衰减症同时有肌肉数量减少及肌纤维萎缩，是肌纤维蛋白合成代谢降低，分解代谢增加以及肌细胞分解凋亡、自我更新能力下降的结果。随年龄增长会出现非收缩组织（例如胶原和脂肪）的浸润增加。肌肉数量减少会引起力量下降以及肌肉功能受损，这种关系可能是非线性的。有很多因素影响肌肉蛋白的合成，包括营养摄入不足，吸收后蛋白合成缺陷，以及被吸收的营养素合成率下降，尤其是氨基酸合成率下降等。有研究表明营养不良本身是老年肌肉衰减症的强危险因子，低体重指数（body mass index，BMI）能预测肌肉衰减症的发生，BMI26以下老人肌肉衰减症患病率及发病率均增加。在土耳其养老院中进行的一项研究显示，有肌肉衰减症居民比无肌肉衰减症居民的营养状况更差，但肌肉衰减症与日常生活活动能力（ADL）和使用工具的日常生活活动能力（IADL）无明显相关性，提示肌肉衰减症与营养状况相关而与功能状况无关。在急性病后期的老年病房中，肌肉衰减症患病率可达37.5%，其中90.9%的患者符合欧洲肠外肠内营养学会（European society of parenteral and enteral nutrition，ESPEN）营养不良的诊断标准，提示在需要康复治疗和管理的老年患者中营养不良与肌肉衰减症显著相关。在健康老年人中的研究显示，长时间卧床不动会显著降低肌肉蛋白质的合成，使下肢瘦组织和力量下降。此外，也有研究表明，骨骼和肌肉也有内分泌和代谢功能，老年人中骨量丢失及肌肉萎缩同时发生，导致骨质疏松和肌肉衰减症。在老年人中肥胖患病率增加35%，使老年肌肉衰减症更加复杂，这一特殊类型被称为老年肥胖肌肉衰减症或老年肌肉衰减型肥胖。目前认为，老年肌肉衰减症与肥胖症可能有共同的炎症途径，并能对不良结局产生协同效应。

近年来，肌肉衰减症的炎症基础受到重视。有研究基于慢性炎症反应和肌肉衰减症之间的关联，描述了促炎因子和代谢性激素在肌肉衰减症发病过程中的作用。结果提示，人体血清中的肿瘤坏死因子样凋亡的微弱诱导剂（TWEAK）、肿瘤坏死因子α（TNF-α）和瘦素水平增高，可显著增加肌肉衰减症的发病风险；而胰岛素生长因子-1（IGF-1）、胰岛素和脂联素水平增高，则可降低肌肉衰减症的发病风险。有研究对60岁以上肌肉衰减症社区老年人进行了为期3个月以营养和运动为主的生活方式干预，证实了基于乳清蛋白补充和抗阻训练，可显著降低肌肉衰减症老年人血清促炎因子水平，特别是TWEAK，并促进胰岛素和脂联素等两种代谢性激素的分泌，进而改善患者的肌肉质量和肌肉力量。

第三节　肌肉衰减症的临床诊断

目前肌肉衰减症的临床诊断主要参照EWGSOP2010和EWGSOP2推荐的临界阈值。既往主要参考以下几个指标：①相对骨骼肌质量指数（relative skeletal muscle index，RSMI），它是四肢骨骼肌（appendicular skeletal muscle，ASM）的质量与身高平方的比值。ASM值可由双能X线吸收谱、MRI以及CT、生物电阻抗等方法来测定。当RSMI值低于青年对照组RSMI值2个标准差（SD）以上或男性RSMI < 7.26kg/m^2、女性RSMI < 5.45kg/m^{2}时，即可判定为肌肉衰减症；②骨骼肌质量指数（skeletal mass index，SMI），SMI为ASM与体重的比值乘以100。对老年人而言，当其SMI值低于青年对照组1个SD以上，即可判定为肌肉衰减症。此外，还参考握力、肌肉力量、行走能力评价及躯体功能表现来进行综合判定。其中躯体功能表现可采用从椅子上站立的时间、12分钟步行、爬楼梯或计时起立行走测试（timed up and go，TUG）等进行评价。EWGSOP2010推荐使用简易体能状况量表（short physical performance battery，SPPB）。在2018年更新版的EWGSOP2指南中，除了上述指标外，还增加了全身骨骼肌量（skeletal muscle mass，SMM）、腰部肌肉横断面面积、大腿中部或全身肌肉的肌肉质量等参数，主要通过CT、MRI甚至肌肉活检来采集相关信息和数据。在功能测试方面增加了400米步行等长距离行走测试。在临界阈值方面也尽可能按照性别给出了更加明确的推荐。这些参数的设定以及实施规则的制定，为在老年人群中进行广泛的肌肉衰减症筛查、识别等提供了强有力的保障。临床常用的肌肉力量、肌肉数量和肌肉功能的指标和测量工具总结于表33-1。

表33-1 临床常用的肌肉力量、肌肉数量和肌肉功能的指标和测量工具

指标	测量工具（方法）
病例筛查	问卷法（SARC-F表）
肌肉力量	握力
	椅子坐站测试（5次坐站的时间）
肌肉数量	双能X射线吸光测定法（DXA）
	生物电阻抗分析（BIA）
	腰肌横断面积的计算机断层扫描（CT）或MRI
肌肉功能	简易体能状况量表（short physical performance battery，SPPB）
	步速

引自：EWGSOP2，2018.

为提高对肌肉衰减症的干预效果，EWGSOP2更新了其诊断策略，确定了检测肌肉衰减症的最佳变量、测量每个变量的最佳工具和每个变量的临界值，同时，推荐了新的筛查和评估途径，以便更好地应用于临床实践（表33-2）。

表33-2 肌肉衰减症的诊断指标和临界值

诊断指标	临界值	
	男性	女性
肌肉力量		
握力	＜27kg	＜16kg
椅子坐站（5次）时间	＞15秒	－
肌肉数量		
ASM	＜20kg	＜15kg
ASM/身高^2	＜7.0kg/m^2	＜6.0kg/m^2
肌肉功能		
步速	≤0.8m/s	
SPPB	≤8分	

引自：EWGSOP2，2018.

第四节 肌肉衰减症的治疗

肌肉衰减症的治疗目的在于减缓或逆转肌肉数量与肌肉功能的下降，减少相关并发症，提高生存质量，改善临床结局，降低医疗费用。迄今为止，针对肌肉衰减症的治疗措施主要

是以营养干预及抗阻锻炼为主体的生活方式管理，以及包括激素替代疗法等药物治疗在内的其他措施等。

一、营养干预

营养干预是肌肉衰减症治疗中重要的基础及核心措施，但以营养支持为主体（通常包括能量、蛋白质和其他营养素联合补充）的干预措施对老年肌肉衰减症的治疗效果尚无统一结论，很多证据源于短期的蛋白质合成研究，仍缺乏大规模的临床研究。目前的营养干预主要涉及蛋白质、必需氨基酸（亮氨酸等）补充剂、维生素D、钙质、抗氧化剂（维生素C及维生素E等）及ω-3脂肪酸等。

（一）蛋白质

补充蛋白质对改善肌肉数量和功能的作用效果并不一致。膳食中的蛋白质提供合成肌肉蛋白所需要的氨基酸。随年龄增长体内蛋白质分解代谢超过合成代谢，造成负氮平衡。蛋白质摄入不足将加重负氮平衡，并导致肌肉蛋白合成受阻。老年人对所吸收蛋白的合成代谢反应迟钝，消化等量蛋白质后，老年人肌肉蛋白合成率较年轻人降低。因此，为保持正氮平衡和预防肌肉数量的减少及肌肉力量的丢失，应满足优质蛋白的摄入量，以确保肌肉蛋白合成及维持肌肉质量所需的原材料充足。有研究显示，蛋白质摄入量增加至每日1.0～1.3g/kg，有利于维持正氮平衡，抵消蛋白质合成率下降的影响。PROT-AGE研究工作组推荐，为保持瘦组织量及其功能，老年人平均每日应摄入至少1.0～1.2g/kg蛋白质。我国推荐老年人蛋白质的摄入量应维持在1.0～1.5g/kg。提倡在必要情况下采用口服营养补充剂（oral nutritional supplement，ONS）进行强化性营养支持。

在蛋白质种类的选择上，乳清蛋白优于酪蛋白、水解酪蛋白和植物蛋白，能更有效地促进老年人肌肉蛋白合成。乳制品富含乳清蛋白，有丰富的支链氨基酸，并具有抗氧化性质。牛奶、酸奶和乳酪能增加四肢肌肉量、握力。Alemán-Mateo等研究发现，老年人摄入奶制品（每日210g奶酪）可显著改善四肢肌肉数量，但并不能改善肌肉力量。摄入牛奶并同时进行抗阻锻炼，能促进氨基酸吸收及肌肉合成代谢。豆浆改善肌肉力量的效果不及奶类及其制品。此外，每日蛋白质摄入量均衡地分配至3餐内，较一餐摄入大量蛋白质，更能有效促进肌肉蛋白合成。

（二）氨基酸

必需氨基酸可促进肌肉蛋白合成。亮氨酸、异亮氨酸和缬氨酸等支链氨基酸可为骨骼肌提供能量底物，并刺激胰岛素合成，增强胰岛素敏感性，降低蛋白质降解速度，促进蛋白质合成，形成老年人肌肉蛋白合成的良性刺激。研究发现，短期摄入少量（7.5g）必需氨基酸，对肌肉纤维合成率有刺激作用；而长期（3个月以上）补充，可显著改善老年人瘦体组织总量。但在蛋白质及能量摄入量充足的情况下，每日补充8g的必需氨基酸，对肌肉结局的影响尚存在争议。

β-羟基β-甲基丁酸（β-hydroxy β-methylbutyric acid，HMB）是亮氨酸的关键活性代谢产物，在蛋白质合成和裂解中发挥重要作用。随年龄增长，内源性HMB浓度减少，其血浆浓度与四肢肌肉量和肌肉力量显著相关。有研究显示，在老年人中补充HMB能有效预防肌肉数量的减少和肌肉力量的丢失，并改善躯体表现功能；但也有研究并未发现上述的相关性。还有学者认为，同时补充支链氨基酸（2.5g亮氨酸）和HMB对肌肉数量和功能效果更佳。

（三）维生素D及钙质

老年人群因身体活动受限、自主生活能力下降，常常导致日光暴露不足，每日维生素D摄入量难以达到推荐量标准，血清维生素D水平普遍偏低（＜50nmol/L）。目前发现，维生素D对肌肉功能有直接的影响，血清25（OH）D水平降低与肌肉数量减少、握力下降、体力活动受限以及衰弱等有关。低维生素D的老年人，其肌肉衰减症的风险是正常维生素D水平者的5倍。

研究提示，补充维生素D可有效改善肌肉力量与功能状况。对血清25（OH）D浓度＜25nmol/L的老人，补充维生素D能改善髋部肌肉力量；但对于＞25nmol/L的老人，补充维生素D并不能显著改善肌肉力量。因此，血清25（OH）D基线浓度对补充维生素D后肌肉力量的变化是有影响的，应进行维生素D水平监测。

维生素D对肌肉力量及其功能的影响，可能由维生素D受体（VDR）介导。血清25（OH）D水平与VDR浓度变化程度相关。肌肉组织中的VDR数量随年龄减少，而补充维生素D可改变VDR的表达。维生素D还具有潜在的抗炎作用，InCHIANTI研究显示，25（OH）D水平与前炎症细胞因子IL-6呈负相关。PROVIDE研究提示，同时补充维生素D、富含亮氨酸的乳清蛋白以及微量营养素混合物等，与给予异亮氨酸的对照组相比，13周后，维生素D补充组能使肌肉衰减症老人的四肢肌肉量显著增加，并改善从椅子上坐站的时间。增加户外活动有助于提高老年人血清维生素D水平，预防老年肌肉衰减症。此外，有肌肉衰减症老人每日钙摄入量明显低于无肌肉衰减症老人。韩国KNHANES研究结果显示，在60岁及以上不肥胖的人群中，每日钙摄入量与身体总脂肪比例负相关，与四肢肌肉量正相关。目前建议老年人每日钙质摄入总量达到1000～1200mg，为此，每日饮用300～500ml牛奶及其制品，并辅以钙质补充剂是必需的。

（四）η-3多不饱和脂肪酸

η-3多不饱和脂肪酸（η-3 polyunsaturated fatty acid，η-3 PUFA）具有一定的抗炎作用。目前认为，很多慢性疾病患者血清炎症因子（包括C反应蛋白，肿瘤坏死因子-α和白介素6等）显著增高，并由此导致活动受限及握力下降。η-3 PUFA具有抗氧化特性，可降低体内炎性水平，从而对肌肉蛋白合成产生促进作用，并可缓解老年人肌肉蛋白合成中的抵抗现象，对提高肌肉力量和改善躯体功能有正向作用。研究显示，在抗阻训练的同时，每日补充鱼油（η-3 PUFA）2g，比单纯进行抗阻训练更能增加肌肉力量及改善肌肉功能。

（五）其他

氧化损伤能使老年人功能下降，但补充大剂量抗氧化营养素（维生素C和维生素E等）并不能改善老年人肌肉量与力量；而硒则与功能状况呈负相关；多酚有重要的抗氧化和抗炎症效果，但对肌肉衰减症的预防和治疗作用尚不明确。绿叶蔬菜（生菜、菠菜、芹菜、甜菜根）等富含抗氧化物的食物，对缓解肌肉衰减症和衰弱的证据不足。富含钾的水果和蔬菜具有抗肌肉分解代谢和凋亡的作用。

综上所述，营养干预在预防和管理肌肉衰减症中具有重要作用。为满足上述有益营养素的补充，需提倡合理膳食，满足能量、蛋白质、η-3PUFA 和钙质的摄入。然而，单纯营养干预对老年人肌肉蛋白合成效应及肌肉功能影响尚缺乏统一结论。目前，国内外已发表的研究主要集中于非肌肉衰减征老年人群，干预时间长短不一，且缺少营养干预对临床结局影响的高水平研究。因此，今后应重点探讨营养干预对老年人群肌肉营养状况的远期效应以及对生活质量的影响。

此外，在老年人中进行营养风险筛查和肌肉衰减症筛查很有必要。对于单纯性老年肌肉衰减症，仅测定握力足矣；但对于伴有慢性疾病的老年人，则应联合评估肌肉力量和平衡能力（SPPB 的一部分）。早筛查、早诊断、早干预，采用科学的营养和运动联合干预，对于保持肌肉功能状况和活动能力、维持肌肉数量和力量至关重要。

二、运动干预

躯体活动受限及久坐的生活方式会降低机体利用所吸收的蛋白质合成肌肉蛋白的反应力，进一步加重损伤或疾病状况下的失能。对老年人尤其如此。规律性锻炼（每周至少3天）能增加有氧能力、肌肉力量和耐力，并且有助于预防衰弱和改善肌肉衰减症老年患者躯体功能。长期的规律性训练能带来持续的获益，并且与年轻人相比，老年人可能需要更高的维持训练量和持续更长时间，介入时间也应更早。

与低强度家庭锻炼和标准康复措施相比，抗阻训练可促进蛋白质吸收，有效增加肌肉数量和肌肉力量，改善活动能力和躯体功能表现（如从椅子上起立的时间，爬楼梯的时间或12分钟步行试验等）。此外，渐进性抗阻运动等主动力量训练能显著增加老年慢性疾病患者步行速度、步行距离、日常活动能力和生存质量，同时，可减少脂肪组织，并降低跌倒与原发病或伴随疾病发作或加重的风险。多数研究建议抗阻训练处方设置为每周进行3～5天，每天至少10分钟，采用中至高的训练强度（自觉劳累程度分级量表RPE介于5～6至7～8级），并接受专业人员指导和监测。通常肌肉力量的改善出现在8周左右。

有氧运动可增加肌肉氧化能力、肌肉耐力，并改善心肺功能。有氧运动是否能增加肌肉质量与力量取决于训练处方剂量，尤其是运动强度。在合适的运动处方下，有氧运动能诱导出与抗阻运动等效的肌肉体积的增加。此外，有氧运动能减少身体脂肪比例，降低慢性炎症水平，显著降低代谢性疾病的风险因素，提高心肺功能与活动功能，改善耐力。

此外，柔韧性训练与平衡训练对老年人也非常重要，有助于保持整体的健康状况。美国运动医学学院指南建议柔韧性训练每周至少2天，每天进行10分钟，强度控制在自觉劳累程度分级量表5～6级，包括颈、肩、肘、腕、髋、膝、踝关节等部位。平衡训练需每周进行3次以上。在衰弱、久坐不动、社区居住的老年人中，锻炼干预在改善肌肉力量和躯体功能表现方面有一定作用，但未必能改善肌肉数量。采用复杂的锻炼干预措施（包括有氧运动、抗阻运动、柔韧性和/或平衡锻炼），连续18个月以上的高强度多目的性的锻炼措施能改善肌肉量、力量和躯体功能表现。短期的躯体表现评分、步速、400米步行以及握力是有效的评价躯体功能的指标，能确定临床显著性变化。未来的研究应更加关注改进锻炼干预模式的标准化操作使其能重复和对比；采用共同的临床结局指标，有相同的评估时间段（如4周、8周、3个月、6个月和1年等），这样才能在不同研究中进行有效比较。

三、营养与运动联合干预

为保持或改善肌肉数量和肌肉力量，在锻炼的同时给予适当的营养支持是重要策略。躯体活动可增加骨骼肌利用氨基酸进行合成代谢的敏感性。但力量训练联合氨基酸或蛋白质摄入是否具有叠加效应一直存在较大争议。有研究认为两者具有协同效应，两者联合应用有助于减轻老龄化导致的肌蛋白合成抵抗；但也有研究否认了上述情况。一项Meta分析显示，抗阻锻炼6周联合补充蛋白质，较单纯抗阻力锻炼更能增加去脂组织量和腿部力量。在衰弱老人中进行的研究显示，补充蛋白质同时进行抗阻锻炼比单纯锻炼更能增加瘦体组织量。但在活动受限的老人中进行的研究未能得到相同结论，这可能受到摄入蛋白质或氨基酸的种类、摄入时机和剂量等多种因素的影响。此外，年龄及受试者的状态等也是重要的影响因素。在衰弱的社区老人中进行的高质量研究显示，补充蛋白质能改善躯体功能表现，但是肌肉数量或肌肉力量与对照组相比无变化。一个补充蛋白质联合锻炼6～18个月的项目显示肌肉数量可以增加。另一项研究补充氨基酸（主要是亮氨酸）、HMB、精氨酸或补充脂肪酸8～36周后评价肌肉数量、肌肉力量和肌肉功能。结果显示每日提供亮氨酸2.8g和必需脂肪酸2.5g能够改善肌肉数量，但不能改善力量和躯体功能表现。必需脂肪酸加上锻炼，能改善腿部肌肉数量和质量，但不会改善躯体功能表现。因此，到目前为止，补充必需脂肪酸和/或锻炼改善肌肉结局的证据仍然是非常有限的。

四、其他

补充睾酮可增加健康老年人肌肉质量与功能，抑制与年龄相关的氧化应激水平的升高，调整肌生成抑制蛋白浓度。非甾体选择性雄激素受体调节剂副作用较睾酮小，有望成为新的替代药物。生长激素能促进骨骼与肌肉生长。但上述药物的安全性和有效性均有待进一步的临床验证，目前还不能在临床上广泛使用。在前列腺癌患者中，尤其是进行雄激素去势治疗的患者中，锻炼可以对抗治疗带来的人体组成、功能表现、生活质量等方面的多种不良反应。

综上所述，随着老龄化社会的到来，营养不良（营养不足）、衰弱、肌肉衰减症的筛查与管理等问题日益得到重视。上述几个概念既相互独立又相互关联，在定义、检测方法及治疗方法上均有重叠。在目前的营养评定（诊断）标准共识中，已经将营养不良（营养不足）与肌肉衰减症建立了明确关联，并且从疾病原因与严重程度两方面，更加全面地进行了补充。肌肉衰减症会影响生活质量，导致失能和死亡率增高，建议在临床实践中充分考虑进行肌肉衰减症筛查的重要性和必要性，包括在社区、老年照护机构和医院中。尽量早发现和早治疗才可能改善肌肉衰减症患者的临床结局。抗阻训练在改善肌肉力量和躯体功能表现方面有重要作用，但不影响肌肉数量。建议对衰弱或久坐不动的社区居住老人进行督导式抗阻锻炼，持续时间至少3个月或更长。同时，在此类人群中也建议增加每日躯体活动。推荐蛋白质摄入增加至1.2g/（kg·d），改善饮食或增加蛋白补充剂。

同时，要重视老年综合评估。老年人具有很强的异质性，应采用多维度老年综合评估作为基线评估方法，再结合肌肉衰减症的筛查和评估手段，才能更全面而有针对性地进行评估工作。尤其是衰弱老人在疾病突然加重、多重用药、活动减少、生理功能下降和社会支持情况发生变化时，更容易出现被漏诊的情况。

（谢海雁　于　康　李春微　聂小栋　崔　敏）

参 考 文 献

［1］Cruz-Jentoft AJ，Baeyens JP，Bauer JM，et al. European Working Group on Sarcopenia in Older People Sarcopenia：European consensus on definition and diagnosis：report of the European Working Group on Sarcopenia in Older People［J］. Age Ageing，2010，39（3）：412-423.

［2］Cruz-Jentoft AJ，Bahat J，Bauer J，et al. Sarcopenia：revised European consensus on definition and diagnosis［J］. Age and ageing，2018，48（1）：16-31.

［3］Li cw，Yu k，Ng SC，et al. Circulating factors associated with sarcopenia during aging and after intensive lifestyle intervention［J］. J Cachexia Sarcopenia and Muscle，2019，10（3）：586-600.

［4］李春微，于康. 营养干预对老年人肌肉蛋白合成的影响：系统综述［J］. 中华健康管理学杂志，2017，11（1）：34-39.

［5］Bahat G，Saka B，Tufan F，et al. Prevalence of sarcopenia and its association with functional and nutritional status among male residents in a nursing home in Turkey［J］. Aging Male，2010，13（3）：211-214.

［6］崔敏，于康，李春微，等. 肌肉衰减综合征对社区中老年人骨质疏松症、脆性骨折发生风险影响的系统综述和Meta分析［J］. 中华临床营养杂志，2019，27（4）：140-148.

［7］崔敏，于康，李春微，等. 肌肉衰减综合征对老年人跌倒、骨质疏松症、骨折和全因死亡影响的前瞻性队列研究的荟萃分析［J］. 中华临床营养杂志，2018，26（5）：299-308.

［8］Bianchi L，Ferrucci L，Cherubini A，et al. Thepredictive value of the EWGSOP definition of sarcopenia：results from the InCHIANTIstudy［J］. J Gerontol A BiolSci Med Sci 2016；71（2）：259-264.

［9］Martone AM，Bianchi L，Abete P，et al. The incidence of sarcopenia among hospitalized older patients：results from the Glisten study［J］. J Cachexia Sarcopenia Muscle，2017；8（8）：907-914.

［10］Seniora HE，Henwoodb TR，Beller EM，et al. Prevalence and risk factors of sarcopenia among adults living in nursing homes［J］. Maturitas，2015，82（4）：418-423.

［11］Spira D，Norman K，Nikolov J，et al. Prevalence and definition of sarcopenia in community dwelling older people：Data from the Berlin aging study Ⅱ（BASE-Ⅱ）［J］. ZeitschriftfürGerontologieGeriatrie，2015，49（2）：1-6.

［12］Buford TW，Anton SD，Judge AR，et al. Models of accelerated sarcopenia：critical pieces for solving the puzzle of age-related muscle atrophy［J］. Ageing Res Rev，2010，9（4）：369-383.

［13］Rodríguez SD，Marco E，Ronquillo-Moreno N，et al. Prevalence of malnutrition and sarcopenia in a postacute care geriatric unit：Applying the new ESPEN definition and EWGSOP criteria［J］. Clin Nutr，2017，36（5）：1339-1344.

［14］Coker RH，Hays NP，Williams RH，et al. Bed rest promotes reductions in walking speed，functional parameters，and aerobic fitness in older，healthy adults［J］. J GerontolSer A BiolSci Med Sci，2015，70（1）：91-96.

［15］中华医学会老年医学分会老年康复学组，肌肉衰减综合征专家共识撰写组. 肌肉衰减综合征中国专家共识（草案）［J］. 中华老年医学杂志，2017，37（7）：711-718.

［16］Alemán-Mateo H，Carreón VR，Macías L，et al. Nutrient-rich dairy proteins improve appendicular skeletal muscle mass and physical performance，and attenuate the loss of muscle strength in older men and women subjects: a single-blind randomized clinical trial［J］. ClinInterv Aging，2014，9（14）: 1517-1525.

［17］Lauretani F,Bautmans I,De Vita F,et al. Identification and treatment of older persons with sarcopenia［J］. Aging Male，2014，17（4）: 199-204.

［18］Seo M H，Kim M K，Park S E，et al. The association between daily calcium intake and sarcopenia in older, non-obese Korean adults: the fourth Korea national health and nutrition examination survey（KNHANES Ⅳ）2009［J］. Endocrine journal，2013，60（5）: 679-686.

［19］Wilson JM，Lowery RP，Joy JM，et al. The effects of 12 weeks of beta-hydroxy-beta-methylbutyrate free acid supplementation on muscle mass，strength，and power in resistance-trained individuals: a randomized, double-blind，placebo-controlled study［J］. Eur J ApplPhysiol，2014，114（6）: 1217-1227.

［20］Landi F，Marzetti E，Martone AM，et al. Exercise as a remedy for sarcopenia［J］. Current Opinion in Clinical Nutrition and Metabolic Care，2014，17（1）: 25-31.

第三十四章

营养相关性贫血的营养支持治疗

贫血是一种重要的营养相关性疾病。

无论贫血的病因和发病机制是什么，贫血的预防和治疗都离不开营养支持。

从贫血发病的机制和病因看，贫血是非常复杂的，一系列疾病均会导致贫血。

骨髓红细胞生成减少或异常——再生障碍性贫血、纯红细胞再生障碍贫血、先天性红细胞生成异常性贫血，骨髓增生异常综合征及各类造血系统肿瘤性疾病如白血病等，骨髓坏死、骨髓纤维化、骨髓硬化症、大理石病、各种髓外肿瘤的骨髓转移以及各种感染或非感染性骨髓炎，均可因损伤骨髓基质和基质细胞，造血微环境发生异常而影响血细胞生成。造血调节因子水平异常所致贫血——如肾功能不全、肝病、垂体或甲状腺功能低下等时产生促红细胞生成素（EPO）不足，肿瘤性疾病或某些病毒感染会诱导机体产生较多的造血负调控因子如肿瘤坏死因子（TNF）、干扰素（IFN）、炎性因子等，则可导致慢性病性贫血。淋巴细胞功能亢进可造成自身免疫溶血性贫血。抑或是红细胞破坏过多以及失血所致的贫血。有些疾病会导致造血原料不足或利用障碍，同样会带来贫血的后果。本章将以缺铁性贫血、巨幼细胞性贫血、慢性病贫血及地中海贫血等四类贫血为例，简介以贫血为表现的临床问题的营养支持治疗。

第一节　缺铁性贫血

一、发病情况和病因

铁缺乏症（iron deficiency，ID）是最常见的营养素缺乏症和全球性健康问题，据估计世界1/3人口缺铁。缺铁性贫血是人群中最常见的贫血，缺铁和铁利用障碍影响血红素合成，有称该类贫血为血红素合成异常性贫血。当机体对铁的需求与供给失衡，导致体内贮存铁耗尽（ID），继之红细胞内铁缺乏（IDE），最终引起缺铁性贫血（IDA）。IDA是铁缺乏症（包括ID，IDE和IDA）的最终阶段，表现为缺铁引起的小细胞低色素性贫血及其他异常。该类贫血的红细胞形态变小，中央淡染区扩大，属于小细胞低色素性贫血。

IDA是最常见的贫血。其发病率在发展中国家、经济不发达地区及婴幼儿、育龄妇女明显增高。据WHO资料，发展中国家5岁以下和5～14岁儿童贫血患病率分别为39%和48%，其中半数以上为IDA，而ID患病率至少为IDA患病率的2倍。我国儿童ID患病率仍显著高于发达国家。2000～2001年"中国儿童铁缺乏症流行病学的调查研究"发现，我国7个月～7岁儿童ID总患病率40.3%，IDA患病率7.8%。尽管IDA患病率已显著降低，但缺铁（不伴贫血的ID）仍很严重，其中婴儿缺铁和IDA患病率分别为44.7%和20.5%，显著高于幼儿和学龄前儿童。由于健康教育和广泛采用铁强化食品等措施，目前欧美发达国家儿童缺铁性贫血（iron deficiency anemia，IDA）患病率已显著降低。据美国1999～2000年全国流行病学调查，1～2岁儿童ID和IDA患病率分别为7%和2%。

女性是贫血的高发人群，孕中晚期发生情况尤为严重。2011年WHO报道，全球孕妇贫血的患病率约为38%。2002年中国居民营养与健康状况监测数据显示，我国孕妇贫血检出率为28.9%，2012年中国居民营养与健康状况监测结果显示孕期贫血的检出率为17.2%，孕晚期最高，达21.5%。

（一）铁摄入不足或吸收不良

缺铁最主要的原因是食物中铁的含量不足或吸收不良。肉类食物中的血红素铁容易被吸收，且不受食物组成及胃酸的影响。植物性食物所含非血红素铁则需要先变成Fe离子才能被吸收。胃酸、维生素C及蛋白质中的胺类均可促进Fe变成Fe^{2+}，易于被吸收。蔬菜、谷类、茶叶中的磷酸盐、植酸、丹宁酸等可影响铁的吸收。故食物的组成对铁的吸收影响较大。铁摄入减少除常见于偏食习惯（肉食不足）外，也见于萎缩性胃炎、胃及十二指肠手术后胃酸减少或缺乏，此外，胃幽门螺杆菌感染也会使铁摄入减少。

造成铁摄入减少的其他原因还有：药物或胃肠疾患影响了铁的吸收，如某些金属（镓、镁）的摄入、溃疡病时服用制酸剂中的碳酸钙和硫酸镁，以及H_2受体阻断剂等，均可抑制铁的吸收。

（二）铁丢失增多

正常人每天从胃肠道、泌尿道及皮肤上皮细胞中丢失的铁约为1mg。妇女在月经期、分娩和哺乳时有较多的铁丢失。铁丢失增多常见于胃肠道失血（肿瘤、胃、十二指肠溃疡、膈疝、胃炎，憩室炎、溃疡性结肠炎、局限性回肠炎、食管静脉曲张、钩虫感染、痔、动静脉畸形、息肉），月经过多，慢性血红蛋白尿，慢性咯血，止血凝血障碍性疾病或长期服用抗凝剂后出血。亦可见于酗酒、服用阿司匹林及类固醇和非类固醇抗炎药者，以及少见的血管性紫癜、遗传性毛细血管扩张症及维生素C缺乏病等的慢性失血。

此外，妊娠期平均失血1300ml（约680mg铁）需每天补铁2.5mg。在妊娠的后3个月，每天需要补铁3～5mg。哺乳期铁的需要量增加0.5～1.0mg。如补充不足均会导致铁的负平衡。

献血者每次献血400ml约相当于丢失铁200mg，约8%的男性献血者及23%女性献血者的血清铁蛋白降低。如短期内多次献血，情况会更严重。

二、诊断

询问及分析病史，体格检查可以得到诊断缺铁性贫血的线索，确定诊断须满足：①实验室检查符合缺铁及缺铁性贫血的诊断标准；②有明确的缺铁病因和临床表现；③铁剂治疗有效。

临床上将缺铁及缺铁性贫血分为缺铁、缺铁性红细胞生成及缺铁性贫血3个阶段。其诊断标准分别如下。

1. 缺铁阶段或称潜在缺铁期　此时仅有体内贮存铁的消耗。符合以下任何一条即可诊断：①血清铁蛋白＜12μg/L；②骨髓铁染色显示铁粒幼细胞＜10%或消失，细胞外缺铁。

2. 缺铁性红细胞生成期　指红细胞摄入铁较正常时为少，但血红蛋白的减少尚不明显。符合缺铁的诊断标准，同时伴有转铁蛋白饱和度＜15%即可诊断。

3. 缺铁性贫血期　红细胞内血红蛋白减少明显，呈现小细胞低色素性贫血。诊断依据是：血红蛋白（Hb），男性＜120g/L，女性＜110g/L（平原地区）；平均红细胞体积（MCV）＜80fl，平均红细胞血红蛋白含量（MCH）＜27pg。

三、缺铁性贫血治疗

（一）病因治疗

应强调病因的诊断和处理要先于补铁，尽可能地除去导致缺铁的病因，避免因补铁掩盖和贻误病情。单纯的铁剂补充可能使血象恢复，不能使贫血得到彻底的治疗。

（二）铁剂的补充

铁剂的补充治疗以口服为宜，每天服元素铁150～200mg即可。常用的是亚铁制剂（琥珀酸亚铁或富马酸亚铁）。于进餐时或餐后服用，以减少药物对胃肠道的刺激。铁剂忌与茶同服，否则易与茶叶中的丹宁酸结合成不溶解的沉淀，不易被吸收。其他药物中的钙盐及镁盐亦可抑制铁的吸收，应避免同时服用。

患者服铁剂后，自觉症状可以很快地恢复。网织红细胞一般于服后3～4天上升，7天左右达高峰。血红蛋白于2周后明显上升，1～2个月后达正常水平。在血红蛋白恢复正常后，铁剂治疗仍需继续，待血清铁蛋白＞30～50μg/dl后再停药，以补充体内应有的贮存铁量。

如果患者口服铁剂不能耐受或不能吸收者，可改用胃肠外给药，常用的肌肉或静脉给药注射。治疗前应计算给药的总剂量，其计算方法是：所需补充铁（mg）＝［150-患者Hb（g/L）］×3.4（按每1000g血红蛋白中含铁3.4g）×体重（kg）×0.065（正常人1kg体重的血量约为65ml）×1.5（包括补充贮存铁）。上述公式可简化为：所需补充铁（mg）＝［150-患者Hb（g/L）］×体重（kg）×0.33。

肌内注射：首次注射量应为50mg，如无不良反应，第2次可增加到100mg，以后每周注射2～3次，直到总剂量用完。约有5%～13%的患者于注射铁剂后可发生局部肌肉疼痛、淋巴结炎、头痛、头晕、发热、荨麻疹及关节痛等，多为轻度及暂时的。偶尔（有2%～6%）可出现过敏反应，如处置不当，发展为过敏性休克会有生命危险，故初始给药应低剂量低速，观察。同时备急救设备（肾上腺素、氧气及复苏设备等）。静脉注射在治疗总剂量的计算后，视病情轻重1次或分次注射。

（三）医学营养治疗

1. 治疗原则　在平衡膳食的基础上增加铁、蛋白质和维生素C的供给量。我国成年人每日推荐摄入（RNI）：铁，12mg（男性），20mg（女性，孕期增加4～9mg）；蛋白质按每千克体重1～1.2g供给，如极轻劳动者为65g（男性），55g（女性）；维生素C为100mg。

（1）增加铁的供给量：在增加铁的供给量时要考虑食物不同，铁吸收率也不同的特点。食物中的铁按其化学组成可分为血红素铁（heme Fe）和非血红素铁（non heme Fe）。血红素铁是一种与血红蛋白或肌红蛋白中卟啉（porphyrin）结合的铁化合物，在肠道上皮细胞直接吸收，不受消化液或其他食物因素的影响吸收率较高，约为25%。主要存在于动物性食物中的肉、鱼、禽的血红蛋白和肌红蛋白中。其他动物性食物，如乳、蛋类不含有它。非血红素铁是由有机分子中的蛋白质、氨基酸等有机酸与Fe（OH）$_3$络合而成的铁化合物。这种形式的铁必须先在胃酸作用下还原成亚铁离子才被吸收，而且它的吸收率受其他食物因素的影响甚多，随着对其影响程度的多少，吸收率一般为3% ～ 8%，低于血红素铁的吸收率。非血红素铁主要存在于谷、豆、蔬菜、瓜果等植物性食物中，动物性食品中也有一部分。因此，选食时既要考虑富含铁的食物如动物性食物中的血、肝、肉、鱼、禽类和植物性食物中的杏干、葡萄干、桂圆、枣、干豆、核桃及绿叶蔬菜等尚需考虑铁的吸收率。

（2）增加蛋白质和维生素C的供给量：蛋白质供给量按1kg体重1.5g供给，日进量为80 ～ 100g，其中至少有1/3的蛋白质来自于肉、鱼、禽类（MFP）。蛋白质不仅是合成血红蛋白的原料，而且在消化过程中所释放的胱氨酸、半胱氨酸、赖氨酸、组氨酸等氨基酸和多肽以及所含的"肉、鱼、禽因子"在提高铁吸收率方面都有着不可忽视的作用。

维生素C作为还原物质，在肠道能将三价铁还原为二价铁，若将维生素C与含非血红素食物一起食入，可使铁的吸收率提高2 ～ 3倍，甚至更高。维生素C主要存在于植物性食物中，如蔬菜中的油菜、芹菜、生菜、豆芽菜、苦瓜、柿椒、西红柿、心里美萝卜等和水果中的猕猴桃、酸梨、紫酥梨、苹果、草莓、杏、桃、李、橘柑、柚等（100g柿椒含维生素C 72mg，100g猕猴桃含维生素C 62mg）。维生素C极易被氧化、破坏，故应注意食物保鲜和减少烹制过程中的流失。

2. 食谱设计　食谱设计一定要结合病情和患者的饮食习惯，使之既符合治疗原则又能促进食欲，并为患者所接受。

（1）遵照平衡膳食的原则，注意食品多样化。为了提高铁的吸收率，做到餐餐荤素搭配，在荤食中有肉、鱼、禽类食物，在素食中有新鲜蔬菜和水果。为了增加维生素C的进量，有的蔬菜如西红柿、心里美萝卜等不妨生食；餐后水果也是可取的简易方法。

（2）减少抑制因素的干扰，在食谱中少用含草酸多的蕹菜、菠菜、茭白等；食用时可将菜放沸水中焯然后捞出，再烹制，减少草酸进量。谷类多含植酸，经发酵可减少植酸含量，因此在主食中可用些馒头、包子等发面主食或偶尔用些酒酿制品。用餐时禁用浓茶，咖啡减少丹宁酸对铁吸收的干扰。

（3）一日至少安排3餐，对食欲差者，可采用少食多餐原则，以增进营养摄入，一日供4餐或5餐。

第二节　巨幼细胞性贫血

巨幼细胞贫血是指各种原因造成的骨髓造血细胞内脱氧核糖核酸合成障碍或复制速度缓慢导致的一类大细胞性贫血，其中最常见原因为叶酸和维生素B$_{12}$水平缺乏。可累及所有人群，但儿童、老人、妊娠或哺乳期妇女以及合并胃肠道疾病者、酗酒者更为常见。国外有资料显示在60岁以上的老年人群中叶酸和维生素B_{12}缺乏发生率均不低于5%。由此导致的营养性巨幼细胞贫血发病率也随年龄增长而不断升高，从而严重影响了老年人的生活质量和机体功能。伴有高同型半胱氨酸（Hcy）血症的原发性高血压被定义为H型高血压。我国75%的高血压患者伴有Hcy增高。H型高血压与营养性巨幼细胞贫血的发病都与叶酸和维生素B_{12}缺乏相关，两种疾病在老年患者有时是合并存在。

一、病因

（一）叶酸缺乏

1. 摄入不足　食物中缺少新鲜蔬菜、过度烹煮或腌制均可使叶酸丢失。酒精可干扰叶酸的代谢，酗酒者常会有叶酸缺乏。小肠（特别是空肠段）炎症、肿瘤、手术切除及吸收不良性腹泻均可导致叶酸的吸收不足。

2. 需要增加　妊娠期妇女每天叶酸的推荐摄入量为600μg。生长发育的儿童及青少年以及慢性反复溶血、白血病、肿瘤、甲状腺功能亢进及长期慢性肾病用血液透析治疗的患者，叶酸的需要量都会增加，如补充不足就可发生叶酸缺乏。

3. 药物的影响　如甲氨蝶呤、氨苯蝶啶、乙胺嘧啶能抑制二氢叶酸还原酶的作用，影响四氢叶酸的生成。苯妥英钠、苯巴比妥对叶酸的影响机制不明，可能是增加叶酸的分解或抑制DNA合成。约67%口服柳氮磺胺吡啶的患者会抑制叶酸在肠内的吸收。

（二）维生素B_{12}缺乏

1. 摄入减少　正常人每天有5～10μg的维生素B_{12}随胆汁进入肠腔，通过内因子的作用重吸收胆汁中与R-蛋白结合的钴胺，故在素食者，一般需10～15年才发展为维生素B_{12}缺乏。老年人和部分胃切除患者常有胃酸缺乏和胃蛋白酶的分泌减少，不易将食物中与蛋白质结合的维生素B_{12}释放，导致维生素B_{12}缺乏。由于有胆汁中维生素B_{12}的再吸收（肝肠循环），这类患者也和素食者一样，需经过10～15年才出现维生素B_{12}缺乏的临床表现，故临床上由于膳食中维生素B_{12}摄入不足而致巨幼细胞贫血比叶酸的较为少见。

2. 内因子缺乏　主要见于全胃切除术后和恶性贫血患者。目前发生恶性贫血的机制还不清楚。患者常有特发的胃黏膜完全萎缩和内因子的自身抗体存在，故有人认为恶性贫血属免疫性疾患。由于这类患者食物中维生素B_{12}的吸收和胆汁中维生素B_{12}的重吸收均有障碍，临床上仅需3～5年就可出现维生素B_{12}的缺乏。

3. 小肠内存在异常高浓度的细菌和寄生虫　可影响维生素B_{12}的吸收，因为这些有机物可大量摄取和截留维生素B_{12}。在小肠憩室或手术后的盲端袢中常会有细菌滋生，以及鱼带绦虫感染（污染淡水鱼），与宿主人体竞争维生素B_{12}等，会引起维生素B_{12}缺乏。

4. 其他先天性转钴蛋白Ⅱ（TCⅡ）缺乏、长期接触氧化亚氮（N_2O、麻醉剂）均可影响维生素B_{12}的血浆转运和细胞内的转变、利用，亦可造成维生素B_{12}缺乏。

二、诊断

根据病史及临床表现，血象呈大细胞性贫血，中性粒细胞分叶过多（5叶者占5%以上或有6叶者）就考虑有巨幼细胞贫血的可能，骨髓细胞呈现典型的巨幼型改变就可肯定诊断。正常人体经2～4个月缺叶酸膳食后，叶酸储备会被耗尽，导致巨幼细胞性贫血，同时红细胞、白细胞和血小板的数量减少。叶酸缺乏性贫血表现为非常低的血清叶酸（＜3ng/ml）和低于140～160ng/ml的红细胞叶酸水平。然而，低血清叶酸水平只是诊断当时抽出的血液处于负平衡状态，红细胞叶酸水平则可以衡量实际体内的叶酸贮备，从而更好地确定叶酸营养状况。为进一步明确是叶酸缺乏还是维生素B_{12}缺乏，尚需进一步做下列各项检查。

1. 如怀疑是叶酸缺乏，应测定血清及红细胞叶酸水平，血清叶酸＜3ng/ml，红细胞叶酸＜250ng/ml可肯定诊断，可同时进行血清同型半胱氨酸水平和亚甲基四氢叶酸还原酶（MTHFR）677T位点测定，辅助判断。

2. 如怀疑是维生素B_{12}缺乏，应测定血清维生素B_{12}水平，如低于300pg/ml往往提示存在维生素B_{12}缺乏，如＜180pg/ml提示维生素B_{12}缺乏可致巨幼细胞贫血。有条件可测定血清或尿甲基丙二酸以证实。为明确维生素B_{12}缺乏的原因，有条件时可测定内因子阻断抗体及进行维生素B_{12}吸收试验。

3. 在无条件进行上述各项试验时，可用试验性治疗达到诊断的目的。方法是给患者服用生理剂量的叶酸或维生素B_{12}，观察临床表现和血象变化。如果有叶酸或维生素B_{12}缺乏，用药后患者的临床症状、血象和骨髓象会有改善和恢复。生理剂量的叶酸（或维生素B_{12}）只对叶酸（或维生素B_{12}）缺乏的患者有疗效，对维生素B_{12}（或叶酸）缺乏者无效。用这种方法可以进行二者的鉴别。

发生巨幼细胞贫血，除特定病因导致单一营养素吸收利用障碍，往往是综合营养问题，容易同时合并铁、蛋白质、铜、锌、维生素C等造血相关营养素缺乏，故应同时进行评估，及时发现问题。

三、治疗

随着社会进步，卫生条件改善，单纯营养性巨幼细胞性贫血的发病率不高，应更为重视的是预防和亚临床阶段的干预。

（一）治疗基础疾病，去除病因

要知道，叶酸和维生素B_{12}的严重缺乏（耗竭）才会导致出现巨幼细胞性贫血，故临床治疗，不应以贫血纠正作为终点目标，而应纠正导致叶酸或维生素B_{12}缺乏的根本原因，彻底解决病因。

（二）补充叶酸或维生素B_{12}

1. 叶酸缺乏　口服叶酸0.4～5.0mg/d，监测血清和红细胞叶酸水平，胃肠道不能吸收者可肌内注射四氢叶酸钙。直至血清和组织内叶酸水平恢复正常。如不能有效去除导致叶酸缺乏的原因，则可能需要长期维持治疗。临床常用的叶酸制剂有叶酸、亚叶酸和5-甲基叶酸，一般用于营养治疗，可选择叶酸和5-甲基叶酸。

2. 维生素B_{12}缺乏　肌内注射维生素B_{12} 100μg每日1次（或200μg隔日1次），直至血清维生素B_{12}水平恢复正常。确定肠道维生素B_{12}吸收障碍者，如恶性贫血或胃全部切除者需终生采用维持治疗每月注射100～500μg每次。维生素B_{12}伴有神经症状者对治疗的反应不一，有时需大剂量［500～1500μg/（次·周）］长时间（半年以上）的治疗。对于单纯维生素B_{12}缺乏的患者，不宜单用叶酸治疗，否则会加重维生素B_{12}的缺乏，特别是会有神经系统症状的发生和加重。临床常用的维生素B_{12}制剂有4类，即氰钴胺、羟钴胺、腺苷钴胺和甲钴胺，氰钴胺即维生素B_{12}，氰钴胺和羟钴胺是前药，不具辅酶活性，需要在肝脏转化，腺苷钴胺和甲钴胺是维生素B_{12}的活性辅酶形式，治疗效果优于氰钴胺和羟钴胺。

（三）医学营养治疗饮食治疗的原则及要求

1. 平衡膳食　在平衡膳食基础上多供给富含蛋白质、叶酸和维生素B_{12}的食物，蛋白质按1.5g/kg体重供给，全日80～100g，其中动物蛋白质应占总蛋白质的1/3以上。我国推荐的正常人叶酸推荐摄入量为成人400μg，婴儿65μg，儿童1～3岁150μg，4～10岁200～300μg，乳母500μg，孕妇600μg。叶酸广泛存在于动植物性食物中。含量最多的是牛肝（100g含670～1010μg），其次有深绿叶蔬菜、麦胚、酵母、菜花、柑橘等（一杯鲜纯橘汁至少含100μg）。我国推荐的维生素B_{12}适宜摄入量为成人2.4μg，儿童1.2μg，孕妇2.6μg。维生素B_{12}主要存在于动物性食物中。含量最多的为牛肝，其次为牡蛎、羊肉、鸡蛋、小虾、猪肉、鸡肉和牛奶。大豆发酵制品，如我国独具特色的食品臭豆腐、腐乳、豆豉、酱油等也含有一定数量的维生素B_{12}。100g北京臭豆腐中含维生素B_{12}1.880～9.800μg，100g上海红腐乳含0.715μg。在一定条件下肠道微生物尚可合成一些维生素B_{12}。因此，在饮食中多选用肝、肾、瘦肉、绿叶蔬菜和新鲜水果是十分必要的。

2. 食物制备　叶酸在烹调中或暴露于空气或光中极易被破坏，破坏率可高达50%～95%，故在食物制备中应注意烹调方法。新鲜蔬菜要现吃现炒，菜肴以急火爆炒为宜以减少叶酸的流失。对无消化系统功能障碍者可将有些蔬菜（如西红柿、萝卜等）洗净消毒后生吃或凉拌。巨幼细胞贫血患者常伴有消化道症状，故饮食制备要细软，易消化；餐次以少食多餐，一日4～5餐为好。根据病情可采用高蛋白质高维生素半流食或软饭。

3. 营养宣教　向患者进行营养宣教也是饮食治疗中应该注意的问题。通过营养宣教使患者了解营养与疾病的关系，掌握合理配餐和选择食物的要点，养成良好的饮食习惯等有关营养知识对防病、治病均会起到积极的作用。

第三节　慢性病贫血

一、营养相关性

慢性病贫血是指伴发于慢性感染、炎症及一些肿瘤的轻至中度的贫血，常表现为正细胞、正色素贫血，但有时也可以表现为轻度低色素、小细胞贫血，血清铁浓度降低、总铁结合力及转铁蛋白水平正常或降低、铁蛋白水平常常升高，以及红细胞计数减少。其发病率仅次于缺铁性贫血。

慢性病贫血患者通常伴随的轻致中度的贫血症状常常被原发疾病的临床表现所掩盖。严重患者出现：呼吸困难、发热、衰弱、头晕、皮肤苍白等症状，并常常加重前期症状。

慢性病贫血是世界范围内第二大最常见的贫血病因，仅次于铁缺乏。炎症性疾病患者中的贫血通常与此有关，如糖尿病患者、类风湿关节炎患者、癌症病例、慢性肾脏病、炎性肠病等。

（一）病因

炎症、肿瘤等慢性病导致红细胞被破坏，铁代谢异常等引起。

铁调素引起铁代谢改变，包括胃肠道铁吸收减少以及铁被巨噬细胞吞噬。这使得血浆铁水平下降（低铁血症），从而导致铁无法用于合成新的血红蛋白。慢性病贫血也可能存在红细胞存活时间缩短。

因其发病机制与炎性反应直接相关，故在外科手术、严重创伤、心肌梗死或者脓毒症等事件后发生的贫血，也表现出慢性病贫血的多种特点——低血清铁、高铁蛋白以及对促红细胞生成素反应迟钝等，伴红细胞存活时间缩短。

（二）诊断依据

1. 有感染、肿瘤、衰弱等慢性病史。

2. 检查可见红细胞游离卟啉增多、血清铁及总铁结合力降低、血清铁蛋白升高等，细胞因子白介素 -1、白介素 -6、肿瘤坏死因子 - α 和干扰素水平可增高。

（三）治疗

导致炎症状态的原发病处理会利于慢性病贫血状态的彻底改善。

慢性病贫血虽然大多非铁缺乏所致，而是处于正细胞正色素性贫血、铁利用障碍的状态，但随病程进展会表现为小细胞低色素贫血，当合并绝对的铁缺乏时应采用补铁治疗。

促红细胞生成素可促进造血，有效改善贫血，同时还具有抗炎、增加 T 细胞免疫反应等作用，有利于基础疾病。应用促红细胞生成素的患者往往需要配合铁剂治疗，满足骨髓造血对铁的需要。

输血是一种快速有效改善贫血且被广泛采用的方法，对严重贫血或危及生命的贫血，尤其是伴有出血的患者很有帮助。

第四节　地中海贫血

珠蛋白生成障碍性贫血原名地中海贫血又称海洋性贫血，是一组遗传性溶血性贫血疾病，是由于遗传的基因缺陷致使血红蛋白中一种或一种以上珠蛋白链合成缺如或不足所导致的贫血或病理状态。珠蛋白链的分子结构及合成是由基因决定的。地中海贫血分为 α 型、β型、δβ 型和 δ 型 4 种，其中以 β 和 α 地中海贫血较为常见。

本病广泛分布于我国广东、广西、四川等地，长江以南各省区有散发病例，北方则少见。根据病情轻重的不同，分为 3 种类型：①重型出生数日即出现贫血、肝脾大进行性加重，黄疸，并有发育不良，其特殊表现有头大、眼距增宽、马鞍鼻、前额突出、两颊突出，其典型的表现是臀状头，长骨可骨折。骨骼改变是骨髓造血功能亢进、骨髓腔变宽、皮质变薄所致。少数患者在肋骨及脊椎之间发生胸腔肿块，亦可见胆石症、下肢溃疡；②中间型：轻度至中度贫血，患者大多可存活至成年；③轻型：轻度贫血或无症状，一般在调查家族史时发现。根据临床特点和实验室检查，结合阳性家族史，一般可作出诊断。有条件时可作基因诊断。血红蛋白电泳检查是诊断本病的必备条件。轻型地中海贫血无需特殊治疗。中间型和重型地中海贫血应采取下列一种或数种方法给予治疗。输血和去铁治疗，在目前仍是重要的治疗方法。

输血是治疗本病的主要措施，少量输注法适用于中间型 α 和 β 地中海贫血，对于重型β地中海贫血一般从早期开始接受中、高量输血，以使患儿生长发育接近正常和防止骨骼病变。本法容易导致含铁血黄素沉着症，故应同时给予铁螯合剂治疗。铁螯合治疗常用去铁胺，可以增加铁从尿液和粪便排出，但不能阻止胃肠道对铁的吸收。通常在规则输注红细胞1年或10～20IU后进行铁负荷评估，如有铁超负荷则开始应用铁螯合剂。维生素C与螯合剂联合应用可加强去铁胺从尿中排铁的作用。脾切除也是中间型地贫的治疗措施之一，脾切除后可致免疫功能减弱。

随着我国优生工作的深入开展，重型地中海贫血新增病例少，临床常见的多为轻型地中海贫血。该病与营养的相关性主要体现在不同生理阶段以及过程中营养状态的维持。

轻型地中海贫血患者同样会经历快速生长发育、孕育等特殊生理阶段，在特殊生理阶段，地中海贫血患者容易合并营养性贫血，应注意予以必要的营养管理。没有输血史，无明显溶血、铁蓄积状态的患者，存在铁缺乏，应积极补铁，使得血红蛋白水平达到其营养良好的适宜水平，可能略低于一般人群的正常低限。造血活跃的地中海贫血患者，还应注意评估叶酸和维生素 B_{12} 的营养状态，避免缺乏。

（刘燕萍）

参 考 文 献

［1］中国营养学会中国居民膳食营养素参考摄入量（2013版）.北京：科学出版社.2014.

［2］顾景范，杜寿玢，郭长江.现代临床营养学.第2版，北京：科学出版社.2009.

［3］杜寿玢，陈伟.Krause营养诊疗学.第13版，北京：人民卫生出版社.2017.

第三十五章

糖尿病的营养支持治疗

第一节 概　　述

糖尿病（diabetes mellitus），中医称之为消渴，是消瘦烦渴之意。完整地讲，糖尿病是遗传因素和环境因素长期共同作用所导致的一种慢性、全身性、代谢性疾病。它主要是体内胰岛素分泌不足或者对胰岛素的需求增多，引起血糖升高、尿糖出现，发生糖类、脂肪、蛋白质代谢紊乱而影响正常生理活动的一种疾病。如果得不到满意的控制，可能并发心血管、肾脏、眼部及神经等慢性并发症，以及酮症酸中毒、高渗性昏迷等急性并发症，以致威胁生命。但如果能及时治疗，使病情得到控制，则能够从事正常的工作与生活。

一、发病机制

胰岛素的主要生理功能是促进合成代谢，抑制分解代谢。一旦胰岛素缺乏，物质代谢即发生紊乱，严重时出现酮症酸中毒甚至昏迷死亡。

1. 糖代谢紊乱肝脏中糖原分解增加，合成减少，糖原异生增加。脂肪组织和肌肉中葡萄糖的利用减少，肌糖原合成减少，分解加速。其结果是血糖升高，尿糖排出，引发多尿、多饮和多食。

2. 脂肪代谢紊乱由于糖代谢紊乱，引起能量供应不足，促进脂肪大量分解，转化成大量酮体，造成酮血症。

3. 蛋白质代谢紊乱蛋白质分解亢进，合成减少，呈现负氮平衡。使儿童生长发育受阻，病人消瘦，抵抗力降低，伤口不易愈合。

二、临床表现及诊断

1. 临床表现糖尿病的典型症状为三多一少，即多尿、多饮、多食及消瘦、乏力。多尿是因血糖升高，超过肾糖阈值，致使大量葡萄糖由肾脏排出。带走大量液体而引起。多食是由于大量葡萄糖自体内排出，造成体内能源物质缺乏，从而使患者感到饥饿。同时由于脂肪、肌肉的分解、失水等现象，使患者消瘦、感到乏力。

2. 诊断

（1）凡具有多尿、烦渴等糖尿病症状，且随机血糖≥11.1mmol/L（200mg/dl）者。

（2）空腹血糖≥7mmol/L（126mg/dl），"空腹"为保持禁食状态8h以上。

三、临床分型

1．1型糖尿病（β细胞破坏，通常导致胰岛素绝对缺乏）。①免疫介导性糖尿病，是由胰岛β细胞的自身免疫损伤所引起。通常发生于青少年，但也可发生于任何年龄；②特发性糖尿病，易发生糖尿病酮症酸中毒，但没有免疫证据，可遗传。

2．2型糖尿病（β细胞破坏，引起胰岛素抵抗或胰岛素相对缺乏），最为常见。通常见于成年及老年人，占所有糖尿病患者的95%以上。不同种族的发病率不同，与遗传密切相关。

3．其他特殊型糖尿病、如β细胞遗传缺陷、胰岛素作用遗传缺陷、外分泌胰腺病、内分泌疾病、药物诱发性疾病等。

4．妊娠糖尿病、在妊娠期间发生的或首次发现的任何程度的葡萄糖耐量减退。

四、临床治疗

糖尿病的治疗需要药物治疗、营养治疗和运动治疗的综合作用，其治疗目的为：①纠正代谢紊乱，使血糖、血脂达到或接近正常值并消除症状；②防止或延缓血管或神经系统并发症的发生和发展；③维持成年人的正常体重，使肥胖者减重、消瘦者补充营养；④保证儿童和青少年的正常发育并能维持较强的体力活动。

第二节　糖尿病的医学营养治疗

在糖尿病的综合治疗中，营养治疗是一项最基本的措施。只有将饮食中所含有的碳水化合物（糖类）、脂肪、蛋白质三大热源营养素调配合理才容易控制好血糖，使药物治疗发挥其应有的作用。

一、营养治疗的目的

在保证机体正常生长发育和正常生活的前提下，纠正已发生的代谢紊乱，减轻胰岛β细胞负荷。

1．纠正代谢紊乱　糖尿病的代谢紊乱，可通过摄入有针对性合理的饮食，达到控制血糖、血脂、补偿蛋白质及其他营养成分缺乏的目的。

2．减轻胰岛负荷　糖尿病病人都存在不同程度的胰岛功能障碍，合理的饮食可以使胰岛细胞得到休息，部分功能得以恢复。

3．改善整体的健康水平　在确保正常的生长发育的前提下，提高消耗大于摄取者的营养，促进青少年的生长发育，满足妊娠、哺乳妇女代谢增加的需要。并保证一般糖尿病人充沛的体力。

4．有利于减肥　肥胖是糖尿病的危险因素，低能量膳食可以促进自身消耗，减少过剩的脂肪，有利于增强胰岛素敏感性和降低血脂。

5．降低餐后高血糖　合理进食富含膳食纤维的食物，降低餐后高血糖，反馈减轻对胰岛的刺激，有利于胰岛功能的恢复。

6. 有利于防治并发症　由于血糖控制改善，血脂降低等而有利于防治糖尿病并发症。为实现上述目标，体现在糖尿病食谱的制定上，即饮食处方。

二、营养治疗原则

糖尿病营养治疗需要患者本人、家属、营养医师以及医生、护士的密切配合，携手进行。

1. 合理控制总能量　能量摄入量以达到或维持理想体重为宜肥胖者体内脂肪细胞增大、增多，胰岛素敏感性降低，不利于治疗。减少总能量降低体重后往往可以改善血糖，减轻胰岛素抵抗。消瘦者对疾病的抵抗力降低，影响健康，也不利于治疗。孕妇、乳母和儿童要增加能量摄入以维持其特殊的生理需要和正常的生长发育。

理想体重可以应用简单的公式：身高（cm）−105 ＝标准体重（kg）计算获得。标准体重的±10% 即为理想体重；超过20%视为肥胖；低于20%为消瘦。糖尿病患者的每日供给量应结合患者的体形（肥胖、消瘦或者理想）、体力活动、病情等参考表35-1进行计算。

表35-1　成人糖尿病患者每日能量供给量（kcal/kg标准体重）

劳动（活动）强度	消瘦	理想	肥胖
重体力活动（如搬运工）	45 ～ 50	40	35
中体力活动（如电工安装）	40	35	30
轻体力活动（如坐式工作）	35	30	20 ～ 25
休息状态（如卧床）	25 ～ 30	20 ～ 25	15 ～ 20

2. 平衡膳食　所谓平衡膳食是指一种科学、合理的膳食。这种膳食所提供的能量和各种营养素不仅全面，而且膳食的供给和人体的需要应保持平衡，既不过剩也不欠缺，并能照顾到不同年龄、性别、生理状态及各种特殊的情况。平衡膳食是中国居民膳食指南的中心内容，同时也是糖尿病营养治疗的基础。每日应均衡摄入谷薯类，蔬菜水果类，肉、禽、鱼、乳、蛋、豆类，油脂类共4大类食品，不绝对偏食哪一种食物，搭配合理。应做到主食，粗细搭配；副食，荤素搭配。

3. 限制饱和脂肪摄入量、适量选择优质蛋白质　脂肪常常容易被糖尿病患者忽略并超量选食。每克脂肪产热9kcal，应使之占饮食总能量的25% ～ 30%甚至更低。脂肪按照其不饱和键的有无分为饱和脂肪酸和不饱和脂肪酸，应控制饱和脂肪酸的摄入，使其不超过总脂肪量的10% ～ 15%。胆固醇入量应控制在每日300mg以下。蛋白质是生命的物质基础，同时也提供一定的能量。每克蛋白质产热4kcal，但这不是主要功能。糖尿病患者每日蛋白质消耗量大，摄入应接近正常人的标准，成年患者每天约为1g/kg体重，孕妇、乳母每天为1.5g/kg体重，儿童每天为2 ～ 3g/kg体重。要求蛋白质占总能量的12% ～ 20%，其中至少1/3来自动物类优质蛋白质和大豆蛋白。

4. 放宽对主食类食物的限制，减少或禁忌单糖及双糖的食物　在合理控制总能量的基础上适当提高碳水化合物的进量，对提高胰岛素的敏感性和改善葡萄糖耐量均有益处。碳水化合物是我国膳食中能量的主要来源，每克碳水化合物产热4kcal。结合我国居民的膳食特点，碳水化合物的供给量应占总能量的50%～60%。主食类食品富含淀粉多糖、膳食纤维、维生素和矿物质。合理选用可以很好地控制糖尿病，并且由于它们体积大，饱腹感强，可能对控制体重有利。单糖和双糖在肠道不需要消化酶，可被直接吸收入血液，使血糖迅速升高。还可能导致周围组织对胰岛素作用的不敏感，从而加重糖尿病的病情。因此糖尿病患者应减少或禁忌单糖和双糖的摄入。如果喜欢甜食可以适当选用一些蛋白糖、糖精、甜菊糖等甜味剂食品。

5. 无机盐、维生素、膳食纤维要合理充足　对于病情控制不好的病人，糖异生作用旺盛，应补充糖异生过程消耗的B族维生素。应限制钠盐的摄入，每日食盐6～8g，防止高血压难以控制。病程长的老年患者应注意钙的供给充足，保证每日1000～1200mg摄入，防治骨质疏松。多项临床研究表明，膳食纤维可以增强胃肠蠕动，吸收水分，以利于大便排出，治疗便秘；使粪便中胆汁酸排泄增多，血胆固醇水平降低；延缓食物在胃肠道的消化吸收，可以控制餐后血糖上升幅度，尤其是可溶性纤维功效较大。因此提倡糖尿病患者的膳食中增加膳食纤维量，每日20～35g，供给方式以进食天然食物为佳，并应与含高碳水化合物的食物同时食用。供给充足的铬、锌、锰等微量元素对于糖尿病的治疗有一定帮助。

6. 餐次安排要合理　为了减轻胰岛负担，糖尿病病人一日至少保证3餐。按早、午、晚餐各1/3的能量，或早餐1/5，午、晚餐各2/5的主食量分配。在活动量稳定的情况下，要求定时定量。注射胰岛素或容易出现低血糖者要求在3次正餐之间增加2～3次加餐，晚睡前0.5h加餐更加重要。加餐食品可以由正餐中匀出约25g的主食即可。

三、食物的选择

营养治疗的原则最终还需落实到食谱的安排和食物的选择方面。合理、便捷地选择食物有助于控制血糖，并且提高患者的生活质量。

1. 谷类食物　碳水化合物的主要来源，其他淀粉类食物如土豆、山药、芋头、粉条、凉粉等含有的碳水化合物也较多，选用时应注意其所含能量。提倡多选用粗杂粮，如玉米面、荞麦、燕麦等代替部分米面。富含植物纤维的藻类和豆类食品食后吸收慢，血糖升高缓慢。粗粮、酵母中含铬较多。

2. 富含蛋白质食品　鸡、鸭、鱼、虾、猪、牛、羊肉、蛋、豆及豆制品等。应按照规定量选用精瘦肉和豆制品，少选肥肉和内脏等富含饱和脂肪酸、胆固醇的食品。牛奶及奶制品含有较多的钙和维生素B_2，有条件的病人最好每日选用250～500ml。

3. 蔬菜　富含无机盐、维生素、膳食纤维，除了胡萝卜、蒜苗、豌豆、毛豆等含能量较高的蔬菜之外，常见的叶类、茎类、瓜类蔬菜可以任意食用。

4. 水果　含有一定量的单糖、双糖，按照每150～200g带皮橘子、梨、苹果等可以换成25g主食适当选用。但如果食后血糖升高，则最好将血糖控制好以后再适量选用。红枣、香蕉、柿子、红果等含糖量较高的水果或干果应限量使用。

5. 富含脂肪的食物　烹调用动植物油以及花生、核桃等坚果类，应严格限量食用。大约15粒花生米或30粒瓜子及2个核桃就相当于10g油脂。由于动物油中含有较高的饱和脂肪酸，因此提倡尽量使用植物油。但是植物油仍然含有很高的能量，也需要限量使用。肥胖患者必须严格控制油脂类（包括花生、核桃）。非肥胖者可适当选用花生、核桃作为加餐充饥食品。

6. 酒类 每克酒精产热7kcal。酒精代谢虽然不需要胰岛素，但是含有高能量，而且长期饮用容易引起高脂血症。还有注射胰岛素和口服磺脲类降糖药的患者空腹饮用容易引起低血糖。因此还是不饮或少饮为好。

四、饮食治疗中的注意事项

1. 对于糖尿病患者来说，饮食治疗需要坚持终生，但是现实生活是复杂多变的，不主张把病人变成"苦行僧"，简单地告诉他们什么食物不能吃，而应当强调"灵活性"，在总能量限制合理配餐下，让他们享受与常人相同的生活快乐。

2. 饮食生活会受到知识背景、地域、家庭、经济情况的影响而有不同，应强调糖尿病患者饮食的个体性，每个人都有适合自己的一套食谱，并且能够根据病情的变化而随时调整。

3. 饮食治疗应该与运动、药物治疗紧密配合，协调统一，发挥综合治疗的最大优势。

五、糖尿病食谱的设计方法

糖尿病饮食是一种需要计算和称重量的饮食。具体操作时会比较麻烦，看起来比较繁琐，应用食品交换份方法可以快速简便地制定食谱。所谓食品交换份是将食物按照来源、性质分成几大类。同类食物在一定重量内所含的蛋白质、脂肪、碳水化合物和能量相似，不同类食物间所提供的能量也是相同的。食品交换份的应用可以大大丰富糖尿病患者的日常生活，并使食谱的设计趋于简单化。

北京协和医院食品交换份将食物分成四大类（细分可分成八小类），每份食物所含能量大致相仿，约90kcal，同类食物或含有营养素比例相近的食物可以任意互换。见表35-2。

表35-2 食品交换份四大类（八小类）内容和营养价值（供参考）

组别	类别	每份重量（g）	能量（kcal）	蛋白质（g）	脂肪（g）	碳水化合物（g）	主要营养素
谷薯组	1. 谷薯类	25	90	2.0	-	20.0	碳水化合物 膳食纤维
菜果组	2. 蔬菜类	500	90	5.0	-	17.0	无机盐
	3. 水果类	200	90	1.0	-	21.0	维生素 膳食纤维
肉蛋组	4. 大豆类	25	90	9.0	4.0		蛋白质
	5. 奶制品	160	90	5.0	5.0	6.0	脂肪
	6. 肉蛋类	50	90	9.0	6.0	-	
油脂组	7. 坚果类	15	90	4.0	7.0	2.0	脂肪
	8. 油脂类	10	90	-	10.0	-	

病历分析

患者张××，男性，56岁，身高170cm，体重85kg，职业，会计。患糖尿病4年，采用单纯饮食治疗，未出现明显并发症。

制定食谱步骤

第一步：计算标准体重：170-105＝65（kg）实际体重85kg，比标准体重超30%，属肥胖，会计属轻体力劳动。

第二步：计算每日所需总能量：按照成人糖尿病能量供给标准表，每日应摄入能量标准为20～25kcal/kg体重。则全天所需总能量：

$$65×（20～25）＝1300～1625kcal$$

第三步：计算食品交换份份数：（1300～1625）÷90＝15～18份

第四步：参考下表分配食物，根据自己习惯和嗜好选择并交换食物（仅供参考，表35-3）。

表35-3　不同能量糖尿病饮食内容举例（供参考）

能量（kcal）	交换单位	谷薯类重量单位	菜果类重量单位	肉蛋类重量单位	浆乳类牛奶单位	油脂类重量单位
1200	14	150g　6	500g　1	150g　3	250g 1.5	20g　2
1400	16	200g　8	500g　1	150g　3	250g 1.5	20g　2
1600	18	250g　10	500g　1	150g　3	250g 1.5	20g　2
1800	20	300g　12	500g　1	150g　3	250g 1.5	20g　2
2000	22	350g　14	500g　1	150g　3	250g 1.5	20g　2
2200	24	400g 16	500g　1	150g　3	250g 1.5	20g　2

全天需主食250g，蔬菜500g，肉蛋豆类150g，奶类250g，油脂2汤匙。

营养成分：总能量1567kcal；其中蛋白质67.5g，占总能量16.5%；脂肪49.5g，占总能量27.2%；碳水化合物231g，占总能量56.4%。

第五步：将食物安排至各餐次中，制定平衡膳食。

看下面食谱：→使用食品交换份可改为下列食谱：

食谱举例一　　　　　　　　　　　　　　食谱举例二

早餐

牛奶1袋（250g）　　　　　　　　　　鲜豆浆1碗（200g）

鸡蛋1个（带皮60g）　　　　　　　　　茶鸡蛋1个（60g）

咸面包2片（70g）　　　　　　　　　　花卷1两（50g）

拌芹菜丝1小碟　　　　　　　　　　　咸菜少许

午餐

熟米饭2两（生米100g）　　　　　　　烙饼2两（面粉100g）

炒三丝（瘦肉25g、豆腐丝50g、圆白菜丝100g）　炒鸡丁柿椒（鸡肉50g、柿椒100g）

拍拌黄瓜（150g）

烹调油10g食盐＜3g

晚餐

玉米面发糕1两（玉米面50g）

白米粥1碗（生米25g）

清蒸鱼（草鱼100g）

素炒莴笋（150g）

烹调油10g食盐＜3g

睡前0.5h加餐

苏打饼干35g

素鸡烩白菜（素鸡50g、白菜200g）

烹调油10g食盐＜3g

米饭1.5两（生米75g）

香菇油菜（香菇少许、油菜150g）

砂锅豆腐（海参100g、豆腐100g、白菜50g）

烹调油10g食盐＜3g

燕麦片粥（燕麦片25g）

1400kcal能量食谱

早餐：豆浆300ml，煮鸡蛋1个，小烧饼75g，泡菜少许。

午餐：米饭（大米75g），葱烧海参（葱30g，水发海参300g，烹调油10g），小白菜汤（小白菜150g，烹调油2g，盐＜2g）。

晚餐：馒头（面50g），玉米面粥（玉米面25g），清蒸鱼（鱼肉80g，烹调油2g），素炒菠菜（菠菜250g，烹调油8g）。

1800kcal能量食谱

早餐：牛奶1袋，煮鸡蛋1个，咸面包片75g。

午餐：米饭（大米100g），肉片烧菜花（肉片80g，菜花200g，烹调油10g），蒜拌海带丝（水发海带100g）。

下午3：30时加餐：苹果1个（200g）。

晚餐：玉米面窝头2两（玉米面100g），雪里蕻炒肉（瘦肉丝50g，雪里蕻100g，烹调油10g）西红柿南豆腐汤（西红柿100g，南豆腐100g）。

睡前0.5h：苏打饼干35g。

附糖尿病食品交换份表

表35-4　等值谷薯类交换表

食　　品	重量（g）	食　　品	重量（g）
大米、小米、糯米、薏米	25	绿豆、红豆、芸豆、干豌豆	25
高粱米、玉米糁	25	干粉条、干莲子	25
面粉、米粉、玉米面	25	油条、油饼、苏打饼干	25
混合面	25	烧饼、烙饼、馒头	35
燕麦片、莜麦面	25	咸面包、窝头	35
荞麦面、苦荞面	25	生面条、魔芋生面条	35
各种挂面、龙须面	25	马铃薯	100
通心粉	25	湿粉皮	150
		鲜玉米一个、中等大小、带芯	200

每交换份谷薯类供蛋白质2g，碳水化合物20g，能量90kcal。

表35-5　等值蔬菜类交换表

食　品	重量（g）	食　品	重量（g）
大白菜、圆白菜、菠菜、油菜	500	白萝卜、青椒、茭白、冬笋	400
韭菜、茴香、圆蒿	500	倭瓜、南瓜、菜花	350
芹菜、苤蓝、莴笋、油菜薹	500	鲜豇豆、扁豆、洋葱、蒜苗	250
西葫芦、西红柿、冬瓜、苦瓜	500	胡萝卜	200
黄瓜、茄子、丝瓜	500	山药、荸荠、藕、凉薯	150
芥蓝菜、瓢儿菜	500	茨菇、百合、芋头	100
雍菜、苋菜、龙须菜	500	毛豆、鲜豌豆	70
绿豆芽、鲜蘑、水浸海带	500		

每交换份蔬菜供蛋白质5g，碳水化合物17g，能量90kcal。

表35-6　等值肉蛋类食品交换表

食　品	重量（g）	食　品	重量（g）
熟火腿、香肠	20	鸡蛋粉	15
肥瘦猪肉	25	鸡蛋（1大个带壳）	60
熟叉烧肉（无糖）、午餐肉	35	鸭蛋、松花蛋（1大个带壳）	60
熟酱牛肉、熟酱鸭、大肉肠	35	鹌鹑蛋（6个带壳）	60
瘦猪、牛、羊肉	50	鸡蛋清	150
带骨排骨	50	带鱼	80
鸭肉	50	草鱼、鲤鱼、甲鱼、比目鱼	80
鹅肉	50	大黄鱼、鳝鱼、黑鲢、鲫鱼	80
兔肉	100	对虾、青虾、鲜贝	80
蟹肉、水浸鱿鱼	100	水浸海参	350

每交换份肉蛋类供蛋白质9g，脂肪6g，能量90kcal。

表35-7　等值大豆食品交换表

食　品	重量（g）	食　品	重量（g）
腐竹	20	北豆腐	100
大豆（黄豆）	25	南豆腐（嫩豆腐）	150
大豆粉	25	豆浆（黄豆重量1份，加水重量8份，磨浆）	400
豆腐丝豆腐干	50		

每交换份大豆类供蛋白质9g，脂肪4g，碳水化合物4g，能量90kcal。

表35-8　等值奶类食品交换表

食　品	重量（g）	食　品	重量（g）
奶粉	20	牛奶	160
脱脂奶粉	25	羊奶	160
奶酪	25	无糖酸奶	130

每交换份奶类供蛋白质5g，脂肪5g，碳水化合物6g，能量90kcal。

表35-9　等值水果类交换表

食　品	重量（g）	食　品	重量（g）
柿、香蕉、鲜荔枝（带皮）	150	李子、杏（带皮）	200
梨、桃、苹果（带皮）	200	葡萄（带皮）	200
桔子、橙子、柚子（带皮）	200	草莓	300
猕猴桃（带皮）	200	西瓜	500

每交换份水果类供蛋白质1g，碳水化合物21g，能量90kcal。

表35-10　等值油脂类食品交换表

食　品	重量（g）	食　品	重量（g）
花生油、香油（1汤匙）	10	猪油	10
玉米油、菜籽油（1汤匙）	10	牛油	10
豆油	10	羊油	10
红花油（1汤匙）	10	黄油	10
核桃、杏仁	25	葵花子（带壳）	25
花生米	25	西瓜子（带壳）	40

每交换份油脂类供脂肪10g，能量90kcal。

第三节　糖尿病的肠内营养支持

一、肠内营养支持原则

对不能经口摄取自然膳食而胃肠道功能又允许的糖尿病患者，往往需要营养配方进行肠内营养支持。

中华医学会肠内肠外营养分会指南推荐：糖尿病患者使用营养支持的适应证与非糖尿病患者无区别。首先应对糖尿病患者进行营养筛查，判断是否存在营养风险，对营养风险筛查阳性，即存在营养风险的患者，应进行营养状况评定，详细了解近期内体重下降的百分比（最近3～6个月）、是否存在应激、患者无法经口进食的时间以及营养支持的需要量等。一般来说，近期体重下降小于10%是可以耐受的。对于营养状况较好和非应激状态（无发热、正常白细胞计数）或者轻度应激但在未来7～10天可以恢复正常进食的患者，提供充足的含糖液体和电解质就可以了，而不必进行额外的营养补充。对于近期体重丢失10%～20%的患者，如伴随中重度应激就应接受营养支持。对于持续7～10天以上急性重度应激患者（如闭合性头颅损伤、大面积烧伤、多重外伤或急性脓毒血症），且有20%以上体重丢失，应迅速及时进行肠内或肠外营养支持。

二、肠内营养支持制剂选择

中华医学会肠内肠外营养分会指南推荐：对于需要肠内营养支持的糖尿病患者，有条件时，可选用适用性肠内营养制剂。相对于标准配方膳，糖尿病患者专用的肠内配方中碳水化合物含量降低而脂肪含量增高。相对于标准配方，糖尿病专用配方的血糖波动较小。Meta分析结果表明，高膳食纤维配方（≥20g/d）能够有效改善餐后血糖、降低糖基化血红蛋白A1c、血浆TG、TC和LDL-C水平，因而可有效降低心血管疾病发生。单不饱和脂肪酸一方面有助于控制血糖，同时使空腹TG和VLDL-C水平分别降低19%和22%，使HDL-C轻度升高，而对LDL-C没有明显影响。因而对糖尿病患者，增加膳食纤维（25～50g/d或15～25g/1000kcal）和单不饱和脂肪酸（占总脂肪含量的12%～15%）对糖尿病患者是十分有益的。糖尿病患者行营养支持时应特别注重选用糖尿病专用营养配方。

三、肠内营养支持途径选择

糖尿病患者肠内营养途径应根据胃肠道情况、预计持续时间和最适合患者的途径而定。对于糖尿病性胃麻痹患者，可能需要部分或完全由空肠管饲来提供营养。管饲喂养应掌握等渗低速原则（20ml/h），逐渐增加。这类患者管喂速度不宜增加太快，否则可能导致不耐受。使用可减压的双腔鼻肠管可以减轻糖尿病患者的胃麻痹症状。鼻饲管可以借助内镜或手术放置。重度胃麻痹患者需进行空肠造瘘或减张胃造瘘来置管。对于假性梗阻的糖尿病患者和因为胃肠道淤滞而产生严重而持续的症状，常常不必进行药物治疗，依靠胃肠减压就可以显著减轻症状。

持续喂饲这种方法是将配方营养品在相当长时间内（通常为16～24h）滴注。一般使用肠内营养泵或重力滴注，可以减少吸入肺内的危险性；间歇喂饲法采用慢速重力滴注或喂饲泵喂饲肠内营养品或口服摄入。一般每次250～400ml，分5～8次灌注，每次时间为20～40分钟。间歇喂饲与进餐方式类似，因此使用这种方法的患者能够像进餐患者一样给予胰岛素或口服降糖药。但此法不适合咽反射受损或精神状态差的糖尿病患者，可能增加吸入性肺炎的危险性。一次大剂量喂饲每天5～8次快速喂饲250～400ml肠内营养制剂。一般来说，糖尿病患者耐受性较差，易引起腹泻、腹部膨胀或吸入肺内，临床上较少采用。选择适当的喂饲技术有助于保证糖尿病患者对配方的耐受性，满足糖尿病患者对能量和营养素的需要，维持血糖稳定。应根据患者的临床情况、喂饲部位以及降糖药或胰岛素给予剂量、时间等因素来确定管饲方法和喂饲时间的选择。

糖尿病肠内营养支持应严格监测血糖。所有接受肠内营养支持的糖尿病患者均需常规、定期进行血糖监测，及早发现高血糖或低血糖，指导肠内营养支持处方及降糖药的调整。同时还应该经常评估患者的体液和电解质状态。

第四节　糖尿病的肠外营养支持

对于进食困难或无法进食的糖尿病患者，肠外营养支持对改善其营养状况，纠正代谢失衡，保证原发疾病治疗的顺利进行，改善患者的临床结局，均具有重要的实际意义。

通常情况下，肠外营养需要静脉输注较大量葡萄糖，势必对糖尿病患者的血糖控制造成不利影响；同时，外源输入的脂肪乳剂也可能对糖尿病患者脂代谢造成干扰。因此，如何在肠外营养治疗中既达到纠正营养不良的目的，又保证糖尿病患者的糖脂代谢平衡少受影响是营养支持治疗的一大难点。在接受肠外营养支持的患者中有30%存在不同类型和不同程度的糖尿病。这类病人有的本身就存在糖尿病，但大部分是在手术、创伤、感染等应激状态下，由于体内激素变化和特殊细胞因子的相互作用引起胰岛素抵抗及应激所致的糖尿病。应激状态下，糖尿病患者代谢紊乱明显加重，体内能量物质被过度消耗，蛋白质分解明显增加，常导致或加重糖尿病患者的营养不良。

糖尿病肠外营养支持的能量和三大产能营养素比例等仍存在争议。目前，应激性糖尿病肠外营养支持配方与非糖尿病相似。在严重感染、手术、创伤和烧伤等应激状态下，如提供高能量，机体往往无法有效地利用大量营养底物而出现高血糖等代谢并发症，导致不良结局。因此，高分解代谢状态下糖尿病患者短期营养支持的目的，并非寻求能量平衡，而更应提倡低能量摄入，允许在一定时间内摄入能量低于其消耗能量。在创伤、感染等应激最初几天内，平均能量摄入为20～25kcal/（kg·d）是比较适宜的。为避免因葡萄糖摄入过量所致的代谢不良反应，在脂质代谢（脂肪廓清率）基本正常时，可以增加脂肪所占能量比例。中长链混合脂肪乳剂血浆廓清率明显优于单纯长链脂肪乳剂，能更好地维持血三酰甘油水平。对伴有高三酰甘油血症的2型糖尿病患者有利。为减轻外源性脂肪对体内血脂代谢的影响，严密监测血浆脂质代谢变化是十分必要的。如血浆TG水平在2～3mmol/L之间，脂肪乳剂量应减半；达到4～5mmol/L，应停用脂肪乳剂。外源性葡萄糖最大输注剂量为4～5mg/（kg·min），此剂量可最大程度抑制肝脏葡萄糖生成，同时外周组织对葡萄糖氧化利用率最大。肠外营养应以"全合一"（all in one）混合持续输注最优。

糖尿病患者围手术期肠外营养支持原则为：①患者无高渗性昏迷或酮症酸中毒；②降低总能量供给，一般为20～25kcal/（kg·d），维持最基本的能量供给，避免能量过多所致的代谢紊乱；③葡萄糖和脂肪乳剂提供非蛋白质能量，供给依赖糖供能的红细胞、中枢神经细胞等利用，减少糖异生和糖原消耗，防止血糖过高，减少脂肪、蛋白质分解。脂肪乳剂剂量为0.6～1.0g/（kg·d）；④氮0.15～0.20g/（kg·d）以促进蛋白质合成，减轻代谢负荷；对糖尿病肾病或伴肾功能不全的患者氮供给量可减少至0.10～0.12g/（kg·d）；⑤依据血糖和尿糖情况，及时调整胰岛素用量；⑥补充适量维生素、微量元素，纠正水、电解质及酸碱失衡，防治各种并发症；若存在肾功能不全时慎用磷制剂；⑦尽快恢复饮食。长时间肠外营养支持，易使肠道屏障功能受损，肠道细菌移位，增加感染发生率，又不利于血糖的调控。

（陈　伟　李齐菲　王　雪）

参 考 文 献

［1］于康. 重视糖尿病患者的医学营养管理. 中华健康管理学杂志，2015，9（6）：395-397.

［2］Cornell S. Comparison of the diabetes guidelines from the ADA/EASD and the AACE/ACE. J Am Pharm Assoc，2017，57（2）：261-265.

［3］Davies MJ，D'Alessio DA，Fradkin J，et al. Management of hyperglycemia in type 2 diabetes 2018-A consensus report by the American Diabetes Association（ADA）and the European Association for the Study of Diabetes（EASD）. Diabetes Care，2018，41（12）：2669-2701.

［4］Jayedi A，Mirzaei K，Rashidy-Pour A，et al. Dietary approaches to stop hypertension，mediterranean dietary pattern，and diabetic nephropathy in women with type 2 diabetes：A case-control study. ClinNutr ESPEN，2019，33（2）：164-170.

［5］Elke G，Hartl WH，Kreymann KG，et al. Clinical Nutrition in Critical Care Medicine-Guideline of the German Society for Nutritional Medicine（DGEM）. ClinNutr ESPEN，2019，33（2）：220-275.

［6］中华医学会. 临床诊疗指南-肠外肠内营养学分册（2008版）. 北京：人民卫生出版社，2009.

［7］Singer P，Blaser AR，Berger MM，et al. ESPEN guideline on clinical nutrition in the intensive care unit. ClinNutr，2019，38（1）：48-79.

［8］American Diabetes Association. Standards of Medical Care in Diabetes-16 Abridged for Primary Care Providers. Clinical Diabetes A Publication of the American Diabetes Association，2017，35（1）：5.

［9］中华医学会糖尿病学分会，中国医师协会营养医师专业委员会. 中国糖尿病医学营养治疗指南（2013）. 中华糖尿病杂志，2015，7（2）：73-88.

［10］中国营养学会. 中国居民膳食指南（2016）. 北京：人民卫生出版社，2016.

［11］中华人民共和国卫生行业标准. 成人糖尿病患者膳食指导. 中国标准出版社出版，2013.

第三十六章

骨质疏松症的营养支持治疗

　　随着我国社会老龄化进程的加剧，骨质疏松症的患病率迅猛增加。骨质疏松症（osteoporosis）是以骨强度下降、骨折风险增加为特征的全身性骨骼疾病，其引发的脆性骨折使生活质量下降、机体失能、寿命缩短，已成为备受关注的热点问题。骨质疏松症是遗传与环境多因素相互作用的复杂疾病，骨骼相关营养元素缺乏是其重要危险因素之一。合理的营养支持治疗对于促进骨骼健康十分重要，也是骨质疏松症防治的基石。然而，目前骨质疏松症的营养支持治疗未被充分重视，如何正确评价患者骨骼健康的营养状况，怎样制订个体化营养支持治疗方案，不仅值得临床医生关注，也应为广大患者重视。为此，本章节将介绍骨质疏松症的危害、骨骼健康相关营养元素及其临床评估方法，以及骨质疏松症相关营养支持治疗方案，以期从营养支持角度促进骨骼健康。

一、骨质疏松症的危害

　　随着我国社会老龄化进程加剧，骨质疏松症的患病率正在迅速攀升，其已成为严重威胁中老年人群健康的常见疾病。2018年国家卫生健康委员会发布了我国骨质疏松症最新流行病学调查结果，显示我国60岁及以上人群骨质疏松患病率达27.4%，女性高达45.9%，男性为8.0%，另一项流行病学调查表明2018年我国约有1090万男性和4930万女性为骨质疏松症患者，可见骨质疏松症患病率高，疾病诊治亟待重视。

　　骨质疏松症最严重的后果是引发脆性骨折，即日常活动中或受到轻微创伤即发生骨折，骨折风险随年龄增长而递增。在世界范围内，骨质疏松症每年导致超过890万人骨折，全球每3秒钟就有一人发生骨质疏松性骨折。50岁以上人群中，1/3的女性和1/5的男性会经历骨质疏松性骨折。国内基于影像学的调查显示，我国60岁及以下绝经后女性椎体骨折患病率约为13.4%，而80岁以上女性椎体骨折率高达58.1%。初次骨折后再次骨折风险明显增加，存活者中5～10年内约有一半会再发骨折。骨折后患者不仅活动能力下降，生活质量明显受损，骨折还可引发心脑血管并发症、肺部感染、压疮等，导致死亡率增加。骨质疏松症及骨折给患者带来多重不良后果的同时，也给家庭及社会带来沉重经济负担。以2014年髋部骨折为例，患者平均住院费用高达53440元。2010年我国预估用于骨质疏松性骨折的医疗费用高达94.5亿美元，而至2035年、2050年，其费用将高达199.2亿、253.4亿。可见，骨质疏松症是患病率高、危害大的疾病，我们需要积极防治该疾病，减少其引发的脆性骨折等多种危害。

二、营养元素与骨骼健康

骨质疏松症的发生与年轻时达到的骨量峰值和此后的骨丢失速率相关。峰值骨量（peak bone mass）是人一生中所能达到的最高骨量，国人在20～39岁达到峰值骨量，此后逐渐出现骨量下降。保护骨骼健康应从小开始，努力达到较高的峰值骨量，此后，应尽可能采取措施，减少骨丢失率。而在此过程中，骨骼营养支持治疗是重要的基石，钙、磷、镁、维生素D和蛋白质等多种营养元素与骨骼健康密切相关，值得我们重视。

1. 钙　钙是人体含量最丰富的矿物质元素，大约为1000g，99%以羟基磷灰石形式储存在骨骼和牙齿中。钙对骨骼具有重要作用，摄入充足的钙是骨骼生长发育及维持骨量所必需。青春前期与青春期是骨量累积关键时期，这期间的钙摄入量与理想峰值骨量密切相关。

中老年时期补充足够的钙质也具有重要意义，研究显示摄入含钙丰富的食物或补充钙剂的中老年人群，其骨量丢失率低于未积极补钙的同龄人群。纳入15项研究、1806名绝经后女性的Meta分析显示，在持续两年及以上的钙剂治疗后，受试者全身、腰椎、髋部、桡骨远端骨密度分别增加2.05%、1.66%、1.60%和1.91%，其椎体骨折风险也一定程度地下降。

然而，多项营养调查表明，尽管我国居民的营养状况在不断改善，但我国城市和农村居民的钙摄入量仍然处于较低水平，每日钙摄入量为300～400mg，远低于中国营养学会（表36-1）、中华医学会骨质疏松和骨矿盐疾病分会的推荐量（表36-2），提示我国居民需要重视对钙质的补充。

表36-1　不同年龄骨骼营养矿物质元素的参考摄入量（RNI）及可耐受最高摄入量（UL）

年　龄	钙（mg/d）		磷（mg/d）		镁（mg/d）	
	RNI	UL	RNI	UL	RNI	UL
0～6月	200	1000	100	－	20	－
7～12月	250（AI）	1500	180（AI）	－	65（AI）	－
1～3岁	600	1500	300	－	140	－
4～6岁	800	1500	350	－	160	－
7～10岁	1000	2000	470	－	220	－
11～13岁	1200	2000	640	－	300	－
14～17岁	1000	2000	710	－	320	－
18～49岁	800	2000	720	3500	330	－
50～64岁	1000	2000	720	3500	330	－
65～79岁	1000	2000	720	3500	320	－
80岁以上	1000	2000	670	3500	310	－
孕早期女性	800	2000	720	3500	370	－
孕中晚期女性	1000	2000	720	3500	370	－
哺乳期女性	1000	2000	720	3500	330	－

表36-2 2017中华医学会骨质疏松和骨矿盐疾病分会指南对钙摄入的推荐

年 龄	钙（mg/d）	建 议
18岁以上	800	尽可能通过膳食摄入充足的钙，膳食中钙摄入不足时，可给予钙剂补充
50岁及以上	1000～1200	

2. 磷　磷是人体中含量仅次于钙的第二大矿物质元素，分布于全身组织，发挥多种作用，包括组成重要细胞结构、参与能量代谢、调节酶活性、维持酸碱平衡等，其中约86%的磷以羟基磷灰石形式存在于骨骼和牙齿中。磷对骨基质合成及矿物质沉积有促进作用，是骨骼发育及矿化必需的元素。

体内血磷主要受肠道、骨骼和肾脏共同调节而达到稳态，磷平衡紊乱对骨健康有多重不利影响。动物实验表明长期高磷饮食影响生长期大鼠骨骼发育，造成骨强度下降，降低成年大鼠的骨密度，诱导老龄鼠骨质疏松的发生。磷摄入过多会对人群骨量及峰值骨量造成不利影响，增加骨折风险，研究还发现高磷饮食通过影响钙吸收，刺激甲状旁腺素（parathyroid hormone，PTH）分泌，促进骨吸收，从而导致骨丢失。此外，高磷饮食促进成纤维生长因子23（fibroblast growth factor-23，FGF23）的分泌，抑制25羟维生素D在肾脏活化，减少活性维生素D的产生，进一步影响骨骼健康。2010～2012年调查显示，我国居民磷每人每日摄入量达950.6mg，城市居民磷摄入量又高于农村，达1068.8mg，均明显高于我国膳食营养素的推荐量。随着西式快餐及可乐等碳酸饮料融入中国饮食，含磷食品添加剂的广泛使用，中国居民实际磷摄入量可能更高，其对骨骼潜在的不良后果值得重视。日常饮食中磷含量丰富，饮食摄入不足造成的低磷血症少见，低磷血症多见于无法正常进食的情况，长期低磷摄入造成磷的负平衡，骨基质矿化不足，可引起骨软化症和佝偻病等疾病。因此，保证磷平衡对骨骼健康至关重要。

3. 镁　人体内镁含量约25g，其中50%～60%分布于骨骼内，是维持骨骼稳态不可或缺的矿物质之一。镁缺乏时，成骨细胞减少，破骨细胞增加，维生素D合成和甲状旁腺分泌减少或功能下调，导致骨形成减少，而骨吸收增加。低镁饮食的绝经后妇女骨丢失明显加快，而每增加100mg镁摄入，股骨头大转子骨密度可增长2%，但尚未见高镁摄入降低骨折发生率的研究证据，相反，有研究显示镁摄入过多不利于骨骼健康，绝经后女性每天摄入镁超过333.7mg，稍高于推荐摄入量，其前臂及腕关节骨折率增加。因此，镁的摄入应当充足且合理，且充足的镁摄入还对中老年人肌肉含量及肌力的维持有益。

4. 维生素D　维生素D是人体必需的脂溶性激素，主要由皮肤在紫外线照射下合成维生素D_3，经肝脏、肾脏活化后成为活性维生素D，进而从多环节调控骨骼代谢。活性维生素D分别作用于肠道、肾脏促进钙回吸收，维持钙正平衡；作用于甲状旁腺，抑制甲状旁腺素的合成与分泌，减少继发性甲状旁腺功能亢进症的发生；还可直接作用于成骨细胞，调控多种骨基质蛋白的表达；此外，维生素D还能影响骨骼肌的含量和功能，与跌倒风险密切关联。

大量研究表明我国人群维生素D不足或缺乏状态十分普遍。一项纳入北京、大连、杭州、广州、乌鲁木齐5个城市2173名受试者的研究显示，我国居民平均血清25羟维生素D浓度（25 dihydroxy vitamin D，25OHD）为19.4±6.4ng/ml，其中严重维生素D缺乏、维生素D缺乏、维生素D不足的比例分别为5.9%、50.0%、38.7%，女性维生素D缺乏比例高于男性（女性66.3%，男性45.3%），18～39岁人群的维生素D水平低于老年人群。在55岁及以上绝经后女性中分别有91.2%、61.3%存在维生素D不足或缺乏，25OHD浓度低于16.78ng/ml时血清PTH呈上升趋势。城市居民的维生素D缺乏程度较农村更严重，约90%的城市居民存在维生素D缺乏。大气污染、冬春季节接受紫外线照射减少、静止的生活方式、使用防晒护肤品或户外运动不足、不重视维生素D的补充，是导致我国维生素D缺乏普遍存在的主要原因。

5. 蛋白质与骨骼健康　近年来，多数研究认为充足的蛋白质摄入有利于骨骼健康。蛋白质的摄入与峰值骨量成正相关；补充大豆蛋白和饮用高蛋白牛奶均促进骨形成而抑制骨吸收，有利于降低围绝经期及绝经后女性骨质疏松症的发生风险；每日蛋白质摄入还与髋部骨密度成正相关，摄入足量动物来源的蛋白质可降低50岁及以上人群的髋部骨折；在髋部骨折后每天额外补充20g蛋白质后胰岛素样生长因子（insulin-like growth factor-1，IGF-1）分泌增加，对骨形成具有重要的促进作用，摄入蛋白质还能增加机体肌肉含量，刺激肌肉合成代谢，间接保护骨骼。

三、骨骼健康营养状态的评估方法

骨骼相关营养状态的评估方法包括病史询问、体格检查、实验室检查等。通过询问患者饮食习惯，如每日牛奶、酸奶等乳制品摄入量，豆制品及鱼、肉等优质蛋白质摄入量等，可以粗略了解患者的营养摄入是否充足；询问每天日晒时间及光照面积，可初步评估维生素D合成是否充足。体重和身高测量可反映患者总体营养水平。维生素D和蛋白质摄入不足均会影响肌肉含量及功能，因此通过检测握力，是间接了解营养状态的方法之一。更为重要的是，下列实验室检查能一定程度定量反映骨骼相关营养元素的水平，值得临床关注。

1. 矿物质营养元素的评估　评估骨骼矿物质营养元素的实验室检查包括检测血清及尿液的钙、磷、镁，参考值见表36-3。由于进食可能影响检查结果，建议空腹取血测量。值得注意的是，血清总钙浓度受人血白蛋白水平的影响，白蛋白降低时需校正血清总钙，即校正钙（mmol/L）＝总血钙［测量值（mmol/L）］＋0.02×［40－血中白蛋白浓度（g/L）］。尿液中钙、磷、镁浓度波动范围大，一般采取24h混合尿测定，准确记录总尿量很重要。

表36-3　血清及24h尿液钙磷镁参考范围

矿物质	血　清	24h尿液
钙	2.13～2.70mmol/L（血清总钙） 1.08～1.28mmol/L（pH7.4时血清游离钙校正值）	一般认为＜7.5mmol/L为正常
磷	0.81～1.45mmol/L（成人） 1.29～1.94mmol/L（儿童）	9.7～42.0mmol/24h
镁	0.70～1.10mmol/L	0.21～8.20mmol/24h

（不同仪器不同方法设定的参考范围有所差异）

钙吸收率分析可更准确评价钙摄入情况，包括经典的钙平衡试验和放射性核素示踪法等。钙平衡试验一般需收集72h的粪便，用膳食中摄入的钙减去粪便中排出钙，即可得出人体净吸收钙，但不能区分出内源性粪钙，由于此试验费时且烦琐，临床上应用不多。放射性核素示踪法有单示踪剂法及双示踪剂法两种，通过予被试者一种或两种放射性钙核素，计算示踪剂丰度的比值得到钙吸收率，是目前最为准确的钙平衡测定方法。

磷和镁的平衡可通过测量血清磷、镁浓度及24h尿磷和尿镁浓度来反映，当血清钙、磷、镁浓度明显异常时，应进一步测量调节其浓度的重要内分泌激素和细胞因子的水平，包括甲状旁腺激素、25-OHD、FGF23水平等，来了解骨骼相关矿物质浓度异常的可能原因。

2. 维生素D营养状况的评价　25-OHD是血液中含量最为丰富的维生素D代谢产物，常用其血清浓度反映机体维生素D的营养状况。25-OHD的测定方法包括高效液相色谱法（high performance liquid chromatography，HPLC）、放射免疫分析法（radioimmunoassay，RIA）、自动免疫分析法（automated immunoassays）和液相色谱－串联质谱法（liquid chromatography-tandem mass spectrometry，LC-MS/MS）。不同方法由于测定原理及技术不同，检测的准确性及精确性有所差异。其中自动免疫分析法具有高通量、省时节力的特点而广泛用于临床，LC-MS/MS方法的灵敏度及特异性高，被认为是25-OHD检测的金标准，但相对费时费力。目前国际上较为认可的维生素D营养状况判断标准是：血清25-OHD浓度大于30ng/ml，为维生素D充足；25-OHD浓度位于20～30ng/ml，为维生素D不足；25-OHD浓度低于20ng/ml，为维生素D缺乏（表36-4）。

表36-4　维生素D营养状况判断标准

维生素D营养状况	血清25-OHD浓度（ng/ml）
维生素D缺乏	＜20
维生素D不足	20～30
维生素D充足	＞30

3. 蛋白质营养状况的评估　血清蛋白如白蛋白等是反映患者蛋白质营养状况的重要指标，由于其半衰期为18～20天，其值下降可反映一段时间内蛋白质缺乏，但需排除肝肾疾病等影响，其他特殊状态如感染、创伤等影响血管通透性也会导致白蛋白下降，因此，单用人血白蛋白评价营养状态是不足的。前白蛋白、转铁蛋白和视黄醇结合蛋白在循环中的半衰期更短，对饮食变化的反应更快，以这些指标作为蛋白质营养评价指标可能更为敏感。

四、骨质疏松症营养支持治疗方案

骨骼是代谢活跃的器官，充足均衡的营养补给不仅是维持骨骼健康的重要前提，也是防治骨质疏松症的重要基础措施。日常饮食中应注意保证丰富且合理的钙、磷、镁、维生素D、蛋白质等骨骼相关营养物质的摄入。处于不同阶段的人群骨骼的生理状态不同，营养需求也有所差异。尤其应注意的是，生长发育期的儿童及青少年需要补充更充足的营养，以达到理想的峰值骨量；妊娠期及哺乳期的妇女需加强骨骼相关营养，以保障母婴的骨骼健康。绝经后女性以及中老年男性也需要摄入足够的营养物质，来防治骨质疏松症。

1. 钙剂的补充及注意事项　根据2013版中国居民膳食营养素参考摄入量对钙元素的相关推荐，成人每日钙推荐摄入量为800mg（元素钙），7～17岁的儿童及青少年和50岁及以上人群以及妊娠中晚期、哺乳期女性则需要摄入更多的钙，每日推荐钙摄入量为1000～1200mg。此外，绝经后妇女、妊娠哺乳期女性、乳糖不耐受者及素食主义者容易出现钙摄入不足的情况，应重视加强此类人群钙的补充。

牛奶、奶酪、酸奶等奶制品，大豆及豆浆、豆腐等豆制品，虾皮、海带、荠菜、紫菜、西蓝花及加钙食品等含钙高，不同食物的含钙量见表36-5，增加此类食物的摄入是补钙的首选措施。饮食中钙摄入不足、钙需求量增加或钙缺乏的人群，除了膳食补充外，可予以钙剂补充。营养调查显示，我国居民平均每人每天摄入钙量约388.88mg，尚不足成人钙推荐摄入量的一半，故尚需补充元素钙500～600mg/d，实际应用时需根据患者饮食习惯及基础疾病等进行调整。需注意的是，粮谷和蔬菜中的植酸盐、草酸盐及茶叶的鞣酸、咖啡的多酚类物质、碳酸饮料的磷酸盐、高脂饮食中的脂肪酸等能与钙形成不溶性复合物，减少钙吸收。因此，服钙剂时应避免上述干扰因素的影响。

表36-5　不同食物的钙含量（含钙量由高到低排序）

食物	每100g食物钙含量（mg）
虾皮	991
黑芝麻	780
虾米	555
海带	348
河虾	325
素鸡	319
豆腐干	308
荠菜	294
紫菜	264
黑木耳	247
大豆	191
香菜	170
豆腐	164
海虾	146
鲈鱼	138
毛豆	135
柑橘	129

续　表

食物	每100g食物钙含量（mg）
酸奶	118
鸡蛋黄	112
油菜	108
牛奶	104
香菇	83
枣	64
芦柑	45

钙剂补充需考虑其钙元素含量（表36-6）、安全性和有效性。不同钙剂含钙量不同，碳酸钙含钙量相对较高，且易溶于胃酸，吸收率高，临床选用较多，但偶有上腹不适和便秘等不良反应。枸橼酸钙含钙量较低，但为水溶性，胃肠道不良反应少，导致肾结石的风险小，适用于胃酸缺乏和有肾结石风险的患者。对于高钙血症、高尿钙、肾结石的患者，应禁用或慎用钙剂。对于服用洋地黄类强心剂的心力衰竭患者，也不宜补钙。

表36-6　不同钙剂的元素钙含量

化学名	元素钙含量（%）
碳酸钙	40.00
磷酸钙	38.76
氯化钙	36.00
醋酸钙	25.34
枸橼酸钙	21.00
乳酸钙	18.37
葡萄糖酸钙	9.30
氨基酸钙	～20.00

2. 维生素D的补充及注意事项　由于天然食物中维生素D含量较少，膳食补充维生素D的可行性不足。增加日晒是补充维生素D的安全、有效措施。建议选择上午10点至下午3点紫外线充足的时段进行日晒，至少持续10～20分钟，尽可能暴露足够面积的皮肤以促进维生素D的合成。皮肤有色素沉着、涂抹防晒霜以及年龄大于65岁人群光照后维生素D合成能力下降，冬季阳光少云雾多，通过日晒合成维生素D有限，因此，应注意其他方式维生素D的补充。有跌倒史或脆性骨折史的老年人、单纯母乳喂养的婴儿、肥胖儿童及成年人、孕妇和哺乳期妇女以及骨质疏松症、佝偻病、慢性肾病、肝衰竭、肠道吸收不良等患者，以及服用抗惊厥、艾滋病治疗药物等患者，更容易出现维生素D缺乏，应格外重视充足维生素D的补充。

富含维生素D天然食物十分有限，富含油脂的鱼类如三文鱼、沙丁鱼和金枪鱼以及鱼肝油、鳕鱼、充足阳光下生长的蘑菇等是维生素D的优质来源。在上述食物难以满足机体维生素D补充的情况下，根据不同人群的需求，合理补充维生素D制剂十分重要。维生素D制剂包括普通维生素D和活性维生素D。普通维生素D是骨骼基本营养补充剂，是纠正维生素D营养缺乏的基本药物，其进入体内后，需经肝、肾活化，发挥作用。活性维生素D进入体内可直接发挥作用，起效较普通维生素快，其定位于治疗药物，更适用于维生素D合成、活化能力下降的老年人，或合并慢性肝肾疾病的患者。不建议采用活性维生素D来纠正广大人群的维生素D营养缺乏。

普通维生素D包括维生素D_2及维生素D_3，维生素D制剂在不同年龄段、不同状态的补充剂量各异，具体补充剂量可参考2013版中国居民膳食营养素参考摄入量（表36-7）、中华医学会骨质疏松和骨矿盐疾病分会共识（表36-8和表36-9）或国外指南关于维生素D的推荐摄入量（表36-10），建议根据不同人群需求及病情酌情调整，但应注意维生素D的补充剂量应低于可耐受最高摄入量，尤其不建议单次补充超大剂量的维生素D，因为其可能弊大于利。补充维生素D期间应定期检测患者血清25（OH）D水平，以了解其维生素D的营养状态，并调整剂量。国外多数研究认为老年人血清25（OH）D水平达到或高于75nmol/L（30ng/ml），有利于降低跌倒和骨折风险，至少25（OH）D水平应补充至50nmol/L（20ng/ml），以减少继发性甲状旁腺功能亢进症的发生，而一项我国上海中老年人群的研究认为，血清25（OH）D为55nmol/L对骨骼健康尤佳。应用维生素D制剂应定期监测血钙和24h尿钙浓度，避免出现高钙血症或高尿钙的风险，保证治疗的安全性。

表36-7　不同年龄维生素D每日参考摄入量（RNI）及可耐受最高摄入量（UL）

年龄	参考摄入量（IU）	可耐受最高摄入量（IU）
0～3岁	400	800
4～6岁	400	1200
7～10岁	400	1800
11～17岁	400	2000
18～49岁	400	2000
50～64岁	400	2000
65～79岁	600	2000
80岁及上	600	2000

表36-8　维生素D缺乏高危人群维生素D的建议补充剂量及可耐受摄入上限

（中华医学会骨质疏松和骨矿盐疾病分会）

妊娠和哺乳期妇女建议补充量（IU/d）	具有维生素D缺乏高风险者可耐受上限（IU/d）
1500～2000	10000

表36-9 维生素D缺乏人群维生素D补充治疗方案

年　龄	补充治疗方案
0～1岁	建议维生素D_2或维生素D_3 2000IU/d或50000IU每周，用6周以使血清25-OHD水平达30μg/L（75nmol/L）以上，继而以400～1000IU/d维持
>1～18岁	建议维生素D_2或维生素D_3 2000IU/d或50000IU每周，用6周以使血清25-OHD水平达30μg/L（75nmol/L）以上，继而以600～1000IU/d维持
18岁以上	建议维生素D_2或维生素D_3 6000IU/d或50000IU每周，用8周以使血清25-OHD水平达30μg/L（75 nmol/L）以上，继而以1500～2000IU/d维持
肥胖、小肠吸收不良综合征和正在使用影响维生素D代谢药物的患者	建议维生素D_2或维生素D_3为高剂量常规剂量的2～3倍，至少6000～10000IU/d，使血清25-OHD水平达30μg/L（75nmol/L）以上，继而以3000～6000IU/d维持

表36-10 美国国家科学院（Institute of Medicine，IOM）每日维生素D推荐摄入量（RDA）及可耐受最高摄入量（UL）

年　龄	每日推荐摄入量（IU）	可耐受最高摄入量（IU）
0～6月	400（AI）	1000
6～12月	400（AI）	1500
1～3岁	600	2500
4～8岁	600	4000
9～70岁	600	4000
70岁以上	800	4000

3. 蛋白质的补充　通过饮食增加蛋白质摄入是补充蛋白质的首选方案。不同人群对蛋白质需求不同（表36-11），推荐18岁以上男性每日蛋白质摄入量为65g，女性为55g，14～17岁的青少年及妊娠中晚期、哺乳期女性需要更多的蛋白质供应。成年人蛋白质推荐摄入量还可按1.16g/kg每天计算，老年人按1.27g/kg每天计算或按蛋白质占总能量的15%计。国外有学者建议65岁及以上健康的老年人，饮食中至少每千克体重含有1.0～1.2g蛋白质每天，如患急性或慢性疾病，摄入量可能需增每千克体重加至1.2～1.5g蛋白质每天，病情严重或受重大创伤者，所需蛋白质的量可能更高。

表36-11 不同年龄蛋白质参考摄入量（RNI）

年　龄	蛋白质（g/d）
0～6月	9
7～12月	20
1～2岁	25
3～5岁	30

续　表

年　龄	蛋白质（g/d）
6岁	35
7～8岁	40
9岁	45
10岁	50
11～13岁	60（男）/55（女）
14～17岁	75（男）/60（女）
18岁以上	65（男）/55（女）
孕早期女性	55
孕中期女性	70
孕晚期女性	85
哺乳期女性	80

目前尚无确切证据表明不同来源蛋白质对骨保护作用的差异，但认为蛋白质中的丙氨酸和甘氨酸有益于骨骼健康，动物蛋白中的芳香族氨基酸可结合钙敏感受体来增加钙的吸收，具有骨保护作用。动物来源的蛋白质，如肉、家禽、鱼、蛋、牛奶、奶酪和酸奶等，提供了所有9种必需的氨基酸，且更容易被机体吸收与利用。而来自豆类、谷物、坚果、种子和蔬菜的植物性蛋白质往往缺乏一种或多种必需氨基酸，吸收及利用率相对不足。根据2016年中国膳食指南，建议饮食多样化，每天应摄入牛奶300ml或相当量的奶制品；摄入30～50g/d的大豆及其制品，适量摄取鱼、禽、蛋和瘦肉，其总量为120～200g/d。

4. 其他矿物质的补充　日常饮食中磷含量丰富，谷物及蛋白质丰富的食物如肉类、牛奶、奶酪、家禽和鱼肉均含有丰富的磷，一般不易出现磷摄入缺乏。食物中的磷存在形式有两种，即有机磷和无机磷。天然食物中多为有机磷，需经蛋白酶降解释放后才能利用，肉类中磷生物利用度高于植物，而全谷物中的磷较难吸收。食物添加剂中的磷多以无机物形式存在，生物利用度达90%～100%，过多摄入含有添加剂的食物可能导致磷无意识的摄入过多。目前我国居民磷摄入量明显高于推荐摄入量，应注意控制过多的肉类及加工食品的摄入，以天然食物为膳食中磷的主要来源。此外，饮食中钙磷比例也影响骨骼健康，建议膳食中钙磷质量比为1.5∶1（摩尔比为1∶1）。老年人由于肾脏功能减退难以排出多余的磷，更需要控制过多的磷摄入。

镁广泛存在于天然食物中，如豆类、坚果、种子、全谷物和深色蔬菜及牛奶、酸奶等奶制品。由于受农田土壤的影响，食物中包括镁在内的微量元素含量下降，以及饮用水的软化、摄入大量加工食品及精制谷物，饮食中镁摄入不足并不少见。我国居民也存在镁摄入不足的情况，增加摄入含镁丰富的食物十分必要。此外，长期酗酒、胃肠道功能紊乱、糖尿病、醛固酮增多症、甲状旁腺功能亢进症、慢性肾病、使用化疗药物、利尿剂等会引起镁缺乏。对此类镁缺乏的人群，可考虑予以镁补充剂，如柠檬酸镁、葡萄糖酸镁、硼酸镁或天冬氨酸镁等有机结合镁盐。

5. 纠正不良饮食习惯　过量摄入酒精、咖啡、碳酸饮料等不良饮食习惯也是骨质疏松症发生的危险因素，纠正这些不良饮食习惯是骨质疏松症营养支持治疗的措施之一。长期酗酒会干扰肝脏维生素D的活化，影响钙平衡，酒精对骨形成具有抑制作用，不利于骨骼健康。长期大量引用咖啡对骨骼健康也存在影响，大量咖啡因摄入可抑制骨生长，增加尿钙排泄，降低骨密度。饮用过多碳酸饮料不利于骨骼健康，碳酸饮料中的高糖、高磷影响钙平衡，长期饮用可能引起骨量丢失。

由此可见，营养支持治疗是骨质疏松症防治的基础措施，充分摄入钙磷镁等矿物质、保持维生素D和蛋白质的充足，纠正不利于骨骼健康的膳食习惯，不仅有利于达到理想的骨量峰值，而且有利于减少骨丢失速率，促进骨骼健康。

（李　梅　胡　静　李　宁）

参 考 文 献

［1］中华医学会骨质疏松和骨矿盐疾病分会. 原发性骨质疏松症诊疗指南（2017）［J］. 中国骨质疏松杂志，2019，25（3）：281-309.

［2］Gao C，Qiao J，Lis S，et al. The levels of bone turnover markers 25（OH）D and PTH and their relationship with bone mineral density in postmenopausal women in a suburban district in China［J］. Osteoporos Int，2017，28（1）：211-218.

［3］Leung R Y，Cheung B M，Nguyen U S，et al. Optimal vitamin D status and its relationship with bone and mineral metabolism in Hong Kong Chinese［J］. Bone，2017，97：293-298.

［4］Xie Z J，Xia W B，Zhang Z L，et al. Prevalence of Vitamin D Inadequacy Among Chinese Postmenopausal Women：A Nationwide，Multicenter，Cross-Sectional Study［J］. Frontiers in Endocrinology，2019，9：782.

［5］中华医学会骨质疏松和骨矿盐疾病分会. 中国骨质疏松症流行病学调查及"健康骨骼"专项行动结果发布［J］. 中华骨质疏松和骨矿盐疾病杂志，2019，12（4）：317-318.

［6］Zeng Q，Li N，Wang Q，et al. The Prevalence of Osteoporosis in China，a Nationwide，Multicenter DXA Survey［J］. J Bone Miner Res，2019，34（10）：1789-1797.

［7］Cui L，Chen L，Xia W，et al. Vertebral fracture in postmenopausal Chinese women：a population-based study［J］. Osteoporosis Int，2017，28（9）：2583-2590.

［8］Centr J R，Bliue D，Nguyen T V，et al. Risk of subsequent fracture after low-trauma fracture in men and women［J］. NIH Consensus Dev Panel Osteopor，2007，297（4）：387-394.

［9］Van GEEL T，Van Helden S，Geusens P P，et al. Clinical subsequent fractures cluster in time after first fractures［J］. Ann Rheum Dis，2009，68（1）：99-102.

［10］Liu R Q，Chao A J，Wang K，et al. Incidence and risk factors of medical complications and direct medical costs after osteoporotic fracture among patients in China［J］. Arch Osteoporos，2018，13（1）：11.

［11］刘瑞奇，吴晶. 骨质疏松性髋部骨折患者心脏并发症的发生率与风险因素研究［J］. 中华创伤杂志，2018，34（4）：357-361.

［12］Lee Y K，Lee Y J，Hay C，et al. Five-Year Relative Survival of Patients With Osteoporotic Hip Fracture［J］. J Clin Endocrinol Metab，2014，99（1）：97-100.

［13］Wang Y L, Cui H R, Zhang D Y, et al. Hospitalisation cost analysis on hip fracture in China: a multi-centre study among 73 tertiary hospitals［J］. Bmj Open, 2018, 8（4）: e019147.

［14］Si L, Winzenberg T M, Jiang Q, et al. Projection of osteoporosis-related fractures and costs in China: 2010–2050［J］. Osteoporosis Int, 2015, 26（7）: 1929–1937.

［15］Johnston C C, Miller J Z, Slemenda C W, et al. Calcium supplementation and increases in bone-mineral density in children［J］. New Engl J Med, 1992, 327（2）: 82–87.

［16］Lee W T K, Leung S S F, Leung D M Y, et al. A follow-up study on the effects of calcium-supplement withdrawal and puberty on bone acquisition of children［J］. Am J Clin Nutr, 1996, 64（1）: 71–77.

［17］Lambert H L, Eastell R, Karnik K, et al. Calcium supplementation and bone mineral accretion in adolescent girls: an 18-mo randomized controlled trial with 2-y follow-up［J］. Am J Clin Nutr, 2008, 87（2）: 455–462.

［18］Rajatanavin R, Chailurkit L, Saetung S, et al. The efficacy of calcium supplementation alone in elderly Thai women over a 2-year period: a randomized controlled trial［J］. Osteoporosis Int, 2013, 24（11）: 2871–2877.

［19］Radavelli-Bagatini S, Zhu K, Lewis J R, et al. Dairy food intake, peripheral bone structure, and muscle mass in elderly ambulatory women［J］. J Bone Miner Res, 2014, 29（7）: 1691–1700.

［20］Prince R, Devine A, Dick I, et al. The effects of calcium supplementation（milk powder or tablets）and exercise on bone density in postmenopausal women［J］. J Bone Miner Res, 1995, 10（7）: 1068–1075.

［21］Nordin B E C. The effect of calcium supplementation on bone loss in 32 controlled trials in postmenopausal women［J］. Osteoporosis Int, 2009, 20（12）: 2135–2143.

［22］Shea B, Wells G, Cranney A, et al. Calcium supplementation on bone loss in postmenopausal women［J］. Cochrane Database Syst Rev, 2004, 16（1）: CD004526.

［23］李立明, 饶克勤, 孔灵芝, 等. 中国居民2002年营养与健康状况调查［J］. 中华流行病学杂志, 2005, 26（7）: 478–481.

［24］Huttunen M M, Tillman I, Viljakainen H T, et al. High dietary phosphate intake reduces bone strength in the growing rat skeleton［J］. J Bone Miner Res, 2007, 22（1）: 83–92.

［25］Huttunen M M, Pietila P E, Viljakainen H T, et al. Prolonged increase in dietary phosphate intake alters bone mineralization in adult male rats［J］. J Nutr Biochem, 2006, 17（7）: 479–484.

［26］Draper H H, Bergan J G, Sie T L. Osteoporosis in aging rats induced by high phosphorus diets［J］. J Nutr, 1972, 102（9）: 1133–1141.

［27］Pinheiro M M, Schuch N J, Genaro P S, et al. Nutrient intakes related to osteoporotic fractures in men and women--the Brazilian Osteoporosis Study（BRAZOS）［J］. Nutr J, 2009, 8（1）: 6–11.

［28］Kemi V E, Karkkainen M U, Lamberg-Allardt C J. High phosphorus intakes acutely and negatively affect Ca and bone metabolism in a dose-dependent manner in healthy young females［J］. Br J Nutr, 2006, 96（3）: 545–552.

［29］Takeda E, Yamamoto H, Yamanaka-Okumura H, et al. Dietary phosphorus in bone health and quality of life［J］. Nutr Rev, 2012, 70（6）: 311–321.

［30］于冬梅, 何宇纳, 郭齐雅, 等. 2002～2012年中国居民能量营养素摄入状况及变化趋势［J］. 卫生研究, 2016, 45（4）: 527–533.

［31］Penido M G M G, Alon U S. Phosphate homeostasis and its role in bone health［J］. Pediatr Nephrol, 2012, 27（11）: 2039–2048.

［32］Rude R K, Singer F R, Gruber H E. Skeletal and hormonal effects of magnesium deficiency［J］. J Am

Coll Nutr，2009，28（2）：131-141.

［33］Farsinejad-Marj M，Saneei P，Esmaillzadeh A. Dietary magnesium intake，bone mineral density and risk of fracture：a systematic review and meta-analysis［J］. Osteoporosis Int，2016，27（4）：1389-1399.

［34］Orchard T S，Larson J C，Alghothani N，et al. Magnesium intake，bone mineral density，and fractures：results from the Women's Health Initiative Observational Study［J］. Am J Clin Nutr，2014，99（4）：926-933.

［35］Welch A A，Skinner J，Hickson M. Dietary magnesium may be protective for aging of bone and skeletal muscle in middle and younger older age men and women：cross-sectional findings from the uk biobank cohort［J］. Nutrients，2017，9（11）：1189.

［36］裴育，董进，李梅. 维生素D与骨质疏松症［J］. 中华骨质疏松和骨矿盐疾病杂志，2018，11（01）：44-50.

［37］Yu S，Fang H，Han J，et al. The high prevalence of hypovitaminosis D in China：a multicenter vitamin D status survey［J］. Medicine（Baltimore），2015，94（8）：e585.

［38］Ning Z，Song S，Miao L，et al. High prevalence of vitamin D deficiency in urban health checkup population［J］. Clin Nutr，2016，35（4）：859-863.

［39］Cooper C，Atkinson E J，Hensrud D D，et al. Dietary protein intake and bone mass in women［J］. Calcified Tissue International，1996，58（5）：320-325.

［40］Arjmandi B H，Lucas E A，Khalil D A，et al. One year soy protein supplementation has positive effects on bone formation markers but not bone density in postmenopausal women［J］. Nutr J，2005，4：8-12.

［41］Toba Y，Takada Y，Matsuoka Y，et al. Milk basic protein promotes bone formation and suppresses bone resorption in healthy adult men［J］. Biosci Biotechnol Biochem，2001，65（6）：1353-1357.

［42］Langsetmo L，Barr S I，Berger C，et al. Associations of protein intake and protein source with bone mineral density and fracture risk：A population-based cohort study［J］. J Nutr Health Aging，2015，19（8）：861-868.

［43］Munger R G，Cerhan J R，Chiu B C H. Prospective study of dietary protein intake and risk of hip fracture in postmenopausal women［J］. Am J Clin Nutr，1999，69（1）：147-152.

［44］Wengreen H J，Munger R G，West N A，et al. Dietary protein intake and risk of osteoporotic hip fracture in elderly residents of Utah［J］. J Bone Miner Res，2004，19（4）：537-545.

［45］Moazzaz P，Gupta M C，Gilotra M M，et al. Estrogen-dependent actions of bone morphogenetic protein-7 on spine fusion in rats［J］. Spine，2005，30（15）：1706-1711.

［46］Schurch M A，Rizzoli R，Slosman D，et al. Protein supplements increase serum insulin-like growth factor-I levels and attenuate proximal femur bone loss in patients with recent hip fracture-A randomized，double-blind，placebo-controlled trial［J］. Annals of internal medicine，1998，128（10）：801-809.

［47］Symons T B，Sheffield-Moore M，Wolfe R R，et al. A moderate serving of high-quality protein maximally stimulates skeletal muscle protein synthesis in young and elderly subjects［J］. J Am Diet Assoc，2009，109（9）：1582-1586.

［48］Dillon E L，Sheffield-Moore M，Paddon-Jones D，et al. Amino acid supplementation increases lean body mass，basal muscle protein synthesis，and insulin-like growth factor-I expression in older women［J］. J Clin Endocrinol Metab，2009，94（5）：1630-1637.

［49］Cederholm T，Barazzoni R，Austin P，et al. ESPEN guidelines on definitions and terminology of clinical nutrition［J］. Clin Nutr，2017，36（1）：49-64.

［50］沈洪涛，姜山，何明. 钙吸收率分析方法研究［J］. 中华骨质疏松和骨矿盐疾病杂志，2009，2（1）：

59-64.

［51］Galior K，Ketha H，Grebe S，et al. 10 years of 25-hydroxyvitamin-D testing by LC-MS/MS-trends in vitamin-D deficiency and sufficiency［J］. Bone Rep，2018，8：268-273.

［52］Holick M F，Binkley N C，Bischoff-Ferrari H A，et al. Evaluation，treatment，and prevention of vitamin D deficiency：an Endocrine Society clinical practice guideline［J］. J Clin Endocrinol Metab，2011，96（7）：1911-1930.

［53］Hess C T. Monitoring Laboratory Values：Protein and Albumin［J］. Advances in Skin & Wound Care，2009，22（1）：48-48.

［54］中国居民膳食营养素参考摄入量2013年版［M］. 北京：科学出版社，2014.

［55］王光亚主编，中国预防医学科学院营养与食品卫生研究所编著. 食物成分表（全国分省值）［M］. 北京：人民卫生出版社，1992.

［56］Li-Ming L I，Rao K Q，Kong L Z，et al. A description on the Chinese national nutrition and health survey in 2002［J］. Chinese Journal of Epidemiology，2005，26（7）：478-482.

［57］Harvey N C，Biver E，Kaufman J M，et al. The role of calcium supplementation in healthy musculoskeletal ageing：An expert consensus meeting of the european society for clinical and economic aspects of osteoporosis，osteoarthritis and musculoskeletal diseases（ESCEO）and the international foundation for osteoporosis（IOF）［J］. Osteoporos Int，2017，28（2）：447-462.

［58］Wacker M，Holick M F. Vitamin D-effects on skeletal and extraskeletal health and the need for supplementation［J］. Nutrients，2013，5（1）：111-148.

［59］Slawinska A，Fornal E，Radzki W，et al. Vitamin D_2 stability during the refrigerated storage of ultraviolet b-treated cultivated culinary-medicinal mushrooms［J］. Int J Med Mushrooms，2017，19（3）：249-255.

［60］Holick M F. Vitamin D deficiency［J］. N Engl J Med，2007，357（3）：266-281.

［61］夏维波，章振林，林华，等. 维生素D及其类似物临床应用共识［J］. 中华骨质疏松和骨矿盐疾病杂志，2018，11（1）：6-24.

［62］Burt L A，Billington E O，Rose M S，et al. Effect of high-dose vitamin d supplementation on volumetric bone density and bone strength：a randomized clinical trial［J］. Jama，2019，322（8）：736-745.

［63］Priemel M，Von Domarus C，Klatte T O，et al. Bone mineralization defects and vitamin d deficiency：histomorphometric analysis of iliac crest bone biopsies and circulating 25-hydroxyvitamin d in 675 patients［J］. J Bone Miner Res，2010，25（2）：305-312.

［64］Joo N S，Dawson-Hughes B，Kim Y S，et al. Impact of calcium and vitamin D insufficiencies on serum parathyroid hormone and bone mineral density：analysis of the fourth and fifth Korea National Health and Nutrition Examination Survey（KNHANES IV-3，2009 and KNHANES V-1，2010）［J］. J Bone Miner Res，2013，28（4）：764-770.

［65］Bischoff-Ferrari H A，Giovannucci E，Willett W C，et al. Estimation of optimal serum concentrations of 25-hydroxyvitamin D for multiple health outcomes［J］. Am J Clin Nutr，2006，84（1）：18-28.

［66］Aleteng Q，Zhao L，Lin H，et al. Optimal vitamin d status in a middle-aged and elderly population residing in shanghai，China［J］. Med Sci Monit，2017，23：6001-6011.

［67］Shams-White M M，Chung M，Fu Z X，et al. Animal versus plant protein and adult bone health：A systematic review and meta-analysis from the National Osteoporosis Foundation［J］. Plos One，2018，13（2）：e0192459.

［68］Jennings A，Macgregor A，Spector T，et al. Amino acid intakes are associated with bone mineral density and prevalence of low bone mass in women：evidence from discordant monozygotic twins［J］. J Bone Miner Res，2016，31（2）：326-335.

［69］Song M，Fung T T，Hu F B. Association of animal and plant protein intake with all-cause and cause-specific mortality（vol 176，pg 1453，2016）［J］. Jama Intern Med，2016，176（11）：1728-1728.

［70］中国营养协会. 中国居民膳食指南2016专业版［M］. 北京：人民卫生出版社，2018.

［71］Vorland C J，Stremke E R，Moorthi R N，et al. Effects of excessive dietary phosphorus intake on bone health［J］. Curr Osteoporos Rep，2017，15（5）：473-482.

［72］Rajizadeh A，Mozaffari-Khosravi H，Yassini-Ardakani M，et al. Effect of magnesium supplementation on depression status in depressed patients with magnesium deficiency：A randomized，double-blind，placebo-controlled trial［J］. Nutrition，2017，35：56-60.

［73］Grober U，Schmidt J，Kisters K. Magnesium in prevention and therapy［J］. Nutrients，2015，7（9）：8199-8226.

［74］黄宏兴，王广伟，王高峰. 饮酒与骨质疏松症［J］. 中国骨质疏松杂志，2010，16（7）：533-537.

［75］Dai Z，Jin A，Soh A Z，et al. Coffee and tea drinking in relation to risk of hip fracture in the Singapore Chinese Health Study［J］. Bone，2018，112：51-57.

［76］Kremer P A，Laughlin G A，Shadyab A H，et al. Association between soft drink consumption and osteoporotic fractures among postmenopausal women：the Women's Health Initiative［J］. Menopause，2019，26（11）：1234-1241.

［77］Fitzpatrick L，Heaney R P. Got soda?［J］. J Bone Miner Res，2003，18（9）：1570-1572.

第三十七章

痛风与高尿酸血症的营养支持治疗

第一节　痛风与高尿酸血症的流行病学及主要临床特点

痛风（gout）与高尿酸血症（hyperuricemia）密切相关，是嘌呤代谢障碍引起的代谢性疾病。除高尿酸血症外，痛风发病具有明显异质性的临床表现，包括急性关节炎、痛风石、慢性关节炎、关节畸形、慢性间质性肾炎、尿酸性尿路结石等。

一、流行病学

病因和发病机制尚不清。其患病情况在不同地区、不同生活方式、经济水平及遗传背景的人群存在一定差异。既往认为其多发生于欧美国家，近年来其患病情况在全球范围均有相当的增长。2010年全球疾病负担研究组在不同地区不同人种多个调查研究的基础上进行的系统评价显示，目前全球痛风的患病率为0.076%（男性为0.125%，女性为0.032%），30岁以上的男性及45岁以上的女性均有发病率的增加。2011年美国大样本的流行病学研究显示，痛风在成年人的平均患病率约为3.9%（男性为5.9%，女性为2.0%），而无症状高尿酸血症的平均患病率可高至21.4%（男性为21.2%，女性为21.6%）。我国的痛风及高尿酸血症患病率也随着社会经济状况的变迁和人们生活水平的提高在逐渐上升，已成为显著影响社会医疗支出的致残性疾病。流行病学调查显示，国内痛风平均患病率为0.15%～0.67%，高尿酸血症平均患病率5%～23.5%，呈现高流行、年轻化、男性高于女性、沿海高于内地的趋势，特别是在经济发达的城市和沿海地区，患病情况已接近欧美发达国家。

二、分类

痛风在临床上根据病因不同分为原发性和继发性两大类。

原发性者多由先天性嘌呤代谢紊乱引起，嘌呤合成途径中的相关酶异常可致嘌呤生成增多产生高尿酸血症。一部分患者遗传缺陷比较明确，另一部分则病因不明，多见于40岁以上的男性或绝经期女性，部分有家族史，属于常染色体多基因遗传，常与肥胖、糖脂代谢紊乱、高血压、外周动脉粥样硬化和冠心病等聚集发生。

继发性痛风常继发（伴发）于其他先天性代谢紊乱性疾病：如糖原贮积症1型，因葡萄糖-6-磷酸酶缺乏而致病；Lesch-Nyhan综合征，由于次黄嘌呤-鸟嘌呤磷酸核糖转移酶完全或几乎完全缺陷而致尿酸生成过多。其亦可继发于其他系统性疾病，如骨髓增生型疾病或淋巴增生性疾病、恶性肿瘤及肿瘤化放疗后、慢性肾功能不全、铅中毒性肾病等疾病可由于核酸转换增加致尿酸生成增多。此外，在饥饿、糖尿病酮症酸中毒、酒精性酮症、乳酸性酸中毒时过多产生的有机酸亦可竞争性抑制尿酸的排泄导致尿酸水平升高。部分药物的使用也可引起尿酸排泄的减少，如呋塞米、噻嗪类利尿剂、乙胺丁醇、水杨酸类药物（阿司匹林等）、酒精、烟酸等。

三、临床表现

临床多见于40岁以上的男性，女性多在更年期后发病。痛风主要表现为高尿酸血症、特征性急性关节炎反复发作，关节腔滑囊液偏振光显微镜检查可见双折光的针形尿酸盐结晶，痛风石形成，严重者可导致关节活动障碍和畸形，肾尿酸结石和/或痛风性肾实质病变。

（一）无症状期

仅有波动性或持续性高尿酸血症，可长达数年至数十年，随年龄增长痛风的患病率增加，并与高尿酸血症的水平和持续时间有关。国际上将高尿酸血症的诊断定义为：正常嘌呤饮食状态下，非同日2次空腹血尿酸水平，男性＞420μmol/L（7mg/dl），女性＞360μmol/L（6mg/dl）。

（二）急性关节炎期

多在午夜或清晨突然起病，数小时内出现受累关节的红、肿、热、痛、功能障碍。单侧第1跖趾关节最常见，其余依次为趾、踝、膝、腕、指、肘，可伴发热。秋水仙碱治疗后关节症状可迅速缓解。关节腔滑囊液偏振光显微镜检查可见双折光的针形尿酸盐结晶，是确诊的依据。受寒、劳累、饮酒、高蛋白高嘌呤饮食、外伤、手术、感染等为常见的发病诱因。

（三）痛风石及慢性关节炎期

痛风石是痛风的特征性临床表现，常见于耳郭、跖趾、指间和掌指关节，常为多关节受累，且多见于关节远端，表现为关节肿胀、僵硬、畸形及周围组织的纤维化和变性，严重时患处皮肤发亮、菲薄，破溃则有豆渣样的白色物质排出。形成瘘管时周围组织呈慢性肉芽肿，虽不易愈合但很少感染。

（四）肾脏病变主要表现在两方面

痛风性肾病，早期仅有间歇性蛋白尿，随着病情的发展而呈持续性，伴有肾浓缩功能受损时夜尿增多，晚期可发生肾功能不全。

尿酸性肾石病，呈泥沙样。结石较大者可发生肾绞痛、血尿，当结石引起梗阻时可导致肾积水、肾盂肾炎、肾积脓或肾周围炎。

第二节　痛风、高尿酸血症的治疗目的及临床治疗原则

一、治疗目的

痛风治疗的目的包括迅速有效地缓解和消除急性发作症状；预防急性关节炎复发；纠正高尿酸血症，促使组织中沉积的尿酸盐晶体溶解，并防止新的晶体形成，从而逆转和治愈痛风；治疗其他伴发的相关疾病。其最佳治疗方案应包括非药物治疗（医学营养治疗，生活方式干预）和药物治疗两方面。必要时可选择剔除痛风石，对残毁关节进行矫形等手术治疗，

以提高生活质量。

二、临床治疗原则

2013年中华医学会内分泌学分会发布的"高尿酸血症和痛风治疗的中国专家共识"明确，血尿酸＞420μmol/L（男性）或＞360μmol/L（女性）的无症状高尿酸以及痛风患者均需给予适宜的生活方式指导，建议以低嘌呤食物为主的健康膳食，多饮水，维持合理体重。

指南也明确了合理药物治疗的指征。无症状高尿酸血症合并心血管疾病、代谢性疾病或具有心血管疾病危险因素者；或不合并危险因素及伴随疾病，但血尿酸＞540μmol/L的无症状高尿酸血症者；以及有症状的确诊痛风患者，在生活方式指导与医学营养干预的基础之上，尚需给予降尿酸药物治疗。不合并危险因素及伴随疾病、血尿酸低于540μmol/L，同时高于420μmol/L（男性）或360μmol/L（女性）的患者，可给予单纯非药物行为干预，3～6个月后复查尿酸水平。无论在治疗的任一病程，均需给予合理的营养干预。

在医学营养干预（或联合药物治疗）的综合治疗之下，高尿酸血症需长期控制尿酸水平＜360μmol/L，确诊痛风后血尿酸的控制目标要低于诊断标准，以维持在尿酸单钠的饱和点之下，有证据显示，血尿酸＜300μmol/L有利于防止急性痛风发作。

第三节　痛风与高尿酸血症营养干预的循证基础

早在20世纪70～80年代人们即发现，膳食及生活方式与高尿酸血症及痛风的发生有密切相关，高嘌呤饮食及酗酒是患病的重要危险因素。但直到最近10年，才有较充足地来源于大样本流行病学研究的证据更为明确地证实了膳食及生活方式与疾病的相关性。

美国卫生专业人员随访研究（health professional follow-up study，HPFS）对51529名40～75岁男性进行的调查显示，进食肉类、海鲜者日均量最高者较最低者痛风的发病风险显著升高。酒精的摄入也可显著增加痛风的患病风险，并呈剂量依赖关系，每日增加酒精摄入10g，患病相对危险度（relative risk，RR）增加1.17。甜饮料、高浓度果糖或谷物糖浆的摄入也与痛风的发病风险呈剂量相关。2014年新西兰的一个大样本调查研究发现，每日摄入4份加糖饮料，可使欧洲裔居民罹患痛风的风险增加7倍，毛利人增加5倍，太平洋岛民增加3倍。而反之，乳制品、咖啡、樱桃等果蔬、维生素C等的摄入与痛风的患病风险呈负相关。

此外，大量的文献证据也证实，超重或肥胖、高脂血症、糖尿病、高血压、心血管病等营养相关疾病既是常见于高尿酸血症和痛风的合并症，单独存在时也可显著增加高尿酸血症和痛风的发生风险。肥胖是痛风常见合并症之一，尿酸水平与人体总质量相关，痛风发生风险更与中心性肥胖这一因素独立相关。大样本的流行病学数据显示，体重过度增长或肥胖可升高血清尿酸水平、增加痛风急性发作次数。反之，适量减重可促进尿酸水平下降甚至恢复正常。但过度节食快速减轻体重可能造成酮症，从而导致尿酸水平进一步增高甚至出现急性痛风发作。连续渐进的减重过程更有助于血尿酸水平下降，同时减低急性痛风发作频率及其程度。高脂血症在痛风患者中也十分突出，有75%～84%的痛风患者伴有高三酰甘油血症，82%的高三酰甘油血症者伴有高尿酸血症。糖尿病合并高尿酸血症占2%～50%，而痛风合并糖耐量异常为7%～74%。部分研究认为，肥胖是联系糖尿病与痛风的纽带。高血压合并高尿酸血症为22%～38%，显著高于普通人群，肾性高血压或应用利尿剂治疗的高血压者47%～67%合并高尿酸血症，高血压患者痛风的患病率为2%～12%。

2007年英国痛风指南建议，已有痛风、高尿酸血症的患者，具有代谢性疾病和心血管危险因素者，以及中老年人群，建议给予低嘌呤膳食，尽量避免高嘌呤食物，适量限制含较高嘌呤的食物，维持嘌呤摄入不超过200mg/d（B级推荐）。2011年欧洲抗风湿联盟痛风循证诊治指南、2011年日本高尿酸血症及痛风管理指南均推荐，痛风及高尿酸血症患者均应合理安排能量及水的摄入、限制嘌呤摄入，适宜营养干预具有独立于药物治疗之外的改善病情作用，在所有患者中均应鼓励实施（B级推荐）。2012年美国风湿病学会痛风治疗指南，以及2013年高尿酸血症和痛风治疗的中国专家共识均推荐，根据嘌呤不同膳食来源及不同事物的嘌呤含量，可将各类饮食定性为3个类别，进行"避免""限制"以及"鼓励"的干预措施（B级推荐）。2015年奥地利风湿病与康复学会首次在目前现有流行病学及临床研究的证据基础上，总结发布了奥地利高尿酸血症及痛风患者营养与生活方式推荐意见，这是目前首个痛风及高尿酸血症患者的医学营养治疗指南，系统阐述了营养干预的原则。既往多个临床治疗指南中，临床应用的证据来源于大样本的流行病学调查、长期随访的前瞻性队列研究以及随机对照交叉试验研究等。而由于伦理的考量以及研究设计的困难，基于临床随机对照（应用盲法）试验的临床证据相对缺乏。

本文对当前痛风与高尿酸血症营养干预近10年的循证基础进行了总结及评价，旨在为医务工作者和痛风、高尿酸血症患者提供当其阶段最佳的营养干预方法，利用现有最佳证据，同时结合治疗目标、治疗策略以及患者本人意愿，使患者得以转变营养摄入及生活方式，以最终实现长期临床结局和生活质量的改善。医学营养治疗对于预防及治疗痛风、高尿酸血症，预防或延缓其并发症的发生具有非常重要的作用，同时其也是患者自我教育、自我管理不可或缺的部分。建议在提供医学营养治疗的综合治疗小组中，应由一位熟悉治疗原则且具备丰富营养治疗知识的营养（医）师发挥主导作用，同时小组其他成员都应该熟知营养治疗的内容并支持其贯彻实施。

作者对Pubmed、EMBASE、Cochrane图书馆2005年1月至2016年3月文献进行计算机检索，同时检索中国知网（China national knowledge infrastructure，CNKI）、万方数据知识服务平台等中文数据库，主要英文检索词为gout、hyperuricemia、nutrition、diet、medical nutrition therapy、enteral nutrition等。主要中文检索词为痛风、高尿酸血症、营养、膳食、医学营养治疗、肠内营养。

第四节　痛风、高尿酸血症的医学营养治疗

医学营养治疗是痛风非药物治疗的重要方面，国内外指南均明确肯定了医学营养治疗及生活方式干预对于治疗的意义及目的，即降低血清尿酸水平，降低痛风急性发作风险；促进并维持机体适宜营养状态，预防及治疗合并疾病（心血管疾病，肥胖、代谢综合征，糖尿病、高脂血症，高血压）。

2007年英国痛风指南建议，为了实现这一治疗目标，已有痛风、高尿酸血症的患者，具有代谢性疾病和心血管危险因素者，以及中老年人群，建议给予低嘌呤膳食。低嘌呤膳食具有一定的降尿酸效应（使血尿酸下降10% ～ 18%），可显著减少痛风急性发作次数，在合并肾功能不全者及高嘌呤膳食摄入者获益更明显，对于不同病程阶段的痛风及高尿酸血症患者均具有改善作用。

指南推荐，低嘌呤膳食的给予，应尽量避免高嘌呤食物，适量限制含较高嘌呤的食物，鼓励摄入低嘌呤食物，维持嘌呤摄入不超过200mg/d。2012年美国风湿病学会痛风治疗指南，以及2013年高尿酸血症和痛风治疗的中国专家共识均推荐，根据嘌呤不同膳食来源，可将各类饮食定性为3个类别，进行"避免""限制"以及"鼓励"的干预措施。膳食分类的依据，多来源于大样本的流行病学调查、长期随访的前瞻性队列研究以及随机对照交叉试验研究等。

【建议避免或限用的食物】

一、高嘌呤的动物性食品

大样本流行病学研究显示，高嘌呤的动物性食品摄入可显著升高血尿酸水平，增加急性痛风发作风险，包括动物内脏及红肉类（OR 1.41，95%可信区间1.07 ～ 1.86）、海鲜尤其带甲壳的海产品类（贝壳、牡蛎、龙虾等）（OR 1.51，95%可信区间1.17 ～ 1.95），且其致病风险也与食物摄入的量与频度相关，随摄入量增加而风险增大。

基于此，国内外指南均建议，避免食用带海产品中带甲壳的海鲜类（贝壳、牡蛎、龙虾等）、动物内脏（如动物肝脏、肾脏等）、浓肉汤；限量食用红肉类食品（牛、羊肉、猪肉等）（B级推荐）。海鲜中含脂鱼类食品（包括鲭鱼、沙丁鱼以及鱼皮）由于其富含的不饱和脂肪酸是心血管疾病的重要保护因素，在痛风与高尿酸血症患者亦允许适量摄入（每周1 ～ 2次）。

二、果糖

高浓度果糖或谷物糖浆的摄入也是导致高尿酸血症及痛风的独立危险因素，且呈剂量依赖。大样本流行病学调查显示，摄入含大量食用糖（果糖）的甜饮料，可引起尿酸水平上升。每日摄入甜饮料分别为＜0.5份，0.5 ～ 0.9份，1 ～ 3份，≥4份（1标准份约合饮料335ml）的研究对象其尿酸水平较无摄入者分别增高0.08、0.15、0.33、0.42mg/dl（95%可信区间0.11 ～ 0.73，$P<0.001$）。多个基于人群的前瞻性队列研究也证实，进食富果糖的天然水果（苹果或橙子）或果汁，也可升高血尿酸水平，增加患高尿酸血症及痛风的风险。

因此，国内外指南均建议，应避免添加高果糖、谷物糖浆的饮料（汽水、果汁等）或食物；适当限制天然水果汁（橙汁等）、含蔗糖的甜食、食用糖（蔗糖）、含有较多量果糖的过甜水果（如甜橙或苹果）的摄入（B级推荐）。

三、酒精

饮酒可显著增加痛风发作风险。酒精的代谢过程中，乙酸盐向乙酰辅酶A的转化可促进腺嘌呤核苷酸的分解，从而增加体内尿酸的生成；同时产生的乳酸可竞争尿酸盐经肾脏的滤过，酒精滥用者往往同时存在的摄食减少、脱水和酮症，也是不利于尿酸的排泄的因素。Choi等在其前瞻性队列研究中对47150名健康男性进行了12年的随访发现，与不饮酒者相比，摄入酒精量10.0～14.9g/d、15.0～29.9g/d、30.0～49.9/d以及≥50g/d的研究对象罹患痛风的多变量相关危险度（RR）分别是1.32（95%可信区间0.99～1.75），1.49（95%可信区间1.14～1.94）、1.96（95%可信区间1.48～2.60）、2.53（95%可信区间1.73～3.70）（P＜0.0001）。而其中啤酒的摄入与患病风险呈现独立显著的相关［每日饮用12盎司啤酒者其患病的多变量RR为1.49（95%可信区间1.32～1.70）］。啤酒与痛风明显相关，除酒精的作用之外，啤酒本身即含有大量的嘌呤成分（主要为易于吸收的鸟嘌呤核苷），可显著引起血清尿酸水平升高。此外，蒸馏酒的饮用也被证实会带来可观的患病风险［每日饮用1酒精单位的蒸馏酒者其患病的多变量RR为1.15（95%可信区间1.04～1.28）］。低度葡萄酒的摄入与痛风的相关性最小［每日饮用1酒精单位或4盎司的葡萄酒，患病的多变量RR为1.04（95%可信区间0.88～1.22）］，但仍需限制不超过250ml/d。

综上，结合2012年美国风湿病学会痛风治疗指南以及2015年奥地利高尿酸血症及痛风膳食指南，急性痛风发作、药物控制不佳或慢性痛风石性关节炎者应完全戒酒；其他情况下，限制啤酒、蒸馏酒（白酒）的摄入，低度葡萄酒饮用不超过250ml/d，每周饮酒天数不宜超过4天，饮酒量男性不宜超过2个酒精单位每天，女性不宜超过1个酒精单位/天（1个酒精单位约合14g纯酒精）（B级推荐）。

【建议选择的食物】

一、水

尽管尚无基于尿酸性结石患者的相关临床证据，但针对泌尿系含钙结石患者的一项临床随机对照试验的研究表明，充足摄入水分，保证充足尿量，可使结石复发率下降50%。国内外指南均推荐，痛风或泌尿系结石史的患者应充足饮水＞2L/d（B级推荐）。

二、乳制品

乳制品中含有的乳清蛋白和酪蛋白可促进尿酸水平的下降。Chio等进行的前瞻性队列研究证实，规律摄入奶制品可显著降低痛风发病率（RR 0.56，95%可信区间0.42～0.74）。一项为期3个月的临床随机对照试验发现，单纯脱脂奶粉、富含巨糖肽以及G600奶脂提取物的脱脂奶粉，三者均可降低痛风患者的复发率，促进关节肿痛症状好转及血尿酸下降。另有流行病学研究证实，不同类型的奶制品均可降低痛风的发病风险，其中尤以脱脂或低脂牛奶及低能量酸奶为著。为此，建议规律摄入脱脂或低脂乳制品（A级推荐）。

三、蔬菜/水果

推荐充分摄入新鲜蔬菜，包括富含嘌呤的蔬菜类（蘑菇、芦笋、花椰菜、菠菜、扁豆、黄豆等）（B级推荐）。来自健康人群的研究数据显示，充足蔬菜的摄入可减低血尿酸水平，并降低受试者罹患泌尿系结石的风险。多个大样本的流行病学研究也证实，即使摄入富含嘌吟的蔬菜也不会引起血尿酸水平升高或增加痛风发生风险。这是由于嘌呤的生物利用情况在不同食物种类有较大差异，同时也与食物所含能量总量及其嘌呤组分在胃肠道内水解吸收程度相关。

在水果的相关研究中，大样本的病例对照研究发现，食用樱桃可以降低痛风发作的风险（OR为0.65，95%可信区间0.50～0.85），食用樱桃制品也有类似作用（OR为0.55，95%可信区间0.30～0.98）。2007年英国痛风治疗指南推荐，每日摄入樱桃250g有益于痛风的预防和治疗。而一些富含果糖的天然水果（苹果或橙子）或果汁，也可升高血尿酸水平，需限制食用。

四、咖啡

咖啡具有降低尿酸的效应，且效应与摄入量相关。除咖啡因可抑制黄嘌呤氧化酶外，其含有的绿原酸也可作为强抗氧化剂而降低尿酸水平。一项前瞻性队列研究通过对89433名女性进行26年随访证实，饮用咖啡（＞237ml/d）可以降低痛风的风险（多变量RR为0.78，95%可信区间0.64～0.95，$P < 0.0001$），且摄入无咖啡因咖啡也具有类似的获益（与不引用者相比，饮用＞237ml/d者痛风发生风险的多变量RR为0.77，95%可信区间0.63～0.95，$P = 0.02$）。日本的一项队列研究表明，咖啡促进血尿酸下降的作用在男性较女性更为显著。

五、维生素C

补充维生素C对血清尿酸的降低效应目前尚存争议。前瞻性队列研究发现，口服维生素C可以降低痛风的发生风险，并与剂量呈正相关关系（$P < 0.001$）。一项总结了既往13个临床随机对照试验的系统评价也揭示，平均口服维生素C 500mg/d可显著降低血尿酸水平0.35mg/dl（20.8μmol/L）（95% CI：$-0.66 \sim -0.03$，$P = 0.032$）。但2013年Stamp等在40例明确诊断痛风（血尿酸水平＞6mg/dl）的患者进行的临床随机对照试验显示，无论单独补充维生素C500mg/d或与别嘌醇联用均不具有额外显著降低血尿酸的作用。结合多数文献证据，2015年奥地利高尿酸血症及痛风膳食指南建议，补充维生素C（100mg/d）有助于促进尿酸水平下降，但不建议长期大剂量维生素C（≥1g/d）的补充（有形成泌尿系结石风险）。

【体重管理】

建议超重或肥胖的患者缓慢减重达到或维持理想体重，但应避免高蛋白低碳水化合物型减重饮食或过度节食减重。适宜能量摄入及膳食结构，减少膳食脂肪摄入，合理增加体育活动，是体重管理的重要组成部分。

痛风及高尿酸血症多与肥胖、2型糖尿病、胰岛素抵抗、高脂血症以及代谢综合征等机体代谢紊乱密切相关，互为危险因素，膳食行为干预以及体重管理应兼顾并存的疾病状态，改善代谢状态，降低远期心血管疾病风险[10, 30]。

【能量及主要营养素推荐摄入量】

一、能量

多个国内外指南均明确推荐，成人的高尿酸血症及痛风患者摄入能量以达到或维持理想体重为标准（B级推荐），根据患者性别、年龄、体力活动、生理代谢需求、应激状况估计能量需求（表37-1）。理想体重可参考国际推荐适用于东方人的体重计算方法：（男性）理想体重＝（身高（cm）－100）×0.9（kg）；（女性）理想体重＝（身高（cm）－100）×0.9（kg）－2.5（kg）。根据我国提出健康体重的标准，以体质量指数（Body mass index，BMI）为评判标准，＜18.5kg/m² 为体重过低，18.5 ～ 23.9kg/m² 为体重正常，24 ～ 27.9kg/m² 为超重，≥28.0kg/m² 为肥胖。

表37-1　能量需求的估计

体力活动强度	能量需求（kcal/kg理想体重/d）		
	超重/肥胖	健康体重	消瘦
轻体力活动	20 ～ 25	30	35
中体力活动	30	35	40
重体力活动	35	40	45 ～ 50

痛风或高尿酸血症者易见合并冠状动脉粥样硬化性心脏病、高血压、2型糖尿病、代谢综合征等代谢性疾病，适量限制每日能量摄入，有助于控制体重，减少糖脂代谢紊乱。中国成人超重和肥胖症防治指南推荐，若患者合并存在超重或肥胖，可适当限制能量摄入，每天比原来进食的能量减少300 ～ 500kcal，或者女性摄入能量1000 ～ 1200kcal/d，男性摄入能量1200 ～ 1600kcal/d。

二、蛋白质

既往研究认为蛋白质每日摄入总量不会显著影响血清尿酸水平，这是由于蛋白质的摄入可能增加体内尿酸的产生，但同时也会增加尿酸经肾的排泄率。Choi等对47150名男性进行12年随访的前瞻性队列研究显示，每日摄入中等量的蛋白质不会增加痛风的患病风险。但来源于动物性食品或蔬菜的蛋白质其致病风险存在显著差异。大样本队列研究显示，来源于海鲜等动物性食品的蛋白质摄入可增高罹患高尿酸血症的风险，进食量最高较最低者患病风险增加1.44倍（OR 1.44，95%可信区间1.12 ～ 1.85，$P=0.02$）；而大豆制品等富含植物蛋白食物的摄入是痛风及高尿酸血症的保护性因素，进食量最高较最低者患病风险下降21%（OR 0.79，95%可信区间0.61 ～ 1.01，$P=0.02$）。为此，2007年英国痛风治疗指南推荐，蛋白质总量应限制不超过70g/d，推荐来源于奶制品、大豆及其制品的蛋白质摄入。基于2013年中国居民膳食营养素参考摄入量推荐，建议痛风、高尿酸血症成人患者（未合并肾功能不全）每日摄入蛋白质提供的能量应占全天总能量的10% ～ 15%。

三、碳水化合物

结合2013年中国居民膳食营养素参考摄入量推荐，建议碳水化合物提供的能量占总能量的50% ～ 60%。2011年印度相关膳食指南建议，合并肥胖、超重或代谢综合征者需选择适宜的碳水化合物摄入。一项针对263例超重或肥胖患者进行的临床随机对照交叉试验的研究表明，在碳水化合物较低供能比（40%）或较高供能比（58%）的膳食模式下给予低血糖指数的主食均可有尿酸的显著下降，尿酸分别下降0.24mg/dl（$P < 0.001$）及0.17mg/dl（$P < 0.001$）。结合国内外指南，建议首选低血糖生成指数或复合型碳水化合物的主食（如全谷物食物、粟米、豆类等），鼓励全谷物食物占全日主食量的30%以上，限制精制糖等简单碳水化合物摄入。

四、脂肪

尽管膳食脂肪摄入与尿酸的相关研究不多，高尿酸血症多易合并的超重、肥胖、血脂异常等代谢紊乱也可与脂肪摄入过多相关。2013年中国居民膳食营养素参考摄入量推荐我国成人每日膳食摄入总脂肪量应占总能量的20%～30%。2011年印度相关膳食指南也建议，合并肥胖或超重者应严格控制每日膳食摄入总脂肪量不超过总能量的30%。饱和脂肪（SFA）摄入过多可升高总胆固醇与低密度脂蛋白胆固醇，减少胰岛素敏感性，促进高凝倾向，与冠状动脉粥样硬化性心脏病的发生风险直接相关。因此建议膳食摄入SFA占总能量比不超过10%。如合并血脂低密度脂蛋白升高（≥ 100mg/dl），SFA占总能量比应小于7%。反式脂肪酸（TFA）也可升高低密度脂蛋白胆固醇，并降低高密度脂蛋白胆固醇，显著增加罹患冠状动脉粥样硬化性心脏病的风险。膳食摄入TFA应占总能量比小于1%。另一方面，多个研究已证实，含大量亚油酸、α-亚麻酸以及长链η-3多不饱和脂肪酸等PUFA的油脂摄入可有效预防和治疗肥胖、2型糖尿病、高血压、心血管疾病等"膳食相关非传染性疾病"。建议亚油酸与α-亚麻酸的每日摄入量应分别占总能量比5%～8%和1%～2%。单不饱和脂肪酸每日摄入量应占总能量比10%～15%。

五、膳食纤维

膳食纤维与痛风或高尿酸血症的相关研究不多。一项针对痛风患者的病例对照研究显示，充足摄入富含膳食纤维的食物，可减低罹患痛风的风险。多项研究证实，充足摄入膳食纤维对于肥胖、高脂血症、代谢综合征、2型糖尿病等高尿酸血症及痛风常见的合并症也具有调节糖脂代谢、改善体重胰岛素敏感性、促进体重下降等获益。2013年中国居民膳食营养素参考摄入量建议我国成人（19～50岁）膳食纤维的摄入量为25～30g/d，鼓励全天蔬菜水果摄入达到500g/d以上。

（李融融　于　康）

参 考 文 献

[1] Smith E, Hoy D, Cross M, et al. The global burden of gout: estimates from the Global Burden of Disease 2010 study. Annals of the rheumatic diseases, 2014, 73（8）: 1470-1476.

[2] Zhu Y, Pandya BJ, Choi HK. Prevalence of gout and hyperuricemia in the US general population: the National Health and Nutrition Examination Survey 2007～2008. Arthritis and rheumatism, 2011, 63（10）: 3136-3141.

［3］中华医学会风湿病学分会. 原发性痛风诊断和治疗指南. 中华风湿病学杂志，2011，15（6）：410-413.

［4］中华医学会内分泌学分会. 高尿酸血症和痛风治疗中国专家共识. 中华内分泌代谢杂志，2013，29（11）：913-920.

［5］Kuo CF，Grainge MJ，Zhang W，et al. Global epidemiology of gout：prevalence，incidence and risk factors. Nature reviews Rheumatology，2015，11（11）：642-649.

［6］Choi HK，Atkinson K，Karlson EW，et al. Purine-rich foods，dairy and protein intake，and the risk of gout in men. N Engl J Med，2004，350（11）：1093-1103.

［7］Choi HK，Atkinson K，Karlson EW，et al. Alcohol intake and risk of incident gout in men：a prospective study. Lancet，2004，363（9417）：1277-1281.

［8］Choi HK，Curhan G. Soft drinks，fructose consumption，and the risk of gout in men：prospective cohort study. BMJ（Clinical research ed），2008，336（7639）：309-312.

［9］Batt C，Phipps-Green AJ，Black MA，et al. Sugar-sweetened beverage consumption：a risk factor for prevalent gout with SLC2A9 genotype-specific effects on serum urate and risk of gout. Annals of the rheumatic diseases，2014，73（12）：2101-2106.

［10］Jordan KM，Cameron JS，Snaith M，et al. British Society for Rheumatology and British Health Professionals in Rheumatology guideline for the management of gout. Rheumatology（Oxford，England），2007，46（8）：1372-1374.

［11］Sautner J，Eichbauer-Sturm G，Gruber J，et al. Austrian nutrition and lifestyle recommendations for gout and hyperuricemia. Zeitschrift fur Rheumatologie，2015，74（7）：631-636.

［12］Yamanaka H. Japanese guideline for the management of hyperuricemia and gout：second edition. Nucleosides，nucleotides & nucleic acids，2011，30（12）：1018-1029.

［13］Choi HK，Atkinson K，Karlson EW，et al. Obesity，weight change，hypertension，diuretic use，and risk of gout in men：the health professionals follow-up study. Arch Intern Med，2005，165（7）：742-748.

［14］Khanna D，Fitzgerald JD，Khanna PP，et al. 2012 American College of Rheumatology guidelines for management of gout. Part 1：systematic nonpharmacologic and pharmacologic therapeutic approaches to hyperuricemia. Arthritis care & research，2012，64（10）：1431-1446.

［15］Zhang Y，Chen C，Choi H，et al. Purine-rich foods intake and recurrent gout attacks. Annals of the rheumatic diseases，2012，71（9）：1448-1453.

［16］Choi HK，Liu S，Curhan G. Intake of purine-rich foods，protein，and dairy products and relationship to serum levels of uric acid：the Third National Health and Nutrition Examination Survey. Arthritis and rheumatism，2005，52（1）：283-289.

［17］Choi JW，Ford ES，Gao X，et al. Sugar-sweetened soft drinks，diet soft drinks，and serum uric acid level：the Third National Health and Nutrition Examination Survey. Arthritis and rheumatism，2008，59（1）：109-116.

［18］Choi HK，Willett W，Curhan G. Fructose-rich beverages and risk of gout in women. JAMA，2010，304（20）：2270-2278.

［19］Borghi L，Meschi T，Amato F，et al. Urinary volume，water and recurrences in idiopathic calcium nephrolithiasis：a 5-year randomized prospective study. J Urol，1996，155（3）：839-843.

［20］Dalbeth N，Ames R，Gamble GD，et al. Effects of skim milk powder enriched with glycomacropeptide and G600 milk fat extract on frequency of gout flares：a proof-of-concept randomised controlled trial. Annals of the rheumatic diseases，2012，71（6）：929-934.

[21] Zgaga L，Theodoratou E，Kyle J，et al. The association of dietary intake of purine-rich vegetables，sugar-sweetened beverages and dairy with plasma urate，in a cross-sectional study. PloS One，2012，7（6）：e38123.

[22] Tsai YT，Liu JP，Tu YK，et al. Relationship between dietary patterns and serum uric acid concentrations among ethnic Chinese adults in Taiwan. Asia Pacific Journal of Clinical Nutrition. 2012，21（2）：263-270.

[23] Singh JA，Reddy SG，Kundukulam J. Risk factors for gout and prevention：a systematic review of the literature. Current opinion in rheumatology，2011，23（2）：192-202.

[24] Zhang Y，Neogi T，Chen C，et al. Cherry consumption and decreased risk of recurrent gout attacks. Arthritis and Rheumatism，2012，64（12）：4004-4011.

[25] Choi HK，Willett W，Curhan G. Coffee consumption and risk of incident gout in men：a prospective study. Arthritis and Rheumatism，2007，56（6）：2049-2055.

[26] Choi HK，Curhan G. Coffee consumption and risk of incident gout in women：the Nurses' Health Study. The American Journal of Clinical Nutrition，2010，92（4）：922-927.

[27] Choi HK，Gao X，Curhan G. Vitamin C intake and the risk of gout in men：a prospective study. Arch Intern Med，2009，169（5）：502-507.

[28] Stamp LK，O'Donnell JL，Frampton C，et al. Clinically insignificant effect of supplemental vitamin C on serum urate in patients with gout：a pilot randomized controlled trial. Arthritis and Rheumatism，2013，65（6）：1636-1642.

[29] Zhang W，Doherty M，Bardin T，et al. EULAR evidence based recommendations for gout. Part II：Management. Report of a task force of the EULAR Standing Committee for International Clinical Studies Including Therapeutics（ESCISIT）. Annals of the Rheumatic Diseases，2006，65（10）：1312-1324.

第三十八章

妊娠期糖尿病的营养支持治疗

一、妊娠糖尿病概述

（一）流行情况

妊娠合并糖尿病包括孕前糖尿病（pre-gestational diabetes mellitus，PGDM）和妊娠期糖尿病（gestational diabetes mellitus，GDM），是妊娠期间最常见的内科并发症，近年来发病率呈逐年上升的趋势。通常情况下，母亲的妊娠期糖尿病在分娩后会自然消失。NIH（national institutes of health consensus dele）2003年报道称根据两步诊断法，美国有5%～6%孕妇诊断为GDM，而根据IADPSG（国际妊娠糖尿病研究组）HAPO研究的一步诊断法，GDM患病率则会明显升高，为15%～20%，且无论哪种诊断方法患病率呈逐渐增高的趋势。我国尚缺乏全国的妊娠高血糖数据，2013年杨慧霞团队的北京多中心的数据显示GDM19.7%、PGDM1.4%。最近一项多中心前瞻性研究结果显示，GDM与胎儿体重增加有关，并且这种相关性在妊娠20周即出现，于妊娠28周显著相关。研究提示，应在24～28周前就开始监测血糖水平，以缓解胎儿加速生长。

妊娠期间血糖控制的好坏直接关系到孕妇和胎儿的安全。妊娠糖尿病发病原因尚不完全清楚，但病情一般比较轻，大约85%的妊娠糖尿病患者靠单纯的饮食治疗和适当调整饮食结构就能使血糖达到理想范围而不会对胎儿的生长发育造成不良影响。

GDM高危因素包括肥胖（尤其是重度肥胖）、一级亲属患2型糖尿病、GDM史、巨大儿分娩史、多囊卵巢综合征、妊娠早期空腹尿糖反复阳性、本次妊娠期发现胎儿大于孕周、羊水过多等。

（二）分型及病理生理机制

妊娠期糖尿病包括两种情况：PGDM及GDM。

1. PGDM的诊断标准 符合以下2项中任意一项者，可确诊为PGDM。

（1）自妊娠前已确诊为糖尿病的患者。

（2）妊娠前未进行过血糖检查的孕妇，尤其存在糖尿病高危因素者，首次产前检查时需明确是否存在糖尿病，妊娠期血糖升高达到以下任何一项标准应诊断为PGDM。

1）空腹血浆葡萄糖（fasting plasma glucose，FPG）≥7.0mmol/L（126mg/dl）。

2）75g葡萄糖耐量试验（oral glucose tolerance test，OGTT），服糖后2h血糖≥11.1mmol/L（200mg/dl）。

3）伴有典型的高血糖症状或高血糖危象，同时随机血糖≥11.1mmol/L（200mg/dl）。

4）糖化血红蛋白（glycohemoglobin，HbA1c）≥6.5%[采用美国国家糖化血红蛋白标准化项目（national glycohemoglobin standardization program，NGSP）糖尿病控制与并发症试验（diabetes control and complication trial，DCCT）标化的方法]，但不推荐妊娠期常规用HblAc进行糖尿病筛查。

2. GDM是指妊娠期发生的糖代谢异常　妊娠期首次发现且血糖升高已经达到糖尿病标准，诊断标准如下。

（1）推荐医疗机构对所有尚未被诊断为PGDM或GDM孕妇，在妊娠24～28周以及28周后首次就诊时行OGTT。

75gOGTT的诊断标准：服糖前及服糖后1h、2h，3项血糖值应分别低于5.1mmol/L、10.0mmol/L、8.5mmol/L（92mg/dl、180mg/dl、153mg/dl）。任何1项血糖值达到或超过上述标准即诊断为GDM。

（2）孕妇具有GDM高危因素或医疗资源缺乏地区，建议妊娠24～28周首先检查FPG。FPG≥5.1mmol/L，可以直接诊断GDM，不必行OGTT；FPG＜4.4mmol/L（89mg/dl），发生GDM可能性极小，可以暂时不行OGTT。FPG≥4.4mmol/L且＜5.1mmol/L时，应尽早行OGTT。

（3）孕妇具有GDM高危因素，首次OGTT结果正常，必要时可在妊娠晚期重复OGTT。

（4）妊娠早、中期随孕周增加FPG水平逐渐下降，尤其以孕早期下降明显，因而妊娠早期FPG水平不能作为GDM的诊断依据。

（5）未定期检查者，如果首次就诊时间在妊娠28周以后，建议首次就诊时或就诊后尽早行OGTT试验或FPG检查。

依据患者发生糖尿病的年龄、病程以及是否存在血管并发症等进行分期（White分类法）

A级：妊娠期诊断的糖尿病。

A1级：经控制饮食，空腹血糖＜5.3mmol/L，餐后2h血糖＜6.7mmol/L。

A2级：经控制饮食，空腹血糖≥5.3mmol/L，餐后2h血糖≥6.7mmol/L。

B级：显性糖尿病，20岁以后发病，病程＜10年。

C级：发病年龄10～19岁，或病程达10～19年。

D级：10岁前发病，或病程≥20年，或合并单纯性视网膜病。

F级：糖尿病性肾病。

R级：眼底有增生性视网膜病变或玻璃体积血。

H级：冠状动脉粥样硬化性心脏病。

T级：有肾移植史。

D级及以上不宜妊娠

3. 妊娠期糖代谢的特点　在妊娠早中期，随孕周增加，胎儿对营养物质需求量增加，通过胎盘从母体获取葡萄糖是胎儿能量的主要来源，孕妇血浆葡萄糖水平随妊娠进展而降低，空腹血糖约降低10%。其原因有：①胎儿从母体获取葡萄糖增加；②妊娠期肾血浆流量及肾小球滤过率均增加，但肾小管对糖的再吸收率不能相应增加，导致部分孕妇自尿中排糖量增加；③雌激素和孕激素增加母体对葡萄糖的利用。因此，空腹时孕妇清除葡萄糖能力较非孕期增强。孕妇空腹血糖较非孕妇低，这也是孕妇长时间空腹易发生低血糖和酮症的病理基础。到孕中晚期，孕妇体内拮抗胰岛素样物质增加，如肿瘤坏死因子、瘦素、胎盘生乳素、雌激素、孕酮、皮质醇和胎盘胰岛素酶等使孕妇对胰岛素的敏感性随孕周下降，为维持正常糖代谢水平，胰岛素需求量必须相应增加。对于胰岛素分泌受限的孕妇，妊娠期不能代偿这一生理变化而使血糖升高，使原有糖尿病加重或出现GDM。

（三）营养治疗的意义

医学营养治疗是治疗糖尿病的基础，尤其是妊娠期糖尿病。理想的医学营养治疗既能保证和提供妊娠期间孕妇和胎儿的合理营养摄入，维持理想体重，改善肠促胰岛素分泌，使妊娠糖尿病孕妇的血糖控制在正常范围，避免餐后高血糖、饥饿性酮症出现，减轻或避免并发症的出现是医学营养治疗的总目标。多数GDM患者经科学的饮食控制和适当运动的医学营养治疗可以控制血糖在理想范围，医学营养治疗不能把血糖控制在理想范围情况下，需要考虑配合胰岛素治疗。美国妇产科医师协会推荐，患妊娠糖尿病的超重和肥胖妇女，应降低能量摄入、自我监测血糖和尿酮，并增加适量的运动。

二、妊娠糖尿病的营养治疗

（一）评估

对于计划妊娠的糖尿病女性：应建议其进行怀孕前准备，因高血糖会有不易受孕、自然流产、先天畸形等风险，应将血糖尽量控制在正常水平。应至少提前3个月接受孕前管理，进行综合评估，包括产科、内分泌医师、营养医师、保健教育等密切合作。包括知识教育、血糖自我管理、随诊检测指标等。

1. GDM血糖治疗目标见表38-1。

表38-1　GDM治疗目标

项　　目	孕期非糖尿病血糖均数±标准差（X±SD）	ACOG	ADA		2010中国2型糖尿病防治指南
			GDM	PGDM	
空腹（mmol/L）	4.2±0.7	3.3～5.0	≤5.3	3.3～5.4	3.3～5.3
餐前（mmol/L）	4.3±0.6	3.3～5.8			
餐后1h（mmol/L）	5.8±0.7	7.2～7.8	≤7.8	餐后高峰5.4～7.1	≤7.8
餐后2h（mmol/L）	5.4±0.6	<6.7	≤6.7		≤6.7
均值（mmol/L）	4.7±1.0	—	—	HbA1c<6.0%	HbA1c<6.0%
夜间（mmol/L）	3.8±0.6				

注：ACOG（American College of Obstetrician and Gynecologists）；ADA（2011and Fifith international workshop conference on gestational diabetes）。

2. GDM孕妇的监测内容　4点血糖谱：监测4次血糖（空腹和每顿正餐第一口饭后1h

或2h进行），监测结果应记录在血糖日志中，同时记录饮食运动情况，有助于认识自身血糖特点，随时调整进食及运动情况。1型糖尿病或血糖不稳定者，可采用动态血糖监测。

孕前监测尿糖意义不大，因为孕妇肾糖阈下降，尿糖不能准确反映孕妇血糖水平。

尿酮是较为经济且无创的辅助反映血糖控制及饮食能量是否充足的指标，尤其在应激状态下血糖超过11.1mmol/L，或者出现酮症酸中毒相关症状如恶心、呕吐时应及时检测尿酮体。

同时监测孕妇孕期增重，胎儿的宫高、腹围以及必要的B超检查密切联系血糖情况及时调整治疗方案。

（二）处理

1. 总原则　调整饮食总能量、饮食结构及餐次分配比例，维持正常的孕期增重，应避免能量限制过度，孕早期应保证不低于1500kcal/d，孕中晚期不低于1800kcal/d。合理控制产能营养素碳水化合物、蛋白质、脂肪供能比。1800～2400kcal/d能量供给及餐次分配见附表一，可使用附表二进行食物交换。

2. 碳水化合物占总能量50%～60%　每日碳水化合物不低于150g对于维持妊娠期血糖更为合适。摄入过多则导致血液中三酰甘油水平增高，高密度脂蛋白胆固醇水平降低。尽量避免食用精制糖，等量碳水化合物食物可以优选低血糖指数食物。监测碳水化合物的摄入量是血糖达标的关键策略。当仅考虑碳水化合物总量时，食物升糖指数（glycemic Index，GI）见糖尿病章节可能更有助于血糖控制。

时刻关注食物的升糖指数，GI是反映食物引起人体血糖升高程度的指标，是人体进食后机体血糖生成的应答情况，GDM孕妇建议选用低GI食物。GI＞75的食物为高GI食物，其进入肠道后消化快，吸收好，葡萄糖迅速进入血液；GI≤55的食物为低GI食物，进入肠道后停留的时间长，避免了血糖的剧烈波动，有效控制血糖。

3. 蛋白质占15%～20%　保证优质蛋白质摄入，以满足妊娠期间孕妇生理需求及胎儿生长发育所需。

4. 脂肪占25%～30%　高膳食脂肪可损害糖耐量，并与超重、肥胖和血脂异常密切相关。应适当限制饱和脂肪酸高的油脂如动物油脂、奶油等，且饱和脂肪酸摄入量应不超过总能量的7%，同时单不饱和脂肪酸应占脂肪供能的1/3以上。减少反式脂肪酸摄入可降低低密度脂蛋白胆固醇，增加保护性的高密度脂蛋白胆固醇水平。

5. 维生素及矿物质　没有证据证明GDM孕妇维生素及矿物质需求与非GDM孕妇有差别。妊娠期所有孕妇铁、叶酸和维生素D等需求增加1倍，而钙、磷、维生素B_1、维生素B_6的需求增加了33%～50%，锌、维生素B_2的需求量增加20%～25%，维生素A、维生素B_{12}、维生素C、硒、钾、生物素、烟酸增加18%。因此孕妇妊娠期间应增加富含这些营养素的食物。

6. 膳食纤维　膳食纤维具有改善控制餐后血糖上升速度、改善葡萄糖耐量和降低血胆固醇的作用，推荐每日摄入量25～30g，膳食中可通过选用富含膳食纤维的燕麦片、荞麦、新鲜蔬菜、水果、藻类等以满足膳食纤维的摄入。

7. 非营养性甜味剂的使用　ADA建议只有美国食品药品监督管理局（food and drug administration，FDA）批准的非营养性甜味剂孕妇才可以食用，并适度推荐，但是相关研究非常有限。美国FDA批准的5种非营养性甜味剂分别是乙酰磺胺酸钾、阿斯巴甜、纽甜、食用糖精和三氯蔗糖。

8. 餐次的合理安排　少量多餐，定时定量原则对GDM孕妇控制血糖非常关键。早、中、晚3餐的能量应控制在每日摄入总能量的10%～15%、30%、30%，每次间餐的能量占总能量5%～10%（表38-2），利于平稳血糖。

表38-2　各餐提供的能量比例

餐次	能量（%）
早餐	10～15
早间餐	5～10
午餐	20～30
午间餐	5～10
晚餐	20～30
晚间餐	5～10

间餐量根据两正餐间间隔时间，一般建议正餐后2～3h。

9. 运动治疗　运动可降低妊娠期胰岛素抵抗，是GDM综合治疗重要的措施之一。合理适度的运动不但利于血糖控制，对于顺利分娩及体重控制皆有益。

10. 药物治疗　单纯饮食及运动的生活方式干预血糖不能达标者，要积极使用药物配合治疗。首先推荐使用胰岛素控制血糖，目前口服降糖药二甲双胍和格列本脲在GDM孕妇中应用的安全性和有效性不断被证实，但我国尚缺乏数据，如果使用建议签署知情同意书。

（三）GDM孕妇的产后随访

GDM孕妇及其子代均是糖尿病患病的高危人群。GDM患者产后患T2DM的相对危险度是7.43。美国糖尿病预防项目（Diabetes Prevention Program，DPP）的一项研究显示，通过改变生活方式和药物治疗可以使有GDM史的妇女发生糖尿病的比例减少50%以上。为此，现有的关于GDM诊断治疗标准都对产后随访问题进行了规范。向产妇讲解产后随访的意义，指导改变生活方式、合理饮食及适当运动，鼓励母乳喂养。随访时建议进行身高、体质量、体重指数、腰围和臀围的测定，同时了解产后血糖的恢复情况，建议所有GDM女性产后行OGTT，测定空腹及服糖后2h血糖水平，并按照2014年ADA的标准明确有无糖代谢异常及其种类。有条件者建议检测血脂及胰岛素水平，至少每3年进行1次随访。对于子代进行随访以及健康生活方式的指导，可进行身长、体质量、头围、腹围的测定，必要时检测血压计血糖。

（滕　越　刘燕萍　李　蕊）

参　考　文　献

［1］谢幸，苟文丽. 妇产科学，第8版，北京：人民卫生出版社，2013. 75-79.

［2］中华医学会妇产科学分会产科学组/围产分会妊娠合并糖尿病协作组. 妊娠合并糖尿病诊治指南（2014）. 糖尿病临床，2014，11（8）：489-498.

［3］许曼音，陆广华，陈明道. 糖尿病学. 上海：上海科学技术出版社，2003，10（6）：543-572.

［4］杨慧霞主编. 妊娠合并糖尿病实用手册. 北京：人民卫生出版社，2012. 2：44-87.

［5］中华医学会糖尿病分会. 中国2型糖尿病防治指南（2017版）. 中国实用内科杂志，2018，38（4）：293-344.

［6］徐玲，红艳、李佳，等. 富生酮氨基酸饮食对高脂有道的小鼠胰岛素抵抗的影响. 中华内分泌代谢杂志，2016，32（5）：399-404.

［7］王卫庆，宁光，包玉倩，等. 糖尿病医学营养治疗专家共识. 中华内分泌代谢杂志，2013，29（5）：357-362.

第三十九章

肥胖症的营养支持治疗

第一节　肥胖症概论

肥胖症是一种由多因素引起的慢性代谢性疾病，以体内脂肪细胞体积和数目增加、体脂百分比异常升高，并在某些局部过多沉积脂肪为特点，是包括2型糖尿病、心脑血管疾病和多种恶性肿瘤在内的多种慢性病的主要危险因素。目前，超重和肥胖已成为威胁全球人类健康的公共卫生问题，其患病率在全球范围内持续增长。国际《柳叶刀》杂志2016年报告，全球肥胖人数已从1970年的1.05亿人激增至2014年的6.41亿人，其中我国肥胖人口数量居全球第一，男性4320万，女性4640万。2017年《新英格兰杂志》有研究分析全球疾病负担（global burden of disease，GBD）数据发现，近25年来的高体重指数（body mass index，BMI）与全球400万人口死亡有关，占全因死亡数的7.1%，导致1.2亿的伤残调整寿命年（disability adjusted of life years，DALYs）。因此，预防和治疗国民的超重/肥胖，不仅能产生巨大的经济学效益，还是刻不容缓的社会问题。

早在1948年肥胖症就被国际疾病分类体系的专家定义为一种疾病，但这一概念一直被大家所忽视，随着大家的生活水平不断提高，肥胖症正成为人类健康的一个巨大威胁因素。目前认为，所谓肥胖症可以定义为身体内脂肪过度蓄积以致威胁健康，而且肥胖症是一种全身代谢性疾病。由于人体能量的摄入超过消耗，过多的能量以脂肪形式在体内不断堆积，久而久之形体变得臃肿，便形成了肥胖。

世界卫生组织肥胖工作组织在《亚太地区肥胖治疗指南》中建议用体重和腰围来定义患者的肥胖程度：用体重指数计算方法是：体重指数＝体重（kg）/身高（m）^{2}。如体重指数在23.0～24.9之间为超重，而在25.0～29.9之间属于肥胖症，一旦体重指数>30则属于严重肥胖症，而男性病人腰围大于90mm（大于2.7尺），女性病人腰围大于80mm（大于2.4尺）则患其他肥胖症常见的伴发疾病的危险性同时会明显增加。如果按照上述亚洲人体重分类标准将指数大于25kg/m^{2}界定为肥胖症。

一、肥胖病的危害

目前研究已发现肥胖症可以导致一些与肥胖相关的危险增加，具体结果见表39-1。

表39-1　肥胖病及相关疾病危险度

相对危险性大幅度增加	中度增加	轻度增加
2型糖尿病	冠心病	肿瘤
胆囊疾病	绝经后女性乳腺癌	
	子宫内膜癌和结肠癌	
血脂异常		高血压
胰岛素抵抗	骨关节炎（膝部）	
呼吸困难	高尿酸血症/痛风	月经异常
睡眠呼吸暂停（打鼾）、生殖功能降低		
肥胖症引起的背部疼痛等		

　　由此可见，肥胖症发病率增加将会导致社会的卫生保健负担和经济负担的迅猛增加。

二、肥胖症形成的原因

　　饮食与肥胖的产生。人类每天摄取的食物千差万别，但是从营养学的角度上来说，摄入的食物含有身体需要的营养物质或称营养素，即蛋白质、碳水化合物、脂肪、水、无机盐、维生素和纤维素。在这些营养素中，蛋白质、碳水化合物、脂肪在体内经过代谢可以产生机体活动所需要的能量。通常，每天从食物中摄取的以蛋白质、碳水化合物、脂肪形式存在的能量和维持生命活动、日常工作和劳动以及生长发育等所消耗的能量是大致相等的，即维持着能量的摄入和消耗的动态平衡。如果长期摄取的能量少于消耗的能量，则会消瘦；相反，如果每天摄取的能量多于消耗的能量，则长期下去就会发生肥胖。但是，实际上发生肥胖的原因非常复杂，一般来说，肥胖与遗传、膳食以及运动不足密切相关，从膳食和运动两个因面着手是预防和治疗肥胖的有效措施。在膳食方面，肥胖与下列两个因素有着密切的关系。

　　1. 摄食过多　摄食过多又称过食。由于摄取的食物过多，即摄入的能量过剩，在体内，多余的能量则以脂肪的形式储存于脂肪组织，导致体内脂肪的增加。根据目前肥胖病因学的研究结果，发生摄食过多与下面5个因素有关：①在人类大脑中存在一个调节食欲的中枢机构——下丘脑，其中存在饱腹中枢和饥饿中枢。当进餐后，血糖浓度上升，它作用于饱腹中枢，产生饱腹感而停止进餐。在某种情况下，如果血糖升高到更高的程度才能产生饱腹感，则导致摄食过多；②胰岛素分泌过剩（高胰岛素血症）。过高浓度的胰岛素可不断地作用下丘脑的饥饿中枢，产生饥饿感，最终引起进食增加；③脑内胺代谢紊乱。胺是下丘脑神经递质，与摄食有密切的关系，例如5-羟色胺可刺激食欲；④肽类激素失衡。脑中肽类激素对食欲的调节也具有重要的作用，如β-内啡肽、促生长激素释放激素等均具有促进食欲的作用，而胰高血糖素等激素具有抑制食欲的作用。当这些激素的平衡遭到破坏以后，促进食欲的激素水平高于抑制食欲的激素水平时，则造成食欲亢进；⑤精神、情绪紧张。研究表明人处于心理紧张的状态时，即使在无饥饿感的情况下，常常以进食来掩饰或摆脱内心的焦虑和不安而求得心理平衡。这种情况在进入青春期以后的年轻女性中尤为常见。最近常有肥胖患者以进食来消除内心精神紧张的报告。

2. 不良的进食习惯 不良的进食习惯常常导致短期内摄取大量高能量食物，身体难以消化吸收，造成肥胖。国内外调查研究发现，在一天之中进餐 2 ～ 6 次的人，无论是男性还是女性，进餐次数较少的人发生肥胖的机会和程度高于进餐次数稍多的人。

（1）不吃早餐：在城市里常常可见到有相当数量的人不吃早饭就上班。长期这么做，无疑会对身体健康带来损害。因为，通常上午工作任务重，劳动强度大，消耗能量比较多，但胃肠却处于饥饿状态，致使精力不足，体力不支，甚至还可发生低血糖性晕厥，导致意外事故的发生。不吃早饭上班，空腹时间过长。如从前 1 天 19 点进晚餐，以 4h 胃全部排空计算，至次日 12 时进午餐，空腹持续时间长达 13h。在此期间，仅靠肝脏释放的糖原分解来维持血糖浓度。由于体内各种脏器的生理活动，细胞的新陈代谢和工作时体力、脑力的消耗，能量处于入不敷出的亏损状态，长此以往将损害脏器功能。不吃早饭，实际上是实行了两餐制。因为上午饿得透，中午就吃得多，使多余的能量转变成脂肪沉积起来。如果晚餐又很丰盛，油水较大，由于晚上人体血液中胰岛素含量升至高峰，就将多余的能量贮存起来，使人日益发胖。另外不吃早餐的人还容易产生胆石症和过早衰老，血中胆固醇比吃早餐的人也要高 33% 左右，心脏病发作的可能性也要相应变大。

（2）晚餐太丰盛：有些家庭把晚餐做得太丰盛，成了团圆饭。因为晚间人们往往认为辛苦一天，尤其是现今社会生活非常紧张，早饭，中饭常常没时间吃，到了晚上家庭成员齐全，于是把高能量、高蛋白的饭菜集中在晚餐也就顺理成章。晚餐吃得过于油腻、过饱，吃了不久就睡，这样长期晚间吃团圆饭，可引起多种疾病。首先将会导致严重的肥胖症。体内生理功能和代谢变化有严格的生物钟节律性。每当夜间睡眠时，体内各种脏器活动降到最低限度，各个系统处于休息状态，能量消耗减少到基础代谢的水平。如果晚餐吃得过饱，多余的营养物质消耗不了，则以脂肪形式沉积在体内，导致肥胖，损害健康。另外晚餐后一般活动量不大，不久便就寝，胃肠也就进入休息状态。如果晚餐量过大，吃得又过于肥腻，为了消化这些食物，胃肠道的负担必然增加，大脑也得不到很好的休息，久而久之，引起大脑代谢紊乱，功能下降，继而引起脑组织萎缩，导致人体过早衰老。还有晚餐过饱，胃肠胀满，常把心脏推向上方，甚至使心脏被迫转位呈横向，压迫冠状动脉，减少心脏的血液供应，诱发心绞痛、心肌梗死、脑血管栓塞。这些疾病在夜间发作，危险性甚大，常因来不及抢救造成猝死。此外，晚间摄入过量的优质食物，会刺激肝脏合成更多的低密度和极低密度脂蛋白。这两种脂蛋白会把过多的血清胆固醇运载到动脉壁上堆积起来，引起动脉硬化。如果全天的能量有 70% 集中在晚餐，可使血脂浓度猛然升高，脂质除沉积在血管壁外，还可直接栓塞血管，导致心、脑、肾的脂肪栓塞症。不仅如此，人到中年后，肝、胆、胰等脏器代谢功能逐年降低，晚餐过饱会加速损伤这些脏器的功能。胆囊负荷过重，会发生胆囊炎；胰脏负荷过重，会发生急性坏死性胰腺炎；胰脏分泌胰岛素不足，转化糖的能力下降，还容易患糖尿病。

3. 精神心理状态与肥胖症 长期以来，大家有一个概念，肥胖就是因为吃的多，喝的多所导致。实际上肥胖症的原因远比这要复杂。胖与瘦不但与饮食有关而且与情绪有密切的关系。根据美国明尼苏达大学的一项研究资料，该大学曾进行1次"半饥饿试验"。36名受试者，每天吃半饱，170天后不但体重下降，而且大多数变得态度冷漠，精神抑郁，厌于社交，容易激动，有人甚至丧失自尊心，产生自卑感，称为"半饥饿性精神神经症"。临床发现某些肥胖者，是由于情感需要未获满足，而靠食物来补偿，结果吃得过多，肥胖成疾，称为"情感饥饿"心理状态者。俗话说"心宽体胖"，可见人们早已注意到影响胖瘦的心理因素了。国外学者认为，摄食有满足欲望、缓和紧张及安定情绪的作用，所以一些失去心理平衡的人，可由于无意识的过量摄食而肥胖。心理因素致肥胖主要是通过影响人体能量的摄取和消耗而起作用。

三、产热营养素与肥胖的关系

在各种膳食因素中，膳食主要能量来源脂肪、碳水化合物摄入过多是肥胖的直接致病因素。越来越多的研究已经相当肯定了它们对肥胖形成的作用。

1. 脂肪与肥胖　大量的流行病研究提示膳食脂肪与肥胖密切相关。无论是发达国家还是发展中国家，随着其国民膳食中脂肪占总能量的产热百分比的增加，其国民的体重和肥胖发生率明显升高，而且还发现膳食中脂肪量与肥胖程度存在明显的相关关系。动物和人体实验还提示，与脂肪/碳水化合物比率低的膳食相比，脂肪/碳水化合物比率高的膳食饱腹感作用差，这意味着在饥饿时进食高脂肪膳食会导致进食量尤其是脂肪量的增加。与碳水化合物、蛋白质相比，进食后脂肪的氧化分解要慢得多，而且脂肪还抑制葡萄糖的氧化。高脂肪膳食还有良好的色、香、味以及能量密度高的特点，这些因素往往导致进食过多的高脂肪膳食。

2. 精制糖与肥胖　高碳水化合物尤其是高精制糖膳食可能具有良好味觉的特点，这对其引起的进食过多和肥胖具有重要的作用，这一点已经得到许多实验的证实。长期高精制糖膳食还可能引起高胰岛素血症。胰岛素的作用之一是促进脂肪的合成，高胰岛素血症可导致体内脂肪累积，包括皮下脂肪和腹腔内脂肪。

肥胖意味着三酰甘油在脂肪细胞内的不断累积。后者由脂蛋白酯酶的活性决定，这是肥胖发生的重要条件之一。高精制糖膳食引起的高胰岛素血症导致脂蛋白酯酶活性的增高。三酰甘油，作为脂蛋白、脂肪酶的底物，主要来源于肝脏内源性的合成和外源性的膳食脂肪，它是肥胖发生的物质基础。越来越多的研究均表明高蔗糖膳食引起血浆三酰甘油水平增高。还有研究提示高精制糖膳食即使不增加体重也可能引起体内脂肪的积累。

第二节　肥胖症的治疗

肥胖症是一种严重危害人体健康的慢性疾病，需要长期采用多种手段进行综合治疗。这其中合理的营养膳食、科学的体育锻炼、适当的药物治疗能够发挥重要的作用。

一、选择正确的减肥方法

选择正确的减肥方法有助于取得良好的效果，选择适合自己的减肥方法可以帮助自己持久地坚持减肥。这需要因人、因时、因地、因利来决定。

1. 因人　是根据减肥者肥胖的程度和并发疾病的特点来选择减肥方法。如果仅为超重或轻度肥胖，应当以节食治疗辅助于运动锻炼，坚持不懈，将体重维持在理想范围内。中重度以上的肥胖者除节食和运动外，可辅助于一定的减肥药物，甚至减肥手术治疗。如果合并代谢性疾病就要专门配制适合疾病的膳食。

2. 因时　每天进食、运动的时间应相对固定，不论从何时开始减肥都要坚持下去。如果没有整块时间参加活动，可以抽 10～15 分钟做些形体训练，如健美操、打拳等，每日 2～3 次，即使出差在外也不中断。

3. 因地　指的是减肥的场所，健身房、运动场、游泳馆、舞厅等都是良好的减肥场所。如无上述场所，自己的家庭也是很好的场所。其实只要坚持运动，无论在什么地方都是有益于健康的。

4. 因利　是指提高经济效益，做到少花钱，多办事。很多减肥者为了快速不费力的减肥，幻想不节制饮食，靠药物就能减轻体重，于是花大量的钱买很多的减肥药、减肥茶或减肥器械等。其实，我国在保健品方面的各项法规、法律尚不完善，诸多减肥品的价钱与效用并不相等，因此选用时应特别注意其夸大的宣传。当然，为参加适合自己的运动花些钱是值得的。总之，最经济最有效的仍是节食治疗加上适当运动的减肥方法。

二、肥胖症治疗的新途径

最近研究发现，瘦素缺陷与人类肥胖病有关，由此引出了肥胖症治疗药物开发的新方向，如神经肽-Y（NPY）拮抗剂在理论上可成为治疗肥胖症的有效药物，另外，一些新的药物已处于开发研制或临床观察阶段。对人群，家庭，双胞胎等的典型研究发现，肥胖症不仅有后天因素参与，先天性遗传因素也起着重要作用，特别是近年来研究发现，瘦素缺陷与肥胖症密切相关。

1. 瘦素系统　Trayhurn 对肥胖基因及其所编码的蛋白质瘦素激素（瘦素）的研究发现，瘦素会使食物摄取减少而能量消耗增加，还会影响生殖和血细胞生成。瘦素在白色、棕色脂肪组织和胎盘产生，其受体主要集中在下丘脑，少量在脑内其他区域以及多中心外周区。临床研究显示，肥胖症病人的循环系统中瘦素水平普遍增加，并与其体重指数呈正比，且人类肥胖症与瘦素抵抗的产生有关。研究发现，小鼠饥饿时其血浆瘦素水平迅速下降，注射瘦素后这种影响减小。摄入食物或胰岛素等会使瘦素水平增加，空腹和运动时又会降低。瘦素系统可成为制药企业开发抗肥胖症药物的靶向，开发的药物应既可增加瘦素的生成，又可减少其消除，改变游离型与结合型的比例，或促进其透过血-脑屏障。

2. 神经肽　有学者用一种神经递质即神经肽Y（NPY）进行了体外试验。NPY注射入啮齿类动物下丘脑弓形神经元后可刺激摄食和抑制由NPY受体的Y5亚型介导的生热作用。在空腹或代谢状态下，活动增加时，神经元能感觉到能量缺乏，以自身平衡的方式维持身体脂肪质量，可调节这种神经元的物质有瘦素和胰岛素（皆起抑制作用），以及糖皮质激素（具刺激作用）。研究发现，缺乏瘦素或瘦素受体的肥胖啮齿类动物的下丘脑NPY活性增加了，但在饮食引起的肥胖症病人中却发现这种神经无缺乏活性。理论上说，Y5拮抗剂可能是有效的抗肥胖药物，Proto型Y5拮抗剂已显示出能抑制遗传性肥胖小鼠在食物缺乏时的摄食，但对饮食引起的肥胖性啮齿类动物（最接近人类肥胖症的动物模型）尚未见相关报道。瘦素抑制摄食和增加生热的作用，与NPY刚好相反，因此理论上而言，大脑中的瘦素具有对抗或"关闭"NPY的作用，但是如果瘦素缺乏或肥胖基因变化，那么"关闭"作用就会丧失，引起摄食增加以及生热作用下降，从而形成肥胖症。

3. β_3-激动剂　Michael认为如果能量摄入降低，身体会通过降低体能消耗来维持平衡，例如降低基础代谢率（BMR）。若阻止BMR的降低，则易引起体重减轻，这种作用可由β_3受体激动剂实现。β_3受体激动剂通过刺激生热而使啮齿类动物能量消耗增加，同时又不会引起β_1或β_2介导的不良反应，刺激肾上腺素受体也能氧化并代谢脂肪。给肥胖小鼠使用β_3受体激动剂，结果发现在体重减少的同时摄食量不变，重复给予时生热作用增强。β_3受体激动剂可使糖尿病小鼠空腹时葡萄糖浓度降低，对葡萄糖的耐受性增加并且使血浆胰岛素水平降低。但在人体中，这类药物无效，且有β_1或β_2受体激动剂引起的不良反应，可能因人体和小鼠在代谢和药代动力学方面的差异所引起，也可能是人体内β_3受体数目较少，或与发热作用关联性较差。此外，两种食欲抑制剂右芬氟拉明和芬氟拉明特别是后者与苯丁胺合用时对心脏瓣膜具有不良反应，此外与单胺食欲抑制剂合用还会引起原发性肺高血压，故在1998年停止使用。

三、肥胖病的营养治疗

亚太地区肥胖指南指出："让体重完全回复通常是不现实的，因此不一定以它作为减重策略的最终目标，而适当的减重确实有益健康。控制体重的策略包括改善膳食、增加体力活动。改进生活习惯和观念。一些特殊的习惯助长了过度膳食或活动减少，应当予以正确认识并矫正。通过行为矫正更容易达到和维持减轻体重的目的"。鉴于膳食在肥胖发生中的重要作用，从膳食方面着手是控制肥胖的基本措施。亚太地区肥胖指南指出：①尽可能平均分配一天的摄食量，不应漏餐；②应有足够的膳食，以避免餐间加点心；③膳食中脂肪和油的产热比要少于20% ～ 30%；④总能量中的55% ～ 65%应来自碳水化合物；⑤应鼓励食用新鲜水果、蔬菜和粗粮；⑥限制酒精的摄入。

营养疗法是肥胖治疗的最基本的方法之一，无论采取其他哪种治疗方法，都必须辅助以膳食疗法；同样地，在实施膳食治疗的同时也必须辅助以运动疗法、行为疗法等其他治疗方法。仅仅以膳食疗法治疗肥胖时，常常于治疗开始后的1 ～ 2个月出现体重减轻停滞不前的适应性现象。肥胖治疗的目的是最终使体重控制在比较理想的范围内，在进行膳食治疗的时候，不必苛求太快的减重速度，一般来说，在膳食疗法开始后的1 ～ 2月，可减重3 ～ 4kg，此后可与运动疗法并用，保持每月减重1 ～ 2kg，这样可获得比较理想的治疗效果。

膳食疗法可分为3种类型，即：①节食疗法，每天摄入的能量大为1200 ～ 1800kcal；②低能量疗法，每天摄入的能量在600 ～ 1000kcal。③极低能量疗法，每天摄入的能量在200 ～ 600kcal。前两种疗法主要适用于轻、中度肥胖者。肥胖者可根据自己的情况选择其中任何一种治疗方法，但是，最好在医生的指导下进行。极低能量疗法主要适用于重度肥胖患者，实施极低能量疗法时，通常患者需要住院，在医生的密切观察下进行治疗。

无论采用哪种膳食疗法，维持肥胖者的身心健康，尽量减少减肥对机体造成不良影响，而同时能减少贮存于体内的脂肪量是膳食治疗的基本原则，所以在实施膳食治疗时，应该做到以下3点：①决定合适的能量摄入量；②适当的营养素分配比例和供给；③纠正不良的膳食习惯，建立规则的膳食和生活习惯。

1. 确定合适的能量　1kg人体脂肪大约含有7000kcal的能量，因此，减轻体重（脂肪）1kg，必须大约减少7000kcal的能量摄入。如果每天减少能量摄入500～700kcal，则需要10～14天时间，才能实现减掉1kg脂肪的目标。一般来说，以标准体重来决定合适的能量摄入量，即每天摄入的能量（kcal）＝标准体重（kg）×20～25。但是，对身材矮小的人来说，有可能每天摄入的能量低于1200kcal。当能量摄入量低于1200kcal时，很难保证摄入人体需要的营养素供给，也难以坚持下去，所以在实际操作过程中，一般规定年轻男性每天能量的摄入低限为1400kcal，年轻女性为1200kcal，这对维护减肥者的身心健康具有重要的意义。因此，减肥绝对不可操之过急。

2. 适当的营养素分配比例　由于限制了能量的摄入，所以要保证必需的营养素供给，才能保持人体正常的生理功能。在膳食减肥过程中，三大产热营养素的分配是至关重要的。正常平衡膳食的三大营养素分配比例是蛋白质占总能量的12%～15%，脂肪为25%～28%，碳水化合物为55%～60%，而肥胖膳食治疗的三大营养素分配原则是蛋白质占总能量的25%，脂肪占15%，碳水化合物占60%。在蛋白质的选择中，动物性蛋白质可占总蛋白质的50%左右。一般来说动物性食品不仅含较高的蛋白质，而且含有较高的脂肪。如果摄入蛋白质60～80g，则同时可摄入脂肪20～30g。在有限的脂肪摄入量中，最好能够保证必需脂肪酸的摄入。由于受摄入能量的限制，所以在膳食减肥时，常常容易出现维生素和无机盐摄入不足的问题。容易缺乏的维生素主要有维生素B_1、维生素B_2、维生素B_3等，容易缺乏的无机盐有钙、锌、铁等。为了防止维生素和无机盐缺乏病，在进行膳食治疗的过程中，必须要注意合理的食物选择与搭配。新鲜蔬菜、水果、豆类、动物内脏如肝脏以及牛奶等都是维生素和无机盐的主要来源。另外，在医生的指导下，可以适当服用多种维生素和无机盐制剂。肥胖患者常有便秘的问题，适当增加膳食纤维的摄入可有助于缓解便秘，所以提倡食用富含膳食纤维的食物，最好能保证每天的膳食纤维摄入量在30g左右。在进行膳食治疗时，最好不要饮酒，酒类主要含有酒精，而不含其他营养素，1ml酒精可产热7kcal，因此饮酒常常导致摄入的能量过高而使减肥失败。

3. 限制脂肪摄入　脂肪仍是膳食高能量的"罪魁祸首"。但是很多人都认为只有烹调用油才是脂肪的唯一来源，因此只要炒菜少用油就可以限制脂肪了。其实日常食用的很多种食物中都含有脂肪或类脂。根据其存在的方式，可以粗略分为看得见的脂肪和看不见的脂肪两大类。前者是指从人们感官上就知道含油多的食品，如动物油、花生油、豆油、橄榄油、动物外皮如鸡皮、鸭皮等人们都知道含有高脂肪，容易避免过多摄入。看不见的脂肪，顾名思义，不容易为人所注意，如肉类、蛋类、奶制品、动物内脏、豆制品、坚果类食物（如花生、瓜子、核桃、杏仁、松子等）均含有多量的脂肪，即使谷类、蔬菜、水果中也含有微量的脂肪。这些看不见的脂肪恰恰是人们容易过量食入的，肥胖也由此而来。例如15粒花生米、30颗瓜子、2个核桃都基本相当于10g纯油脂（约1勺油）的含脂量。摄入脂肪过多会引起高血脂、肥胖等疾患，因此避免摄入脂肪已经成为人们普遍关注的问题。需要注意的是不但炒菜要少放油，还要特别注意那些隐藏起来的脂肪。

4. 纠正不良膳食习惯　纠正不良的膳食习惯是减肥成功的关键之一。肥胖者常见的不良膳食习惯有不吃早餐，而午餐和晚餐特别是晚餐进食过量；爱吃零食、甜食；进餐速度过快等。肥胖者应针对自己的这些不良习惯，提出相应的纠正方法，这对于减肥具有事半功倍的作用。

5. 定时定量进餐　不随时加餐，每日至少固定早、中、晚3餐，最好在上午10点和下午4点左右适当加餐水果或少量点心。这样，虽然进食量很少，仍有助于减少饥饿感。特别应注意晚餐后不要再吃其他零食，尤其是甜点心、巧克力等致胖食品。3餐能量分配要得当。早餐吃饱、午餐吃好、晚餐吃少。

6. 多吃含能量低、饱腹感强的食品　减肥的失败大多由于难挨的饥饿，而无法坚持下去。选择蔬菜、粗粮等能量很低的食品，会产生很大的容积而消除饥饿感，有利于减肥的执行。选择食品美味可口，切忌单调无味。减肥饮食并不应该成为单调口味的膳食，美味佳肴才会有利于减肥的执行。

7. 贵在坚持　持之以恒减肥绝不是权宜之计，即使当体重达到理想后，仍应坚持减肥饮食，防止反弹。

四、适当的运动锻炼

科学合理的减肥锻炼，可有效地消耗体内的脂肪和糖，使能量的消耗大于其摄入，从而达到减肥的效果。肌肉运动需要大量的能源，这些能源要靠脂肪和糖的"燃烧"来供给。运动时，肌肉组织对脂肪酸和葡萄糖的利用大大增加，使得多余的糖只能用来供能，而无法转变为脂肪而贮存；同时，体内的脂肪细胞缩小，贮存的脂肪组织被"动员"起来燃烧供能，因此减少了脂肪的形成和蓄积。肌肉运动的强度越大，持续时间越长，消耗的能量就越多，体内的脂肪就越少。由此可达到减肥的目的。

运动对肥胖者而言，其好处不仅仅限于降低体重，它还至少有以下六点有益的作用。①运动可改善肥胖者的心肌代谢状况。不少肥胖患者伴随有心脏功能降低，适当的运动可加强心肌的收缩能力，增加血管的弹性，加速血液循环；②运动还可以改善肥胖者肺功能状况，增强呼吸肌的力度，增加胸廓活动范围，增加肺活量，改善肺的通气能力，使气体交换频率加快，有助于氧化燃烧多余的脂肪组织；③运动还可以改善肥胖者的内脏器官活动的调节能力，包括增加胃肠蠕动，改善胃肠血液循环，减少腹胀、便秘等消化道不良反应；④运动还有助于降低肥胖者的血脂。由于肥胖人群中，高脂血症的发病率极高，故通过运动降低血脂就显得更有意义。很多研究表明，运动可使血中胆固醇和三酰甘油的含量降低，这有利于减少冠心病等发病的危险；⑤运动可使肌肉等组织对胰岛素的敏感性增加；⑥运动可使肥胖者感到心情松弛、愉快，培养自信心，有助于培养良好的有规律的生活习惯。

五、注意合理的减肥速度

绝大多数减肥者都希望体重下降越快越好，越多越佳，但是这样做往往收到相反的效果，"欲速则不达"，甚至带来危险。其实减肥的最佳速度和效果是因人而异的。一般表现为3种：一种是体重平稳下降，每周或每月减少0.5～1.0kg；另一种是减肥的头1～2个月体重无明显变化，之后才开始下降，而且速度较快；第3种是体重最初下降很快，甚至每周达1～2kg，然后停止下降数周甚至数月，接着体重又逐步下降。显然，第一种类型比较平稳而且顺利，不会发生太多的危险。一般来说，节食减肥时，开始体重下降较快，因为组织蛋白和水分丢失较多，随着减肥的继续进行，逐渐维持氮平衡，脂肪组织消耗缓慢，体重下降也不明显。再坚持下去开始消耗脂肪组织，体重又开始下降。这就需要减肥者有极大的恒心与信心，清楚地了解减肥的过程和正常的生理变化，既不情绪急躁也不悲观失望而放弃减肥。减肥最初的阶段也是最困难的时刻，尤其是前一两周可能表现为疲乏、头痛、困倦。不但不能吃过去常吃的食物而且每餐都不能像原来那样吃饱吃好，这就需要坚强的耐力，只要方法正确，入量小于出量，过多的体重和脂肪终究会减下来的。

六、肥胖的极低能量疗法

如果因治疗的需要，每天摄入的能量控制在600kcal以下则称为极低能量疗法，也称为半饥饿疗法。极低能量疗法不是肥胖膳食治疗的首选方法，而仅仅适用于节食疗法治疗不能奏效的肥胖患者或顽固性肥胖患者，而不适用于生长发育期的儿童、孕妇以及患有重要器官功能障碍的患者。极低能量疗法的治疗时间通常为4周，最长不超过8周。严格地说，使用极低能量疗法治疗的患者必须住院，在医生的密切观察下接受治疗，不可在门诊或患者自己在家进行。在实施极低能量疗法之前，需要进行2～4周的临床观察，在这期间内确认使用极低能量疗法的必要性、可行性以及健康检查，然后转入极低能量疗法。根据以往的研究结果，极低能量疗法在1周内男性可减重1.5～2.0kg，女性可减1.0～1.5kg，1个月可减7～10kg。在开始治疗的前2周，减重效果比较明显，此后减重的速度逐渐减慢。在治疗的前2周，主要丢失的是水分和瘦体组织，出现负氮平衡；在3～4周以后，负氮平衡逐渐恢复。如果在治疗开始后4周，氮平衡为负氮平衡，并且前白蛋白、视黄醇结合蛋白在正常值的下限以下，则应考虑停止极低能量疗法。另外如果在治疗过程中，出现进行性的贫血、肝功能异常、严重的电解质紊乱特别是低钙血症、心律不齐等症状，应及早停止极低能量疗法。极低能量疗法的副作用有较重的饥饿感、头痛、乏力、恶心、呕吐、腹痛、腹泻、注意力不集中，但是这些症状在治疗开始1周以后便逐渐缓解。在极低能量疗法停止以后，不可直接恢复到正常膳食，因为这样会突然加重肾脏负担，造成肾功能损害，另一方面为保证减轻体重以后不迅速反弹，可采用节食疗法继续进行减肥治疗，节食疗法可进行6～8周，在此期间体重可有反弹，但不会超过极低能量疗法之前的体重。如果有必要，可再度实施极低能量疗法。

第三节 预防肥胖

一、预防肥胖的原则

1. 提高健康知识的认识 充分认识肥胖对人体的危害，彻底改变"胖是福气，胖能长寿"的错误观念，了解婴幼儿、青春期、妊娠前后、更年期、老年期各年龄阶段容易发胖的知识及预防方法。

2. 饮食平衡合理　采用合理的饮食方法，遵照中国人"膳食宝塔指南"科学安排每日饮食，尽量做到定时定量进餐，少食甜食厚味、多素食、少零食。

3. 加强运动锻炼　经常参加慢跑、爬山、打球等户外活动，既能增强体质，使形体健美，又能预防肥胖的发生。

4. 生活规律　为了预防肥胖，养成良好的生活习惯是很有必要的。合理的饮食营养，每日进餐既能保证身体正常工作、生活需要，又避免了过多能量的储存；若每日睡眠过多，懒于运动，能量消耗少，也会造成肥胖，因此，不同年龄的人应安排和调整好自己的睡眠时间，既要满足生理需要，又不能睡眠太多。

5. 保持心情舒畅　良好的情绪能使体内各系统的生理功能保持正常运行，对预防肥胖能起一定作用。反之，总是沉默寡言、情绪抑郁，会使生理功能发生紊乱，代谢减慢，加上运动量少，就易造成脂肪堆积，而发生肥胖。

二、选择预防肥胖的最佳时机

肥胖的预防应该在人生的任何时期，甚至从婴幼儿时期就应予以预防。婴幼儿期是人体内脂肪细胞增生的活跃时期，也就是说这个时期脂肪细胞个数增长最快，而且这个时期终了时有多少脂肪细胞，就将终生有多少脂肪细胞，想减少则很困难。婴幼儿时期摄入过量的饮食，使体内能量过高，脂肪细胞的数目会过多的增加，这就意味着在酝酿着未来的肥胖。因此，预防肥胖必须从小做起。最理想的肥胖预防方案应该从妊娠末期开始，或者从出生时就开始注意，尤其出生时为巨大儿（出生体重大于4kg）者更应当注意。相反，有些早产婴儿出生体重低于正常婴儿，年轻的父母更要强调高营养，短期内使孩子的体重赶上甚至超过正常儿童，此时仍应注意使孩子的体重不要过高，以免矫枉过正。除了婴幼儿期因过度喂养容易引起肥胖外，在人的漫长一生中还有几个容易发胖的时期应当引起人们的重视。这就是青春期、男子结婚后、妇女妊娠前后、中年期及更年期，都应当引起人们的高度重视。由于激素作用、生活习惯的改变都会导致身体发胖，进入这些时期的人们都应当引起警惕，莫让肥胖过早地来到您的身旁。如果能够把握住这些容易发胖的时机，并根据每一时期的特点，采取适当的措施，注意饮食，合理运动，预防肥胖的发生是完全可能的。

第四节　肥胖症的综合管理

肥胖是多种慢性疾病包括2型糖尿病、高血压、血脂紊乱、冠心病、呼吸睡眠暂停、抑郁症、骨关节病、乳腺癌、子宫内膜癌、结直肠癌、前列腺癌等一系列健康、社会和心理问题的危险因素。因此对肥胖患者的全身及合并症评估是肥胖症综合诊治过程中的重要环节，2016年美国内分泌医师协会和美国内分泌学会联合发布的《肥胖症综合管理临床实践指南》中明确提出，肥胖症的诊治应以肥胖相关并发症为中心综合评估并给予个体化的建议和指导。

一、综合管理目标

肥胖症管理的目标不仅在于控制体重（和BMI）本身，当前认为更应被关注的指标是腰围（或腰臀比，尤其女性）的下降和体成分的改善，理想状况是在保持或增加去脂体重的同时降低脂肪百分比。同时，适当的体重管理目标强调长期的体重减轻，以实现健康风险的降低，这应包括加强和维持减重，以及防止体重反弹。所有的肥胖患者都应清楚地认识到肥胖是一种慢性病，因此体重管理需要终生维持。

在制定减体重的目标时需要注意，对于一些患者，尤其是超重者（BMI 24.0～27.9kg/m²），控制体重的进一步增加（通过饮食建议和增强体力活动）而不是体重的减轻，可能会是一个更适当的目标。通常来说，6个月内减少5%～10%的体重是一个可实现的且被证实对改善整体代谢有效的目标，中重度肥胖患者（BMI≥32.5kg/m²），则应考虑更大程度的减重。

二、综合管理模式

肥胖症的综合管理应该由一个多学科的肥胖管理团队来完成，该团队由不同专业的人员组成，以便能够规范处理肥胖及其相关合并症的各个方面。目前一致认为肥胖症多学科团队（multidisciplinary team，MDT）应以减重外科医师、内分泌科医师、临床营养师、精神心理科医师为核心成员，根据患者具体情况请麻醉科、呼吸内科、心内科、重症医学科等专科医师联合会诊。

1. 内分泌科　①对肥胖症进行鉴别诊断：目前根据病因将肥胖症分为单纯性肥胖、继发性肥胖或单基因缺陷/伴发肥胖的临床综合征所致的3大类型，需评估患者甲状腺功能，1mg地塞米松过夜抑制试验、泌乳素、LH/FSH、黄体酮、睾酮、IGF-1等水平；先天性因素导致的肥胖症，可见于瘦素基因缺陷、Prader-willi综合征、Bardet-Biddle综合征等疾病；②综合评估肥胖症风险，尤其是相关的内分泌代谢性评估，如胰岛β细胞功能，糖尿病相关并发症情况，血压、血脂及血尿酸水平等；③评估非手术治疗的方法对体重减轻和合并症控制的疗效，判定其是否具备手术指征；④对拟行减重手术患者，协助围手术期管理，对于肥胖合并T₂DM患者应优化代谢调控为减重手术做准备，目标水平：糖化血红蛋白（HbA1c）6.5%～7%，空腹血糖（FBG）<8mmol/L（140mg/dl）；对于部分病程长、有并发症和血糖控制不良的患者，可放宽至HbA1c≤8%。

2. 营养科　①全面营养评定，包含膳食调查、运动评估、身体成分分析、维生素和微量元素水平测定；②指导患者科学饮食和规律运动，对于不符合手术指征的患者，联合内分泌科医师共同制定内科减重方案；对于符合手术指征的患者，利用术前8～12周时间进行生活方式和进食行为的纠正，为患者制定符合其能力的术前身体活动与锻炼计划（应包含不少于8周的增肌训练和耐力训练），期间门诊随诊，持续鼓励患者完成预康复计划并监测营养指标的变化；③低脂、低能量减重饮食（能量800～1000kcal/d），鼓励患者尝试少量多次进食，增加餐次至全日5～6餐，以适应术后容量限制状态下的进食方式；④术前检查有微量营养素缺乏、贫血或蛋白质不足的患者，需要通过补充维生素、微量元素或增加蛋白质摄入等方式纠正营养不良状态。

3．减重　外科评估患者减重手术指征，充分考虑可能影响手术的因素；详细了解患者减重动机及目标，家属意见及可能的社会支持；讨论减重手术的必要性；充分告知患者手术的风险和获益、术式选择、医疗花费、术后长期随访的必要性、维生素及微量元素的补充等问题；提供患者教育材料。

4．心理医学科　对患者进行包括环境、家庭及行为因素在内的心理社会行为评估。存在已知或疑似精神疾患、滥用药物或依赖的任何患者均应在术前接受正规心理健康评估和/或治疗。

5．其他科室　如呼吸科、麻醉科、消化科、心血管科、妇产科、骨科等，针对患者的具体情况阶段性参与多学科协作平台工作（表39-2）。

表39-2　肥胖相关合并症评估

BMI≥25.0kg/m² 超重/肥胖者或男性腰围＞85cm/女性腰围＞90cm	评估肥胖相关并发症 评估超重或肥胖	代谢综合征
		2型糖尿病
		血脂异常
		高血压
		心血管疾病
		非酒精性脂肪性肝病
		阻塞性睡眠呼吸暂停
		哮喘/气道反应性疾病
		骨关节炎
		胃食管反流性疾病
		情感障碍
		多囊卵巢综合征
		女性不孕症
		男性性腺功能减退症

三、肥胖症干预策略

2003年我国颁发的《中国成人超重和肥胖症预防控制指南》中明确指出，肥胖症必须防治，必须坚持预防为主，从儿童、青少年开始，从预防超重入手，并须终生坚持。干预措施分为3个层次，即一般人群的普遍性干预、高危人群的选择性干预和对肥胖症和伴有并发症患者的针对性干预。在此我们主要就肥胖症干预的3阶梯策略进行阐述。

1．生活方式干预　改变环境和生活方式是预防超重/肥胖的关键，也是所有肥胖症患者的基础治疗。包括合理膳食、加强体力活动和锻炼、矫正引起过度进食或活动不足的行为和习惯。①合理的减重膳食应在膳食营养素平衡的基础上减少每日摄入的总能量；既要满足人体对营养素的需要，又要使能量的摄入低于机体的能量消耗，让身体中的一部分脂肪氧化以供机体能量消耗所需；②体力活动方面，应该将有氧运动训练作为生活方式干预的一部分，将运动量和强度逐步递增，最终目标要求是中等强度运动、总运动时间300分/周（最少是150min）、每周3～5次训练，其中包括有氧运动和每周2～3次的抗阻训练；③行为干预：包括体重的自我监督、食物摄入和体育运动，明确且合理的目标设定，关于肥胖、营养和体育运动的教育，面对面会议和小组会议，刺激控制法，解决问题的系统化处理方法，调整认识法［例如，认知行为治疗（cognitive behavioral therapy，CBT）］，动机性访谈，减少压力，行为约束，心理咨询，社会支持机构的动员等方法。所有超重/肥胖患者的生活方式治疗应该包含加强对低能量饮食计划和增加体育运动处方的依从性的行为干预，这可以通过包含营养学家、护士、教育学家、体育运动训练员或教练、临床心理学家在内的多学科团队有效地落实（表39-3）。

表39-3　生活方式治疗

饮食计划	体育活动	行为干预
· 减少能量的健康饮食计划 · 每日减少500～750kcal · 基于个人和文化偏好的个体化方案 · 饮食计划可以包括： 地中海饮食、DASH、低能量、低脂肪、高容量、高蛋白、素食 · 替代饮食 · 极低能量饮食，只针对某些特定人群，需医学专业人员的指导和监管 团队成员或专家： 营养学家、健康教育者	· 主动的有氧运动逐步增至＞150分钟/周，每周3～5天 · 抗阻训练：包括主要肌肉群的单组重复，每周2～3次 · 减少久坐行为 · 个体化方案需根据个人意愿和考虑体力限度 团队成员或专家： 运动训练员、体育运动教练、理疗师/职能治疗师	行为干预方案： · 自我监督（摄食、运动、体重） · 目标设定 · 教育（碰面、小组聚会、远程技术） · 解决问题策略 · 刺激控制 · 行为约束 · 减少压力 · 必要时，心理评估、咨询和治疗 · 调整认识法 · 动机性访谈 · 运用社会支持组织 团队成员或专家： 健康教育者、行为学家、心理科医师、精神科医师

2. 药物治疗　作为生活方式治疗的辅助治疗手段，联合应用时可达到减重更多、减重维持时间更长的效果，对于存在可通过减重改善肥胖相关合并症的患者，生活方式治疗与药物治疗应考虑同时开始。临床医生在为每一位患者选择最合适的减重药物时，需要考虑到药物在疗效、副作用、注意事项和用于慢性肥胖管理时已被证实的副作用等方面的差异性，同时需考虑患者存在的体重相关的并发症及病史，这些因素是个体化减重药物治疗的基础。目前研究认为短期（3～6个月）应用减重药物治疗对长期健康并未产生获益，当评估患者的潜在获益大于风险时，药物治疗应作为肥胖患者的长期治疗手段。目前奥利司他是国家食品药品监督管理总局唯一批准上市的非处方类减肥药，其作用机制是在胃肠道中抑制脂肪酶活性，减少肠腔黏膜对饮食中脂肪的吸收和利用。另一种药物是人胰高糖素样肽-1（GLP-1）

类似物——利拉鲁肽，在国内被批注用于治疗成人2型糖尿病，能提高β细胞敏感性、促进胰岛素合成和分泌，同时降低胰高血糖素分泌，减少肝糖原输出、减弱胃肠道蠕动，并且对心脏也有一定的保护和改善功能。在2015年获得FDA批准用作减肥治疗，仍需更多的证据支持。目前研究结果发现，利拉鲁肽减重效果可能略优于奥利司他，能平均减轻体重6%左右，有将近一半的患者可达到体重减轻5%，20%的患者体重减轻10%。

3. 手术治疗　对于大部分中重度肥胖症患者来说，非手术治疗的效果有限且容易反弹，越来越多的高质量临床研究已证实减重手术是对中重度肥胖或病态肥胖患者实现长期大量减重、减轻/减少合并症、提高生活质量、降低病死率和延长寿命的唯一有效的治疗措施。当前最常用的两种减重手术方式是腹腔镜下Roux-en-Y胃旁术（laparoscopic Roux-en-Y gastric bypass，LRYGB）和腹腔镜下袖状胃切除术（laparoscopic sleeve gastrectomy，LSG）。两者相比，LSG术式更简单、手术并发症风险更低且保留幽门，同时近年来陆续有研究结果表明其治疗肥胖症及肥胖相关代谢性疾病的疗效确切，2018年发表在《JAMA》上的SLEEVEPASS研究比较了手术后5年的长期随访结果：两种术式在术后减重效果［多余体重减轻百分比（excess weight loss %，EWL%）］、合并症治疗（T2DM、血脂异常和高血压）方面无明显差异。LSG的量从2010年的9.3%迅速增加至2014年的58.2%，已逐渐超过LRYGB成为应用最多的术式。减重手术后1年平均EWL% 60% ～ 80%，T2DM和血脂异常缓解率为60% ～ 90%、高血压缓解率50% ～ 70%。

第五节　减重手术管理

目前，就减重手术本身而言，技术难度不大且已相对成熟，其围手术期并发症发生率并不高于腹腔镜胆囊切除术，2016年IFSO数据显示，欧洲较成熟的肥胖诊疗中心的术后30天死亡率已降至0.012%。但对于肥胖患者本人来说，减重手术的风险仍可能会很高，这一方面由于肥胖症常合并肝脏、肾脏、心脏、呼吸、循环、免疫等多器官系统损伤，使手术总体风险增加；另一方面由于目前无论何种手术方式均涉及对胃肠道解剖学和生理学的改建，饮食习惯需要适应手术后新的胃肠生理状态，术后要面临营养、手术和心理并发症发生风险增加，以及远期的减重失败、复重和合并症复发等问题。这些问题的潜在危害要求肥胖患者术后应接受终生的、以营养为核心的MDT的随访和管理，因此要求减重手术应该在有资质的、能为患者提供术前多学科评估和术后长期MDT随访的中心内开展。

一、围手术期管理策略

患者入院后，由营养师进行患者本人及其家属的围手术期饮食指导和手术后需长期补充的维生素和微量元素，并发放指导手册。

1. 血糖管理　围手术期空腹血糖控制在11.1mmol/L以下，术前24h停用格列酮、格列奈等促胰岛素分泌类药物和DDP-4抑制剂类降糖药；将基础胰岛素用量减至0.3U/kg；手术当天停用二甲双胍。可使用短效胰岛素维持手术日血糖水平＜8mmol/L，可参考的计算方法：高出8mmol/L的部分按每2.2mmol/L为单位使用1U胰岛素。从术后第一天直至出院，与常规住院患者的血糖管理无异，目标血糖水平8～10mmol/L。若血糖控制复杂时，请内分泌科医生会诊。

2. 呼吸管理　已经接受治疗的OSA患者，术前应明确睡眠呼吸监测的结果及气道正压治疗的压力设置，携带自己的气道正压设备入院，手术前后坚持使用，不应因手术而中断；诊断明确、但拒绝OSA治疗或对OSA的正压通气治疗依从性差的患者，需要充分评估患者是否存在未控制的全身疾病或影响通气和气体交换的心肺疾病，包括低通气综合征、肺动脉高压等，并进行充分的心肺功能评估，可考虑行心肺运动检查；经过与患者充分沟通及多科会诊，讨论手术带来的收益和并发症后再决定手术。

3. 麻醉管理　由麻醉师术前看患者，评估气道管理（包括面罩通气和插管）及麻醉并发症风险。

（1）术后常规监测呼吸、心率、血压及体温变化；重度肥胖患者，监测血清肌酸激酶水平和尿量，以排除横纹肌溶解。

（2）术后控制疼痛、恶心和呕吐等，尽早下地活动，积极预防深静脉血栓。

4. 术后饮食过渡　术后24h内患者开始进食少量低糖清流质，然后出院前接受由营养师根据方案指导阶段性饮食变化及进行健康饮食教育，该方案是临床营养师与手术医生充分探讨后、并基于其手术方式个体化制定的。

二、减重术后的营养干预和长期随诊

减重手术患者可能在手术后会面临一些新的、特殊的、多方面的临床问题。因为通过手术产生的胃肠道解剖结构和功能的改变需要患者适应新的胃肠生理学，此过程可能产生手术方式特异性的营养问题和症状。饮食习惯需要适应手术后新的胃肠生理状态，不同的减重手术类型发生的营养问题也可能有差异。营养和微量营养素缺乏是减重术后常见的并发症，需要终身筛查。微量营养素缺乏有多种机制，包括膳食摄入减少、营养物质吸收路径改变，以及胃肠道解剖学/生理学改变。此外，有研究结果表明患者不遵守营养素补充建议也是减重手术后营养缺乏的一个重要原因。除吸收不良型手术以外，限制型手术如SG，也有微量营养素缺乏的报道。这些应为临床所重视，因为手术后随时间延长，营养素缺乏和营养不良的程度会越来越重。某些营养素不足会导致严重后果，如周围神经病变（叶酸、维生素B_{12}）、Wernicke 脑病（维生素B_1）、代谢性骨病（维生素D、钙）和缺铁性贫血。因此，术后肥胖患者的营养管理和长期饮食咨询需要特定的营养技能以及经验丰富的营养医生和营养师的干预。

1. 术后短期饮食过渡　大部分减重手术方式涉及缩减胃容量和/或形成胃小囊，因此手术后第一天时很难摄入固体食物，同时为避免或减少术后近期的反流和呕吐（这些症状可能会导致手术切口或吻合口漏或严重的维生素B_1缺乏），术后短期内应当逐步改变食物性状，在营养师的指导下做好饮食过渡。通常情况下的术后饮食过渡计划从术后24h内以低糖清流质开始，然后指导患者在术后2～4周内逐步、依次改变食物性状，在从清流食过渡到软食或糊状食物，最后是可咀嚼的固体食物。应训练患者充分咀嚼并在出院前接受由经验丰富的肥胖症管理营养师提供的有关术后饮食启动和进阶的明确指导方案。目前对于大部分的减重术式都有相应的饮食进阶方案，但减重中心可以根据不同区域或个人的饮食偏好设计个体化的方案。

完成术后短期的饮食过渡后，患者应该定期接受注册营养师提供的关于长期饮食改变的营养咨询，以便达到减重手术的最佳效果并降低术后远期复胖的风险。在一项随机临床试验中发现，手术后的前4个月接受定期饮食咨询的患者体重减轻略高于接受标准术后护理的患者，虽然该差异没有达到统计学意义。饮食咨询组患者报告了一些饮食行为的显著变化，而这些行为被认为有助于成功的长期体重维持。饮食咨询的重点应该是帮助患者建立新的饮食行为以适应手术恢复过程以及满足健康营养膳食的原则。需要重点强调的是，胃容量限制的患者应学会吃"小餐"（可分成3～6餐），吞咽前充分咀嚼食物，进餐时不要同时饮用饮料（间隔超过30分钟）。

2. 蛋白质的摄入和额外补充　足量的蛋白质补充被认为是在任何情况下的体重快速减轻时对抗瘦体组织丢失的保护性因素。然而，减重手术后患者的蛋白质摄入量通常会减少。调查发现，所有涉及限制胃容量的减重手术方式后，尤其是在容易对高蛋白食物不耐受的手术后最初几个月，患者普遍更偏好选择低蛋白的食物。通常，术后大部分的食物不耐受症状会随着时间推移而减轻，同时蛋白质摄入量趋于增加，但即使如此，术后第一年的蛋白质摄入量可能仍低于指南的推荐量，而该阶段是大部分的体重减轻时期。因此，膳食咨询时应着重解决蛋白质摄入问题，尤其是在手术后的第1个月。当前指南推荐每天最低蛋白质摄入量60g/d，可高达1.5g/kg每天（以理想体重计算），个别情况下可能需要更高的蛋白质摄入量（理想体重2.1g/kg每天）。术后早期饮食过渡阶段，可补充液体蛋白质（30g/d）以保证足够蛋白质摄入。预防蛋白质营养不良包括定期评估蛋白质摄入量，鼓励摄入富含蛋白质的食物（>60g/d），分为几餐和使用模块化蛋白质补充剂。在严重的无反应蛋白营养不良的情况下，补充肠外营养是必需的；如果患者需要依赖肠外营养或反复发作蛋白质耗尽，可考虑通过延长共同通道来减少吸收不良的修正手术。

3. 微量营养素补充　RYGB和SG术后患者的每日推荐补充：包括两种成人多种维生素加矿物质补充剂（含铁、叶酸和硫胺素），1200～1500毫克元素钙（在饮食和柠檬酸盐补充剂中分开剂量），至少3000IU维生素D（滴定至治疗性25-羟基维生素D水平>30ng/ml），维生素B_{12}维持正常水平。术后初期（3～6个月），患者每日营养补充全部以可咀嚼的形式给予，包括2种成人多种维生素制剂加上矿物质补充剂（每种包括铁、叶酸、维生素B_1），1200～1500mg钙（以饮食及柠檬酸盐的形式补充），至少3000IU维生素D（25-羟基维生素D滴度>30ng/ml），维生素B_{12}可舌下、皮下、肌肉内给药来维持正常水平。

需要注意的是，术后维生素和微量元素的常规补充方案，并不能保证能完全预防营养素的缺乏，主要是由于个体间存在对微量营养素的吸收、需求和顺应性的差异。因此，建议定期进行营养素缺乏情况的实验室监测，并相应地对有明显微量营养素不足或缺乏的患者进行个体化补充。RYGB患者在手术前应进行双能X线骨密度仪（dual-energy X-ray absorptiometry，DEXA）检查骨密度，术后每两年监测1次。然而，对于极度肥胖的患者，在手术前进行的可行性及其结果的可靠性，可能都是有风险的。

4. 充足规律的运动　减重手术后体重减轻的量和体育锻炼水平之间呈正相关关系，而且规律的运动被认为是维持体重的关键因素。因此应鼓励患者在减重手术恢复后应立即开始进行规律的体育锻炼，建议患者运动方式以有氧运动为主，目标运动时间为每周300分钟，最低运动时间为每周150分钟；同时每周进行2～3次力量训练。

5. 术后复胖的预防和处理　大多数手术后的患者都会面临复胖的问题，研究发现有20%～30%的患者在10年内未能维持20%的减重效果。有些患者可能会有过量的体重反弹，但仍缺乏明确的标准来判定何时的复胖才达到病态肥胖。虽然目前很少有研究旨在比较减重手术后不同管理策略对复胖的有效性，但对复胖的医学管理已成为关注焦点。最近的一项研究表明，全程坚持体重管理技能（特别是自我定期测体重的患者）与减重手术后成功的体重结果相关。一项回顾性研究报告了一个多学科专业医学肥胖治疗中心在减肥手术后控制复胖的早期结果（6个月），发现抑制食欲的药物可能对重新开始减肥有效。

另一种方法建议针对术后复胖的患者，远程提供基于接受的行为干预。尽管样本量小且随访期短（3个月），但作者报告了这种方法的初步疗效，临床有显著的减重效果。另一项研究显示，SG术后12个月复胖的患者与术后长期成功减重的患者相比，其在追求目标（外部驱动的动机）方面似乎更不自主。复胖患者中，在第1个月内手术可能有效，因为有一个受控制的环境，其中饮食行为的变化"更容易"执行。作者建议在术后治疗中促进自我调节和动机变量，以防止不适应的饮食行为。

体育活动被认为可以防止术后复胖。国家健康与护理卓越研究所建议减肥手术后2年的随访护理包中应包括身体活动的建议和支持。关于减重手术后的运动干预试验的文献数量有限，且这些研究主要针对术后短期（3～4个月）效果。有研究发现，在明显的体重恢复期使用受监督的12周运动干预（减重手术后12～24月）对于改善该人群的身体功能、身体成分和质量变化是有效的。

（陈　伟　刘燕萍　朱惠娟　于　康）

参 考 文 献

［1］中国肥胖问题工作组，中国成人超重和肥胖症预防与控制指南（节录），营养学报，2004，26（1）：1-4.

［2］Afshin A，Forouzanfar M H，Reitsma M B，et al. Health Effects of Overweight and Obesity in 195 Countries over 25 Years［J］. N Engl J Med，2017，377（1）：13-27.

［3］Sheng B，Truong K，Spitler H，et al. The Long-Term Effects of Bariatric Surgery on Type 2 Diabetes Remission，Microvascular and Macrovascular Complications and Mortality：a Systematic Review and Meta-Analysis［J］. ObesSurg，2017，27（10）：2724-2732.

［4］Mechanick J I，Youdim A，Jones D B，et al. Clinical practice guidelines for the perioperative nutritional，metabolic，and nonsurgical support of the bariatric surgery patient——2013 update：cosponsored by American Association of Clinical Endocrinologists，the Obesity Society，and American Society for Metabolic &amp，Bariatric Surgery［J］. SurgObesRelat Dis，2013，9（2）：159-191.

［5］Yumuk V，Tsigos C，Fried M，et al. European Guidelines for Obesity Management in Adults［J］. Obes Facts，2015，8（6）：402-424.

［6］中华医学会肠外肠内营养学分会营养与代谢协作组，北京协和医院减重多学科协作组. 减重手术的营养与多学科管理专家共识［J］. 中华外科杂志，2018，56（2）：81-90.

第四十章

围手术期营养支持治疗

一、围手术期营养支持的必要性

对于机体而言，手术是一个创伤过程，导致一系列代谢变化，甚至出现分解代谢。术后恢复过程实质上是一个由分解代谢过渡为合成代谢的过程。

术后机体易出现胰岛素抵抗，严重程度与手术所致代谢变化程度呈正比，整个过程类似于未经治疗的糖尿病患者。术后代谢变化程度与手术创伤程度呈正相关。术后高血糖和蛋白质分解代谢均与胰岛素抵抗有关。术后碳水化合物摄入过量可加重高血糖，并可能导致一系列的术后并发症。

文献报道约33.9%普外科病人存在营养不良风险。2005年中华医学会肠外肠内营养学分会主持进行了中国首个大规模住院患者营养不良风险调查。该调查对全国10个中心城市11家三级甲等医院的5303例住院患者的营养状况、营养不良风险进行评估，并追踪随访了每例受访者住院期间使用营养支持和液体治疗的状况。该研究纳入的患者类型涉及6个临床专科，其中包括来自普胸外科和普外科的1947例外科患者。研究发现，普外科患者的营养不良发生率为12.4%，存在营养不良风险的患者占29.2%。

营养不良是影响外科患者临床结局的重要因素。主要表现为：创伤愈合缓慢，免疫应答能力受损，手术耐受能力下降，术后并发症发生率20倍于无不良者，住院时间长，花费多，死亡率高。

围手术期营养支持是必要的。围手术期营养支持可以改善营养状况，提高对手术耐受能力，减少术后并发症，提高康复率，缩短住院时间等。

所以，围手术期营养支持宜及时、适时。病人进入围手术期，营养状况即应加以评估，营养支持应列入为治疗措施之一。

以往围手术期营养支持的目的在于维持氮平衡。因为手术病人会有不同程度的氮流失，随着疾病严重程度的加重，负氮程度会越严重。所以早期补充足量的氨基酸，维持机体的氮平衡是手术病人营养支持的主要目的。随着临床营养学科的发展，围手术期营养支持的观点是除了补充3大营养物质和微营养素，补充人体必需的营养之外，出现了一些药理营养素，比如谷氨酰胺，可促进肠黏膜修复等，这些药理营养素与全合一的传统营养物质一起应用，可以提高机体的免疫功能及加速病人的康复。目前围手术期营养支持的目的已经不仅仅限于维持氮平衡，更在于维护脏器、组织和免疫功能；促进器官组织的修复；加速病人的康复。

而这些要求的提出，客观上增加了围手术期营养支持的难度。

二、围手术期营养风险筛查和评定

手术病人应常规接受营养风险筛查与评价。

中华医学会肠外肠内营养分会推荐NRS2002为围手术期患者营养风险筛查的首选工具。

NRS 2002是欧洲肠外肠内营养学会（ESPEN）推荐使用的住院患者营养风险筛查方法。它强调的是筛查患者是否存在与营养因素有关的不良结局参数（包括并发症、住院时间和住院费用等）增加的风险。NRS 2002是以128个随机对照研究作为循证基础的营养筛查工具，信度和效度在欧洲已得到验证。包括四个方面的评估内容，即人体测量、近期体重变化、膳食摄入情况和疾病的严重程度。NRS 2002简单易行，无创，无额外医疗耗费。NRS采用评分法度量风险，以评分≥3分作为是否存在营养不良风险的标准。将RCT按照其患者是否达到营养不良风险的标准分类，多元回归分析发现，NRS2002评分≥3分的患者，其良性临床结局与营养支持的相关性也更高。

营养支持前，还应通过临床检查、人体测量、人体组成测定、生化检查及综合营养评价等手段评定体重变化的情况、入院前营养摄入情况、疾病严重程度水平、伴随疾病和胃肠道功能，对患者的营养代谢和机体功能等进行全面检查和评估，以确定营养不良的类型及程度，预估其所致后果的危险性，用于制订合理的营养支持计划。

筛查和评定内容详见前章节。

三、围手术期营养支持的分类

围手术期营养支持可以按术前、术中、术后，营养支持可分为3个阶段。

（一）第一类是术前需要营养支持

如果患者术前营养状况良好，一般不需要特殊营养支持。但是，术前需要禁食肠道准备的病人，为了缩短禁食天数，可口服一些直接吸收的无渣肠内营养制剂，这样既可满足患者的营养需求，又不影响肠道准备的效果。需要指出，术前清肠可降低术后感染并发症的传统观念正受到质疑，有研究结果显示术前肠道准备并不能减少术后并发症。

如果患者术前即存在营养风险或不良，应积极进行营养支持。多个研究证实重度营养不良患者术前1～2周肠内或肠外营养支持能够改善预后，但对于术前营养状况良好或轻度营养不良的病人，肠内肠外营养支持可能无益甚至增加并发症风险。不恰当的围手术期肠外支持反而增加了并发症的发生率，高糖负荷与高血糖导致感染概率增加。

术前营养支持时间的长短，需视病情与营养支持的效果而定；比如急诊手术病人比如肠穿孔、肠梗阻等，伴营养不良，病情限制了术前的准备时间，术前仅能作些短暂、有效的准备。对于这类患者，术后的营养支持一定要积极有效以减少吻合口瘘等并发症的发生。病情不允许术前等待的时间过长，营养支持的效果又明显时，7～10天即可达到目的；病情虽重但容许等待，营养需长时间始能改善者，则可经过较长时间，数周甚至数月也属可能。

手术前一天晚上开始禁食作为常规广泛应用于临床。但近年来，尤其是随着加速康复外科理念的普及，许多国家的麻醉学会已经修改了有关术前禁食的规定，其中最重要的变化是大幅度缩短术前禁水时间至2～3h。这一做法的安全性已获证实，且能够减少口渴引起的不适，避免术前脱水。术前口服含碳水化合物等渗溶液能够被胃黏膜迅速吸收，减少术前饥饿感和焦虑感，同时使病人在手术开始时处于饱腹状态，减少术后胰岛素抵抗。

（二）第二类是术前开始营养支持，并延续至手术后

这部分患者往往术前即存在营养风险或不良，术后并发症发生风险增加，术后营养支持更需要及时和准确，同时根据患者代谢情况和肝肾功能等不断调整。

（三）第三类是术前营养状况良好，术后发生并发症，或者是手术创伤大、术后不能经口进食的时间较长或者术后摄入的营养量不足而需要营养支持。

术后早期营养支持的作用在于供给机体组织愈合、器官功能恢复、免疫调控所需的能量与营养底物。术后治疗应达到促进患者功能恢复，避免术后并发症，减少住院天数的目的，如何促使机体代谢尽早从分解状态转入合成状态是关键，而合理营养支持具有重要作用。

最有效措施包括早期恢复肠道营养和恢复活动。当普通饮食无法满足代谢需要，或机体由于各种原因无法摄入足量营养素时，必须营养支持。

术后禁食并没有科学依据，大部分患者术后数小时即可恢复饮食。如果医院提供的普通饮食不能满足病人的能量需要，或者不能被病人耐受，口服肠内营养制剂是有效的替代方法。一些已被证实无科学依据的传统常规做法沿袭至今，不仅无效，反而可能带来危害。患者必须在肠道排气排便后才能开始饮水进食的规定就是其中1条，结果往往导致患者饮食恢复延迟。严格限制静脉补液和电解质对促进早期肠内营养具有重要意义。围手术期过量补充水分和电解质是导致水肿、延迟肠道动力恢复的主要因素。多因素分析模式同样证实了控制补液的重要性，其他有效措施还有：结肠切除术后2天内硬膜外镇痛避免使用阿片类镇痛剂，后者可能诱发麻痹性肠梗阻；避免不必要的鼻胃管置管、胃肠减压，和留置导尿管，如果需要，也应尽快撤离。综合应用以上措施，可使患者在术后1～2天内恢复肠道功能与正常饮食，即使是大型胃肠道手术后。

有证据表明，术后引流和负压吸引有滥用趋势。有学者将接受胆囊切除术及结肠部分切除术的术后病人随机分为两组，一组给予传统的胃肠减压和静脉补液，而一组则不采用以上措施，且在术后第1天即经口喂养，结果发现，后组胃肠道功能恢复更好。另外，有Meta分析报告显示，除了那些不得不引流的胃肠道梗阻病人，胃肠减压对一般患者并无益处，反而伴有更多并发症，尤其是呼吸道感染。

基于目前发表的相当数量的研究资料，已有多个国家与国际性肠外肠内营养学组织在发表的营养支持指南提到上述推荐意见。

术后无法正常饮食的患者，情况有所不同。禁食时间少于7天且术前营养状况良好，或者在术后7天内能恢复正常饮食的患者原则上无需常规给予术后肠外营养支持。

与没有并发症的术后病人相比，存在营养不良风险患者术后治疗目的与基本治疗措施几乎一样，以利于更快恢复。但由于疾病的复杂性，他们需要更积极的措施，保证营养与代谢需要。有并发症发生时，营养支持不宜停，但可根据应激的情况和肺、肝、肾功能来改变热氮比、糖与脂肪的比例，增加脂肪乳剂的应用，适当地增加氮量，满足维持机体代谢的需求。待并发症已得到控制，病人进入到康复阶段，营养支持应有补充的作用。除维持机体当时代谢所需的能量外，还需增加部分营养底物，以补充机体在前一阶段的耗损。促进体质的恢复，加快病人的康复。此类病人的营养支持需要有细致的监测与及时的调控。

术后进行营养支持的时机也很重要。既然营养支持有利于提高手术成功率与降低术后并发症发生率，是否术后应及早给予？理论上与动物实验结果证明术后早期给予营养支持有较好的效果。然而，早期给予是主观愿望，但病人是否能"早期"接受却是决定性的客观条件。通常情况下，患者生命体征平稳和血流动力学稳定是接受营养支持先决条件。营养支持应在术后24～48h内，内稳态得到稳定后即可进行；当病人生命体征平稳后，按照适应证和使用规范进行。

四、围手术期营养支持方式的选择

（一）首选肠内营养支持

肠内营养是一种采用口服或管饲等途径经胃肠道提供代谢需要的能量及营养基质的营养治疗方式。存在营养风险/不良的围手术期患者，只要胃肠道有功能，应尽早开始肠内营养支持，接受肠内营养可以增加能量、蛋白和微量营养素摄入，改善厌食和乏力的状态，维持和改善营养状态，减少并发症。

肠功能障碍（衰竭、感染、手术后消化道麻痹）、完全性肠梗阻、无法经肠道给予营养（严重烧伤、多发创伤）、高流量的小肠瘘，则是肠内营养的禁忌证。

肠内营养的营养物质经门静脉系统吸收输送至肝脏，有利于内脏（尤其是肝脏）的蛋白质合成及代谢调节；在同样能量与氮量的条件下，应用肠内营养的病人的体重增长、氮潴留均优于全肠外营养，而且人体组成的改善也较明显。

长期持续应用全肠外营养会使小肠黏膜细胞和营养酶系的活性退化，而肠内营养可以改善和维持肠道黏膜细胞结构与功能的完整性，有防止肠道细菌移位的作用。肠内营养较价廉，对技术和设备的要求较低，使用简单，易于临床管理。

1. 肠内营养的途径　肠内营养的途径主要取决于病人胃肠道解剖的连续性、功能的完整性、肠内营养实施的预计时间、有无误吸可能等因素。根据途径不同可以将肠内营养分为口服营养补充和管饲营养支持。

口服营养补充是肠内营养的首选，适合于能口服摄食、但摄入量不足者，是最安全、经济、符合生理的肠内营养支持方式。经口营养补充可以减少髋部手术和骨科手术老年患者的营养风险和手术后并发症。蛋白质含量较高的口服营养补充剂，可以减少围手术期患者发生压疮的风险。经口营养补充可保证足够的能量和营养素供给，促进体质增加和防止营养不良的发生与发展。

如口服营养补充不能或持续不足，应考虑进行管饲营养支持。管饲的优点在于管饲可以保证营养液的均匀输注，充分发挥胃肠道的消化吸收功能。常见的管饲途径有鼻饲管和经消化道造口。

（1）鼻饲管在临床中较为常见：主要用于短期病人（一般短于4周），优点是并发症少，价格低廉，容易放置。鼻饲管经鼻腔植入导管，管端可置于胃、十二指肠或空肠等处。根据其位置不同，分为鼻胃管、鼻十二指肠管和鼻空肠管。

1）鼻胃管喂养适用于胃肠道连续性完整的病人，缺点是存在反流与误吸的危险。

2）鼻十二指肠管或鼻空肠管是指导管尖端位于十二指肠或空肠，主要适用于胃或十二指肠连续性不完整（胃瘘、幽门不全性梗阻、十二指肠瘘、十二指肠不全性梗阻等）和胃或十二指肠动力障碍的病人。此法可一定程度上减少营养液的反流或误吸。

3）经鼻放置导管可导致鼻咽部溃疡，鼻中隔坏死、鼻窦炎、耳炎、声嘶以及声带麻痹等并发症。聚氨酯或硅胶树脂制成的细芯导管比较光滑、柔软、富有弹性，可以增加病人舒适度、减少组织压迫坏死的风险，能保证鼻饲管的长期应用，尤其适于家庭肠内营养病人。从鼻尖到耳垂再到剑突的距离即为喂养管到达胃部的长度，一般为55cm，再进30cm则表示可能已进入十二指肠（但需予证实）。置管操作可以在病人床旁进行，也可在内镜或X线辅助下进行。床旁放置肠内营养管可以先放鼻胃管，然后让其自行蠕动进入小肠。置管前给予胃动力药有一定帮助。导管位置可通过注射空气后听诊、抽取胃液或肠液、X线透视等方式加以确认。内镜或X线辅助下放置鼻肠管的成功率可达85% ~ 95%。

（2）经消化道造口管饲肠内营养：此法避免了鼻腔刺激，而且可用于胃肠减压、pH值监测、给药等。适用于营养支持时间较长、消化道远端有梗阻而无法置管者，或不耐受鼻饲管者。消化道造口常见的有胃造口、经皮内镜下胃造口、空肠造口等。

1）胃造口可采取手术（剖腹探查术或腹腔镜手术）或非手术方式。

2）经皮胃镜下胃造口术无需全身麻醉，创伤小，术后可立即灌食，可置管数月至数年，满足长期喂养的需求。

3）空肠造口可以在剖腹手术时实施，包括空肠穿刺插管造口或空肠切开插管造口。优点在于可减少反流与误吸，并可同时实行胃肠减压，因此尤其适用于十二指肠或胰腺疾病者，以及需要长期营养支持的病人。为充分利用小肠功能并减少腹泻，插管部位以距屈氏韧带15 ~ 20cm为宜。如病人经济条件允许，应尽量使用配套的穿刺设备。中华医学会肠外肠内营养学分会指南推荐在所有接受腹部手术的患者的管饲营养装置中，推荐放置较细的空肠造瘘管或鼻空肠管。近端胃肠道吻合术后患者，可通过顶端位于吻合口远端的营养管进行肠内营养。

2. 肠内营养的配方　肠内营养配方同普通食物相比，化学成分明确；营养全面，搭配合理；更加易于消化、稍加消化、无需消化即可吸收；无渣或残渣极少，粪便数量显著减少；不含乳糖，适用于乳糖不耐受者。

根据组分不同，肠内营养制剂分为要素型、非要素型、疾病特异型、组件型四类。

（1）要素型肠内营养制剂：主要是氨基酸或短肽类制剂，这两类制剂成分明确，无需消化即可直接吸收，不含残渣，适用于胃肠道消化和吸收功能部分受损的病人，但口感较差，更常用于管饲。

（2）非要素型肠内营养制剂：也叫整蛋白型肠内营养制剂，以整蛋白作为主要氮源，临床中较为常见，需要胃肠道部分或全部消化吸收，味道相对可口，渗透压接近等渗，口服与管饲均可，适用于胃肠道基本正常的病人。

（3）疾病特异型肠内营养制剂：非要素型肠内营养制剂从功能上又可分为糖尿病、肾功能不全、肿瘤、低蛋白血症、肝功能衰竭、创伤、肺病专用等类型，适用于不同疾病的患者进行营养支持。

1）糖尿病专用型肠内营养制剂：配方符合国际糖尿病协会的推荐和要求，提供的营养物质符合糖尿病患者的代谢特点，处方中的特点主要是碳水化合物来源于木薯淀粉和谷物淀粉，可改善糖耐量异常患者的血糖曲线下面积及胰岛素曲线下面积，因此能减少糖尿病患者与糖耐受不良患者的葡萄糖负荷。适用于患有糖尿病的围手术期患者，或一过性血糖升高者合并有营养不良，有肠道功能而又不能正常进食的老年患者。

2）肿瘤专用型肠内营养乳剂：是一种高脂肪、高能量、低碳水化合物含量的肠内全营养制剂，特别适用于癌症患者的代谢需要。其中所含 ω-3 脂肪酸以及维生素 A、维生素 C 和维生素 E 能够改善免疫功能、增强机体抵抗力。此外，内含膳食纤维有助于维持胃肠道功能。在体内消化吸收过程同正常食物类似。适用于癌症患者的肠内营养。

3）低蛋白专用型肠内营养乳剂：是一种高分子量、易于代谢的肠内营养制剂。用于高分解代谢而液体入量受限患者的均衡营养治疗，能够满足患者的能量需求和增加的蛋白质需要量，减少氮丢失、促进蛋白质合成。适用于需要高蛋白、高能量、易于消化的脂肪，以及液体入量受限的患者，例如，低蛋白血症患者，代谢应激患者，特别是烧伤患者；心功能不全的患者等。

4）免疫增强型肠内营养制剂：富含精氨酸、ω-3 多不饱和脂肪酸和核糖核酸的高蛋白、不含乳糖和蔗糖。用于满足危重患者在应激状态的特殊营养和代谢需要。其在体内消化吸收过程同正常食物。

5）肺病专用型肠内营养混悬液：本品是专门用于肺部疾病患者的营养制剂，是高脂、低碳水化合物的肠内营养配方，可减少二氧化碳的生成，从而减少慢性阻塞性肺部疾病（COPD）或急性呼吸衰竭引起的二氧化碳滞留。适用于慢性阻塞性肺部疾病、呼吸衰竭、呼吸机依赖、囊性纤维化等。

（4）组件型肠内营养制剂：仅以某种或某类营养素为主的肠内营养制剂，可以作为某些营养素缺乏的补充，满足患者的特殊需求。

目前，临床上可以选用的肠内营养配方很多，成分与营养价值差别很大，选择配方时主要考虑患者的胃肠道功能。根据病人的消化吸收能力，确定肠内营养配方中营养物质的化学组成形式。消化功能受损（如胰腺炎、腹部大手术后早期、胆道梗阻）或吸收功能障碍（广泛肠切除、炎症性肠病、放射性肠炎）者，需要简单、易吸收的配方，如短肽或氨基酸等要素型配方；如消化道功能完好，则可选择非要素型肠内营养配方。

其次，要考虑到患者的疾病情况。糖尿病患者可以选择糖尿病专用配方；肾功能不全患者可以选择肾功能不全专用配方；免疫功能异常的病人可以选择具有免疫调节作用的配方；不耐受高脂肪患者可以选择低脂配方；选择低渗或等渗的配方等。

还要根据病人的营养状态及代谢状况确定营养需要量，高代谢病人应选择高能量配方，需要限制水分摄入的病人应选择浓度较高的配方（如能量密度为 1.5kcal/ml）。

近期的一些研究结果显示，添加精氨酸、ω-3 脂肪酸、RNA 等物质的免疫增强配方对大手术病人可能有益，能够降低感染并发症，缩短住院时间。但是，分析以上研究的设计，究竟由于其中某一种营养素的作用还是几种营养素的协同作用仍有疑问。进一步的研究未能获得明确答案，甚至得到完全相反的结果。因此，是否应该用特殊配方，以及有效成分究竟有哪些，至今仍有争议。

3. 肠内营养的实施　围手术期患者胃肠道功能减弱，不合适的肠内营养，特别是管饲营养容易出现并发症，所以，肠内营养应该让胃肠道有一个逐步适应、耐受的过程，在肠内营养刚刚开始的1～3天内，采用低浓度、低剂量、低速度的喂养方式，而后，根据患者的耐受情况，无明显腹泻、腹胀等并发症，逐步增量。若能在3～5天内达到维持剂量，即说明胃肠道能完全耐受这种肠内营养。肠内营养的实施需要考虑下面几个因素：

（1）速度：目前临床上多主张通过输液泵连续12～24h匀速输注肠内营养液，特别是危重病患者及空肠造口病人。也可以使用重力滴注的方法，来匀速滴注肠内营养液。速度建议从20ml/h开始，根据耐受情况逐步增量，如果患者在输注肠内营养液过程中出现腹胀、恶心、腹泻等表现，应及时减慢输注速度或暂停输注。对于采用注射器推注的家庭肠内营养患者，建议缓慢推注，且单次推注总量控制在200ml以内。

（2）温度：输注肠内营养液的温度应保持在37℃左右，过凉的肠内营养液可能引起患者腹泻。

（3）浓度：肠内营养初期应采用低浓度的肠内营养制剂，而后根据患者的耐受情况，选择合适浓度的配方。

（4）角度：对于长期卧床或误吸风险高的患者，口服或者胃内管饲肠内营养时，应注意保持坐位、半坐位或者将床头抬高30°～45°的体位，以减少反流误吸的风险。

（5）导管冲洗：所有肠内营养管均有可能堵管，含膳食纤维的混悬液制剂较乳剂型制剂更易发生堵管。因此在持续输注过程中，应每隔4h即用30ml温水脉冲式冲洗导管，在输注营养液的前后、不同药物输注前后也应给予冲洗，尽量避免混用不同药物。营养液中的酸性物质可以引发蛋白质沉淀而导致堵管，若温水冲洗无效，则可采用活化的胰酶制剂、碳酸氢钠冲洗。

（6）其他注意事项：如记录出入量、一般情况、生命体征等；注意避免营养液污染；维持水、电解质和酸解平衡等。

（二）肠内营养不能或不足，考虑肠外营养

胃肠道功能障碍或衰竭的患者，如手术后消化道麻痹、完全性肠梗阻、高流量的小肠瘘、无法耐受肠内营养等；或通过肠内营养支持达不到能量需求者，可采用肠外营养支持，以达到能量需求。围手术期有营养风险的患者，以及由于各种原因导致连续5～10天不能经口摄食达到营养需要量的患者，应当给予肠外营养支持。

围手术期肠外营养分为完全性肠外营养和补充性肠外营养。完全肠外营养即患者所有的营养需求均由肠外营养提供，而补充性肠外营养即患者肠内营养或经口摄入不足，需要一部分肠外营养来进行额外的补充，2017年，中华医学会肠外肠内营养学分会发布的《成人补充性肠外营养中国专家共识》可以作为补充性肠外营养的参考。

标准的肠外营养液组成包括葡萄糖、脂肪乳剂、复方氨基酸注射液、电解质、维生素、微量元素和矿物质。围手术期肠外营养支持的配方选择上，对于肝、肾功能及血脂水平正常者，且短期5～7天使用时可选择即用型营养制剂或个体化的全合一配置肠外营养。而对于肝肾功能异常者，建议首选个体化的全合一配置肠外营养。要根据患者的生化指标结果和异常脏器功能耐受的营养量而制定配方。例如，对于心力衰竭的患者，要限制液体总入量，输液速度不宜过快，补液浓度高，多需要深静脉途径。对于肝功能衰竭的患者，氨基酸应选用肝用氨基酸，脂肪乳最好选择中/长链脂肪乳剂。对于肾衰竭的患者，要限制入量，应使用中/长链脂肪乳剂、肾用氨基酸，限蛋白入量，限镁、限磷。对于肿瘤患者，建议糖脂比1∶1，补充特殊营养物质如：ω-3脂肪乳剂，和谷氨酰胺等。

围手术期患者术后早期补液时，往往适当补充胶体以维持胶体渗透压，同时可能需要抑酸或抗炎等治疗。所以应在患者总液量的基础上减去治疗液体的量后再确定肠外营养液量。其后按照每天能量20～25kcal/kg；脂肪供能30%～40%；热氮比150∶1等原则进行配置。对于因肠麻痹、肠梗阻或肠瘘出现消化液大量丢失的患者，要注意电解质的补充；尤其是出现并发症需要长期肠外营养者，尤其要注意维生素和Mg、P等微量营养素的补充，避免因为补充不及时出现温尼克脑病、低镁血症和低磷血症等并发症，出现严重的临床后果。

糖尿病患者围手术期间，应常规监测和控制血糖。不推荐将胰岛素直接加入三升袋中，可以采用外接的胰岛素泵控制血糖稳定在8～10mmol/L。

如患者短期肠外营养支持可以经周围静脉输注。PN支持时间预计＞10～14天，建议采用CVC或PICC；中心静脉导管头部应位于上腔静脉内；中心静脉穿刺部位首选锁骨下静脉；中心静脉置管后应常规行影像学检查，排除并发气胸。

肠外营养应以全合一方式输注，全合一肠外营养液中各种营养成分同时均匀输入，代谢利用率好；由于采用合理的糖脂能量比、热氮比，所以能更快达到正氮平衡。目前临床上常见的方式有以下几种。

1. 单瓶输注容易出现多种并发症，不提倡。

2. 多瓶串输多瓶营养液可通过"三通"或Y型输液接管混合串输。虽简便易行，但弊端多，不宜提倡。

3. 即用型商品化全合一输注新型全营养液产品（两腔袋、三腔袋）可在常温下保存24个月，避免了医院内配制营养液的污染问题。能够更安全便捷用于不同营养需求病人经中心静脉或经周围静脉的肠外营养液输注。缺点是无法做到配方的个体化。

4. 全合一（all-in-one）输注由培训后的护士（国外是药师操作）严格按照标准操作规程在层流房间，洁净台内无菌的条件下进行混合配置成"全合一"营养液。全营养液无菌混合技术是将所有肠外营养日需成分（葡萄糖、脂肪乳剂、氨基酸、电解质、维生素及微量元素）先混合在一个袋内，然后输注。此法使肠外营养液输入更方便，而且各种营养素的同时输入对合成代谢更合理。

五、围手术期营养支持的监测

肠外肠内营养支持对围手术期患者有重要价值，但应用不当或监测不及时，可能导致明显的并发症，如再喂养综合征、高血糖、低血糖、肝胆并发症、代谢性酸中毒、高三酰甘油血症、二氧化碳产生过多、代谢性骨病、感染性并发症等。临床医生对此要有足够的警惕，应对病人严密监测，了解营养支持的效果和重要脏器功能状态，以便及时调整营养支持方案，应对和处理相关并发症。

1. 患者输注肠外营养时，应严格监测出入量水平。

2. 长期处于半饥饿状态的慢性消耗性疾病的围手术期患者接受肠外营养时应密切监测血清磷、镁、钾和血糖水平。

3. 糖尿病病人或糖耐量异常者，糖的输入速度应减慢且必须严密监测尿糖、血糖。在营养支持实施的前3天，或胰岛素剂量有任何变化时，应每天监测血糖直至指标稳定。

4. 血清电解质（钠、钾、氯、钙、镁和磷）必须在营养支持的前3天每天监测1次，指标稳定后每周仍应随访1次。

5. 静脉输入脂肪乳剂的病人应监测其脂肪廓清情况，通常采用血浊度目测法，必要时可查血三酰甘油水平。

6. 完全肠外营养病人应每周监测肝肾功能，定期行肝、胆囊超声检查。

7. 长期完全肠外营养的患者应定期测骨密度。

8. 静脉导管相关监测，如感染和血栓。

9. 肠内营养管路相关监测，如堵塞、脱出、异位等。

10. 监测胃潴留。

11. 营养参数，如食欲、口服摄入和通过各种途径摄入总量、胃肠道功能等。

12. 注意再喂养综合征的发生

营养治疗是术后综合治疗的一部分，如果手术、麻醉或其他治疗存在问题，营养支持不可能有效。综合治疗措施包括术前准备、成功的手术与麻醉、有效的术后镇痛措施、液体平衡、早期活动和早期进食等，已达到改善预后，减少住院天数的目的。术后并发症的病理生理基础是手术创伤、术中低温、不适当的液体治疗、术后疼痛和患者长期不活动等引起的机体应激反应。加速康复外科是采用一系列有循证医学证据的围手术期处理的优化措施，以减少手术患者生理及心理的创伤应激，实现手术患者的快速康复，可以提高治疗效果，减少术后并发症，加速患者康复，缩短住院时间，降低医疗费用，减轻社会及家庭负担。加速康复外科内容详见前章节。

尽管现代营养支持治疗已有非常大的发展，但仍有相当多的问题需要我们作进一步的研究，如基础和临床研究，包括应激状态下蛋白质和碳水化合物代谢变化的机制研究，某些特殊营养底物（如免疫营养剂等）的作用机制及其临床评价等需要做更多的前瞻性、多中心的研究。

（康军仁　陈　伟）

参 考 文 献

［1］Weimann A，Braga M，Carli F，et al. ESPEN guideline：Clinical nutrition in surgery. ClinNutr，2017 Jun，36（3）：623-650.

［2］Boullata JI，Carrera AL，Harvey L，et al. ASPEN Safe Practices for Enteral Nutrition Therapy. JPEN J Parenter Enteral Nutr，2017 Jan，41（1）：15-23.

［3］Singer P，Blaser AR，Berger MM，et al. ESPEN guideline on clinical nutrition in the intensive care unit.

ClinNutr，2019，38（1）：48-79.

［4］中华医学会外科学分会，中华医学会麻醉学分会. 加速康复外科中国专家共识暨路径管理指南（2018）. 中国实用外科杂志，2018，38（1）：1-20.

［5］CSPEN，成人补充性肠外营养中国专家共识. 中华胃肠外科杂志，2017，20（1）：9-13.

［6］蒋朱明. 临床诊疗指南肠外肠内营养学分册. 中华医学会. 北京：人民卫生出版社，2008.

第四十一章

危重症患者的营养支持

危重症患者的营养状况在其疾病恢复过程中起着十分重要的作用并影响其临床结局。然而，并没有证据表明，常规营养支持手段能促进营养不良危重症患者的合成代谢，因此，降低其分解代谢或许是更为有效的措施。近年来，虽然临床营养支持治疗已经有了飞速的进展，但其流程规范化仍有待于逐步完善。营养支持途径、时机的选择及热量计算等很多方面，各家学者众说纷纭。本章节将主要对重症患者常规营养支持途径及新的营养诊疗技术和规范进行阐述。

一、危重症患者的代谢、营养状态以及病理生理变化

（一）急性期反应

对突发疾病或创伤产生的急性期反应是机体最重要、最基本的损伤防御反应之一。从发生过程上看，急性期反应是机体防御反应的最初阶段，不论最初打击是创伤、烧伤、还是感染，对机体产生的损害都是相同的，包括体内氨基酸分布和代谢改变，急性时相反应蛋白的合成增加，糖异生增加，血清铁和锌浓度下降，血清铜和铜蓝蛋白浓度升高。伴随着这些代谢改变，患者将出现发热与负氮平衡。

细胞因子和激素水平的变化是急性时相反应的一部分。例如，在肺部发生感染的过程中，单核细胞将聚集至感染部位，随后转化为巨噬细胞。这些巨噬细胞将分泌细胞因子和其他肽类物质，进而趋化其他白细胞聚集，并对多种形式的损失产生类似的炎症反应。这类细胞因子包括肿瘤细胞坏死因子-α（TNF-α）、白细胞介素（IL-1）等。TNF-α和其他细胞因子经循环进入肝脏，抑制肝脏白蛋白合成并促进急性时相蛋白的合成。急性时相蛋白包括：①C反应蛋白，增强细胞吞噬作用和调节细胞免疫反应；②α_1糜蛋白酶：减轻吞噬作用造成的组织损伤和抑制血管内血液凝固；③α_2巨球蛋白：与蛋白酶结合形成复合体，降低其在循环系统中的浓度，维持抗体的合成及促进粒细胞的生成。TNF-α和一部分白细胞介素可经血循环进入大脑，产生发热效应，并刺激肾上腺皮质激素的释放，使血清皮质醇浓度升高。

（二）激素水平的改变

1. 胰岛素抵抗　即使既往无糖尿病病史，严重损伤也能导致胰岛素抵抗，从而出现高血糖血症。新发糖尿病的定义为：两次随机血糖测定高于11.0mmol/L，或两次空腹血糖测定结果高于6.9mmol/L。与既往存在糖尿病病史的患者相比，尽管损失程度相同，但新发糖尿

病患者的住院时间明显延长，ICU病死率增高达3倍（30% vs 10%），住院病死率亦较其增高3% ～ 16%。病死率升高可能与血糖升高导致的促炎性反应有关。

血清皮质醇浓度的升高是导致胰岛素抵抗的原因之一，若创伤后出现血糖升高（空腹血糖高于6.9mmol/L，或任意测得非空腹血糖高于11.0mmol/L），即可诊断为胰岛素抵抗。除皮质醇外，血清儿茶酚胺、胰高血糖素、生长激素都可以促进产生胰岛素抵抗，且上诉这些激素同时还促进患者肝糖异生增加。

体内儿茶酚胺水平升高时肾上腺与交感神经通过分泌这些激素对损伤产生直接效应。创伤后反应同样也导致胰高血糖素和生长激素水平升高，并促进肝脏的糖异生增加。

2. 甲状腺素　作为创伤后集体的正常反应，体内储存形式的甲状腺激素（T4）被激活，转变为活性的三碘甲腺原氨酸（T3）能力受损。甲状腺素（T4，四碘甲腺原氨酸）转变为无活性的反三碘甲腺原氨酸（rT3）的能力强于转化为有活性的三碘甲腺原氨酸（T3）。这一改变或许可解释为机体在严重创伤和危重疾病状态下产生的节能反应，即通过降低血清T3水平来减少患者静息状态下的能量消耗。因此，重症患者出现的低T3综合征可以看作是机体为了减轻T3导致的静态能量消耗增加而做出的自身适应性反应。

临床研究中发现，接受心血管手术后患者应用甲状腺素替代治疗，能使血清T3水平恢复到正常，且无不良影响和损害。然而，除非目前有证据证明替代治疗能够改善重症患者的预后，否则不推荐常规补充甲状腺素T3。

（三）分解代谢与尿素氮

作为损伤后反应的一部分，体内蛋白质裂解增加，使得重症患者每日由尿酸（以尿素形式）丢失氮达16 ～ 20g/d，而正常状态下为10 ～ 12g/d。一些全身性感染的患者，每日尿素氮高达24g。1g尿素氮的含氮量相当于6.25g蛋白质的含氮量，亦相当于1盎司的无脂组织（lean body mass，LBM）的重量。若尿素排出16g/d，则相当于丢失1磅/天的骨骼肌或瘦体组织（lean body mass，LBM）。

身体特定部位的LBM丢失，将导致其功能的损害，如呼吸肌（包括膈肌）、心肌和胃肠道黏膜等脏器、组织的正常功能受损，发生呼吸衰竭、心力衰竭和腹泻。由于每日LBM的大量丢失，可导致重症患者迅速出现营养不良。即使转入ICU时患者达到100%的理想体重，但是如果体重丢失量超过30%，一般存活可能性很小。然而，由于重症患者血管内外的液体含量可能会发生很大的变化，因此需要通过判断LBM丢失量（通过尿肌酐含量进行估算）来校正体重，以确定其改变是否仅由于液体的丢失所致。

创伤后机体代谢的反应表现为蛋白质合成与分解均增加，可通过给予稳定的氨基酸或放射性示踪剂标记的氨基酸的方法，更客观地反映其代谢状态。研究显示，与体内蛋白质合成总量增加的情况相反，骨骼肌蛋白的合成通常是降低的。合成增加的蛋白质主要是急性时相蛋白、白细胞、补体和免疫球蛋白。感染期间，白细胞半衰期为4 ～ 6h，因此充分的营养补充对于白细胞的更新和功能维持是非常重要的。

（四）急性胃黏膜病变

急性胃黏膜病变又称应激相关性黏膜病变（stress-related mucosal disease，SRMD）是ICU常见的临床问题。研究表明重症患者发病72h内进行内镜检查，75% ～ 100%患者发生胃黏膜病变，最常见的表现为弥漫性黏膜出血和糜烂，甚至溃疡，因此我们习惯性称为应激性溃疡。尽管急性胃黏膜病变产生是多因素、多机制共同作用的结果，但对重症患者而言，内脏血流灌注不足（或胃黏膜缺血）被认为是其主要原因。休克导致的低灌注可激活交感神经系统，使儿茶酚胺释放增加，导致血管收缩，特别是胃肠道血流减少，使各种保护性物质的合成和分泌减少；而低灌注还可促进炎性细胞因子释放，胃肠蠕动减弱，胃酸排空延迟，导致急性胃黏膜病变发生的风险增加。这些因素造成 H^+ 反向扩散和胃肠上皮的屏障功能破坏，最终导致黏膜损伤。Bailey 等研究表明，休克或低血压使胃肠道出血的风险显著增加（OR 1.17，95%CI 1.04 ～ 1.33），而提高血压似乎能够起到保护作用（OR 0.77，95%CI 10.67 ～ 0.87）。肠上皮细胞缺氧导致能量供给减少，直接影响能量需求高、代谢快的小肠和结肠细胞的新陈代谢；加之应激状态下细胞摄取、利用谷氨酰胺均明显下降，影响肠黏膜修复，导致肠道屏障功能障碍。肠道微生态平衡失调在肠道黏膜损伤中也起到重要作用。肠腔菌群紊乱、细菌过度繁殖，产生大量代谢产物和毒素，破坏肠黏膜结果，导致肠黏膜屏障功能损伤。此外，应激状态下肠道黏膜免疫功能受损，肠道产生分泌性免疫球蛋白A的功能明显受到抑制，肠道抗定植力下降，促进肠内细菌移位，促进肠黏膜的损伤。

研究发现，严重颅脑外伤、烧伤、脓毒症、多器官衰竭、心肺复苏术后及心脑血管意外的患者是发生SRMD的高危人群。当高危人群合并以下危险因素时，更易并发消化道出血、穿孔等不良事件，其中包括机械通气大于48h、凝血功能障碍、合并使用大剂量糖皮质激素或者非甾体类抗炎药。

（五）ICU获得性肌无力

严重肌无力常发生于重症患者，据估算，全球每年高达1000万～2000万的重症患者需要生命支持，仅美国就有超过75万患者需要机械通气治疗，其中全球范围和美国均有超过10%ICU患者发生ICU获得性肌无力（intensive care unit-acquired weakness，ICU-AW）。ICU-AW病理生理机制复杂，包括肌肉病变、多发性神经病变或两者均有，ICU-AW可导致机械通气和住院时间延长，死亡率增加，部分重度ICU-AW患者肌无力症状甚至可持续多年，ICU-AW的危害性已经引起了广泛的重视。

2014年由美国胸科协会（American Thoracic Society，ATS）牵头，第一次拟定ICU获得性肌无力美国胸科学会诊断指南，来自美国、加拿大、比利时、英国和意大利的重症医学、重症护理、物理治疗以及神经病学等领域的18位专家参与，对1995 ～ 2009年的26707篇文献进行回顾性分析。指南将ICU-AW定义为：患者在重症期间发生的、不能用重症疾病外的其他原因解释，以全身四肢肢体乏力为表现的临床综合征。2014年ATS指南纳入了11篇研究ICU-AW易患因素的文献，严重脓毒症、脱机困难、长时间使用机械通气这3类因素被认为是与ICU-AW发生相关，目前有较多研究关注此类方面。指南对其中7篇相关文献进行汇总分析后显示，262例严重脓毒症患者与504例其他疾病患者相比ICU-AW发病率显著增高（64% vs 30%，$P = 0.001$），并且机械通气时间延长使ICU-AW发病率增加［25天（12，33天）vs 18天（8，18.5天），$P = 0.06$］，因此长期使用机械通气的重症患者更易发生ICU-AW。另外，De Jonghe 的研究发现女性患者ICU-AW的发生率是男性患者的4倍。

二、危重症患者的营养状况

（一）危重症患者的营养风险筛查

在ICU，临床治疗的首要目标是最大限度地改善患者的代谢情况。在此阶段，负责营养支持的医生需要评估患者既往的营养状况。作为一个特殊的群体，多数ICU患者在接受短期的ICU治疗后均能恢复完全经口进食，其他受严重创伤、出现手术并发症或者严重感染的患者可能需要接受肠内或肠外营养支持。这些结果强调了在ICU对患者进行系统的营养评定的必要性。明确营养风险的程度可以帮助我们确定哪些患者能够进食，哪些可能需要早期的或者长期的营养支持。

入住ICU的患者营养状况及疾病严重程度各不相同，那么如何判断入住ICU的患者是否需要营养支持呢？根据一项在北京开展的多中心前瞻性研究显示，相比不足量的肠内营养，营养风险评分（NRS-2002）≥5的外科患者给予术前营养支持治疗1周［＞10kcal/（kg·d）］能够显著降低院内感染率和术后并发症，但在无营养不良风险的患者则两组无显著性差异。Heyland等的研究也发现，对于重症营养风险评分（nutrition risk in critically ill score，NUTRIC）评分≥6分的重症患者，增加能量供给目标达成的程度与患者的死亡率呈现良好的负相关，能量供给超过能量供给目标80%的患者死亡率最低，而在无营养不良风险的患者，这种相关性则不存在。2016年的美国肠外肠内营养学会（American Society for Parenteral and Enteral Nutrition，ASPEN）重症患者营养支持新指南中提出建议对收入ICU且预计摄食不足的患者进行营养风险评估（如营养风险评分NRS-2002，NUTRIC评分）。高营养风险患者的识别，最可能使其从早期肠内营养治疗总获益。营养风险较低及基础营养状况正常、疾病较轻（例如NRS 2002≤3分或NUTRIC评分≤5分）的患者：即使不能自主进食，住ICU的第1周不需要特别给予营养支持。而高营养风险患者（例如NRS 2002≥5分或不考虑IL-6情况下NUTRIC评分≥5分或严重营养不良患者）：只要能耐受，应在24～48h内尽快达到目标量，同时注意监测再喂养综合征。在我国，2016年由中国人民解放军重症医学委员会、中华医学会重症学分会部专家结合国际国内实践，由李维勤教授牵头的工作组初步制定的重症患者肠内营养喂养流程初稿也将高营养风险定义为根据NRS评分表/NUTRIC评分：NRS 2002评分≥5分或者NUTRIC（不纳入IL-6）评分≥5分。并认为存在高营养风险或预计3天以上不能经口饮食的重症患者是营养治疗的适应人群。下面介绍一下重症患者营养风险评分（nutrition risk in critically ill，NUTRIC）评分表（表41-1和表41-2）。

表41-1　NUTRIC营养评分表

变量	范围	分数	总分
年龄	＜50	0	
	50～＜75	1	
	≥75	2	
APACHE Ⅱ	＜15	0	

续 表

变量	范围	分数	总分
	15～＜20	1	
	20～28	2	
	≥28	3	
SOFA	＜6	0	
	6～＜10	1	
	≥10	2	
并存疾病数量	0～1	0	
	≥2	1	
入ICU天数	0～＜1	0	
	≥1	1	
IL-6*	0～＜400	0	
	≥400	1	

注：*IL-6指标为NUTRIC评分改良前指标（可不作为常规指标）。

表41-2　NUTRIC分值评价

分值		分类	解　释
纳入IL-6	不纳入IL-6		
6～10	5～9	高分	常伴有较差的临床结局（死亡、机械通气等）；这些患者最可能获益于积极的营养治疗
0～5	0～4	低分	患者发生营养不良的风险较低

（二）重症患者的其他营养指标

目前，所有传统的营养评定指标对危重症患者均无特异性。尽管这些参数就营养状况而言并非敏感的或特异指标，但是很多参数确实能够为我们提供一些有用的预测性信息。

1. 人体测量　人体测量值对于身体的急性改变不具备敏感性，而且该值在液体复苏或当患者有胸腔积液、广泛性水肿时的参考意义将受到限制。因此人体测量不能准确衡量ICU患者营养状况和营养治疗是否充足。Hill对10例严重创伤患者和12例严重脓毒症患者进行为期3～4周的观察，他们发现，创伤患者和脓毒症患者的身体总水分的净蓄积值分别为4.73L和12.5L。体重变化大部分是由于细胞外液的变化。因此创伤前体重以及历史体重的变化通常是最有效的评价数据，由于患者可能会接受镇静和插管治疗，因此，体重信息最好能从患者家属处获取。一些临床医生建议应用测量上臂围的方法，因为该方法简单易学，易掌握，且仅用一个便宜的无伸缩性的软尺即可操作。Ravasco等人发现，仅低于第5百分位的臂中围是与危重症患者病死率较高有关的唯一人体测量指标。无论营养状况和摄入情况如何，卧床本身即可导致肌肉丢失或萎缩。为此，临床医生需要观察患者的体脂和肌肉储存情况、体型、水肿以及全身肌肉张力和皮褶厚度。

此外，虽然超声检查可以在床旁评价肌肉和肌肉变化。CT可以提供详细的骨骼肌和脂肪组织分布资料，但这两项检查费用均昂贵，且肌肉功能的评价仍在起步阶段，其测量方法、再现性、适用范围仍有待证实。

综上所述，人体测量指标反映了人体组成和器官功能的慢性变化，最好将其用于测量在一段较长时间内人体总能量储存和非脂肪体重的变化情况。但是，该方法对于急性重症患者并不是评价机体功能或者代谢状况的良好指标。

2.　血清蛋白　实验室检验，主要是血清蛋白，常受到肝功能异常、蛋白质丢失、急性感染以及炎症的影响（表41-3）。

表41-3　影响血清蛋白的主要因素蛋白质

	功　　能	半衰期	正常值	影响因素
白蛋白	结合并转运小分子物质维持血浆胶体渗透压	20天	3.5～5.0mg/dl	在肝脏中合成；当肝脏病变时其水平发生变化肾小球受损时发生变化身体脱水时数值增高当蛋白质丢失性肠病时水平降低；当存在慢性、长期的、非紧张性营养不良时，值较低非急性期反应物；在炎症反应和休克状态下水平降低
C反应蛋白	反映感染和炎症的综合指标	5h	0.2～8.0mg/L	由肝脏合成在急性炎症反应状态下存在急性炎症和感染时水平上升炎症消退时水平下降
前白蛋白	甲状腺素结合蛋白	2天	18～38mg/dl	对于饮食摄入不足和再喂养较敏感肾衰竭时水平上升非急性期反应物
视黄醇结合蛋白	转运维生素A；与前白蛋白结合	12h	2～6mg/dl	肾衰竭时水平上升非急性期反应物维生素A缺乏时水平下降
转铁蛋白	铁结合蛋白	8天	202～336mg/dl	当膳食蛋白摄入不足时水平下降在肝脏中合成；因肝脏病变而发生水平变化铁缺乏、慢性失血，及怀孕时水平升高患慢性疾病、肝硬化、肾病综合征、蛋白质丢失性肠病时水平降低

因此，在重症患者中，传统的血清蛋白指标（白蛋白、前白蛋白、转铁蛋白、视黄醇结合蛋白）受急性期反应影响，不能准确地反映ICU患者的营养状况。而降钙素、C反应蛋白、白介素-1（interleukin-1，IL-1），肿瘤坏死因子（tumor necrosis factor，TNF），白介素-6（interleukin-6，IL-6），瓜氨酸等指标是否能反映营养状态的指标仍在研究之中。

（三）危重症患者的能量测定

在对危重症患者的能量评估中，能量需求的准确测定时一个重要环节。作为改善患者预后必不可少的治疗措施，重症患者转入ICU的24～48h内优先选择肠内途径的营养支持治疗理念已被广泛接受，但如何选择恰当的能量供给目标仍是当前颇具争议的焦点问题。其主要原因在于：重症患者转入ICU前的营养状况迥异；重症患者病情复杂多变，其能量需求易受疾病、治疗等多种因素的影响而不断变化；目前临床常用的能量计算方式有3种：①间接能量测定法（indirect calorimetry，IC）；②能量计算方程；③基于体重的估计（25～30kcal/kg每天）。

间接能量测定法时通过测定呼吸气体交换以推算细胞气体交换（后者等于代谢率和底物利用）。间接能量测定法测得的参数为氧耗量（VO_2）和二氧化碳产生量（VCO_2）。从这些测定值可以计算呼吸商（RQ）和代谢率。间接能量代谢测量设备（如代谢车）已在临床、科研中得到了广泛应用，但由于设备较昂贵，难以普及。其次，间接能量测定法（indirect calorimetry，IC）无法准确预测ICU患者实际的能量消耗量。间接能量测定法只有在呼吸气体交换等于细胞气体交换时方可生效。呼吸气体交换和细胞气体交换的氧耗量通常是相等的，由于氧不能在体内储存，也不能用于代谢以外的其他目的。因此，细胞氧耗量可以通过呼吸VO_2快速测定。另一方面，二氧化碳广泛储存于体内，并参与调节酸碱平衡。因此，细胞二氧化碳的相互转变以中和pH的需求将导致细胞和呼吸二氧化碳产生量失去关联。

目前有超过200种公式预测热量。预测危重症患者静息代谢率的常规方法是计算健康状态下的静息代谢率（通常采用Harris-Benedict方程），然后将该代谢率乘以一个应激因素。今天仍在使用1979年的Calvin Long应激因素。在20世纪90年代，出现了一种不同的方法，它不再强调采用应激因素对患者进行分类，而是在回归方程中采用动态生理学变量来预测静息代谢率。Swinamer首次报道了这样一个方程，该方程从112个采用机械通气的危重症患者中得出（47%创伤）：

$$RMR = BSA（941）- 年龄（6.3）+ Temp（104）+ RR（24）+ V_T（804）-4243$$

方程中，BSA为体表面积（m^2），年龄以年为单位，Temp为体温（℃），RR为呼吸频率，单位为次/分，V_T为潮气量，单位为升/次。

这是重症监护中静息代谢率方程的原型，其中体表面积与年龄反映了健康静息代谢率的经典决定因素（即体型大小），而体温、呼吸频率和潮气量反映了炎症反应对代谢率的影响。值得注意的是没有损伤种类系数，尽管推到该方程时使用了多种疾病患者人群。

Swinamer方程发表不久，Ireton-Jones发表了一个衰退方程，也提出了健康静息代谢率的典型预测因素（体重、年龄、性别）并增加了疾病种类（外伤、烧伤）以说明炎症程度。Frankenfield等也在2003年发表了被称为Penn State方程。该方程给予外伤、手术及内科ICU的广泛基础得出。但是由于危重患者体重、用药、治疗和体温等因素个体差异较大，导致与IC的测量结果相比，使用方程预测热量的准确率在40%～75%之间。

两个RCT研究比较了危重症患者使用IC或公式预测热量，结果发现IC预测组较方程预测组摄入平均热量更高。其中一项针对烧伤患者的RCT研究显示，IC预测组较Curreri公式预测组，能提供足够的能量，同时避免过度喂养，且两组在并发症（腹泻和高血糖）发生率方面无统计学意义。另一项RCT研究比较了ICU患者使用IC预测热量和体重（25kcal/kg/d）预测热量的差别，并通过肠内联合肠外营养以达到目标量。结果发现IC预测组与体重预测组在目标热量上无统计学意义（分别为1976±468 vs 1838±468 kcal/d；$P = 0.60$）。2016年ASPEN关于危重症患者营养支持中建议，在无IC的情况下，建议使用公式或体重

［25～30kcal/（kg·d）］来预测热量，同时，不论使用何种方法预测热量，需每周至少重新评估1次，优化热量及蛋白质摄入目标量。

（四）危重症患者的蛋白质测定

应激后三大营养素的代谢改变并不一致，早期蛋白质代谢活跃，分解产生氨基酸，作为底物使糖异生增强，这一代偿性的"自嗜代谢"可能是早期提供充分的蛋白质/氨基酸的基础。理论与临床研究表明，足够的蛋白质补充，可能是影响营养支持效果的独立因素。

重症患者代谢特点与应激相关的蛋白质代谢密切相关，导致肌肉萎缩、谷氨酰胺消耗、低蛋白血症与高糖血症。有关肌肉蛋白质转换的实验研究探讨了急性应激后肌肉蛋白的代谢与氮或蛋白质平衡的特点。入住ICU的重症患者，10天内迅速出现蛋白质分解；脓毒症病程第1日，蛋白质合成严重受抑制而分解增强，迅速出现肌肉消耗与肌力降低。早年的研究显示，应激后早期（20～48h）并非是蛋白质的丢失最突出的阶段，而3～7天则可能有大量的蛋白质丧失，手术后早期蛋白质转换增加，创伤患者8天左右蛋白质丢失达到0.5kg之多，而严重脓毒症患者10天时间蛋白质丢失高达1.8～2.0kg（16%）。因此，对于重症患者来说，足量的蛋白质供应对促进伤口愈合、维持免疫功能以及维持体内瘦体组织极为重要。由于危重症患者蛋白质的需要量高于能量的需要量，而市面上已有的常规肠内营养制剂热氮比较高，所以在实际应用中，应定期评估蛋白质摄入是否充足以判断是否需要在常规制剂中额外添加蛋白质。

确定理想的蛋白质或能量的供给量，应基于其对预后影响的相关指标，在充分的能量补充与恰当的热氮比前提下，蛋白质补充达到1.5g/（kg·d）时，临床结局得到进一步改善，病死率得到降低。2009年欧洲临床营养与代谢学会（ESPEN）颁布的重症患者营养支持指南，推荐ICU患者早期给予较高的蛋白质/氨基酸［1.5g/（kg·d）］，有可能有助于减轻分解代谢程度，且后续进一步提高蛋白质的补充量可能也是对不同危重症个体、不同危重疾病状态下不同的营养素代谢改变特点的认识，这些不同也决定了个体与疾病状态对蛋白质需要量的不同改变。烧伤患者需求量可以高达3.0g/（kg·d），远高于世界卫生组织有关健康成人的推荐剂量［0.8g/（kg·d）］。随着社会老龄化，重症高龄患者明显增加，该群体中合并营养不良基础以及少肌症的比例增大。为此，2014年ESPEN专家组对老年人蛋白质摄入与锻炼对肌肉功能改善提出了推荐，健康老人蛋白质摄入为1.0～1.2g/（kg·d），急慢性疾病状态与存在营养不良的患者，蛋白质补充应达到1.2～1.5g/（kg·d）。对于肥胖患者而言，39%的能量消耗（resting energy expenditure，REE）来自游离脂肪酸（free fatty acid，FFA），故而肥胖患者能量供给转向氨基酸代谢导致肌肉组织含量丢失较正常体重患者更为迅速与突出。因此，与正常体重患者相比，肥胖的ICU患者蛋白质摄入推荐剂量更高，为2.0～2.5g/（kg·d）。

理想的蛋白质-能量补充是近年关注与研究的热点，急性疾病相关的蛋白质负平衡与重症患者并发症相关。同样有观察性研究表明，充分的蛋白质及能量补充与患者28天生存率相关，且早期的充分补充更为重要，目标为25kcal/（kg·d），蛋白质1.2～1.5g/（kg·d）。Puthucheary等报道的小样本（n＝62）前瞻性研究中，运用超声测定重症患者的股直肌横切面积，结果显示：蛋白质摄入量与骨骼肌的丧失呈线性负相关性，10天内股直肌丧失18%，其中50%为脓毒症患者。且与单一器官衰竭患者相比，肌肉的丢失在多器官衰竭的患者更为明显。其中脓毒症亚组显示蛋白质能量的增加改善了预后。理想的目标蛋白质的摄入改善预后的影响在接受机械通气的急性重症、女性患者更为明显。也有研究同样提示，能量供给由40%目标量增加到80%目标量后，肌肉横截面积增加1cm^2。近期一项针对重症使代谢改变的文献数据库分析研究显示，重症患者经历了严重的代谢应激，能量与蛋白质的利用状态是生存的基础；能量供给量对预后影响的关注度较前降低，但蛋白质供给的不充分却构成对预后的影响。目前临床中，蛋白质的代谢与补充的评估技术尚不能再床旁进行，这一点将是临床关注和探讨的问题。Ishibashi等近期研究建议，收住ICU10天内，补充1.1～1.5g/（kg·d）的蛋白质而无脂组织，使蛋白质分解代谢降低50%，由此推荐蛋白质供给量至少在1.2g/（kg·d）。Allingstrup等研究显示蛋白质摄入提高到1.5g/（kg·d）可导致ICU病死率下降。

综上所述，最新指南推荐重症患者蛋白质补充提高1.2～2.0g/（kg·d），在严重创伤、烧伤、肥胖的重症患者蛋白质需要量更高，而目标导向的蛋白质补充能够改善重症患者预后。

三、危重患者营养支持的实施

（一）肠内营养支持

1. 时机　使用肠内营养有助于减少上皮细胞凋亡，维持肠道细胞间紧密连接，刺激肠道血液流动，维持绒毛形态和肠道的获得性免疫中分泌型免疫球蛋白的表达。尽管早期肠内营养使感染并发症降低，住院时间缩短，但并非所有重症病人均能获得同样效果。所以在考虑营养支持时机时一定要根据临床具体情况而定。在严重应激初期，机体内环境不稳定，水、电解质、酸碱失衡，循环与呼吸功能障碍未得到初步控制时，不论什么形式的营养支持均难以奏效，反而会加重上述紊乱。关于营养支持的时机，目前的共识是早期营养有助于改善患者预后，相关指南的共识：认为在入住ICU后24～48h，经过充分有效的复苏使内环境及各种失衡初步纠正后（包括在药物、呼吸机、血液净化等治疗措施控制下保证的血流动力学、呼吸、肝肾功能初步稳定），可尽早给予营养支持。近期3个Meta分析都证实了这点。Heyland等比较了早期肠内营养（≤48h）和延迟肠内营养（＞48h）的8项研究进行Meta分析，发现早期肠内营养有助于降低死亡率（RR＝0.52；95% CI，0.25～1.08；P＝0.08）。Marik等对12项研究进行Meta分析，发现早期肠内营养（平均时间≤36h）可显著降低感染发病率（RR＝0.45；95% CI，0.30～0.66；P＝0.00006）和住院时间（mean，2.2 days；95% CI，0.81～3.63 days；P＝0.001）。Doig等对6项研究进行Meta分析，发现早期肠内营养（入ICU24h以内）可减少肺炎的发病率（odds ratio，OR＝0.31；95% CI，0.12～0.78；P＝0.01）和死亡率（OR＝0.34；95% CI，0.14～0.85；P＝0.02）。一项回顾性调查发现使用小剂量血管活性药物的重症患者中，早期肠内营养较延迟肠内营养可减少ICU死亡率（22.5% vs 28.3%；P＝0.03）和住院死亡率（34% vs 44%；P＜0.001）。此外由中国人民解放军重症医学委员会、中华医学会重症医学分会部分专家结合国际国内实践，由李维勤教授牵头的工作组制定的重症患者肠内营养喂养流程初稿中将血管动力学稳定定义为血压企稳MAP＞65mmHg，且血管活性药物在减量或撤除过程中。由此可见，在使用小剂量血管活性药物的患者中可谨慎开始使用肠内营养。但是在低血压（平均动脉压＜50mmHg），开始或持续加量使用儿茶酚胺类药物（如去甲肾上腺素、多巴胺）时应禁止开始肠内营养。需要注意的是，进行肠内营养治疗时，应密切关注使用小剂量血管活性药物的患者的肠缺血的早期症状，如腹胀、胃潴留增加、排气排便减少、肠鸣音减弱、代谢性酸中毒加重等，一旦出现以上症状，需暂停肠内营养指导症状缓解。

经过6轮讨论和8个省市专家的意见征集，目前重症患者肠内营养喂养流程的初步方案如下：参考2016 ASPEN指南，将高营养风险的定义根据NRS评分表/NUTRIC评分：NRS 2002评分≥5分或者NUTRIC（不纳入IL-6）评分≥5分。当存在高营养风险或预计3天以上不能经口饮食的情况时，且评估其血流动力学稳定（血压稳定MAP＞65mmHg，且血管活性药物在减量或撤除的过程中）后，应在24h内对患者进行胃肠功能的评估。

多年以来临床医师在实践中应用肠鸣音便来判断何时经口进食或开始肠内营养。这基于肠鸣音是肠蠕动的指证，无肠鸣音表明蠕动停止的假设。若无肠蠕动，则可能存在功能性肠梗阻。但由于肠鸣音为气液界面通过肠道时的声音。若肠道无气体则不会有肠鸣音。肠鸣音无特异性，小肠和结肠均有。肠梗阻时，肠鸣音可亢进，高调音或减弱。因此，肠鸣音不是一个肠蠕动准确的指标。

蠕动由两种不同收缩形式的波动引起：喂养和禁食。喂养会刺激多种神经和体液系统，引起沿胃肠道的推进性收缩，而且会促进具有促进蠕动功能的胃肠激素的分泌。第2种形式是迁移性运动复合波，他负责在餐间沿胃肠道向下移动腔内容物。有文献报道，肠鸣音随EN的开始而出现。经EN的刺激可出现协同反射：导致胃肠推动性运动并引起胃肠激素的分泌进而加强肠运动。很多专业人士认为肠鸣音恢复并不是EN开始的必要条件。

那么我们该如何评估重症患者胃肠功能呢？目前国内尚未有关于重症患者胃肠功能的评估分级标准，2012年欧洲危重病学会（European Society if Critical Care，ESICM）出台的急性胃肠损伤（AGI）分级标准是国内外首个重症患者胃肠功能障碍评分标准。其具体分级如下：

AGI Ⅰ级：有明确病因并出现部分胃肠功能丧失，表现为短暂的、自限的胃肠道症状。

AGI Ⅱ级：胃肠道消化和吸收功能部分丧失，无法满足机体对营养物质和水的需求，需要人工干预。

AGI Ⅲ级：即使人工干预胃肠功能也无法恢复，表现为持续的肠内喂养不耐受。

AGI Ⅳ级：胃肠功能丧失，并导致远隔器官损伤，并危及生命。

由李维勤教授牵头的工作组制定的重症患者肠内营养喂养流程初稿中依据医生判断和AGI分级将流程中患者的胃肠功能分为3组：胃肠功能正常或轻度损害；胃肠功能中度损害；胃肠功能重度损害。AGI Ⅰ级的患者属于胃肠功能正常或轻度损害，AGI Ⅱ和AGI Ⅲ级的患者属于胃肠功能中度损害，AGI Ⅳ级的患者属于胃肠功能重度损害。流程初稿推荐，胃肠道功能轻中度损害可以开始EN支持，而胃肠重度损害应暂缓EN营养支持。

2. 剂量 作为改善患者预后必不可少的治疗措施，重症患者如何选择恰当的能量供给目标仍是当前颇具争议的焦点问题。其主要原因在于：重症患者转入ICU前的营养状况迥异；重症患者病情复杂多变，其能量需求易受疾病、治疗等多种因素的影响而不断变化；目前临床常用的能量计算公式，乃至间接能量测定法（indirect calorimetry，IC）均无法准确预测患者实际的能量消耗量。为此，我们将从循证医学角度探讨重度患者如何选择足量喂养、低能量喂养以及滋养型喂养。

近年来，伴随着容许性低能量喂养、滋养型喂养等新概念的出现，传统的足量喂养（full feeding）方式似乎不再必要，但仍有充分的循证医学依据证明足量喂养依然是大多数重症患者肠内营养支持治疗的主要方式。众所周知，重症患者常因炎性介质和应激相关激素的影响而处于高分解代谢状态，持续的不足量喂养必然会导致营养不良的发生，而后者与伤口感染、延迟愈合，多脏器供能衰竭，机械通气和住院时间延长，死亡率及相关医疗费用增加等密切相关。多项随机对照试验（randomized control trial，RCT）表明，ICU重症患者持续的不足量喂养导致的"卡债"会增加重症患者出现不良预后的风险。基于以上的研究成果，2016年的美国肠外肠内营养学会（American Society for Parenteral and Enteral Nutrition，ASPEN）重症患者营养支持新指南中提出：在没有间接能量测定法（如能量代谢车）的情况下，重症患者能量供给目标为25～30kcal/（kg·d）；对具有营养不良高风险（NRS 2002＞5分或NUTRIC≥5分）或严重营养不良的重症患者，上述能量供给目标的80%应该在48～72h内达成，并在1周内逐渐达到目标供给量，即足量喂养。

然而，足量喂养的某些特殊情况下的确存在弊端，往往难以有效实施。最常见的重症患者在急性期合并胃肠道麻痹，导致肠内营养不耐受而不得不中断甚至无法达成足量喂养，并因胃内容物反流或呕吐而导致误吸，甚至并发严重影响预后的吸入性肺炎。在血流动力学不稳定（持续的低血压、儿茶酚胺类血管活性药物刚刚开始使用或仍在不断加大剂量）的情况下，肠内营养通常被暂停，直至液体复苏完成，血流动力学稳定。即使在循环趋于稳定、血管活性药物开始减量的情况下，肠内营养的启动仍需十分谨慎，一旦出现腹腔胀气、肠鸣音减弱、胃残余量增加及代谢性酸中毒不断加重等胃肠道缺血表现，肠内营养必须暂停。不管何种原因导致的肠内营养不耐受，一旦肠内营养实施7～10日后仍无法达到能量供给目标的60%，还需通过补充型肠外营养达到足量喂养。此外，合并腹腔间隙综合征的患者由于疾病所致的胃肠道功能严重紊乱，导致足量喂养不仅不能满足患者正常的生理代谢需求，反而有可能加重腹内高压和腹腔脏器功能障碍。故而对于这类患者，足量喂养在早期通常很难实现，甚至可能是一种有害的能力供给策略。

另外，对于患者实际能量消耗的估算尚无精准可靠的方法，对于足量喂养的判定可能存在偏差。间接能量测定法是目前公认的重症患者静息能量消耗（resting energy expenditure，REE）测定方法的金标准。但无论是根据ASPEN还是欧洲临床营养和代谢学会（The European Society for Clinical Nutrition and Metabolism，ESPEN）指南中关于能量供给目标的建议，还是根据经典的能量公式计算得出能量，均与间接能量测定法所测得的能量有着不同程度的差异，表明我们应用指南中关于能量供给目标的建议而给予足量喂养时可能存在偏差，甚至造成过度喂养。因此，基于理想的能量供给目标而实施的足量喂养显然会存在一定程度的不确定性。

鉴于足量喂养存在的弊端，美国Bowman Gary学院的Zaloga在1994年首先提出了容许性低能量喂养（permissive underfeeding）的概念，自那以后，容许性低能量喂养的肠内营策略一时风靡全球。就其原因，先是一些小样本的研究表明容许性低能量较足量喂养更能改善重症患者的生存率，降低患者的感染风险，并显著降低因肠内营养不耐受所致营养支持治疗并发症的发生率；Arabi等单中心RCT研究也证明容许性低能量喂养相比足量喂养更能改善重症患者的预后；2012年拯救脓毒症运动倡议（surviving sepsis campaign，SSC）也建议在脓毒症患者先于不超过500kcal/d的喂养量，其后在24～48h内增加至能量供给目标的60%～70%，即建议脓毒症早期应予以容许性低能量营养支持。

容许性低能量喂养是否真的比足量喂养更有优势呢？至少目前尚无足够的循证医学依据。南京军区总医院对肠内营养早期实施足量或容许性低能量喂养的8项RCT研究Meta分析表明，两种喂养方式在死亡率、肺炎、感染并发症、机械通气时间、ICU住院时间以及住院总天数比较，差异均无统计学意义，就连一向认为容许性低能量喂养具有优势的肠内营养耐受性方面亦无显著性差异。但在亚组分析中，予以33.3%～66.6%能量供给目标的低能量喂养能显著降低死亡率，不过如果把能量供给目标设定为＜33.3%或者＞66.6%，低能量喂养相较足量喂养亦无优势可言。Marik等也比较了足量（80%～100%的目标供给量）和容许性低能量（＜70%的目标供给量）喂养的6项RCT研究进行Meta分析，两种喂养方式在死亡率、院内获得性感染发生率、机械通气时间和住院总天数等方面比较，差异均无统计学意义。最近，曾经推崇肠内营养早期容许性低能量治疗的Arabi等在2009～2014年再次开展了比较成人重症患者中容许性低能量与足量喂养的多中心，大样本的RCT研究（The Permissive Underfeeding versus Target Enteral Feeding in Adult Critically Ill Patients trial，PermiT trial）结果发现，足量喂养组（70%～100%的目标供给量）和容许性低能量组（40%～60%的目标供给量）在28、90天和180天死亡率、院内获得新感染发生率、机械通气时间、ICU住院时间、住院总天数、肠内营养不耐受以及腹泻等营养支持相关并发症的发生率等方面均无统计学差异，唯一区别就是容许性低能量组的重症患者血糖控制得更好，胰岛素用量相对较少，需要持续血液透析的比例降低。此外，Petros等也在肠内营养实施的第1周比较了足量喂养（100%目标供给量）和容许性低能量喂养（50%的目标供给量）对重症患者代谢指标以及预后的影响，容许性低能量喂养的确在血糖控制，肠内营养耐受性的提高方面有优势，但在28天死亡率，院内获得性感染发生率等主要研究终点上并无区别。上述研究和临床Meta分析让我们不得不重新审视肠内营养早期实施容许性低能量治疗的必要性，仍需要更多、更大规模的高质量RCT研究来进一步评估容许性低能量在重症患者营养支持治疗中的应用价值。

相对于肠外营养，肠内营养的优势之一是能够保护胃肠道黏膜，避免肠黏膜屏障破坏和肠道菌群移位，但肠道的不耐受性一直是困扰肠内用那个样实施的重要障碍。为此，一种既能够防止肠黏膜屏障供能受损，又能显著改善肠内营养耐受性的小剂量低速喂养方式，即滋养型喂养（trophic feeding）应运而生。虽然滋养型喂养的目标供给量和喂养速度目前尚无统一的标准，但多数研究把肠内营养输注速度10～20ml/h或10～20kcal/h（20kcal/h大约为目标供给量的25%）认定为滋养型喂养。

对于滋养型喂养的适应证，急性呼吸窘迫综合征或急性肺损伤，血流动力学不稳定以及胃肠道功能严重受损的重症患者可能是潜在的适用人群。2012年发表在JAMA杂志的RCT研究（Evaluation of Dianeal，Extraneal，and Nutrineal in diabetic PD patients，EDEN Trial），比较了需要机械通气支持的急性肺损伤患者早期予以滋养喂养或足量喂养的差别，结果发现滋养喂养组（400kcal/d）与足量喂养组（1300kcal/d）在60天病死率、机械通气时间及感染并发症发生率方面的差异并无统计学意义，只是相较于滋养喂养组，足量喂养组血糖升高、呕吐和便秘发生率以及胃残余量增加的概率大于前者。在EDEN Trial的延续性研究中，两组患者在1年后功能恢复方面亦无显著性差异。但这两项研究纳入的只是营养状况良好的重症患者，即滋养型喂养可能不适用于存在营养不良高风险或严重营养不良的重症患者。正因为如此，2013年更新的加拿大重症营养指南并未对急性肺损伤的重症患者给出考虑早期应用滋养型喂养的推荐意见。此外，EDEN Trial的入选标准中剔除了使用大剂量血管活性药物的患者，因而并不能完全否定滋养型喂养在血流动力学不稳定或需大剂量血管活性药物支持重症患者中的应用价值，这一推断在Patel等的研究中得到证实，因为与足量喂养（≥600kcal/d）相比，需要机械通气的脓毒性休克患者48h内给予滋养型喂养（<600kcal/d）能够缩短机械通气时间和ICU住院时间，而且并未增加肠内营养支持相关并发症的发生率。此外，欧洲重症医学会在2012年关于急性胃肠道损伤（acute gastrointestinal injury，AGI）的诊治意见指出：对于AGI 2级及3级的患者，建议早期予以滋养型喂养以提高肠内营养的成功率，这与2016年ASPEN新指南推荐中重度急性胰腺炎的患者在24～48h内应用滋养型喂养的观点基本一致。

综上所述，对于重症患者的营养支持治疗，无论是足量喂养，还是容许性低能量喂养，或是滋养型喂养均有其特定的适应证。足量喂养仍然是大多数重症患者肠内营养支持治疗的主流方法，容许性低能量喂养可能适用于无营养不良风险或营养状况良好（如肥胖患者），肠内营养高度不耐受以及代谢指标（如血糖）控制不理想的重症患者的早期肠内营养，而滋养型喂养则可能在血流动力学不稳定（如脓毒性休克），急性胃肠功能严重损伤（如中重度急性胰腺炎）以及急性呼吸窘迫综合征或急性肺损伤的重症患者具有较高的应用价值。

3. 耐受性　肠内营养师重症患者营养支持的首选途径，但临床上常遇到妨碍为患者提供足量EN的障碍。文献报道"胃肠不耐受"是延误EN给予时间的主要因素。肠内喂养不耐受（feeding intolerance，FI）主要与胃肠道消化、吸收、运动功能障碍有关，表现为胃残余量增加、呕吐、反流、上腹不适、腹胀、腹泻等，尤其是早期肠内营养，可增加反流、误吸、吸入性肺炎等并发症的发生，严重腹胀者还可引起非梗阻性小肠坏死，病死率高达50%～100%。关于FI的定义描述不一，2014年Blaser发表的Meta分析共检索263篇肠内营养耐受性的相关研究，只有75项研究明确定义了FI，31项研究报道了FI的发生率，其表现有43种之多，归纳主要有3大类：①胃残余量增加；②胃肠道不适症状，如上腹不适、呕吐、反流、腹胀、腹泻；③未能达到目标喂养量，各研究"达标"的界定亦不同，4项研究以未达目标量70%～90%为FI，2项研究则以实际能量供给少于500～750kcal/d为准。2012年ESICM腹部问题工作组推荐的AGI分级中则定义FI为肠内营养72h未达到20kcal/（kg·d）目标。由于FI诊断标准不一，关于其发生率的报道亦不相同，更多来自单中心研究的结论此发生率在30%～50%。2014年发表的全球机械通气患者营养支持现况调查结果显示，约30.5%重症患者因FI而中断肠内营养，其中38%（219/576）患者表现为持续不耐受，24.5%不耐受缓解后复又出现。此项多中心全球性观察研究还表明：FI患者实际能量、蛋白质补充量明显低于喂养耐受者，机械通气时间、住ICU日、住院时间明显延长，尤其是持续与复发FI，严重影响重症患者的康复。

胃残余量（gastric residual volume，GRV）监测是目前肠内营养实施过程中床旁动态评估FI程度的客观指标之一，被普遍采用。高GRV的判定标准不一，50～500ml均有报道。来自西班牙28家ICU的REGANE多中心研究，比较了329例气管插管机械通气患者，不同GRV标准对临床结局的影响。研究组（GRV 500ml）第1周EN实际供给量/目标量比值明显高于对照组（GRV200ml）（88.20% vs.84.48%，$P = 0.0002$），且呕吐、反流、误吸、腹胀、腹泻等发生率并未增加。另一项来自法国9个ICU的多中心研究则采用随机非劣性检验的方法，比较监测GRV与否对机械通气患者早期EN（<36h）并发症的影响。结果表明无GRV监测组更早达到目标喂养量，且不增加呼吸机相关性肺炎的发生，机械通气时间、住ICU日亦无显著增加。

现阶段研究表明，GRVs与肺炎、反流或误吸的发生率无关。McClave SA等运用应用高灵敏度及特异性的标记物诊断误吸，结果发现GRVs（150～400ml）与误吸的发生率无关（灵敏度仅为1.5%～4.1%，阳性预测率18.2%～25%，阴性预测率77.1%～77.4%）。4项RCTs研究显示当GRVs为250～500ml时暂停EN较GRVs为50～150ml时暂停EN，反流、误吸或肺炎的发生率均无增加。而两项RCT研究显示，不把GRVs作为监测指标时，有助于EN的合理使用且不会影响患者的安全性。2016年ASPEN关于危重患者的指南中建议性，对于仍然监测GRV的ICU，应当避免在GRV＜500ml且无其他不耐受表现中止EN，当不使用GRVs作为监测指标时，需要采取其他指标来监测危重症患者使用EN的耐受性，如每日体格检查、评价患者腹部的影像学检查、评价导致误吸的临床危险因素等。

床旁超声评估胃动力，通过测定胃动力，可提早至肠内营养实施前评估FI发生的风险，以及肠内营养的可行性，较胃残余量检测更为主动。床旁超声检测亦受体位影响并取决于检测部位（胃窦或胃体），一般来说多探测胃窦运动，因此取半坐位测量效果更佳。评估胃动力时通过检测试验餐前后胃窦收缩频率、收缩面积的变化，计算胃窦运动指数（motility index，MI）反映胃动力状态。张荣丽等的研究表明重症患者胃窦运动指数与胃窦收缩幅度明显低于健康受试者，并且与实际喂养速度、EN实际供给量/目标量比值显著相关；进一步研究显示肠内营养前先行超声测定胃动力，制定初始喂养计划，发现超声评估组起始喂养速度明显高于对照组，并更早达到目标喂养量。因此，床旁超声检测胃动力是一种床旁动态评估喂养耐受性的方法，也可与GRV相结合，提高客观评估的准确性与延续性。

4. 误吸　为物体进入声带以下的气道。误吸物可能使唾液、鼻咽分泌物、细菌、食物、饮料或胃内容物。以下情况易发生误吸：药物所致意识障碍、酒精中毒、癫痫、麻醉、神经系统疾病导致上呼吸道反射减弱。带有低压高容球囊、无球囊或低容高压球囊的气管导管，均增加误吸发生率。而与气管插管相比，气管切开的患者中误吸发生率更高。应用鼻饲管和饲养管、胃扩张、胃食管反流、裂孔疝、食管蠕动减弱、呕吐都是误吸的好发因素。牙周病也是吸入性肺炎的危险因素之一。胃分泌物中的定植细菌同样促进吸入性肺炎发生。已知细菌定植可被胃酸已知，但预防应激性溃疡的抗酸治可以提高胃pH值，使胃内容物的细菌定植增加。对于存在误吸高风险的患者，推荐改变喂养层级，放置幽门后喂养通路，需注意的是小肠喂养时仍会出现腹胀等不耐受表现，可能引起严重小肠扩张，甚至发生穿孔、非梗阻性小肠坏死。但可能搜到置管技术受限，实际应用比例并不高。2014年发表的全球机械通气患者营养支持现况调查结果显示，因EN不耐受而转为幽门后喂养者仅占7.5%，远低于胃肠动力药物（35%）和肠外营养（17%）的应用。许多促胃肠蠕动药物可以促进胃排空。促进胃肠蠕动的药物：主要有甲氧氯普胺、红霉素。甲氧氯普胺属多巴胺受体阻滞剂，主要作用于上消化道，机体易耐受，连续应用7天后仅25%患者仍有效；红霉素可刺激胃窦运动促进胃排空，与甲氧氯普胺类似，连续应用7天后也仅45%患者还可能有效，但是其长期使用将带来抗生素的耐药问题。持续滴注EN可降低误吸风险。采取护理措施也可降低误吸的风险，如对于接受EN且有气管插管的所有ICU患者，床头抬高30°～45°，每日2次使用氯己定进行口腔护理。

5. ICU相关性腹泻　近年来ICU相关性腹泻引起广泛关注，其中14%的患者发生在ICU住院前2周内。对于重症患者来说，其在治疗过程中腹泻的发生、发展与肠内营养的超负荷输入、使用抗生素、抗真菌药物、近期的腹部外科手术、使用不恰当的制酸剂以及胃肠动力药物应用有关。研究表明，肠内营养超过目标值60%是ICU相关腹泻的一个危险因素。发生原因可能为：①营养液高渗透压或输注过快，肠腔内渗透负荷过重；②EN制剂短时间内大量进入肠腔刺激肠道使蠕动加快，食糜停留在肠道时间过短，胆盐不能再吸收或小肠吸收不良，未充分吸收导致腹泻；③重症患者低蛋白血症，胃肠道水肿，可使绒毛吸收能力下降，引起吸收障碍和腹泻；④营养液被真菌或细菌污染；⑤营养液温度过低而引起腹泻。对于持续腹泻的患者，可应用含有混合纤维配方的肠内营养制剂。对而针对持续性腹泻、可疑吸收不良、肠缺血或纤维耐受不佳的患者，建议使用短肽型肠内营养配方。

肠内营养不是ICU相关性腹泻的唯一原因，由于广谱抗生素的应用，破坏了肠道正常菌群，使肠道生理性细菌明显减少。加之糖和胆汁的代谢异常，使多糖发酵呈短链脂肪酸减少，未经发酵的多糖不易被吸收，滞留于肠腔而引起的渗透性腹泻；抗生素应用后使具有去羟基作用的细菌数量减少，使小肠内未被完全吸收的初级胆酸不能在结肠内进一步去羟基变成次级胆酸，强烈刺激大肠分泌，导致分泌性腹泻。抗生素应用后菌群失调，造成了某些部位的正常菌群在组成上和数量上的异常变化或移位，从而导致病菌异常生长，难辨梭状芽孢杆菌（clostridium diffcile，CD）为院内导致感染性肠炎最高的致病菌之一。抗生素相关性腹泻病例中，约1/4是由于CD感染导致，检出率为12%～20%，其分泌的毒素引起肠道黏膜的损伤和炎症反应，绒毛萎缩会引起吸收障碍，出现腹泻。传统针对CD感染的治疗包括给予肠道微生态制剂建立肠道正常菌群，来抑制难辨梭状芽孢杆菌生长，以及正常人粪便菌群抑制（fecal microbial transplantation，FMT）等。现在最常用的移植方法是通过结肠镜直接将粪便输注进盲肠，也可以通过鼻胃管、鼻十二指肠管，或者保留灌肠。在移植前需要患者至少36h不适用抗生素；如选取捐献者粪便，应挑选对选择感染性疾病呈阴性并且之前6个月内没有使用过抗菌药物的正常人粪便5～10g，用200ml生理盐水混匀，过滤后予以治疗。据报道，单次粪便移植治疗后腹泻根治率在83%～92%之间。长期随访发现，其中70%～100%的患者可免于腹泻。

制酸剂及胃肠动力药应用不当，也是导致ICU相关性腹泻的原因之一。ICU内长期应用制酸剂，可使胃内pH值上升，改变消化道环境的同时诱发细菌繁殖，进而可能引起胃肠内细菌移位，致使胃肠道成了脏器中最大的储菌库。当组织缺血缺氧、氧自由基损伤及炎性介质释放时，胃肠黏膜受损，肠道内细菌及毒素繁殖引起肠道感染，最终导致腹泻。另外，临床上经常使用胃动力药物，如西沙比利、多潘立酮、大黄等均可造成腹泻。因此，应用胃肠动力药物时应根据病情适量应用并及时调整，一般在排便后应立即减量或停药，避免过度导致腹泻。

（二）肠外营养支持

1. 时机　肠外营养是对暂时或永久不能进食，或进食后不能吸收的病人通过肠道外通路（即静脉途径）输注营养物质，提供能量，纠正或预防营养不良，改善营养状态，并使胃肠道得到充分休息的营养治疗方法。在之前的研究中，对于低营养风险（如：NRS 2002 ≤ 3 或NUTRICA评分≤5）患者、在入ICU的第1周内给予PN支持的益处很少。Braunschweig等人，在胰腺炎、创伤和炎性肠道、多脏器衰竭的重症患者中，采用Meta分析对比了使用肠外营养和完全禁食的效果，结果发现在营养良好的患者中延迟使用PN更有益处。一项囊括了7项研究的Meta分析显示，在营养正常的患者中，相比于PN，完全禁食（STD）与感染并发症的减少（RR = 0.77; 95% CI: 0.65 ~ 0.91; $P < 0.05$）和其他并发症的发生率下降显著相关（RR = 0.87; 95% CI: 0.74 ~ 1.03）。但随着重症的持续，营养状况恶化的风险增加，PN和STD的选择也随之改变。Sandstromet 等人的研究发现，在入院后的14天，与PN相比，不提供营养支持与死亡发生率（21% vs2%; $P < 0.05$）、住院时间延长（36.3d vs 23.4d; $P < 0.05$）显著相关。因此，在2016年的美国肠外肠内营养学会（American Society for Parenteral and Enteral Nutrition，ASPEN）重症患者营养支持新指南建议对于低营养风险（如：NRS 2002 ≤ 3 或NUTRICA评分≤5）、不适宜早期肠内营养且进入ICU7天仍不能保证经口摄食者的患者，7天后给予PN支持。但在确定存在高营养风险（如：NRS 2002 ≥ 5 或NUTRICA评分≥6）或严重营养不良的患者，如果EN不可行，建议进入ICU后尽早开始PN。多项meta分析支持这个观点。Heyland等人的Meta分析显示，在高营养风险的ICU人群中，相较于STD，使用PN与并发症发生率的下降显著相关。Braunschweig等人的meta分析也发现严重营养不良患者采用STD与死亡率的升高和感染发生率的升高显著相关。

肠内营养不耐受时往往能量、蛋白质供给不足，加速重症患者营养不良的发生。补充型PN的起始时间现阶段的研究结果并不一致。两项RCT研究为早期肠外营养提供了循证依据。瑞士的SPN研究显示，305例ICU患者3天内肠内营养仍未能达目标量60%，间接能量消耗测定评估能量需求，予补充肠外营养，降低感染性并发症发生，并缩短机械通气时间。Early Parenteral Nutrition研究中1372例存在肠内营养相对禁忌证的患者入选，其中20%因心血管疾病转入ICU，早期肠外营养组有创机械通气时间明显减少，60天生活质量与人体组成评估均好于对照组。但是一项多中心的研究显示了相反的结果，Heyland 等人观察发现早期补充性PN（＜48h）对于疾病结局并没有益处。一个囊括了2个中心的RCT研究显示，与持续的低热量EN相比，在3天内肠内营养仍未能达目标量60%的患者中增加补充性PN并未有明显的优势。而在Casaer等人的多中心RCT研究中，入ICU后第8天给予补充性PN较早期（第3天）给予补充性PN在ICU住院时间、感染发生率、住院费用、生存率上有明显优势。因此，重症患者肠内营养不耐受或相对禁忌时，合理的肠外营养支持时机需要进一步的探讨，但是可以肯定的是，补充性PN不仅可补足能量，而且同样可改善ICU患者的临床结局，促进康复。

2．剂量　在ICU实施肠外营养的过程中应注意预防代谢并发症，如：高血糖反应、电解质紊乱和感染并发症。一项包括了5项研究的Meta分析显示，在创伤、胰腺炎或腹部/胸部大手术的患者中，采用低能量PN［≤20kcal/（kg·d）］较足量能量PN［25kcal/（kg·d）］的感染发生率和住院时间显著下降。另一项Meta分析，分析了4项研究，发现早期低能量PN与高血糖并发症的减少密切相关。因此，对于高营养风险或严重营养不良、需要PN支持的患者，我们建议住ICU第1周内给予低能量PN［≤20kcal/（kg·d）或能量需要目标的80%］，以及充分的蛋白质补充［≥1.2g/（kg·d）］。当患者稳定后，PN逐步加量至全量。

四、不同疾病情况下的营养支持

（一）呼吸衰竭

1．我们建议，对于ICU内急性呼吸衰竭患者，不使用特殊配制的高脂低糖营养配方，用于调节呼吸商以减少二氧化碳的产生（注意勿与第E3条混淆）。

2．依据专家共识，对于急性呼吸衰竭的患者，建议给予高能量密度的肠内营养以限制液体摄入量（特别是容量负荷较高的患者）。

3．依据专家共识，建议密切监测血糖，必要时适当的补充磷酸盐。

（二）肾衰竭

1．依据专家共识，对于急性肾衰竭或急性肾损伤的ICU患者，建议使用标准的肠内营养配方，推荐每日给予1.2～2.0g/kg的蛋白和25～30kcal/kg的能量。如果存在明显的电解质紊乱，可考虑使用电解质结构比合适的肾衰竭专业营养配方。

2．我们推荐，对于血液透析或CRRT的患者增加蛋白供给，最大可到每日2.5g/kg。对于肾功能不全的患者，不应该通过限制蛋白摄入的手段来减少透析治疗。

（三）肝衰竭

1．对于肝硬化和肝衰竭的患者，在用预测公式计算能量和蛋白时，使用干重或者正常体重来替代目前体重。肝衰竭患者不建议限制蛋白摄入。

2．对于ICU内急性或慢性肝病患者，在实施营养治疗时优先给予肠内营养。

3．对于ICU内急性或慢性肝病患者，建议给予标准肠内营养配方。目前没有证据表明，对于已经接受一线药物（作用于肠道内的抗生素和乳果糖等）治疗的肝性脑病患者改用支链氨基酸营养配方可以改善其昏迷程度。

（四）急性胰腺炎

1．依据专家共识，建议急性胰腺炎患者启动营养治疗前应评估疾病严重程度来指导营养治疗。

2．我们建议，对于轻型急性胰腺炎患者，无需额外制定特殊的营养治疗方案。

3．我们建议，中重度急性胰腺炎患者放置鼻空肠管，启动肠内营养以滋养性的速度，并在容量复苏完成后（收入后24～48h）增加至目标量。

4. 我们建议，对于重症急性胰腺炎患者，启动肠内营养时，使用标准的聚合配方。虽然重症急性胰腺炎使用免疫增强配方可能很有前途，但是目前仍然缺乏足够的数据支持这一观点。

5. 我们建议，对于需要营养治疗的重症急性胰腺炎患者，肠内营养优于肠外营养。

6. 我们建议，对于重症急性胰腺炎患者，行肠内营养经胃管或空肠管都是可行的，耐受情况和临床预后没有差异。

7. 依据专家共识，建议不能耐受肠内营养的中到重度急性胰腺炎患者，应该采取一些措施提高患者的耐受程度。

8. 我们建议，重症急性胰腺炎患者早期行肠内营养时添加益生菌。

9. 依据专家共识，建议对于不适合行肠内营养的重症急性胰腺炎患者，起病1周后应考虑给予肠外营养。

（五）外科疾病

1. 创伤

（1）我们建议，与其他重症患者相似，对于外伤后早期（24～48h内）患者，只要血流动力学稳定，早期给予高蛋白肠内营养。

（2）我们建议，严重外伤患者可以考虑给予含有精氨酸和鱼油等免疫调节配方的营养制剂。

2. 颅脑创伤

（1）我们推荐，与其他重症患者相似，外伤后早期（24～48h内）只要患者血流动力学稳定，建议立即启动肠内营养。

（2）依据专家共识，建议对于颅脑创伤患者，在标准肠内营养配方中添加含精氨酸的免疫调节制剂或者EPA/DHA。

3. 腹部开放性损伤

（1）依据专家共识，对于与肠道损伤的腹部外伤患者建议早期肠内营养（外伤后24～48h）。

（2）依据专家共识，腹部开放性损伤患者每升渗出液中会损失15～30g蛋白，需相应给予补充。能量需求量的制定和其他ICU患者相同。

4. 烧伤

（1）依据专家共识，对于胃肠道功能正常且饮食量不足以满足能量需求的烧伤患者，应给予肠内营养。对于不适合或者不能耐受肠内营养的患者，才给予肠外营养。

（2）依据专家共识，建议如果条件允许，每周重复1次用间接测热法评估患者能量需求。

（3）依据专家共识，建议烧伤患者每日给予1.5～2.0g/kg蛋白。

（4）依据专家共识，只要情况允许，烧伤患者应尽早启动肠内营养（伤后4～6h）。

（六）脓毒症

1. 建议重症患者在确诊严重脓毒症或脓毒性休克后的24～48h内，尽快完成复苏血流动力学后立即启动肠内营养。

2. 无论营养风险程度高低，对于急性期的严重脓毒症或脓毒性休克患者，早期不单独使用肠外营养或补充性肠外营养联合肠内营养。

3. 我们目前不能做出关于硒、锌和抗氧化添加剂在脓毒症中使用的推荐意见，因此相关研究尚有争议。

4. 根据专家共识，我们建议提供营养喂养（定义为10～20kcal/h或高达500kcal/d）始于脓毒症的早期，若耐受，则在24～48h达到＞80%第1周的目标量。我们每天补充1.2～2.0g蛋白质每千克体重。

5. 我们认为，免疫调节配方不能常规用于严重脓毒症患者。

（七）大手术后

1. 对所有ICU术后患者常规行营养风险评估。

2. 我们建议，我国肠内营养可行，术后24h内应使用肠内营养。

3. 我们建议，对SICU术后需要肠内营养的患者，可常规使用免疫调剂配方。

4. 每个患者应根据安全性和临床判断行个性化处理。

5. 上消化道大手术后且不能使用肠内营养患者，应启动肠外营养（仅在预计治疗时间≥7天）。肠外营养不应再术后立即使用，而应延迟5～7天，除非存在高营养风险。

6. 在启动术后进食时，可进食能耐受的固体食物，不必以清质流食作为术后第一餐。

（八）慢性危重症

基于专家共识，我们建议对慢性危重症患者（一般定义为存在持续器官功能障碍，需要ICU LOS＞21天）进行积极的高蛋白EN管理，并在情况允许下实施抗阻训练。

（九）肥胖患者

1. 对ICU内肥胖患者进行营养评估时，除了常规参数外，还应关注反应代谢综合征的生物标志物、基础疾病和炎症水平。

2. 依据专家共识，建议ICU内肥胖患者营养评估时，需关注会导致肥胖相关心血管事件和死亡率增加的情况。

3. 依据专家共识，建议ICU内肥胖患者可行高蛋白低热量喂养，从而保持无脂体重，动员储存的脂肪，并使过度营养引起的代谢并发症最小化。

4. 对于所有等级的肥胖患者，肠内营养的目标不应超过间接测热法得出的预计需要量的65%～70%。

能量：

BMI在30～50的患者，11～14kcal/kg（实际体重）每天；

BMI＞50的患者，22～25kcal/kg（理想体重）每天。

蛋白质：

BMI 30～40的患者，蛋白质为2.0g/kg（理想体重）每天；

BMI≥40的患者，蛋白质为2.5g/kg（理想体重）每天。

5. 尽管肥胖患者存在免疫反应超出，提示使用含免疫调节配方的肠内营养可能有益，但是目前缺乏研究数据，故不能给出意见。

6. 对于行肠内营养的肥胖重症患者，额外增加对高血糖，高脂血症，高碳酸血症，容量过负荷和肝脏脂肪堆积等情况是否恶化的评估。

7. 依据专家共识，建议对于既往有减肥史的ICU内患者，补充维生素B_1应优先于静脉补充含糖液体和营养治疗。此外，也需考虑评估和治疗维生素和微量元素缺乏，如钙、维生素B_1、维生素B_{12}、脂溶性维生素（A、D、E、K）、叶酸、铁、硒、锌、铜等。

（十）终末期患者

依据专家共识，建议对于救治无望或生命终末期的患者，人工营养不是必需的。是否给予人工营养应该基于研究证据，最佳实践，临床经验和判断，与患者、家属及代理人充分沟通后的意见，并尊重患者本人的意愿和尊严。

（朱翠凤　康维明　刘亚静）

参　考　文　献

［1］Bardou M，Quenot JP，Barkun A．Stress-related mucosal disease in the critically ill patient．Nat Rev Gastroenterol Hepatol．2015；12（2）：98-107．

［2］Fan E，Cheek F，Chlan L，et al．An official American Thoracic Society Clinical Practice guideline：the diagnosis of intensive care unit-acquired weakness in adults．Am J Respir Crit Care Med．2014；190（12）：1437-1446．

［3］Jie B，Jiang ZM，Nolan MT，et al．Impact of preoperative nutritional support on clinical outcome in abdominal surgical patients at nutritional risk．Nutrition．2012；28（10）：1022-1027．

［4］Heyland DK，Stephens KE，Day AG，et al．The success of enteral nutrition and ICU-acquired infections：a multicenter observational study．Clin Nutr．2011；30（2）：148-155．

［5］Taylor BE，McClave SA，Martindale RG，et al．Guidelines for the Provision and Assessment of Nutrition Support Therapy in the Adult Critically Ill Patient：Society of Critical Care Medicine（SCCM）and American Society for Parenteral and Enteral Nutrition（A．S．P．E．N．）．Crit Care Med．2016；44（2）：390-438．

［6］Preiser JC，van Zanten AR，Berger MM，et al．Metabolic and nutritional support of critically ill patients：consensus and controversies．Crit Care．2015；19：35．

［7］Stucky CC，Moncure M，Hise M，et al．How accurate are resting energy expenditure prediction equations in obese trauma and burn patients？JPEN J Parenter Enteral Nutr．2008；32（4）：420-426．

［8］Singer P，Berger MM，Van den Berghe G，et al．ESPEN Guidelines on Parenteral Nutrition：intensive care．Clin Nutr．2009；28（4）：387-400．

［9］Hoffer LJ，Bistrian BR．Appropriate protein provision in critical illness：a systematic and narrative review．Am J Clin Nutr．2012；96（3）：591-600．

［10］Port AM，Apovian C．Metabolic support of the obese intensive care unit patient：a current perspective．Curr Opin Clin Nutr Metab Care．2010；13（2）：184-191．

［11］Oshima T，Deutz NE，Doig G，et al．Protein-energy nutrition in the ICU is the power couple：A hypothesis forming analysis．Clin Nutr．2016；35（4）：968-974．

［12］Heyland DK，Dhaliwal R，Drover JW，et al．Canadian clinical practice guidelines for nutrition support in mechanically ventilated，critically ill adult patients．JPEN J Parenter Enteral Nutr．2003；27（5）：355-373．

［13］Doig GS，Heighes PT，Simpson F，et al．Early enteral nutrition，provided within 24h of injury or intensive care unit admission，significantly reduces mortality in critically ill patients：a meta-analysis of randomised controlled trials. Intensive Care Med. 2009; 35 (12): 2018-2027.

［14］Reintam Blaser A, Malbrain ML, Starkopf J, et al. Gastrointestinal function in intensive care patients: terminology, definitions and management. Recommendations of the ESICM Working Group on Abdominal Problems. Intensive Care Med. 2012; 38 (3): 384-394.

［15］Marik PE. Enteral nutrition in the critically ill: myths and misconceptions. Crit Care Med. 2014; 42 (4): 962-969.

［16］Wei X, Day AG, Ouellette-Kuntz H, et al. The Association Between Nutritional Adequacy and Long-Term Outcomes in Critically Ill Patients Requiring Prolonged Mechanical Ventilation: A Multicenter Cohort Study. Crit Care Med. 2015; 43 (8): 1569-1579.

［17］Alberda C, Gramlich L, Jones N, et al. The relationship between nutritional intake and clinical outcomes in critically ill patients: results of an international multicenter observational study. Intensive Care Med. 2009; 35 (10): 1728-1737.

［18］Guttormsen AB, Pichard C. Determining energy requirements in the ICU. Curr Opin Clin Nutr Metab Care. 2014; 17 (2): 171-176.

［19］Doig GS, Simpson F, Finfer S, et al. Effect of evidence-based feeding guidelines on mortality of critically ill adults: a cluster randomized controlled trial. JAMA. 2008; 300 (23): 2731-2741.

［20］Dellinger RP, Levy MM, Rhodes A, et al. Surviving sepsis campaign: international guidelines for management of severe sepsis and septic shock: 2012. Crit Care Med. 2013; 41 (2): 580-637.

［21］Marik PE, Hooper MH. Normocaloric versus hypocaloric feeding on the outcomes of ICU patients: a systematic review and meta-analysis. Intensive Care Med. 2016; 42 (3): 316-323.

［22］National Heart L, Blood Institute Acute Respiratory Distress Syndrome Clinical Trials N, Rice TW, et al. Initial trophic vs full enteral feeding in patients with acute lung injury: the EDEN randomized trial. JAMA. 2012; 307 (8): 795-803.

［23］Needham DM, Dinglas VD, Morris PE, et al. Physical and cognitive performance of patients with acute lung injury 1 year after initial trophic versus full enteral feeding. EDEN trial follow-up. Am J Respir Crit Care Med. 2013; 188 (5): 567-576.

［24］Dhaliwal R, Cahill N, Lemieux M, et al. The Canadian critical care nutrition guidelines in 2013: an update on current recommendations and implementation strategies. Nutr Clin Pract. 2014; 29 (1): 29-43.

［25］Braunschweig CL, Levy P, Sheean PM, et al. Enteral compared with parenteral nutrition: a meta-analysis. Am J Clin Nutr. 2001; 74 (4): 534-542.

［26］Kutsogiannis J, Alberda C, Gramlich L, et al. Early use of supplemental parenteral nutrition in critically ill patients: results of an international multicenter observational study. Crit Care Med. 2011; 39 (12): 2691-2699.

第四十二章

恶病质的营养支持治疗

一、恶病质概述

Cachexia一词最早可能来源于希腊语kakos，意为"坏的状态"，一般用于描述饥饿或疾病引起的重度消耗状态。早期多用于描述体重丢失的状态，既包括因饥饿或经济原因等造成的体重丢失，也包含因疾病而导致的体重变化，这些患者往往存在水肿、腹水等表现，中文多译为"恶液质"。有学者尝试用BMI＜18.5kg/m^{2}为其量化，然而，这样同营养不良的概念又存在交叉和重合，争议颇多。2006年以来，学者们开始更关注疾病引起的一系列变化，ESPEN指南中提到恶病质应该是肿瘤、AIDS、COPD、器官衰竭等疾病引起的摄入减少、分解代谢增加、非故意体重下降等的一系列表现，而此后的中文多译为"恶病质"，更强调的"疾病"的作用。2015年的ESPEN指南的诊断树中，把饥饿相关体重下降和恶病质分别并列，可见，恶病质定义更关注疾病，而非饥饿相关体重下降，从这个角度上，"恶病质"似乎较"恶液质"更为准确。

2006年以来，随着临床营养学科的发展，人体测量技术的进步，对于恶病质、肌少症、营养不良的认识都在不断地深化。文献报道了多种恶病质的定义，这些定义基本涵盖了疾病、炎症消耗、分解代谢增加和体重下降等内容，这其中，以2008年的国际专家共识为代表，得到越来越多学者的认可，其定义如下：

恶病质是一种与基础疾病相关，以肌肉消耗为主，伴或不伴脂肪丢失为特点的复杂的代谢综合征，在成人表现为体重丢失，在儿童表现为生长发育停止。

恶病质不等同于营养不良。恶病质是包括基础疾病、疾病相关代谢改变和有时存在的营养摄入减少等一系列因素复杂相互作用的结果。营养不良是由于能量、蛋白和其他营养素不足或超量（不平衡）引起，对于组织/身体成分、功能和临床结局等方面产生重要副反应的一种营养状态。营养摄入减少可能是恶病质的重要组成部分，并在其病理过程中起到重要作用，但值得注意的是，并非所有的营养不良患者均存在恶病质。营养不良主要用于由营养问题或营养衰竭引起的疾病，同时意味着这些问题可以由足够的营养支持或改善消化吸收功能所解决。尽管恶病质经常存在营养不良，但其重要特征之一即是单纯营养支持不能完全逆转。

根据原发病不同，恶病质可能由COPD、AIDS、慢性心衰、慢性肾病和肿瘤等多种诱因，而其中，肿瘤恶病质尤为关注。

二、肿瘤恶病质

（一）定义

70%癌症病人在疾病终末期出现恶病质，5%～23%的肿瘤患者最后死于恶病质。恶病质不但是恶性肿瘤的常见的致死因素，并且直接影响治疗效果，使肿瘤患者并发症增加，生活质量下降，生存期缩短，住院天数延长和医疗费用增加。

肿瘤恶病质的研究和定义较多，目前最为公认的是2011年发表于Lancet Oncol杂志的国际专家共识，其定义如下：

肿瘤恶病质是一种以骨骼肌持续消耗（伴或不伴脂肪消耗）、出现进行性的功能损害和常规营养支持不能完全逆转为主要特征的多因子综合征。其病生理基础是由一系列摄食和正常代谢减少引起的能量和蛋白质的负平衡，由摄食减少（厌食）和机体代谢异常引起。

（二）病因及机制

恶病质以能量和蛋白质的负平衡为主要特征，发生机制很复杂，有肿瘤本身的原因和来自抗肿瘤治疗的相关因素，与肿瘤负荷、疾病进程、细胞类型之间无恒定关系，没有一个单一理论可以满意地解释恶病质状态。事实上，有许多因素可能同时或相继作用从而产生恶病质，其中最重要的是厌食和机体代谢异常。

1. 厌食　厌食是肿瘤患者的常见症状，直接影响到患者的营养摄入。厌食的原因很多，主要是食物摄取中枢和相关的外周信号通路的紊乱所致。近年的研究发现，在肿瘤生长过程中，肿瘤组织的代谢产物作用于下丘脑中饥饿与饱胀感中枢，使之发生厌食、疼痛、发热等症状。血糖、脂肪酸水平，体内乳酸水平升高，血浆氨基酸浓度变化等均被认为是影响进食行为的外周因素。肿瘤生长增加了血浆色氨酸浓度，大脑中色氨酸浓度增加可引起下丘脑腹内侧核5-羟色胺能神经元活性增强，在厌食症发病过程中起到重要作用。IL-1b、TNF-α、IL-6等细胞因子厌食症致病中同样发挥重要的作用。

肿瘤本身局部作用或治疗也可导致厌食。颈部或食管和胃部肿瘤所导致的梗阻可能是造成体重减轻的机械性原因。口腔、咽部和近端食管的癌症会导致部分或全部的梗阻，从而妨碍咀嚼或吞咽功能。胃癌患者的胃容量可能会减少，故而可能出现明显的恶心和呕吐。有肠道恶性肿瘤的患者会遭受肠梗阻、吸收不良、慢性失血和富含蛋白质的黏液的丢失。总之，肿瘤生长导致胃肠道机械性梗阻、胃排空延迟、消化吸收障碍、体液异常丢失等均可导致进食减少、厌食。

抗肿瘤的化疗会直接影响新陈代谢，引起恶心、呕吐、腹泻、味觉改变、食欲减退以及厌食。化疗常见急性反应是恶心和呕吐，这些症状可以是立即出现的也可以是迟发的，持续时间可以从几小时到几天不等。如果不加以控制，恶心和呕吐会造成液体或电解质的失衡、体重减轻以及衰弱。

放疗对营养的影响可取决于肿瘤的位置、所用放射线的类型、照射野的尺寸、患者状态、治疗的剂量持续时间等。当肿瘤位于头部、颈部以及腹部区域时对患者的影响较大，对头颈部的放疗能够导致炎症、疼痛、唾液分泌减少、龋齿、味觉改变、口炎、口腔感染、吞咽困难和厌食，甚至很多患者出现味觉和嗅觉异常。

此外，心理因素、压抑、焦虑和肿瘤疼痛等也可影响食欲及进食习惯。

2. 机体代谢异常　包括三大营养物质代谢异常和能量代谢异常。

（1）碳水化合物代谢改变：恶性肿瘤细胞以葡萄糖酵解为主要、唯一的能量获取方式被认为是恶性肿瘤细胞一个重要特征。肿瘤细胞在有氧条件下仍大量摄取葡萄糖并产生乳酸，该现象被称为"Warburg效应"。肿瘤细胞糖酵解具有重要病理生理学意义。首先，糖酵解为肿瘤细胞提供更多能量。肿瘤细胞除通过线粒体有氧代谢之外尚能在缺氧情况下利用糖酵解提供额外2个ATP。其次，糖酵解启动肿瘤细胞自主营养摄取。正常细胞需外源性刺激信号启动对营养物质的摄取，而糖酵解可直接启动肿瘤细胞对营养物质的摄取并为肿瘤细胞提供自主、直接的营养物质摄取信号。事实上，葡萄糖是合适的能源物质，肿瘤组织通过糖酵解通路产生大量乳酸，产生的乳酸通过糖异生作用再生成葡萄糖，这增加了宿主的能量消耗，因为1mol葡萄糖酵解仅生成2mol ATP，而自乳酸再合成葡萄糖需消耗6mol ATP，每一次循环有4个高能磷酸键的损失，因而在这一无效循环中浪费了大量的能量。正常人体约有20%的葡萄糖转化是由Cori循环完成的，但在恶病质肿瘤患者中，50%的葡萄糖转化是由Cori循环完成的，60%的乳酸再次进入Cori循环。此外，肿瘤患者对葡萄糖的耐受力较差，可能是胰岛素抵抗或周围组织敏感性差和胰岛素释放量下降的结果，也可能是存在高胰高血糖素血症使得葡萄糖更新率加速。

（2）蛋白质代谢改变：肿瘤病人蛋白质代谢改变主要表现为骨骼肌萎缩、低蛋白血症、瘦组织群下降、内脏蛋白消耗、蛋白质合成减少和分解增加、蛋白转化率升高、血浆氨基酸谱异常以及机体呈现负氮平衡。骨骼肌是肿瘤病人内源性氮丢失的主要场所，由于骨骼肌约占正常成人体重的40%，是瘦组织群的主要成分，因此，骨骼肌蛋白消耗增加是导致恶性肿瘤病人恶病质的主要原因。研究发现，组织类型恶性程度高肿瘤或当肿瘤发生转移时机体蛋白质丢失速度快，蛋白丢失的程度与病人生存时间密切相关。癌性恶病质的蛋白质消耗与单纯性饥饿所致的氮丢失不同，宿主蛋白的分解为肿瘤代谢提供底物，因为肿瘤病人肝脏合成肿瘤相关蛋白和急性相反应蛋白增加。事实上，肿瘤病人肝脏急性相反应蛋白合成增加可能是对炎症的一种代偿反应，临床实践发现，胰腺癌、肺癌、肾癌、食管癌病人中急性期反应蛋白合成增加明显，且与患者体重下降和生存期缩短显著相关。此外，肿瘤病人的蛋白质代谢改变可导致血浆氨基酸谱变化，其中血浆色氨酸浓度增高在进行性营养物质消耗中起关键性作用。色氨酸是大脑5-羟色胺前体物质，而5-羟色胺可刺激下丘脑饱食中枢，引起厌食。

在氨基酸中，人体内谷氨酰胺含量最为丰富且具有很多生物学功能。谷氨酰胺的一个重要特点是：它可被快速分裂细胞迅速利用。肿瘤细胞是主要的谷氨酰胺消耗者并与宿主细胞竞争循环中的谷氨酰胺。在一些动物模型中，肿瘤扮演着"谷氨酰胺陷阱（trap）"的角色，无论是在动脉还是在肌肉群中，癌症的存在都伴随着谷氨酰胺的损耗。这一现象可以用肿瘤对谷氨酰胺的消耗以及肌肉组织制造谷氨酰胺的能力降低来解释。谷氨酰胺的损耗致使其他一些谷氨酰胺消耗器官的功能降低。

目前认为，肿瘤病人蛋白质降解增加至少有3条独立的机制：①溶酶体蛋白酶途径；②钙依赖的蛋白酶途径；③ATP-泛素-蛋白酶体途径；其中泛素-蛋白酶体途径是主要的机制。细胞因子TNF-α、IL-1、IL-6、IFN-γ以及蛋白降解诱导因子等参与癌性蛋白质代谢。

。

（3）脂肪代谢改变：肿瘤病人的脂肪代谢改变主要表现为内源性脂肪水解和脂肪酸氧化增强，三酰甘油转化率增加，外源性三酰甘油水解减弱，血浆游离脂肪酸的浓度升高。脂肪分解和脂肪酸氧化增加导致机体体脂储存下降，体重丢失。因此，脂肪消耗成为肿瘤恶病质的主要特征之一。研究发现，肿瘤病人的脂肪代谢变化在肿瘤发生的早期即已存在，肿瘤患者在体重丧失前就已经存在游离脂肪酸活动增加现象，即使给予外源性营养支持，也不能抑制体内脂肪的持续分解和氧化。事实上，脂肪酸是荷瘤状态下宿主利用的主要能源物质，宿主和肿瘤对脂类的利用均增加。脂肪分解增加时，部分由脂肪分解而来的脂肪酸再酯化为三酰甘油，表现为三酰甘油和脂肪酸循环增强，该循环过程需要消耗能量，导致机体的能量消耗增加，也可能是间接导致机体组织消耗的诱因。

肿瘤患者脂肪代谢障碍的机制可能有以下几种：摄入减少和营养不良；肾上腺髓质受刺激致血儿茶酚胺水平升高和胰岛素抵抗；肿瘤本身或髓样组织产生并释放的瘦素（leptin）、脂连素（adiponectin）、TNF-α、IL-6、IL-8和脂裂因子LMF等细胞因子和肿瘤代谢因子，但具体作用机制目前尚未完全阐明。

（4）能量代谢异常：60%的癌症患者的REE升高。癌症患者的静息能量消耗量（REE）经常会增加，从而增加了他们的能量需求。与非癌症患者REE的对比，一些癌症患者的REE可能比非癌症患者的REE增加高达50%左右。恶性肿瘤患者葡萄糖和蛋白质转化增加，脂解作用增强，糖原合成加速等耗能过程是癌症患者机体代谢率增高的病理基础。肿瘤患者总体上处于高代谢状态，机体细胞内水减少、细胞外水含量增高、体脂及瘦组织群含量明显下降。能量消耗增高明显的肿瘤，患者体重下降的发生率和下降程度以及机体组成的改变也较其他恶性肿瘤患者明显，而且更容易发生恶病质。

（三）诊断标准及分期

肿瘤恶病质的机制复杂，其量化的诊断标准仍存在争议。此处介绍的是2011年发表于Lancet Oncol杂志的国际专家共识标准。

1. 诊断标准　在肿瘤诊断明确的前提下，且满足下面条件。

（1）6月内非饥饿原因体重丢失＞5%。

（2）BMI＜20kg/m²且体重丢失＞2%。

（3）肌减少症（男性＜7.26kg/m²，女性＜5.45kg/m²）且体重丢失＞2%。

这个诊断标准对肿瘤恶病质进行量化定义，内容上涵盖了体重丢失和骨骼肌减少，并未涉及炎症指标，乃至于肿瘤本身的特异指标。从体重和骨骼肌丢失的角度上，同2015年以来ESPEN的营养不良诊断新标准，2018年以来的GLIM标准和2010年，2018年的欧洲肌少症诊断标准有部分的交集，其诊断的特异度尚需要进一步的验证。其次，从6个月体重减轻5%，或者BMI＜20kg/m²且体重丢失2%来看，似乎"过高"的诊断了肿瘤恶病质。再次，肌肉减少诊断的切点值可能还存在争议，比如能否适用亚洲人群等。

总之，这个标准的诊断效率可能尚需进一步的验证。但是，它仍然是目前量化的、可用的肿瘤恶病质诊断标准之一。

2. 分期　肿瘤恶病质的分期基本上被大多数研究所公认，可以分为恶病质前期（precachexia）、恶病质期（cachexia）和恶病质难治期（refractory cachexia）。

（1）恶病质前期即诊断肿瘤后，患者体重下降在5%以内，出现厌食和代谢改变等，此时是恶病质干预的"最佳时期"。

（2）恶病质期，满足恶病质诊断标准，伴随着进食减少和系统性炎症反应。

（3）恶病质难治期，此时往往肿瘤进展，抗肿瘤治疗效果降低，分解代谢加剧，存活不良或预期生存期小于3月。

3. 诊断流程　肿瘤恶病质的诊断流程，首先对肿瘤患者进行初步的筛查，内容包括体重丢失、BMI和骨骼肌评估，然后进行分期和诊断。对于肿瘤恶病质诊断明确者再进行进一步的评估，包括严重程度、厌食和摄食情况、分解代谢、骨骼肌质量和力量、功能和心理等，以此为基础制定相应的干预策略。

肿瘤恶病质的诊断也强调早期诊断和干预，患者进入难治期后往往干预效果有限。因此，肿瘤患者确诊后即需要进行评估，并每次就诊时进行重复，以便进行早期干预。

4. 生物学标志物　近年来，也有一些肿瘤恶病质的生物学标志物用于研究，但尚需进一步的临床验证，此处不赘述。

（四）治疗策略

肿瘤恶病质，其重点是"病"，是肿瘤，治疗的本质是肿瘤的治疗，但因为并非所有的肿瘤都有很好的治疗效果，其治疗应该是多学科、多手段联用。

常见的治疗策略包括营养支持治疗、干预厌食、抑制肿瘤引起的促炎症反应、抑制肌肉萎缩的药物和运动等。其中，营养治疗是最为简单、实用且有效的，很多在进展期或终末期肿瘤的研究中发现，单纯的营养治疗或营养联合运动治疗，效果可能优于某些抗肿瘤治疗。而干预厌食的药物，如甲地孕酮，在临床中也应用广泛。抑制炎症反应或肌肉萎缩等药物效果尚需更多的临床研究验证。也有学者探讨了多药联用的效果，可能优于单药，例如采用布洛芬联合醋酸甲地孕酮优于甲地孕酮加安慰剂。

1. 肿瘤恶病质的营养治疗　营养治疗对于扭转癌症患者的营养不良状况是有效的，可以干预或治疗肿瘤营养不良，增加抗肿瘤治疗的耐受性，控制抗肿瘤治疗的不良反应和改善患者生活质量。

但需要指出的是同单纯的营养不良治疗不同，营养支持只是肿瘤恶病质综合治疗的一部分，若其他治疗措施不及时，单一营养支持可能无效，而肿瘤恶病质的一个重要特点是，单纯营养治疗可能无法逆转。

对癌症患者营养治疗的主要目的在于增加营养的摄入、预防或尽量减少营养失衡或缺乏的发生、防止体重减轻、维持充足的蛋白质储存以及体细胞质量。营养治疗的前提是需要保证肿瘤患者能量、蛋白质和微量营养素的摄入：能量25～35kcal/kg，氨基酸1.0～1.5g/kg，脂肪能量占总能量的30%～50%。考虑到肿瘤和抗肿瘤治疗本身会影响到患者的营养状态，所以肿瘤患者一经诊断后就应进行营养风险筛查，对于存在营养风险者，尽早开始营养治疗。

对肿瘤恶病质的营养治疗包括肠内营养（口服营养补充和管饲肠内营养）和肠外营养。营养治疗的类型将根据患者的一般情况、营养状况、肿瘤的类型和位置、抗肿瘤治疗等来确定。

（1）肠内营养：只要胃肠道有功能，应尽早开始肠内营养。

口服营养补充是肠内营养的首选，尤其是当患者存在味觉改变、疼痛、食欲减退、恶心、易有饱腹感和抑郁时，应当强调经口进食的愉悦感。肠内营养化学成分明确，部分或无需消化即可，是最安全、经济、符合生理的治疗方式，经口营养补充可保证足够的能量和营养素供给，促进体质增加和防止营养不良的发生与发展。研究发现，经口营养补充可以增加鼻咽癌患者的能量和蛋白质摄入，改善化疗耐受性。ESPEN指南也指出，肿瘤放疗期间，使用密切的饮食建议和经口营养素补充以增加饮食摄入、避免治疗相关性体重丢失和放疗中断。

如口服营养补充不能或持续不足，应考虑进行管饲营养支持。管饲的优点在于管饲可以保证营养液的均匀输注，充分发挥胃肠道的消化吸收功能。常见的管饲途径有鼻饲管和经消化道造口。肿瘤的类型和位置是决定何时开始管饲肠内营养的一个重要变量。例如，颈部或食管和胃部肿瘤所导致的梗阻可能是造成体重减轻的机械性原因，用喂养管经旁路绕过梗阻可以帮助患者在术前部分扭转营养不良的状态。短期营养治疗应当经鼻胃或鼻肠管给予，对于需要营养支持超过6周的患者，可以考虑经消化道造口，尤其是需要腹部肿瘤或消化道肿瘤手术时，术中建议放置空肠营养管，便于术后早期肠内营养。对于癌性梗阻的患者，可以考虑将喂养管置于梗阻远端。

肠内营养的配方选择上，原则上选择标准配方即可，增加ω-3脂肪酸存在争议，尚无明确共识，而且研究发现进展期肿瘤患者中使用ω-3脂肪酸并不会延长生存期。

而针对补充给予鱼油胶囊和二十碳五烯酸（EPA）的研究证实，EPA可以通过减少肿瘤相关的体重减轻所引起的潜在的代谢异常来保持体重的稳定，所以也可以选择肿瘤专用型肠内营养乳剂，设计为高脂肪、高能量、低碳水化合物含量以适用于癌症患者的代谢需要。其中所含ω-3脂肪酸以及维生素A、维生素C和维生素E能够改善免疫功能、增强机体抵抗力。此外，内含膳食纤维有助于维持胃肠道功能，在体内消化吸收过程同正常食物类似，适用于癌症患者。

此外，将特殊的底物添加到某种制剂中的处理方法可以使效果得到改善。对标准肠内营养制剂的改进对于治疗特定类型的癌症是有效的，例如，放射性小肠炎通常会发展成为严重的吸收不良，对于有这种并发症的患者，等张的或低聚的、低脂、低残渣的制剂会比标准制剂更易耐受。

为了减少发生倾倒综合征的危险，含有更多复合糖（糊精-麦芽糖复合剂、淀粉、葡萄糖聚合物）并减少了简单糖（葡萄糖、乳糖、蔗糖）含量的肠内营养制剂对于胃切除术患者会更有益。复合糖能够帮助降低制剂的重量克分子渗透压和喂养的不耐受程度。

在胰脏切除术后，必需考虑到胰岛素和消化酶的缺乏。在选择肠内营养制剂的时候，需要注意碳水化合物的来源。此外，脂肪吸收不良的存在还需要一种含中链三酰甘油酯的低脂制剂。

（2）肠外营养：如果消化道功能不全而不能保证对营养物质的充分吸收时，或者无法给予足够的肠内营养治疗时，应当考虑肠外营养。对于因恶心、呕吐、梗阻或吸收不良而不能耐受对其胃肠道的使用的患者，肠外营养是非常必要的。在放疗、化疗、联合治疗过程中，如果此时患者存在营养不良或者1周以上不能进食，或者不能进行肠内营养支持，建议使用肠外营养支持。可以根据肿瘤患者的进食或肠内营养情况，选择完全性肠外营养和补充性肠外营养。

标准的肠外营养液组成包括葡萄糖、脂肪乳剂、复方氨基酸注射液、电解质、维生素、微量元素和矿物质。途径方面，如果预计肠外营养时间超过10天或渗透压过高，推荐CVC或PICC。

对于肿瘤恶病质患者，建议选择合理的配比，能量需求：20 ～ 25kcal/（kg·d），糖脂比为（1 ～ 2）:1为宜，氮量为0.12 ～ 0.15g/（kg·d），可以补充特殊营养物质如：ω-3脂肪乳剂，谷氨酰胺等。

对于癌性肠梗阻者，尤其要注意能量和配方的监测和调整，要注意电解质的补充；尤其是出现并发症需要长期肠外营养者，尤其要注意维生素和Mg、P等微量营养素的补充。

对于终末期患者，指南建议对于存在体重丢失或摄入减少的终末期患者接受辅助的肠外营养支持可能有益，适用于预期生存期大于2 ～ 3月，单纯肠内营养支持不足，预计肠外营养改善营养状况或生活质量或患者希望肠外营养支持等情况。

而对于一些晚期癌症患者，如果存在吞咽障碍或慢性梗阻，预期生命超过两个月，未累及主要生命器官，也可以考虑家庭肠外营养。接受家庭肠外营养患者，平均生存期为3个月，其中25% ～ 30%的病人生存时间超过6个月。如果剔除终末期患者，家庭TPN的肿瘤患者平均生存时间为5.1个月。一个评估家庭TPN肿瘤患者生存质量的研究显示，在去世前3个月时，他们的多项生存质量指标没有改变，但此后开始出现下降。因此，预期寿命在3个月以上的肿瘤患者，存在不同程度饮食障碍时，应当给予营养支持。

肿瘤恶病质患者，进行肠外营养时，应用不当或监测不及时，可能导致明显的并发症，如高血糖、代谢性酸中毒和肝功能异常。应严密监测，了解营养支持的效果和重要脏器功能状态，以便及时调整营养支持方案，应对和处理相关并发症。

（3）免疫营养素：近年来，应用于肿瘤患者营养支持的肠内及肠外营养制剂发展很快，免疫营养支持的概念正逐渐受到人们的重视，所谓免疫营养支持就是使用一些特异性免疫营养物质，达到改善患者免疫状况，降低并发症和炎性反应等目的。目前，研究及应用较多的免疫营养物质有：ω-3脂肪酸、谷氨酰胺、精氨酸、核苷酸。大量针对消化道肿瘤手术患者的临床研究发现，不同的免疫营养制剂比普通制剂，分别具有提高机体免疫力，降低感染性并发症及炎性反应，保护肠黏膜屏障、促进伤口愈合等作用。围手术期混合免疫营养营养制剂支持对于存在严重营养不良、经历大的胸部和腹部外科手术的肿瘤患者效果最显著。

最新研究发现，疾病的严重程度、免疫营养的给予途径和时机、持续时间、给予的数量、个体的遗传特质都可影响免疫营养的治疗效果，有时甚至是相反的效果。手术前免疫营养要有效果至少应持续5 ～ 10天，给予时机应在手术前或手术前后，而仅手术后给效果不显著。手术前免疫营养比较普通营养支持对于降低手术后感染性并发症、缩短住院时间效果更好。此外，免疫营养在中等严重程度疾病的患者中使用效果似乎好于轻症疾病，有个别研究发现在危重症患者中使用不仅效果不明显，甚至可能对患者有不利影响。近两年，研究比较关注免疫营养的成本效益问题，英美几项大的多中心研究发现，在当地的医疗保险制度背景下，围手术期免疫营养具有很好的成本效益，虽然营养治疗花费高，但总的治疗费用降低。

1）谷氨酰胺：谷氨酰胺是一种在人体内含量丰富的氨基酸，已经被用于肠内外营养作为营养补充剂。一项关于人类和动物研究的meta分析提示谷氨酰胺在保护肠黏膜屏障、降低化疗诱导的黏膜炎，腹泻的发生频率和严重性方面有效。标准肠外营养不包括谷氨酰胺，因为谷氨酰胺很不稳定。谷氨酰胺的化合物丙氨酰-谷氨酰胺（α-谷氨酰胺）和甘氨酰-谷氨酰胺（g-谷氨酰胺）在水溶剂里更稳定。有研究发现，在结肠癌患者手术前的肠外营养液中加入谷氨酰胺可以改善患者的氮平衡。在进行高剂量化疗治疗但是没做干细胞移植的急性骨髓性白血病患者中，使用补充谷氨酰胺的肠外营养比较没有添加谷氨酰胺的，患者血液的中性粒细胞计数增加得更快。添加谷氨酰胺的肠内营养制剂已经被联合用于干细胞移植患者身上，并发现谷氨酰胺具有缩短住院时间和减少肠外营养需要量的作用。虽然谷氨酰胺从肠内或肠外供给代谢上是相似的，但是肠内途径可能更具有肠黏膜保护的作用。对患者的推荐剂量和持续时间根据病情不同变化较大，目前在化疗患者中使用的推荐剂量是20～30g/d，至少持续5天。

2）精氨酸：精氨酸也是一种免疫营养素，已经被单独或与其他免疫营养素一起联合使用进行研究。头颈癌患者单独使用精氨酸进行较长期肠内营养补充表明，具有降低发病率和缩短住院时间的作用。但是在短期补充的患者中看不到明显效果。精氨酸联合其他免疫营养素的研究表明可以提高免疫指标和降低感染的发生频率。手术前肠外营养中添加精氨酸在结肠癌患者中可以明显改善患者的免疫反应。但是，精氨酸也是一种比较有争议的营养素，Heyland等人研究发现，富含精氨酸的肠内营养制剂（6.8g/L）在休克等危重患者中使用，比较肠外营养死亡率反而升高。目前，推荐的精氨酸使用量大于12g/L，持续至少3～5天以上，同时能量提供至少达到25kcal/kg。

3）ω-3脂肪酸：ω-3脂肪酸具有稳定细胞膜、减少相关炎性因子生成，进而减少炎性反应的作用，还可能减少癌性恶病质相关促炎性细胞因子生成。目前，ω-3脂肪酸补充的肠内营养随机对照研究的主要对象是胰腺癌患者，多项不同癌症病种的随机研究表明，肠内营养中添加ω-3脂肪酸或高剂量鱼油（7.5g/d）可以帮助稳定患者的体重，减少癌症相关体重丢失。也有研究发现，结肠癌患者的肠外营养支持中补充ω-3脂肪酸可以增加白细胞介素-5的浓度，降低肿瘤坏死因子产生。

ω-3多不饱和脂肪酸对肿瘤及其恶病质具有一定的治疗效果，其可能机制在于：①抑制促炎促增殖物质合成：ω-3 PUFA可抑制促炎因子的产生和花生四烯酸衍生物的促炎作用和促进细胞增殖作用，可通过抑制NF-κB来减少COX-2的表达，还减少了由NF-κB诱导产生的其他细胞因子对肿瘤细胞的促进作用；②调节癌基因的表达来抑制肿瘤细胞生长：ω-3脂肪酸可通过降低肿瘤转录因子ras和AP1的活性，影响基因表达和信号转导；③修复程序性细胞凋亡：ω-3脂肪酸促进肿瘤细胞凋亡的可能机制包括改变细胞生物膜的特性，启动脂质过氧化，影响信号传导途径，改变基因蛋白的改变，和阻滞细胞周期等，最终导致肿瘤细胞的死亡。ω-3 PUFA修复细胞功能性凋亡是通过下调NF-κB，然后依次下调COX2的表达和Bcl-2家族基因的表达；④抑制肿瘤血管生成：ω-3 PUFA可通过改变前列腺素产物和抑制蛋白激酶C来实现对肿瘤新生血管形成的抑制作用；⑤介导肿瘤细胞分化：已有研究表明ω-3 PUFA能引起乳癌细胞的分化。研究发现，二十碳五烯酸可以干扰PIF对NF-κB的激活和蛋白降解，从而逆转骨骼肌的消耗。临床研究证实，ω-3 PUFA能增加胰腺患者的瘦组织群，改善生活质量。

（4）营养治疗会不会只营养了肿瘤：ESPEN指南指出，目前尚无明确数据表明肠内营养对肿瘤生长有任何作用。目前尚无证据表明，肠外营养支持对于肿瘤患者的最终结局存在不良影响。

2. 肿瘤恶病质的药物治疗

（1）甲地孕酮：可缓解食欲减退和肿瘤恶病质，可能是甲地孕酮对关键细胞因子的合成和释放具有负向调节作用。其副反应包括血栓栓塞、库欣综合征、高血糖症、肾上腺功能不全等。

（2）糖皮质激素：对于期望寿命小于6～8周者可能更可取，副反应包括胰岛素抵抗、免疫抑制、肌病等。

（3）雄性激素：研究发现可以改善身体组成和肌力，用于COPD-恶病质可以增加瘦体重，长期安全性和最佳剂量尚未被确定。

（4）氨基酸/左旋肉碱：尚需更多研究证实。

（5）其他治疗：如沙利度胺、米氮平/奥氮平、生长激素和食欲刺激素，尚需要验证。

（6）多种药物联合使用：近期的几个研究表明联合用药效果可能优于单药，如布洛芬联合醋酸甲地孕酮优于甲地孕酮；甲羟孕酮（500mg/d）或醋酸甲地孕酮、口服补充鱼油、左旋肉碱、沙利度胺联用效果优于单药。但这些研究多需要进一步研究验证。

3. 再喂养综合征　再喂养综合征是肿瘤恶病质患者长期耗竭，重新启动营养支持过程中发生的并发症。在营养支持开始的最初几天，钾和磷的需要量很高，因为随着营养素的利用这些电解质从细胞外移入细胞内，特别是恶病质患者容易发生，如果未及时诊断，有较高的并发症发生率和死亡率。该综合征以低磷血症、低镁血症、低钾血症、维生素缺乏、体液潴留为主要病理生理学特征。

（1）低磷血症：在禁食或分解状态下，细胞内磷发生丢失。随后由于高能量的摄入（主要是碳水化合物）导致胰岛素释放，葡萄糖和磷快速进入细胞内。低磷血症（通常小于0.30mmol/L）引起神经肌肉功能的损害，有感觉异常、癫痫发作、痉挛或有骨骼肌功能受损，包括无力和肌肉收缩不良。累及呼吸肌功能时会导致通气低下，最终引起呼吸衰竭。严重低磷血症可有横纹肌溶解。磷缺乏也能引起血小板减少、凝血功能损害和白细胞功能下降。精神状态的改变包括烦躁不安、意识错乱，最终昏迷。

（2）低镁血症和低钾血症：与重度营养不良病人的再喂养有关。病因与低磷血症相似。血浆中低浓度的镁和钾导致心律紊乱和心跳停止。低镁血症和低磷血症都能引起神经肌肉功能异常，如无力、麻痹、感觉异常、意识错乱、横纹肌溶解和呼吸衰竭。

（3）维生素B_1的缺乏：是再喂养综合征中常见的维生素缺乏，主要由于它在糖酵解中迅速消耗，由此引起葡萄糖代谢（丙酮酸脱氢酶反应）紊乱，乳酸中毒。

（4）碳水化合物：碳水化合物的再喂养能引起水钠排泄减少，导致细胞外液容积增加，随即发生体重增加，尤其发生在钠摄入增加时。对体液不耐受时将发生水肿。因此，心力衰竭发生在那些长期饥饿伴有心功能不良或心肌萎缩的病人。

（5）体液潴留：临床表现为钠潴留、细胞外液增加与维生素B_1缺乏可导致充血性心力衰竭。更多见于因营养不良引起心肌减少的病人。K、P和Mg的缺乏与危及生命的心律紊乱有关。有的病人可出现神经学方面的改变如妄想、神经病，或癫痫发作。因呼吸肌无力引起通气功能低下可导致呼吸衰竭。因低磷血症引起的血小板减少不仅导致肌肉无力和肌痛，而且也可因肌红蛋白尿并发肾衰竭。

对高风险病人在营养干预时应监测以下指标：生命体征、液体平衡、血尿电解质（Na、K、P、Mg、Ca）、心率、呼吸功能、血气。

在肠外或者肠内营养支持开始之前，应纠正电解质缺乏和恢复循环容量。

能量摄入应从计划最大量能量摄入的50%开始。分别输注液体、钠、钾、镁和磷。能量摄入第一天从20kcal/h开始，逐步增加约1周，直到满足每日营养需求，病人代谢稳定。应额外补充钾和磷以防缺乏。

治疗低镁血症和低磷血症，有利于纠正顽固性低钾血症。建议开始时给予低容量低钠饮食，根据每天的体重，监测液体平衡与否，并结合血钠水平进行调整。应减少摄入任何与再喂养综合征相关、可引起水钠潴留的物质。液体控制不佳可致心力衰竭，利尿剂处理或许有效，但会加重低钾血症。

（康军仁）

参 考 文 献

［1］Lochs H，Allison SP，Meier R，et al. Introductory to the ESPEN Guidelines on Enteral Nutrition：Terminology，definitions and general topics. Clin Nutr，2006，25（2）：180-186.

［2］Evans WJ，Morley JE，Argilés J，et al. Cachexia：a new definition. Clin Nutr，2008，27（6）：793-799.

［3］Fearon K，Strasser F，Anker SD，et al. Definition and classification of cancer cachexia：an international consensus. Lancet Oncol，2011，12（5）：489-495.

［4］Arends J，Bachmann P，Baracos V，et al. ESPEN guidelines on nutrition in cancer patients. Clin Nutr，2017，36（1）：11-48.

［5］Pantoja F，Fragkos KC，Patel PS，et al. Refeeding syndrome in adults receiving total parenteral nutrition：An audit of practice at a tertiary UK centre. Clin Nutr，2019，38（3）：1457-1463.

第四十三章

代谢遗传病及罕见病的营养支持治疗

罕见及遗传代谢疾病（inherited metabolic diseases，IMD）的医学营养治疗是特殊且重要的临床治疗。多数遗传代谢性疾病是由于基因突变引起酶缺陷、细胞膜功能异常或受体缺陷，引起代谢异常等一系列临床症状的一组罕见疾病。IMD发病率多在1/10000以下，但基于我国相对较大的人口基数也形成了相对可观的患者群体；由于其内在遗传机制，一般情况下IMD无特效治疗，终身存在，随病程逐渐进展而导致多系统代谢、智力神经功能、社会功能受损，是家庭与社会的一项长期医疗负担。由于遗传相关发病机制，IMD无特效治疗只能对症支持，而长期营养干预是唯一有效减少或纠正IMD相关代谢紊乱以及并发症的治疗选择。基于特殊膳食的长期营养管理有助于缓解遗传缺陷所致的中间或旁路代谢产物蓄积或终末代谢产物缺乏以及显著的生化代谢紊乱。国内外指南共识已明确肯定了针对不同IMD给予特定的特殊膳食可有助于缓解这些中间或旁路代谢产物蓄积或终末代谢产物缺乏的一系列临床症状。

美国肠内肠外营养学会相关指南认为，营养学家应该是遗传性代谢疾病多学科综合治疗小组中不可或缺的成员，需要给予患者规律的随诊、访视、教育以及治疗膳食的指导。治疗目标在于改善异常代谢状态，维持合理均衡营养，促进正常生长发育。在患者的婴儿期、儿童期乃至成人后整个生命周期中特殊治疗膳食干预、营养监测以及随诊均应作为首要且基础的治疗贯彻于病程的始终。

第一节　糖原贮积症的医学营养治疗

一、临床特点概述

糖原贮积症（glycogen storage disease，GSD），是一种由于先天性糖代谢酶缺陷导致糖原贮存异常的罕见遗传性代谢疾病。按照缺陷的葡萄糖代谢酶不同并根据得到确认的年代顺序进行编号，可将GSD分为13型。美国和欧洲的病例回顾性研究发现，GSD Ⅰ型（GSD-Ⅰ）和GSD Ⅲ型（GSD-Ⅲ）占比接近50%，是最为常见的GSD类型。其均为常染色体隐性遗传性疾病，在欧美的每年发生率均约为1/10万。GSD-Ⅰ是一组由于葡萄糖-6-磷酸酶复合物缺陷导致的GSD，包括由于葡萄糖-6-磷酸酶（G6Pase）缺陷而引起的GSD Ⅰa型（GSD-Ⅰa），以及葡萄糖-6-磷酸转运子（G6PT）缺乏而引起的GSD Ⅰb型（GSD-Ⅰb）。

GSD-Ⅲ又被称为Cori's病、Forbe's病和界限糊精病，它是由于位于1p21上编码糖原脱支酶（amyloglucosidase，AGL）的基因突变引起酶失活而导致的糖原分解障碍。GSD-Ⅰ和GSD-Ⅲ多有以幼年起病的低血糖等代谢异常表现、肝脏肿大、生长发育迟缓，GSD-Ⅲ还可有肌酸激酶升高、肌张力过低、肌无力、骨骼肌萎缩和心肌受损等肌肉受累的表现。

异常代谢表现是GSD患者极其突出的一类临床症候。由于存在于肝细胞内质网之上的葡萄糖-6-磷酸酶复合物是肝糖原分解、葡萄糖生成过程的关键酶，发生酶缺陷的GSD-Ⅰ患者会直接导致肝糖原分解障碍，血糖稳态无法维持。患者在婴儿期甚至新生儿期即可以显著的低血糖起病（甚至引起抽搐或惊厥发作）、生长发育迟滞、肝肾肿大、腹胀、腹部膨隆。由于糖原分解障碍、中间代谢产物堆积并转化、可继发出现一系列生化代谢的异常，包括乳酸酸中毒、高胆固醇血症、高三酰甘油血症、高尿酸血症等。GSD-Ⅲ患者存在糖原脱支酶缺陷，可导致糖原分支部位分解障碍，患者多在婴儿期和儿童期表现为肝大、低血糖、生长发育落后，肝酶升高和/或肌肉受累也较为多见。但既往文献认为，GSD-Ⅲ患者的糖异生正常，使得其往往不会出现严重的低血糖，继发出现的生化代谢异常也较GSD-Ⅰ少见，虽少数患者偶有高脂血症的表现，但一般不会出现持续性高三酰甘油血症、乳酸酸中毒和高尿酸血症。

二、营养干预

2014年美国遗传及基因组学学会指南建议，GSD患者的临床治疗及管理团队必须包括专业营养学家，承担密切营养监测、个体化生活方式指导以及包括RCS使用、夜间鼻饲给予、肠内营养配方粉使用、膳食调整等在内的营养处置。指南提出，GSD患者的营养治疗目标是尽量维持患者的血糖≥4mmol/L，乳酸水平<2mmol/L，并尽量减少过大的血糖波动，达到这一治疗目标对于改善患者临床结局、促进生长发育、提高生活质量具有非比寻常的意义。

指南建议，GSD-I（包括GSD-Ia和GSD-Ib）患者需尽量避免或减少进食蔗糖、乳糖、葡萄糖等或含有其的食物（如蜂蜜、果汁、甜食、乳制品等），控制总体能量及碳水化合物摄入适量，低脂低嘌呤摄入，以避免过度增加体内葡萄糖负荷、加重肝脏的糖原贮积、增加胰岛素抵抗、血脂紊乱、尿酸代谢异常的概率。须建立少量多餐、规律进食的膳食模式，均衡分布饮食，避免两餐间隔超过2～3h。能量分布的比例为碳水化合物（优先选择慢消化的复合型碳水化合物）占全天膳食提供能量的60%～70%，蛋白质占10%～15%，2岁以上的患者控制脂肪供能占比<30%。低月龄婴儿可选择大豆为氮源且无乳糖、蔗糖、果糖成分的肠内营养配方液按需哺喂（每2～3h1次）。如婴儿入睡，则需每3～4h唤醒哺喂并监测血糖，或留置鼻胃管持续滴注肠内营养液或葡萄糖液，达到每分钟8～10mg/kg的葡萄糖给予量（如为年长儿，可维持4～8mg/kg每分钟的葡萄糖给予量），鼻饲过程中规律监测血糖以调整适宜的滴注速度。对于月龄较大的婴幼儿及年长儿，可规律予以生玉米淀粉以稳定血糖、改善代谢。生玉米淀粉（Raw corn starch，RCS）是一种大分子的葡萄糖多聚体，进食后易于在肠道中停留，消化吸收缓慢，渐释出葡萄糖，与其他碳水化合物相比更有利于使血糖较长时间维持在正常水平。尽管目前对于使用RCS的年龄节点尚无共识，但已有报道在6月龄至1岁的婴儿中使用RCS的研究。但由于2岁以前肠道的淀粉酶均可能存在不足，低龄儿童中使用RCS均需注意低剂量起始，逐渐加量，以避免腹胀、腹泻等不适。指南建议，对于低龄

儿童可给予1.6g/kg体重每次，每间隔3～4h给予1次；对于年长儿、青少年或成人，则可予以1.7～2.5g/kg体重每次，每间隔4～5h（甚至6h）给予1次。

GSD-Ⅲ的治疗在维持血糖平稳的治疗方面类似GSD-Ⅰ，RCS在其维持血糖稳态的应用中也占据了重要的地位。亦有部分文献认为，GSD-Ⅲ尤其年长儿童的低血糖严重程度较GSD-Ⅰ轻，且糖异生作用正常，无需在饮食中避免果糖和半乳糖。鉴于蛋白质分解来源的丙氨酸可在空腹情况下协助维持血糖稳定，且高蛋白摄入有助于促进肌肉蛋白合成，一定程度改善骨骼肌和心肌功能，多数研究建议，在维持血糖稳定的营养干预同时，应给予患者高蛋白饮食，要求蛋白质摄入量达3g/kg每天或蛋白质供能占全日膳食能量的30%。

第二节　囊性纤维化的医学营养治疗

一、临床特点概述

囊性纤维化（cystic fibrosis，CF）是一种致死性的常染色体隐性遗传病，在欧美发病率较高，高加索人种新生儿中CF的发病率约为1∶3500。2013年美国囊性纤维化注册基金会年鉴报道美国目前存在CF患者28103例，这一数据在全球可上升至70000例。其疾病表现由编码囊性纤维化跨膜传导调节蛋白的基因突变引起编码蛋白功能缺陷而导致。由于氯离子转运障碍、水分泌减少、碳酸氢盐等离子跨膜转运受到影响，引起外分泌腺功能障碍，黏稠浓缩的分泌物堆积，堵塞腺管，引起相应表现。CF多累及包括汗腺、肺、鼻窦、胰腺、肝脏、胆道、肠道及生殖系统的外分泌腺，而以呼吸系统损害最为突出。主要临床表现为鼻窦炎、支气管扩张以及反复的呼吸道感染，胰腺外分泌功能不全可导致反复腹泻和脂肪泻，此外男性患者还可以出现先天性输精管缺失。由于疾病多种因素导致的营养不良以及恶病质是CF常见的并发症并显著影响疾病的预后与患者的生存时间，营养的评价以及干预是欧美CF系统治疗的重要组成部分。

既往认为CF在亚洲及中国发病较为罕见，目前为止以单个病例形式报道的中国患病例数不足40例。但近期遗传学的研究发现，CF在中国人中的发病可能并不少，如建立更适合中国人的筛查平台，提高筛检率，有可能发现更大的中国人患病群体。华裔CF患者的囊性纤维化跨膜传导调节蛋白基因突变类型与高加索人种常见突变类型存在一定差异，临床表现不特异，发汗试验以及基因检查等试验技术尚未在国内大多数医院普及，使得国内医师对于CF普遍存在认识不足，诊治困难的现状。而作为CF综合治疗之一的营养干预，也往往被忽视。对于CF患者进行规范化营养评定、干预、监测的实践，建立循证的临床营养管理路径，对于改善患者结局、提高生活质量、节约医疗成本起到至关重要的作用。

二、营养干预

囊性纤维化的患者易见营养状况的受损，尤其易见于胰腺外分泌功能不全（pancreatic insufficiency，PI）患者、婴幼儿或青少年患者。由于外分泌腺受累而导致的反复慢性气道感染以及进行性的肺功能损毁是疾病主要的特点，与此相伴随的往往是进行性恶化的营养状态。2012年澳大利亚CF患者注册数据显示2～5岁的幼儿患者多为正常营养状态，但随着年龄增长，评价其身高、体重、BMI生长发育状况的Z值以及百分位区间均呈下降趋势；成年患者女性营养状态差于男性，有25%～30%的女性及15%～17%的男性患者存在低体重状态。

营养不良的发生多与饮食摄入不能满足能量需求导致的长期消耗状态相关。慢性炎症状态、感染急性加重、微量营养素缺乏（锌、硒、铁）、钠的过度丢失以及各种消化系统症状均可导致进食量的减少；胰腺外分泌功能不全且胰酶替代治疗不充足导致营养素的消化、吸收不良，炎症消耗、呼吸肌做功增加进一步增加了能量损耗和蛋白质高分解代谢；此外，病程中可能伴随的抑郁焦虑状态或青少年患者过度关注体型的心理行为，均会影响膳食而加重摄入不足。营养不良的发生与慢性疾病过程的社会、经济、疾病、心理多因素相作用密切相关。

欧洲囊性纤维化学会2014年发布的CF优化治疗指南认为，CF患者营养状态是影响肺功能以及生存时间的独立因素，改善营养状态对于改善患者结局具有积极意义。同期发布的欧洲CF群体管理指南明确规定，CF患者的临床治疗及管理团队必须包括专业营养学家，承担营养宣教、患者指导以及CF治疗团队中其他科室医师的营养培训。专业营养师需综合患者病史、查体、实验室数据、进食摄入情况进行营养风险筛查、营养评定及监测，根据患者年龄、营养素生理需求以及临床情况不同给予个体化的营养治疗与干预，并参与患者的规律随访，监测胃肠道症状及营养状况改变。

营养治疗或支持的目标在于令儿童患者达到正常的生长发育标准，而使成人患者维持较为充足的营养状态。2岁以前的婴幼儿身高及体重生长均需达到正常人群的百分位数。2～18岁的儿童及青少年其体质量指数（body mass index，BMI）需达到正常同年龄同性别儿童的50百分位以上。18岁以上的成年人，其BMI需维持在20kg/m²以上，推荐达到22kg/m²（女性）或23kg/m²（男性）。

积极营养干预在CF多学科治疗中的作用在所有主要的CF治疗指南中都得到了肯定。尽管由于循证数据的不足不同研究者在计算能量需求以及口服营养补充剂的使用策略等方面尚无普遍共识，但不同来源的指南均推荐，对于CF患者应给予高能量、高蛋白膳食。存在PI者应同时根据脂肪摄取及吸收状况合理调整胰酶替代治疗的剂量。能量给予的目标可波动于日常推荐摄入量（recommended daily allowance，RDA）的110%～200%。具体实施营养干预时需根据患者是否合并PI、脂肪吸收不良，以及营养素摄取、消耗或丢失的临床情况进行摄入量的调整，同时能量和蛋白质等宏量营养素的需求还应参考既往生长发育状况（未成年患者）及代谢需要。对于低龄的婴幼儿患者，坚持给予母乳喂养有利于满足营养需求及维持较好的呼吸功能，4～6月龄可按照正常婴儿要求添加辅食。

对于CF患者营养状态的监测包括，对于2岁以下者需监测体重、身长、头围变化，2岁以上者需监测BMI（儿童及青少年需参考生长曲线范围评价生长发育情况并监测生长速度），成人尚需监测每年身高的变化（以及时发现骨量脱失的症状）。欧美超过85%的CF患者合并胰腺外分泌功能不全（pancreatic insufficiency，PI），这是引起CF患者消化、吸收障碍从而导致营养不良的重要因素。主要表现包括大便次数增加或不成形、脂肪泻、胃肠胀气、腹痛、腹胀、食量正常的情况下仍进行性消瘦等。指南推荐出现可疑症状者需评价胰腺外分泌功能，包括粪便胰腺弹性蛋白酶-1（Faecal pancreatic elastase-1，FE1）或脂肪吸收系数（coefficient of fat absorption，CFA）的检测。由于PI在欧美CF患者中发生率高且显著影响患者营养状况，指南推荐在胰腺外分泌功能正常的未成年患者每年进行FE1的监测，并在出现生长发育迟滞、体重下降或慢性腹泻时及时复查。明确存在PI者予以胰酶替代治疗（pancreatic enzyme replacement therapy，PERT）。如有条件，还需监测患者的脂溶性维生素及其他微量元素，以及必需脂肪酸的水平正常。

美国肠外肠内营养学会（American Society for Parenteral and Enteral Nutrition，ASPEN）以及欧洲CF治疗指南均推荐对CF患者营养状况、进食情况进行系统评估并规律随访，监测身高、体重、肺功能、感染症状及生化检查，如进食量显著减少，营养摄入明显不足，需积极给予营养支持。建议根据个体营养状况及发生营养不良的风险进行分级营养干预（表43-1）。非侵入性（保守性）营养干预包括患者教育与咨询，膳食行为干预，对于存在营养不良风险的患者增加摄入膳食的能量密度，加用口服营养补充剂；而侵入性营养干预措施指建立并保留管饲或胃造瘘途径的肠内营养，通过肠内营养补充普通膳食的不足，必要时也可进行夜间肠内营养，实现能量目标的30%～50%。必要情况下也可使用赛庚啶等改善食欲的药物。

微量元素的营养状况在CF患者也应受到关注。相较于水溶性维生素与矿物质，脂溶性维生素缺乏更易见于CF患者。CF合并PI可能导致脂溶性维生素以及锌等矿物质的吸收障碍，但文献证据显示即使经充分胰酶替代治疗PI或不合并PI的CF患者也存在脂溶性维生素缺乏的高风险。因此指南推荐，CF患者尤其儿童患者明确诊断后即应进行微量元素（主要为脂溶性维生素）的评价，包括检测血清维生素A、25羟基维生素D、维生素E、凝血酶原时间（间接反映维生素K状态）等。建议CF患者普遍充足补充脂溶性维生素（尤其维生素D、维生素K），达到日常推荐剂量（dietary reference intakes，DRI）上限以上，常规每年应监测微量元素水平，若更改补充剂量应3月即进行复测。在其他微量元素的补充中，ASPEN 2015年发布的CF治疗指南强调了锌的补充。诊断CF的患者如为纯母乳喂养婴儿（尚未接受足量肉食）且生长发育迟滞，或其他年龄患者出现不能解释的食欲及生长发育状况减退，慢性腹泻合并消化吸收不良综合征，以及难治性的维生素A缺乏者，均应疑及锌缺乏，应额外补充1mg/kg至25mg剂量的锌达6月。

评估及维持水、盐代谢平衡也是CF患者营养干预的重要部分。由于CF患者会经汗液丢失多量的氯化钠，在饮食中多建议自由摄入盐分。罹患CF的足月婴儿如体重符合生长曲线，推荐每日摄入1/8茶匙（约合0.71g）的食盐，在6月龄时每日食盐量可增加至1/4茶匙（约合1.42g）；早产儿或体重未达标的婴儿可按照氯化钠4mmol/kg（约合NaCl 232mg/kg）的剂量补充食盐。随着婴幼儿逐渐增龄且饮食逐渐添加，推荐自由摄入盐分以满足钠、氯离子的生理需要。如暴露于湿热环境或活动量增加，应额外补充盐分以避免低钠性脱水。低钠血症、低氯血症、低钾血症均可见于CF患者，但这些情况多见于低龄患者（＜2.5岁）、热暴露、大量出汗、呕吐、腹泻者等。

表43-1　CF患者分级营养干预标准

	<2岁	2~18岁	>18岁	营养干预
营养状况达标	体重/身长>50百分位；或体重/身长增长曲线平行且均不低于均值曲线下2个条带；且无体重丢失	BMI≥50百分位且无体重丢失	BMI≥23kg/m²（男性）BMI≥22kg/m²（女性）且无近期体重丢失	常规营养监测，预防性营养咨询
存在营养风险	体重/身长10~25百分位；或体重/身长增长曲线平坦或体重丢失	BMI10~50百分位；或1~3个月内存在体重丢失；或2~4月内体重增长缓慢	BMI20~23kg/m²（男性）BMI20~22kg/m²（女性）或2个月内丢失5%体重	评估依从性，CF临床合并症；非侵入性营养干预（加强膳食指导，增加能量摄入，口服营养补充剂），加强随访监测
营养消耗状态	体重/身长<10百分位；或体重增长曲线低于身长增长曲线下2个条带；或非侵入性营养干预不能改善营养状况	BMI<10百分位；或体重下降超过生长曲线均值下2个条带；或6月内无体重增长；或非侵入性营养干预不能改善营养状况	BMI<19kg/m²（美国）BMI<18.5kg/m²（欧洲）或非侵入性营养干预下2个月内仍丢失5%体重	积极进行原发病、心理、营养综合评估，干预营养影响因素；可进行侵入性营养支持（鼻胃管留置或胃造瘘肠内营养）

第三节　肝豆状核变性的医学营养治疗

一、临床特点概述

肝豆状核变性（也称Wilson病，WD）是以铜代谢障碍为特征的常染色体隐性遗传病。好发于青少年，世界范围内的患病率1∶30000，发病率（15~25）/100万，杂合携带者频率1∶100。由于WD基因（13914.1）突变，其编码的蛋白（ATP7B酶）发生改变，导致血清铜蓝蛋白（CP）合成减少和胆道排铜障碍，铜离子在肝、脑（尤其是基底节）、肾、角膜等沉积，表现为肝硬化、锥体外系症状、肾功能损害、角膜K-F环等。临床分型包括：①肝型：持续性血清转氨酶增高；急性或慢性肝炎；肝硬化（代偿或失代偿）；暴发性肝功能衰竭（伴或不伴溶血性贫血）；②脑型：帕金森综合征；运动障碍：扭转痉挛、手足徐动、舞蹈症状、步态异常、共济失调等；口-下颌肌张力障碍：流涎、讲话困难、声音低沉、吞咽障碍等；精神症状；③其他类型：以肾损害、骨关节肌肉损害或溶血性贫血为主；④混合型：以上各型的组合。

二、营养干预

文献建议，早期诊断，早期启动终身低铜饮食和排铜治疗，患者可推迟症状出现的时间（症状前诊断者）或实现疾病缓解，并可获得良好生活质量和与正常人近似的生存期。生活方式的干预是肝豆状核变性患者的基础治疗，配合铜离子螯合剂、抗氧化剂、胃肠道铜吸收抑制剂等药物的治疗长期应用。2008年美国肝脏疾病研究学会（AASLD）制定的肝豆状核变性诊疗指南建议，患者应避免高铜饮食。指南认为，低铜饮食可延缓肝豆状核变性患者的发病年龄，有利于对疾病进展的控制；此外，饮用水应避免使用铜管输水或含铜容器的存水，如水质含铜较高，则可使用饮水纯化系统去铜；也要避免使用铜质餐具。

2008年中华医学会神经病学分会发布的肝豆状核变性的诊断与治疗指南亦进一步细化了食物选择的建议。指南推荐：应避免进食含铜量高的食物，包括豆类、坚果类、薯类、菠菜、茄子、南瓜、蕈类、菌藻类、干菜类、干果类、软体动物、贝类、螺类、虾蟹类、动物的肝和血、巧克力、可可，亦应避免某些含铜较高的中药（龙骨、牡蛎、蜈蚣、全蝎）等；减少摄入含铜量较高的食物，如小米、荞麦面、糙米；鼓励选择适宜量的低铜食物：精白米、精面、新鲜青菜、苹果、桃子、梨、鱼类、猪牛肉、鸡鸭鹅肉、牛奶等；考虑到肝豆状核变性累及肝脏的病理生理机制，鼓励适当摄入高氨基酸或高蛋白饮食，满足机体生理需要。

2012欧洲肝脏研究会肝豆状核变性的诊治指南也根据现有文献的系统性回顾，建议早期对于患者启动膳食铜摄入的限制，指南认为，在开始治疗第1年内患者应避免摄入含铜量高的食物和水，对于疾病预后有积极获益。

第四节　苯丙酮尿症的医学营养治疗

一、临床特点概述

苯丙酮尿症（phenylketonuria，PKU）是一种先天性氨基酸代谢病，是由于肝中苯丙氨酸羟化酶（phenylalanine hydroxylase，PAH）或其辅酶四氢生物蝶呤（tetrahydrobiopterin，BH4）缺陷引起的先天性代谢性疾病。患者体内苯丙氨酸羟化酶的活性缺陷，导致苯丙氨酸不能转化为酪氨酸，致使苯丙氨酸及其酮酸发生异常积累。血液中的大分子量中性氨基酸流经脑部时要竞争经过血－脑屏障进入大脑。若苯丙氨酸浓度过高，就会竞争性抑制其他必需氨基酸的摄入，妨碍脑部的正常发育。无法循正常途径代谢的苯丙氨酸可循旁路代谢为苯丙酮酸、苯乳酸等，苯丙酮酸随尿排出，因而产生苯丙酮尿。

PKU患儿主要的临床表现为身体及智力发育迟缓、精神异常、癫痫。新生儿期的PKU患儿多无特异性临床表现。出生3个月后开始出现智能和语言发育障碍，并随年龄增大而加重。此外，患儿头发、肤色浅淡，尿液，汗液中散发出鼠臭味，易有湿疹和皮肤划痕、色素缺失等。若未得到及时治疗，患者体内苯丙氨酸不断蓄积，会发展成显著的智力低下。

苯丙酮尿症的临床分型包括如下。①经典型PKU：由于酶活性完全缺乏导致，新诊断的未经治新生儿患者中血清苯丙氨酸浓度＞200mg/L（1200μmol/L），约占所有高苯丙氨酸血症的98%；②暂时型PKU：由于苯丙氨酸羟化酶成熟延迟引起，见于极少数新生儿或早产儿；③高苯丙氨酸血症：血清苯丙氨酸浓度浓度介于20～200mg/L（120～1200μmol/L），临床表现轻或无，对治疗反应较好，多无明显智能低下表现；④四氢生物蝶呤（BH4）缺乏症：又称非经典型PKU或恶性PKU，由苯丙氨酸羟化酶的辅酶BH4缺乏所致。患儿除了有典型PKU表现外，神经系统表现较为突出，常合并躯干肌张力下降，四肢肌张力增高、不自主运动，震颤，阵发性角弓反张，顽固性惊厥发作，婴儿痉挛症、癫痫发作等。

苯丙酮尿症是可以早期诊断和早期治疗的遗传代谢性疾病，PKU新生儿普查、低苯丙氨酸摄入的饮食管理是目前PKU的主要治疗及管理方法。BH4缺乏症患儿除采用低苯丙氨酸饮食治疗外，还需同时给予BH4，补充5-羟色胺和美多巴等神经递质前质，以维持脑和神经肌肉功能正常。

二、营养干预

膳食及营养干预是苯丙酮尿症重要的治疗基础。

低苯丙氨酸饮食治疗仍是当今治疗苯丙氨酸羟化酶缺乏性PKU的经典方法。治疗指征各国不同，部分国家血清苯丙氨酸浓度＞600μmol/L开始治疗，北美多建议血清苯丙氨酸浓度＞360μmol/L（即PKU）均需要治疗，对血清苯丙氨酸浓度（360～600）μmol/L未治疗者预后报道不同，部分研究报道仍存在神经认知缺陷。因此中华医学会2014年发布的高苯丙氨酸血症诊治共识建议，血清苯丙氨酸浓度＞360μmol/L，即应开始治疗并予以低苯丙氨酸饮食。

其膳食给予的原则包括：①予患儿摄入控制量的适宜苯丙氨酸量及蛋白质、能量以满足生长发育的生理需要，同时避免苯丙氨酸在体内的蓄积；②充足、均衡摄入其他营养素，维持良好的营养状态；③提高生活质量，保证患儿对治疗的最佳依从性。

有效控制苯丙氨酸的摄入是营养干预的关键，而苯丙氨酸也是人体不能合成的必需氨基酸之一，故适宜把握摄入量非常重要。文献建议，营养干预需个体化，根据患儿的年龄、体重、血清苯丙氨酸浓度制定饮食计划，结合每日所需的蛋白质和能量目标，合理控制苯丙氨酸的摄入量，同时定期监测血苯丙氨酸浓度，将其控制在合理范围。

对于存在PKU且血苯丙氨酸浓度＞360μmol/L的婴儿，应尽早开始治疗，通常在出生后1周内开始。由于母乳中苯丙氨酸的含量低于标准的婴儿配方奶粉，对于低龄的PKU婴幼儿鼓励母乳喂养，并补充不含苯丙氨酸的配方奶粉喂养。母乳喂养的占比通常限制在25%左右，具体取决于疾病病情的严重程度评估。

对于已开始添加辅食的患儿，需要个体化评价及控制蛋白质的摄入。由于天然蛋白质中含有4%～6%的苯丙氨酸，患者需严格控制天然蛋白质的摄入，因此，低或无苯丙氨酸的奶粉、包括不含苯丙氨酸的蛋白替代物（氨基酸混合物）等各类人工蛋白质应是PKU患儿蛋白质的主要来源，占据膳食摄入蛋白质的80%。文献报道，糖巨肽（glycomacropeptide，GMP）是适于PKU患者补充的蛋白质食品中的蛋白质来源之一。GMP是干酪乳清中的一种天然蛋白质，含有少量的苯丙氨酸并补充了其他必需氨基酸。除了个体化定量摄入蛋白质，充足能量的摄入对于PKU患儿的营养干预也极其重要，能量的摄入不足可能造成机体蛋白质的分解，亦会造成血清苯丙氨酸浓度的升高。目前在部分国家已出售批准用于PKU患者的特殊食品和营养补充剂，富含维生素、碳水化合物、左旋肉碱而蛋白质及苯丙氨酸含量较低，保证了膳食结构符合疾病控制的要求而满足充足能量摄入。

予以营养干预的PKU患者，＜1岁儿童每月调整食谱，1岁以上患儿可每2个月调整食谱，学龄儿童可3～4个月调整食谱。结合个体化病情特点、不同年龄阶段生理需要苯丙氨酸量，不断监测及校正膳食。

第五节　乳糜泻的医学营养治疗

一、临床特点概述

麦胶，是小麦、黑麦、大麦等类似谷物中主要的贮藏蛋白。乳糜泻（celiac disease，CD），又被称为麦胶性肠病（gluten enteropathy），是一种在遗传易感的人群中由于摄入含麦胶食物而引起的慢性自身免疫性肠道炎症疾病，多表现为小肠绒毛的大面积萎缩以及小肠黏膜的营养物质吸收不良，需终身予免麦胶膳食的营养治疗。过去认为CD发病仅分布于欧洲、美国、加拿大、澳大利亚等地，这些发达国家经数十年的研究和实践，大多建立有起较完善的CD诊疗随访路径和长期营养管理体系。而近年流行病学研究也逐渐发现，CD在亚洲、非洲等其他地区并不少见，不同年龄阶段的患病人群均在全球广泛分布。我国目前尚无未见流行病学大样本调查的数据，但近年分别针对成人及儿童大样本慢性腹泻人群的调查显示，CD相关血清学抗体在成人及儿童的阳线性率高达1.77%～12%，进一步提示国内已知的患者仅为"冰山一角"，潜在的广泛患者群体需要得到关注。

CD的发病与遗传易感性、免疫反应、环境因素相关。具有遗传易感背景的人群暴露于麸质麦胶蛋白食物之后，会引起以慢性自身免疫性肠道黏膜病变为主的一系列改变。慢性腹泻尤其脂肪泻是其最为常见的临床表现，患者多有腹部痉挛疼痛、腹胀等主要表现症状，部分患者可症状轻微。50%的患者可同时存在贫血、骨质疏松、疱疹样皮炎、牙釉质发育不全、神经系统症状等肠外表现，部分患者也可合并自身免疫性甲状腺炎、1型糖尿病、肠易激综合征、慢性活动性肝炎等。患者血清中可存在抗肌内膜抗体、抗麦胶蛋白抗体、抗肌动蛋白抗体、网印蛋白抗体等血清学抗体。小肠活检病理是诊断的金标准，提示肠黏膜苍白有裂隙、皱襞减少呈扇形、绒毛萎缩变平、肠上皮淋巴细胞增生等表现。

二、营养干预

积极纠正CD患者的不良营养状态，终身给予去除麦胶饮食的营养治疗（medical nutrition therapy，MNT）对改善CD患者结局起到了决定性的作用。美国胃肠病学会（American College of Gastroenterology，ACG）和美国营养学会（American Dietetic Association，ADA）分别在2013年和2009年的麦胶性肠病的治疗指南中均分别肯定了关于对CD患者进行营养治疗的共识。其主要原则包括严格禁食麦胶成分，如果平均每日摄入300g以内的主食，麦胶含量不应超过100mg/每1kg主食。应选用主要来自糙米、菰米、荞麦、藜麦、苋属植物、粟米、高粱等的全谷物食品替代主食。燕麦的摄入曾受到争议，指南推荐CD患者可耐受燕麦摄入50g/d，但需谨慎给予并避免其混有麦胶成分。碳水化合物大致提供所需能量的55%，杂粮类的摄入可同时提供丰富的膳食纤维，弥补传统的去麦胶主食在长期食用后可能出现膳食纤维摄入不足的缺点；蛋白质占供能的15%，需以动物性食品为主，包括肉、蛋、奶制品，部分杂粮也可提供优质的植物蛋白；脂肪的摄入占能量供给的25%～30%以下，单不饱和脂肪酸及多不饱和脂肪酸分别占脂肪总量的50%及25%；需充分摄入水果及蔬菜以保证维生素等微量元素的供给。对于骨密度减低或血清25羟维生素D不足的患者，应积极补充钙剂和维生素D。铁、叶酸、维生素B_{12}的缺乏常是造成贫血的重要原因，需对症积极补充。此外，免麦胶膳食长期应用可能继发铁、锌、钙、磷、烟酸、维生素B_{12}、叶酸、膳食纤维等摄入不足，如果经调整饮食结构不能改善者，需根据同年龄、性别人群水平补充相应的多种微量元素制剂。

有效的营养治疗需要依托于长期严格规范的营养管理与监测。指南推荐，首先须综合患者病史、实验室数据、进食摄入情况进行营养评定，评价患者营养需求，识别微量元素缺乏及其他并发症的存在。在此基础之上选择治疗方案，实施营养支持，针对患者对免麦胶膳食及各类食品标签信息的理解进行评测及教育，并通过进行长期监测、随访、再筛查和再评定的连续过程，以提高患者对长期膳食治疗的依从性，避免其出现营养素缺乏或膳食纤维摄入不足，保持适宜体重，提高患者生活质量。所有CD患者均需由专业注册营养师进行长期的全面营养评估、风险筛查及营养指导、教育，终身予以免麦胶膳食，同时根据合并存在的其他疾病如自身免疫性疾病、内分泌疾病等进行治疗的个体化调整。

规律随访、密切监测病情变化、及时调整治疗的综合管理对于改善病情转归有重要的意义。对于严格去麦胶膳食治疗后症状缓解不明显的患者，需反复回顾膳食全貌，寻找来源隐匿的麸质，包括水解蛋白、食物淀粉、麦芽调味料、植物口香糖等，尤其应注意市售食品中是否添加了麦胶类成分，避免接触啤酒、面酱、味精、酱油等含麦胶的调味品或用麦制作的饮料。部分患者在严格予以免麦胶膳食6～12月后，临床表现仍无缓解或反复发作，除外其他因素如胰腺功能不全、小肠细菌过长、肠易激综合征等和恶性肿瘤后，可诊为难治性乳糜泻（refractory celiac disease，RCD）。RCD根据其肠道上皮内浸润淋巴细胞的免疫表型可分为2型，Ⅰ型为正常淋巴细胞增生，可加用糖皮质激素、免疫抑制剂或生物制剂等治疗；Ⅱ型可见单克隆性淋巴细胞增生，可发展为肠病相关T细胞淋巴瘤（enteropathy-associated T-cell lymphoma，EATL），大多预后差。因此，对于症状缓解不明显的患者，需全面评价原因，尽量去除饮食中可能的麦胶来源，加强随访，必要时复查内镜病理，警惕淋巴瘤等恶性病变的发生。

（李融融）

参 考 文 献

[1] Kishnani PS，Austin SL，Abdenur JE，et al. Diagnosis and management of glycogen storage disease type Ⅰ：a practice guideline of the American College of Medical Genetics and Genomics［J］. Genetics in Medicine，2014，16（11）：e1.

[2] Rake JP，Visser G，Labrune P，et al. Guidelines for management of glycogen storage disease type I-European Study on Glycogen Storage Disease Type Ⅰ（ESGSD Ⅰ）［J］. European Journal of Pediatrics，2002，161（Suppl）：S112-S119.

[3] Kishnani PS，Austin SL，Arn P，et al. Glycogen storage disease type Ⅲ diagnosis and management guidelines［J］. Genetics in medicine：official journal of the American College of Medical Genetics，2010，12（7）：446-463.

［4］Goldberg T，Slonim AE．Nutrition therapy for hepatic glycogen storage diseases［J］．Journal of the American Dietetic Association，1993，93（12）：1423-1430．

［5］Dagli AI，Zori RT，McCune H，et al．Reversal of glycogen storage disease type Ⅲa-related cardiomyopathy with modification of diet［J］．Journal of Inherited Metabolic Disease，2009，32（Suppl）：S103-S106．

［6］Liu Y，Wang L，Tian X，et al．Characterization of gene mutations and phenotypes of cystic fibrosis in Chinese patients［J］．Respirology，2015，20（2）：312-318．

［7］Singh M，Rebordosa C，Bernholz J，et al．Epidemiology and genetics of cystic fibrosis in Asia：In preparation for the next-generation treatments［J］．Respirology，2015，20（8）：1172-1181．

［8］宋亚亚，高宝安．囊性纤维化的治疗新进展［J］．海南医学，2015，26（17）：2572-2574．

［9］Woestenenk JW，Castelijns SJ，van der Ent CK，et al．Nutritional intervention in patients with Cystic Fibrosis：a systematic review［J］．Journal of Cystic Fibrosis，2013，12（2）：102-115．

［10］Haller W，Ledder O，LewindonPJ，et al．Cystic fibrosis：An update for clinicians．Part 1：Nutrition and gastrointestinal complications［J］．Journal of Gastroenterology and Hepatology，2014，29（7）：1344-1355．

［11］Smyth AR，Bell SC，Bojcin S，et al．European Cystic Fibrosis Society Standards of Care：Best Practice guidelines［J］．Journal of Cystic Fibrosis，2014，13（Suppl）：S23-S42．

［12］Conway S，Balfour-Lynn IM，De Rijcke K，et al．European Cystic Fibrosis Society Standards of Care：Framework for the Cystic Fibrosis Centre［J］．Journal of Cystic Fibrosis，2014，13（Suppl）：S3-S22．

［13］Sermet-Gaudelus I，Mayell SJ，Southern KW．Guidelines on the early management of infants diagnosed with cystic fibrosis following newborn screening［J］．Journal of Cystic Fibrosis，2010，9（5）：323-329．

［14］Stallings VA，Stark LJ，Robinson KA，et al．Evidence-based practice recommendations for nutrition-related management of children and adults with cystic fibrosis and pancreatic insufficiency：results of a systematic review［J］．Journal of the American Dietetic Association，2008，108（5）：832-839．

［15］刘亭威，康健．中国人囊性纤维化临床特点分析［J］．中国全科医学，2012，15（8C）：2807-2810．

［16］Sinaasappel M，Stern M，Littlewood J，et al．Nutrition in patients with cystic fibrosis：a European Consensus［J］．Journal of Cystic Fibrosis，2002，1（2）：51-75．

［17］Lai HJ，Shoff SM．Classification of malnutrition in cystic fibrosis：implications for evaluating and benchmarking clinical practice performance［J］．The American Journal of Clinical Nutrition，2008，88（1）：161-166．

［18］Lai HJ．Classification of nutritional status in cystic fibrosis．Current Opinion in Pulmonary Medicine，2006，12（6）：422-427．

［19］Schindler T，Michel S，Wilson AW．Nutrition Management of Cystic Fibrosis in the 21st Century［J］．Nutrition in Clinical Practice，2015，30（4）：488-500．

［20］Nasr SZ，Drury D．Appetite stimulants use in cystic fibrosis．Pediatric Pulmonology［J］，2008，43（3）：209-219．

［21］Hakim F，Kerem E，Rivlin J，et al．Vitamins A and E and pulmonary exacerbations in patients with cystic fibrosis［J］．Journal of Pediatric Gastroenterology and Nutrition，2007，45（3）：347-353．

［22］Borowitz D，Baker RD，Stallings V．Consensus report on nutrition for pediatric patients with cystic fibrosis［J］．Journal of Pediatric Gastroenterology and Nutrition，2002，35（3）：246-259．

［23］Borowitz D，Robinson KA，Rosenfeld M，et al．Cystic Fibrosis Foundation evidence-based guidelines for management of infants with cystic fibrosis［J］．J Pediatr，2009，155（6 Suppl）：S73-S93．

［24］Scurati-Manzoni E，Fossali EF，Agostoni C，et al．Electrolyte abnormalities in cystic fibrosis：systematic review of the literature［J］. PediatrNephrol，2014，29（6）：1015-1023.

［25］Roberts EA，Schilsky ML. Diagnosis and treatment of Wilson disease：an update. Hepatology，2008，47（6）：2089-2111.

［26］中华医学会神经病学分会帕金森病及运动障碍学组，中华医学会神经病学分会神经遗传病学组. 肝豆状核变性的诊断与治疗指南. 中华神经科杂志. 2008，41（8）：566-569.

［27］张影，孙万里. 欧洲肝脏研究会肝豆状核变性（Wilson病）的诊治指南. 中华临床医师杂志，2012，6（19）：6011-6012.

［28］European Association for Study of Liver. EASL Clinical Practice Guidelines：Wilson's disease. J Hepatol，2012，56（6）：671.

［29］周忠蜀，李鹏. 苯丙酮尿症的诊断和治疗进展. 北京医学，2014，36（4）：250-252.

［30］中华医学会儿科学分会内分泌遗传代谢学组，中华预防医学会中华预防医学会出生缺陷预防与控制专业. 高苯丙氨酸血症的诊治共识. 中华儿科杂志，2014，52（6）：420-425.

［31］GassióR，ArtuchR，VilasecaMA，et al. Cognitive functions in classic phenylketonuria and mild hyper-phenylalaninaemia：experience in a paediatricpopulation［J］. Dev Med Child Neurol，2005，47（4）：443-448.

［32］WeglageJ，PietschM，FeldmannR，et al. Normal clinical outcome in untreated subjects with mild hyper-phenylalaninemia［J］. Pediatr Res，2001，49（5）：532-536.

［33］Nasr I，Leffler DA，Ciclitira PJ. Management of celiac disease［J］. GastrointestEndoscClin N Am，2012，22（6）：695-704.

［34］江登丰. 乳糜泻研究进展［J］. 胃肠病学和肝病学杂志，2010，19（5）：478-481.

［35］王红玲，罗琳洁，寇继光，等. 中国湖北地区腹泻型肠易激综合征患者中成人乳糜泻血清学筛查［J］. 中华内科杂志，2013，52（1）：38-41.

［36］王歆琼，刘伟，徐俊杰，等. 乳糜泻在中国慢性腹泻患儿中的发病情况［J］. 中华儿科杂志，2010，48（3）：244-248.

［37］Kupper C. Dietary Guidelines and Implementation for Celiac Disease［J］. Gastroenterology，2005，128（1）：121-127.

［38］Fric P，Gabrovska D，Nevoral J. Celiac disease，gluten-free diet，and oats［J］. Nutr Rev，2011，69（1）：107-115.

［39］Saturni L，Ferretti G，Bacchetti T. The gluten-free diet：safety and nutritional quality［J］. Nutrients，2010，2（1）：16-34.

［40］Baydoun A，Maakaron JE，Halawi H，et al. Hematological manifestations of celiac disease［J］. Scand J Gastroenterol，2012，47（13）：1401-1411.

［41］Simpson S，Thompson T. Nutrition assessment in celiac disease［J］. GastrointestEndoscClin N Am，2012，22（7）：797-809.

［42］Daum CC，Mulder CJ. Refractory coeliac disease［J］. Best Pract Res ClinGastroenterol，2005，19（4）：413-424.

［43］Alberto RT，Joseph AM. Classification and Management management of Refractory refractoryCeliacceliac Disease disease［J］. Gut.，2010，59（5）：547-557.

［44］Malamut G，Murray JA，Cellier C. Refractory celiac disease［J］. GastrointestEndoscClin N Am，2012，22（7）：759-772.

第四十四章

儿科常见疾病的营养支持治疗

第一节 早产儿的营养及喂养

胎龄未满37周出生的活产婴儿称为早产儿或未成熟儿。一般早产儿的出生体重多低于2500g，而身长则在46cm以下，头围小于33cm。

早产儿的发生率占新生儿的5% ～ 10%。早产儿的病死率大大高于足月新生儿。其中胎龄的长短、出生体重和医疗护理质量是影响早产儿存活的主要因素，而医护质量也包括营养支持及营养治疗。

一、早产儿的生理特点

一般早产儿的体重都低于正常新生儿，身体各部位及器官的发育都不太成熟。皮肤薄而发亮，含水量多，皮下脂肪少。中枢神经系统未成熟，哭声较低，呼吸不匀，肌张力低下，四肢活动较少。体温调节功能不好，隔热作用的皮下脂肪层较薄，体表面积相对较大，使体温散失较多；另一方面，由于汗腺发育不成熟，出汗功能不全也容易发生体温过高，所以，早产儿的体温调节不稳定。此外，早产儿的肺泡发育不好，呼吸功能弱。血液循环系统发育也不成熟，凝血功能不足，毛细血管脆弱，易发生出血。早产儿的免疫功能也较差，对感染的抵抗力弱。

在营养物质的摄入、消化、吸收和代谢方面，有些早产儿的口舌肌肉太弱，不能吮乳。一般来说，早产儿常因中枢神经尚未发育好而导致吸吮、吞咽反射不健全，贲门括约肌松弛，喂奶时易发生呛咳、吐、腹泻及腹胀，因此需要细致的喂养。早产儿的胃容量很小，胃壁薄弱，胃酸的分泌量较少。在消化酶方面，除淀粉酶外，其他消化酶都具备，这与成熟儿相似，但消化酶的分泌量少，所以奶类中的蛋白质和脂肪的消化吸收比足月新生儿困难，对脂溶性维生素及盐类的吸收也不好。由于肝脏代谢能力不像足月新生儿那样好，胆红素排泄缓慢，导致生理性黄疸延迟，容易呈现高胆红素血症。由于早产儿肝脏发育不成熟，糖原贮备少，肝糖原变成血糖的能力低，因而在饥饿时容易发生血糖下降。血浆蛋白制造能力低下，容易形成水肿并降低机体的免疫力。此外，早产儿肝脏贮铁及维生素A、维生素D，骨骼贮钙都是不足的。早产儿体内维生素E的储备也不充分，所以早产儿易发生硬化症、硬肿症和贫血。早产儿的肾小球、肾小管发育不成熟，肾小球滤过率低，尿素、氯、钾、磷的清除率也较差，容易发生蛋白尿。抗利尿激素缺乏，尿的浓缩能力较差。因此早产儿出生后体重下降较多，并容易因感染、呕吐和环境温度的改变面导致酸碱平衡失调。总之，胎龄越小，全身生理功能越弱，越易患各种疾病。

由于以上原因，早产儿很容易发生血糖下降、早产儿贫血、佝偻病等与营养有关的问题或疾病。

二、早产儿的饮食原则

新生儿营养支持的目的是满足其生长发育的需求，对早产儿来说最佳目标是达到宫内生长速度。

1. 能量 早产儿和足月儿的能量分配不同，在生长方面的能量约占总摄入量的40%，因为原来在胎内迅速增长的时期改为出生后完成，为了使早产儿接近于子宫内的生长速度，就需供给较高的能量。最初的2～3天内，每日每千克体重供给50～60kcal（209～251kJ），3～7日时可给予70～75kcal（293～314kJ）。以后能量逐日增多，达到每日每千克体重供给120kcal（502kJ）时，体重即能增加。如婴儿胃口良好，体温、大便正常，无皮色青紫，无腹胀等现象，可每日每千克体重增加至140～150kcal（586～628kJ）（表44-1）。

表44-1 婴儿的能量需求 [kcal/（ kg·d ）]

项　目	早产儿	0～6个月	6～12个月
基础代谢	55	55	55
活动	15	17	20
食物特殊动力	8	7	7
排泄损失	12	11	13
生长	40～85	20～40	5～15
总计	130～175	110～130	100～110

引自：Manual of Neonatal Care（5 Edition，2004）。

2. 碳水化合物 早产儿的肝糖原贮存不足，缺乏胰岛素分泌反应，血糖浓度较足月新生儿低，仅1.0～3.3mmol/L，但很少发生临床低血糖症状。对于早产儿来说，单糖和双糖均易被消化吸收，糖是主要供给能量的营养品。各种双糖酶中乳糖酶的产生是最慢的，随着摄入增加它能很快在数天内产生。对于早产儿来说，给予足够的碳水化合物能量是必要的，但过多的碳水化合物产能可能会引起呼吸商增加，产生过多的二氧化碳。因此，碳水化合物供能应有一个较为合适的比例，一般占总能量的40%～50% [11～15g/（ kg·d ）]。

3. 蛋白质 早产儿有较高的生长率和蛋白转换率，估计早产儿的蛋白质需要约为年轻成年人的5倍。早产儿每日每千克体重蛋白质需要量为3～4g（占总能量的10%～15%），体重较轻者需要量较高。除了蛋白质的数量，还要考虑其质量，必需氨基酸含量应达到45%以上。由于早产儿有些氨基酸代谢酶发育尚未完善，应避免蛋白质摄入过多，以免增加溶质而导致产生水潴留和血浆氨基酸值不正常增高及代谢性酸中毒、氮质血症等不良后果。对于早产儿来说，有些酶的活性较低甚至完全无活性，所以有些非必需氨基酸对早产儿来就是必需氨基酸，如胱氨酸、酪氨酸、牛磺酸等。

4. 脂肪　早产儿对脂肪的消化吸收能力弱，体内贮藏脂肪较少，但在出生后一个较长时间内主要依赖自己体内脂肪的燃烧来提供能量。与母乳喂养者相比，牛乳喂养者从粪便中丢失的脂肪更多。脂肪供给占总能量的30%～40%［4～6g/（kg·d）］。注意必需脂肪酸的攻击，亚油酸和α-亚麻酸对于正常大脑细胞增生、髓鞘形成和视网膜发育是非常重要的。有早产儿的研究结果提示亚麻酸大约应占总摄入能量的0.5%。足量的必需脂肪酸可避免由于婴儿快速生长发育可能导致的必需脂肪酸缺乏。

5. 矿物质和维生素　许多矿物质和维生素都是在妊娠最后2、3个月时贮存在胎儿体内的，而妊娠7～8个月时出生的婴儿则贮备较少或没有贮备。加上早产儿出生后生长很迅速，对上述营养素的需求量比正常婴儿多。同时早产儿的胃肠道吸收功能较差，所以早产儿和低体重儿较易发生矿物质和维生素缺乏，应适时予以补充。如早产儿出生后前几天可能会出现因维生素K缺乏而导致的出血倾向，因此出生后即可给予补充维生素K。开始喂养后还应补充维生素C及复合维生素B。维生素E不足时也可出现贫血和水肿，也应注意补充。出生两星期后，血清中叶酸浓度常低于足月婴儿，应每日补充。早产儿生长速度比足月儿快，对钙的需求量也比正常儿要多，为促进钙磷的吸收，应适量补充维生素A、维生素D和钙剂。胎儿贮铁率大约和其体重增加呈正比，早产儿体内铁的贮存远远少于足月新生儿，早产的婴儿常在出生后2～3个月时铁储存耗竭，所以常于出生6周后肠道能耐受时开始补充铁剂。以上维生素及矿物质的补充量最好遵医嘱。1～2岁以后，其生长发育状况基本上与足月婴儿相似，对各种营养素的需要量也与正常婴幼儿没什么区别了。

三、早产儿的饮食选择

喂养早产儿，以母乳为首选。产妇本人的母乳最适合早产儿的胃口和消化能力。若产后1～2天内没有母乳，可向母子健康的产妇请求帮助，因用量很少，对于其他产妇的婴儿哺喂不会有影响。

如找不到母乳也可寻找母乳替代品，早产儿配方奶粉应为首选，其次为普通婴儿配方奶粉。如用牛奶喂养应谨慎，要减少牛奶中脂肪的含量，适当增加糖的量，使之成为低脂、高蛋白、高糖的乳品。

四、早产儿的喂哺原则

出生体重接近2500g的早产儿可直接吸吮母乳；体重小于2300g，吸吮能力较差者可先用奶瓶喂母乳。对于胎龄小于34周、出生体重小于2000g的孩子，母乳中蛋白质、钙、磷、铁、维生素等的含量不足以完全满足其生长发育需求。对于这些孩子，需要使用母乳营养补充剂（母乳强化剂）对母乳的营养进行强化。母乳营养补充剂一定要在医生的指导下添加。同时还要密切观察生长曲线，包括体重、身长、头围三项指标。只有当生长发育达到标准后方可停用。吞咽能力不良或因哺乳而引起青紫的早产儿可用鼻饲管或滴管来喂养；体重小于1000g或有呼吸困难、循环衰竭等情况时，则需选用静脉输注来提供营养，情况好转后再改为口服。

哺喂的量一般为出生后第一日30ml，第2～3日内，每千克体重每日约给60ml，如无异常可逐日增加，直到与同龄婴儿所需的乳量相吻合。每次喂乳量10～17ml，逐渐加量，每次增加不超过2.5ml。所需水量可于两次哺乳之间加喂。

早产儿口舌肌肉弱、消化能力差、胃容量小，而每日所需能量却又高于足月婴儿，因此只能遵循少量多次的原则。1500g以上的早产儿每日可分8次喂哺，即每3h1次。如不能耐受，也可分为12次喂哺。1000g以下的早产儿最好每小时喂1次。

五、早产儿的喂哺方式

出生后开始几天，如婴儿不能吮乳，可用滴药管或滴乳管顺婴儿嘴角缓缓滴入。几天后，即可直接母乳或用奶瓶喂哺。

早产儿贲门括约肌发育较差，幽门括约肌力量较强，容易发生溢奶和吐奶，因此吸哺后应将婴儿竖直抱起，自上而下轻拍背部，以减少吐奶和溢奶的发生。

早产儿出生后的3～4天内，体重都会有所减轻，这是由于喂哺不足和大小便排泄所致的生理性体重下降。足月新生儿出生后生理性体重下降为出生体重的5%～8%，主要是体内水分的丢失。母乳喂养的足月儿于生后10天内应恢复出生体重，以后每日以平均20g的速度生长。早产儿生理性体重下降可达出生体重的10%～15%，恢复至出生体重的时间也较长，甚至到2～3周。

对于早产儿来说，体重尤为重要，要设法防止体重减轻。哺喂适当的早产儿，每日体重应增长15g左右，1岁时体重就可与正常出生的婴儿相当了。

第二节 小儿的肠内肠外营养支持

一、肠内营养支持

1. 儿童肠内营养支持的临床指征　一般来说，肠内营养主要用于经口进食不能满足能量和营养需求，而又保留足够胃肠道功能的患儿。表44-2归纳了肠内营养的指征。与肠外营养相比，肠内营养有诸多优点，如保持胃肠道功能、花费低、易于管理和安全性高等。

表44-2　肠道功能保留患儿肠内营养的建议指征

经口摄入不足
不能满足个体需求的60%～80%，长达10天以上
残障儿童每天的喂养时间大于4～6h
消瘦和生长发育不良
两岁以下生长及体重增加不足＞1个月
两岁以上体重减轻或体重不增＞3个月
年龄别体重、身高别体重改变超过两个标准差
三头肌皮褶厚度持续小于同年龄组第5百分位
治疗基础疾病
婴幼儿代谢性疾病（半乳糖血症、原发性乳糖不耐受等），食物过敏（牛奶蛋白过敏，多种食物过敏等），克罗恩病

2. 儿童肠内营养配方的特点和选择原则　肠内营养应保证能量和营养的均衡摄入，以促进与年龄相适宜的儿童生长发育。所有必需营养元素的含量需要与同年龄组健康人群的参考摄入量一致。一般情况下，标准儿童肠内营养配饭可满足大多数患儿的能量需求，能量密度为1kcal/ml，ISO渗透压（300～350mOsm/kg），所有蛋白质作为氮源。对能量需求量高或限制液体摄入量的患者可提高配方的浓度（1.3～2.0kcal/ml）。如果儿童肠内营养配方不可获取，8～10岁以上儿童可用成人配方替代。除了标准肠内营养配方之外，还有位食物过敏或先天性代谢缺陷的婴幼儿、大年龄儿童专门设计的针对特殊疾病的配方，此类特殊配方剔除了一种或多种特殊营养成分。

选择肠内营养的配方时应考虑到以下因素：营养素和能量的需要量，并根据患者的年龄和身体状况进行调整；食物不耐受或过敏史；肠道功能；配方给予的部位和途径；配方本身的特点，如渗透压、黏滞度、营养密度、口味偏好、价格。

3. 儿童肠内营养的管理（途径和方式）如果预期肠内营养的时间比较短（<6～12周），最好是通过鼻胃管或鼻肠管给予，但如果肠内营养持续的时间较长，则推荐采用胃造瘘或空肠造瘘。

肠内营养给予的方式有间断、持续、间断和持续喂养相结合3种。间断喂养（推注式）更符合生理状况，能刺激周期性的激素峰以及规律的胆囊排空。如果经口喂养，还有助于养成年龄相适应的饮食习惯，促进口腔进食技能发育。但对因严重腹泻和肠道严重损伤而营养不良的患儿，持续喂养更为合适，因持续喂养可减少表面蛋白和转运蛋白，使患儿更易耐受。

4. 肠内营养的监测　接受肠内营养支持的患儿应定期监测生长发育、液体量、能量和营养素的摄入、治疗效果、血液和生化指标的改变。针对肠内营养可能发生的并发症，可通过以下方式降低其发生率：①避免滴注式喂养和混合配方喂养；②使用硅或聚氨酯鼻胃管；③缓慢启动并逐步增加喂养的量和浓度；④定期监测胃内剩余喂养量；⑤严格遵守管理方案；严格遵守管理方案；⑥多学科专家组的严密监管。

尽管肠内营养可能产生多种并发症，但它仍是一种被广泛接受的能安全有效的改善患者临床状况、肠道状况和生长的方式，特别是在严格遵守操作规范和定期监测的情况下。

二、肠外营养支持

1. 儿童肠外营养支持的临床指征　肠外营养的指征是经口进食或肠内营养不能提供足够的营养，其目的是预防和纠正营养不良、维持正常生长发育。何时进行肠外营养取决于患儿的状况和年龄。对于低体重早产儿来说，一天的饥饿就有可能造成严重的损害，因此如果观察到患儿不能耐受肠内营养时，出生后就应立即进行肠内营养。

2. 儿童肠外营养给予及配置方案见表44-3、表44-4。

表44-3 不同年龄组患儿稳定期肠外营养的推荐常规用量

年龄组	水 ml/kg	能量 kcal/kg	氨基酸 g/kg	葡萄糖 g/lg	脂类 g	钠 mmol/kg	钾 mmol/kg	钙 mmol/kg	磷 mmol/kg	镁 mmol/kg
早产儿	140～160	110～120	1.5～4	18	<3～4	3～5 (～7)	2～5			
新生儿	140～160	90～100	1.5～3	18	<3～4	2～3	1.5～3			
0～1岁	120～150 (最大180)	90～100	1～2.5	16～18	<3～4	2～3	1～3	0～6m: 0.8 7～12m: 0.5		
1～2岁	80～120 (最大150)	75～90	1～2	1～3	<2～3	1～3	1～3	0.2	0.2	0.1
3～6岁	80～100	75～90	1～2	1～3	<2～3	1～3	1～3	0.2	0.2	0.1
7～12岁	60～80	60～75	1～2	1～3	<2～3	1～3	1～3	0.2	0.2	0.1
13～18岁	50～70	30～60	1～2	1～3	<2～3	1～3	1～3	0.2	0.2	0.1

表44-4 标准肠外营养液的推荐量

	出生后天数					
	1	2	3	4	5	6
足月儿	50～120	80～120	100～130	120～150	140～160	140～180
早产儿						
>1500g	60～80	80～100	100～120	120～150	140～160	140～160
<1500g	80～90	100～110	120～130	130～150	140～160	160～180

3. 儿童肠外营养监测　使用和监测肠外营养方案时应遵循既定的方案，以提高治疗效果。每周应对患儿进行2～3次评估，如临床检查、体重测定、体格测定、实验室指标等。

第三节　小儿营养性贫血的营养治疗

一、贫血的一般症状

贫血是婴幼儿时期常见的一种症状，根据世界卫生组织的标准，6个月～6岁儿童的血红蛋白低于110g/L、6～14岁儿童血红蛋白低于120g/L，就可诊断为贫血。贫血会影响神经细胞和神经纤维的发育，使儿童产生智力障碍，出现精力不集中、多动，理解力差，学习能力下降等，贫血还会造成肌肉无力，体格发育缓慢。同时，贫血不但影响儿童生长发育，还是一些感染性疾病的诱因。

二、营养性贫血

引起贫血的因素有很多，如由于骨造血功能不良所导致的贫血；再生障碍性贫血；由于红细胞异常或膜的缺陷而导致的贫血；血红蛋白结构异常而导致的贫血；溶血性贫血；失血性贫血等，而与饮食有密切的关系的则当属营养性贫血。

营养性贫血是由于某些营养素的缺乏导致的贫血。血液中的红细胞和血红蛋白的生成需许多营养素作原料，当这些原料不足时就会发生营养性贫血。营养性贫血是儿童时期的一种常见病，它不仅影响儿童的正常生长发育，还是感染性疾病的诱因，在儿童血病例中营养性贫血占主要位置。营养性贫血，最常见的可分为两类：①缺铁性贫血；②缺乏叶酸及维生素B_{12}所致的巨幼细胞性贫血。此外，还有蛋白质－能量营养不良和其他矿物质、微量元素和维生素缺乏引起的贫血。

婴幼儿发生贫血首先要确诊一下贫血的原因，如果是营养性贫血，就可以通过相应的药物及饮食治疗来加以纠正。

三、营养性贫血的发病原因

1. 缺铁性贫血（iron deficiency anemia） 铁是合成血红蛋白的原料，缺铁时会使血红蛋白的合成不足，血液中血红蛋白和红细胞减少，称为小细胞低色素性贫血。婴幼儿铁缺乏最常见的因素有以下几方面。

（1）先天铁贮备不足：这是仅仅针对婴儿而言。因为婴儿出生前要贮存一定量的铁以供出生后最初半年左右的需要。这个铁的贮备主要是在胎儿期最后3个月来完成的。如果是早产儿、多胎或母亲本身就有铁缺乏时，均可导致婴儿先天性的铁贮备不足。

（2）后天的铁摄入不足：婴儿生长发育越快，机体需要的铁质也越多。一般情况下，婴儿从母体获得的铁只够4～6个月的需要，母乳及动物乳汁中含铁均低。但母乳中铁的吸收率可高达50%～70%，因此吃母乳的婴儿缺铁性贫血的发生要低于喝牛奶者。牛、羊奶中铁的含量比人乳还低一些，而且其吸收率仅在10%～30%，所以完全用牛奶或羊奶喂养的婴儿从6个月到2岁之内患缺铁性贫血可达76%。掌握不好添加辅食的时机也是发生缺铁性贫血的一个重要因素。如果不能按时给婴儿增添各种辅食，势必造成婴儿营养性贫血。但如果过早添加辅食，尤其是早期添加淀粉类食物，谷物中的植酸会与铁结合，可影响铁的吸收；而水果和蔬菜中的纤维和草酸也会干扰母乳中铁的生物效价。所以只要母乳充足，就不要过早添加淀粉类或水果、蔬菜等辅食。幼儿挑食、偏食以及食谱安排不当，尤其是当膳食中缺乏足够的蛋白质、维生素C、叶酸和维生素B_{12}时，也是造成儿童缺铁性贫血的原因。简而言之，给婴儿添加辅食时一定要掌握好时机，太早或太晚均可能影响婴儿的生长发育。

（3）铁的需要量增加：如生长发育较快的孩子，其生长超过正常标准数值，这样就需要更多的铁。

（4）铁的丢失增加：铁缺乏除食物中的铁摄入不足外，慢性失血也可造成贫血，这种情况多见于儿童有肠道息肉、胃或十二指肠溃疡、痔、钩虫病等。如果以大量未煮沸的鲜牛奶喂小孩也可造成肠道慢性小量失血，因为孩子血液里可能含有一种抗鲜牛奶中不耐热蛋白的抗体，这种抗体与鲜牛奶中的不耐热蛋白发生作用，造成肠道小量失血，时间久了就会发生贫血。此外，长期慢性消化功能紊乱，影响营养素的吸收而增加了铁和蛋白质的损失，也是贫血的重要因素。

2. 巨幼细胞性贫血（megaloblastic anemia） 巨幼红细胞性贫血是由于缺乏维生素B_{12}和叶酸所致。临床主要表现为贫血，红细胞的数目减少、体积变大，骨髓中出现体积较大的未成熟的红细胞，所以叫巨幼红细胞性贫血。膳食内维生素B_{12}和叶酸供应量不足或肠道内细菌合成量不够是发病的主要原因。缺乏叶酸和维生素B_{12}可引起红细胞在成熟过程中DNA的合成发生障碍，使核分裂时间延长，但RNA的合成相对较多，造成核质发育不平衡，胞核停留于网状结构，不能固缩，胞体增大，因而产生巨幼红细胞性贫血。引发红细胞这种改变的疾病很多，但在儿童时期，95%以上是由于维生素B_{12}和/或叶酸缺乏所引起的，所以叫营养性巨幼红细胞性贫血。

由于维生素B_{12}主要来源于动物性食品，同时，母乳中维生素B_{12}含量又较低，当哺乳的母亲由于各种原因在膳食中缺乏动物性食品时，其乳汁中维生素B_{12}的含量就会更低。牛奶及奶制品经加热后有较多叶酸被破坏，羊奶本身叶酸含量就极低，用这样的奶来喂养婴儿则很发生巨幼细胞性贫血。孩子营养不良或长期素食，也会发生巨幼细胞性贫血。

此外，还有几种先天性的维生素B_{12}吸收障碍所导致的贫血，如恶性贫血，是由于胃壁内因子缺乏所致的维生素B_{12}吸收障碍而导致的贫血；维生素B_{12}选择性吸收障碍贫血，是一种常染色体隐性遗传病，主要在婴儿期发病，因为回肠不能吸收内因子-维生素B_{12}复合体，从而导致维生素B_{12}缺乏。由于这些原因而引起的维生素B_{12}缺乏而导致的贫血用饮食治疗没有效果，必须肌内注射生理需要量的维生素B_{12}才有好转，但需维持终生注射。维生素B_{12}对于神经髓鞘具有营养作用，所以严重缺乏维生素B_{12}的幼儿除了贫血的症状，还可以有神经精神症状，可表现为表情呆滞、眼神发直，对周围事物反应迟钝、嗜睡等，并可引起智力和动作发育障碍。

慢性腹泻、小肠切除、局限性肠炎以及某些抗叶酸药物的应用都可以减少叶酸的吸收。严重感染、甲亢和结核等可增加叶酸在体内的消耗从而导致叶酸缺乏。

四、营养性贫血的易发年龄

营养性贫血多在6～12个月初发，6个月～3岁为发病高峰年龄。婴儿在母体中贮存的铁已在6个月内用完，如6～8个月时添加的辅食的种类和数量没在达到婴儿所需要的量，就不能够摄取足够的铁，症状往往在9～12个月时出现。低体重或早产儿由于胎儿期铁贮备较少，贫血往往会在出生后2～3个月时就发生。

五、营养性贫血的饮食治疗原则

1. 缺铁性贫血

（1）以基本膳食为基础，供给充足的能量。

（2）婴儿从4～5个月起就要及时添加含铁质食品，如蛋黄、肝、肉类、绿叶菜。

（3）有足够的动物性食物。动物性食物中含有较多的铁及优质蛋白。蛋白质是合成血红蛋白的原料，而且氨基酸和多肽可与非血红素铁结合，形成可溶性、易吸收的复合物，促进非血红素铁的吸收。在选择食物时不仅要看它的铁含量，还要了解食物中铁的吸收率。动物性食物中的血红素铁的吸收率远远高于植物性食物中的铁，其吸收率在20%左右。植物性食物中的草酸、植酸、磷酸等会影响铁的吸收，所以，尽管黑木耳、菠菜中的含铁量虽然较高，但属于非血红素铁，不易被吸收。

（4）每日增加含铜较多的食物，铜可促进铁的吸收。

（5）丰富的维生素A、维生素B、维生素C，维生素A可增加抵抗力，B族维生素可促进患儿食欲，维生素C可将三价铁还原为二价铁，从而促进非铁血红素铁的吸收和增加机体对疾病的抵抗力。蔬菜及水果是维生素和无机盐的重要来源。

（6）减少抑制铁吸收的因素。鞣酸、草酸、植酸、磷酸等均有抑制非血红素铁（植物中的铁）吸收的作用。

（7）保持正常量或稍低量的脂肪。

（8）若有腹泻或消化不良时，采用低脂肪少渣半流食或幼儿软食。

（9）患儿如有水肿，采用低盐饮食，但不宜过分限盐以免降低患儿食欲。

（10）患儿症状严重者，可补充铁剂。常用的铁剂有硫酸亚铁、枸橼酸铁、葡萄糖酸铁或琥珀酸亚铁等。同时服用维生素C以促进吸收。在这里需要特别强调一下，补充铁剂应在医生指导下，以免过量发生中毒，铁过量比铁缺乏的后果要更加严重。

2. 巨幼细胞性贫血

（1）对于未添加辅食，单纯用母乳喂养的婴儿来说，其母亲应注意摄入合理的营养，多食用富含叶酸及维生素B_{12}的食物，乳母不提倡纯素的膳食模式。如因为宗教信仰或疾病只能吃素食者，应特别注意补充维生素B_{12}。

（2）人工喂养的婴幼儿，可采用含有叶酸及维生素B_{12}的配方奶哺喂。

（3）如患儿已添加辅食或已能吃饭，应选用富含叶酸及维生素B_2的食物。

（4）对于缺乏症状严重的孩子，应使用叶酸及维生素B_{12}制剂来治疗。维生素B_{12}的用量是15μg，肌内注射，每日1次，7～10天见效。叶酸口服，每日3～4次，每次5mg。同时服用维生素C可提高疗效。

（5）大剂量的维生素C、维生素B_1和铜可降低维生素B_{12}的利用率，会使得B_{12}进一步缺乏。所以，补充维生素及矿物质时应注意不要过量。

六、贫血患儿的饮食选择

1. 可多选用瘦肉（包括猪、牛、羊、鸡、鸭、鱼肉）、鸡蛋、牛奶等优质蛋白食物。这些可提供容易吸收的铁和维生素B_{12}。

2. 每周应有动物内脏，如肝、肾、心等。动物内脏含有较多的铜、铁和维生素A、维生素D。

3. 常吃动物的血制品，如猪血、鸡血、鸭血等，但要注意卫生。血液中的血红素型铁可直接被肠道吸收，不受食物中草酸、植酸等的影响。

4. 不要忘记选用大豆类制品，如豆浆、豆腐、豆腐干等。在动物蛋白摄入不够时更应如此。

5. 新鲜水果蔬菜中含维生素C，可增加铁的吸收率，每天都应该有。

6. 浓茶中含有较多鞣酸，菠菜、茭白中草酸较高。贫血的孩子不应过多的摄入这些食物。

7. 多选用动物性食物，如瘦肉等，发酵的豆制品中含有较多的维生素B_{12}及优质蛋白。

8. 豆腐、肝脏及绿叶蔬菜中含有叶酸较多，可适当多选用。

9. 烹调肉类食物时不要加碱，也不要过分烹煮，烹调温度不宜过高，因碱性和高温均可使维生素B_{12}受到破坏。

儿童常用食物中铁、叶酸和维生素B_{12}的含量见表44-5、表44-6和表44-7。

表44-5　儿童常用食物中铁的含量（mg/100g）

食物	含量	食物	含量
猪肝	25.0	大豆	11.0
牛肝	9.0	红小豆	5.2
牛肉	0.9	蚕豆	7.0
猪肉	0.4	菠菜	2.5
黄鱼	1.8	苋菜	4.8
带鱼	2.3	藕	0.5
鸡蛋	2.7	西红柿	0.4
母乳	0.1	橘子	0.2
牛乳	0.1		

表44-6　儿童常用食物中叶酸的含量（mg/100g）

动物性食物	含量	植物性食物	含量
牛肝	0.33～0.38	苹果	0.01
牛肉	0.10～0.11	大豆	0.34
鸡肉	0.12～0.20	白菜	0.06
鲜肉	0.09	马铃薯、胡萝卜	0.08
鸡蛋	0.09	西红柿	0.10
乳	0.005	菠菜	0.07
			0.17～0.24

表44-7　儿童常用食物中维生素B_{12}的含量（mg/100g）

动物性食物	含量	植物性食物	含量
牛肝	310～1200	大豆	2.0
羊腿	17～66	整麦	1.0
牛乳	1.6～6.6		
羊乳	1.4		
人乳	0.41		

七、贫血患儿饮食注意事项

注意膳食纤维不要过量，过高的纤维可能会影响微量元素（其中包括铁）的吸收。
不提倡纯素的饮食模式，因为植物性食物中铁的吸收率低于动物性食物。
少食用过分精制的谷物，因为谷物中的必需微量元素铁、铜、锌等均在外皮部分。
不要给孩子喝浓茶及咖啡，可妨碍铁的吸收。

八、其他矿物质及维生素缺乏与贫血

1. 铜缺乏与贫血　铜是人体必需的微量元素，它可以组成含铜的酶和一些金属蛋白，铜蓝蛋白就是一种重要的含铜蛋白。正常情况下，血浆中90%以上的铜是与铜蓝蛋白结合。铜缺乏时含铜酶的活性下降，铜蓝蛋白的含量下降。铜可以促进铁在小肠的吸收，铜蓝蛋白可促进血红蛋白的合成，因此铜缺乏时亦可造成小细胞低色素性贫血。

确诊缺铜性贫血可检查血浆铜蓝蛋白、血清铜、红细胞铜、尿铜及发铜等。

治疗应针对病因，从饮食中供给足够的铜，纠正营养不良，治疗容易引起铜缺乏的慢性疾病等。妊娠最后12周，胎儿肝内铜的贮存量增加，因此早产的婴儿容易发生铜缺乏，可使用铜强化牛奶或奶粉来喂养。必要时可用硫酸铜口服或肌内注射，治疗有效者，血象和临床症状可很快得到改善。食物中铜含量见表44-8。

表44-8　常见食物含铜表（mg/100g）

食物	含量	食物	含量
大米	0.28	鲤鱼	0.03
富强粉	0.26	带鱼	0.02
标准粉	0.42	基围虾	0.05
麦胚粉	0.83	桃	0.05
玉米面（黄）	0.35	富士苹果	0.06
猪肉（瘦）	0.11	豆角	0.15
猪肝	0.65	豆腐	0.27
鸡胸脯	0.06	黄豆	1.35
鸡肝	0.32	绿豆	1.08
牛奶	0.02	红小豆	0.64
鸡蛋	0.06	花生仁	0.89
蛋白	0.05	葵花子仁	1.95
蛋黄	0.28	南瓜子仁	1.11

引自：《中国食物成分表2009》。

2. 锌与贫血　人体内有将近400种酶的活性与锌有关。锌缺乏时，红细胞的合成会受到影响，从而导致贫血。此外，锌严重缺乏还会引起儿童生长发育落后，甚至停滞。

含锌较高的食物有：牡蛎、胰脏、肝脏、整谷、粗粮、干豆、坚果、鸡蛋、瘦肉、鱼等。牛奶中锌的含量比肉类中少得多，白糖和水果中含量很低。食物经过精制处理，锌的含量大为减少。如小麦经过加工磨成面粉，去掉了胚芽和麦麸，锌的含量只剩下原来的1/5左右。

婴幼儿和儿童铁、锌、铜的摄入量见表44-9。

表44-9　婴幼儿和儿童铁、锌、铜的推荐摄入量或适宜摄入量

年龄	铁（mg）		锌（mg）		铜（mg）
0 ～	0.3		1.5		0.4
0.5 ～	10		8.0		0.6
1 ～	12		9.0		0.8
4 ～	12		12.0		1.0
7 ～	12		13.5		1.2
	男	女	男	女	
11 ～	16	18	18	15	2.0
14 ～	20	25	19	15.5	1.8

引自：《中国居民膳食营养素参考摄入量》。

3．其他元素　钴是一种稀有的金属元素，它是维生素B_{12}的组成成分。钴缺乏会引起维生素B_{12}的缺乏而导致贫血。此外，其他的微量元素如锰、钼、硒、铬、锗和矾缺乏时都可能导致贫血。

维生素C和维生素E以及部分B族维生素缺乏也会引起贫血。

所以，我们建议婴幼儿应从小养成良好的饮食习惯，不挑食和偏食，每天用好3餐，每餐都应有足够的主食、动物性蛋白和蔬菜水果，最大限度地预防某类营养素的缺乏。

第四节　婴儿腹泻的营养治疗

腹泻是婴幼儿最常见的疾病，是以腹泻为主要表现的胃肠道功能衰乱综合征，可由各种不同病因引起。多见于2岁以下婴幼儿，尤以1岁以内多见。除粪便次数增加外，粪便中水分、电解质含量也增加，可伴呕吐、水和电解质乱。迁延不愈者，可引起营养不良和维生素缺乏。

一、病因

引起腹泻的原因很多，大致可分为感染性腹泻及非感染性腹泻两大类。

1．感染性腹泻

（1）病毒轮状病毒是婴儿秋冬季腹泻的主要病原。其他肠道病毒如埃可、柯萨奇、冠状病毒等均可致腹泻。

（2）细菌对于细菌感染而言，致泻大肠杆菌是婴儿腹泻的主要病原之一。此外，变形杆菌、铜绿假单胞菌（绿脓杆菌）、枸橼酸杆菌和克雷伯杆菌等均可致病。

（3）真菌以白色念珠菌最多，多在使用抗生素后继发。

（4）寄生虫滴虫、梨形鞭毛虫都可引起婴幼儿腹泻。

2. 非感染性腹泻

（1）喂养不当婴儿消化道功能不成熟，胃液酸度低，消化酶分泌量不足且活性低，以致对食物耐受力低下。另一方面婴儿生长发育迅速，对营养要求高，使消化道负担过重，一旦喂养不当，很容易引起消化功能紊乱。辅食添加的时间不当（如过早添加），量掌握得不好（如添加过量），均可引起腹泻。所以人工喂养儿腹泻发病率高于母乳喂养儿。

（2）过敏包括对牛奶过敏、麦类食物中谷蛋白过敏等。

（3）其他原发或继发性消化缺乏（如乳糖不耐受）、先天性巨结肠、先天性氯化物腹泻、肾上腺生殖器综合征等均可导致腹泻。

二、饮食原则

1. 禁食　人工喂养儿根据病情禁食8～12h，腹泻严重时可禁食12～24h。然后先给5%米汤稀释的牛奶或脱脂奶，再逐渐恢复饮食。母乳喂哺婴儿，可以缩短每次喂哺时间，并延长喂哺的间隔时间。严重时禁食5～6h以便使婴儿胃肠道得到休息。除呕吐非常严重，一般不禁水。

2. 暂时停止一切辅食。

3. 避免给予生冷及含脂肪、蔗糖过高的饮食。

4. 乳类的质与量应从少量到多量，从稀薄到浓稠，逐渐增加。

5. 充足补液可以给口服补液盐以补充液体和电解质。

6. 在腹泻补液时，水溶性维生素损失较多，可通过维生素制剂来补充。

7. 如果通过化验大便及其他诊断，证明是由于喂养不当或喂食过量而引起的腹泻，可以补充一些维生素B_1、维生素B_6及多酶片等，以帮助消化。

8. 如果腹泻是由于乳糖不耐受或食物过敏所引起，应长期避免食用该食物，用其他食物替代。

三、饮食选择

1. 采用清淡流食　如米汤、藕粉、过滤菜水、果汁、胡萝卜汤等。1岁以上患儿亦可采用苹果泥汤进行治疗。等好转后，先给1～2日蛋汤、蛋羹、过箩大米粥等，以后可给低脂肪、少渣半流食或少渣软饭。

2. 人工喂养的婴儿　如腹泻不严重，可用稀释牛奶，用鲜牛奶1份加水或米汤2～3份，并减少每次喂哺量，并在两次喂哺之间加喂温开水，或用脱脂乳。严重者必须静脉补液。

3. 幼儿或儿童腹泻者　可先饮用焦米汤，待病情好转，逐渐用米汤、稀粥、藕粉、清汤挂面之类。

四、饮食禁忌

1. 禁高脂膳食　脂肪不易消化，会增加消化道负担，而且脂肪本身有润肠的作用，会使腹泻加重。

2. 禁辛辣刺激性食物　此类食物可刺激消化道黏膜，导致腹泻加重。

3. 禁食高纤维食物　高纤维食物会刺激消化道蠕动加快，同时增加粪便体积，使大便次数增多。

4. 纯糖类　纯糖类在肠内容易发酵，会刺激肠管，不提倡多用。应用米汤或粉糊代替。

第五节　婴幼儿营养不良的饮食治疗

营养缺乏时由于营养素摄入不足、吸收不良、代谢障碍、需要量增加或消耗过多等因素而导致营养素缺乏所引起的一类疾病。婴幼儿时期，由于生长发育较快，对营养素的需要比成人相对要高。另一方面，婴幼儿器官发育尚不成熟，抗病能力弱，容易出现腹泻、消化不良等情况，容易造成营养素吸收不良或丢失，因此，婴幼儿如果不注意合理营养，极易发生营养缺乏病。

一、原发性和继发性营养不良

儿童原发性营养不良多见于低、中等收入国家。家庭食品不安全、贫困，妇女在怀孕期间营养不良、胎儿供能发育迟缓、低出生体重、较差的母乳喂养、辅食添加不当、频繁发生的传染性疾病、水质差、环境卫生和个人卫生差等因素是导致原发性营养不良的原因。儿童反复暴露于环境中的病原体，导致小肠细菌定植，小肠黏膜炎性浸润使肠绒毛扭曲、破坏，继发营养素吸收障碍，最终导致营养不良。慢性炎症过程可抑制IGF-1的产生，干扰正常生长激素轴，导致线性生长迟缓。

继发性营养不良继发于基础疾病，因基础疾病对生长发育限制的直接作用，或通过抑制食欲、降低营养物质吸收的间接作用导致。在发达国家中，继发性营养不良是营养不良的主要原因，如果没有及早发现或干预，继发性营养不良将增加感染的风险、延迟伤口或烧伤创面的愈合，对整体治疗造成不良影响。

为了预防营养不良，应在怀孕前就注意营养状况。胎儿在宫内身长和体重增加最快的关键窗口期较短。适当的产前保健以及补充铁剂、叶酸，以保证胎儿在宫内的最佳生长状态。

二、蛋白质能量营养不良（PEM）

1. 发病原因　蛋白质与能量营养不良，可分为消瘦型与水肿型，前者是由于饮食中长期缺乏能量、蛋白质和其他营养素，后者主要是由于饮食中缺乏蛋白质。小儿蛋白质能量营养不良主要发在3岁以下的婴幼儿。

蛋白质和能量摄入不足的原因主要有以下几类：①营养素摄入不足，一些贫困地区可能由于缺乏足够的优质蛋白而使孩子发生营养不良；②喂养不恰当，如喂了过多的高蛋白、高脂肪及高糖类食物，可使小儿出现消化不良，反复不愈就使小儿肠胃消化吸收功能减弱。此外父母没有从小培养孩子良好的饮食习惯，孩子挑食偏食，使其摄入的营养素比例不当；③患有消化系统疾病。消化道的先天畸形，如唇裂、腭裂或先天性肥大性幽门梗阻等；消化功能不健全，如肠吸收不良综合征等；蛋白质合成障碍，如肝脏疾病所引起的血浆蛋白低下；消化道感染性疾病，如痢疾、腹泻、肠寄生虫等；④有慢性消耗性疾病，如反复毒性发作性肺炎、结核、甲亢等都可引发蛋白质—能量营养不良。

2．临床表现　主要表现是消瘦或体重增长缓慢，皮下脂肪减少或消失，生长发育停滞。肌肉萎缩，毛发干枯，皮肤苍白，贫血貌；有的皮肤干燥有皱纹，容易受细菌感染；运动发育迟缓，精神呆滞，对周围事物不感兴趣，抵抗力低下，容易生病，严重者会出现营养不良性水肿。

3．饮食原则

（1）水肿型患儿应重点纠正蛋白质不足；干瘦型患儿应首先提供充足的能量，纠正脱水、电解质失调、感染、维生素和矿物质缺乏等合并症。同时逐步纠正蛋白质不足。

（2）小婴儿应鼓励母乳喂养，及时合理的供给辅食。

（3）已吃饭的孩子应根据其营养不良的程度给予相应的对策。对于轻度营养不良的孩子，由于他们的生理功能与正常孩子比较接近，可以在原有膳食基础上慢慢地添加一些营养素，逐渐改变饮食结构，通常经过1～2周的调整后，可逐渐达到孩子所需的食物量。开始阶段各种营养素的供给量不要太高，应逐渐增加，当患儿恢复到正常体重后，就可将各种营养素的供给量逐渐降至正常量（表44-10）。

表44-10　轻度营养不良幼儿的营养素供给

治疗阶段	能量 [kcal/（kg·d）]	蛋白质 [g/（kg·d）]	脂肪 [g/（kg·d）]	糖类 [g/（kg·d）]
开始阶段	120	3.0	1.8	23
最高点	130	3.5～4.5	2.5～7.0	25
恢复阶段	110～120	3.5	3.5	14

当孩子为中度营养不良时，消化能力减弱，因此调整饮食的时间要比轻度营养不良长，增加营养食物的速度也应更加缓慢，等消化功能逐渐恢复、食欲好转后，就可以增加一些蛋白质高的食物。同时，在治疗时应该控制孩子的食盐和水的摄入量，以防出现水肿（表44-11）。

表44-11　中度营养不良幼儿的营养素供给

治疗阶段	能量 [kcal/（kg·d）]	蛋白质 [g/（kg·d）]	脂肪 [g/（kg·d）]	糖类 [g/（kg·d）]
开始阶段	60	2.0	1.0	11
1周后	120	3.0	1.8	23
最高点	130	3.5～4.5	2.5～7.0	25
恢复阶段	110～120	3.5	3.5	14

重度营养不良的患儿，全身各个脏器的功能都明显降低，同时还伴有如贫血、感染和电解质紊乱等并发症。因此，在治疗开始时，首先应先纠正贫血和电解质紊乱，有感染情况的及时予以控制。但是，因为这些患儿的消化能力非常弱，对食物的耐受力差，食欲不佳，吃的稍不合适就会出现腹泻，所以对这些孩子的饮食调整更要耐心细致，并且要稳步进行。在饮食治疗中可能会出现反复，应及时调整（表44-12）。

一开始所供给的营养素的量应较低，最低量以满足基础代谢的需要为限。以后可分几个阶段逐渐增加，使孩子的胃肠道逐渐适应。营养素的增加速度没有一定之规，应视具体情况而定。如果孩子的食欲、消化吸收情况良好，没有呕吐和腹泻，同时体重开始增加，就可以按照轻中度营养不良的治疗方法进行。

表44-12　重度营养不良幼儿的营养素供给

治疗阶段	能量 [kcal/（kg·d）]	蛋白质 [g/（kg·d）]	脂肪 [g/（kg·d）]	糖类 [g/（kg·d）]
第一阶段	50	1.3	0.4	6.5
第二阶段	60	2.0	1.0	11
第三阶段	120	3.0	1.8	23
第四阶段	130	3.5	2.5	25
最高点	150	4.5	7.0	25
恢复阶段	110～120	3.5	3.5	14

在对营养不良患儿进行治疗时，应注意食物添加的顺序，不要急于求成，可先增加易消化的淀粉类食物，如患儿耐受可，再开始加入蛋白较多、脂肪较少的食物，待消化功能恢复后，可补充油脂类的食物。

饮食的补充应注意少量多餐，每日饮食可分成5～6餐。

4. 饮食选择　对水肿型和干瘦型两种情况，都必须补充各类维生素和矿物质，逐步地、谨慎地补充蛋白质。

水肿型者，开始给少量的脱脂奶，观察其耐受性，1周后加用混合膳食。治疗开始供给每千克体重1g蛋白质，逐步提高至每千克体重2～4g蛋白质。膳食应供给充足的碳水化合物及能量，以节约蛋白质及改善低体重状态。

干瘦型者，开始使用静脉注射或口服葡萄糖，同时给予维生素B_1，逐渐在膳食中加入脱脂奶，以后可用较浓的脱脂奶。

患儿接受乳制品后，可增加其他高生物效价的蛋白质及充足的能量，以便有效的利用氮。

5. 膳食举例　较小的婴儿可见下表增加奶粉及糖、脂肪等营养素（表44-13）。

表44-13　营养不良婴儿的治疗食谱（每日每千克体重）

治疗开始（天）	奶粉（g）	糖（g）	油（ml）	水（ml）
1	3	17	2	100
3	6	20	2	130
5	9	20	4	150
7	12	20	4	160
12	12	20	4	160
17	12	20	4	160
22	12	20	4	160

对于可以吃饭的幼儿，可按照以下步骤添加辅食，开始阶段应选用低脂食物，以免造成腹泻，以后在不断添加营养丰富的幼儿食物（表44-14、表44-15）。

表44-14　营养不良幼儿的治疗食谱

	第一阶段	第二阶段	第三阶段	最高点	恢复期
提供蛋白质	鱼粉、豆浆、脱脂乳	豆浆、半脱脂乳、鱼、蛋	全脂乳、鱼蛋、豆浆	在前面的基础上再加肝末、肉末	同前
提供脂肪	鱼粉、豆腐、脱脂乳内的少量脂肪	在第一步基础上加少量植物油	全脂乳内脂肪	在前面的基础上加植物油	植物油递减
提供糖类	米汤或稀粉糊	粥、糕饼	粥、糕饼	在前面的基础上加烂饭	同前
提供维生素及矿物质	菜汁或果汁	菜汁或果汁	浓菜汁或果汁	蔬菜及水果	蔬菜及水果

表44-15　儿童常用食品中蛋白质含量

食物名称	含量	食物名称	含量
牛奶	3.5	粳米	6.7
猪肉	16.9	标准米	8.0
猪肝	20.1	白面粉	9.9
牛肉	20.1	麦麸	13.9
牛肝	18.9	面条	7.4
黄鱼	17.2	麦片	14.0
鸡蛋	14.8	小米	9.7
蛋黄	13.6	鲜玉米	2.1

续　表

食物名称	含量	食物名称	含量
大豆	36.8	甜薯	2.3
南豆腐	4.7	马铃薯	1.9
花生仁	26.2	藕粉	0.8
黑豆	49.8	油菜	2.0
红小豆	20.7	菠菜	2.0
白扁豆	22.7	苋菜	2.5
蚕豆	23.2	番茄	0.6

饮食禁忌在整个治疗期间禁用油炸、辛辣刺激及硬的食物。中、重度营养不良的患儿多数不能耐受全脂乳，所以治疗开始阶段不要给全脂乳。

三、维生素和矿物质缺乏性营养不良

1. 发病原因　各种维生素和矿物质缺乏症都可以是原发性的，即由不适当膳食所引起的，也可能是继发于其他疾病，如蛋白质能量营养缺乏或吸收不良性疾病等。

2. 临床表现　小儿营养不良时也可能同时发生多种维生素及矿物质的缺乏。不同的维生素和矿物质所引起相应的表现，特别是造成全身各系统功能紊乱及免疫的异常。

维生素 A 缺乏引起夜盲症、干眼症、上皮组织的改变，牙釉质退变，嗅觉、味觉减退，抵抗力下降，生长发育障碍等。严重者会因角膜穿孔而失明。

维生素 D 缺乏引起婴幼儿佝偻病，成年人骨质软化症。

维生素 B_1 即硫胺素缺乏，出现舌炎、口角炎、皮肤脂溢性皮炎、阴囊皮炎、眼部改变等，并出现周围神经症状如下肢无力、腿部麻木、肌触痛，严重者可发生心力衰竭甚至死亡。

尼克酸缺乏，可引起癞皮病、口炎、舌炎。严重者可发生精神症状。

维生素 C 即抗坏血酸的缺乏，引起坏血病，表现为身体各部位的出血倾向，齿龈出血最为常见。

钙的缺乏可影响小儿骨骼的生长发育，严重缺钙可导致小儿发生佝偻病。铁缺乏可发生缺铁性贫血。锌缺乏可使小儿生长发育迟缓。

3. 饮食原则

（1）补偿缺乏的维生素和矿物质以维持其正常的血清浓度。

（2）应有足够的蛋白质及能量摄入。

（3）应给孩子一个平衡的、多样化的膳食。也就是说，应该选用尽可能多的膳食种类，不要让孩子养成偏食的习惯。

（4）多选用奶和奶制品、瘦肉、动物内脏、大豆及豆制品和绿叶蔬菜及水果。

（5）较小的孩子可喂给果汁及菜汁。大一点的孩子可以常吃一些粗粮和杂粮。

4．饮食选择

（1）对于少数严重缺乏某一种维生素或矿物质以至于出现临床症状的孩子，要首先用相应的药物注射或口服治疗，以缓解急性的缺乏症状。但应在医生的指导下进行，特别是对于脂溶性维生素及微量元素，更要控制好剂量，以免发生中毒。

（2）对于缺乏不太严重的孩子，应选择饮食治疗，多选用富含该种维生素或矿物质的物。膳食治疗营养素缺乏既经济又实惠并且安全，一般不会出现由于摄入过量而发生中毒的情况。

1岁以内的患儿如为母乳喂养，乳母应多吃富含维生素和矿物质的食物，必要时可补充多种维生素和微量元素合剂。人工喂养者应尽量选用强化了维生素及矿物质的配方奶粉。并应注意及时添加辅食。

富含维生素A和维生素D的食物：鱼肝油、动物肝肾、蛋黄、奶油、胡萝卜、红心甜青辣椒、绿叶蔬菜等。

富含维生素B_1（硫胺素）的食物：瘦猪肉、鱼、动物内脏、蛋类、酵母、没磨去麸糠的全谷类及其制品、大豆、绿叶蔬菜等。

富含维生素B_2（核黄素）的食物：奶类、蛋类、动物内脏、大豆、新鲜绿叶蔬菜。

富含尼克酸的食物：肉类、动物肝脏、酵母、麦麸、花生、大豆等。

富含维生素C的食物：新鲜的水果、蔬菜。

含钙高的食物应首选奶及奶制品，不但含钙高，而且吸收也好。其他含钙较高的食物有虾皮、炸小酥鱼、油菜等。

含铁高的食物有动物血、内脏、瘦肉、黑豆等。

含锌高的食物有肝、瘦肉、禽、坚果、牡蛎及干豆类。

（3）B族维生素往往同时存在于同一食物中，其中某种缺乏时，其他的B族维生素可能也会缺乏。

（4）水溶性维生素（B族维生素、维生素C）在贮存、加工及烹调中容易丢失或破坏，所以在食物的存放、加工、烹调中应加以注意。

5．膳食举例

（1）一日食谱举例（1岁以内）

早餐：母乳或奶粉，铁强化米粉。

加餐：苹果泥。

午餐：母乳或奶粉，蛋黄，土豆混加餐：果汁或菜汁

晚餐：母乳或奶粉，肝泥，烂粥。

睡前：母乳或奶粉。

（2）一日食谱举例（1～3岁）

早餐：牛奶（AD强化牛奶240ml），豆沙包1个（50g），拌黄瓜丝1小盘（100g）。

加餐：烤面包片1片（全麦面包50g）。

午餐：菠菜挂面卧鸡蛋（菠菜50g，挂面50g、鸡蛋1个），肝泥1份（25g）。

加餐：水果1个。

晚餐：小米粥1碗（小米30g），馒头片1片（30g），炒碎青菜豆腐1小盘（青菜100，豆腐25g），清蒸鱼1小条（150g）。

6. 饮食禁忌　过分精制的粮食中所含的维生素和矿物质较少，因此不要总吃精制的大米、白面。

不要吃太多的糖果，糖果类食品中所含的营养素较单一，但能量较高，会影响孩子摄入其他食物，导致维生素和矿物质缺乏。

第六节　饮食与儿童肥胖

儿童的健康成长需要良好的营养，而良好的营养是指均衡全面的营养素和适宜的营养摄入量。营养不良及营养过剩都会妨碍儿童的正常生长。

当儿童过胖时，活动受到限制，运动量相对减少，这不仅对骨骼生长不利，而且因负荷过重，可使腿部弯曲变成弓形腿，严重时由于呼吸困难，肺泡换气不足，促使红细胞增多，有的甚至发绀、心脏增大及出现充血性心力衰竭等。而且小儿时期的肥胖可成为成人肥胖病、高血压、心脏病、糖尿病的基础，故应受到重视并及早预防。

一、儿童肥胖的发病原因

小儿肥胖有一定的遗传基础，肥胖儿的父母往往体胖，如果父母双方都明显地超过正常体重，其子女约有70%发生肥胖，如双亲中有一人肥胖，其子女肥胖的发生率约为40%。

肥胖儿童虽然有上述遗传基础，但更主要原因是吃得过多同时缺乏运动，一般来说，肥胖儿童食欲极佳，食量大大超过一般孩子，且喜欢淀粉类、油脂类、含脂肪高的肉类等食品，而不喜欢蔬菜、水果等清淡食品。其摄入的能量超过需要量，使剩余的能量转化为脂肪积聚在体内。此外，某些疾病如内分泌功能异常、神经系统疾患及代谢紊乱等因素均会导致肥胖病。

小儿有两个发胖的高峰时期，一个是脂肪组织发育最旺盛的时期—乳儿期，这一时期是指胎儿在母体内从第30周起到出生后1周岁，是人体中脂肪细胞增生的"敏感期"，这个时期肥胖的特点是脂肪细胞分裂增快，细胞数目增多且增大，增多的脂肪细胞数目时永久性的，称为增生型肥胖，这大大增加了成年后肥胖的可能性。另一个最易发胖时期是青春前期到青春期，这一时期肥胖是以脂肪细胞肥大为主，有少量脂肪细胞增生。早期的肥胖都可续到成年。例如，26%～41%学龄前肥胖儿童成为成年肥胖者，许多研究发现学龄前肥胖儿童成为成年肥胖者的危险性是同龄不肥胖者的2.0～2.6倍。学龄儿童中，有42%～63%的肥胖者（取决于不同年龄组）成为成年肥胖者，其成为成年肥胖者的学生是同龄瘦身材学生的3.9～6.5倍。因此，处于这两个时期的孩子必须更加注意饮食及生活方式，尽量避免发胖，发现有发胖的趋势应及早采取措施进行控制。

二、肥胖的定义

对于儿童肥胖，体重是非常重要的指标，一般超过正常体重10%者为超重，超过20%同时脂肪百分率超过30%者为肥胖。计算孩子的正常体重，可按以下的简便公式：

$$1 \sim 6个月：体重（g）＝出生体重（g）＋月龄×600$$
$$7 \sim 12个月：体重（g）＝出生体重（g）＋月龄×500$$
$$大于1岁：体重（kg）＝年龄（岁）×2＋8$$

也可以通过查阅儿童身高体重量表来确定孩子的正常体重。

三、饮食原则

1. 小婴儿　不要过分限制能量的摄入，以免发生营养不良或神经系统发育不良，但也应防止体重增加过快。对于人工喂养的婴儿最好给予母乳配方奶粉，以免摄入过多饱和脂肪。不要过早或过多地给孩子添加淀粉类食物。4个月以前的婴儿体内淀粉酶活性不足，添加碳水化合的类食物容易造成消化不良。对于已经添加辅食的婴儿，也不要过量添加淀粉类食物，这样不但容易造成能量摄入过多，也会影响孩子蛋白质的摄入量，使孩子长得虚胖，但体质下降。另外，在孩子开始添加辅食的时候，也正是孩子一生饮食习惯养成的时期，此时父母的不良饮食习惯容易传给孩子，如不爱吃青菜、豆腐等清淡食品，爱吃甜食，爱吃油多的味道香浓的食物、爱吃零食等，大部分都是在这一时期养成的。所以父母必须要给孩子带个好头，从一开始就要培养孩子良好的饮食习惯。

2. 已经发生肥胖的儿童　首先要明确病因，如确诊为单纯性肥胖就应该在饮食上给予合理的控制。

（1）总能量不应超标肥胖症儿童每日能量摄入应限在标准摄入量以下，婴儿期如体重增长过快，要设法减慢增长速度，使之符合正常生长速度。0 ~ 6个月婴儿每日能量摄入不要超过120kcal/kg。7 ~ 12月龄婴儿每日不超过100kcal/kg。7 ~ 12月龄标准体重应为8.4 ~ 9.0kg。肥胖超体重婴儿每日奶量若超过900ml时要逐渐减量或加水稀释，不可喂浓缩奶，牛奶中脂肪量最好不超过2%。

（2）蛋白质、脂肪、碳水化合物供给的营养量要考虑到儿童的基本营养需要及生长发育。限能量膳食在三大营养素分配上以降低脂肪量为主，其次为碳水化合物。由于蛋白质对于孩子神经系统的发育及身体的成长都是必不可少的，所以不应减少蛋白质的量，甚至供给要稍高些，每日一般不低于1.5 ~ 2.0g/kg。

（3）保证维生素及矿物质供应膳食的供给可多采用含能量低而含蛋白质、无机盐及各种维生素丰富的食品，如瘦肉类、牛奶、鸡蛋、鱼、蔬菜、水果等。

（4）体重不能减轻过快减肥应主张"细水长流"，短时间内体重减轻太多会使核子的身体素质下降。还要注意，当体重达到高于正常体重的10%左右时，即可不必进行太严格的饮食控制。

（5）设法满足食欲，不致发生饥饿感，应选择能量少而体积大的食物，如芹菜、笋、萝卜等。

（6）饮食要清淡少盐。

（7）吃饭的速度不要太快，晚饭不要吃得太饱。

（8）一定要让孩子进行体育运动。这看起来与饮食没什么直接关系，但实际上从能量的角度来讲，饮食是能量的入口而运动是能量的出口，我们只要把住了这一进一出两个口，就可以控制肥胖的发生和发展。所以体育运动和体力活动是减肥至关重要的一个方面。

四、饮食选择

1. 主食类的量要控制，大一些的孩子可适当用一些粗粮，如玉米、燕麦等。

2. 肉类可选用含脂肪低的肉类，如鱼虾、兔肉、牛肉、羊肉、鸡肉等，少用猪肉，因为即使是瘦猪肉中所含的脂肪也较高，但可用猪里脊肉，里脊肉的脂肪较少。在各种肉类中，兔子肉的脂肪较低，可考虑多选用些。鱼肉的脂肪含量也较低，鱼肉中含水分较多，肌纤维较短，易于消化，刚开始添加肉类的婴儿可首选鱼类。

3. 乳类可以多选用一些脱脂乳，但以奶类为主食的婴儿不提倡给予完全的脱脂乳，以免造成营养不良。

4. 鸡蛋的量不要太多，如果有足够的肉类及奶类，每天最多一个鸡蛋即可。

5. 每天吃些豆腐及豆制品。

6. 含能量少的蔬菜不限量，可多选用一些绿叶菜及深颜色的瓜类蔬菜。

7. 水果每天1～2个。

8. 每日至少保证3顿饭，定时定量，细嚼慢咽，不吃零食与夜宵。

9. 可以给予一些极低能量食品，如琼脂果冻或魔芋豆腐等。可用甜味剂来代替糖。

10. 鼓励孩子多活动。

11. 一般来说，儿童减肥不主张用减肥药，如必须用减肥药，一定要去正规的医院，在医生的严格指导和监控下进行。

五、膳食举例

下面列举了肥胖儿童的1周食谱，以供参考。

◆ 星期一

早餐：脱脂奶1杯（250m），果料发糕1块（面粉50g）。

加餐：水果1个。

午餐：米饭50g，小白菜炒豆腐（小白菜200g，豆腐50g），白切鸡（鸡肉25g），烹调油1茶匙（5g）。

加餐：苏打饼干25g。

晚餐：西红柿鸡蛋面（鸡蛋50g，西红柿10g，面50g），拌黄瓜1份（黄瓜100g），烹调油1茶匙（5g）。

◆ 星期二

早餐：脱脂奶1杯（250g），麻酱咸花卷1个（面粉50g）。

加餐：酸奶1杯（160g）。

午餐：花卷1个（面粉50g），玉米面粥（玉米面25g），瘦肉柿子椒豆腐干（瘦肉25g，柿子椒50g、豆腐干50g），拍拌黄瓜（黄瓜150g），烹调油1茶匙（5g）。

加餐：水果1个。

晚餐：米饭（大米55g），汆丸子冬瓜（瘦肉50g，冬瓜100g），炒苋菜150g，烹调油1茶匙（5g）。

◆ 星期三

早餐：小米粥1碗（小米50g），煮鸡蛋1个（50g），苹果1个（100g）。

加餐：酸奶1杯（160g）。

午餐：素包子2个（面粉50g，菜100g），酱牛肉豆腐干拼盘（牛肉75g，豆腐干25g），海米冬瓜汤（海米10g，冬瓜75g），烹调油1茶匙（5g）。

加餐：咸面包片1片配西红柿2片。

晚餐：米饭1碗（大米50g），清蒸活鱼（草鱼100g），炒生菜（苋菜150g），烹调油1茶匙（5g）。

◆ 星期四

早餐：豆浆1杯（160g），咸面包片1片（25g），煮蛋1个（50g）。

加餐：水果1个。

午餐：米饭50g，烩什锦丁（瘦肉50g，鲜豌豆15g，冬笋15g，黄瓜20g），香菇油菜（香菇25g，油菜200g），烹调油1茶匙（5g）。

加餐：低脂酸奶1杯。

晚餐：玉米面发糕1块（玉米面50g），烩鸡片海参（鸡脯肉40g，水发海参50g，黄瓜50g），拌金针菇（金针菇100g），烹调油1茶匙（5g）。

◆ 星期五

早餐：脱脂奶250g，咸花卷（面粉50g），咸菜少许。

加餐：西红柿1个（100g）。

午餐：米饭75g，汆丸子小白菜汤（小白菜150g，瘦肉50g），酱牛肉拌黄瓜（酱牛肉25g，黄瓜100g），烹调油1茶匙（5g）。

加餐：煮鸡蛋1个。

晚餐：小水饺（瘦肉25g，白菜200g，面粉90g），豆腐干拌芹菜（豆干50g，芹菜100g），烹调油1茶匙（5g）。

◆ 星期六

早餐：腊八粥1碗，煮鸡蛋1个（50g），拌黄瓜丁1小盘（黄瓜100g）。

加餐：酱牛肉几片（牛肉30g）。

午餐：二米饭50g（小米、大米各半），清炒虾仁黄瓜片（虾仁50g，黄瓜150g），西红柿鸡蛋汤（鸡蛋25g，西红柿100g），烹调油1茶匙（5g）。

加餐：全麦面包50g。

晚餐：金银卷50g，小米粥1碗（小米25g），瘦酱肉1份（肉50g），木耳大白菜1份（白菜200g，水发木耳50g），烹调油1茶匙（5g）。

◆ 星期日

早餐：煮鸡蛋1个（50g），菜肉馄饨1碗（面粉50g，青菜50g，瘦猪肉20g）。

加餐：低脂酸奶1杯。

午餐：两面发糕1块（面粉25g，玉米面25g），清炖羊肉白萝卜（羊肉120g，白萝卜100g），拌黄瓜丝胡萝卜丝（黄瓜60g，胡萝卜60g），烹调油1茶匙（5g）。

加餐：水果1个（200g）。

晚餐：米饭50g，烧黄花鱼（黄花鱼100g），拌菠菜（菠菜250g），烹调油1茶匙（5g）。

六、饮食注意事项

少用或不用高脂肪类、高碳水化合物类食品，如糖、巧克力、点心、含糖饮料及瓜子、花生等坚果类食品。不吃零食、油腻、油炸食物，不要大量食用谷类及烹调油等。多吃蔬菜水果和粗粮。

（王　方　李　宁）

参 考 文 献

［1］Braegger C，Decsi T，Dias JA，et al. Practical approach to paediatric enteral nutrition：a comment by the ESPGHAN Committee on Nutrition. J PediatrGastroenterolNutr，2010，51（1）：110-122.

［2］PedronGIner C，Martinez-Costa C，Navas-Lopez VM，et al. Consensus on paediatric enteral nutrition access. NutrHosp，2011，26：1-15.

第四十五章

临床营养与基础营养研究

第一节　临床营养研究

一、临床营养研究的分类

临床营养（clinical nutrition）包括肠内营养（enteral nutrition，EN）和肠外营养（parenteral nutrition，PN），临床营养是20世纪医学界的重大进展之一，挽救无数危重病人的生命。随着临床营养研究的深入发展，临床营养已应用于各个学科。

临床营养研究的分类：①基础研究：它揭示生命现象的本质和机制，属于对新知识、新理论的探索性、创新性研究；②应用基础研究：是针对临床某一实际问题的研究，对科学技术知识有所创新或能阐明某一现象的发生机制，形成解决这一实际问题的新技术、新方法。与基础研究的区别在于应用研究有明确具体的目标、能解决实际问题，如国家高技术研究发展计划（"863"）项目等；③开发研究（试验发展）：其运用基础研究和应用研究成果及实验的知识，为了推广新型药品、医用材料、诊断试剂盒、诊断检查仪器等开展的研究。因此，3个方面的研究目的、性质和特点也各不相同。

根据循证医学的原理，临床营养研究可概括分为5个等级：第一级来自多个设计良好、随机、双盲（如可能）、有对照的多中心临床研究的系统性总结报告（meta-analysis）；第二级来自单个设计良好、随机、双盲（如可能）、有对照的临床研究；第三级来自设计良好、无随机，有对照的临床研究；第四级来自设计良好、无随机，有对照的回顾性临床研究；第五级为临床病历研究报告、来自专家教授的个人意见和动物研究。

二、临床营养的研究方法和设计

1. 选题根据　需要选择有重大意义或急需解决的问题。要有目的性和创新性，同时要有实现的可能性，并能产生一定的社会效益、经济效益和应用价值等。

2. 研究设计　研究设计是整个科研过程的计划书、进度表和"敲门砖"。研究设计的内容包括：立项依据；研究内容（包括研究目标、研究内容和拟解决的关键问题）；研究方案：以研究项目的需求为前提，以时间顺序或研究内容为主线设计技术路线，分大小标题，详细地写清楚每个具体步骤；可行性分析；年度计划和预期结果；研究基础和经费预算。

实验设计中包括3个要素：①处理因素：指外加于受试对象上，在实验中需要观察并阐明其效应的因素，包括物理因素、化学因素和生物因素等；②效应指标：指鉴定实验结果的方法与尺度，按其性质可分为计数指标和计量指标；③受试对象：指被试验的物体。在医学实验设计中，受试对象主要有人，动物及微生物，其次还有人或动物的材料，如器官、组织和细胞等。按照以上的实验设计，严格遵守实验操作，认真做好完整的原始记录。运用科学方法收集实验资料，要注意资料的客观性和全面性，方法学的可靠性。对实验所获资料进行系统的分类，进行统计处理、分析、综合、概括，并运用概念进行判断、推理，最后得出科学结论。

第二节　临床营养研究中的基础研究

一、临床营养研究中基础研究的重要性

（一）临床营养研究

是以病人为研究对象的医学科学研究，主要以治疗和提高疗效为目的。研究对象为人。临床营养是营养学和临床相结合的学科，包括与营养摄入、消化吸收功能和营养物质代谢紊乱相关的疾病，通过改变营养物质的含量和成分、采用一定的药物/营养物干预，以及通过给予一些新型的营养物质治疗这些营养相关疾病，评价药物疗法和预防性干预措施效果，解决或改进临床中存在的实际问题和对新药物、新器械、新术式和新技术的鉴定。并根据循证医学的要求，必须有患者的知情同意。

临床营养研究的原则：①随机：受试者都有相等的机会进入试验组或对照组，保证两组间的可比性；②有对照：鉴别研究因素和非研究因素所产生的效应，减少研究误差，客观地暴露治疗措施的效果；③盲法：受试者和研究者均不了解分组情况，避免受试者报告不真实的结果，或研究者歪曲结果。

（二）实验研究

是以提高疗效和研究代谢机制为目的的，研究对象以动物为主（整体或局部）。临床营养的发展与动物实验和基础研究是紧密相关的，营养实验研究，需要建立肠内、外营养的动物实验模型，只有在完美的动物实验模型基础上，才能进一步进行营养代谢研究，并为临床治疗提供理论依据，在动物实验研究中，大白鼠是哺乳类杂食动物，饮食习惯类似于人类，而且价格低廉，生长繁殖速度快，周期短，对营养代谢较敏感，有利于建立模型进行代谢研究，因此受试动物常以大白鼠为主。动物实验可以进行在人体中无法进行的研究，如取肠道组织、黏膜和其他脏器，可以比较深入的了解营养物代谢的作用机制，从而为临床的应用提供理论和参考依据（图45-1）。

二、肠道屏障功能损害与临床营养干预的基础研究

胃肠道是一个具有重要的免疫、内分泌和屏障功能的脏器。肠道在全身性炎症、感染和多脏器功能障碍（multiple organ dysfunction syndrome，MODS）的发病中所起的作用已被明确认识，在休克、烧伤和ICU重症病人中，肠道屏障功能的损害可能成为引起全身性的严重感染、导致多脏器功能障碍的原因之一。这些危重病人常需肠外、肠内营养治疗，而较长期

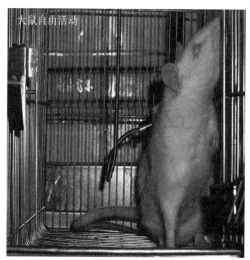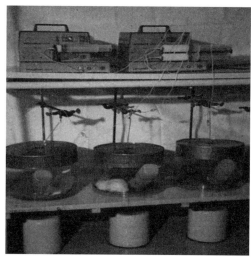

图 45-1　肠外肠内营养的动物模型

使用肠外营养又可加重肠屏障损害，如何能早期诊治肠屏障损害具有很大的临床实用意义。

（一）肠道屏障功能

在正常情况下，人体肠黏膜能有效地阻止肠道内毒素、细菌及有害物质由肠腔侵入肠外器官。手术、感染、炎性肠病等多种应激状态或疾病均可造成肠黏膜屏障损害，表现为肠黏膜萎缩、破损，肠黏膜通透性增高，严重时可致毒素或细菌移位，发生肠源性感染和多脏器衰竭。早期诊断肠黏膜屏障损害，并给予及时治疗，可减少严重并发症的发生，尤其对危重患者的治疗具有重要意义。当机体应激反应过度或失调，可首先使肠道黏膜屏障的完整性遭到破坏，使原先寄生于肠道内的微生物及其毒素越过受损的肠道黏膜屏障，大量侵入在正常情况下是无菌状态的肠道以外的组织，如黏膜组织、肠壁、肠系膜淋巴结、门静脉及其他远隔脏器或系统，这一过程被称为细菌移位（bacterialtranslocation，BT）。其结果可触发全身炎性反应和多器官衰竭（障碍）（multipleorganfailure，MOF）。反过来 MOF 又可加重肠黏膜坏死和细菌移位，造成恶性循环。促进细菌移位的 3 种主要机制是：①肠黏膜屏障的损伤或萎缩；②机体免疫防御功能下降；③肠道菌群失调引起细菌过度增生。

（二）肠外、肠内营养与肠屏障损伤

肠外营养（PN）技术的发展促进了包括危重症医学在内很多新学科的发展。随时间推移，人们发现，过度强调"肠外营养（PN）"的长处时，临床上观察到与感染代谢相关并发症等的增加，提示两者之间可能存在某种关系。动物和人体研究表明，长期禁食和使用肠外营养，肠上皮会很快萎缩、脱落甚至出现溃疡。此类患者中，肠道通透性也明显升高。近年来研究表明，肠内营养维护肠黏膜屏障的机制包括：①维持肠黏膜细胞的正常结构、细胞间连接和绒毛高度，保持肠黏膜的机械屏障；②维持肠道固有菌比值的正常生长，保持肠黏膜的生物屏障；③有助于肠道细胞正常分泌 SIgA，保持肠黏膜的免疫屏障；④刺激胃酸及胃蛋白酶分泌，保持黏膜的化学屏障；⑤刺激消化液和胃肠道激素的分泌，促进胆囊收缩、胃肠蠕动，增加内脏血液，使代谢更符合生理过程，减少了肝、胆并发症的发生。因此，目前在危重病和外科围手术期患者营养支持中，均强调早期进行肠内营养，并尽早让患者恢复正常进食。这种观念被总结为"如果肠道有功能，就要使用它"。以上的结论也是建立在大量的随机对照临床试验之上的，包括中华医学会肠外肠内营养学分会在内的国际上多个临床营养专业委员会最近发表了各种营养支持指南，其中均推荐肠内营养作为临床营养支持策略中首先考虑的途径。

三、分子生物学与组学技术在临床营养研究中的应用

（一）营养基因组学（nutrigenomics）的概念

在过去的十余年中，营养学的研究经历了从流行病学和生理学的研究向分子生物学和基因组学的转变。这是因为人们认识到，不在营养素的分子水平上研究就不能深入了解营养与健康和疾病的关系。营养基因组学是在营养研究中采用高通量的基因组学技术，利用这种先进技术将促进对营养物如何调节代谢途径及内环境的稳态、在饮食相关疾病的早期这种调节如何被破坏、个体基因型的易感性在多大程度上决定疾病发生等的认识，最终营养基因组学将制定有效的饮食干预措施恢复内环境的稳态并预防饮食相关疾病的发生。从营养基因组学的角度，营养物是被细胞感受系统所接收的一种膳食信号，这种信号影响基因转录和蛋白的表达以及最终的代谢产物。所以基因、蛋白和代谢产物可以作为膳食代谢过程中的标志物。营养基因组学利用各种分子生物学技术检测特定细胞、组织和器官内的这种标志物，以此了解营养对内环境的影响，并可以进一步确定饮食相关疾病的易感基因。

（二）营养基因组学研究的方法

基因组学技术在营养领域两种研究策略中的应用：第一种策略是传统的根据现象提出假设，然后研究验证，即利用基因组学（genomics）、转录组学（transcriptomics）、蛋白质组学（proteomics）和代谢组学（metabolomics）等技术，研究个别营养物如何影响特定的基因或蛋白的表达，进而确定营养物影响内环境稳态的调节途径。转基因小鼠动物模型和细胞模型是这种研究方法的基本工具。第二种策略主要是在理论水平，即系统生物学（system biology）的方法。把与特定营养物或营养状态相关的基因、蛋白和代谢产物标志物的表达谱分析出来，这样就可能通过这些表达谱的检测提供营养物所引起的内环境稳态改变的分子生物标志物（molecular biomarkers）。第一种策略为我们提供营养物和基因之间相互作用的详细分子资料，而第二种对人的营养代谢来说可能更重要，但是搜集"正常个体"组织样本的资料并不容易。这两种不同的策略并不是对立的，而是互补的方法。

（三）基因与营养物的相互作用

营养物可通过维持DNA稳定性、修复损伤DNA及调节、诱导基因表达改变个体的表现型，而基因的单核苷酸多态性可以影响个体某些代谢途径及介质的生物活性，并能影响营养物对基因的作用。研究营养物与基因之间的相互作用将有助于明确营养治疗可干预的有效环节，减少营养相关疾病的发生。近期的研究指出，基因的单核苷酸多态性不仅可以改变分子的生物活性，调节疾病的发生过程，还可以影响个体在营养物摄入改变时做出的反应。例如，单核苷酸多态性可根据饮食中脂类含量的变化做出反应来调节血脂水平，或者通过影响血浆中维生素B_{12}、叶酸以及同型半胱氨酸间的相互作用，调节鱼油抑制肿瘤坏死因子（tumor necrosis factor，TNF）产生的能力。因此，通过详细了解单核苷酸多态性在疾病发生

过程中的作用机制，探索基因与营养物之间的相互作用关系，可以帮助明确营养治疗可干预的有效环节，从而实现有效的个体化干预。

营养物与基因组在两种水平上相互影响：一方面营养物可以诱导基因表达，并以此改变个体的表现型；另一方面，基因组的单核苷酸多态性，影响某些代谢途径及介质的生物活性，并影响营养物对于基因的作用。一种基因在不同的营养条件下可有不同程度的表达，使个体出现不同的表现型。在基因表达中，这种可塑性的主要优点是使机体或器官适应一些极端的外界条件。但是当这些极端的外界条件持续作用时，会导致特定基因病理性表达。以天冬酰胺合成酶（asparagines synthetase，AS）为例，AS在谷氨酰胺和三磷酸腺苷（adenosine triphosphate，ATP）介导下将天冬氨酸催化转化为天冬酰胺。当细胞外氨基酸减少时会触发AS基因的表达增加，从而增加天冬酰胺的合成。

近几年中，营养学家关注的焦点不再是通过单纯补充营养物来观察疾病的发生与转归，由于分子生物学技术的迅猛发展而使得从微观角度探索营养物作用机制成为可能。营养素对基因表达的作用已成为当前营养支持研究领域重要的研究内容。

营养物与基因之间存在着复杂的相互调节过程，通过分子生物学技术已经发现了复杂的个体差异取决于关键蛋白质的表达。营养物质可以调节疾病发生与转归过程甚至基因表达，进行个体营养物治疗的研究仅仅刚刚开始，具有极为广阔的前景。

第三节　临床研究中的关键问题和技术

一、临床营养检测标本的处理

研究实验室对标本处理的基本要求包括研究送来的标本应尽快分析。组织标本立即称重分析，液体标本争取当日上午测定，其他如粪便、食物、固体标本不超过3天（当日将标本制成匀浆及烤干，次日灰化，第3日测定）。保存的标本应放在4～5℃或-30℃或-70℃冰箱内（但保存时间过长后仍会有差异发生）。

（一）固体及组织标本的初步处理

小于200mg的肌肉或其他软组织取下时，置于封闭容器。开容器后，用秒表计时。将肌肉上的脂肪和结缔组织剔净，用尖头镊分成大小不等的两块。每一块均称重，每15秒钟记录1次，共1分钟。根据重量和时间的回归线推算出0时的肌肉湿重。一小块肌肉（15～20mg）在90℃烘箱内干燥至恒重。用石油醚提取脂肪后再称重，可计算出含水百分率及含脂肪百分率。另一块肌肉（80～100mg）加入0.5ml蛋白质沉淀剂（如高氯酸或磺基水杨酸）后打成匀浆，离心后取上清液，再与血浆标本同样处理。

接到固体标本后，先测定其重量并记录。食物标本加蒸馏水后在蒸汽锅内蒸热，可使肉类、米粒等容易捣碎，因为匀浆中含有淀粉等胶性物质，加热可使匀浆更为稳定，不易沉降，故匀浆采样的误差可以减小。大便3天量收集在一起，内加5～10ml冰醋酸（A.R.级试剂）作为防腐剂。食物和大便等固体标本均需用高速切削式组织捣碎机（mixer或blender）制成匀浆。在制备匀浆前，尚需加入适量的蒸馏水，使食物标本量达1000～2000ml，大便标本达1000ml。

如一个标本需分两次制成匀浆，则每次各取5ml，在试杯内用玻璃棒充分混匀，再取5ml作分析用。但最好仍在1000～2000ml带磨口塞量筒内混匀采样。登记混合后的总重量。

胃肠液作钾、钠分析时，一般不需经灰化制备而用高速离心机离心除去沉淀物质后即可进行分析。尿标本可直接稀释后分析（加10mlHCl防腐）。

（二）标本的灰化

固体标本灰化时都作双份标本（duplicate）；5ml匀浆放入瓷坩锅内，加入浓盐酸（12N）0.5ml，将标本置于电炉上烤干，电炉为550瓦，上盖石棉板，坩埚不加盖。次日晨8时，将标本加盖（盖平）置高温电炉内，加热到200℃，持续2h，再提高温度到550℃，灰化6h，第3日晨8时取出标本。如标本仍有少量黑色灰粒，不需要再加热。在已灰化的标本中加入浓盐酸0.5ml，蒸馏水0.2ml，以溶解灰分。将瓷坩锅内容物小心移入100ml容量瓶中，并用温热（60℃）的0.1N盐酸溶液冲洗瓷坩锅和漏斗3次，倒入容量瓶中（约需用0.1N盐酸20ml），然后加蒸馏水到100ml刻度。进一步的稀释按标本内钾钠多少而定。

在灰化时应注意到高温电炉温度控制的可靠性，如果自动恒温控制失调，电炉温度升高到800℃，经过8h，钾丢失可以达到30%以上。

二、平衡的计算

代谢研究中钾、钠、钙、氯等均用毫摩尔/升（mmol/L）为单位，氯以毫克/（千克·天）[mg/（kg·d）]或克（g）为单位。分析所得数据均算成24h总量，然后通过24h的计入量来计算1天平衡值。以氮平衡为例：

1. 入氮　在正常情况下，由食物提供氮。食物中含有大量的蛋白质，平均每100g蛋白质约含16g氮。蛋白质通过消化，变成氨基酸被人体所吸收，利用，氨基酸是人体可以真正利用的氮源。在肠外营养支持的病人中，消化道功能障碍不能摄取蛋白质时，从胃肠外途径给予氨基酸和其他基质，如糖，脂肪，维生素等，能避免由于缺少氨基酸或氨基酸量不足造成的低蛋白恶性循环。

2. 出氮　尿中排出的氮主要是非蛋白氮，其中包括尿素、尿酸、肌酐、氨基酸、铵盐及其他含氮化合物。这些主要为蛋白质分解代谢的产物，还有一些是没有被完全利用的物质如氨基酸等。大便中排氮较少，在PN的病人中，基本无大便，因此可忽略。另外，皮肤也损失一定的含氮物质，平均0.3g/d，在临床中，可作常数来考虑。

3. 氮平衡的计算　在肠外营养中，入氮以氨基酸溶液作为氮源，根据病人的情况给予一定的氮量。而排出的氮则主要为尿中的氮含量。正常情况下，汗中失去的氮极微，可忽略。临床上氮平衡一般以净氮平衡来表示，即24h入氮-24h出氮=净氮平衡。如净氮平衡为正就是正平衡，反之就是负氮平衡。

三、常见临床营养研究的测定方法

（一）氮的测定（半微量凯氏法）

含氮的有机物经浓硫酸消化，变为硫酸铵。硫酸铜及无水硫酸钠（或硫酸钾）混合消化剂可促进此反应。所产生的硫酸铵用氢氧化钠分解后放出氨，用蒸馏器将氨导入硼酸溶液中，再用强酸滴定时，氨即脱离硼酸与强酸化合。由强酸的用量计算氮量。

（二）氨基酸分析的原理和方法

1. 原理和方法　氨基酸是蛋白质的基本结构，游离氨基酸是体内合成蛋白质的主要来源。在肠内和肠外营养病人中，氨基酸的补充是合成蛋白质的主要氮源。研究血浆游离氨基酸的动态平衡和尿中氨基酸的排出，可以帮助了解体内氨基酸的代谢情况。

氨基酸的分析是运用色层分析的原理。色层法是一种物理化学分析方法。其原理是：利用混合物中各组分的物理化学性质差异，使各组分以不同程度分布在两个相中，其中一个相为固定相，另一个流过此固定相的为流动相。由于各组分受固定相的作用所产生阻力和受流动相作用所产生推力的不同，使各组分产生不同速度的移动，致使在结构上只有微小差异的各组分达到分离。

层析法有多种类型，可根据所用两个相的性质与操作形式予以分类。按两相所处状态分类，可分为液相层析和气相层析；按层析过程机制分类，可分为吸附层析，分配层析，离子交换层析和电泳；按操作形式不同分类，可分为柱层析，纸层析和薄层层析。

此处介绍的氨基酸分析主要运用的是离子交换层析。它通过交链球状磺酸聚乙烯树脂的离子交换柱作固定相，用缓冲液作流动相，使氨基酸混合物分离为各种成分，然后与茚三酮混合。在沸水浴中，氨基酸的游离氨基与茚三酮产生蓝紫色化合物，此化合物在570nm有最大吸收，没有游离氨基的氨基酸如脯氨酸和羟脯氨酸和茚三酮反应产生黄色化合物，可在440nm有最大吸收（图45-2）。

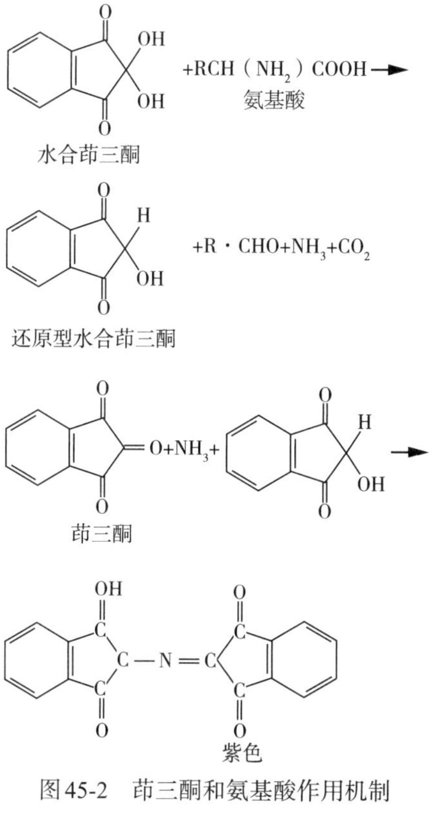

图45-2　茚三酮和氨基酸作用机制

2. 样品收集和处理 ①血样：取健康受试者或患者早晨8时空腹全血1.5ml，肝素抗凝，置冰浴10分钟，3500r/min离心15分钟，取0.5ml血浆加入2ml 3.75%磺基水杨酸沉淀蛋白质，振荡摇匀，静置冰浴中30分钟，3500r/min离心20分钟，上清液存-30℃冰箱，两周内分析完毕。样品在分析前需再用0.22μm滤器过滤后，取0.1ml样品上机分析；②尿样：收集健康人或患者24h尿液，每次尿后立即置4℃冰箱保存。次日晨计总尿量。取1ml尿液加4ml 3.75%磺基水杨酸中，振荡摇匀，静置冰浴中30分钟，3500r/min离心20分钟，上清液存-30℃冰箱，两周内分析完毕。样品在分析前需再用0.22μm滤器过滤后，取0.1ml样品上机分析，某些氨基酸浓度很高的尿样需再稀释后第二次分析；③组织：取一定位置的肌肉标本200毫克左右，立即连续称重3次，用外推法至零点为实际重量，加入2ml 4.3%磺基水杨酸，匀浆后沉淀去蛋白，3500r/min离心30分钟，上清液在分析前需再用0.22μm滤器过滤后，取0.1ml样品上机分析。

以上样品处理应尽快完成，并需在冰浴中进行，以防其中的蛋白质水解和游离氨基酸分解。去蛋白后的样品即使在低温冰箱储存，仍应尽快分析完毕。Stein和Moore比较了在-20℃储存7个月的血浆与血浆去蛋白质后即时分析的结果，发现门冬氨酸（aspartic acid，Asp）、谷氨酸（glutamate，Glu）大量增加。在储存的血浆中，半胱氨酸和蛋白质的巯基结合，使血浆中没有胱氨酸，而去蛋白后的血浆，由于没形成半胱氨酸-蛋白质连结，无蛋白滤液通过空气的氧化仅形成胱氨酸。Theo报道，在-15℃保持几个月后，所有谷氨酰胺（glutamine，Gln）和门冬酰胺（asparagine，Asn）全部水解成Glu和Asp及氨，因此如需较长时间保存待测样本，最好在-80℃保存。

（三）肠道屏障功能的检测

1. 机械屏障功能测定 指肠黏膜上皮细胞及细胞间紧密连接，能有效阻止病原微生物穿透黏膜进入深部组织，是肠屏障的结构基础。肠道黏膜形态、结构的改变是评价肠道损伤程度最为直观的方法，也可通过原位细胞凋亡观察肠道损伤的程度。二胺氧化酶（diamine oxidase，DAO）是存在于小肠黏膜上皮细胞内高活性的结构酶，肠黏膜上皮损伤时可释放入血，所以血浆中DAO活性升高反映肠黏膜上皮细胞的损伤及肠屏障的破坏。肠黏膜通透性改变可准确反映肠黏膜的损伤程度，是监测肠道完整性，评价肠道机械屏障的有效指标。目前国内外临床与实验研究中对于肠黏膜通透性的检测方法主要有口服分子探针测定尿回收率法，如乳果糖/甘露醇的双糖实验（lactulose/mannitol，L/M）。国内外近年来采用电化学高效液相色谱法（HPLC with pulsed electrochemicaldetection，HPLC-PED），较其他方法有更高的灵敏度和特异性，且标本处理过程简单，测定快速，并可同时测定几种糖类，临床应用较为方便，是目前最先进的糖类测定方法。

2. 微生物屏障功能测定 是由肠道的内源性正常菌群（专性厌氧菌）构成了第一道防线，它们紧密附着于肠上皮，使得病原菌很难与肠黏膜发生直接接触，所以很难穿过上皮细胞，专性厌氧菌具有维持肠内正常微生态稳定、调节机体系统免疫反应的重要作用。因此，对于肠道菌群组成的分析与监测可以了解肠道内环境，除了一般的细菌培养和鉴定外，也可采用更灵敏的实时定量的聚合酶链反应（polymerase chain reaction，PCR）判断血及其他体液中肠道菌的活性及毒力等，指导临床正确使用抗生素与益生菌（元）。

3. 化学屏障及胃肠动力系统 化学屏障包括由胃肠道分泌的胃酸、胆汁、各种消化酶、溶菌酶、黏多糖、糖蛋白和糖脂等化学物质。可采用各种胃肠动力学试验进行评估，如测压试验、pH值检测、感觉试验、放射学、核医学、超声、胃电图等。

4. 免疫屏障功能测定 肠道特异性免疫系统主要包括肠相关淋巴组织（gut associated lymphoid tissue，GALT）和弥散免疫细胞。GALT是黏膜免疫系统的一部分，是机体最大的淋巴组织，具有独特的细胞类型和免疫机制，是黏膜内淋巴细胞、Peyer小结、分泌型S-IgA、淋巴滤泡和系膜淋巴结的总称，是机体抵御病原微生物入侵的重要防线。可采用免疫组化或其他免疫学技术检测肠道相关淋巴组织分泌的S-IgA、细胞因子等炎性介质；用流式细胞计数分析淋巴细胞表型和数量，来评价肠道的免疫功能。

（四）肠黏膜通透性测定的临床意义

许多研究表明，当机体处于手术、感染、炎性肠炎等多种应激或疾病状态时均可导致暂时或较长时间的肠屏障损害，表现为肠黏膜萎缩、破损和肠通透性增高。肠上皮细胞的紧密联接遭破坏，肠道细菌/毒素的移位以及肠道局部炎性介质通过破损处进入血循环，诱导全身过渡，失控的炎性反应，导致远端器官的损伤和多脏器衰竭的发生和发展。早期诊断肠道通透性的改变，并给予及时治疗，可减少肠源性感染等严重并发症的发生，尤其对危重病人的治疗有重要意义。

1. 肠黏膜通透性的概念 肠黏膜通透性是指分子通过非载体依赖扩散的方式通过肠道上皮细胞层的过程。临床上所指的肠黏膜通透性主要是监测一定分子量的物质在肠道上皮的通透性。通透性的改变可准确反映肠黏膜的损伤程度，是监测肠道屏障功能的有效指标。测定肠道通透性的方法有多种，分为体内检测法和体外检测法，如口服分子探针、血中D-乳酸水平检测，肠黏膜形态和细胞凋亡等方法。利用不被人体代谢的大分子糖类作为探针测定肠黏膜通透性，评估肠黏膜的完整性，是一种无创的诊断肠黏膜屏障功能的方法。甘露醇（mannitol，M）和乳果糖（lactulose，L）的回收率较高，受肠腔内渗透压影响较小，是目前用于肠道通透性测定比较理想的两种糖分子探针。常用的检测方法包括离子色谱法、液相色谱法、气相色谱法、比色法和酶学法等。比色法和酶学法易受尿中其他复合物的干扰，而离子色谱法和液相色谱法灵敏度高，准确性好，方法简单，目前已广为采用。

2. 肠黏膜通透性测定的原理 通过肠道给予一些探针类物质，该物质不会在体内被代谢，但可经肾脏清除排出，根据在尿中的回收率，可以定量的评定肠道的通透性改变。糖分子探针主要为单糖（甘露醇）和寡聚糖（乳果糖），这些糖在体内无法代谢，并很快经尿排出。单糖是经跨细胞途径被肠道吸收，而寡糖是经细胞间紧密连接途径透过肠道的。当肠道绒毛萎缩时，肠道对单糖的吸收下降而对寡聚糖的透过增加，因此尿中寡聚糖/单糖的回收率在小肠完整性减退时会出现明显增高，所以测量术后病人肠道吸收乳果糖和甘露醇的比值（L/M），可以推测肠黏膜屏障损害的情况，还可以排除心排出量，胃肠蠕动快慢和肾功能等非特异性因素的影响，以此为根据评定肠道屏障功能

健康人的乳果糖（L）排出率为$0.28\% \pm 0.03\%$，甘露醇（M）排出率为$13.69\% \pm 0.67\%$，L/M的比值为$0.0200\% \pm 0.0016\%$。用乳果糖/甘露醇排出率比值评价人体肠黏膜通透性，标本前处理过程简便、分析时间短，患者无创无痛，是临床评价肠黏膜通透性的好方法。

（五）游离脂肪酸的测定

脂肪酸是机体主要的功能物质之一，在人体的脂肪组织中大量存在。但作为非酯化脂肪酸（nonesterified fatty acid，NEFA）即以游离的脂肪酸形式存在，亦称游离脂肪酸（free fatty acid，FAA），在身体内仅占很少一部分。这部分包括饱和脂肪酸和不饱和脂肪酸。饱和脂肪酸有促进血小板聚集作用，可诱发冠状动脉急性阻塞而导致心肌梗死。不饱和脂肪酸中的亚油酸（C18：2），亚麻酸（C18：3），和花生四烯酸（C20：4）属于必需脂肪酸，对人体有重要的生物学作用。游离脂肪酸是脂肪水解的产物，测定血清脂肪酸可以了解脂肪代谢的情况。

游离脂肪酸的测定有很多的方法，如滴定法，比色法，高效液相色谱和气相色谱法等。滴定法和比色法只能测定脂肪酸的总量。目前游离脂肪酸分析主要以气相色谱法为主。

1. 气相色谱分析原理　气相色谱（gas chromatography，GC）是流动相为气体的一类色谱分析法，能对气体物质或可以在一定温度下转化为气体的物质进行检测分析。由于物质的物理性质不同，其试样中各组分在气相和固定相间的分配系数不同，当汽化后的试样被载气带入色谱柱中运行时，组分就在其中的两相间进行反复多次分配，由于固定相对各组分的吸附或溶解能力不同，虽然载气流速相同，但各组分在色谱柱中的运行速度就不同，使得原来分配系数具有微小差别的各组分，产生了保留能力明显差异的效果，进而各组分在色谱柱中的移动速度就不同，经过一定长度的色谱柱，在一定时间的流动后，便彼此分离，按照先后次序从色谱柱中流出进入检测器，产生的讯号经放大后，在记录器上描绘出各组分的色谱峰。根据出峰位置，确定组分的名称，根据峰面积确定浓度大小。

2. 脂肪酸测定的临床意义和应用　在正常人体内，亚油酸能延长2个碳原子及脱饱和二次形成花生四烯酸；当必需脂肪酸缺乏时，油酸（C18：1）延长2个碳原子及脱饱和二次形成二十碳三烯酸（C20：3）。正常人血浆中三烯/四烯酸的值是0.4，在必需脂肪酸缺乏时，三烯酸增加而四烯酸减少，比值大于0.4。由于成人有大量的脂肪储备，可以防止必需脂肪酸缺乏。临床上易发生必需脂肪酸缺乏的情况可能有两种：①长期用无脂肪乳剂的肠外营养。文献报道无脂肪乳剂的肠外营养1周时亚油酸和花生四烯酸分别下降50%和24%，而5、8、11-二十碳三烯出现是早期必需脂肪酸缺乏的指征；②小肠广泛切除造成吸收不良。

由于必需脂肪酸的缺乏可引起多种疾病，因此在临床营养中给予脂肪乳剂不仅有低渗、高能的优点，还可提供必需脂肪酸。因此了解血中非酯化脂肪酸的变化，研究游离脂肪酸代谢异常对探索上述疾病的发病机制及防治有重要的理论及临床实用意义。

（何桂珍）

参 考 文 献

［1］Gurunathan S，Ramadoss BR，Mudili V，et al. Single Nucleotide Polymorphisms in Starch Biosynthetic Genes Associated With Increased Resistant Starch Concentration in Rice Mutant. Front Genet，2019，10（9）：946.

［2］Kurata M，Fujiwara N，Fujita KI，et al. Food-Derived Compounds Apigenin and Luteolin Modulate mRNA Splicing of Introns with Weak Splice Sites. Science，2019，22（3）：336-352.

［3］Zhu Q，He G，Wang J，et al. Pretreatment with the ALDH2 agonist Alda-1 reduces intestinal injury induced by ischaemia and reperfusion in mice. Clin Sci，2017，131（11）：1123-1136.

［4］Zhu Q，He G，Wang J，et al. Down-regulation of toll-like receptor 4 alleviates intestinal ischemia reperfusion injury and acute lung injury in mice. Oncotarget，2017，8（8）：13678-13689.

［5］Dolle L. Pharmacological enrollment of aldehyde dehydrogenase modulators to assist treating ischemia reperfusion-induced intestinal injury：is there a gap to be bridged? Clin Sci，2017，131（11）：1137-1140.

［6］Jie Wang，Gui-Zhen He，Yu-Kang Wang，et al. TLR4-HMGB1-，MyD88-and TRIF-dependent signaling in mouse intestinal ischemia/reperfusion injury. World J Gastroenterol，2015，21（27）：8314-8325.

［7］Shariatpanahi ZV，Eslamian G，Ardehali SH，et al. Effects of Early Enteral Glutamine Supplementation on Intestinal Permeability in Critically Ill Patients. Indian J Crit Care Med，2019，23（8）：356-362.

［8］Karakula-Juchnowicz H，Rog J，Juchnowicz D，et al. The study evaluating the effect of probiotic supplementation on the mental status，inflammation，and intestinalbarrier in major depressive disorder patients using gluten-free or gluten-containing diet（SANGUT study）：a 12-week，randomized，double-blind，and placebo-controlled clinical study protocol. Nutr J，2019，18（1）：50.

［9］Bell CG，Lowe R，Adams PD，et al. DNA methylation aging clocks：challenges and recommendations. Genome Biol，2019，20（1）：249.

［10］Gurunathan S，Ramadoss BR，Mudili V，et al. Single Nucleotide Polymorphisms in Starch Biosynthetic Genes Associated With Increased Resistant Starch Concentration in Rice Mutant. Front Genet，2019，10（9）：946.

［11］McCormick BJJ，Murray-Kolb LE，Lee GO，et al. Intestinal permeability and inflammation mediate the association between nutrient density of complementary foods and biochemical measures of micronutrient status in young children：results from the MAL-ED study. Am J Clin Nutr，2019，110（4）：1015-1102.

［12］El-Kenawy A，Benarba B，Neves AF，et al. Gene surgery：Potential applications for human diseases. EXCLI J，2019，18（8）：908-930.

［13］Shaoul R，Day AS. Nutritional regulators of intestinal inflammation. Curr Opin Gastroenterol，2019，35（6）：486-490.